東洋医学古典

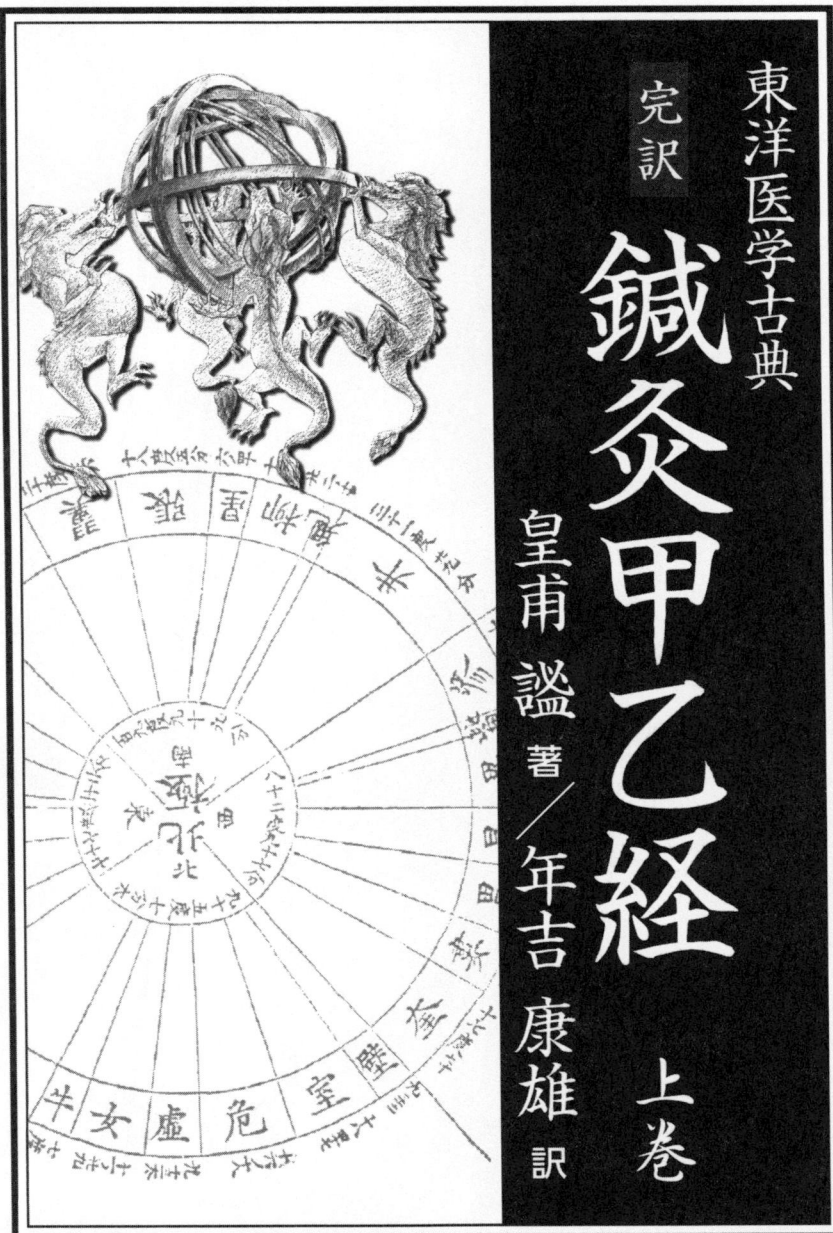

完訳

鍼灸甲乙経

上巻

皇甫 謐 著／年吉 康雄 訳

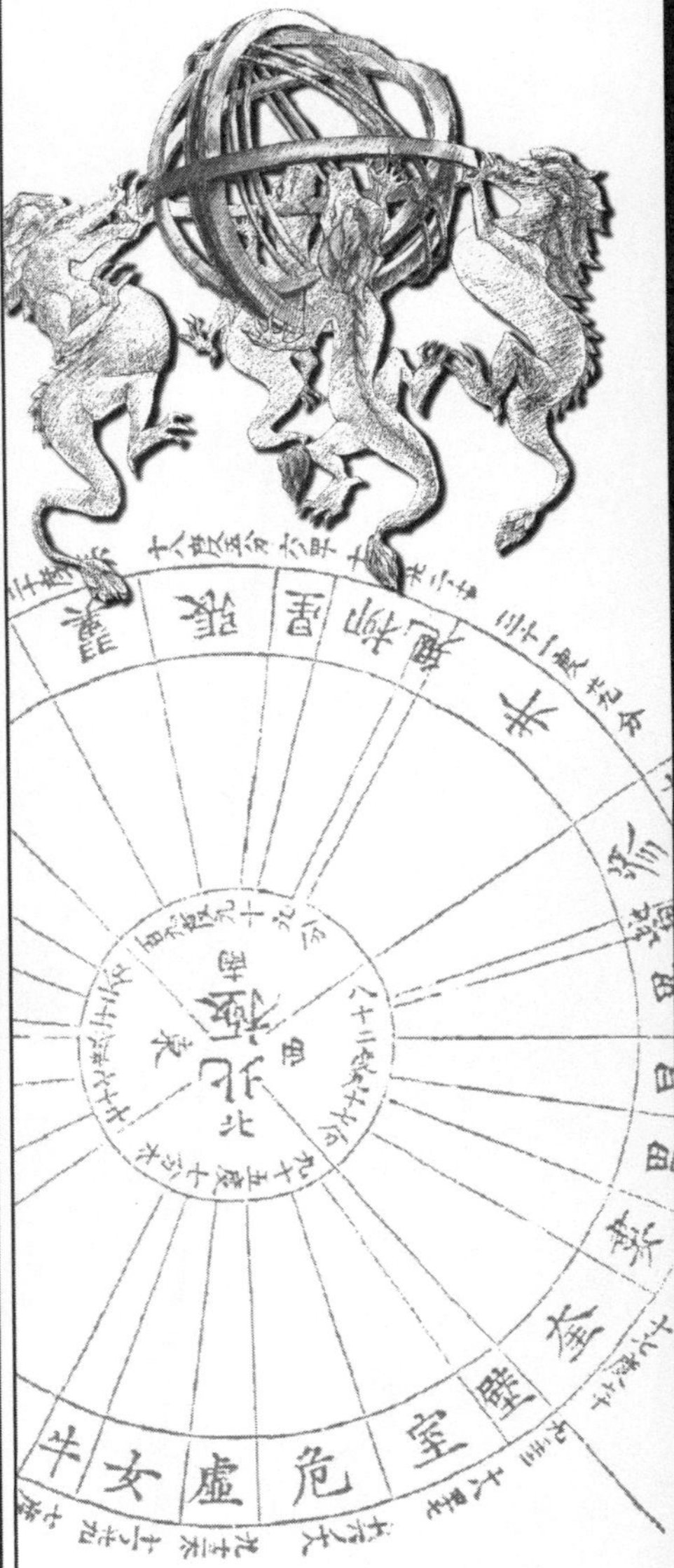

推薦のことば

『鍼灸甲乙経』は、中国医学とりわけ鍼灸学を学ぶ上で最も重要な古典である。わが国においても大宝律令に、その名が上がるほどの重要な古典資料であり、中国医学の真髄を遺憾なく著した書である。

私も、卒業後始めて取り組んだ古典が『鍼灸甲乙経』であった。部位別に記載された経穴やそれぞれの刺針深度は、学生時代に学んだ古典理論と異なっており、より原始的体系でありながら新鮮な驚きと、鍼灸学への謎解きへ新たな闘志を燃やしたものである。

このたび本学（旧大阪鍼灸専門学校）卒業生の年吉康雄君の手によってこの名著が完全翻訳されたことは、誠に快挙である。

在学中の彼は整骨院の院長として働きながら勉学に励まれていたようだ。当時の級友によれば、彼はいつも時間に追われているようで、始業時間ギリギリに来ては、いの一番に帰っていた。おそらく治療と勉学の両立のためであったのであろう。そして授業時間は人一倍集中し、よく質問する生徒で、たいへん優秀であったことを思い出す。

そんな彼が、「先生、鍼灸甲乙経を出版します」と言って原稿を持参して会いに来てくれたのは三年ほど前であった。原稿に目を通し、指導して欲しいとのことである。それは膨大な量の原稿であった。しかも紙面一杯に赤ペンで修正されていた。そしてその原稿は、細部にわたるまで忠実に翻訳されたすばらしいものであった。私は早速、当学校で古典に詳しい学術研究員の横山浩之氏にこれの検証に当たらせた。すると「日本語での完全翻訳はこれまでに無く、これはまさに歴史的な快挙です。しかもたった一人でこれだけ膨大な量の翻訳をされたとは、本当に筆舌に尽くし難い」と驚嘆した。

事実、彼はこの翻訳、執筆中に解離性の脳梗塞と椎骨動脈の動脈瘤で倒れ入院してしまった。一時は死の淵を彷徨いながらも自身で鍼を施し、みごとに病を克服し現役に復帰した。まさに奇跡の人のようである。まだ彼は若く、まだまだこれからであると励ましたい。そして 益々、鍼灸業界や東西医学のためにも頑張ってもらいたいと切望する。

『鍼灸甲乙経』は、著されてから一七〇〇年経過しているものの、わが国では未だに完全翻訳されていなかった書物である。今回の 翻訳出版は、業界の礎になる事は勿論のこと、治療家一人ひとりの良い道標となることであろう。そして、東西医学の相互協力関係の構築と業界の発展を祈念しながら、この『鍼灸甲乙経』の完全翻訳出版を心から祝福し推薦させていただきたい。

学校法人森ノ宮医療学園　前理事長
森ノ宮医療大学　大学院保健医療学研究科・保健医療学部鍼灸学科
森俊豪

鍼灸甲乙経の出版を祝う

鍼灸は伝統医学なのに古典が訳されてこなかった。『素問』は鍼治療があるものの、刺熱篇、刺瘧篇、刺腰痛篇では「この経脈を取れ」とだけあり、具体的な経穴は示されていない。気穴論篇、気府論篇、骨空論篇、水熱穴論篇、繆刺論篇では、経穴が示されているものの大雑把である。至真要大論篇などでは漢方薬の基礎が示されている。おしなべてみると『素問』は鍼灸治療の専門書というより、当時の生活や気象、天文、病理、漢方や鍼灸など社会全般にわたる百科事典といった印象が残る。『霊枢』は五行穴や下合穴、標本や根結などの経穴が示されているが、これは鍼治療を中心とした生理学書といえる。『難経』は脈が中心で脈診の方法に詳しいが、経穴は八会穴と募穴しか示されていないので脈の書物といえる。『傷寒論』と『金匱要略』は、元は『傷寒雑病論』という書籍で、鍼灸治療のことも書いてはあるものの、全般的に言えば薬の本だ。こうした病理や漢方薬、脈の書籍は、当時の御殿医だった丹波康頼の一族が翻訳しているが、彼らは鍼灸治療には関心がなかったらしく、遣唐使を送っていたのに関わらず『鍼灸甲乙経』は訳されていない。『素問』と『霊枢』は医学の総論、『難経』は脈の各論、『傷寒雑病論』は薬物治療の各論といえるが、鍼灸治療の各論は日本に存在しなかった。それが平安時代から下り、はるか平成の世になって初めて鍼灸治療の各論書が出版されるのは、喜ばしい限りである。

『甲乙経』は、世界で最初に書かれた鍼灸の専門書と言われている。実は『甲乙経』の前に『明堂』という経穴専門書が存在していたらしいが、後世で散逸してしまい、現在の『明堂経』は『甲乙経』以降の書籍を参考にして編纂し直した書籍らしい。だから現在の経穴は、全て『甲乙経』に基づいて教科書を作っている。それは『素問』でも『霊枢』でもなく、ましてや『難経』や『傷寒論』でもなく、『甲乙経』を基にしているのだ。「いや、現在の教科書は『十四経発揮』に基づいている」と主張する人もいるだろうが、時代が違う。『十四経発揮』が書かれたのは『甲乙経』の遥か後世なので、それが『銅人』や『千金』、『外台』の経穴を参考にしていたにせよ、元をたどれば『甲乙経』に行き着く。

そう考えれば日本の鍼灸は、伝統医学ではなかったといえる。熱病治療にしても『素問』を頼りに治療していれば、熱病治療の五十九刺をひとつずつ試してみるしかない。他の鍼治療にしてもしかり。治療各論として治療穴を疾患別、症状別に挙げているのは『甲乙経』からだ。甲乙が十干の始まりだから、世界初の鍼灸専門書である『鍼灸甲乙経』は甲乙経と名づけられた。その後は『銅人』『資生経』、『鍼灸大全』、『鍼灸聚英』と続き、鍼灸の最高傑作といわれる『鍼灸大成』、そして西洋医学に押され始めた『鍼灸集成』、『鍼灸逢源』と続いて、清代で鍼灸の歴史が終わる。だから『鍼灸甲乙経』と『鍼灸大成』は、世界の鍼灸界における二大著作といわれている。残念ながら三大ではないが、強いて加えるなら『霊枢』だろうか?

私も『甲乙経』の重要さは十分に理解していた。しかし以前に『鍼灸大成』を翻訳しており、完成まで一年の歳月がかかった。そのしんどさときたら大変で、仕事以外の時間は毎日が『大成』の翻訳に追われていた。ただ『甲乙経』は重要な書籍なので、還暦を迎えたら訳そうかと考えていた。ところが年吉氏が翻訳してくれ、望外の喜びとなった。長年にわたって斯界では「人材がいない」という声があった。そりゃあそうだろう。平安時代から千年以上になるのに、これまで誰も鍼灸の基礎となる書籍を訳す人がいなかったのだから。しかし平成の世は違った。世界最初の鍼灸書を日本語に訳す人がいたのだ。

『素問』や『霊枢』、『難経』、『傷寒論』は、これまで様々な人が翻訳してきた。それは最初の丹波家や多紀家の人たちが訳してくれていたおかげで、それを参考に後の人が、より読みやすく間違いのない翻訳へと書き換えることができたからだ。カラオケの初めに歌い出しが必要なのと同じ、先駆者がいなければ始まらない。現在はフラッシュメモリーで保存できる音声映像も、最初はエジソンがレコードを発明し、それからテープレコーダとなり、CDとなり、DVDとなって、SDカードやフラッシュメモリーで保存できるようになった。本書は日本で最初に訳された『鍼灸甲乙経』なので、最初にエジソンが発明した蝋製のレコードと同じように不備な部分や至らぬ所があるはずだ。DVDで画像を見ている人は、ビデオを見たとき「なんで巻き戻さないといけないのだ。面倒くさい」と愚痴るだろう。確かにそうなのだ。しかしビデオを作った人は、精一杯に研究して作ったのだと思う。それをDVDに高めるのは後の時代の人だ。

おそらく年吉氏が日本で最初に訳した『甲乙経』は、やはり誤訳や不備があるはずだ。翻訳の世界では、どんなに優れた特Aクラスの翻訳者でも8％ぐらいは誤訳があると言われている。日本人同士が話していても、内容が十分に伝わらなくて誤解を受けたりする。ましてや初めて唐代の書籍を訳そうというのだから、誤訳があって当然である。年吉氏の本業は鍼灸師らしい。その意味で鍼灸の専門家なのだから、国文学者が翻訳するよりは間違わないだろう。翻訳には内容を理解していることが一番重要なのだから。恐らく本業の傍らで、テレビを見る時間を削ったり、誰かと呑みに行く時間を当てたり、治療の合間に翻訳されたのであろう。人は誰でもトイレに行ったり、食事をしたり、風呂に入ったりする時間があるが、それを削れば翻訳できる。私も昔は産業翻訳をしていたので、翻訳する時は食事の時間から風呂の時間まで決めて期限まで間に合わせていた。恐らく彼も同じようにして翻訳されたのであろう。

『鍼灸甲乙経』の位置づけとしては『傷寒論』に匹敵するが、『鍼灸大成』は『温病学』であろう。いずれにせよ著作権が切れた書籍なので、自分が訳したほうが誤訳はないと思われる方があれば新に翻訳し直し、レコードからテープレコーダーへ、そしてＤＶＤへと改善してほしい。より完全な『甲乙経』にすることが、鍼灸を発展させることになると思う。それに明代以前の伝統的な鍼灸書もほとんど翻訳されていないので、鍼灸師の同道の皆さんたちにも、ぜひともやって欲しい。

以前に私が翻訳をしたとき、某先生から「こんな誤訳だらけの本を出して」と批判を受けた。それでは先輩、このように訳すのだという見本を見せてくださいと言ったところ、「私は忙しいから翻訳している暇はない」と言われた。でもトイレに行ったり、食事をする時間があれば翻訳はできるはず。それよりなにより忙しい人なら、そうした会合に来る暇はない。具体的に「この部分が間違っている」と指摘するのなら意味があるが、どこが間違っているのか具体的でない意見などを言われても、直しようがない。過去の具体的でもない誤りばかり指摘して、じゃあ正しいのをやってやろうとするのでなければ進歩がない。日本人は過去の失敗を反省して、より良い物を目指してきたので、改善を継続できて進歩し続けてきた。だから我々も、この『鍼灸甲乙経』を踏み台にして、より完全な『甲乙経』を作り上げるべきだろう。

私はかつて恩師から突然電話を受けたことがある。中国人に「日本には『鍼灸大成』がないだろう」と馬鹿にされたという。ところがネットで調べてみたら、君が翻訳していたではないか。ぜひ送ってください。それで彼らの鼻をあかしてやりますという。そこで印刷製本して、かつての恩師の元に送った。非常に感謝された。中国には『甲乙経』の現代語訳も何冊かある。一九九〇年代の中ごろから誕生し始めた。しかし訳はというと、同意できない部分もある。だが何冊もある。翻訳者でもないのに長々と書いてきたが、これはすごいことだと思うからである。日本人が宇宙に始めていったような感覚である。

このたび年吉先生が世界最初の鍼灸書を翻訳出版されたことは、日本にとって初めて鍼灸の基礎を築く、記念すべき一歩になったと思う。今日は、それを祝して、祝杯を挙げようと思う。

北京堂鍼灸　院長

淺野　周

まえがき

古代中国戦国時代の紀元前四〇〇年頃に中国各地の伝統的な医学が集大成され、中医学を打ち立てる基礎となる『黄帝内經』が誕生した。その後には紀元前一世紀頃、それ以前の資料をもとに『鍼經《しんきょう》』（『黄帝《こうてい》内經靈樞《だいきょうれいすう》』の古名）が編纂された。東周～前漢時代の西暦二〇二～二二〇年頃には、腧穴に関する専門書である『明堂孔穴鍼灸治要《みんどうこうけつしんきゅうちよう》』（既に散逸）が編纂された。三国時代の魏・甘露元年～晋太康三年西暦二五六～二八二年頃には、皇甫謐《こうほひつ》により『鍼灸甲乙經』（『甲乙經』と略称）が『黄帝内經素問』、『鍼經』、『明堂孔穴鍼灸治要』の三部書をもとに虚飾や重複した部分を削り、優れた部分を撰修して編纂された。その内容は、陰陽、五行および天・地・人の論説、経穴や経絡に関する諸論、疾病や治療法とその道理などで、十二巻に整理分類された。

この『鍼灸甲乙經』は、現存する中国最古の鍼灸学の叢書である。その卓越した哲学と内容は現在の鍼灸の理論を確定する上で、非常に重要な役割と資料的な価値をもち、今日の中国医学を体系づける礎となった。中国医学の特徴は、「四診《ししん》」、「証《しょう》」、「自然治癒力」、「弁証論治」、「整体観」、「陰陽」、「五行」など博大であるが、最大の特徴は、「気」の存在である。それは不可視で流動的で捉えどころがない作用である「気」を、万物を構成する要素として考え、この作用を機能としてその存在を追求し、これを凝集して可視化し、人においては「気・血・水」などとしてとらえた。この三者の関係性、可視的な肉体と不可視的な魂魄や精神の存在との関係性、人と自然との関係性などを、詳細に陰陽や五行の哲学などにより追求して証明し、病を自然の摂理に基づいて治そうとした。これにより人の道理は自然の道理であり、人は自然の中にあってこれと相応である、とする独自で類まれなる治療哲学を確立させたのである。したがって中国医学が気の哲学ともいえるのはこの所以である。またそれは数千年に及ぶ膨大な資料に基づいて誕生した、人と病についての医学的統計学でもある。

　この陰陽五行や気の哲学は、中国の広大な大地と色々な顔を持つ自然環境の中で生まれ、多民族文化の中で育まれ、知恵と努力により集大成されたのである。このような中国は、北部は冷帯の気候に属し、南は熱帯性の気候、東は海洋性の気候、西は砂漠や山岳が多く内陸性の気候に属している。また黄河と楊子江（長江）が、西の内陸部から東の沿海地域に向かって流れ大地を分断している。その支流は、大陸の中央部を流れて温暖で豊沃な土地を作る。そしてその流れは、黄河・江南・江淮と大陸を三分し、そこにはそれぞれ異なる文化圏がつくられた。このようにして中国大陸は東西南北と中央に分けられ、気候は地域ごとに寒・暑・乾燥・湿潤・温暖に分類される。それが四時《しじ》（四季）では、春・夏・秋・冬・土用に配当されたのである。

　古くから中国の人々は、黄河の流れをよく竜に例えた。竜とは、壮大で圧倒的な自然の力を意味している。その自然は、平穏であれば人々に生活の糧と恵みを与えてくれる。しかし、ひとたび狂えば、それは凶暴で、まるで暴れ狂う竜のように人々の生活を破壊し尽くし、人や町までも一瞬にして飲み込んでしまう。したがって人々は、この圧倒的な力に畏怖した。しかし平穏であれば、人々に豊かな生活の糧を与えてくれて、そこには人の生活が生まれ町が栄え文化が生まれる。したがって畏怖しながらも畏敬の念が共存し育まれていったのである。そして人々は自然と共存することに知恵を絞った。そのために自然の摂理を理解し、順応しながらもコントロールしようとしたのであろう。このような過程を経て、人と自然は相応で人体の道理は自然の道理の中にあり、人の生老病死は自然の摂理であるとする考え方が生まれ、さらに追求して気の哲学へと発展したのであろう。そして病を、自然の災害や異常に例えて具体化させ、その治療方法を自然の摂理の中に求め、病を克服しようとしたのである。それが人と自然の関係で治療の理論となり、それ以降の多くの臨床体験や資料により体系づけられて、中国独自の医学へと発達したと推測される。いわゆる中国医学の理論は自然に基づく哲学であり、人と自然は同一規則に基づくと定義したことにより理論化したのである。このような哲学から発展した医学の集大成が中国戦国時代の『黄帝内經』である。さらにこれを詳細でかつ明解な臨床医学理論の書としたのが『鍼灸甲乙經』で、皇甫謐が体系づけて編纂したのである。

この『鍼灸甲乙經』は、難問も判りやすく解釈された鍼灸医学の専門書で、本当にありがたい書物であり、医学のバイブルともいえるであろう。その理論・哲学・数多くの傷病例とその治療法は『黄帝内經素問』、『鍼經』、『明堂孔穴鍼灸治要』の内容を引継いでいる。『鍼灸甲乙經』の編纂からは一七〇〇年であるが、『黄帝内經』からでは二二〇〇年以上も経過している。したがって『鍼灸甲乙經』は二二〇〇年以上にも及ぶ膨大な臨床データに基づいた鍼灸医学の叢書なのである。

今回、私が翻訳した『鍼灸甲乙經』の完訳本は、中医学の理論の基礎を理解する上で、専門家においては臨床の実用書であり、かつ医学における統計学的な重要な価値をもっている。また鍼灸医学の教育や臨床面においては、古典医学の原点ともなる書物で、医学理論を理解する上で必ず役に立つものと確信している。

この本は、鍼灸師は勿論であるが、漢方や東洋医学に携わる諸先生方の臨床のお役に立てていただければ幸いであり、内科、外科、産科、婦人科、循環器科、呼吸器科、歯科などの専門の先生や薬剤師の先生方、また東洋医学に関心や興味のある方に読んでいただき、鍼灸や東洋医学を若干でも理解していただければ幸いである。願うならば臨床に鍼灸治療を取り入れてもらい、理解が深まればと考えている。そして東西医学の壁が取り除かれ、古典鍼灸を理解し、臨床に用いてくださる先生が増加すればうれしい限りである。そうなれば鍼灸師は、さらに専門性の経験値を上げなければならないが、これにより業界はレベルが向上し、さらに患者の期待とニーズに応えられるようになるのではないかと考えている。これから鍼灸や古典を学ぼうとする人には、学問の手助けや意欲の向上にもつながり、その結果、頼もしい治療家が多く輩出されればと思う。またそうなることを切望してやまない。

この翻訳本の出版により、日中医学の交流がさらに盛んになり、東西医学のさらなる融合を切望し、また鍼灸医学が理解されよりいっそう人々の身近になることを願い、そして若干なりとも購読される方の、お役に立つことができれば幸いである。

改心して、寝食を忘れ典籍を読みふけっていた謐に対し、世間は「書淫や書虫」と呼んだり、学問のしすぎで精神がおかしくなったといってひやかした。これに謐は、「朝に道を聞かれたとして、夕に死んでもかまわない、命が短く修了したとしても天の定めであり寿命なのだ！」と言った。

朝聞道、夕死可矣、況命之修短分定懸天乎！
（『晋書』皇甫謐伝の「書虫」のくだりより）

いつも真剣、いつも本気、
心を中庸にして、自已流を成す。
（年吉康雄のモットー）

鍼灸甲乙經　目次

巻之一　5

巻之二 115

巻之三　211

巻之四　333

巻之五　403

巻之六　493

巻之九　763

巻之十　851

巻之十一　917

巻之十二　991

黄帝三部鍼灸甲乙経序

晋・玄晏先生皇甫謐

夫醫道所興、其來久矣。上古神農、始嘗草木而知百藥。黄帝咨訪岐伯、伯高、少兪之徒、内考五臟六腑、外綜經絡血氣色候、參之天地、驗之人物、本性命、窮神極變、而針道生焉。其論至妙、雷公受業、傳之於後。伊尹以亞聖之才、撰用《神農本草》、以為《湯液》。中古名醫有兪跗、醫緩、扁鵲、秦有醫和、漢有倉公。其論皆經理識本、非徒診病而已。漢有華佗、張仲景、華佗奇方異治、施世者多、亦不能盡記其本末。若知直祭酒劉季琰、病發於畏惡、治之而瘥。云後九年、季琰病應發、發當有感、仍本於畏惡、病動必死、終如其言。仲景見侍中王仲宣、時年二十余。謂曰：君有病、四十當眉落。眉落半年而死。令服五石湯可免。仲宣嫌其言忤、受湯勿服。居三日、見仲宣謂曰：服湯否？仲宣曰：已服。仲景曰：色候固非服湯之診、君何輕命也！仲宣猶不信。後二十年果眉落、後一百八十七日而死、終如其言。此二事雖扁鵲、倉公無以加也。華佗性惡矜技、終以戮死。仲景論廣伊尹《湯液》為十數卷、用之多驗。近代太醫令王叔和撰次仲景遺論甚精、皆可施用。

按《七略》藝文誌、《黄帝内經》十八卷。今有《針經》九卷、《素問》九卷、二九十八卷、即《内經》也。亦有所亡失、其論遐遠、然稱述多而切事少、有不編次。比按倉公傳、其學皆出於

《素問》、《素問》論病精微、《九巻》是原本經脈、其義深奥、不易覧也。又有《明堂孔穴針灸治要》、皆黄帝岐伯遺事也。三部同歸、文多重複、錯互非一。甘露中、吾病風加苦聾百日、方治要皆淺近。乃撰集三部、使事類相從、刪其浮辭、除其重複、論其精要、至為十二巻。《易》曰：觀其所聚、而天地之情事見矣。況物理乎。事類相從、聚之義也。夫受先人之體、有八尺之軀、而不知醫事、此所謂遊魂耳！若不精通於醫道、雖有忠孝之心、仁慈之性、君父危困、赤子塗地、無以濟之、此固聖賢所以精思極論盡其理也。由此言之、焉可忽乎。其本論其文有理、雖不切於近事、不甚刪也。若必精要、俟其閑暇、當撰覈以為教經云耳。

語訳

医道が興ったのは古来である。それは上古三皇五帝時代に神農が草木を百薬と知ることから始まった。黄帝が岐伯《きはく》、伯高《はくこう》、少兪《しょうゆ》の臣下に質問し、これにより五臓六腑について深く考察し、経絡・血気・色候、天と地が交わり、人と物が現れるとする学説、生命の成り立ちについての探求、神の探求と変化による意味などについて総合的に整理して、鍼道の基本理論が誕生したのである。その理論の素晴らしさは、雷公が黄帝に伝授して後世に伝わった。上古の伊尹《いい》は、聖人に次ぐ才をもって『神農本草《しんのうほんぞう》』により『湯液経《とうえききょう》』を誕生させた。中古には、兪跗《ゆふ》・醫緩《いかん》・扁鵲《へんじゃく》の名医がおり、秦には醫和《いわ》、漢には倉公《そうこう》がいた。その理論はみな道理で根本をとらえており、これによって病を診れば治らないものはなかった。

漢の時代には華佗《かだ》、張仲景《ちょうちゅうけい》の医者がいた。華佗は奇妙で通常と異なる治療を多くの人に施したが、その始終を記述し尽くすのは不可能である。

例えば（華陀は）、漢の祭酒劉季琰《りゅうきえん》が、怖れや恨み妬み（妬心）遺恨や嫉妬心によりで（将来）病になると見抜き、これを治療して治した。そして、「あと九年すれば季琰は再び病になるが、これはやはり畏悪の感情で発症する。病が動けば（発症すれば）必ず死ぬだろう。」と言った。


（一方）仲景が侍中の王仲宣と会ったとき、彼は二十歳余りだった。仲景は「あなたには病があり、四十歳で眉が落ちます。眉が落ちれば半年で死ぬでしょう。しかし五石湯《ごせきとう》を服用すればそれを免れます。」と言った。仲宣はその言葉を嫌がり逆らって、五石湯は服用しなかった。三日おいて、仲宣に会い「五石湯は服用しましたか？」と尋ねた。仲宣は「服用して治りました。」と言った。仲景は「色を候《うかが》えば絶対に五石湯を服用しているようには診えませんが、あなたは何と命を軽んじておられるのでしょうか！」と言う。仲宣はやはり信じようとはしなかった。それから二十年が経過して仲宣は眉が落ち、百八十七日後に死に、果たして言葉通りとなった。

この二事は扁鵲《へんじゃく》、倉公《そうこう》といえども勝ることはない。あの華佗《かだ》は技術を誇ることを嫌い、ついには殺されてしまった。仲景は伊尹の『湯液』を十数巻（十八巻。『傷寒雑病論』）に整理して広め、多くの患者に用いたのである。近代の太医令である王叔和が仲景の残した論を整理・編纂したものは、非常に精妙で皆に用いられた。

『七略《しちりゃく》』と『漢書藝文志《かんしょげいぶんし》』を調べると、『黄帝内經』は十八巻と著されている。現在の『鍼經』九巻と『素問』九巻の十八巻が『内經』である。またこれには失われた部分もあり、遙か昔に論じられ、論述されていることは多いが肝要な点は少なく、系統立った編纂がなされていない。倉公伝を考証してみると、その論説はすべて『素問』によっていることが分かる。『素問』は病気を精微に論じ、『九巻』は經脈の根元をさぐり、その意義は奥深く容易に理解しがたい。また『明堂《みんどう》』の孔穴と鍼灸治療の要点は、みな黄帝と岐伯の遺事（問答）である。三書の帰するところは同じであるが、文には重複が多く食い違いも一つではない。

甘露年間、私は風に病み、百日聾に苦しんだ。治療を受けたが、その治療方法は表面的でつまらないものばかりだった。そこで以上の三書を選集しようと項目ごとに分類し、意味のない言葉を削除し、重複するところを除き、精査して最終的に十二巻となるに至った。『易経《えききょう》』には「その集まり（聚）を観れば天地万物の状態が見える。」まして物の道理はいうまでもない。それが三部の選集をする意味である。

先人（両親・祖先）の体を受け継ぎ、八尺の体をもっていても、医道が分からなければ、これは魂が散逸している（無い）のと同じであろう。もし医道に精通していなければ、忠孝の心、仁慈の性格をもっていたとしても、君主や父の困難、赤子の苦しみを救うことはできない。これが、聖人や賢人があくまでも研究に研究を重ね、その理論を探究しつくそうとした理由である。よってここで言うことをどうして軽んじることができようか。その根本理論とその文には道理があり、近頃の状況に合わないこともあるといえども、多くを削ることはしなかった。もしさらに詳しい要領が必要であれば暇を見つけて按じて調べることで、医経としようと思うばかりである。

鍼灸甲乙經　巻之一

第一、精神と五臓

（精神五藏第一）

提要

本篇は精神《せいしん》と五臓の関係について論述したためにこの名が付けられた篇である。その主要内容は、徳・気・生・精・神・魂・魄・心・意・志・思・智・慮の概念と意義、五臓神志《ごぞうしんし》の生理活動や外在する表現並びに五臓神志を傷つけて発症する病の変化と予後、九気《きゅうき》による病的機転とその病症などである。

黄帝問曰「凡刺之法、必先本於神。血脉營氣精神、此五藏之所藏也。何謂德、氣、生、精、神、魂、魄、心、意、志、思、智、慮、請問其故。」岐伯對曰「天之在我者德也、地之在我者氣也、德流氣薄而生者也、故生之來謂之精、兩精相搏謂之神、隨神往來謂之魂、並精出入謂之魄、可以任物謂之心、心有所憶謂之意、意有所存謂之志、因志存變謂之思、因思遠慕謂之慮、因慮處物謂之智。故智者之養生也、必順四時而適寒暑、和喜怒而安居處、節陰陽而調柔剛。如是則邪僻不至、長生久視。」

語訳

黄帝が問う「一般に鍼刺の治療法では、まず精神を判断することが根本である。血脈・営気・精神は五臓に収蔵される。徳・気・生・精・神・魂・魄・心・意・志・思・智・慮とは何か、その由来を聞かせてほしい。」

岐伯が答える「天から我々に賦与されたものが徳である。そして地から賦与されたものが気である。陽気である男の徳が流れて、陰気である女の気と結合して生ができる。だから生の源が精であり、陰陽両精が結合した受精卵を神と呼ぶ。神の生命活動に伴う反応を魂と呼ぶ。精の活動による感覚を魄と呼ぶ。万物を感知して分析するものは心である。心に留めるものを意と呼ぶ。意を留めておくものを志と呼ぶ。志を留めて変革しようとするものが思である。思の実現のため深く考えることが慮である。慮によって策略を生み出すものが智である。

したがって知恵者の養生は、必ず四季に順じて寒暑に適応し、喜びや怒りを和ませ、穏やかに生活し、陰陽を調節し剛柔を調える。このようにすれば邪の侵入を退け長寿になる。」

故怵惕思慮者、則神傷、神傷則恐懼、流淫而不止。因悲哀動中者、則竭絶而失生喜樂者、神憚散而不藏。愁憂者、氣閉塞而不行。盛怒者、迷惑而不治。恐懼者、蕩憚而不收。

語訳

よって過度に恐がり慌て、思慮するものは神を傷つける。神が傷つけば恐れおののき恐怖が溢れて止まない。悲哀によって内臓が損傷するものは気が竭絶して死ぬ。喜楽が過ぎるものは、神気が消散して内に収蔵されなくなる。愁憂は気が閉塞して運行しなくなる。怒りが盛んになると正気が失われて治らなくなる。恐れおののくものは神気が揺れ動いて収まらない。

『素問』曰「怒則氣逆、甚則嘔血及食而氣逆、故氣上。喜則氣和志達、營衛通利、故氣緩。悲則心系急、肺布葉舉、兩焦不通、營衛不散、熱氣在中、故氣消。恐則精却、却則上焦閉、閉則氣還、還則下焦脹、故氣不行。寒則腠理閉、營衛不行、故氣收。熱則腠理開、營衛通、汗大泄、故氣泄。驚則心無所倚、神無所歸、慮無所定、故氣亂。勞則喘且汗出、内外皆越、故氣耗。思則心有所存、神有所止、氣流而不行、故氣結。已上言九氣、其義小異大同。」

語訳

『素問』に言う「怒は気逆となり、甚だしければ血を嘔吐し、食事においてゲップする、したがって気が上る。喜びは気が和み志がのびのびと達し営衛もよく流れるので気が緩む〔喜《き》則《そく》気《き》緩《かん》〕。悲しみは心系が引きつり肺葉が上がって上焦と下焦が不通となり、営衛の気が散じずに熱気が胸中に溜まるので気が消える〔悲則気消《ひそくきしょう》〕。恐怖すれば精が下へ退く、退けば上焦は閉塞し、閉塞すれば気は下焦へ帰り、帰れば下焦は脹満するので気が不通となる〔恐則気下《きょうそくきか》〕。寒ければ腠理は閉まり営衛の気が運行しないので気収となる〔寒《かん》則気収《そくきしゅう》〕。暑〔熱〕ければ腠理が開き営衛の気も通じて汗が大いに排出するので気泄となる〔熱則気泄《ねつそくきせつ》〕。驚けば心悸が亢進して神気〔精神〕が動揺して落ち着かず、不安定で収まらなくなるので気乱となる〔惊則気乱《りょうそくきらん》〕。労働が過ぎると息が荒くなり発汗して内外の気が放出されるので気耗となる〔労則気耗《ろうそくきもう》〕。思慮が過ぎると心に残り〔引っかかり〕、神気が留まり気が留滞して運行しないので気結となる〔思則気結《しそくきけつ》〕。〔上で述べた九気の、その意味は若干異なっていても大体は同じである。〕」

肝藏血、血舍魂。在氣爲語、在液爲淚。肝氣虛則恐、實則怒。『素問』曰「人臥血歸於肝、肝受血而能視、足受血而能歩、掌受血而能握、指受血而能攝。」

心藏脉、脉舍神。在氣爲噫、在液爲汗。心氣虛則悲、實則笑不休。

脾藏營、營舍意。在氣爲呑、在液爲涎。脾氣虛則四肢不用、五藏不安、實則腹脹、涇溲不利。

肺藏氣、氣舍魄。在氣爲欬、在液爲涕。肺氣虛則息利少氣、實則喘喝胸憑『九墟』作盈。**仰息。**

腎藏精、精舍志。在氣爲欠、在液爲唾。腎氣虛則厥、實則脹、五藏不安。必審察五藏之病形、以知其氣之虛實、而謹調之。

語訳

肝は血液を貯蔵し、血は魂を宿す。肝気が病めば多言となり肝の液は涙である。肝気が虚せば恐れ、実すれば怒る。

『素問』では「人が寝ると血は肝に帰り、肝は血を受け目〔肝の竅は目である〕が見え、足〔肝は筋の主〕が血を受け歩くことができ、手が血を受けて握ることができ、指が血を受けて摘むことができる。」という。

心は血脈を貯蔵し、脈は神を宿す。心気が病めば胸に気がつかえて噫〔げっぷ〕となり心の液は汗である。心気が虚せば感傷的で悲しみ、実すれば笑いが止まらない。

脾は営気を貯蔵し、営気は意を宿す。脾気が病めば呑酸し、脾の液は涎である。脾気が虚せば水穀の精微が運ばれないので四肢が動かなくなり、五臓の機能が低下して不安定になり、実すれば腹脹し、排尿・排便しにくくなる〔二便不利〕。

肺は気を貯蔵し、気は魄を宿す。肺が病めば咳が出て肺の液は鼻水である。肺が虚せば呼吸がしづらくなり少気で、実すれば喘鳴で胸が苦しく、天を仰ぎ呼吸する。

腎は精を貯蔵し、精は志を宿す。腎が病めば〔心神の疲労により〕欠〔あくび〕し、腎の液は唾である。腎気が虚せば手足が冷たくなり、実すれば下腹が脹満し五臓機能が低下して不安定になる。このように必ず五臓の病態を調べ、その気の虚実を判断した上で慎重に調える。

肝悲哀動中則傷魂、魂傷則狂妄、其精不守、一本作不精、不敢正當人。令人陰縮而筋攣、兩脇肋骨不擧。毛悴色夭、死于秋。

『素問』曰「肝在聲爲呼、在變動爲握、在志爲怒、怒傷肝。」『九卷』及『素問』又曰「精氣并於肝則憂。」

解曰「肝虛則恐、實則怒。怒而不已、亦生憂矣。肝之與腎、脾之與肺、互相成也。脾者土也、四藏皆受成焉。故恐發於肝而成於腎、憂發於脾而成於肺。肝合膽、膽者中精之府也。腎藏精、故恐同其怒、怒同其恐。一過其節則二藏俱傷。」經言若錯、其歸一也。

語訳

肝は悲哀で臓が動じると魂が傷つき、魂が傷つけば妄想に狂い、〔房事を好んで〕精を慎まなければ宗筋〔陰茎〕が縮み筋が痙攣《けいれん》し脇肋骨は挙がらなくなる。皮毛が憔悴して顔色に生気がなければ秋に死亡する。

『素問』は「肝は呼ぶような叫び声を発し、病変すれば手を握り、情志は怒りで、怒りすぎは肝を傷つける。」という。『九巻』及び『素問』にもまた「精と気が肝に集まれば憂う」とある。

解説は「肝が虚せば恐れ、実すれば怒る。怒りが収まらなければ憂いを生じる。肝の怒りと腎の恐れ、脾の思いと肺の憂いは生み出し合う関係にある。脾は土であり四臓は皆脾により滋養を受ける。したがって肝で恐れが発生するが腎で形と成り、脾で憂が発生するが肝で形と成る。肝と胆は合しており、胆は中に精を保有する腑である。腎は精も蔵しているので、恐れは怒りと同じで、怒りも恐れと同じである。だから一つがその限度を越えると二臓が共に傷つく（『内経』には相違があるが意味は同じである）。」という。

心怵惕思慮則傷神、神傷則恐懼自失、破䐃脱肉。毛悴色夭、死於冬。

『素問』曰「心在聲爲笑、在變動爲憂、在志爲喜、喜傷心。」『九巻』及『素問』又曰「精氣并於心則喜。」

或言「心與肺脾二經有錯、何謂也？」

解曰「心虚則悲、悲則憂。心實則笑、笑則喜矣、心之與肺、脾之與心、亦互相成也。故喜發於心而成於肺、思發於脾而成於心。一過其節、則二藏俱傷。」 此經互言其義耳、非有錯也。又楊上善云「心之憂在心變動、肺之憂在肺之志、是則肺主於秋、憂爲正也。心主於夏、變而生憂也。」

語訳

心は恐怖し思慮すれば神が傷つき、神が傷つけば恐怖して精が失なわれ、痩せて肉が落ちる。皮毛が憔悴して顔色に生気がなければ冬に死亡する。

『素問』は「心病で笑うような声になり、動じれば憂い、情志は喜であり、喜びは心を傷つける」という。『九巻』と『素問』には「精と気が心に集まれば喜ぶ」とある。

或るいは「心の喜びと肺脾の二経に憂いと思いが混じって起きるというのはおかしい。どうしてなのか？」という。

解説は「心が虚せば悲しみ、悲しめば憂鬱《ゆううつ》になる。心が実すれば笑いが止まず、笑えば喜びとなる。心の憂いと肺の悲しみ、脾の思いと心の憂いは生み出しあう。心で喜びが発生するが、それは肺で形と成り、脾で思いが発生するが心で形と成る。したがって一定の限度を越えると二臓が共に傷つく」（『内経』の言葉は、このような互いの関係を述べており誤りではない。楊上善は「心の憂いは心の変動によるもので、肺の憂いは肺の志によるものである。肺は秋が主で秋に憂鬱になるのは当然である。心は夏が主で変により憂いを生じる」と述べている）。

脾愁憂不解則傷意、意傷則悶亂、四肢不舉、毛悴色夭、死於春。『素問』曰「脾在聲爲歌、在變動爲噦、在志爲思、思傷脾。」『九巻』及『素問』又曰「精氣并於脾則畏。」

語訳

脾は憂鬱し、これが解消しなければ意が傷つき、意が傷つけば煩悶《はんもん》として乱れ、四肢が挙がらなくなり、皮毛が憔悴して顔色に生気がなくなれば春に死亡する。

『素問』は「脾は歌うような声で、動じれば噦《しゃっくり》が出る。情志は思いであり、思いが過ぎれば脾を傷つける」という。『九巻』及び『素問』には「精と気が脾に集まれば畏怖する」とある。

肺喜樂樂極則傷魄、魄傷則狂。狂者、意不存其人、皮革焦。毛悴色夭、死於夏。『素問』曰「肺在聲爲哭、在變動爲欬、在志爲憂、憂傷肺。」『九巻』及『素問』又曰「精氣并於肺則悲。」

語訳

肺は楽しみ喜び過ぎると魄が傷つき、魄が傷つけば発狂する。狂えば意識がなくなり皮膚は焦げたように乾燥する。皮毛が憔悴して顔色に生気がなくなれば夏に死亡する。

『素問』は「肺は哭くような声となり、動じれば咳を発する。情志は憂い、憂えば肺を傷つける」という。『九巻』及び『素問』には「精と気が肺に集まれば悲しくなる」とある。

腎盛怒不止則傷志、志傷則喜忘其前言、腰脊不可俛仰。毛悴色夭、死於季夏。『素問』曰「腎在聲爲呻、在變動爲慄、在志爲恐、恐傷腎。」『九巻』及『素問』又曰「精氣

并於腎則恐、故恐懼而不解則傷精、精傷則骨痠痿厥、精時自下。」

是故五藏主藏精者也、不可傷、傷則失守陰虚、陰虚則無氣、無氣則死矣。是故用鍼者、觀察病人之態、以知精神魂魄之存亡得失之意、五者已傷、鍼不可以治也。

語訳

腎は盛んに怒って止まなければ志を傷つける。志が傷つけば少し前に言ったことも忘れ、腰脊の前後屈ができなくなる。皮毛は憔悴して顔色に生気がなくなれば長夏〔土用の時候〕に死亡する。『素問』には「腎は呻くような声となり、動じれば鳥肌が立ち、情志は恐怖〔恐怖して危惧〕、恐怖は腎を傷つける」という。『九巻』及び『素問』には「精と気が腎に集まれば恐怖し、恐怖が止まなければ精は傷つき、精が傷つけば骨がだるく痛み下肢が痩せて冷え、遺精の症状が現われる。」とある。

五臓は精を蔵すため傷つけてはならず、精を傷つければ陰を守れず虚し、陰虚になれば気が無くなり、気が無くなれば死ぬ。

だから鍼を用いる場合は、病人の病態をしっかり観察し、精、神、魂、魄の有無や得失を知り、もし五臓の精気が傷ついているようであれば、鍼で治療をしてはならない。

第二、五臓の五変と五腧

（五藏變腧第二）

提要

本篇は「人に五臓があり、臓に五変があり、変に五腧がある」ことを論述したためにこの名が付けられた篇である。その主要な内容として、五臓相応の色・時・日・音・味の五変《ごへん》と鍼刺の関係、経穴に原を合わせた六腑×六腧のと三十六兪穴の数、四時に逆らって生じる病変、並びに未病の治療を記す。

黄帝問曰「五藏五腧、願聞其數。」岐伯對曰「人有五藏、藏有五變、變有五腧、故五五二十五腧、以應五時。」

肝爲牡藏、其色青、其時春、其日甲乙、其音角、其味酸。『素問』曰「肝在味爲辛」。於經義爲未通。

心爲牡藏、其色赤、其時夏、其日丙丁、其音徵、其味苦。『素問』曰「心在味爲鹹」。於經義爲未通。

脾爲牝藏、其色黄、其時長夏、其日戊己、其音宮、其味甘。

肺爲牝藏、其色白、其時秋、其日庚辛、其音商、其味辛。『素問』曰「肺在味爲苦」。於經義爲未通。

腎爲牝藏、其色黑、其時冬、其日壬癸、其音羽、其味鹹。是謂五變。

語訳

黄帝が問う「五臟には五兪穴があるが、その法則について聞かせてくれ。」

岐伯が答える「人には五臟があり、各々の臟には五色、五季、五音、五行、五味の五変がある。五変には五兪穴〔井、栄、兪、経、合〕が対応し、したがって五臟×五兪穴で二十五兪穴となる。これは五季の病変に対応する。」

肝は陰中の少陽で牡臟《ぼぞう》であり、その色は青、その季節は春、その日は甲乙、その音は角、その味は酸である（『素問』は「肝の味は辛である」とするが、その意味は通らない）。

心は陽中の太陽で牡臟であり、その色は赤、その季節は夏、その日は丙丁、その音は徴、その味は苦である（『素問』は「心の味は鹹である」とするが、その意味は通らない）。

脾は陰中の至陰で牝臟《ひんぞう》であり、その色は黄、その季節は長夏、その日は戊己、その音は宮、その味は甘である。

肺は陽中の少陰で牝臟であり、その色は白、その季節は秋、その日は庚辛、その音は商、その味は辛である（『素問』は「肺の味は苦」とするが、その意味は通らない）。

腎は陰中の太陰で牝臟であり、その色は黒、その季節は冬、その日は壬癸、その音は羽、その味は鹹である。これが五変である。

藏主冬、冬刺井。色主春、春刺滎。時主夏、夏刺腧。音主長夏、長夏刺經。味主秋、秋刺合。
是謂五變、以主五腧。

語訳

蔵は冬を主とし、冬は井穴を刺す。
色は春を主とし、春は栄穴を刺す。
時は夏を主とし、夏は兪穴を刺す。
音は長夏を主とし、長夏は経穴を刺す。
味は秋を主とし、秋は合穴を刺す。
これは五変と言い、五兪をもって当たる。

曰「諸原安合、以致五腧？」曰「原獨不應五時、以經合之、以應其數、故六六三十六腧。」

語訳

黄帝が問う「六腑の原穴を、どのように五兪に合わせるのか？」

岐伯が答える「六腑は原穴が一つ多いから五時には相応しない。そこで六腑の各原穴を経穴と合わせることで五の数に対応させている。だから六腑に井・滎・兪・原・経・合の六個の兪穴で三十六兪穴である。」

曰「何謂藏主冬、時主夏、音主長夏、味主秋、色主春？」曰「病在藏者取之井、病變於色者取之滎、病時間時甚者取之腧、病變於音者取之經、經一作絡滿而血者、病在胃一作胷、及以飲食不節得病者取之合。故命曰味主合、是謂五變也。」

語訳

問う「どうして冬は臟の主で、夏は時の主で、盛夏は音の主で、秋は味の主で、春は色の主というのか？」

答える「病が蔵〔五臓〕にあれば井穴を取り、病変が色に現れれば栄穴を取り、病が軽くなったり甚だしくなったりすれば兪穴を取り、声が変化すれば経穴を取り、絡脈が満ちて充血するもの、病が胃にあったり飲食不節で発病したものは合穴を取る。したがって味は合の主であり、これを五変という。」

人逆春氣則少陽不生、肝氣内變。逆夏氣則太陽不長、心氣内洞。逆秋氣則太陰不收、肺氣焦

滿。逆冬氣則少陰不藏、腎氣濁沈。

夫四時陰陽者、萬物之根本也。所以聖人春夏養陽、秋冬養陰、以從其根。逆其根則伐其本矣。故陰陽者、萬物之終始也、順之則生、逆之則死。反順爲逆、是謂内格。是故聖人不治已病治未病。論五藏相傳所勝也。假使心病傳肺、肺未病、逆治之耳。

語訳

人が春気に逆らえば少陽の気が生じず肝気が内鬱して肝の病になる。夏気に逆らえば太陽の気が生長しないため心気が内陥して心の病になる。秋気に逆らえば太陰の気が収斂しないため肺気が焦がして胸中脹満の肺の病になる。冬気に逆らえば少陰の気が収蔵されないため腎気が沈んで腎の病になる。

四季の陰陽は万物の根本である。聖人が春夏に陽気を養い、秋冬は陰気を養い、こうしてその根本に従う。それに逆らえば命を削られてしまう。したがって陰陽とは万物の終始であり、順じれば生き、逆らえば死ぬ。順に反することは逆であり、これを内格という。したがって聖人は発症した病は治さず未病のものを治す（これは五臓の相伝して剋することを説いている。例えば心病は肺へ伝わるので肺が発病する前に逆にこれを治すのである）。

第三、五臓六腑の陰陽表裏

（五藏六府陰陽表裏第三）

提要

本篇は五臓六腑、陰陽表裏の配当関係について主に論述したためにこの名が付けられた篇である。その主要内容は、臓腑配当及び陰陽経脉の表裏関係、奇恒の府の重要な意義、五臓六腑の機能と特徴、外の形態の視診によってその効能の強弱がわかること、気口だけが五臓主である論拠などについてである。

肺合大腸、大腸者、傳道之府。心合小腸、小腸者、受盛之府。肝合膽、膽者、中精之府。脾合胃、胃者、五穀之府。腎合膀胱、膀胱者、津液之府。少陰屬腎上連肺、故將兩藏。三焦者、中瀆之府、水道出焉。屬膀胱、是孤之府。此六府之所合者也。

語訳

肺は大腸と臓腑相合の関係で、大腸は糟粕を送る伝道の腑である。心は小腸と臓腑相合の関係で、小腸は胃から水穀を受ける受盛の腑である。肝は胆と臓腑相合の関係で、胆は精汁を貯蔵する中精の腑である。脾は胃と臓腑相合の関係にあり、胃は五穀を消化し受納する五穀の腑である。腎は膀胱と臓腑相合の関係で、膀胱は津液を貯めるので津液の腑である。足の少陰経脉は腎に属し、上がって肺に連なり、肺腎の両臓と連絡する。三焦は中瀆の腑で全身に水を通す。この腑は膀胱に属し、対になる臓がない孤独の腑である。以上が六腑の合するところである。

『素問』曰「夫腦、髓、骨、脉、膽、女子胞、此六者、地氣之所生也。皆藏於陰象於地。故藏而不瀉、名曰奇恒之府。胃、大腸、小腸、三焦、膀胱、此五者、天氣之所生也。其氣象天、故瀉而不藏。此受五藏濁氣、名曰傳化之府。此不能久留、輸瀉者也。魄門亦爲五藏使、水穀不得久藏。五藏者、藏精氣而不瀉、故滿而不能實。六府者、傳化物而不藏、故實而不能滿。水穀入口則胃實而腸虚、食下則腸實而胃虚。故實而不滿、滿而不實也。氣口何以獨爲五藏主？ 胃者、水穀之海、六府之大源也。」稱六府雖少錯、於理相發爲佳。

語訳

『素問』が言う「脳・髄・骨・脉・胆・女子胞、この六者は地の気によって生じる。これらの臓は陰に基づいており、大地のようである。したがって貯蔵して排出しないので「奇恒《きこう》の腑」と呼ぶ。胃・大腸・小腸・三焦・膀胱、この五者は天の気より生じる。その気は天のようで排出して貯蔵されない。これは五臓の濁気を受けるので水穀を長く留めることができないので輸送して排出する。これは長く留められないので「伝化の腑」と呼ばれる。五臓は精気を蔵して排出しない。よって五臓は常に精気で満ちているが実することはない。六腑は飲食物を伝化しているが貯蔵はせず実にはなるが満ちることはない。口から水穀が入れば胃は実するが腸は空虚である。飲食物が下がり腸の中が実すれば胃の中は空虚となる。したがって六腑は実しても満ちることがなく〔実而不満〕、五臓は満ちても実することはない〔満而不実〕。気口の脉象だけで、どうして五臓の病変が判るのか？　胃は水穀の海〔飲食物を入れて収める場所〕であり六腑の源泉である。」六腑というのは少し誤りだが、理において相互に明らかにしているのでよい。

肝膽爲合、故足厥陰與少陽爲表裏。脾胃爲合、故足太陰與陽明爲表裏。腎膀胱爲合、故足少陰與太陽爲表裏。心與小腸爲合、故手少陰與太陽爲表裏。肺大腸爲合、故手太陰與陽明爲表裏。

語訳

肝と胆は臓腑相合なので足の厥陰と少陽は表裏である。脾と胃は臓腑相合なので足の太陰と陽明は表裏である。腎と膀胱は臓腑相合なので足の少陰と太陽は表裏である。心と小腸は臓腑相合なので手の少陰と太陽は表裏である。肺と大腸臓腑相合なので手の太陰と陽明は表裏である。

五藏者、肺爲之蓋、巨肩陥咽喉、見於外。心爲之主、缺盆爲之道、䯏音滑。骨有餘、以候内髑骬。音曷于。肝爲之主將、使之候外、欲知堅固、視目大小。脾主爲胃九虚太素作衛、使之迎糧、視唇舌好悪、以知吉凶。腎者主爲外、使之遠聽、視耳好悪、以知其性。六府者、胃爲之海、廣骸『太素』作骪。大頸張胸、五穀乃容。鼻隧以長、以候大腸。唇厚人中長、以候小腸。目下裹大、其膽乃横。鼻孔在外、膀胱漏泄。鼻柱中央起、三焦乃約。此所以候六府也。上下三等、藏安且良矣。

語訳

五臓の中では、肺は最も高い位置にある五臓の華蓋なので、肩の上下動作や咽喉の起伏などの外見で肺の状態を推測できる。心は五臓の君主で、缺盆は血脈の通路であり、鎖骨の長さ及び脇骨の大小で心臓の状態を推測できる。肝は将軍の官であり、目を開き外界をうかがうが、肝の堅固さは、目の大小を見て推測できる。脾は胃（『靈樞』と『太素』は衛としている）の主であり食料を迎えるが、唇や舌の良し悪しで脾の健康状態を推測できる。腎は外を主り、耳は外に開いて遠くの音を聞くので、聴力をみれば、腎の情性を知る。六腑の中の胃は水穀の海で、骨格が大きく、頚が太く、胸が広く張っていれば受納できる五穀の量も大きい。鼻の長短で、大腸の長さをうかがう。唇の厚さと人中の長さで小腸の長さをうかがう。下瞼が大きければ、その胆気は剛健で強い。鼻孔が外へ露呈していれば、膀胱は漏れやすい。鼻梁が高ければ三焦水道は尿が漏れない。このように六腑の状態をうかがう。面部の上、中、下の三部分の距離が等しければ内臓は安泰である。

第四、五臓と五官（五藏五官第四）

提要

本篇は五臓と五官の関係を論述したためにこの名が付けられた篇である。その主要内容は、五臓と五官の分属と状況及び五臓病が五官に反映される徴候、陰陽の気が盛ん過ぎてなる関・格及び関格病の病の機序と予後である。

鼻者、肺之官。目者、肝之官。口唇者、脾之官。舌者、心之官。耳者、腎之官。凡五官者、以候五藏。肺病者、喘息鼻張。肝病者、目眥青。脾病者、唇黄。心病者、舌卷顴赤。腎病者、顴與顔黑。

故肺氣通於鼻、鼻和則能知香臭矣。心氣通於舌、舌和則能知五味矣。『素問』曰「心在竅爲耳。一云舌。夫心者火也、腎者水也、水火既濟。心氣通於舌、舌非竅也、其通於竅者、寄在於耳。」王冰云「手少陰之絡會于耳中。」故肝氣通於目、目和則能視五色矣。『素問』曰「諸脉者、皆屬於目。」又『九巻』曰「心藏脉、脉舍神。神明通體、故云屬目。脾氣通於口、口和則能別五穀味矣。腎氣通於耳、耳和則能聞五音矣。」『素問』曰「腎在竅爲耳。然則腎氣上通於耳、下通於陰也。」

語訳

鼻は肺の器官〔竅《きょう》〕である。目は肝の器官〔竅〕である。口唇は脾の器官〔竅〕である。舌は心の器官〔竅〕である。耳は腎の器官〔竅〕である。つまり五官〔五竅〕によって五臓の状況をうかがうことができる。

肺病は鼻翼が外に張って喘息となる。肝病は目尻が青くなる。脾病は唇が黄色くなる。心病は舌が巻き頬が赤くなる。腎病は頬と顔色が黒くなる。

肺気は鼻に通じ、鼻の調和がとれていれば臭いや香りを識別できる。心気は舌に通じ、舌の調和がとれていれば五味を識別できる。『素問』に言う「心の竅は耳（『霊樞』では舌）である。心は火であり、腎は水であり、心火と腎水は相互に助け合っている。心気は舌に通じているが、舌は竅ではなく、心気の通じる竅は、耳に寄託されている」（王冰は「手少陰の絡脈が耳中で会す」という）。したがって肝気は目に通じ、目の調和がとれていれば五色を識別することができる。

『素問』に言う「諸脉は皆目に属す。」『九巻』に言う「心は脉を蔵し脉には神が宿る。神明は体に通じ目に属すという。脾気は口に通じ、口の調和がとれていれば五穀の味を識別できる。腎気は耳に通じ、耳の調和がとれていれば五音を識別できる。」『素問』に言う「腎の竅は耳である。だから腎気は上部で耳に、下部では二陰〔大小便の竅〕に通じている。」

五藏不和則九竅不通、六府不和則留結爲癰。故邪在府則陽脉不和、陽脉不和則氣留之、氣留之則陽氣盛矣。邪在藏則陰脉不和、陰脉不和則血留之、血留之則陰氣盛矣。陰氣太盛則陽氣不得相營也、故曰關。陽氣太盛則陰氣不得相營也、故曰格。陰陽倶盛、不得自相營也、故曰關格。關格者、不得盡期而死矣。

語訳

五臓が調和していなければ九竅が通じなくなり、六腑が調和していなければ気血の運行が阻まれ凝結する。したがって邪が腑にあれば陽脈が調和せず、陽脈が調和しなければ気が留まり、気が留まれば陽気は偏盛して盛んになる。邪が臓にあれば陰脈が調和せず、陰脈が調和しなければ血が留まり、血が留まると陰気が偏盛して盛んになる。陰気が盛んになりすぎれば陽気が外に出て陰気と交わらず栄養できなくなるので「関」と呼ぶ。陽気が盛んすぎれば陰気が内にこもり陽気と交われず栄養を得られなくなるので「格」と呼ぶ。関格は、陰陽ともに盛んになりすぎれば表裏が隔てられ自ら栄養を得ることができなくなるので「関格」と呼ぶ。関格は、天寿を全うできずに死ぬ。

第五、五臓の二十五変と六腑の関係

（五藏大小六府應候第五）

提要

本篇は「外部の状態の視診、それに応じた内臓の病を知る。」という考えに基づき、五臓に応じる外部の状態をうかがい、五臓の大小及び六腑の症候を推測して知ることについて論述したためにこの名が付けられた篇である。その主要内容は、人の天寿と五臓六腑の大小・堅弱の関係、皮膚の紋理・色彩・骨格・五官の形・状態から五臓の大小・高低・端正・堅脆・偏斜などの二十五変と正常・異常な反応を推測、皮、脉、筋、毫毛、爪甲の形象・状態から六腑の厚薄・大小・長短・結直・緩急などを推測することである。

黄帝問曰「人俱受氣於天、其有獨盡天壽者、不免於病者、何也?」岐伯對曰「五藏者、固有大小、高下、堅脆、端正、偏傾者、六府亦有大小、長短、厚薄、結直、緩急者、凡此二十五變者、各各不同、或善或惡、或吉或凶也。」

語訳

黄帝が問う「人は天から気を授かっているが、そのまま天寿を全うし尽くす者、病気を免れない者とがいるのは、なぜか？」

岐伯が答える「五臓はもともと大小、高低、堅固や脆弱、端正、偏傾するものがあり、六腑もまた大小、長短、厚薄、曲直、緩急がある。一般に二十五種類、各々に違いがあり、善いか悪いか、吉か凶かも異なる。」

心小則安、邪弗能傷、『太素』云「外邪不能傷。」**易傷於憂。心大則憂弗能傷、易傷於邪。**『太素』亦作外邪。**心高則滿於肺中、悶而善忘、難開以言、心下則藏外、易傷於寒、易恐以言。心堅則藏安守固。心脆則善病消癉熱中。心端正則和利難傷。心偏傾則操持不一、無守司也。**楊上善云「心藏言神有八變、後四藏、但言藏變、不言神變者、以神爲魂魄意志之主、言其神變則四藏皆可知、故略而不言也。」

語訳

心が小さければ神志は安定し、邪が傷つけることは不可能である（『太素』には、外邪に傷つけられない）が、憂いは容易にこれを傷つける。心が大きければ憂いが傷つけることは不可能であるが、邪（『太素』は外邪とする）は容易にこれを傷つける。心が高位であれば肺中が熱で満ち、煩悶して忘れやすくなり、説明することが困難となり、心が低位であれば肺の外にある心は寒に傷つけられやすくなり、言葉により恐がりやすい。心が堅実であれば臓気が安定して神を固く守ることができる。心が脆弱であれば脾胃の熱病になりやすい。心が端正であれば心気や血脈は調和して流れ傷つきにくい。心が一方に傾いていれば神志が不安定で節操を守れない。（楊上善は「心臓については「神には八変があり」といい、他の四臓は、ただ「臓変」とのみ言い神変について言わないのは、神は魂魄意志の主で神変を言えば残りの四臓変についてもわかる。したがって略して解釈しない」という。）

肺小則安、少飲、不病喘一作喘喝。肺大則多飲、善病胸痺逆氣。肺高則上氣喘息欬逆。肺下則逼賁迫肝、善脇下痛。肺堅則不病欬逆上氣。肺脆則善病消癉易傷也。一云「易傷於熱、喘息鼻衄。」肺端正則和利難傷。肺偏傾則病胸脇偏痛。

肝小則安、無脇下之病。肝大則逼胃迫咽、迫咽則善一作苦。膈中、且脇下痛。肝高則上支賁、加脇下急、爲息賁。肝下則逼胃、脇下空、空則易受邪。肝堅則藏安難傷。肝脆則善病消癉易傷。肝端正則和利難傷。肝偏傾則脇下偏痛。

脾小則安、難傷於邪。脾大則善湊䏚音停。而痛、不能疾行。脾高則䏚引季脇而痛。脾下則下加於大腸、下加於大腸則藏外、易受邪。脾堅則藏安難傷。脾脆則善病消癉易傷。脾端正則和利難傷。脾偏傾則瘈瘲善脹。

腎小則安、難傷。腎大則一本云「耳聾或鳴、汁出。」善病腰痛、不可以俛仰、易傷於邪。腎高則善病背膂痛、不可以俛仰。一云背急綴、耳膿血出、或生肉塞。腎下則腰尻痛、不可俛仰、爲狐疝。腎堅則不病腰痛。腎脆則善病消癉易傷。腎端正則和利難傷。腎偏傾則善腰尻痛。凡此二十五變者、人之所以善常病也。

語訳

肺が小さければ臓気は安定して、飲邪が停留することは少なく、喘鳴にはならない。肺が大きければ飲邪が多くなって胸痺の病になり逆気する。肺が高位であれば上気して喘息及び咳嗽《がいそう》などになる。肺が下位であれば近接する横隔膜や肝臓を圧迫し脇下部がよく疼痛する。肺が堅実であれば咳嗽や気が上逆する病にならない。肺が脆弱であれば脾胃の熱病で傷つきやすい（別の書には「熱で傷つきやすく、喘息、鼻出血となる」とある）。肺が端正であれば肺気が行き渡って調和がとれて傷害を受けにくい。肺が一方に傾いていれば胸脇の病になり片側が痛む。

肝が小さければ臓気が安定して、脇下の病にはならない。肝が大きければ胃や咽が圧迫される。咽が圧迫されると食道が圧迫されて塞がり、飲食物が下がらない膈中となり、そのうえ脇下が痛む。肝が高位であれば上部で横隔膜が支えて苦しみ、脇下は拘急して上気して右脇下に盃を伏せたようなしこりができる。肝が下位であれば胃が圧迫され脇下が空虚となり、空虚であれば邪の侵襲を受けやすくなる。肝が堅実であれば臓気は安定して外邪に損傷されにくい。肝が脆弱であれば脾胃の熱病となり外邪により損傷されやすくなる。肝が端正であれば肝気が行き渡って調和がとれ外邪に損傷されにくい。肝が一方に傾いていれば脇下の片側が痛む。

脾が小さければ臓気は安定して、邪に傷つけられにくい。脾が大きければ脇腹に邪が溜って痛み、早く歩けない。脾が高位であれば季肋下が脇腹に牽引されて痛む。脾が下位であれば大腸を押し下げ、大腸を下げれば脾が大腸に包まれなくなるので邪に損傷されやすい。脾が堅実であれば臓気は安定して調和がとれ邪に損傷されにくい。脾が脆弱であれば脾胃の熱病になり傷つきやすい。脾が端正であれば臓気の調和がとれて傷つきにくい。脾が一方に傾いていれば筋脈が拘急する瘈瘲の病になってよく腹が脹満する。

腎が小さければ臓気は安定して、邪に傷つけられにくい。腎が大きければ（一書には「耳聾《じろう》、耳鳴り、汁が出る」とある）よく腰痛となって寝返りできず邪に傷つけられやすい。腎が高位であれば背筋が痛み寝返りができなくなる。（一書には「背部の筋が強ばって引っぱり、耳から膿血が出る、あるいはポリープで塞がる」）。腎が下位であれば腰や臀部が痛み寝返りが不能になり少腹が痛む狐疝《こせん》〔鼠径ヘルニア〕になる。腎が堅実であれば腰痛にはならない。腎が脆弱であれば脾胃の熱病になって邪に傷つけられやすい。腎が端正であれば腎精が調和し腎気は傷つけられにくい。腎が一方に傾いていれば腰や臀部が痛くなる。

一般にこの二十五種類の変化は人によって起こりやすい病変である。

曰「何以知其然？」曰「赤色小理者心小、粗理者心大。無髑骬者心高、髑骬小短舉者心下、髑骬長者心堅、髑骬弱小以薄者心脆、髑骬直下不舉者心端正、髑骬倚一作面。一方者心偏傾。

白色小理者肺小、粗理者肺大。巨肩反一作大。膺陷喉者肺高、合腋張脇者肺下、好肩背厚者肺堅、肩背薄者肺脆、背膺厚者肺端正、膺偏竦一作欹。者肺偏傾。

青色小理者肝小、粗理者肝大。廣胸反骹者肝高、合脇脆骹者肝下、胷脇好者肝堅、脇骨弱者肝脆、膺腹好相得者肝端正、脇骨偏舉者肝偏傾。

黄色小理者脾小、粗理者脾大。揭唇者脾高、唇下縱者脾下、唇堅者脾堅、唇大而不堅者脾脆、唇上下好者脾端正、唇偏舉者脾偏傾。

黑色小理者腎小、粗理者腎大。耳高者腎高、耳後陷者腎下、耳堅者腎堅、耳薄不堅者腎脆、耳好前居牙車者腎端正、耳偏高者腎偏傾。

凡此諸變者、持則安、減則病也。」

語訳

問う「どのように五臓の形態を判断するのか？」

答える「皮膚が赤く腠理《そうり》〈肌のキメ〉が緻密な者は心臓が小さく、腠理が粗い者は心臓が大きい。脇骨がない者は心臓の位置が高く、脇骨が短小で隆起している者は心臓の位置が低く、脇骨が長い者は心臓が堅く、脇骨が軟弱で小さく薄い者は心臓が脆弱で、脇骨が下を向いて隆起していない者は心臓が端正で、脇骨が片寄る者は心臓が傾いている。

皮膚が白く腠理が緻密な者は肺臓が小さく、腠理が粗い者は肺臓が大きい。肩が大きく胸部が突き出て喉が陥入している者は肺の位置が高く、両腋の間を合わせて脇部を緊張させる者は肺の位置が低く、肩部が発達し背部の筋肉が厚い者は肺が堅実で、肩背部が薄く痩せている者は肺が脆弱で、肩や前胸部の胸筋肉が厚い者は肺が端正で、胸が偏斜して不均等な者は肺臓が傾いている。

皮膚が青く腠理が緻密な者は肝臓が小さく、腠理が粗い者は肝臓が大きい。胸が広くて脇骨が高く隆起している者は肝臓の位置が高く、胸脇部が低く収斂していれば肝臓の位置は低く、胸脇部の発育が良い者は肝臓が堅実で、脇骨が軟弱であれば肝臓は脆弱で、胸、脇、腹の均整が取れていれば肝臓は端正で、脇骨の隆起が不均等な者は肝臓が傾いている。

皮膚が黄色く腠理が緻密であれば脾臓は小さく、腠理が粗ければ脾臓は大きい。唇が反り上がっている者は脾臓の位置が高く、唇が弛緩して下垂している者は脾臓の位置が低く、唇が堅実な者は脾臓も堅実で、唇が大きく堅さがない者は脾臓が脆弱であり、唇の上下の均整が取れて美しい者は脾臓が端正であり、唇の片側が上がっている者は脾臓が傾いている。

皮膚が黒く腠理が緻密な者は腎臓が小さく、腠理が粗い者は腎臓が大きい。耳の位置が高い者は腎臓の位置が高く、耳が後ろに倒れている者は腎臓の位置が低く、耳が堅い者は腎臓が堅実で、耳が痩せて薄く堅さのない者は腎臓が脆弱で、耳の発育がよくて顎関節が耳の前方に位置する者は腎臓が端正で、片方の耳が高く偏って位置する者は腎臓が傾いている。

一般にこの二十五変の人は、平常に過ごせれば問題ないが、不摂生すると病気になる。」

曰「願聞人之有不可病者、至盡天壽、雖有深憂大恐、怵惕之志猶弗能感也、大寒甚熱、弗能傷也。其有不離屏蔽室内、又無怵惕之恐、然不免於病者、何也？」曰「五藏六府、邪之舍也。五藏皆小者、少病、苦焦心、大愁憂。五藏皆大者、緩於事、難使以憂。五藏皆高者、好高擧措。五藏皆下者、好出人下。五藏皆堅者、無病。五藏皆脆者、不離於病。五藏皆端正者、和利得人心。五藏皆偏傾者、邪心善盜、不可爲人平、反復言語也。」

語訳

問う「病にならずに天寿を全うする者がある。深い憂いや大きな恐怖があり、神志に異状を来たすような事態に遇いながらも、何も感じてないかのように全く動じない者や、厳寒や酷暑にも傷つけられない者である。その一方、室内に閉じこもり、不安や恐れがないにも関わらず病を免れない者がいる。これはどういうことだろうか？」

答える「五臓六腑は、邪気が宿る場所でもある。五臓が全て小さい者は病気になることも少ないが、よく焦ったり大いに憂う。五臓が全て大きい者は物事に寛容で憂うことはない。五臓の位置が全て高い者は理想が高く、現実に合わない理想に基づいた行動を好む。五臓の位置が全て低い者は人の下に甘んじて努力しない。五臓が全て堅実な者は病にならない。五臓が全て脆弱な者は病から離れられない。五臓が全て端正な者は穏和で公明な性格から人心を得ることができる。五臓の位置が全て傾いている者は邪心が多く人の物を盗み、人と平和にできず、言うことがコロコロ変わる。」

曰「願聞六府之應。」曰「肺合大腸、大腸者、皮其應也。『素問』曰「肺之合皮也、其榮毛也、其主心也。」下章言腎之應毫毛、於義爲錯。心合小腸、小腸者、脉其應也。『素問』曰「心之合脉也、其榮色也、其主腎也。」其義相順。肝合膽、膽者、筋其應也。『素問』曰「肝之合筋也、其榮爪也、其主肺也。」其義相順。脾合胃、胃者、肉其應也。『素問』曰「脾之合肉也、其榮唇也、其主肝也。」其義相順。腎合三焦膀胱、三焦膀胱者、腠理毫毛其應也。『九巻』又曰「腎合骨。」『素問』曰「腎之合骨也、其榮髪也、其主脾也。」其義相同。

語訳

問う「六腑の相応関係を説明してくれないか?」

答える「肺臓は大腸と表裏で合致する。大腸は皮毛に相応する。『素問』に言う：肺臓は体外では皮膚に相応して毛に反映され、それに勝つ〔制御する〕のは心臓である」（下章は、腎に相応するのは毫毛とし、間違っている）。

心臓は小腸と表裏で合致する。小腸は脉に相応する。『素問』に言う「心臓に相応するものは脉で、その状態は皮膚の色として現れ、それに勝つのは腎臓である」（その意味は一致する）。

肝臓と胆嚢は表裏で合致する。胆嚢は筋に相応する。『素問』に言う「肝臓に相応するものは筋で、その状態は爪甲に現れ、それに勝つのは肺臓である」（その意味は一致する）。

脾臓と胃は表裏で合致する。胃は肉に相応する。『素問』に言う「脾臓に相応するものは肉で、その状態は口唇に現れる。それに勝つのは肝臓である」（その意味は一致する）。

腎と三焦、膀胱は表裏で合致する。三焦、膀胱は腠理や毫毛に相応する。『九巻』に言う「腎に相応するものは骨である。」『素問』に言う「腎臓に相応するものは骨で、その状態は髪に現れる。それに勝つのは脾臓である」（その意味は一致する）。

曰「應之奈何？」曰「肺應皮、皮厚者大腸厚、皮薄者大腸薄、皮緩腹裏大者大腸緩而長、皮急者大腸急而短、皮滑者大腸直、皮肉不相離者大腸結。

心應脉、皮厚者脉厚、脉厚者小腸厚、皮薄者脉薄、脉薄者小腸薄、皮緩者脉緩、脉緩者小腸大而長、皮薄而脉冲小者小腸小而短、諸陽經脉皆多紆屈者小腸結。

脾應肉、肉䐃堅大者胃厚、肉䐃麽者胃薄、肉䐃小而麽者胃不堅、肉䐃不稱其身者胃下、胃下者下脘約不利、『太素』作下脘未約。肉䐃不堅者胃緩、肉䐃無小裹絫標緊一本作無小裹累。者胃急、肉䐃多小裹絫一本亦作累字。者胃結。胃結者、上脘約不利。

肝應筋、爪厚色黄者膽厚、爪薄色紅者膽薄、爪堅色青者膽急、爪濡色赤者膽緩、爪直者白、無約者膽直、爪惡色黑多文者膽結。

腎應骨、密理厚皮者三焦膀胱厚、粗理薄皮者三焦膀胱薄、腠理疎者三焦膀胱緩、皮急而無毫毛者三焦膀胱急、毫毛美而粗者三焦膀胱直、稀毫毛者三焦膀胱結。」

曰「薄厚美惡、皆有其形、願聞其所病。」曰「各視其外應、以知其内藏、則知所病矣。」

語訳

問う「六腑とはどのように相応しているか?」

答える「肺は皮膚に相応し、皮膚が厚い者は大腸壁が厚い、皮膚が薄い者は大腸壁も薄く、皮膚が緩くて腹が大きい者は大腸が緩くて長い、皮膚が緊張している者は大腸が緊張していて短い、皮膚が滑らかで潤っている者は大腸が通りやすく、つまみ上げても皮と肉が分離しない者は大腸が結滞している。

心は脉に相応し、皮膚が厚い者は血管壁が厚い、血管壁が厚い者は小腸壁が厚い、皮膚が薄い者は血管壁が薄い、血管壁が薄い者は小腸壁が薄い、皮膚が緩い者は脉が緩い、緩脉の者は小腸が大きくて長い、皮膚が薄く脈拍が小さい者は小腸が小さくて短い、諸陽の経脉すべてが曲折している者は小腸が結滞している。

脾は肉に相応し、筋肉隆々として堅い者は胃壁が厚い、筋肉が小さく細い者は胃壁が薄い、筋肉が小さく脆弱な者は胃が堅固ではない、筋肉が痩せて薄く身体と不相応な者は胃下垂、胃下垂の者は胃の下脘〔十二指腸〕が圧迫されて飲食物が通過しにくい（『太素』では下脘が「約不利」でなく「未約」となっている。）、筋肉が堅くない者は胃が緩み、筋肉表面の皮膚に細小な顆粒のない者は胃が拘急し、筋肉表面の皮膚に細小な顆粒が多い者は胃が結滞している。胃が結滞している者は上脘〔食道〕が緊縮し働らかない。

肝は筋に相応し、爪甲が厚く色が黄色い者は胆嚢が厚い、爪甲が薄く色が紅い者は胆嚢が薄い、爪甲が堅く色が青い者は胆嚢が拘急し、爪甲が軟らかくて色が赤い者は胆嚢が弛緩し、爪甲が真直ぐで色が白く爪紋がない者は胆嚢が真直ぐ、爪甲の形が悪く黒くて爪紋が多ければ胆嚢が結滞している。

腎は骨に相応し、腠理が緻密で皮膚の厚い者は三焦や膀胱が厚い、腠理が粗くて皮膚が薄い者は三焦や膀胱が薄い、腠理がまばらな者は三焦や膀胱が緩い、皮膚が緊張して毫毛のない者は三焦や膀胱が緊張している、毫毛が美しく太い者は三焦や膀胱が端正で通じやすい、毫毛がまばらな者は三焦や膀胱が結滞している。」

問う「厚薄や美しい・美しくない〔悪〕、皆形があるが、その病について説明してくれないか?」

答える「それぞれの外部の皮肉筋骨脉を視診することで、相応する臓腑の状況、すなわち病の所在を知ることができる。」

第六、十二原穴と臓腑の関係（十二原第六）

提要

本篇は十二原穴と臓腑関係、並びに十二原穴名及びその主治の重要意義を列挙論述したためにこの名が付けられた篇である。

五藏有六府、六府有十二原、十二原者出於四關、四關主治五藏、五藏有疾、當取之十二原。十二原者、五藏之所以稟三百六十五節之氣味者也。五藏有疾、出於十二原、而原各有所出、明知其原、覩其應、知五藏之害矣。

陽中之少陰肺也、其原出於太淵、二。陽中之太陽心也、其原出於太陵、二。陰中之少陽肝也、其原出於太衝二。陰中之太陰腎也、其原出於太谿、二。陰中之至陰脾也、其原出於太白二。膏之原出於鳩尾一。肓之原出於脖滿没切。胦烏朗切。一。凡十二原、主治五藏六府之有病者也。脹取三陽、飧泄取三陰。一云「滯取三陰。」

語訳

五臓に対し六腑があり、六腑には十二原〔穴〕がある。十二原穴は四肢関節に出て、四肢関節の諸穴は五臓を主治し、五臓に疾病があれば十二原を取って当たる。十二原とは、五臓の精気が注がれる三百六十五の穴への出発点であり、五臓に疾病があれば十二原に反応が出現する。十二原穴には各々の五臓の精気が注いでいるので、十二原を調べれば、その反応により五臓の病害を知ることができる。

陽中の少陰は肺であり、その原穴は寸口の太淵に出て左右二穴ある。陽中の太陽は心であり、その原穴は大陵に出て左右二穴ある。陰中の少陽は肝であり、その原穴は太衝に出て左右二穴ある。陰中の太陰は腎であり、その原穴は太溪に出て左右二穴ある。陰中の至陰は脾であり、その原穴は太白に出て左右二穴ある。横隔膜は腹部の鳩尾に出て一穴である。腹は下腹部の気海〔脖胦〕に出て一穴である。一般に十二原穴は五臓六腑にある病を主治する。腹が脹満すれば足三陽を取り、消化不良の下痢には足三陰を取る（一書では「滞ったら三陰を取る」と書いている）。

今夫五藏之有病、譬猶刺也、猶污也、猶結也、猶閉也。刺雖久、猶可拔也。污雖久、猶可雪也。結雖久、猶可解也。閉雖久、猶可決也。或言久疾之不可取者、非其説也。夫善用鍼者、取其疾也、猶拔刺也、猶雪污也、猶解結也、猶決閉也。疾雖久、猶可畢也。言不可治者、未得其術也。

語訳

さて今五臓に病があったとする。まるで身体が刺されたように痛むもの、まるで精神が汚されたようなもの、まるで積聚《せきじゅ》により結したようなもの、まるで血気が閉塞したようなものがある。たとえ刺すような痛みを久しく患っていても、抜くように除去することができる。たとえ汚されたような不快な重みや痛みを久しく患っていても、精神を雪のように綺麗に洗いすすぐことができる。たとえ結縛されたような圧迫感や苦痛を久しく患っていても、解放することができる。たとえ閉塞して痛みを久しく患っていても、流通させることができる。慢性的な疾病は治療しても良くならないと説く者がいるがそれは誤りである。鍼の上手い者は、突き刺さった物を抜くように、汚れた物を洗うように、結び目を解くように、閉ざされた物を開放するようにその疾病を取り除くことができる。病気を久しく患っていても終わらせることができる。治らないと説く者は治療の技術を体得できていないのである。

第七、十二経水と十二経脈（十二經水第七）

提要

本篇は人の十二経脈と大地の十二河川の関係について論述したためこの名が付いた篇である。その主要内容は、十二経脈及び臓腑と十二河川の対応、経脈と臓腑の功能及び経脈気血の多少による鍼刺の関係などである。

黄帝問曰「經脉十二者、外合於十二經水、而内屬於五藏六府。夫十二經水者、受水而行之。五藏者、合神氣魂魄而藏之。六府者、受穀而行之、受氣而揚之。經脉者、受血而營之。合而以治奈何？　刺之深淺、灸之壯數、可得聞乎？」岐伯對曰「藏之堅脆、府之大小、穀之多少、脉之長短、血之清濁、氣之多少、十二經中多血少氣、與其少血多氣、與其皆多氣血、與其皆少血氣、皆有定數。其治以鍼灸、各調其經氣、固其常有合也。此人之參天地而應陰陽、不可不審察之也。」

語訳

黄帝が問う「十二経脉は、外界では十二河川に対応し、体内では五臓六腑に属している。十二河川とは、雨水を受け流れて行く。五臓は、神・気・魂・魄の精神を蔵する。六腑は、五穀を受け水穀の精微として全身に運び栄養する。経脉は、血液を受けて全身を栄養する。人の経脉をどのように対応させて治療するのか？　鍼刺の深浅や灸の壮数は何を基準にするのか？」

岐伯が答える「臓には堅いものや脆弱なもの、腑には大小、水穀を受納できる多少、経脉には長短、血液には清濁、気には多少がある。十二経脉中には多血少気、少血多気、多血多気、少血少気などがあり、それらはすべて定まっている。鍼灸治療時には、それぞれの経気を調え、各経脉を正常な状態に合わせる。これは人が天地の中で生きているので、陰陽と対応しており、これに基づいて診察しなければならない。」

足陽明外合於海水、内屬於胃。足太陽外合於清水、内屬於膀胱、而通水道焉。足少陽外合於渭水、内屬於膽。足太陰外合於湖水、内屬於脾。足厥陰外合於澠水、内屬於肝。足少陰外合於汝水、内屬於腎。手陽明外合於江水、内屬於大腸。手太陽外合於淮水、内屬於小腸、而水道出焉。手少陽外合於漯水、内屬於三焦。手太陰外合於河水、内屬於肺。手心主外合於漳水、内屬於心包。手少陰外合於濟水、内屬於心。凡此五藏六府十二經水者、皆外有源泉、而内有所稟、此皆内外相貫、如環無端、人經亦然。故天爲陽、地爲陰。腰以上爲天、下爲地。故海以北者爲陰、湖以北者爲陰中之陰、漳以南者爲陽、河以北至漳者爲陽中之陰、漯以南至江者爲陽中之陽。此一州之陰陽也。此所以人與天地相參也。

語訳

足陽明は外界において海水と相応し、体内では胃に属す。
足太陽は外界において清水と相応し、体内では膀胱に属して水道を通じさせる。
足少陽は外界において渭水と相応し、体内では胆に属す。
足太陰は外界において湖水と相応し、体内では脾に属す。
足厥陰は外界において澠水と相応し、体内では肝に属す。
足少陰は外界において汝水と相応し、体内では腎に属す。
手陽明は外界において江水と相応し、体内では大腸に属す。
手太陽は外界において淮水と相応し、体内では小腸に属して水道を通じさせる。
手少陽は外界において漯水と相応し、体内では三焦に属す。
手太陰は外界において河水と相応し、体内では肺に属す。
手厥陰は外界において漳水と相応し、体内では心包に属す。
手少陰は外界において済水と相応し、体内では心に属す。

一般的にこの五臓六腑と十二経水は、全て源泉は外界にあるが、地下にも水脈が存在しており、これは全て内外相貫していて、まるで端のない環のようであるが、人の経脈もまたこのようである。天は陽、地は陰だから、腰より上は天、腰より下は地である。したがって海から以北は陰で、湖水から以北は陰中の陰、漳水から以南は陽、河水より以北で漳水に至るまでは陽中の陰で、漯水より以南で江水に至るまでは陽中の陽である。これが一州の陰陽である。これが人と天地が相応する所以である。

曰「夫經水之應、經脉也、其遠近之淺深、水血之多少、各不同、合而刺之奈何?」曰「足陽明五藏六府之海也、其脉大而血多氣盛熱壯、刺此者、不深弗散、不留不寫。」足陽明多血氣、刺深六分、留十呼。足太陽多血氣、刺深五分、留七呼。足少陽少血氣、刺深四分、留五呼。足太陰多血少氣、刺深三分、留四呼。足少陰少血多氣、刺深二分、留三呼。足厥陰多血少氣、刺深一分、留二呼。

語訳

問う「経水に対応するのが経脈である。その長さや深浅、水血の多少などは各々異なる。それを鍼灸にどのように結合させるのか?」

答える「足の陽明胃経は五臓六腑の海であり、その脈は大きく血が多くて気が盛んで熱が強い。これへの鍼刺は深く刺さなければ邪は散じず、鍼を留めなければ邪を瀉すことができない。」
足陽明経は血気が多く、深さ六分、十呼吸くらい留める。足太陽経は血気が多く、深さ五分、七呼吸くらい留める。足少陽経は血気が少なく、深さ四分、五呼吸くらい留める。足太陰経は多血少気で、深さ三分、四呼吸くらい留める。足少陰経は少血多気で、深さ二分、三呼吸くらい留める。足厥陰経は多血少気で、深さ一分、二呼吸くらい留める。

手之陰陽、其受氣之道近、其氣之來也疾、其刺深皆無過二分、留皆無過一呼、其少長小大肥瘦、以心料之、命曰法天之常。灸之亦然、灸而過此者、得惡火、則骨枯脉濇、刺而過此者、則脱氣。

曰「夫經脉之大小、血之多少、膚之厚薄、肉之堅脆及膕之大小、可以爲度量乎?」曰「其可爲度量者、取其中度者也、不甚脱肉而血氣不衰者也。若失度人之痟音消**、渴病。瘦而形肉脱者、烏可以度量刺乎。審切循捫按、視其寒溫盛衰而調之、是謂因適而爲之直也。」**

語訳

手の陰陽経脉は気を受ける道が近く〔短い経脉〕、気の流れが速く、その鍼刺は二分を過ぎず、鍼を留めるのも一呼を過ぎない。それには幼老や身体の大・小・肥・瘦があり、その体格に合わせて刺入する。それが自然の摂理であるが、灸もまた同様である。灸が過ぎれば悪火となり、骨が枯れ、脉が渋る。鍼刺も過ぎれば、元気が脱ける。

問う「経脉の大小、血の多少、皮膚の厚薄、肉の堅固や脆弱及び肉の大小は、何を基準とするのか？」

答える「その基準は中肉中背で、痩せすぎず血気が衰えていない者である。度を失うくらい痩せて肉が落ちた者は、鍼刺の基準にならない。切、循、捫、按などで触診し、寒、温、盛、衰など視診してこれを調える。これが個人差に適した真の治療である。」

第八、自然の四海と相応する人の四海との関係（四海第八）

提要

本篇は髄海、血海、気海、水穀の海という四海の意義を主要に論述した編で、その腧穴の所在と人体の生・敗・利・害の関係、四海の有余と不足による発病の状況と治療原則に及んでいるため、この名がある。

人有四海、十二經水者、皆注於海。有髓海、有血海、有氣海、有水穀之海。胃者爲水穀之海、其腧上在氣街、下至三里。衝脉者爲十二經之海、其腧上在大杼、下出巨虛上下廉。膻中者爲氣之海、其腧上在柱骨之上下、前在人迎。腦者爲髓之海、其腧上在其蓋、下在風府。凡此四海者、得順者生、得逆者敗。知調者利、不知調者害。

語訳

人には四つの海があり、十二経水は全て海へ注ぐ。人には髄海、血海、気海、水穀の海がある。胃は水穀の海であり、その腧穴〔輪注〕は上が気衝で下が足三里に至る。衝脈は十二経の海であり、その腧穴は上が大杼で下が上巨虚と下巨虚に出る。膻中は気の海であり、その腧穴は上が柱骨の上下〔瘂門、大椎〕に、前では人迎に注ぐ。脳は髄の海であり、その腧穴は上がその蓋〔百会〕で、下が風府に注ぐ。一般にこの四海は、順調に保てれば生存できるが、異常になれば衰弱する。調節の方法を知っていれば健康だが調節の方法を知らなければ身体に害をなす。

曰「四海之逆順奈何?」曰「氣海有餘則氣滿胸中、悗急息、面赤。不足則氣少不足以言。血海有餘則常想其身大、怫鬱也。然不知其所病。不足則常想其身小、狹然不知其所病。水穀之海有餘則腹脹滿。不足則饑不受穀食。髓海有餘則輕勁多力、自過其度。不足則腦轉耳鳴脛、痠眩冒、目無所見、懈怠安卧。」

曰「調之奈何?」曰「審守其腧、而調其虛實、無犯其害。順者得復、逆者必敗。」

語訳

問う「四海の異常、順調とは何か?」

答える「気海の有余とは、胸中に気が充満して胸苦しくなり、呼吸が促迫して顔面が赤くなる。気海の不足は、呼吸が弱くなって話したがらない。血海の有余は、常に身体が膨脹したように感じて塞ぎもだえるが、何処が悪いのか分からない。血海が不足すれば、常に身体が小さくなったように感じられるが、何処が悪いのか分からない。水穀の海の有余は、腹が脹満する。水穀の海の不足は、空腹を感じても食べられない。髄海の有余は、身が軽く力があり、年齢以上に若々しい。髄海の不足は、頭がクラクラし、耳鳴り、膝や下腿の酸痛、眩暈、目が見えにくく、倦怠して横になり休みたがる。」

問う「四海の病変はどのように調えるのか？」

答える「その腧穴を審察し、その虚実を調える。虚を虚させ、実を実しさせるという害を犯すことなく、原則通りに補瀉すれば回復するが、逆をすれば衰弱する。」

第九、周身五十周する営気、周天二十八宿と衛気の運行関係、漏刻による営衛気の所在

（氣息周身五十營四時日分漏刻第九）

提要

本篇は呼吸気息《こきゅうきそく》によって一日当たりに身体を五十周回する営衛の気の運行及び四時〔一日〕における周《しゅう》天《てん》二《に》十八宿《じゅうはっしゅく》〔星座〕と水時計の百刻《ひゃっこく》に関して論述したためこの名がある篇である。その主要内容は、呼吸定息、身体を回る距離及び一昼夜で五十周回の計算、周天二十八宿と衛気運行の関係、営衛が運行する具体的な状況、水時計の百刻と人の衛気の所在関係、虚実への鍼刺の基本的な原則について述べている。

黄帝問曰「五十營奈何？」岐伯對曰「周天二十八宿、宿三十六分、人氣行一周、千八分、人經絡上下左右前後二十八脉、週身十六丈二尺、以應二十八宿、漏水下百刻、以分晝夜。故人一呼、脉再動、氣行三寸、一吸、脉亦再動、氣行三寸。呼吸定息、氣行六寸。十息、氣行六尺。日行二分。二百七十息、氣行十六丈二尺、氣行交通於中、一周於身、下水二刻、日行二十分有奇。五百四十息、氣行再周於身、下水四刻、日行四十分有奇。二千七百息、氣行十周於身、下

水二十刻、日行五宿二百十分有奇。一萬三千五百息、氣行五十營於身、水下百刻、日行二十八宿、漏水皆盡、脉已終矣。」王冰曰「此略而言之也。細而言之、常以一千周加一分、又十分分之六、乃奇分盡也。所謂交通者、并行一數也。故五十營備、得盡天地之壽矣、氣凡行八百一十丈也。一日一夜五十營、以營五藏之精。不應數者、謂之狂生。所謂五十營者、五藏皆受氣也。」此段舊在經脉根結之末、今移在此。

語訳

黄帝が問う「一昼夜で身体を五十周回する営気《えいき》は、どう運行するのか？」

岐伯が答える「周天には二十八宿の星宿〔星座〕があり、それぞれの星宿は三十六分の距離ずつ離れている。人においては経脈の気は一昼夜で五十周回し、一周は一千八分〔三十六分×二十八宿＝一千八分〕である。人の経絡は上下、左右、前後に二十八脈〔十二×二＋任脈＋督脈＋陰蹻脈＋陽蹻脈〕あり、その長さは十六丈二尺である。しかるに二十八宿を一周する時間は、水時計が百を刻む一昼夜〔一日〕の時間に相当する。したがって人は一呼気で脉拍二回、脉気は三寸運行し、一吸気もまた脉拍二回、脉気が三寸運行する。一呼吸〔一息〕で脉気は六寸運行する。十息で脉気は六尺運行する。その間に太陽は二分進む。人が二百七十息すると、脉気は十六丈二尺〔毎息六寸×二百七十＝十六丈二尺〕運行し、脉気は上下に交通し全身を一周運行し、水時計は滴下して二つを刻み、太陽は二十分余り進む。人が五百四十息すると、脉気は全身を二周運行し、水時計は滴下して四つを刻み、太陽は四十分余り進む。人が二千七百息すると、脉気は全身を十

二十八宿一覧

宮	名	読み	宮	名	読み
東方 蒼竜	角	すぼし	西方 白虎	奎	とかきぼし
	亢	あみぼし		婁	たたらぼし
	氐	ともぼし		胃	えきえぼし
	房	そいぼし		昴	すばるぼし
	心	なかごぼし		畢	あめふりぼし
	尾	あしたれぼし		觜	とろきぼし
	箕	みぼし		参	からすきぼし
北方 玄武	斗	ちちりぼし	南方 朱雀	井	ちちりぼし
	牛	たまほめぼし		鬼	たまほめぼし
	女	ぬりこぼし		柳	ぬりこぼし
	虚	ほとほりぼし		星	ほとほりぼし
	危	ちりこぼし		張	ちりこぼし
	室	たすきぼし		翼	たすきぼし
	壁	みつかけぼし		軫	みつかけぼし

周運行し、水時計は滴下して二十を刻み、太陽は五宿二百十分余り進む。人が一万三千五百息すると、脉気は全身を五十周運行し、水時計は滴下して百を刻み、太陽は二十八宿を進み、水時計の水は尽き、脉行も一日の運行が終了する（王冰は：これは略している。詳細に言うと千周毎に一分を加わり、また十分の六があるので、残りが全部尽きるということ）。いわゆる交通とは一周〔二十八脉〕を運行することである。営気が五十周流れれば天地から与えられた寿命を全うでき、営気はおよそ一日に八百十丈流れる。営気は一昼夜で五十周し五臓の精を営養する。この法則に当てはまらないものは狂生という。五十周の営気により五臓は皆営気を受けることができる。」（この段はかつて経脉根結の文の後にあったが、現在はここに移す）。

曰「衛氣之行、出入之會何如？」曰「歳有十二月、日有十二辰、子午爲經、卯酉爲緯。天一面七宿、周天四七二十八宿、房昴爲緯、張虛爲經。是故房至畢爲陽、昴至心爲陰。陽主晝、陰主夜。故衛氣之行、一日一夜、

五十周於身、晝日行於陽二十五周、夜行於陰亦二十五周、周於五藏。一本作歳。是故平旦陰氣盡、陽氣出於目、目張則氣上行於頭、循於項、下足太陽、循背下至小指端。其散者、分於目別一云別於目鋭眥、下手太陽、下至手小指外側。其散者、別於目鋭眥、下足少陽、注小指次指之間、以上循手少陽之分側、下至小指之間。別者、以上至耳前、合於頷脈、注足陽明、下行至跗上、入足五指之間。其散者、從耳下手陽明、入大指之間、入掌中、直至於足也、入足心、出内踝下、行陰分、復合於目、故爲一周。」

語訳

問う「衛気《えいき》の運行、気の出入や会合はどうなっているのか?」

答える「一年は十二カ月、一日は十二刻、子午は南北縦断の経線《けいせん》、卯酉は東西横断の緯線《いせん》である。天の東西南北の一面毎に七個の星宿があり、各々七星宿《しちせいしゅく》があるので周天〔四方〕には四×七で合計二十八星宿がある。東の房宿、西の昴宿の東西を緯線とし、房昴を緯度という。南の張宿、北の虚宿の南北を経線とし、虚張を経度という。房宿から畢宿までの十四宿は陽、昴宿から心宿までの十四宿は陰である。陽は昼を支配し、陰は夜を支配する。したがって衛気は一昼夜で身体を五十周、つまり昼間に陽分を二十五周、夜間に陰分を二十五周して五臓を循行する。(『靈樞』は五歳としている) このため夜明けに陰気は周回して尽き、陽気が目から出て目覚めれば、衛気は睛明穴から足の太陽経を上行して頭部に至り、項部を循行して、足の太陽経を下り、背部から足の第五趾端に至る。目から散る陽気は、目(『靈樞』は目尻としている) から分かれて手の太陽経を下りて、手の第五指外側端に至る。また目から散る陽気は、目尻から分かれて足の少陽経を下がり、足の第四趾と第五趾間へ注ぎ、上がって手の少陽経を循行し、下がって手の第四指と第五指の間へ至る。また分かれて耳前に至り、下顎の経脈と合流し、足の陽明経に注いで下って足背に至り第五趾間に入る。耳から散る陽気は、耳から手の陽明経を下り、第一指と第二指間に入って掌中に入る。そのまま足に至る陽気は、足底部の足心に入り、内踝に出て、足の陰分を運行し、再び目で会合する。これは衛気が身体一周する運行である。」

是故日行一舍、人氣行於身一周與十分身之八。日行二舍、人氣行於身三周與十分身之六。日行三舍、人氣行於身五周與十分身之四。日行四舍、人氣行於身七周與十分身之二。日行五舍、人氣行於身九周。日行六舍、人氣行於身十周與十分身之八。日行七舍、人氣行於身十二周與十分身之六。日行十四舍、人氣二十五周於身有奇分、與十分身之四。陽盡於陰、陰受氣矣。其始入於陰、常從足少陰注於腎、腎注於心、心注於肺、肺注於肝、肝注於脾、脾復注於腎、爲一周。是故夜行一舍、人氣行於身陰藏一周與十分藏之八、亦如陽之行二十五周、而復會於目。陰陽一日一夜、合有奇分十分身之二與十分藏之四。是故人之所以臥起之時有早晏者、以奇分不盡故也。

語訳

太陽が運行し星座を一宿行く間に、衛気は身体を一周と十分の八周運行する。太陽が二宿行く間に、衛気は身体を三周と十分の六周運行する。太陽が三宿行く間に、衛気は身体を五周と十分の四周運行する。太陽が四宿行く間に、衛気は身体を七周と十分の二周運行する。太陽が五宿行く間に、衛気は身体を九周運行する。太陽が六宿行く間に、衛気は身体を十周と十分の八周運行する。太陽が七宿行く間に、衛気は身体を十二周と十分の六周運行する。太陽が十四宿行く間に、衛気は身体を二十五周運行し、余りが十分の二周となる。昼間〔陽分〕の運行が尽きて夜間〔陰分〕の運行になれば、陰が陽から衛気を受け継ぐのである。衛気が陰分に入ってからの始まりは、常に足の少陰経から腎に注ぎ、腎から心に注ぎ、心から肺に注ぎ、肺から肝に注ぎ、肝から脾に注ぎ、脾を経由して再び腎に戻り一周となる。このように夜間の運行は太陽が一宿行く間に、衛気は五臓を一周と十分の八周し、これも昼間に衛気が陽分を二十五周運行するように陰分を二十五周して再び目に戻って合流する。陰陽の一昼夜の運行には余りがあり、それは陽分の十分の二周と陰分の十分の二周である。人の起床時間に早起きと朝寝坊ができるのは余りの分が尽きないことが原因である。

曰「衛氣之在身也、上下往來無已、其候氣而刺之奈何?」曰「分有多少、日有長短、春秋冬夏、各有分理、然後常以平旦爲紀、夜盡爲始。是故一日一夜漏水百刻、二十五刻者、半日之度也。常如是無已、日入而止、隨日之長短、各以爲紀。謹候氣之所在而刺之、是謂逢時。病在於陽分、必先候其氣之加在於陽分而刺之。病在於陰分、必先候其氣之加在於陰分而刺之。謹候其時、病可與期、失時反候、百病不除。」

語訳

問う「衛気は身体にあって、上下を往来して止まらないが、その衛気をどのように調べて刺すというのか？」

答える「夜間と昼間の運行は異なり、日には長短がある。春夏秋冬ではそれぞれに法則性がある。常に日の出をもって基準とし、夜が尽きれば始まりとする。一昼夜で水時計の水は滴下して百を刻むので、二十五刻は四分の一日である。常に衛気は循環し続け日の入りで陽分は終わる。日の長さは長短があり、各々を基準とする。慎重に衛気の所在をうかがってこれを刺す、これを逢時という。病が陽分にあれば必ず先に衛気を調べて陽分を循行している時に刺す。病が陰分にあれば必ず先に衛気を調べて陰分を循行している時に刺す。衛気が循行する時を調べれば病は治るが、調べずに時期を失すれば百病を取り除くことはできない。」

水下一刻、人氣在太陽。水下二刻、人氣在少陽。水下三刻、人氣在陽明。水下四刻、人氣在陰分。水下五刻、人氣在太陽。水下六刻、人氣在少陽。水下七刻、人氣在陽明。水下八刻、人氣在陰分。水下九刻、人氣在太陽。水下十刻、人氣在少陽。水下十一刻、人氣在陽明。水下十二刻、人氣在陰分。水下十三刻、人氣在太陽。水下十四刻、人氣在少陽。水下十五刻、人氣在陽明。水下十六刻、人氣在陰分。水下十七刻、人氣在太陽。水下十八刻、人氣在少陽。水下

十九刻、人氣在陽明。水下二十刻、人氣在陰分。水下二十一刻、人氣在太陽。水下二十二刻、人氣在少陽。水下二十三刻、人氣在陽明。水下二十四刻、人氣在陰分。水下二十五刻、人氣在太陽。此少半日之度也。

語訳

水時計《みずどけい》が一刻漏下する間、人の衛気は手足の太陽経にある。
水時計が二刻漏下する間、人の衛気は手足の少陽経にある。
水時計が三刻漏下する間、人の衛気は手足の陽明経にある。
水時計が四刻漏下する間、人の衛気は足の少陰腎経にある。
水時計が五刻漏下する間、人の衛気は手足の太陽経にある。
水時計が六刻漏下する間、人の衛気は手足の少陽経にある。
水時計が七刻漏下する間、人の衛気は手足の陽明経にある。
水時計が八刻漏下する間、人の衛気は足の少陰腎経にある。
水時計が九刻漏下する間、人の衛気は手足の太陽経にある。
水時計が十刻漏下する間、人の衛気は手足の少陽経にある。
水時計が十一刻漏下する間、人の衛気は手足の陽明経にある。
水時計が十二刻漏下する間、人の衛気は足の少陰腎経にある。

水時計が十三刻漏下する間、人の衛気は手足の太陽経にある。
水時計が十四刻漏下する間、人の衛気は手足の少陽経にある。
水時計が十五刻漏下する間、人の衛気は手足の陽明経にある。
水時計が十六刻漏下する間、人の衛気は足の少陰腎経にある。
水時計が十七刻漏下する間、人の衛気は手足の太陽経にある。
水時計が十八刻漏下する間、人の衛気は手足の少陽経にある。
水時計が十九刻漏下する間、人の衛気は手足の陽明経にある。
水時計が二十刻漏下する間、人の衛気は足の少陰腎経にある。
水時計が二十一刻漏下する間、人の衛気は手足の太陽経にある。
水時計が二十二刻漏下する間、人の衛気は手足の少陽経にある。
水時計が二十三刻漏下する間、人の衛気は手足の陽明経にある。
水時計が二十四刻漏下する間、人の衛気は足の少陰腎経にある。
水時計が二十五刻漏下する間、人の衛気は手足の太陽経にある。
これが午前中の運行度数である。

従房至畢一十四宿、水下五十刻、半日之度也。従昴至心、亦十四宿、水下五十刻、終日之度

也。日行一舍者、水下三刻與十分素問作七刻之四。『大要』常以日加之於宿上也、則知人氣在太陽。是故日行一宿、人氣在三陽與陰分。常如是無已、與天地同紀。紛紛昐昐、普巴切。終而復始、一日一夜、水行百刻而盡矣。故曰「刺實者、刺其來、刺虛者、刺其去。」此言氣之存亡之時、以候虛實而刺之也。

語訳

房宿から畢宿までの十四宿を太陽が移動する間に、水時計は漏下して五十を刻むが、これは太陽が天を半周する時間である。昴宿から心宿までの十四宿を移動する間も、水時計は漏下して五十を刻み、太陽が地面の裏側を行き一昼夜周回する時間である。太陽が一宿を運行する間に、水時計は漏下して三刻と十分の四（『素問』は七分の四刻としている）を刻む。『大要』によれば太陽が星宿の真上に差し掛かると人の衛気は太陽脉にあるのが確認できるという。このため太陽が一宿運行する間に、人の衛気は三陽脉と陰分にある。このように常に止むことなく天地と同じように法則性がある。ごちゃごちゃしているが、終わればまた始まり、一昼夜、水時計が百を刻んでは尽きる。したがって「病の実証への鍼刺は、衛気を迎えて刺し、正気の虚証には、衛気に随して刺す。」これは経気の存亡に応じ、虚実をうかがって刺すことを言っている。

第十、営気（營氣第十）

提要

本篇は営気の形成と運行順序について論述したため名付けられた篇である。

營氣之道、内穀爲寶。穀入於胃、氣傳之肺、流溢於中、布散於外。精專者、行於經隧、常營無已、終而復始、是謂天地之紀。故氣從太陰出、循臂内上廉、注手陽明、上行至面、注足陽明、下行至跗上、注大指間、與太陰合、上行抵脾、從脾注心中、循手少陰、出腋下臂、注小指之端、合手太陽、上行乘腋出䪼一作項。内、注目内眥、上巓下項、合足太陽、循脊下尻、下行注小指之端、循足心、注足少陰、上行注腎、從腎注心、外散於胸中、循心主脉、出腋下臂、入一作出。兩筋之間、入掌中、出手中指之端、還注小指次指之端、合手少陽、上行注膻中、散於三焦、從三焦注膽出脇、注足少陽、下行至跗上、復從跗注大指間、合足厥陰、上行至肝、從肝上注鬲、上循喉嚨、入頏顙之竅、究於畜門。一作關。其支別者、上額循巓下項中、循脊入骶、音氐。

是督脉也。絡陰器、上過毛中、入臍中、上循腹裏、入缺盆、下注肺中、復出太陰。此營氣之行、逆順之常也。

語訳

営気の道は、体内の穀を宝とする。穀は胃に入り、水穀の気は肺に伝わり、体内で溢れて流れ外の四肢に散布される。水穀の気のうち精微なる気は、経脈の中を常に営気として尽きることなく循環し、終われば始まりに戻るが、それは天地陰陽の規律である。したがって営気は手の太陰脈から出て、上腕の内側上縁を循環し、手の陽明脈に注ぎ、上行して顔面に至り、足の陽明脈に注ぎ、下行して足背に至り、足の第一趾の間に注いで、足の太陰脈と合流し、太陰脈に沿って上行して脾に抵触し、脾から心中に注いで、手の少陰脈を循環し、腋下に出て上腕を下り、第五趾の端に注ぎ、手の太陽脈と合流して、上行して腋部を越えて両頬の瞼の下（『靈樞』は後頚部としている）に出て、目内眥に注ぎ、頭頂に上がって後頚部を下り、足の太陽脈と合流し、脊柱の両傍部を循環しながら臀部に下り、下行して足の第五趾端へ注ぎ、足心である足底を循環して足の少陰脈に注ぎ、上行して腎臓に注いで腎から心に注ぎ、外では胸中に散布され、心主の脈（心包経）を循環し、腋に出、上腕を下って長掌筋と橈側手根屈筋の間に入り（『靈樞』は出としている）、手掌中に入って第三指の端に出て、戻って第四指の端に注ぎ、手の少陽脈と合流し、上行して壇中に注ぎ、三焦へ散布し、三焦から胆に注いで脇に出て足の少陽脈に注ぎ、下行して足背に至り、足背から足の第一趾間に注ぎ、足の厥陰脈と合流して上行して肝臓に至り、肝臓から上がって横隔膜に注ぎ、上がって喉頭を循環し、鼻腔の後の鼻孔に入って、鼻の外孔〔畜門《ちくもん》〕（『靈樞』は「関」としている）に終わる。そこからの支別脉は、額を上がって頭頂から項中を下り、脊柱を循環しながら尾底部に入り、督脉となる。陰器に連絡し、陰毛を上に過ぎて臍中に入り、腹腔を上がって循り、缺盆に入って下り肺中に注ぎ再び太陰脉に出る。これが営気の運行で、経脉方向の逆順の道理である。

第十一、営衛気と三焦（營衛三焦第十一）

提要

本篇は営気や衛気の産生と集合、運行及び三焦との関係について述べているためこの名が付いた篇である。その主要内容は、営衛の気の産生と集合及び相互関係、営衛と三焦の関係である。老人は長時間の睡眠ができず青少年は寝足りずに起きられない例、熱い物を飲食すると未だ消化されていないのに発汗する例、飲酒すると胃内の飲食物が消化されていないのに先に酒が小便となって排出される例などに対して、営衛や三焦の作用による説明である。

黄帝問曰「人焉受氣、陰陽焉會、何氣爲營、何氣爲衛、營安從生、衛安從會。老壯不同氣、陰陽異位、願聞其會。」岐伯對曰「人受氣於穀、穀入於胃、氣傳於肺、五藏六府皆以受氣。其清者爲營、濁者爲衛。營行脉中、衛行脉外。營周不休、五十而復大會。陰陽相貫、如環無端。衛氣行於陰二十五度、行於陽亦二十五度、分爲晝夜。故氣至陽而起、至陰而止。故日中而陽隴一作襲。下同。爲重陽、夜半而陰隴爲重陰。故太陰主内、太陽主外。各行二十五度、分爲晝夜。夜半爲陰隴、夜半後而陰衰、平旦陰盡而陽受氣。日中爲陽隴、日西而陽衰、日入陽盡而陰受氣。夜半而大會、萬民皆卧、名曰合陰。平旦陰盡而陽受氣、如是無已、與天地同紀。」

語訳

黄帝が問う「人の気の享受、陰陽二気の交会、営とは何の気で、衛とは何の気で、営気はどのように生成され、衛気と営気はどのように会合しているのか。老人と壮年の異なる気、陰陽の異なる運行位置、その接合について聞かせてほしい。」

岐伯が答える「人は穀から気を受ける。穀は胃に入り、その気が肺に伝搬され、五臓六腑は皆この気を受ける。水穀の精微の中で清なるものは営気で、濁なるものが衛気である。営気は脉中を運行し、衛気は脉外を運行する。営気は休みなく循環して、全身を五十周して大会する。陰経と陽経が繋がって、端のない環のように休まず循環する。衛気は夜間に陰分を二十五周、昼間に陽分を二十五周、昼夜で別々に運行する。したがって衛気が陽分に達すると人は目覚め、陰分に達すると眠る。これにより日中は陽気が旺盛な重陽《ちょうよう》で、夜間は陰気が旺盛な重陰《ちょういん》である。したがって太陰は体内を主り、太陽は体外を主る。各々は二十五周ずつ、昼夜に分かれて運行する。夜間は陰が旺盛だが、夜半を過ぎると陰は衰え、明け方には陰は尽きて陽経が衛気を受け継ぐ。日中には陽が盛んだが、日が西に傾くと陽は衰え、日が入ると陽は尽き陰臓が衛気を受け継ぐ。夜半に営衛の気が大会する時間には、全ての人が熟睡しているので名付けて合陰という。夜明けに陰気は尽き、陽経が衛気を受けて昼夜休まず運行する。これは天地と同じ法則である。」

曰「老人不夜瞑、少壯不夜寤者、何氣使然？」曰「壯者之氣血盛、其肌肉滑、氣道利、營衛之行不失其常、故晝精而夜瞑。老者之氣血減、其肌肉枯、氣道濇、五藏之氣相薄、營氣衰少而衛氣内伐、故晝不精而夜不得瞑。」

曰「願聞營衛之所行、何道從始？」曰「營出於中焦、衛出於上焦。上焦出於胃上口、並咽以上、貫膈而布胸中、走腋、循手太陰之分而行、還注手陽明、上至舌、下注足陽明、常與營倶行於陰陽各二十五度、爲一周。故日夜五十周而復始、大會於手太陰。」

語訳

問う「老人《ろうじん》は夜に眠れず〔睡眠時間が短く〕、青壮年《せいそうねん》は夜に目が覚めないが、何の気によるか？」

答える「壮年は血気が旺盛であり、肌肉は滑らかで気が通りやすく、営衛の気が正常に運行するので、昼間は精が出て夜に熟睡できる。老人は血気が減少し、肌肉は枯れ、気の道も渋り、五臓の気も相互に協調せず、営気は衰えて少なくなり、衛気も不足し、昼間は精が出ず夜間も眠れない。」

問う「営衛の気の運行はどこから始まるのか？」

答える「営気は中焦から出て、衛気は上焦から出る。上焦は胃の噴門〔上口〕から出て食道に沿って上がり、横隔膜を貫いて胸中に散布し、腋に走って、手の太陰肺経を循環し、分かれて運行して手の陽明経に注ぎ上って舌に至り、下って足の陽明経に注ぐ。常に営気と共に陰陽を各々に二十五周ずつ運行して一周とする。したがって昼夜で五十周運行して、周っては戻って始まり、手の太陰脉で大会する。」

曰「人有熱飲食下胃、其氣未定、則汗出於面、或出於背、或出於身半、其不循衛氣之道而出何也？」曰「此外傷於風、内開腠理、毛蒸理泄、衛氣走之、固不得循其道、此氣慓悍滑疾、見開而出、故不得從其道、名曰漏泄。

中焦亦並於胃口、出上焦之後、此所以受氣、泌糟粕、蒸津液、化其精微、上注於肺、乃化而爲血、以奉生身、莫貴於此。故獨得行於經隧、命曰營。」

語訳

問う「人の発熱時に飲食物が胃に入ると、未消化であるその飲食物の気は、顔面から、あるいは背中から、あるいは半身から汗となって出るが、衛気の道を循行せずに汗になって出るのはなぜか？」

答える「これは外が風邪によって傷つき、風邪は内にあれば腠理を開かせ、体毛が蒸されて腠理から汗を泄出させ、衛気はこの開いた腠理へと走り、衛気の正常な道の循環を守ることができなくなる。衛気は猛々しく滑らかで素早いので、腠理が開いていれば外へ出てしまう。したがって通常の道を循行することができないので漏泄という。
中焦も胃口に並んでおり、中焦の気は上焦に出たあと、そこで穀気を受け、糟粕が分泌され、津液は蒸化して水穀の精微となり、上行して肺に注がれ、変化して血となり、身体を栄養するので、これより貴重なものはない。したがってそれだけは経脈の中を運行するので、営気と名付ける。」

曰「血之與氣、異名同類何也？」曰「營衛者、精氣也、血者、神氣也。故血之與氣、異名同類也。故奪血者無汗、奪汗者無血。故人有兩死而無兩生也。

下焦者、別於迴腸、注於膀胱而滲入焉。故水穀者、常并居於胃中、成糟粕、而俱下於大腸、而爲下焦、滲而俱下、滲泄別汁、循下焦而滲入膀胱也。」

曰「人飲酒、酒亦入胃、米未熟而小便獨先下者、何也？」曰「酒者、熟穀之液也、其氣悍以滑、一作清。**故後穀而入、先穀而液出也。」故曰「上焦如霧、中焦如漚、下焦如瀆。此之謂也。」**

語訳

問う「血と気、名が異なるのに同類であるとはどういうことか？」
答える「営衛の気とは〔清濁に分かれた〕水穀の精気《せいき》であり、血とは、〔精気から生まれた〕神気である。

したがって血と気は名称は異なるが同類である。したがって血が奪われれば無汗となり、汗が奪われれば脱血となる。したがって脱血や無汗の両方があれば死に、なければ生きられる。

下焦は、回腸で水と粕を分別して、水液を膀胱に注いで滲透させる。したがって水穀は常に胃中にあり、糟粕《そうはく》が化成され、清濁は大腸へ下り、下焦となる。膀胱に滲みて下り、汁が分別されて滲み出し、下焦を循って膀胱に滲み入る。」

問う「人が酒を飲み、酒が胃に入ると、米がまだ腐熟されていないのに小便だけが先に出るのはなぜか?」

答える「酒は、穀物を醗酵熟成させてできた液で、その気は猛々しく滑らかである。(『靈樞』では清とし ている)。したがって食物より後で胃に入っても食物より先に液となって出る。」いうなれば「上焦は霧のようで、中焦は飲食物を消化し醗酵させる樽のようで、下焦は水液や糟粕を排出する下水道のようである。これが三焦のありようである。」

第十二、陰陽・清濁・精気・津液・血脈

（陰陽清濁精氣津液血脈第十二）

提要

本篇は陰陽、清濁及び精気、津液、血脈の基本概念についての重要な論述によりこの名が付けられた篇である。その主要内容は、清濁の含む意味、陰陽の気の分別、経脈帰属及び鍼刺の原則。精気《せいき》、津液《しんえき》、血《けつ》脈《みゃく》の基本概念及び六気《ろっき》の過不足による病候などについて。

黄帝問曰「願聞人氣之清濁者何也？」岐伯對曰「受穀者濁、受氣者清。清者注陰、濁者注陽。濁而清者、上出於咽。清而濁者、下行於胃。清者上行、濁者下行。清濁相干、名曰亂氣。」曰「夫陰清而陽濁、濁中有清、清中有濁、別之奈何？」曰「氣之大別、清者上注於肺、濁者下流於胃。胃之清氣上出於口、肺之濁氣、下注於經、内積於海。」

語訳

黄帝が問う「人の気にある清濁とは何か？」

岐伯が答える「水穀の受納で得られるのが濁気《だっき》で、呼吸で得られるのが清気《せいき》である。清気は陰に属す肺に注ぎ、濁気は陽に属す胃に注ぐ。水穀の濁気が転化した清気は、上がって咽喉から噫気として出る。水穀の清気が転化した濁気は、胃に下行する。清気は上行し、濁気は下行する。清濁が混じり合って清気が上行できず濁気が下行しないもの、この名を乱気という。」

問う「五臓に注ぐ清気と六腑に注ぐ濁気、水穀の濁気中に清気があり、清気中に濁気があるが、これはどのように分かれるのか？」

答える「気の大まかな分別は、清気は上がって肺に注ぎ、濁気は下って胃に流れる。胃に入った清気は上がって口から出、肺の濁気は下って経脈に注ぎ、胸中の気海に蓄積される。」

曰「諸陽皆濁、何陽獨甚？」曰「手太陽獨受陽之濁、手太陰獨受陰之清。其清者上走孔竅、其濁者下行諸經。故緒陰皆清、足太陰獨受其濁。」

曰「治之奈何？」曰「清者其氣滑、濁者其氣濇、此氣之常也。故刺陰者深而留之、刺陽者淺而疾之。清濁相干者、以數調之也。」

語訳

問う「諸陽経は全て濁気を受けるが、どの陽経が最も濁気を受けるのか？」

答える「手の太陽経が最も濁気を受け、手の太陰経が最も清気を受ける。その清気は上がって目や耳などの七竅に走り、濁気は下って諸経脈に流れる。だから諸陰臓は全て清気を受け、足の太陰経は唯一に濁気を受ける。」

問う「その治療とはどのようなものか？」

答える「清の気は滑で、濁の気は渋、これが気のありようである。したがって陰は深く刺して留め、陽は浅く刺して素速く抜く。清濁が混在するものは、清濁により調節する。」

曰「人有精、氣、津、液、血、脉、何謂也？」曰「兩神相搏、合而成形、常先身生、是謂精。上焦開發、宣五穀味、熏膚充身澤毛、若霧露之溉、是謂氣。腠理發洩、汗出腠理、一作溱溱。**是謂津。穀入氣滿、淖澤注於骨、骨屬屈伸、出洩補益腦髓、皮膚潤澤、是謂液。中焦受汁、變化而赤、是謂血。擁遏營氣、令無所避、是謂脉也。」**

語訳

問う「人にある精、気、津、液、血、脉とは何か？」

答える「〔雌雄二霊の結合による〕陰陽二神《いんようにしん》の双方が和合して形を形成し、常にまず身体の元になる物質が生じるが、これを精という。上焦は飲食による精微を全身の各部に散布し、皮膚を温煦《おんく》して身体を充実させ、皮毛を艶やかにし、霧露《むろ》のように灌漑《かんがい》するが、これを気という。腠理は発散して漏らし、汗は腠理から出(『靈樞』はタラタラとしている)るが、これを津という。水穀が入れば気は満ち、骨に注ぎ骨を栄養し、関節を屈伸させ、脳髄を補充し、皮膚を滑らかに潤すが、これを液という。中焦は水穀の精汁を受け、その汁が変化して赤くなるが、これを血という。営気を護って通行させ、これを外へ漏らさない道、これを脈という。」

曰「六氣者、有餘不足、氣之多少、腦髓之虛實、血脈之清濁、何以知之?」曰「精脱者、耳聾。氣脱者、目不明。津脱者、腠理開、汗大泄。液脱者、骨屬屈伸不利、色夭、腦髓消、胻痠、耳數鳴。血脱者、色白夭然不澤。脉脱者、其脉空虛。此其候也。」

曰「六氣貴賤何如?」曰「六氣者、各有部主也。其貴賤善惡可爲常主、然五穀與胃爲大海也。」

語訳

問う「さっき挙げた六気《ろっき》の過不足、気の多少、脳髄の虚実、血脈の清濁はどのようにして知るのか?」

答える「精気が脱すれば、難聴となる。気が脱すれば、目が見えなくなる。津が脱すれば、腠理が開き汗が大量に漏れる。液が脱すれば、関節が屈伸不能になり、皮膚の色が悪くなり、脳髄が消失し、脛がだるくなり、煩わしく耳鳴りがする。血が脱すれば蒼白となり、血色が悪く艶がなくなる。脈が脱すれば、その脈道は空虚になる。これが脱した症状である。」

問う「六気の重要性とはどのようなものか?」

答える「六気は、各々の部所に管理する臟がある。その重要性や正常か異常かは常に主である臟によって決まるが、五穀は胃で運化されるので、六気の根本は胃の大海である。」

第十三、津液から化生する五液の区別

（津液五別第十三）

提要

本篇は水穀の化生による津液を五つに分類し論述したためにこの名が付けられた篇である。その主要内容は、津と液の区別、汗・溺・泣・唾・髄の五液の化生及び効用、五臓における主要功能、髄虚と水脹の病の機点と病候などである。

黄帝問曰「水穀入於口、輸於腸胃、其液別爲五。天寒衣薄則爲溺與氣、天暑衣厚則爲汗、悲哀氣并則爲泣、中熱胃緩則爲唾、邪氣内逆、則氣爲之閉塞而不行、不行則爲水脹。不知其何由生。」岐伯對曰「水穀皆入於口、其味有五、分注其海、津液各走其道、故上焦一作三焦。出氣、以温肌肉、充皮膚者、爲津、其留而不行者、爲液。天暑衣厚則腠理開、故汗出。寒留於分肉之間、聚沫則爲痛。天寒則腠理閉、氣濇不行、水下流於膀胱、則爲溺與氣。

語訳

黄帝が問う「水穀は口から入り胃腸に輸送され、その液は五種類に分別される。寒冷の天気の中で薄着をしていれば津液は尿と気になり、暑熱の天気の中で厚着をしていれば津液は汗となり、悲哀すれば津液は気と共に上がり涙となり、中焦に熱があって胃が緩めば津液は唾液になり、邪気が体内にあって正常に逆えば気は閉塞して運行せず、運行しなければ水気が鬱滞して水腫となる。それらはどうやって発生するのか。」

岐伯が答える「水穀は全て口から入り、その味は酸、苦、甘、辛、鹹の五味《ごみ》に分類され、それぞれの五臓と四海に分けて注がれ、津液は各々の道を走る。したがって上焦（『靈樞』は三焦としている）から精気が出て、肌肉を温め、皮膚を潤すものは津で、それが留まって運行しないものは液である。暑熱の天気の中で厚着をしていれば腠理が開き汗が出る。寒が分肉の間に溜滞すれば水分が凝集して沫となり陽気の流れが阻まれて痛みとなる。寒い天気であれば腠理が閉じ、気が渋って皮膚を運行せず、汗として排出されない水分は下って膀胱に流れ、尿となって気と共に排出される。」

五藏六府、心爲之主、耳爲之聽、目爲之候、肺爲之相、肝爲之將、脾爲之衛、腎爲之主外。

語訳

五臓六腑は、心が君主《くんしゅ》の官《かん》であり、耳は聴覚の器官であり、目は視覚の器官である。肺は〔一身の気を調節し、百脈を主管する〕相傅《そうふ》の官であり、肝は〔謀に配慮をする〕将軍の官であり、脾は〔肌肉を保持し身体を整え、臓腑を栄養して護る〕衛兵の官であり、腎は〔臓の津液や骨の主〕外を偵察する官である。

故五藏六府之津液、盡上滲於目。心悲氣并則心系急、急則肺葉擧、擧則液上溢。夫心系急、肺不能常擧、乍上乍下、故欬而涙出矣。

中熱則胃中消穀、消穀則蟲上下作矣、腸胃光郭故胃緩、緩則氣逆、故唾出矣。

語訳

ゆえに五臓六腑の津液は、ことごとく上がって眼目に滲む。心に悲しみがあれば気が心に集まり、心系が拘急し、心系が拘急すれば肺は挙上し、肺が挙上すれば津液は上昇して溢れる。心系が拘急しても、肺が常に挙上していることはできないので、肺が上がったり下がったりするので、したがってしゃくりあげて涙が出る。

中焦に熱があれば胃中の水穀が消え、水穀が消えれば蛔虫が胃腸の間を上下して這い回る。胃腸が空っぽになれば胃は弛緩し、胃が弛緩すれば気が上逆し、これに伴って唾が出る。

五穀之津液和合而爲膏者、内滲入於骨空、補益脳髓、而下流於陰股。陰陽不和、則使液溢而下流於陰。髓液皆減而下、下過度則虚、虚則腰脊痛而胻痠。陰陽氣道不通、四海閉塞、三焦不瀉、津液不化、水穀并於腸胃之中、別於迴腸、流於下焦、不得滲於膀胱、則下焦脹、水溢則爲水脹。此津液五別之順逆也。

語訳

五穀の津液が和合した脂膏は、身体内で骨腔に滲みて入り、脳髄を補充して養い、陰股〔前陰〕へ下って流れ注いだものが精液である。陰陽の不和〔精気の不和〕であれば、〔精気を統節できなくなり〕精液が尿道口から溢れ出る。すると髄液が減少して下がり、下がるの過度であれば精気が虚し、虚せば腰脊が痛くなって下肢がだるくなる。

陰陽の気の道が塞がれば、四海は閉塞し、三焦は水液を疎通できず、津液はが運化できない。すると胃腸の中に水穀が残留し、水液は回腸から別出して下焦に流れても、膀胱に滲み出さず、下焦が脹満し、水が溢れて水脹〔水腫〕となる。これは津液五液の運行の正常と病能順である。

第十四、奇邪と血絡の鍼刺

（奇邪血絡第十四）

提要

本篇は奇邪《きじゃ》が経脈になく血絡にある場合の鍼刺について論述したため名付けられた篇である。その主要な内容は、血絡への鍼刺で失神して転倒、噴射状の出血、黒ずみ濁った出血、きれいで水っぽい出血、鍼と腫れの関係、出血で顔面蒼白となる者、鍼で煩悶する者、多量出血であるのに動揺しない者の原因についてである。奇邪が血絡以外にある場合の調べ方や鍼刺の原則、刺入すると肌肉が鍼身に絡んで付着する原因などにも及んでいる。

黄帝問曰「願聞奇邪而不在經者何也？」岐伯對曰「血絡是也。」曰「刺血絡而仆者何也？血出而射者何也？血出黒而濁者何也？血出清而半爲汁者何也？發鍼而腫者何也？血出若多若少而面色蒼蒼然者何也？發鍼而面色不變而煩悶者何也？血出多而不動揺者何也？願聞其故。」曰「脉氣盛而血虚者、刺之則脱氣、脱氣則仆。血氣倶盛而陰氣多者、其血滑、刺之則射。陽氣積蓄、久留不瀉者、其血黒以濁、故不能射。新飲而液滲於絡、而未和合於血、故血出而汁別焉。其不新飲者、身中有水、久則爲腫。陰氣積於陽、其氣因於絡、故刺之、血未出而氣先行、故腫。陰陽之氣、其新相得而未和合、因而瀉之、則陰陽俱脱、表裏相離、故脱色、面蒼蒼然也。刺之、面色不變而煩悶者、刺絡而虛經、虛經之屬於陰者、陰氣脱、故煩悶。陰陽相得而合爲痺者、此爲内溢於經而注於絡、如是者、陰陽皆有餘、雖多出血弗能虛也。」

語訳

黄帝が問う「聞かせてほしい、奇邪は経脈に何故ないのか？」

岐伯が答える「ここでの奇邪は血絡中にある。」

問う「血絡を刺すと失神して倒れる者がいるが何故か？　血液が噴射するように出る者がいるが何故か？　出る血が黒く濁っている者がいるが何故か？　水様性の液が混じったような澄んで稀薄な出血をする者がいるが何故か？　鍼で刺した部位が腫れる者がいるが何故か？　出血量の多少に関わらず顔面蒼白になる者がいるが何故か？　鍼で顔色に変化がないのに苦悶する者がいるが何故か？　抜鍼して出血が多いのに動揺しない者がいるが何故か？　その原因について聞かせてくれるか？」

答える「脉気は盛んであるが血虚であれば刺せば脱気し、脱気すれば失神して倒れる。血気ともに盛んで陰気が多ければ、その血行は滑らかで、刺せば血液が噴射して出血する。陽気が絡脈に蓄積し、長く排出されずに留まっていれば、その血液は黒く濁っているので、鍼刺して出血したとしても噴射はしない。飲水による水液は血絡に滲みているが、水液が血液と未だ和合していないものは、清く稀薄な血液と水液が分別されて出血する。飲水したばかりではないが、身体内に水液があるので、時間が経てば水腫になる。陰気が陽絡中に積もれば、その気は血絡中に集まるので、刺しても血液が出ず気が先行して出て、腫れてしまう。陰陽二気が交じり合ったばかりで未だ和合していないものに瀉法を行えば、陰陽ともに脱し、表裏が離脱するので、脱色して顔面は蒼白になる。刺して顔色は変化しないが苦悶して気分が悪くなるものは、絡脈を刺して経脈の気血が虚し、陰経の経脈は虚弱になり、陰気が脱するので苦悶する。陰陽の邪気が合した痺は、邪気が経脈に満ち溢れて絡脈に注ぐ。そうしたものは陰陽の邪気が有り余っているので、刺して多く出血しても、虚弱症状にはならない。」

曰「相之奈何?」曰「血脉盛堅横以赤、上下無常處、小者如鍼、大者如筯、刺而瀉之萬全、故無失數、失數而返、各如其度。」曰「鍼入肉著何也?」曰「熱氣因於鍼則熱、熱則肉著於鍼、故堅焉。」

語訳

問う「どのように視て診察するのか?」

答える「血脉が盛んで堅く太く赤いもの、上下に関係なく身体の何処にでも出現するもの、鍼のように小さな血絡、箸ほどの大きな血絡などを刺して瀉すと万全である。この鍼刺の原則を失うな。この原則に反すれば、卒倒、脱、虚、腫などのアクシデントが起きるので、症状各々に合わせて鍼刺する。」
問う「刺入して肉が鍼体に付着し抜けないことがある、これは何故か?」
答える「熱気で鍼体が熱を帯び、この熱で肉が鍼に付着し、堅くなって抜けなくなる。」

第十五、五色による診断（五色第十五）

提要

本篇は青・赤・黄・白・黒の五色変化《ごしきへんか》の視診と病症判断について論述しているためこの名が付けられた篇である。その内容は、風病と厥逆の法の調べ方、突然死するものの色診、五臟六腑及び四肢で顔面に所属する部位、五臟と五色の関係、五色による病状の程度及び死生の診断などである。

雷公問曰「聞風者、百病之始也、厥逆者、寒濕之所起也、別之奈何？」黄帝荅曰「當候眉間。『太素』作闕中。薄澤爲風、冲濁爲痺、在地爲厥、此其常也、各以其色言其病也。」

曰「人有不病卒死、何以知之？」曰「大氣入於藏府者、不病而卒死矣。」問曰「凡病少愈而卒死者、何以知之？」曰「赤色出於兩顴、大如拇指者、病雖少愈必卒死。黒色出於顔、『太素』作庭。大如拇指、不病而卒死矣。」

語訳

雷公が問う「百病は風により始まり、厥逆《けつぎゃく》〔四肢末端から冷える病証〕は、寒湿によって引き起こされると聞くが、この鑑別はどのようにするのか？」

黄帝が答える「眉間（『太素』では印堂」。）の変化をうかがう。色は薄いが光沢があれば風病、濃く濁っていれば痺病、眉間下部〔地〕に色変があれば厥逆の病、これがその常であり、各々その色変をもってその病をいう。」

問う「人には病気でないのに突然死ぬ者がいるが、これを知ることができるのか？」

答える「大邪の気が臓腑に侵入すると、これまで病でなかった者も突然に死亡する。」

問う「病勢が好転したのに突然死ぬ者がいるが、これを知ることができるのか？」

答える「両頬に赤色が親指大に出れば、病勢が好転しているように見えるが突然に死亡する。顴（『太素』では庭。）に黒色が親指大に出れば、これまで病でなかった者も必ず突然死亡する。」

曰「其死有期乎？」　曰「察其色以言其時。顔者、首面也。眉間以上者、咽喉也、『太素』眉間以上作闕上。眉間以中『太素』亦作闕中。者、肺也。下極者、心也。直下者、肝也。肝左者、膽也。下者、脾也。方上者、胃也。中央者、大腸也。俠傍者、腎也。當腎者、臍也。面王以上者、王、古本作壬字。小腸也。面王以下者、膀胱字子處也。顴者、肩也。顴後者、臂也。臂以下者、手也。目内眥上者、膺乳也。俠繩而上者、背也。循牙車以上者、股也。中央者、膝也。膝以下者、胻也。當胻以下者、足也。巨分者、股裏也。巨屈者、膝臏也。此五藏六府支局一作節之部也。五藏五色之見者、皆出其部也、其部骨陷者、必不免於病也。其部色乘襲者、雖病甚不死也。

語訳

問う「死期を前もって知ることはできるか？」

答える「臟腑と相応する部位の色変化で死期は推察できる。顔とは額の中央以上で頭面部である。眉間から上（『太素』は眉間以上を闕上としている）は咽喉である。眉間の中央部（『太素』では闕中。）は、肺である。眉間下部は心である。鼻柱は肝である。鼻柱の左辺は胆である。鼻尖は脾である。両鼻翼は胃である。顔面の両側中央は大腸である。大腸を挟んだ両頬が腎臓である。また腎臓は臍と相対している。鼻尖から上方で鼻の両側は小腸である。鼻尖から下方の人中部は膀胱と子宮である。両頬骨部は肩である。頬の外側後面部は腕である。腕部の下方は手である。内眼角の上部は前胸部と乳房である。頬外方で耳上方は背部である。頬車に沿った上部は股である。頬車中央部は膝である。膝に当たる頬車中央の下部は下腿である。下腿に当たる頬車中央下部の更にその下部は足である。口角の大紋部は股の内側である。頬骨弓は膝蓋骨である。これが五臓六腑と四肢の顔面部における相応部位である。その部位と相応する五臓の色が現れ、その部位の病色が深く骨まで達していれば必ず発病する。その部位の病色が相生関係にある臓腑の色であれば、病はひどくとも死亡は免れる。」

曰「五官具五色何也?」曰「青黑爲痛、黄赤爲熱、白爲寒、是爲五官。」曰「以色言病之間甚奈何?」曰「其色麤以明者爲間、沈堊一作夭下同**者爲甚。其色上行者、病亦甚、其色下行如雲徹散者、病方已。五色各有藏部、有外部、有内部。其色從外部走内部者、其病從外走内、其色從内部走外部者、其病從内走外。病生於内者、先治其陰、後治其陽。反者益甚。病生於外者、先治其陽、後治其陰**『太素』云「病生於陽者、先治其外、後治其内。」與此文異義同。**反者益甚。」**

語訳

問う「五官とそれに伴う五色で何が分かるのか?」

答える「青と黒は痛、黄と赤は熱、白は寒、これが五官の五色である。」

問う「五色によって病の軽重をどう判断するのか?」

答える「その色が不鮮明であっても明るければ軽症で、暗く光沢がなければ重症である。色が面部の上方まで広がっていれば病は甚大で、色が下って雲が散じた晴朗な空のようであれば、病は漸次快方へ向かう。顔面部の五色変化には相応する五臓六腑があり、鼻の外側は六腑であり、内側は五臓である。その色が外から内に向かっているものは、その病は表から裏に入り、その色が内から外に向かっているものは、その病は裏から表に出たことを表している。五臓から病が発生したものには、まず陰である五臓を治療し、次いで陽である六腑を治療する。この順序に反すれば病状は益々悪化する。六腑から病が発生したものは、まず陽である六腑を治療し、次いで陰である五臓を治療する（『太素』には「病が陽の腑から発生すれば、まずその外を治療し、後でその内を治療する」とあり、本文と同じ意味である）。これも順序に反すれば病状は益々悪化する。」

用陽和陰、用陰和陽。審明部分、萬舉萬當。能別左右、是謂大通。男女異位、故曰陰陽。審察澤堊、謂之良工。沈濁爲内、浮清爲外、黄赤爲風、青黑爲痛。白爲寒、黄而膏澤者爲膿。赤甚者爲血、痛甚者爲攣、寒甚者爲皮不仁。各見其部、察其浮沈、以知淺深。審其澤堊、以觀成敗。察其散摶、以知近遠。視色上下、以知病處。積神於心、以知往今。故相氣不微、不知是非。屬意勿去、乃知新故。色明不粗、沈堊爲甚。不明不澤、其病不甚。其色散駒駒然、未有聚其病。散而氣痛、聚未成也。

語訳

〔病が陰経にあれば〕陽を用いて陰と調和させる。〔病が陽経にあれば〕陰を用いて陽と調和させる。顔面各部の五色変化を審査すれば百発百中である。左右の識別、これは陰陽の道である。男女で発色の位置が異なるので〔男子は陽に属して、陽は左で陰は右、女子は陰に属して、陽は右で陰は左〕、男女を陰陽という。顔色や光沢を診察し、病変部位や予後を推察できるのは名医である。

　面色が沈んで濁っていれば内臓の病気で、浮いたように光沢があり鮮明であれば陽腑の病気で、黄色や赤色であれば風によるもので、青色や黒色であれば痛みによるものである。白色は寒によるもので、黄色で光沢があれば膿によるものである。赤色が甚だしいものは血が結集して散じずに留まっているもので、痛みが甚だしいものは筋脈が拘急し痙攣しており、寒が甚だしいものは皮膚がしびれて感覚が麻痺する。これらの各変化を見て、浮沈の色により病の深浅を察知できる。その顔の光沢や明暗の状態により、治るか治らないかを診察できる。その病色の集結か消散かにより、発病してからの期間を知ることができる。病色部位の上下により発病の部位を知ることができる。また精神を集中すれば病の経過を知ることができる。したがって気色を観察し、微妙な変化を見ることができなければ、その病の是非について知ることはできない。ただ意識を集中させて逸らさなければ、新たに原因について知ることができる。色が明るくても薄くなく、濃く黒ずんでいれば重病である。色が暗くなく光沢がなければ、ひどい病ではない。その色が散乱しているものは病も分散し結集していない。色が分散していれば気痛であり、まだ聚病《しゅうびょう》にはなっていない。

腎乘心、心先病、腎爲應。色其皆一作如是。男子色在面王、爲少腹痛、下爲卵痛。其圜直爲

莖痛。高爲本、下爲首。狐疝𤸇陰病之屬也。女子色在面王、爲膀胱字子處病。散爲痛、摶爲聚。方圓左右、各如其色形。其隨而下至骶爲淫、有潤如膏狀、爲暴食不潔。左爲右、一作左。右爲左。一作右。其色有邪、聚空滿而不端面色所指者也。色者、青黑赤白黃、皆端滿。有別郷者、別郷赤者、其色亦赤大如榆莢、在面王、爲不月。其色上鋭、首空上向、下鋭下向。在左右如法。以五色命藏、青爲肝、赤爲心、白爲肺、黃爲脾、黑爲腎。肝合筋、青當筋。心合脉、赤當脉。脾合肉、黃當肉。肺合皮、白當皮。腎合骨、黑當骨。

語訳

腎の邪が心を侵犯すれば、水剋火で先に心が病となり、腎の黒が眉間下部に病色として現れ、そのあとで頬に病色が現れる。この色の現象は他の臓腑も皆同様である。男性は面王《めんおう》〔鼻尖〕に病色が現れれば下腹部痛で、その下に病色が至れば睾丸痛である。人中溝まで色が下がっているものは陰茎疼痛で、人中溝の上半分に病色があれば陰茎根痛で、人中溝の下半分に病色があれば陰茎の先端痛である。これは鼠茎ヘルニアや陰嚢水腫の類の病に属す。女性の面王に病色が現れれば膀胱と子宮の病である。色が散じていれば疼痛で、色が集結していれば積聚病である。四角か円か左か右かなど、各病色や形状が積聚《せきじゅ》の状態を現している。その病色が人中溝に沿って下行して最下部〔唇〕まで至っていれば淫病《いんびょう》で、濁った脂状の帯下となり、これは暴飲暴食や不潔によるものである。色が左なら病は右（『靈樞』は左。）、色が右なら病は左（『靈樞』は右。）である。その色に邪気があり、面色の集結、あるいは散じて偏りがあれば、顔面部の色が病の所在を指している。色には青、黒、赤、白、黄があり、皆顔面に病色として顕著に現れる。時に他の場所に現れるものもあり、例えば面王にニレの木の果実大〔一円玉大〕の赤色が現れるものは月経がない。その色の上端部が鋭い形状なら、身体上部の正気が空虚で、邪が上に向かっており、赤色の下端部が鋭い形状なら、身体下部の正気が空虚で、邪が下へ向かっている。色が左なら病は右、色が右なら病は左というのもこれと同じ道理である。五色と五臓の相応関係は、青は肝、赤は心、白は肺、黄は脾、黒は腎色である。肝は筋と相応で、青は筋に当たる。心は脉と相応で、赤は脉に当たる。脾は肉と相応で、黄は肉に当たる。肺は皮膚と相応で、白は皮膚に当たる。腎は骨と相応で、黒は骨に当たる。

夫精明五色者、氣之華也。赤欲如白裏朱、不欲如赭也。白欲如白璧之澤、一云鵞羽。不欲如堊一作鹽。也。青欲如蒼璧之澤、不欲如藍也。黄欲如羅裏雄黄、不欲如黄土也。黑欲如重漆色、不欲如炭『素問』作地蒼。也。五色精微象見、其壽不久也。

青如草滋、黑如炲煤、黄如枳實、赤如衃音披。血、白如枯骨、此五色見而死也。青如翠羽、黑如烏羽、赤如雞冠、黄如蟹腹、白如豕膏、此五色見而生也。生於心、如以縞裏朱。生於肺、如以縞裏紅。生於肝、如以縞裏紺。生於脾、如以縞裏括蔞實。生於腎、如以縞裏紫。此五藏所生之外榮也。

凡相五色、面黄目青、面黄目赤、面黄目白、面黄目黑者、皆不死也。面青目赤、一作青。面赤目白、面青目黑、面黑目白、面赤目青者、皆死也。

語訳

精明《せいめい》の五色《ごしょく》は、気の華である。赤色は白絹で朱砂を包んだように光沢のある赤色が好ましく、仏像に塗られる赤土のような光沢のない赤色は好ましくない。白色は白玉のように光沢のある白色（『靈樞』には鵞鳥の羽。）が好ましく、白土のように艶がない白色（『靈樞』には塩。）は好ましくない。青色は碧玉のように光沢のある青色が好ましく、藍のように沈んで暗い青色は好ましくない。黄色は白絹で雄黄を包んだように光沢のある黄色が好ましく、黄土のような暗く華のない黄色は好ましくない。黒色は漆のように光沢のある黒色が好ましく、炭のように暗くて塵けた黒色（『素問』では地蒼）。は好ましくない。五色に精の衰微が現れていれば、寿命は長くない。

面部の気色で五臓を診るが、草で編んだ織物のような青色、煤煙のような黒色、唐橘の実のような黄色、敗血のような赤色、骸骨のような白色、この五色が発現すれば死ぬ。カワセミの羽毛のような青色、カラスの羽毛のような黒、鶏冠のような赤色、蟹の腹のような黄色、豚の脂身のような白色、この五色は生きられる色である。生気のある心の色は、朱砂を白絹で包んだような光沢のある赤色。生気のある肺の色は、紅を白絹で包んだような光沢のある淡いピンク色。生気のある肝の色は、紺を白絹で包んだような光沢のある青色。生気のある脾の色は、黄烏瓜を白絹で包んだような光沢のある黄色。生気のある腎の色は、紫を白絹で包んだような光沢のある淡い紫色。これは生気が外に現れた色で五臓の栄華である。

一般に面相《めんそう》の五色《ごしき》は、顔が黄色で目が青色、顔が黄色で目が赤色、顔が黄色で目が白色、顔が黄色で目が黒色、これはみな死なない。顔が青色で目が赤色（『素問』では青色）、顔が赤色で目が白色、顔が青色で目が黒色、顔が黒色で目が白色、顔が赤色で目が青色、これはみな死ぬ。

第十六、人の陰陽五態と陰陽二十五種の異なる形・性情・血気の関係

（陰陽二十五人形性血氣不同第十六）

提要

本篇は陰陽五態《いんようごたい》〔五種類〕及び人を二十五種類〔五態×五行〕の形態と容貌に分別し、その性格並びに気血の多少などに関して論述しているためこの名が付けられた篇である。その主要な内容は、陰陽五態と人を二十五種類に分別した形態と容貌、性格及び鍼刺の原則、体形と肌色が相剋関係にある時の厄年、三陰三陽の脈の上下での気血の多少、鍼刺六変と体型と気の関係についてである。

黄帝問曰「人有陰陽、何謂陰人？ 何謂陽人？」 少師對曰「天地之間、不離於五、人亦應之、非徒一陰一陽而已。蓋有太陰之人、少陰之人、太陽之人、少陽之人、陰陽和平之人。凡此五人者、其態不同。其筋骨血氣亦不同也。」

語訳

黄帝が問う「人には陰陽があるが、何をもって陰性の人というのか？　また何をもって陽性の人というのか？」

少師が答える「天地の事物一切は五行からなり、これから離れず、人もまた例外なくこれに相応しており単なる陰性や陽性ではない。大まかにいうと太陰《たいいん》の人、少陰《しょういん》の人、太陽《たいよう》の人、少陽《しょうよう》の人、陰陽平和《いんようへいわ》の人の五種類がある。一般にこの五種類の人は、それぞれ異なる形態である。その筋骨や血気も不同である。」

太陰之人、貪而不仁、下濟湛湛、好内而惡出、心抑而不發、不務於時、動而後人、此太陰之人也。

少陰之人、少貪而賊心、見人有亡、常若有得、好傷好害、見人有榮、乃反慍怒、心嫉而無恩、此少陰之人也。

太陽之人、居處于于、好言大事、無能而虚説、志發於四野、舉措不顧是非、爲事如常自用、事雖敗而無改、一作悔。**此太陽之人也。**

少陽之人、諟諦好自貴、有小小官則高自宣、好爲外交而不内附、此少陽之人也。

陰陽和平之人、居處安静、無爲懼懼、無爲欣欣、婉然從物、或與不争、與時變化、尊而謙讓、卑而不諂、是謂至治。

語訳

太陰の人は、物欲旺盛で人への愛情がなく、外見は謙虚に見えても内心は陰険で、損得勘定が高く悪意を抱いてもこれを外に出さず、探求心がなく、人の成功に便乗して得しようとする。これが太陰の人である。

少陰の人は、貧欲さは太陰の人より少ないが愛情に欠け賊心があり、他人が不幸に遭うと、自分が得した気分になり、人を傷つけたり害することを好み、人の成功に激怒し、嫉妬心が強く恩義は感じない。これが少陰の人である。

太陽の人は、自己満足して争わず、自慢話を好み、事実無根なことを誇張して虚言や空説を語り、志は果てしなく大きく、善悪を考えずに行動し、自信過剰で失敗しても自己反省して改める（『靈樞』は悔いる）ことがない。これが太陽の人である。

少陽の人は、自己評価をしてみだりに自尊心が高く、小役人のように高慢で驕り高ぶり、外部の人との社交を好み近い人との交わりは好まない。これが少陽の人である。

陰陽が調和した人は、安定して静かに生活をし、心安らかで恐々とすることもなく、私利私欲や喜悦の情がなく、競わず争わず、時の移り変わりすなわち俗世間の事変に即応し、地位が高くても謙虚で、地位が低くても卑下することなく目上に媚びない。これが人倫の正道であり陰陽平和な人である。

古之善用鍼灸者、視人五態乃治之、盛者瀉之、虚者補之。

太陰之人、多陰而無陽、其陰血濁、其衛氣濇、陰陽不和、緩筋而厚皮、不之疾瀉、不能移之。

少陰之人、多陰而少陽、小胃而大腸、六府不調、其陽明脉小而太陽脉大、必審而調之、其血易脱、其氣易敗。

太陽之人、多陽而無陰、必謹調之、無脱其陰而寫其陽、陽重脱者易狂、陰陽皆脱者、暴死不知人。

少陽之人、多陽而少陰、經小而絡大、血在中而氣在外、實陰而虚陽、獨寫其絡脉則强、氣脱而疾、中氣重不足、病不起矣。

陰陽和平之人、其陰陽之氣和、血脉調、宜謹審其陰陽、視其邪正、安其容儀、審其有餘、察其不足、盛者寫之、虚者補之、不盛不虚、以經取之。此所以調陰陽別五態之人也。

語訳

昔から鍼灸治療家は、病人を五種類に分けて治療し、邪気が盛んであれば瀉し、正気が虚していれば補った。

太陰型の人は、陰気が多くて陽気がなく、その陰血は濁り、その衛気は渋り、陰陽が調和せず、筋肉は緩んで皮膚は厚いので、鍼を素早くして瀉の手法を取らなければ病を治すことができない。

少陰型の人は、陰気が多くて陽気が少なく、胃が小さく腸が大きく、六腑の協調性がなく、その陽明経脈は小さくて太陽経脈は大きいので、必ず審らかにして調節する。その血は脱け易く、その気は損傷し易い。

太陽型の人は、陽気が多く陰気がなく、慎重な調節が必要で、陰気を瀉せば陰気虚脱になるので陽気だけを瀉す。陽気が損傷し陽脱になれば発狂し、陰陽ともに脱出すれば失神する。

少陽型の人は、陽気が多く陰気が少なく、経脈が小さく絡脈が大きく、陰血は内部にあり陽気は表面の外部にあり、陰気が少なく陽気が多いので陰経を充実させて陽絡を瀉す。陽絡だけを瀉せば身体は強固になるが、過剰に瀉せば陽気は脱けて病気になり、中焦の気が甚だしく不足すれば、寝たきりの病になる。

陰陽調和型の人は、陰陽の気は調和が取れ、血脈は順調で、その陰陽を慎重に診察し、邪気や正気を観察して顔つきや様子を調べ、虚実を分別し、邪気が盛んであれば瀉し、正気が虚していれば補い、虚実に分けられないものには、その経脈の腧穴を取る。

これがいわゆる陰陽五種類に分別した型への調節法である。


太陰之人、其狀黮黮音朕。**然黑色、念然下意、臨臨然長大、䐃**音窘。**然未僂。**

少陰之人、其狀清然竊然、固以陰賊、立而躁險、行而似伏。

太陽之人、其狀軒軒儲儲、反身折膕。

少陽之人、其狀立則好仰、行則好搖、其兩臂兩肘皆出於背。

陰陽和平之人、其狀逶逶然、随随然、顒顒然、袞袞然、豆豆然、衆人皆曰君子。一本多愉愉然、瞞瞞然。

語訳

太陰型の人は、その形状は重い雲のように沈んだ黒色で、謙虚そうに見えるが常に思慮してへりくだり、背が高く身体は大きいが、卑下するように身体や膝を丸め痀《ク》瘻《ル》病のような姿を取る。

少陰型の人は、その形状は清楚で色が浅く、内心は陰険で賊心を持ち、狡猾で人を害すことばかり考えており、起立時は躁動して不安となり、歩行時は身を伏せるように前のめりに歩く。

太陽型の人は、その形状は得意満面に驕り高ったようで、身体は反り返り胸を張って膝を曲げる。

少陽型の人は、その形状は背筋を伸ばして立ち、歩行時は身体を揺すりながら反り返って手を背後に振るように歩く。

陰陽調和型の人は、その形状は外観容姿が美しく、逆らわずに大人しく素直で柔和、温和な容貌で、忠誠心に長け厳粛、何事においても乱れず落ち着いて周囲の状況に合わせることができ、やることに条理と分別があって卒がない。したがって人から尊敬や称賛され君子と呼ばれる。（『靈樞』では「**多愉愉然、瞞瞞然**」としている。）

黄帝問曰「余聞陰陽之人於少師、少師曰『天地之間、不離於五、故五五二十五人之形、血氣之所生、別而以候』従外知内何如？」岐伯對曰「先立五形、金木水火土、別其五色、異其五形、而二十五人具也。」

木形之人、比於上角、蒼色、小頭長面、大肩平背、直身、小手足、好有材、好勞心、少力、多憂勞於事。奈春夏、不奈秋冬。感而生病、主足厥陰佗佗然。大角一曰左角。之人、比於左足少陽、少陽之上遺遺然。右角一曰少角。之人、比於右足少陽、少陽之下随随然。鈦角音太。一曰右角。之人、比於右足少陽、少陽之上鳩鳩然一曰推推然。判角之人、比於左足少陽、少陽之下括括然。

語訳

黄帝が問う「私はかつて少師から人の陰陽について聞いた。少師が説くには『天地の間の森羅万象は、五行の道理から離れず、したがって五行の数と陰陽五種類で二十五種類に人の型は分別され、血気の所生が各々異なる』という。外部からその内部の状況をどのように判断するのか？」

岐伯が答える「まず五行の形態である金木水火土の五種があり、これを五色に分別したり、五形に分けて、あわせて二十五種類の人の型がある。」

木の形態の人で、木音分類の上角に属す人は、肌色が蒼色で頭が小さく面長で、肩幅が大きく扁平背で身体が真直ぐで、手足が小さく才智に長け、頭を使うことを好み、力が弱く、物事に憂慮し過ぎて心労する。

春夏には強いが秋冬には弱く、秋冬に容易に邪を感受して発病し、足の厥陰経に属して優美な容貌や安定感が現れる。大角（一書は左角）に属す人は、左足の少陽経に属し、少陽の上である胆経に対応し、もみあげが美しく、おとなしく従順である。右角（一書は少角）に属す人は、右足の少陽経で属し、少陽の下に対応し、脛毛が美しく、人に柔順である。釱角（一書は右角）に属す人は、右足の少陽経に属し、少陽の上に対応し、群れたがる（一書は前進の意味の推推然）。判角に属す人は、左足の少陽経に属し、少陽の下に対応して品行方正で誠実な性格である。

火形之人、比於上徵、赤色廣䏖、脱面小頭、好肩背髀腹、小手足、行安地、疾心、行揺肩、背肉滿、有氣輕財、少信多慮、見事明了、好顧急心、不壽暴死。奈春夏不奈秋冬、秋冬感而生病、主手少陰竅竅然。一曰核核然。**太徵之人、比於左手太陽、太陽之上肌肌然。少徵之人、比於右手太陽、太陽之下慆慆然。**慆音惕、又音偷。**右徵之人、比於右手太陽、太陽之上鮫鮫然。一曰熊熊然。判徵之人、比於左手太陽、太陽之下支支然、熙熙然。**

語訳

火の形態の人で、火音分類の上徵に属す人は、肌色が赤く背中が広くて、顔面は鋭く頭が小さく、肩や背部や大腿部や腹部は均整が取れて好ましく、手足は小さく、歩行は健全であるが、せっかちのため歩行時に肩を揺らして歩き、肩背部が豊満で、気負いに満ちて財産に執着せず、信用を重んじる。思慮が深く、物事の明察は見事であるが反省が多く、いつも急いているようで焦燥感が強く、突然死する。春夏には強いが秋冬には耐えられず、秋冬に邪を感受して発病し、手の少陰経に属して、物事の真実を追究したがる人（『靈樞』は堅実を意味する核核燃）である。太徴に属す人は、左手の太陽経に属し、太陽の上と対応し、肌肉が充満し性格は公明正大で理を明白にする。少徴に属す人は、右手の太陽経に属し、太陽の下と対応し、疑い深く思慮深い性格である。右徵に属す人は、右手の太陽経に属し、太陽の上と対応し、闊達な性格（一書には雄壮な意味の熊熊然）である。判徴に属す人は、左手の太陽経に属し、太陽の下と対応し、楽観的で憂慮することなく泰然自若とした性格である。

語訳

土形之人、比於上宮、黄色、大頭圓面、美肩背、大腹、好股脛、小手足、多肉、上下相稱、行安地、舉足浮、安心、好利人、不喜權勢、善附人。奈秋冬不奈春夏、春夏感而生病、主足太陰敦敦然。太宮之人、比於左足陽明、陽明之上婉婉然。加宮之人、比於左足陽明、陽明之下炫炫音欬。然。一曰坎坎然。少宮之人、比於右足陽明、陽明之上樞樞然。左宮之人、比於右足陽明、陽明之下兀兀然。一曰衆之人、一曰陽明之上。

土の形態の人で、土音分類の上宮に属す人は、肌色が黄色く頭は大きくて丸顔、肩幅や背の均整がとれ、腹が大きく股関節や脛が丈夫で、手足は小さく、皮下脂肪は豊満で、頭面と四肢の均整がとれ、穏やかに安定した歩行で、足取りも軽く、心が平和で、人の利益になることを喜び、権勢を好まず、人の貴賤に関係なく親近に付き合う。秋冬には強いが春夏には耐えられず、春夏に邪を感受して発病する。足の太陰経に属して、仁の心に溢れた純真で誠実な人である。太宮に属す人は、左足の陽明経に属し、陽明経の上に対応して、柔和で誠実な性格である。加宮に属す人は、左足の陽明経に属し、陽明経の下に対応して、喜悦して活き活きとした性格（一書には緊張した状態の意味である坎坎然）である。少宮に属す人は、右足の陽経経に属し、陽明経の上に対応して、歌う声が喜びに富んで美しい。左宮に属す人は、右足の陽明経に属し、陽明経の下に対応して、独立不揺で権勢を喜ばない性格である（一書には普通の人であり、一書には更に陽明の上であるとする）。

金形之人、比於上商、白色、小頭方面、小肩背、小腹、小手足、如骨發踵外骨輕身、一曰發動輕身。清廉、急心、静悍、善爲吏。奈秋冬不奈春夏、春夏感而生病、主手太陰敦敦然。太商之人、比於左手陽明、陽明之上廉廉然。右商之人、比於左手陽明、陽明之下脱脱然。左商之人、比於右手陽明、陽明之上監監然。少商之人、比於右手陽明、陽明之下嚴嚴然。

語訳

金の形態の人で、金音分類の上商に属す人は、肌が白く、頭が小さく顔が四角で、肩背部が小さく、腹も小さく、手足も小さい。足根部外側の肌肉が硬化して骨のように堅く、骨が軽くて敏捷（一書には動きが軽快である）。清く物事にけじめがあり、心は焦躁しやすいが静かで聡明で強く猛々しく、その性情から官吏に適している。秋冬には強いが春夏には耐えられず、春夏に邪を感受して発病し、手の太陰経に属して純心で精一杯に真心を込める堅実な人である。太商に属す人は、左手の陽明経に属し、陽明経の上に対応し、清廉で汚いことを嫌い潔く勇敢な性格である。右商に属す人は、左手の陽明経に属し、陽明経の下に対応し、慌て急ぐ性格である。左商に属す人は、右手の陽明経に属し、陽明経の上に対応し、明察する性格である。少商に属す人は、右手の陽明経に属し、陽明経の下に対応し、厳粛で言動に重みがある。

水形之人、比於上羽、黑色、大頭面不平、一云曲面。**廣頤小肩、大腹、小手足、**小作大。**發行搖身、下尻長背、延延然、不敬畏、善欺紿人、殆戮死、奈秋冬不奈春夏、春夏感而生病、主足少陰汚汚然。大羽之人、比於右足太陽、太陽之上頰頰然。少羽之人、比於左足太陽、太陽之下紆紆然。衆之爲人、比於右足太陽、太陽之下潔潔然。桎之爲人、比於左足太陽、太陽之上安安然。**

語訳

水の形態の人で、水音分類の上羽に属す人は、肌が黒く頭が大きく顔立ちが平らではなくはっきりして（一書には屈折した顔立ち）おり、下顎が広く大きい、肩部は小さく、腹部は大きく、手足は小さい（『靈樞』では大きい）。身体を揺らしながら歩き、臀部が下にあって背部が長く、延びて長く見え、人を敬った り恐がることがなく、人をよく欺き、ほとんどがもう少しで刑罰を受けて死にそうになり、秋冬には強く春夏には弱く、春夏に邪を感受して発病し、足の少陰経に属する不浄で下品な性格である。大羽に属す人は、右足の太陽経に属し、太陽経の上に対応して、得意満面となる性格である。少羽に属す人は、左足の太陽経に属し、太陽経の下に対応して、嘘を言って回りくどい性格である。衆羽に属す人は、右足の太陽経に属し、太陽経の下に対応し、慌ただしい性格である。桎羽に属す人は、左足の太陽経に属し、太陽経の上に対応し、傲慢な性格である。

曰「得其形不得其色何如？」曰「形勝色、色勝形者、至其勝時年加、害則病行、失則憂矣。形色相得者、富貴大樂。」曰「其形色相勝之時、年加可知乎？」曰「凡人之大忌、常加九歳、七歳、十六歳、二十五歳、三十四歳、四十三歳、五十二歳、六十一歳、皆人之忌、不可不自安也。感則病、失則憂矣。」

語訳

問う「人体に備わる五形と出現する色が違うときはどうなるのか？」

答える「形が色に勝るもの、色が形に勝るものは、年を重ねて厄年になると病を発症し、治療を誤ると死病になる。しかし形と色が一致していれば、大過なく元気に過ごすことができる。」

問う「形と色が相剋関係にある時、厄年を知ることが可能なのか？」

答える「一般に人の厄年は七歳から始まり、九年毎に現れる。だから七歳、十六歳、二十五歳、三十四歳、四十三歳、五十二歳、六十一歳などの厄年では特に注意が必要である。邪気を感受すれば簡単に発病し、治療を誤ると死の病になる。」

曰「脉之上下、血氣之候、以知形氣奈也？」曰「足陽明之上、血氣盛則鬚美長。血多氣少則鬚短、氣多血少則鬚少。血氣倶少則無鬚、兩吻多畫。鬚字一本倶作髯字。吻音穏。**足陽明之下、血氣盛則下毛美長至胸。血多氣少則下毛美短至臍、行則善高舉足、足大指少肉、足善寒。血少氣多則肉善瘃。**瘃音斸。**血氣皆少則無毛、有則稀而枯瘁、善萎厥、足痺。」**

語訳

問う「経脉の上下の血気をうかがうことで、形気を知ることができるのか？」

答える「足の陽明経脉の上部は、血気が盛んであれば頬と顎の鬚《ひげ》が美しく長い。多血少気であれば頬や顎の鬚が短い。多気少血であれば頬や顎の鬚が少なく、血気とも少なければ頬と顎の鬚がなく両口角に皺《しわ》が多い。足の陽明経脈の下部は、血気が盛んであれば陰毛が長く美しく胸毛まで至って繋がる。多血少気であれば陰毛は美しいが短く臍部まで生え、足を高く上げて歩き、足の第一趾の肉が少なく、足が冷えやすい。多気少血であれば凍瘡になりやすい。血気とも少なければ陰毛がなく、あっても薄くまばらで枯れたように憔悴しており、足が冷え無力で萎縮し、気血閉塞や循環の悪い痺痛が生じる。」

足少陽之上、血氣盛則通髯美長、血多氣少則通髯美短、血少氣多則少髯、血氣皆少則無髯、感於寒濕則善痺、骨痛爪枯。足少陽之下、血氣盛則脛毛美長、外踝肥。血多氣少則脛毛美短、外踝皮堅而厚。血少氣多則胻毛少、外踝皮薄而軟。血氣皆少則無毛、外踝瘦而無肉。

語訳

足の少陽経脈の上部は、血気が盛んであれば頬髯と顎鬚が繋がり美しく長い。多血少気であれば頬髯と顎鬚が繋がり美しいが短い。多気少血であれば顎鬚が少ない。血気とも少なければ頬鬚がなく、寒湿の邪を感受して痺症になりやすく骨痛して爪甲は枯れたようになる。足の少陽経脈の下部は、血気が盛んであれば下腿部の体毛が美しく長く外踝の肉付きが良い。多血少気であれば、下腿部の体毛は美しいが短く、外踝の皮膚が堅くて厚い。多気少血であれば下腿部の体毛は少なく、外踝の皮膚が薄くて柔らかい。血気とも少なければ、無毛で、外踝が痩せて肉がない。

足太陽之上、血氣盛則美眉、眉有毫毛。血多氣少則惡眉、面多小理。血少氣盛則面多肉、血氣和則美色。足太陽之下、血氣盛則跟肉滿、踵堅。氣少血多則瘦、跟空。血氣皆少則善轉筋、踵下痛。

語訳

足の太陽経脈の上部は、血気が盛んであれば、眉間に立派な長い眉毛が生える。多血少気であれば、眉毛は立派ではなく、顔面に小さな皺が多い。多気少血であれば顔面の肉が多く、血気が調和していれば顔色は美しい。足の太陽経脈の下部は、血気が盛んであれば、足跟部の肉が豊かで踵が堅い。多血少気であれば、足跟部の肉は痩せて踵は脆弱で柔らかい。血気とも少なければ、下腿の筋が痙攣しやすく足跟部が痛む。

手陽明之上、血氣盛則上髭美。血少氣多則髭惡、血氣皆少則無髭。手陽明之下、血氣盛則腋下毛美、手魚肉以温。氣血皆少則手瘦以寒。

手少陽之上、血氣盛則眉美以長、耳色美。血氣皆少則耳焦惡色。手少陽之下、血氣盛則手拳

多肉以温。血氣皆少則痩以寒。氣少血多則痩以多脉。

手太陽之上、血氣盛則多髯、面多肉以平。血氣皆少則面痩黒色。手太陽之下、血氣盛則掌肉充滿。血氣皆少則掌痩以寒。

黄赤者多熱氣、青白者少熱氣、黒色者多血少氣、美眉者太陽多血、通髯極鬚者少陽多血、美鬚者陽明多血。此其時然也。夫人之常數、太陽常多血少氣、少陽常多氣少血、陽明常多血多氣、厥陰常多氣少血、少陰常多血少氣、太陰常多血少氣、此天之常數也。

語訳

手の陽明経脈の上部は、血気が盛んであれば髭が美しい。多気少血であれば髭は美しくなく、血気ともに少なければ髭がない。手の陽明経脈の下部は、血気が盛んであれば腋下の毛が美しく手の親指球である魚際部が分厚く温かい。血気とも少なければ手の母指球である魚際部は痩せて冷たい。

手の少陽経脈の上部は、血気が盛んであれば、眉は美しく長く、眉と耳の間の色は美しい。血気とも少なければ、耳は憔悴し眉と耳の間の色は悪い。手の少陽経脈の下部は、血気が盛んであれば手背部の肉は豊満で温かい。血気とも少なければ、手背部の肉は痩せて冷たい。多血少気であれば、手背部の肉は痩せて絡脉が多く見られる。

手の太陽経脈の上部は、血気が盛んであれば、頬や顎の髭は多く、顔面の肉付きが良く扁平な顔立ちとなる。血気とも少なければ、顔は痩せて色が黒ずんで悪い。手の太陽経脈の下部は、血気が盛んであれば手掌部の肉は充実して豊かである。血気とも少なければ手掌部の肉は痩せて冷たい。

黄色や赤色は熱気が多く、青色や白色は熱気が少なく、黒色は多血で少気で、眉毛が美しいものは太陽脉の多血で、もみあげと髭が繋がっているものは少陽脉の多血で、鬚が美しいものは陽明脉の多血である。これがその時の状況である。人の気血の多少には一定の法則があり、太陽経脉は多血少気、少陽経脉は多気少血、陽明経脉は多血多気、厥陰経脉は多気少血、少陰経脉は多血少気、太陰経脉は多血少気、これは人体が天から授かった気血の多少の定数である。

語訳

曰「二十五人者、刺之有約乎？」曰「美眉者、足太陽之脉血氣多。惡眉者、血氣少。其肥而澤者、血氣有餘。肥而不澤者、氣有餘血不足。瘦而無澤者、血氣俱不足。審察其形氣有餘不足而調之、可以知順逆矣。」

曰「刺其陰陽奈何？」曰「按其寸口人迎、以調陰陽、切循其經絡之凝泣、結而不通者、此於身皆爲痛痺、甚則不行、故凝泣。凝泣者、致氣以温之、血和乃止。其結絡者、脉結血不行、決之乃行。」故曰「氣有餘於上者、導而下之。氣不足於上者、推而往之。其稽留不至者、因而迎之。必明於經隧、乃能持之。寒與熱争者、導而行之。其宛陳血不結者、即而取之。必先明知二十五人、別血氣之所在、左右上下、則刺約畢矣。」

問う「この二十五種類の人達への、鍼刺の要領はどうなっているのか?」

答える「美しい眉毛のものは足の太陽経脈の血気がともに多い。美しくない眉毛のものは、血気がともに少ない。肉付きがよく皮膚に艶や潤いがあるものは、血気が有り余っている。肉付きがよくても皮膚に艶や潤いがないものは、気は有り余っているが血が不足している。痩せて皮膚に艶や潤いがないものは、血気ともに不足している。診察においてはその身体を観察して形気の有余や不足を調べ、虚なら補い実は瀉す順証か難治や不治の逆証かを理解して治療に当たる。」

問う「陰陽の経脈に対してはどのように鍼刺するのか?」

答える「寸口〔三陰が行気する太陰脈部〕と人迎〔三陽が行気する陽明脈部〕を按じ、陰陽の盛衰を拍動により調べ、循按により経絡が凝渋、結滞して脈が不通となっていれば、そこは身体において全て痛痺となっており、甚だしければ脈が通じないので、凝泣である。凝泣したものは、鍼刺して行気することにより凝泣部位を温めて補い、気を至らせて血の疎通を図れば止む。絡脈で血気が結集して滞っているものは、絡脈血が運行していないので、刺して瀉血することで瘀血を除去し、絡脈血の運行を図る。したがって上部で気が滞り有り余っているものは、滞留する上部の気を下行させる。上部へ気が運行せず不足しているものは、鍼で経気を推して往かせる。経気が稽留して至らないものは、迎えて鍼刺するという。これは必ず経脈を明確にした上で、血気を行気させ調和を図る。寒熱が争い合っているものは、調和するように導く。気は滞っているが血が集結していないものは、即座に気滞を除去し調和を図る。必ず先に二十五種類の人の血気の所在を明確にし、上下左右や各部の特性を判断し、原則にのっとり鍼刺する。」

曰「或神動而氣先鍼行、或氣與鍼相逢、或鍼已出氣獨行、或數刺之乃知、或發鍼而氣逆、或數刺病益甚。凡此六者、各不同形、願聞其方。」曰「重陽之盛人、其神易動、其氣易往也。矯矯蒿蒿、一本作熇熇高高。言語善疾、舉足喜高、心肺之藏氣有餘、陽氣滑盛而揚、故神動而氣先行。此人頗有陰者也、多陽者多喜、多陰者多怒、數怒者易解、故曰頗有陰。其陰陽之離合難、故其神不能先行。陰陽和調者、血氣淖澤滑利、故鍼入而氣出、疾而相逢也。其陰多而陽少、陰氣沈而陽氣浮者、內藏、故鍼已出、氣乃隨其後、故獨行也。其多陰而少陽者、其氣沈而氣往難、故數刺之乃知。其氣逆與其數刺病益甚者、非陰陽之氣也、浮沈之勢也、此皆粗之所敗、工之所失、其形氣無過也。」

語訳

問う「あるものは鍼で気に先立って精神が動揺し、あるものは鍼と気が相応し、あるものは抜鍼しているのに脈気の感覚だけが残り、あるものは多くの鍼刺が必要な鈍感で、あるものは鍼刺で気逆し、あるものは何度鍼刺しても病状が悪化する。一般的にこの六種は、各々何故異なる形状が出るのか、これについて聞かせてくれないか?」

答える「重陽の人は、精神が動揺しやすく、脉気も往来しやすい。陽気が盛んで火柱の高い火炎のようで（一書には熇熇高高）、勢いよく早口で喋り、足を高く上げて歩き、心肺の臓気は有り余り、陽気は滑らかで盛んかつ大きく高揚しており、したがって脉気が先行して精神が動揺する。重陽で陽中に陰があるものは、陽気が多ければ多く喜び、陰気が多ければ多く怒り、怒りやすいものはすぐ冷め、したがって陽中に陰があるという。その陰陽は離合しがたく、精神は先行できない。陰陽の調和が取れたものは、血気が和やかで滑らかによく流れ、したがって刺入により病気を出しやすく病も治りやすい。陰気が多く陽気が少なく、陰気が沈み陽気が浮揚しやすいものは、沈む陰気が内在するので、したがって抜鍼後に陰気が鍼の後を随行し、その部位に脉気の感覚が残る。陰気が多く陽気が少ないものは、その気が沈み運行しがたいので、何度も鍼刺をしないとその感覚が現れない。気逆したり多刺により病状が甚大になるものは、陰陽の気によるものではなく、浮沈の勢力によるもので、これは皆粗雑な技術や、術者の過失によるもので、その形気が過ぎたのではない。」

鍼灸甲乙經　巻之二

第一上、十二経脉・絡脉と支別脉の走行（十二經脉絡脉支別第一上）

提要

本篇は経脉、絡脉、経別の循行経路、病候及び治療原則などに関する重要な論述したためにこの名が付いた篇である。上篇の主要内容は十二経脉及びその支脉循行と発病状況、手足の少陰・太陰・厥陰の脉気の絶及び五陰両絶的症状と予後、太陽・少陽・陽明の脉絶及び六陽両絶的症状と予後である。

雷公問曰「禁脈之言、凡刺之理、經脈爲始、願聞其道。」黄帝答曰「經脈者、所以決死生、處百病、調虛實、不可不通也。」

肺手太陰之脈、起於中焦、下絡大腸、還循胃口、上膈屬肺、從肺系横出腋下、下循臑內、行少陰、心主之前、下肘中、循臂內、上骨下廉、入寸口、上魚、循魚際、出大指之端。其支者、從腕後直出次指内廉、出其端。是動則病肺脹滿、膨膨然而喘咳、缺盆中痛、甚則交兩手而瞀、音務、又音茂。是謂臂厥。是主肺所生病者、咳上氣、喘喝煩心胸滿、臑音如。臂内前廉痛、厥、掌中熱。氣盛有餘則肩背痛、風寒、汗出中風、小便數而欠。氣虛則肩背痛、寒、少氣不足以息、溺色變。一云卒遺矢無度。爲此諸病、凡十二經之病、盛則寫之、虛則補之、熱則疾之、寒則留之、陷下則灸之、不盛不虛以經取之。盛者則寸口大三倍於人迎、虛者則寸口反小於人迎也。

語訳

雷公が問う「禁服篇には、一般的な鍼刺の理論は、経脈から始まると説かれているが、その道理について聞かせてくれるか?」

黄帝が答える「経脈は、いわゆる死生を決定し、各種病症が発生すると、虚実を調整するため精通しないわけにはいかない。」

手の太陰肺経の脉は、中焦より起こり、下行して大腸に絡まり、戻って胃口を循行し、横隔膜を上り、肺に入って属し、肺系の気管を経由して横に曲がって腋下に出、上腕内側を循行しながら下り、手の少陰心経と手の厥陰心包経の前を行き、肘の中を下って、前腕橈側を循行し、橈骨下縁から、寸口の橈骨動脈拍動部に入り、母指球に上がり、魚際部を循環して、第一指の端に出る。その支脈は、手首の後から出て第二指内側を進み、その端に出る。本経の是動病は、肺の脹満、喘息、咳嗽、缺盆疼痛、甚だしければ両手で胸部を押さえ目の前が暗くなる。これは臂厥《ひけつ》という。本経は肺の所生病を主治し、咳嗽で上気、喘息、心煩、胸悶、上肢部橈側前縁疼痛と厥冷〔四肢末端から冷え〕、手掌煩熱が現れる。気が有り余って盛んであれば肩背部の疼痛となり、風寒の邪を感受して発汗する、中風、頻尿となるがその都度の排尿の量は少なくなる。気虚になると肩背が冷えて痛み、呼吸が浅くて速くなり、尿の色が変化する（突然、大小便を失禁すると言う説もある）。この諸病は、一般的な十二経の病であり、実証には瀉法をし、虚症には補法をして、熱症なら速い刺法で、寒症ならしばらく留め置き、正気不足で脉が陥下していれば灸法を、実でもなく虚でもなければ経脉を取穴して治療する。実証であれば寸口脉は人迎脉の四倍の大きさで、虚証であれば寸口脉は人迎脉より小さい。

注・原文は「禁脈之言」だが、「禁脈」というのは『靈樞』にない。これは『靈樞・禁服』にある句なので、訳は『禁服』とした。『禁服』は脈の内容なので、『禁服』は『禁脈』の誤りと考えられる。

語訳

大腸手陽明之脈、起於大指次指之端外側、循指上廉出合谷兩骨之間、上入兩筋之中、循臂上廉、入肘外廉、上循臑外廉、上肩出髃音隅。骨之前廉、上出柱骨之會上、下入缺盆、絡肺下鬲屬大腸。其支者、從缺盆直上至頸、貫頰、入下齒中、還出俠口、交人中、左之右、右之左、上俠鼻孔。是動則病齒痛、頗腫。是主津所生病者、目黄口乾、鼽音求。衄喉痺、肩前臑痛、大指次指痛不用。氣盛有餘、則當脉所過者熱腫。虚則寒慄不復。爲此諸病、盛者則人迎大三倍於寸口、虚者則人迎反小於寸口也。

手の陽明大腸経の脉は、母指の次の指〔示指〕の端から起こり、示指の橈側縁に沿って合谷穴の両中手骨の間に出て、上がって長母指外転筋腱と短母指伸筋腱の中に入り、前腕橈側を巡って上がり、肘の外縁に入り、上腕の外側縁を上がりながら巡り、肩に上がって髃骨穴である肩峰端の前縁に出て、大椎に出て左右の脉が交り、下に向かって缺盆部に入り、肺に絡まり横隔膜を下がって大腸に属す。その支脉は、缺盆部で分かれ直上し頚に至り、頬を貫き、下歯の中に入り、戻って口を挟むように出て、左右の脉が人中穴で交わり、左は右に、右は左に行き、鼻孔を挟んで上がる。本経の是動病は、歯痛や頬の腫れが現れる。本経は津に生じる所生病で、目黄〔黄疸〕、口乾、鼻水、鼻血や咽喉痛、肩の前や腕の痛み、示指の疼痛や腱鞘炎が現れる。気が旺盛な実証では、本脉の走行上が発熱し腫脹する。虚証では寒さと震えが回復しない。これらの諸病は、実証であれば人迎脉は寸口脉の四倍の大きさで、虚証であれば人迎脉は寸口脉より小さい。

胃足陽明之脉、起於鼻、交頞中、傍約太陽之脉、下循鼻外、入上齒中、還出俠口環唇、下交承漿、却循頤後下廉、出大迎、循頬車、上耳前、過客主人、循髮際、至額顱。其支者、從大迎前、下人迎、循喉嚨、入缺盆、下鬲屬胃絡脾。其直者、從缺盆下乳内廉、下俠臍、入氣街中。其支者、起於胃口、下循腹裏、下至氣街中而合、以下髀關、抵伏兔、下入膝臏中、下循胻外廉、下足跗、入中指内間。其支者、下膝三寸而別、以下入中指外間。其支者、別跗上、入大指間出其端。是動則病、凄凄然振寒、善伸數欠、顏黑、病至則惡人與火、聞木音則惕然而驚、心欲動、獨閉戸塞牖而處、甚則欲上高而歌、棄衣而走、賁響腹脹、是爲臂一作骭厥。是主血所生病者、狂瘈、一作瘧。温淫汗出、鼽衄、口喎脣緊、頸腫喉痺、大腹水腫、膝臏腫痛、循膺乳、氣街、股、伏兔、胻外廉、足跗上皆痛、中指不用。氣盛則身以前皆熱、其有餘於胃則消穀善饑、溺色黄。氣不足則身以前皆寒慄、胃中寒則脹滿。爲此諸病、盛者則人迎大三倍於寸口、虚者人迎反小於寸口也。

語訳

足の陽明胃経の脈は、鼻より起こり、両目間にある鼻梁の低い部分で交わり、傍らの太陽脈に絡まり、下行して鼻の外側を巡って、上歯の中に入る。さらに口を挟んで出て唇を回り、下の承漿穴で左右の脈が交わり、戻って下顎の後下縁部を循行し、大迎穴に出て、頬車穴を循環して、耳前を上がり、客主人穴を通過し、髪際を循行して、前額正中部に至る。その支脈は、大迎穴の前から下へ向かい人迎穴を経て、咽喉を循行して、缺盆部に入り、横隔膜を下がって胃に属して脾臓に絡む。その直行する脈は、缺盆部から下行し乳の内縁を下行し、臍の両傍部を挟んで気街の中に入る。その支脈は、胃口から起こり、下行して腹の中を循行し、下行して鼠径部動脈拍動部の気街に至り胸腹部を直行する脈と会合して、髀関穴に下がり、伏兎穴に触れ、下がって膝蓋骨の中に入り、下腿外側を循行して下り、足背部を下行して、第三趾と第二趾との間に入る。その支脈は、膝下三寸から分かれ、第三趾の外側に入る。その支脈は、足背部で分かれ、第一趾の趾間に入りその端に出る。本経の是動病は、冷水を浴びたような冷感と寒さから震え、よく伸びをしてあくびが多く、顔色が黒い。発病時は人や火を嫌い、こだまを聞いても心臓がドキドキして怯え、心臓がドキドキしやすく、独りで扉や窓を閉めて閉じこもる。甚だ症状が重くなると高いところに登り、歌ったり、衣服を脱いで走りまわったり、腹がゴロゴロ鳴って高熱で意識がもうろうとする、腹部の脹満が現れたりする。これは骭厥である。本経は血の所生病を主治し、温熱が盛んで発汗する、鼻詰まりや流涕及び鼻出血、口歪斜、口唇に腫れ物、頚部の腫れ、咽喉痛、腹脹腹水、膝関節の腫脹や疼痛、前胸部・乳部・鼠径部と股部・大腿前部の伏兎穴・脛の外側・足背部の疼痛、足の第三趾の屈伸不能などが現れる。気が旺盛な実証は身体の前面が熱く、胃熱が盛んならば消穀善飢となり、尿は黄色となる。気が不足した虚証は身体の前面に冷感があり、胃中が冷えると脹満感がある。これらの諸病は、実証であれば人迎脈は寸口脈の四倍の大きさで、虚証であれば人迎脈は寸口脈より小さい。

脾足太陰之脉、起於大指之端、循指内側白肉際、過核骨後、上内踝前廉、上腨内、循胻骨後、交出厥陰之前、上循膝股内前廉、入腹屬脾絡胃、上鬲俠咽、連舌本、散舌下。其支者、復從胃別上鬲、注心中。是動則病、舌本强、食則嘔、胃脘痛、腹脹善噫、得後與氣則快然而衰、身體皆重。是主脾所生病者、舌本痛、體不能動揺、食不下、煩心、心下急、寒瘧、溏瘕音加。泄、水閉、黄疸、不能食、唇青、强立、股膝内腫痛厥、足大指不用。爲此諸病、盛者則寸口大三倍於人迎、虚者則寸口反小於人迎也。

語訳

足の太陰脾経の脉は、第一趾の端から起こり、第一趾内側で足底との際を循行して、第一趾の中足指節関節の後方を経過し、内踝の前縁を上行して、腓腹筋内側を上がり、脛骨の後ろを循行し、足の厥陰肝経と交わってその前に出て、膝と股部の内側前縁を循行して上がり、腹に入り脾に属し胃に連絡し、横隔膜を貫いて食道を挟みながら上がり、舌本に連絡して、舌下に散じる。その支脉は胃で分かれて横隔膜を貫いて上がり、心中に注ぐ。本経の是動病は、舌本の強ばり、食べると嘔吐、胃痛、腹部脹満でげっぷがよく出る、大便や放屁で腹部膨満感が緩解、全身に倦怠感や無力感などの症状が現れる。本経は脾の所生病で、舌根疼痛、身体をひねられない、飲食物通過困難、心中煩悶、心窩部の引き攣り、寒瘧《かんぎゃく》〔先寒後熱、寒多熱少、あるいは寒けだけで発熱なし〕、未消化便、下痢、小便不通、黄疸、食べられない、唇が青い、無理に立つと股部や膝部内側の腫脹疼痛、冷え、第一趾が動かないなどの症状が現れる。これらの諸病は、実証であれば寸口脉は人迎脉の四倍の大きさで、虚証であれば寸口脉は人迎脉より小さい。

心少陰之脉、起於心中、出屬心系、下鬲絡小腸。其支者、從心系上俠咽、繫目系。一本作循胸出腸。**其直者、復從心系却上肺、上出腋下、下循臑内後廉、循太陰、心主之後、下肘中内廉、循臂内後廉、抵掌後兌骨之端、入掌内後廉、循小指内出其端。是動則病、嗌乾、心痛、渴而欲飲、是爲臂厥。是主心所生病者、目黄、脇滿痛、臑臂内後廉痛厥、掌中熱痛。爲此諸病、盛者則寸口大再倍於人迎。虚者則寸口反小於人迎也。**

語訳

手の少陰心経の脉は、心中から起こり、心系から出てこれに属し、横隔膜を貫いて下がり小腸に連絡する。その支脉は、心系より食道を挟んで上り、視神経の目系と繋がる。その直行する脉は、再び心系から戻って肺に上り、上がって腋下に出て、下がって上腕の内側後縁を循行し、手の太陰経と手の厥陰経の後ろを走り、下がって肘内側に入り、前腕尺側後縁を循行して、手掌後の腕豆状骨部に達して手掌尺側後縁に入り、第五指尺側を循行しながらその末端に出る。本経の是動病は、咽喉のイガイガ、心痛、口が渇き水分を欲しがる。これは臂厥《ひけつ》である。本経は心の所生病を主治し、目が黄色、脇の苦満痛、上肢の内側後縁の痛みと冷え、掌中の熱痛が現れる。これらの諸病は、実証であれば寸口脉は人迎脉の三倍の大きさで、虚証であれば寸口脉は人迎脉より小さい。

小腸手太陽之脉、起於小指之端、循手外側、上腕出踝中、直上循臂骨下廉、出肘内側兩骨之間、上循臑外後廉、出肩解、繞肩胛、交肩上、入缺盆、向腋下絡心、循咽下鬲、抵胃屬小腸。其支者、從缺盆循頸上頬、至目鋭眥、却入耳中。其支者、別頬上䪼、音拙。抵鼻至目内眥、斜絡於顴。是動則病、嗌痛頷腫、不可以顧、肩似拔、臑似折。是主液所生病者、耳聾、目黄、頬腫、頸頷肩臑肘臂外後廉痛。爲此諸病、盛者則人迎大再倍於寸口。虛者則人迎反小於寸口也。

語訳

手の太陽小腸経の脉は、第五指の端から起こり、手の外側を循環して、手首に上がって尺骨茎状突起へ出て、尺骨下縁を循行しながら直上し、肘内側の上腕骨内側上顆と肘頭の間に出て、上腕の外側後縁を循行しながら上り、肩関節部に出て、肩甲骨を巡り、肩上の大椎で左右の脉が交わり、缺盆部から入って、腋下へ向かい心臓に連絡し、食道を循行して横隔膜を下がり、胃に至って小腸に属す。その支脉は、缺盆部から頚部を循行して頬に上がり、外眼角に至り、後ろに退くように耳中に入る。それからの支脉は、頬から別れ出て頬骨に上行し、鼻に抵触しながら内眼角に至り、斜走しながら頬に絡まる。本経の是動病は、咽喉疼痛や顎部の腫れ、頚の回旋不能、肩が抜けるような疼痛、上腕が折れるような疼痛が現れる。本経は液の所生病で、難聴や目が黄色、頬の腫れ、頚、顎、肩、上腕、肘、前腕などの外側後縁部の疼痛が現れる。これらの諸病は、旺盛で実証であれば人迎脉は寸口脉の三倍の大きさで、虚証であれば人迎脉は寸口脉より小さい。

膀胱足太陽之脉、起於目内眥、上額交巓上。其支者、従巓至耳上角。其直者、従巓入絡脳、還出別下項、循肩髆内、挾脊抵腰中、入循膂、絡腎屬膀胱。其支者、従腰中、下會於後陰、貫臀入膕中。其支者、従髆内左右別下貫胂、一作髖。**挾脊内、過髀樞、循髀外後廉、下合膕中、以下貫踹**足跟也**内、出外踝之後、循京骨至小指外側。是動則病、腫頭痛、目似脱、項似拔、脊腰似折、髀不可以曲、膕如結、踹如裂、是謂踝厥。是主筋所生病者、痔、瘧、狂顛疾、頭顖**音信。項頸間痛、目黄涙出、鼽衄、項背腰尻膕踹脚皆痛、小指不用。爲此諸病、盛者則人迎大再倍於寸口。虚者則人迎反小於寸口也。

語訳

足の太陽膀胱経の脈は、目の内眥から起こり、額を上がって頭頂で左右の脈が交会する。その支脈は、頭頂から耳上角に至る。その直行する脈は、頭頂から脳に入って連絡し、さらに出て別れ項部を下行し、肩甲骨内側を循環して、脊柱両傍部を挟みながら下がり腰中に至り、脊柱に入って循行し、腎臓に連絡して膀胱に属す。それからの支脈は、腰中から出て下がって肛門部で会合し、臀部を貫き膝窩の中に入る。その支脈は、肩甲骨内側で左右に分かれて下行し脊柱起立筋を貫き、脊柱を内に挟んで、股関節を経過し、大腿骨外側後縁を循環して、膝窩で腰中から出た支脈と合流し、下行して腓腹筋を貫き、外踝の後方から出て、京骨穴を循行して第五趾外側に至る。本経の是動病は、腫れぼったい頭痛、目が脱出するような痛み、後頸部が引き抜かれるような痛み、脊椎や腰が折れるような痛み、股関節の回旋不能、膝窩部にしこりがある、ふくらはぎの裂けるような痛みが現れる。これらは踝厥《かけつ》という。本経は筋を主治する所生病で、痔とマラリア、躁鬱病《そううつびょう》、頭頂部や項部から頸部間での疼痛、目が黄色で涙が流れ、鼻水や鼻血、項・背・腰・尻・膝窩・ふくらはぎ・足などの疼痛、第五趾の運動不能が現れる。これらの諸病は、実証であれば人迎脈は寸口脈の三倍の大きさで、虚証であれば人迎脈は寸口脈より小さい。

腎足少陰之脉、起於小指之下、斜趣足心、出然谷之下、循内踝之後、別入跟中、以上踹内、出膕中内廉、上股内後廉、貫脊、屬腎絡膀胱。其直者、從腎上貫肝膈、入肺中、循喉嚨、俠舌本。一本云「從横骨中挾臍循腹裏、上行而入肺。」其支者、從肺出絡心、注胸中。是動則病、饑不欲食、面黒如炭色、咳唾則有血、喝喝而喘、一作喉鳴。坐而欲起、目䀮䀮無所見、心如懸若饑狀、是爲骨厥。是主腎所生病者、口熱舌乾、喉腫上氣、嗌乾及痛、煩心心痛、黄疸腸澼、脊股内後廉痛、痿厥、嗜臥、足下熱而痛。灸則强食生肉、緩帶被髪、大杖重履而歩。爲此諸病、盛者則寸口大再倍於人迎。虚者則寸口反小於人迎也。

語訳

足の少陰腎経の脉は、第五趾の下から起こり、斜めに足心に向かって走り、然谷の下に出て、内踝の後方を循行し、分かれて足跟中〔踵骨〕に入り、下腿の内側を上行し、膝窩の中から膝内側縁に出て、股部内側後縁を上がって、脊柱を貫き、腎に属して膀胱に連絡する。その直行する脉は、腎から上がり横隔膜と肝を貫いて肺中に入り、気管を循行して、舌本を挟む。その支脉は、肺から出て心に連絡し、胸中に注ぐ。本経の是動病は、空腹なのに食欲がない、面色が炭のように黒い、咳嗽の痰唾に血が混じる、カッカッと喘鳴、座って起立しようとすると眼前がぼんやりして見えなくなるなどの症状が現れ、心が飢餓の状態に似てぶら下がったようである。これらは骨厥《こっけつ》である。本経が主治する腎の所生病は、口中が熱く舌が乾く、咽喉が腫れて気逆し、咽喉が痛み咽喉《のど》のイガイガや腫れて咳が出る、煩心や心痛、黄疸による下痢、脊柱や股部内側後縁の疼痛、足の萎縮や冷え、横になりたがる、足の裏に熱感と疼痛などの症状が現れる。灸をして無理に生肉を食べさせ、帯を緩めて髪を垂らし、大きな杖をつかせ、重い磁石の入った履物を履かせてゆっくり歩かせる。これらの諸病は、実証であれば寸口脈は人迎脈の三倍の大きさで、虚証であれば寸口脈は人迎脈より小さい。

心主手厥陰之脉、起於胸中、出屬心包絡、下鬲歴絡三焦。其支者、循胸中脇、下腋三寸、上抵腋、下循臑内、行太陰少陰之間、入肘中、下循臂、行兩筋之間、循中指出其端。其支者、別掌中、循小指次指出其端。是動則病、手心熱、臂肘攣急、腋腫、甚則胸脇支滿、心中憺憺大動、面赤目黄、喜笑不休。是主脉一作心包絡。**所生病者、煩心、心痛、掌中熱。爲此諸病、盛者則寸口大一倍於人迎。虚者則人迎反大寸口反小於人迎也。**

語訳

手の厥陰心包経の脉は、胸中から起こり、心包絡に出て属し、横隔膜を下行しながら三焦に次々と連絡する。その支脈は、胸を巡って脇へあたり、腋下三寸から、上がって腋窩に至り、下行して上腕内側部を循行し、手の太陰経と少陰経の間を行き、肘の中に入って、下行して前腕を循行し、長掌筋と総指屈筋の間を走行して、中指を循行してその端に出る。その支脈は、掌中で分かれて、小指の次の指〔薬指〕を循行しその端に出る。本経の是動病は、手掌煩熱、前腕部と肘部の拘縮や痙攣、腋窩腫脹、甚だしければ胸脇苦満し、心中がドキドキと動き、顔面が赤色で目が黄色となり、笑いが止まらない。本経は脈の主治する所生病で、煩心と心痛、掌中煩熱が現れる。これらの諸病は、実証であれば寸口脈は人迎脈の二倍の大きさで、虚証であれば人迎脈がかえって大きく、寸口脈は人迎脈より小さい。

三焦手少陽之脉、起於小指次指之端、上出兩指之間、循手表腕、出臂外兩骨之間、上貫肘、循臑外、上肩而交出足少陽之後、入缺盆、布膻中、散絡心包、下鬲、偏屬三焦。其支者、從膻中、上出缺盆、上項俠耳後、直上出耳上角、以屈下額一作頰至䪼。其支者、從耳後入耳中、出走耳前、過客主人前、交頰、至目兑眥。是動則病、耳聾渾渾焞焞、嗌腫喉痺。是主氣所生病者、汗出、目兑眥痛、頰、耳後肩臑肘臂外皆痛、小指次指不爲用。爲此諸病、盛者則人迎大一倍於寸口。虛者則人迎反小於寸口也。

語訳

手の少陽三焦経の脈は薬指の端から起こり、薬指と小指の間を上がり出て、手背部を循行し、前腕背側の橈骨と尺骨間に出て、上行して肘尖を貫き、上腕外側を循行して、肩部に上がり、足の少陽経と交叉してその後面に出て、缺盆穴に入って、膻中に分布し、心包に散じながら連絡し、横隔膜を下って、上焦、中焦、下焦に順次に属す。その支脈は、膻中から上行して、缺盆部に出て、後頚部を上行して耳の後ろを挟み、真っ直ぐ上がり耳上角に出て、屈曲して額を下り眼窩下部に至る。その支脈は、耳の後から耳中に入り、耳の前に出て走行し、客主人穴の前を通過して、頬部で前述した支脈と交わって、外眼角に至る。本経の是動病は、難聴及び耳鳴、咽喉の腫脹や疼痛が現れる。本経は気の所生病を主治し、汗出、外眼角部の疼痛、頬、耳の後方・肩・上腕・肘・前腕外側部の疼痛、薬指の機能不全が現れる。これらの諸病は、実証であれば人迎脉は寸口脉の二倍の大きさで、虚証であれば人迎脉は寸口脉より小さい。

膽足少陽之脉、起於目兑眥、上抵頭角、下耳後、循頸、行手少陽之前、至肩上、却交出手少陽之後、入缺盆。其支者、從耳後入耳中、出走耳前、至目兑眥後。其支者、別兑眥、下大迎、合手少陽抵、於䪼下一本云「別兑眥、上迎手少陽於頞。」加頰車、下頸合缺盆、以下胸中、貫膈、絡肝屬膽、循脇裏、出氣街、繞毛際、横入髀厭中。其直者、從缺盆下腋、循胸中、過季脇、下合髀厭中、以下循髀陽、出膝外廉、下外輔骨之前、直下抵絶骨之端、下出外踝之前、循足跗上、入小指次指之端。其支者、別跗上、入大指之間、循大指岐骨内出其端、還貫入爪甲、出三毛。是動則病、口苦、善太息、心脇痛、不能反側、甚則面微塵、體無膏澤、足外反熱、是爲陽厥。是主骨所生病者、頭面頷痛、目兑眥痛、缺盆中腫痛、腋下腫痛、馬刀挾癭、汗出振寒、瘧、胸中脇肋、髀膝外至胻、絶骨外踝前及諸節皆痛、小指次指不用。爲此諸病、盛者則人迎大一倍於寸口、虚者則人迎反小於寸口也。

語訳

足の少陽胆経の脉は、外眼角から起こり、上がって額角に至り、下がって耳後から頚を循行し、手の少陽三焦経の前を行き、肩上に至り、手の少陽経と交叉してその後ろに出て、缺盆穴に入る。その支脉は、耳後から耳中に入り、耳前に出て走り、外眼角の後に至る。その支脉は、外眼角で分かれて、下がって大迎穴から、眼窩下部で手の少陽三焦経と会合し、頬車穴から、頚部を下行して缺盆穴で本経と合流し、胸中を下って、横隔膜を貫き、肝に絡まり胆に属して、脇の裏を循行して、鼠径部の大腿動脈拍動部の気街に出て、陰毛の際を巡り、横行して股関節中の環跳に入る。その直行する支脉は、そのまま缺盆穴を下がって腋下から胸中を循行し、季肋部を通過し、下へ向かって環跳に入って合流し、下がりながら大腿外側部を循行し、膝外側部に出て、腓骨の前を下がって、絶骨の端に真っ直ぐに下がり、外踝の前に出て、足背を循行して、第四趾に入りその端に出る。その支脉は、足背部から分かれ、第一趾の間に入り、第一趾が分岐する趾骨内側を循行しその端に出て、戻って爪甲に貫き入り、趾背の毫毛が生えた三毛部に出る。本経の是動病は、口の苦味、多く溜息をつく、心窩部や胸脇部の疼痛、寝返り不能、甚だしければ顔面に細かい埃がかかったような色、身体に艶や潤いがなく、足の外側に熱感が現れる。これは陽厥《ようけつ》という。本経は骨の所生病を主治し、頭顔、顎部の疼痛、外眼角部の疼痛、缺盆部の腫痛、腋窩部の腫痛、腋窩部や頚部の結核性リンパ腫、汗が出て振寒する、マラリア症状、胸中や胸脇部、大腿や膝から下腿の外側部、絶骨や外踝前部及び諸関節部の疼痛、第四趾の屈伸不能が現れる。これらの諸病は、実証であれば人迎脉は寸口脉の二倍の大きさで、虚証であれば人迎脉は寸口脉より小さい。

肝足厥陰之脉、起於大指叢毛之際、上循足跗上廉、去内踝一寸、上踝八寸、交出太陰之後、上膕内廉、循股陰入毛中、環陰器、抵少腹、俠胃屬肝絡膽。上貫膈、布脇肋、循喉嚨之後、上入頏顙、連目系、上出額、與督脉會於巓。一云「其支者、從小腹與太陰、少陽結於腰髁、夾脊下第三第四骨孔中」。其支者、從目系下頰裏、環唇内。其支者、復從肝別貫膈、上注肺中。是動則病、腰痛不可以俛仰、丈夫㿗疝、婦人少腹腫、甚則嗌乾、面塵脱色。是主肝所生病者、胸滿嘔逆、洞泄狐疝、遺精癃閉。爲此諸病、盛者則寸口大一倍於人迎。虚者則寸口反小於人迎也。

語訳

足の厥陰肝経の脉は、第一趾の毫毛の際から起こり、足背の上縁を循行して上がり、内踝を去ること一寸に至り、内踝の上八寸で、足の太陰経と交叉してその後に出て、膝窩の内縁を上走し、大腿内側を循行して陰毛の中に入り、陰器の周りを循環し、少腹に至り、胃の傍を挟んで肝に属し胆に連絡する。横隔膜を貫き上行し、脇肋部に分布して、気管を循行した後、上がって鼻喉部に入り、目系（眼球後部で視神経部のヒモ）に繋がり、額部に出て上行し、頭頂部で督脉と交会する。その支脈は、目系から頬の裏に下りて、口唇内を周る。その支脈は、再び肝から分かれ出て横隔膜を通過し、上がって肺中に注がれる。本経の是動病は、腰痛で反り返ったり前屈ができない、男性の脱腸、婦人の下腹部腫脹、甚だしければ咽喉がイガイガする、顔面に埃が付いたように黒くなるなどの症状が現れる。本経は肝の所生病を主治し、胸部脹満、嘔吐、消化不良性の下痢、疝気、遺精や尿閉が現れる。これらの諸病は、実証であれば寸口脈は人迎脈の二倍の大きさで、虚証であれば寸口脈は人迎脈より小さい。

足少陰氣絶、則骨枯。少陰者、冬脉也、伏行而濡骨髓者也。故骨不濡、一作軟。則肉不能著骨也。骨肉不相親、則肉濡而却。肉濡而却、故齒長而垢、髮無潤澤、無潤澤者、骨先死。戊篤己死、土勝水也。

手少陰氣絶、則脉不通、脉不通則血不流、血不流則髮色不澤、故面色如黧一作漆柴。者、血先死。壬篤癸死、水勝火也。『靈樞』云「少陰終者、面黑齒長而垢、腹脹、閉上下不通而終矣。」

足太陰氣絶、則脉不營其口唇、口唇者、肌肉之本也。脉弗營、則肌肉濡、肌肉濡、則人中滿一作舌痿、人中滿則唇反、唇反者肉先死。甲篤乙死、木勝土也。

手太陰氣絶、則皮毛焦。太陰者、行氣溫於皮毛者也。氣弗營則皮毛焦、皮毛焦則津液去、津液去則皮節著、皮節著則皮枯毛折。毛折者、毛先死。丙篤丁死、火勝金也。『九卷』云「腹脹閉不得息、善噫、善嘔、嘔則逆、逆則面赤、不逆上下不通、上下不通則面黑皮毛焦而終矣。」

足厥陰氣絶、則筋縮。厥陰者、肝脉也、肝者筋之合也。筋者聚於陰器而脉絡於舌本。故脉弗營則筋縮急、筋縮急則引卵與舌、故唇青、舌卷、卵縮則筋先死。庚篤辛死、金勝木也。『九卷』

云「中熱嗌乾、喜溺煩心、甚則舌巻卵上縮而終矣。」

五陰俱絶、則目系轉、轉則目運、運爲志先死、故志先死則遠一日半而死矣。

語訳

足の少陰経の脉気が絶えれば、骨が枯れたように軟弱無力になる。少陰経脉は、冬脉であり、深部の骨髄を循行して潤している。故に骨に潤いがなければ、肉が骨に付着しない。骨肉がなじまねば、肉は軟らかくなって萎縮する。肉が軟らかくなって萎縮すれば、歯茎が痩せて歯が長くなり歯垢が溜まり、髪は潤いや光沢がなくなる。髪に潤いや光沢がなくなったものは、骨から先に死ぬ。戊日に重篤となり己日に死ぬが、土剋水により腎が剋されるためである。

手の少陰経の脉気が絶えれば、脉道が不通となる。脉道が通じなくなれば血流も不通となり、血液が流れなければ髪の光沢がなくなり、故に顔色が黒くなる。顔色が黒い者は、血から先に死ぬ。壬日に重篤となり癸日に死ぬが、水剋火により心が剋されるためである。『靈樞』は、「少陰経の脉気が衰竭するものは、面色が黒く歯茎部が萎縮し歯が長くなって歯垢が溜まり、腹部脹満で閉塞して、食べられず排泄できずの上下不通となって死亡する」としている。

足の太陰経の脉気が絶えれば、脉が口唇を栄養できなくなるが、口唇とは、栄養を摂取し肌肉を作る根本である。脉気により栄養されなければ肌肉が軟弱となり、肌肉が軟弱になれば人中部が腫満し、口唇が反り返る。口唇が反り返る者は、肌肉から先に死ぬ。甲日に重篤となり乙日に死ぬが、木剋土により脾が剋されるためである。

手の太陰経の脈気が絶えれば、皮毛が憔悴する。太陰経脈は、気が行って皮毛を温める。脈気が栄養しなければ皮毛は憔悴し、皮毛が憔悴すれば津液は消え、津液が消えれば皮毛は憔枯し、肌表面がカサカサする。肌表面がカサカサすれば皮膚や肌肉が損傷し、脱毛や毛が折れる。毛が折れれば、毛から先に死ぬ。丙日に重篤となり丁日に死ぬが、これは火剋金により肺が剋されるためである。『九巻』は、「腹脹で大腸が閉塞し排便不能、呼吸困難、常時げっぷと嘔吐、嘔吐すると気が上逆し、上逆すれば顔面発赤となる。上逆しなければ食べられず大小便も出なくなり、大小便が出ず食べられなくなると顔色は黒く皮毛は憔枯して死亡する」としている。

足の厥陰経の脈気が絶えれば、筋が収縮する。厥陰経脈は、肝脈であり、肝は筋の合である。経筋は陰器に集結し経脈は舌本に絡む。故に脉が栄養しなければ経筋は拘急攣縮し、経筋が収縮すれば睾丸と舌本は牽引される。故に口唇は青くなり、舌が巻いて、陰嚢が収縮し、経筋から先に死ぬ。庚日に重篤となり辛日に死亡するが、金剋木により肝が剋されるためである。『九巻』は『胸中煩熱で咽が乾く、頻尿や心煩などがあり、症状が甚だしければ舌巻と睾丸上縮となり死亡する』としている。

五臓の陰気が絶えれば、目系が転動し、転とはすなわち目が暗くなり、目が暗くなれば五臓の五志から先に死ぬ。故に五志から先に死ねば、一日半で死亡する。

注・原文は「足厥陰気絶、即筋弛」だが、後の文と矛盾するので弛を縮に改めた。


太陽脉絶、其終也、戴眼反折、瘈瘲、其色白、絶汗乃出則終矣。

少陽脉絶、其終也、耳聾、百節盡縱、目橐一作睘一本無此字。系絶、系絶一半日死。其死也、目白乃死。一作色青白。

陽明脉絶、其絶也、口目動作、善驚妄言、色黄、其上下經盛而不行一作不仁。則終矣。

六陽倶絶、則陰陽相離、陰陽相離則腠理發泄、絶汗乃出、大如貫珠、轉出不流則氣先死矣。故旦占夕死、夕占旦死、此十二經之敗也。

語訳

太陽経の脈気が絶えれば、その臨終は、目睛が動かず仰視となり、腰部や脊椎が反張し、筋が痙攣収縮し、面色が白くなり、汗が出尽くし、汗が絶えれば死亡する。

少陽経の脈気が絶えれば、その臨終は、甚だしい難聴、体中の関節の緩み、両目は驚いたように直視する。これは目系が絶えたもので、目系が絶えれば一日半で死亡する。目が白くなって死亡する。

陽明経の脈気が絶えれば、その臨終は、口眼歪斜、驚きやすく意味不明なことを喋り、面色が黄色くなり、上下の陽明経脈が盛んでも脈が運行せず（一書には感覚がないとある）死亡する。

六陽の脈気が共に絶えれば、陰陽は相互に離れ、陰陽が離れると腠理が開き、連珠のような大汗が出て止まず、脈気は流れなくなり気が先に死ぬ。この状態が早朝に起これば夕方に死亡し、夕方に起これば朝に死亡する。これは十二経脈が敗れたのである。

第一下、十二経脈・絡脈と支別脈の走行（十二經脈絡脈支別第一下）

提要

本篇の主要内容は足の太陰脈、足の陽明脈、足の少陰脈が常に動き不休である道理、経脈と絡脈の区別、十五絡脈の循行と穴名、発病の状況と診断法及びそれへの刺法、十二経脈に分かれて属す皮部の絡脈の色診法、皮部絡脈から侵入して臟腑に至る外邪の伝播規律と発病機転及びその症状と色診並びに十二経別の循行の状況などである。

黄帝問曰「經脈十二、而手太陰之脈獨動不休何也？」

岐伯對曰「足陽明胃脈也。胃者、五藏六府之海。其清氣上注於肺、肺氣從太陰而行之。其行也、以息往來、故人一呼脈再動、一吸脈亦再動、呼吸不已、故動而不止。」

語訳

黄帝が問う「十二経脈で、手の太陰経脈だけは休まず動いているが何故か？」
岐伯が答える「足の陽明経は、胃脈である。胃は五臓六腑を栄養する根源で、その精気は上がって肺に注ぎ、肺気は手の太陰経脈から全身を循行する。その運行は呼吸によって往来する。故に人は一呼で脈二拍、一吸で脈二拍しており、呼吸は休まないので脈動も止まらないのである。」

曰「氣口何以獨爲五藏主？」

曰「胃者、水穀之海、六府之大源也。五味入於口、藏於胃、以養五藏氣。氣口亦太陰也、是以五藏六府之氣味、皆出於胃、變見於氣口。故五氣入於鼻、藏於心肺。肺有病、而鼻爲之不利也」『九巻』言其動、『素問』論其氣、此言其爲五藏之所主、相發明也。

語訳

問う「気口の脈だけで、どうして五臓の変化が分かるのか？」
答える「胃は水穀の海で、五臓六腑の栄養の根源である。飲食の五味は口から胃に入り、五臓の気を栄養しており、気口は手の太陰経脈の走行するところである。これら五臓六腑の気味は、全て胃に出るので、気口に変化が現れる。故に自然界の風、寒、暑、湿、燥の五気は人の鼻から入り、心肺に貯蔵されるので、肺に病があれば鼻が塞がる」（『九巻』は脉動をいい、『素問』は脉気を論じており、ここでは五臓の支配を言っている。互いに明らかにしている）。

曰「氣之過於寸口也。上出焉息、下出焉伏、何道從還、不知其極也。」

曰「氣之離於藏也、卒然如弓弩之發、如水岸之下、上於魚以反衰、其餘氣衰散以逆上、故其行微也。」

語訳

問う「気が寸口を通過する時、上に出れば呼吸で、下に出れば伏して脉となるが、どのような経路で還ってくるのか、その終わりについて分からないので説明してくれないか？」

答える「脉気が五臓を離れる時は、弓の弦から放たれた矢のように速く流れ、堤防を決壊させる鉄砲水のように迅速で激しく盛んであるが、脉気は上行し魚際に達する頃には衰え、その余った気の衰散によって遡上するので、故にその運行は微弱となる。」

曰「足陽明、因何而動？」

曰「胃氣上注於肺。其悍氣上衝頭者、循喉上走空竅、循眼系入絡腦、出顉下客主人、循牙車合陽明、并下人迎、此胃氣走於陽明者也。故陰陽上下其動也若一。故陽病而陽脉小者爲逆、陰病而陰脉大者爲逆、陰陽倶盛與其倶動、若引繩相傾者病。」

語訳

問う「足の陽明脉はどのようにして動くのか?」
答える「胃の清気は上がって肺に注がれる。その清気が頭まで突き上がるものは、咽喉を循行し七竅に上がって走り、目系を巡って脳に行って連絡し、顎部から出て客主人穴を下がり、頬車穴を循行し足の陽明胃経と合流して、二脉一緒になって人迎穴に下がる。これは胃気が陽明に走ったものである。故に寸口と人迎で陰陽上下の脉動は一致している。故に陽病で陽脉が小さいものや、陰病で陰脉が大きいものは逆証である。陰陽ともに盛んだったり、ともに動き、綱を引くように偏りがある脉は病である。」

曰「足少陰、因何而動?」
曰「衝脉者、十二經脉之海也、與少陰之絡、起於腎下、出於氣街、循陰股内廉、斜入膕中、循胻骨内廉、並少陰之經、下入内踝之後、足下。其別者、斜入踝内、出屬跗上、入大指之間、以注諸絡以温足跗、此脉之常動者也。」

語訳

問う「足の少陰脉は、どのようにして動くのか?」

答える「衝脉は、十二経脉の海であり、足の少陰の大絡と同じく腎の下から起こり、気街に出て、大腿内側を循行して、斜めに走って膝窩の中に入り、下腿骨内側を循行し、足の少陰経と並行して、下って内踝の後ろに入り、足下に入る。それから別れた脉は、斜めに内踝に入って、足背から出てこれに属し、第一趾の間に進入し、諸絡脉に注いで足を温め栄養する。この足の少陰腎経脉は常に動いている。」

曰「衛氣之行也、上下相貫、如環無端。今有卒遇邪氣、及逢大寒、手足懈惰、不隨其脉陰陽之道、相腧之會、行相失也、氣何由還?」

曰「夫四末、陰陽之會、此氣之大絡也。四衝者、氣之經也。經、一作徑。**故絡絶則經通、四末解則氣從合、相輸如環。」**

黄帝曰「善。此所謂如環無端、莫知其紀、終而復始、此之謂也。」

語訳

問う「衛気の運行は、上半身と下半身を貫き、環のように循環して終わりがない。突然邪気に遭遇して、大寒の気に犯されると、手足がだるくなり、その脉気は陰陽経脉の道を運行できず、腧穴の会合が流れなくなる。このように経脉が不通となった場合は、どのように衛気は循環するのか？」

答える「四肢末端は、陰陽の経脉が接合するところで、気の大絡である。四衝とは、体の頭・胸・腹・脛における気の道である。故に手足で絡脉の運行が途絶えれば四衝経路が開き、気血が四肢末端まで送られる。そして邪気が除去された後に脉気は会合し、輸注して環のように循環する。」

黄帝が言う「よく分かった。ここでいう環のように循環して終わりがないというのは、終わりは分からないが、終わればまた始まるということなのだな。」

十二經脉伏行於分肉之間、深而不見、其常見者、足太陰脉過於内踝之上、無所隱、故諸脉之浮而常見者、皆絡脉也。六經絡、手陽明、少陽之大絡、起五指間、上合肘中。飲酒者、衛氣先行皮膚、先充絡脉、絡脉先盛、則衛氣以平、營氣乃滿、而經脉大盛也。脉之卒然動者、皆邪氣居之、留於本末、不動則熱、不堅則陷且空、不與衆同。是以知其何脉之動也。

語訳

十二経脉は分肉の間を潜伏しながら運行するので、深くて体表から見ることができない。それを見ることができるのは、足の太陰経脉が内踝の上を過ぎる部分であり、そこは隠す肉のない故に表面に浮いて見える諸脉は、全て絡脉である。手の六経絡脉で、手の陽明と手の少陽の大絡は五指の間から起こり、上って肘窩の中で合流する。飲酒すると、水穀の悍気《かんき》である衛気は先に皮膚に行き、絡脉に満ちて盛んにし、衛気が落ち着くと、次いで営気が満ちて、経脉は盛大となる。突然に経脉が異常に拍動するものは、全て邪気が経脉にある。邪気が脉中に留まって動かなければ熱が発生する。脉に堅さがなく陥下して空虚であれば、通常ではない脉状である。これはどの経脉に異常があるのかを判断することができる。

注・「足太陰脉過於内踝之上」は「外踝之上」だったが、『太素』に基づいて「外踝」を「内踝」に改めた。

雷公問曰「何以知經脉之與絡脉異也？」

黄帝答曰「經脉者、常不可見也、其虛實也、以氣口知之。脉之見者、皆絡脉也。諸絡脉皆不能經大節之間、必行絶道而出入、復合於皮中、其會皆見於外。故諸刺絡脉者、必刺其結上甚血者、雖無血結急取之、以寫其邪而出、其血留之發爲痺也。」

凡診絡脉、脉色青則寒且痛、赤則有熱。胃中有寒則手魚際之絡多青、胃中有熱則魚際之絡赤、其魚黑者久留痺也。其有赤有青有黑者、寒熱也。其青而小短者、少氣也。凡刺寒熱者、皆多血絡、必間日而取之、血盡乃止、調其虛實。其小而短者少氣、甚者寫之則悶、悶甚則仆不能言、悶則急坐之也。

語訳

雷公が問う「経脈と絡脈が異なっているのをどのように知るのか？」

黄帝が答える「経脈は一般に見ることができず、その虚実は、気口の脈診で確認する。表面から見える脈は、みな絡脈である。絡脈は全て四肢の大関節を通過できず、必ず経脈の行かない部位へ出入りし、皮中を走行して再び合流する。その交わる部分はみな外から見える。故に諸絡脈を刺すとは、必ず甚だしく血が集結したところを刺す。もしあまり血が集まっていなくてもすぐに取って刺し邪を瀉去する。もしその血を溜めたままであれば、痺の疾患を発症する。」

一般に絡脈の診察においては、絡脈が青色であれば寒による痛みで、赤色であれば熱による。胃に寒があれば魚際の絡脈に青色が多くなり、胃に熱があれば魚際の絡脈は赤くなり、その魚際の絡脈が黒色であれば、邪が長く留まった痺病である。その絡脈が赤くなったり青くなったり黒くなったりするものは、寒熱が錯雑している病変である。青くて短小は少気となっている。一般的に寒熱の刺絡とは、全血絡が多く、必ず隔日に一回刺し、邪血が尽きたら終え、虚実を調節する。その絡脈が小さく短いものは正気不足であり、そのひどい者に瀉法をすれば悶絶し、悶絶が甚だしければ倒れて人事不省となり喋れなくなるので、悶絶には病人を扶助して座らせ応急的な気付け処置を施し神気を回復させる。

注・「其魚黒者」の原文は「其暴黒者」だが、『太素』に基づいて改めた。

手太陰之別、名曰列缺、起於腕上分間、並太陰之經、直入掌中、散入於魚際。其病實則手兌骨掌熱、虛則欠㰦、音掐。開口也。**小便遺數。取之去腕一寸半。別走陽明。**

語訳

手の太陰絡脈が分かれるところを列缺という。手関節上側で分肉の間に起こり、手の太陰経と並んで運行し、真っ直ぐ手掌に入り、魚際に入って散る。実であれば橈骨茎状突起部及び手掌の発熱、虚であればあくび、小便の失禁や頻尿となる。これには手関節の上一寸半にある列缺穴を取る。これは本絡脈より分かれ出て手の陽明経脈へ連絡する。

注・原文は「取之去腕一寸」だが、『靈樞』に基づいて改めた。

手少陰之別、名曰通里、在腕一寸、別而上行、循經入於心中、繫舌本、属目系。實則支膈、虛則不能言。取之腕後一寸。別走太陽。

語訳

手の少陰絡脈が分かれるところを通里という。手関節の後ろ一寸から分かれて上行し、本経に沿って心中に入り、舌本に繫がり、目系に属す。実であれば胸と横隔膜間がつっぱって不快になり、虚であれば喋れなくなる。これには手関節の後ろ一寸の通里穴を取る。これは本絡脉より分かれ出て手の太陽経に連絡する。
注・原文は「在腕一寸半」だが、『太素』に基づいて改めた。

手心主之別、名曰内關。去腕二寸、出於兩筋之間。循經以上、系於心包、絡心系。實則心痛、虛則爲煩心。取之兩筋間。

語訳

手の厥陰心包絡脉が分かれるところを内関という。手関節を去ること二寸、両筋の間から分かれ出て、経脉に沿って上行し、心包に繫がり、心系に連絡する。実であれば心痛、虚であれば煩心する。これには両筋間の内関穴を取る。

手太陽之別、名曰支正、上腕五寸、内注少陰。其別者、上走肘、絡肩髃。實則筋弛肘廢、虛則生肬、小者如指痂疥。取之所別。

語訳

手の太陽絡脈が分かれるところを支正という。手関節から上がること五寸で、内に向かい手の少陰経に注ぐ。その支脈は、肘へ上がって走り、肩で肩髃に連絡する。実であれば筋弛緩して肘関節が動かない、虚であれば疣が生じ、小さいものでは指のようなかさぶたができる。これには支正穴を取る。

手陽明之別、名曰偏歴、去腕三寸、別走太陰。其別者、上循臂、乘肩髃、上曲頰、偏齒。其別者、入耳、會於宗脉。實則齲音禹。齒耳聾、虚則齒寒痺鬲。取之所別。

語訳

手の陽明絡脈が分かれるところを偏歴という。手関節から上がること三寸で、分かれて手の太陰経に走る。その支脈は上腕を循行して、肩髃に上がり、下顎角に上がって、歯に広がる。その支脈は、耳中に入り、四脈が集まる宗脈で会合する。実であれば齲歯や耳聾となり、虚であれば歯の冷痛及び胸と横隔膜間が閉塞不通となる。これには偏歴穴を取る。

手少陽之別、名曰外關、去腕二寸、外繞臂、注胸中、合心主。實則肘攣、虚則不收。取之所別。

語訳

手の少陽絡脈が分かれるところを外関という。手関節の外側を去ること二寸で、前腕の外側を上行し、胸中に注いで、手の厥陰心包経と会合する。実であれば肘部の痙攣、虚であれば肘部が弛緩して収縮しなくなる。これには外関穴を取る。

足太陽之別、名曰飛揚、去踝七寸、別走少陰。實則窒鼻、一云鼽窒。**頭背痛、虛則鼽衄。取之所別。**

語訳

足の太陽絡脈が分かれるところを、飛陽といい、外果を上に去ること七寸で、本経から分かれて足の少陰経に走る。実であれば鼻塞で蓄膿（一書には鼽窒。）、頭背部の疼痛、虚であれば鼻水や鼻血が出る。これには本経の絡穴の飛陽穴を取る。

足少陽之別、名曰光明、去踝上五寸、別走厥陰、並經、下絡足跗。實則厥、虛則痿躄、坐不能起。取之所別。

語訳

足の少陽絡脈が分かれるところを光明という。外踝を上に去ること五寸で、本経から分かれて足の厥陰経に走る。経脈に並んで、下がって足背に連絡する。実であれば四肢が冷えて痺れる厥冷、虚であれば下肢の軟弱無力で歩けず、坐ったら立ち上がれなくなる。これには光明穴を取る。

足陽明之別、名曰豐隆、去踝八寸、別走太陰。其別者、循脛骨外廉、上絡頭項、合諸經之氣、下絡喉嗌。其病氣逆則喉痺、瘁瘖、實則顚狂、虛則足不收、脛枯。取之所別。

語訳

足の陽明絡脈が分かれるところを豊隆という。外踝を上に去ること八寸で、本経から分かれて足の太陰経に走る。その支脈は、脛骨外縁を循行して、上がって頭項部に連絡し、諸経脈の脈気と会合し、下がって咽喉に連絡する。それが気逆すれば咽喉が塞がる喉痺、突発性の失声となり、実であればうつや躁状態、虚であれば足が弛緩して無力、下腿部が痩せて衰える。これには豊隆穴を取る。

足太陰之別、名曰公孫、去本節後一寸、別走陽明。其別者、入絡腸胃、厥氣上逆則霍亂、實則腸中切痛、虚則鼓脹。取之所別。

語訳

足の太陰絡脈が分かれるところは公孫という。第一中足指節関節の後方から一寸で、分かれて足の陽明経に走る。その支脈は、腹に入って胃腸に絡む。厥気が上逆すれば霍乱《かくらん》〔吐いて下す〕となる。実であれば腸が切られるような激痛となり、虚であれば腹が太鼓のように脹満する。これには公孫穴を取る。

足少陰之別、名曰大鍾、當踝後繞跟、別走太陽。其別者、並經、上走於心包、下外貫腰脊。其病氣逆則煩悶、實則癃閉、虚則腰痛。取之所別。

語訳

足の少陰絡脈が分かれるところは大鍾という。内踝後面から足跟部を巡り、分かれて足の太陽経に走る。その支脈は、足少陰経脈に並んで、上走して心包に至り、下方の外側で腰脊を貫く。その病は気逆すれば煩悶、実であれば小便閉塞、虚であれば腰痛となる。これには大鍾穴を取る。

足厥陰之別、名曰蠡溝、去内踝上五寸、別走少陽。其別者、循經上睪、結於莖。其病氣逆則睪腫卒疝、實則挺長熱、虚則暴癢。取之所別。

語訳

足の厥陰絡脈が分かれるところは蠡溝という。内踝を上に去ること五寸で、分かれて足の少陽経に走る。その支脈は経に沿って睾丸に上がり、陰茎に結集する。その病は気逆すれば睾丸腫張や急性の疝痛、実であれば陰茎が勃起したまま伸びて熱り、虚であれば陰部の掻痒《そうよう》となる。これには蠡溝穴を取る。

任脈之別、名曰尾翳、下鳩尾、散於腹。實則腹皮痛、虚則掻癢。取之所別。

語訳

任脈の絡脈が分かれるところは尾翳という。鳩尾へ下がり、腹部に散布する。実であれば腹部の皮膚疼痛、虚であれば皮膚の掻痒となる。これには鳩尾穴を取る。

督脈之別、名曰長强、俠脊上項、散頭上、下當肩胛左右、別走太陽、入貫膂。實則脊强、虚則頭重、高揺之、挾脊之有過者。『九墟』無此九字。**取之所別。**

語訳

督脈の絡脈が分かれるところは長強という。脊椎を挟んで項部まで上がり、頭頂部で散じる。下がって肩甲骨から左右に分かれる支脈は足の太陽経に走り、脊柱起立筋を貫いて入る。実であれば脊柱が強直、虚であれば頭重。動揺感があれば脊柱を挟む起立筋に問題がある（『九墟』には高揺之、挾脊之有過者の九字はない）。これには長強穴を取る。

脾之大絡、名曰大包、出淵腋下三寸、布胸脇。實則一身盡痛、虚則百脉皆縱、此脉若羅絡之血者、皆取之。

凡此十五絡者、實則必見、虛則必下、視之不見、求之上下、人經不同、絡脈異所別也。

語訳

脾の大絡は大包という。淵腋の下三寸から出て、胸脇に散布する。実であれば全身疼痛、虚であれば体中の関節が弛緩し筋無力となる。この絡脈に大きなうっ血が現れれば、脾の大絡の大包穴を取る。

一般にこの十五絡脈は、実すれば必ず絡脈が見え、虚すれば必ず絡脈が陥下して見えなくなるので、絡脈の上下を按圧して探す。経脈は人により異なるので、絡脈も別れる場所が異なる。

黄帝問曰「皮有分部、脉有經紀、願聞其道。」

岐伯對曰「欲知皮部、以經脉爲紀者、諸經皆然。」

陽明之陽、名曰害蜚、十二經上下同法、視其部中有浮絡者、皆陽明之絡也。其色多青則痛、多黑則痺、黄赤則熱、多白則寒、五色皆見則寒熱也、絡盛則入客於經、陽主外、陰主内。

少陽之陽、名曰樞杼、一作持。視其部中有浮絡者、皆少陽之絡也。絡盛則入客於經。故在陽者主內、在陰者主外、以滲於内也。諸經皆然。

太陽之陽、名曰關樞、視其部中有浮絡者、皆太陽之絡也。絡盛則入客於經。

少陰之陰、名曰樞儒、視其部中有浮絡者、皆少陰之絡也。絡盛則入客於經、其入於經也、從陽部注於經。其出者、從陰部内注於骨。
心主之陰、名曰害肩、視其部中有浮絡者、皆心主之絡也。絡盛則入客於經。
太陰之陰、名曰關蟄、視其部中有浮絡者、皆太陰之絡也。絡盛則入客於經。

語訳

黄帝が問う「皮部には区分があり、経絡には直行と横行があるが、その道理について聞かせてほしい。」

岐伯が答える「皮部の区分を知るには、経脉を基準とする。諸経すべて同じである。」

陽明経脉の皮部の外側を害蜚《がいひ》と呼び、十二経脉は上下で手足の同名経脉を一緒にする。その部分に浮絡があれば、すべて陽明の絡脉である。その浮絡に青色が多ければ痛み、黒色が多ければ痺れ、オレンジ色なれば熱、白色が多ければ寒、五色のすべてが現れれば寒熱錯雑の病である。邪が絡脉で盛んであれば経脉に入って行く。陽部の絡脉は外が主で、陰部の経脉は内が主である。

少陽経脉の皮部の外側を枢杼《すうじょ》と呼び、その枢杼を診て浮絡があれば、すべて少陽の絡脉である。邪が絡脉で盛んであれば経脉に入って行く。故に陽部の邪は外から内に入り、陰部の邪は内から外の絡脈へ出て、邪気が去らなければ陽の絡脉から経脉へと滲みるように侵入する。諸経脉もすべて同じである。

太陽経脉の皮部の外側を関枢《かんすう》と呼び、その関枢を診て浮絡があれば、すべて太陽の絡脉である。邪が絡脉で盛んであれば経脉に入って行く。

少陰経脉の皮部の内側を枢儒《すうじゅ》と呼び、その枢儒を診て浮絡があれば、すべて少陰の絡脉である。邪が絡脉で盛んであれば経脈に入って行き、それは陽部の絡脈から邪気が経脈に入る。陽部の絡脈から経脈へと注いでいる。その経脈から出る邪は、陰部の絡脈から骨へと注ぐ。

厥陰経脈の皮部の内側を害肩《がいけん》と呼び、その害肩を診て浮絡があれば、すべて厥陰の絡脈である。邪が絡脈で盛んであれば経脈に入って行く。

太陰経脈の皮部の内側を関蟄《かんちつ》と呼び、その関蟄を診て浮絡があれば、すべて太陰の絡脈である。邪が絡脈で盛んであれば経脈に入って行く。

凡此十二經絡脈者、皮之部也。是故百病之始生也、必先客於皮毛、邪中之則腠理開、開則入客於絡脈、留而不去、傳入於經、留而不去、傳入於府、廩於腸胃。邪之始入於皮也、淅然起毫毛、開腠理。其入於絡也、則絡脉盛、色變。其入客於經也則盛、虛乃陷下。其留於筋骨之間、寒多則筋攣骨痛、熱多則筋弛骨消、肉爍䐃破、毛直而敗也。

語訳

一般にこの十二経の絡脈は、皮膚の部に属す。これは百病の発生の原因である。邪は必ず皮毛に宿り、病邪が入れば毛穴が開き、毛穴が開けば絡脈に入って宿り、留まって去らなければ、経脈へ侵入し、そこで留まって去らなければ、腑に侵入し、胃腸が受ける。病邪が皮毛から侵入し始めると、悪寒して体毛が逆立ち、腠理が開く。それが絡脈に侵入すれば、絡脈が盛んとなり、色が変化する。それが経脈に侵入すれば脈拍も盛んになり、虚せば陥下する。それが筋骨の間に留まれば、寒邪が盛んであれば筋が痙攣して骨が痛み、熱気が盛んであれば筋が弛緩して骨が萎縮し脆弱となり、皮肉は痩せ衰え、毛は枯れたようになる。

曰「十二部其生病何如？」

曰「皮者、脈之部也。邪客於皮則腠理開、開則邪入客於絡脈、絡脈滿則注於經脈、經脈滿則入舍於府藏。故皮有分部、不愈而生大病也。」

曰「夫絡脈之見、其五色各異、其故何也？」

曰「經有常色、而絡無常變。」

曰「經之常色何如？」

曰「心赤、肺白、肝青、脾黄、腎黑、皆亦應其經脈之色也。」

曰「其絡之陰陽亦應其經乎？」

曰「陰絡之色應其經、陽絡之色變無常、隨四時而行。寒多則凝泣、凝泣則青黑、熱多則淖澤音阜、淖澤則黄赤。此其常色者、謂之無病、五色俱見、謂之寒熱。」

語訳

問う「十二経の皮部に発生する病とはどのようなものか？
答える「十二経の皮部とは、絡脈が溜まりそして流れ行く部分である。皮膚に邪が宿れば腠理が開き、開けば邪が絡脈に侵入して邪客し、絡脈が満ちれば経脈へ注ぎ、経脈が満ちれば臟腑へ入って留まる。皮部は十二経脈に分かれているので、治癒させなければ大病となる。」
問う「絡脈部を見ると、それは五色で各々に異なるが、それは何故か？」
答える「経脈には五色の常色がある。しかし絡脈は変化するので常色はない。」
問う「経脈の常色とは、どんな色か？」
答える「心経は赤、肺経は白、肝経は青、脾経は黄、腎経は黒で、全てその経脈に相応する色である。」
問う「陰絡と陽絡は、その経脈の色に相応しているか？」
答える「陰の絡脈部の色はその経脈の色に相応しているが、陽の絡脈部の色は経脈の色に相応せず随時変化し、四季や気候に応じて変わる。寒気が多くて気血が滞留すれば色は青黒く、熱気が多くて気血が速く流れれば色は黄赤になる。これは全て四季や気候による通常の色で病色ではない。五色の全てが絡脈部に現れるものは寒であったり熱による病である。」

曰「余聞、人之合於天地也、内有五藏、以應五音、五色、五味、五時、五位。外有六府、以合六律。主持陰陽諸經、而合之十二月、十二辰、十二節、十二時、十二經水、十二經脉。此五藏六府所以應天道也。夫十二經脉者、人之所以生、病之所以成。人之所以治、病之所以起、學之

所始、工之所止。粗之所易、上之所難也。其離合出入奈何?」曰「此粗之所過、上之所悉也。請卒言之。」

語訳

問う「人は自然界の事物と対応していると聞く。内にある五臓は五音、五色、五味、五時、五位に対応し、外にある六腑は六律と対応する。六律には六陰六陽があり、人体では陰陽十二経と対応する。そして、十二ヶ月、十二支、十二節、十二時、地の十二河川が人の十二経脈と対応する。これが五臓六腑と自然界の事物の相応関係である。十二経脈とは、人が生きるための気血運行の通路で、病の発生するところである。人を治療するところであり、発病する始まりであり、医学を学ぶ始まりであり、医者の帰するところである。藪医者は簡単に考えるが、名医は難しいと考える。その経脈の離合出入とは一体何か?」

答える「藪医者は過ちを犯すところで、名医者はことごとく知る。それについてお話ししよう。」

足太陽之正、別入於膕中、其一道下尻五寸、別入於肛、屬於膀胱、散之腎、循膂、當心入散。直者、從膂上出於項、復屬於太陽。此爲一經也。

足少陰之正、至膕中、別走太陽而合、上至腎、當十四椎、出屬帶脉。直者、系舌本、復出於項、合於太陽、此爲一合。『九墟』云「或以諸陰之別者、皆爲正也。」

足少陽之正、或以諸陰別者爲正。一本云「結髀、入於毛際、合於厥陰。」別者、入季脇之間、循胸裏、屬膽散之、上肝、貫心、以上侠咽、出頤頷中、散於面、繫目系、合少陽於外眥。

足厥陰之正、別跗上、上至毛際、合於少陽、與別倶行、此爲二合。

足陽明之正、上至髀、入於腹裏、屬於胃、散之脾、上通於心、上循咽、出於口、上頞䪼、還繫目、合於陽明。

足太陰之正、則別、上至髀、合於陽明、與別倶行、上絡於咽、貫舌本、此爲三合。

語訳

足の太陽経の経別は、分かれ出て膝窩の中に入り、その一道は尻下五寸で分かれて肛門に入り、膀胱に属し、腎に散じて、脊柱両傍部を循環して、心に入って散布する。直行するものは、背柱起立筋を上行し項部に出て、再び足の太陽経に属す。これが一経である。

足の少陰経の経別は、膝窩に至り、足の太陽経別と合流し、上行して腎に至り、脊椎の十四椎部〔第二腰椎〕で帯脈に属す。直行するものは、上行し舌本に繫がり、再び項部から出て、足の太陽経と合流し、これが陰陽表裏の一合である（『九墟』は「諸陰経から分かれ出た経別は、全て体内走行の正経である」としている）。

足の少陽経の経別は、諸陰経から分かれ出た経別である。分支は季脇の間に進入し、胸腔の裏を循行して、胆に属して散り、肝に上がり心を貫いて、食道を挟んで上行し、下顎の中に出て、顔面に散布し、目系と連絡して、外背部で足の少陽経と合流する。

足の厥陰経の経別は、足背で分かれ、上がって外陰部の毛際に至り、足の少陽経別と合流して、二脉一緒に走る。これが陰陽表裏の二合である。

足の陽明経の経別は、上行して大腿部に至り、腹腔内の腹裏に入って、胃に属し、脾に散布し、上行して心を通過し、上がって咽部を循行し、口に出て、鼻梁や眼の下方に上行し、戻って目と繋がり、足の陽明経と合流する。

足の太陰経の経別は、本経脉から分かれ出て、上がって大腿部に至り、足の陽明経別と合流して、二脉一緒に走り、上がって咽部に絡まり、舌本を貫く。これが陰陽表裏の三合である。


手太陽之正、指地、別入於肩解、入腋走心、繫小腸。

手少陰之正、別下於淵腋兩筋之間、屬心、上走喉嚨、出於面、合目内眥、此爲四合。

手少陽之正、指天、別於巓、入於缺盆、下走三焦、散於胸中。

手心主之正、別下淵腋三寸、入胸中、別屬三焦、出循喉嚨、出耳後、合少陽完骨之下、此爲五合。

手陽明之正、從手循膺乳、別於肩髃、入柱骨、下走大腸、屬於肺、上循喉嚨、出缺盆、合於陽明。

手太陰之正、別入淵腋少陰之前、入走肺、散之大腸、上出缺盆、循喉嚨、復合陽明、此爲六合。

語訳

手の太陽経の経別は、地を指す。分かれて肩関節部に入り、腋窩部から入って心に走り、小腸に繋がる。

手の少陰経の経別は、淵腋の両筋の間で分かれて体内に入り、心に属し、気管を上走して、顔面に出て、目の内眥で手の太陽経と合流する。これが陰陽表裏の四合である。

手の少陽経の経別は、天を指す。頭頂部で分かれて、缺盆部に入り、下に向かい上中下と順次に三焦を下行し、胸中に散布する。

手の厥陰経の経別は、淵腋の下三寸のところから分かれ出て、胸中に入り、分かれて上中下と順次に三焦に属し、咽喉に上がって循行し、耳後に出て、乳様突起の下で手の少陽経と合流する。これが陰陽表裏の五合である。

手の陽明経の経別は、手から胸や乳房部を循行し、肩峰で分かれて頚椎に入り、下行して大腸に走り、再び上行して肺に属し、気管を上がって、缺盆部から出て、手の陽明経と合流する。

手の太陰経の経別は、分かれて腋窩部に入り、手の少陰経の前を行って肺に走って入り、大腸に散じ、上行して缺盆部から出て、気を循環し、再び手の陽明経と合流する。これが陰陽表裏の六合である。

注・手少陰之正は「属心主」とあったが、『靈樞』に基づいて改めた。手太陰之正は、「散之太陽」だったが、『太素』に基づいて改めた。

第二、奇経八脈（奇經八脈第二）

提要

本篇は奇経八脈の循行経路及びその生理と病因機転についての主要論述のためこの名が付けられた篇である。奇とは異なる意味であり、この脈は異なる十二正経であり、故に奇経である。その主要な内容は、手足の三陰三陽脈の循行走行の逆順、少陰脈の独自の下への運行と衝脈の関係、奇経八脈の循行経路とその生理及び効能及び発病による症候である。

語訳

黄帝問曰「脉行之逆順奈何？」

岐伯對曰「手之三陰從藏走手、手之三陽從手走頭、足之三陽從頭走足、足之三陰從足走腹。」

黄帝が問う「経脈の気血循行の方向はどうなっているのか？」

岐伯が答える「手の三陰経は胸部の臓器から手に走り、手の三陽経は手から頭に走り、足の三陽経は頭から足に走り、足の三陰経は足から腹部の臓器に走る。」

注・「足之三陽從項走足」だったが『靈樞』に基づいて改めた。

曰「少陰之脉獨下行何也？」曰「衝脉者、五藏六府之海也、五藏六府皆稟焉。其上者、出於頏顙、滲諸陽灌諸陰。其下者、注少陰之大絡、出於氣衝、循陰股內廉、斜入膕中、伏行胻骨內、下至內踝之後屬而別。其下者、至於少陰之經、滲三陰。其前者、伏行出屬跗、下循跗、入大指間、滲諸絡而温肌肉。故別絡結則跗上不動、不動則厥、厥則寒矣。」曰「何以明之？」曰「以言道之、切而驗之、其非必動、然後可以明逆順之行也。」

語訳

問う「十二経脈中で足の少陰経だけ下行するのは何故か？」

答える「衝脈は五臓六腑の海であり、五臓六腑はすべて衝脈により栄養される。衝脈の上行する一支は、咽喉上部から鼻咽部に出て、諸陽経に滲みて諸陰を灌漑する。衝脈の下行する一支は、足の少陰経の大絡に注ぎ、気衝部位から出て、大腿内側部に沿って下行し、斜めに膝窩に入り、潜伏するように脛骨内側を循行し、内踝後ろに至って分かれる。後方で分かれた下行する一支は、足の少陰経と合流して、足の三陰経に滲みる。その前方の一支は、潜伏するように循行して足関節の背部に出て、足背を循行して下がり、第一趾の間〔内側・左右の第一趾の間〕に入り、諸絡に滲みて肌肉を温める。故に衝脈の絡脈が結実すれば足背の脈が動かなくなり、脈拍が不動となれば気血が流れず厥逆となり、厥逆となれば冷える。」

問う「どのようにすればそれを知ることができるのか?」

答える「カウンセリングにより患者の不安を除き、按圧して趺陽脈を調べる。それは必ずしも動くとは限らない。しかるのちに、脈行の動、不動によって順症か逆症かを明確にできる。」

注・「伏行髀骨内」だったが『太素』に基づいて改めた。

衝脈任脈者、皆起於胞中、上循脊裏、爲經絡之海。其浮而外者、循腹上一作右。行、會於咽喉、別而絡唇口。血氣盛則充膚熱肉、血獨盛則滲灌皮膚、生毫毛。婦人有餘於氣、不足於血、以其月水下數脱血、任衝並傷故也。任衝之交脈、不營其口唇、故髭鬚不生焉。

語訳

衝脈と任脈は、双方とも子宮内から起こり、脊柱内を循行して上がり、経絡の海となす。それの表面に浮いた外行する脈は、腹の上を循行し、咽喉で会合し、分かれて口唇に絡まる。血気ともに盛んであれば皮膚は充実し肉は温かく、血だけが盛んであれば皮膚は滲みて灌漑し、体毛が生える。女性は気が余って血が不足するが、それは月経による多くの脱血によって、任脈と衝脈の両脈が損傷するためである。任衝の交わる脈が口唇を栄養しないので、女性に口髭や顎髭が生えないのである。

任脈者、起於中極之上以下毛際、循腹裏、上關元、至咽喉、上頤循目入面。衝脈者、起於氣衝、並少陰之經、『難經』作『陽明之經。』**侠臍上行、至胸中而散。**其言衝脈與『九巻』異。**任脈爲病、男子内結七疝、女子帶下瘕聚。衝脈爲病、逆氣裏急。督脈爲病、脊強反折。**亦與『九巻』互相發也。

語訳

任脈は、中極穴の上に起こり、陰毛の際に下がり、腹の内を循行し、関元穴を過ぎて上行して咽喉部に至り、顎を上行し目を循行して顔面に入る。衝脈は気衝から起こり、足の少陰経（『難経』は陽明経。）と一緒になって、臍を挟んで上行し、胸中に至って散じる。（そこに言う衝脈と『九巻』は異なる。）任脈の病は、男子は腹中で内結して七疝となり、女子は帯下して積聚となる。衝脈の病は、逆気して腹中が拘急して痛む。督脈の病は、脊柱の強い硬直と背部に向いて弓なりに屈曲反張〔角弓反張〕する（また『九巻』で相互に明らかにしている）。

曰「人有傷於陰、陰氣絶而不起、陰不爲用、髭鬚不法、宦者獨去何也？」曰「宦者、去其宗筋、傷其衝脉、血瀉不復、皮膚内結、唇口不營、故無髭鬚。天宦者、其任衝之脉不盛、宗筋不成、有氣無血、口唇不營、故髭鬚不生。」督脉者、經缺不具、見於營氣曰「上額循巓、下項中、循脊入骶、是督脉也。」

語訳

問う「人が陰器を損傷すると、陰気が絶えて勃起不能になり、性的能力が失われるが、口髭や顎髭は生長するが、去勢すると髭が生えないのは何故か？

答える「去勢は、陰茎・睾丸である宗筋を除去するので、衝脈が傷つき、出血後に正常な循行経路が復旧せず、傷口の皮膚内で固まり、口唇を栄養できないので髭がなくなる。先天性の性的不能者は、その任衝二脉の気血が盛んでなく、陰茎や睾丸である宗筋の発育不全により、気だけあって血が不足し、口唇が栄養されないので、髭が生えない。」（督脉は、経が欠け備わっていない。『靈樞・營気』には「額から頭頂部へ循行して上がり、項中を下がって、脊椎を循行し尾骶に入る。これが督脉である」とある）。

注・「天宦者」は「夫宦者」だったが『靈樞』に基づいて改めた。

『素問』曰「督脉者、起於少腹、以下骨中央、女子入繫廷孔。其孔、溺孔之端也、其絡循陰器、合纂間、繞纂後、別繞臀、至少陰。與巨陽中絡者、合少陰上股内後廉、貫脊屬腎。與太陽起於目内眥、上額交巓上、入絡腦、還出、別下項、循肩髆内、俠脊抵腰中、入循膂、絡腎。其男子循莖下至纂、與女子等。其小腹直上者、貫臍中央、上貫心、入喉、上頤環唇、上繫兩目之中。此生病、從小腹上衝心而痛、不得前後、爲衝疝。其女子不孕、癃痔遺溺、嗌乾。督脉生病治督脉。」

語訳

『素問』には「督脈は下腹から起こり、恥骨中央に下りて、女性は膣口に入って繋がる。その穴は、外尿道口の端にある。その絡脈は生殖器を循行し、会陰部で合流して、会陰部を循環した後、分かれて臀部を循行し、足の少陰経に至る。足の太陽経の外行支脈の中絡に合流する脈は、足の少陰経とともに大腿内側後縁を上行し、脊柱を貫通して腎に属す。足の太陽経とともに目内眥から起こる脈は、額を上がり頭頂で交会し、脳に入って連絡し、戻り出て、分かれて項部を下行し、肩甲骨の内側を循環して、脊柱を挟んで腰中に抵触し、脊柱起立筋に入って循行し腎に連絡する。男性の循行は陰茎を下に循環しながら会陰部に至り、女子と同様である。その下腹を直上する一支は、臍の中央を貫いて、上に向かって心を貫き、喉に入り、上行して下顎部から口唇を回り、上がって両目下の中央に繋がる。これに発生する病は、下腹から心に気が突き上げるような痛み、大小便が不能となる。それが衝疝《しょうせん》である。女性は不妊、小便不利、痔疾、尿漏れ、のどのイガイガで、督脈に生じた病は督脈で治療する。」

『難經』曰「督脈者、起於下極之俞、並於脊裏、上至風府、入屬於腦、上巓循額至鼻柱、陽脈之海也。」『九巻』言『營氣之行於督脈、故從上下。』『難經』言「其脈之所起、故從下上。」所以互相發也。『素問』言督脈、似謂在衝、多聞闕疑、故并載以貽後之長者云。

語訳

『難経』には「督脈は、長強穴から起こり、脊柱内に入り、上行して風府穴に至り、脳に入って属し、上行して頭頂から額を循行して鼻柱に至る、陽脈の海である（『九巻』では「営気は督脈を運行し、故に上から下である。」という。『難経』では「その脈の起こるところで、故に下から上」という。相互に証明し合っている。『素問』では督脈は、衝脈のようである。諸説あって疑いが残る。故に記載をもって後世の優れた人に託すという。）。

曰「蹻脈安起安止、何氣營也？」曰「蹻脈者、少陰之別、起於然骨之後、上内踝之上、直上循陰股、入陰、上循胸裏、入缺盆、上循人迎之前、上入鼽、『靈樞』作頄字。**屬目内眥、合於**

太陽、陽蹻而上行、氣相并相還、則爲濡一作深目、氣不營則目不合也。」

曰「氣獨行五藏、不營六府何也？」曰「氣之不得無行也、如水之流、如日月之行不休。故陰脉營其藏、陽脉營其府、如環之無端、莫知其紀、終而復始。其流溢之氣、内漑藏府、外濡腠理。」

曰「蹻脉有陰陽、何者當其數？」曰「男子數其陽、女子數其陰一本無此二字、當數者爲經、不當數者爲絡也。」

語訳

問う「蹻脉はどこから起こりどこに終わり、何の気により栄養されているのか？」

答える「蹻脉は、足の少陰経の別絡で、然谷穴の後方で跟中から起こり、内踝の上を上行し、直上して大腿内側を循行し、陰器に入り、上行して胸裏を循行しながら、缺盆部に入り、上行しながら人迎穴の前面を循行し、上がって頬骨（『靈樞』では頄。）に入り目内眥に属し、足の太陽経、陽蹻脉と合流して上行する。陰蹻脉と陽蹻脉の二脉気は一緒になって循環し、眼目を潤す。脉気が栄養しなければ目が閉じない。」

問う「陰蹻脉気だけが五臓に行き、六腑を栄養しないのは何故ですか？」

答える「陰陽二脉の気は停止や休息することなく運行しており、流水のように、日月の運行のように不休で運行する。故に陰脉はその五臓を栄養し、陽脉はその六腑を栄養しており、端のない環のように、始まりは分からないが、終わればまた始まる。その流れ溢れた気は、内で臓腑を灌漑し、外で腠理を潤す。」

問う「蹻脈には陰陽があるが、どちらを経脈の数とするのか？」

答える「男性は陽蹻脈を数とし、女性は陰蹻脈を数とする。数に当たるものが経脈であり、数に当たらないものが絡脈である。」

『難經』曰「陽蹻脈者、起於跟中、循外踝上行、入風池。陰蹻脈者、亦起於跟中、循内踝上行、入喉嚨、交貫衝脈。此所以互相發明也。」

語訳

『難経』には「陽蹻脈は、足跟中の申脈穴から起こり、外踝を循行して上行し、風池穴に入る。陰蹻脈も、足跟中の照海穴から起こり、内踝を循行して上行し、気管に入り、衝脈と交叉して貫く（ここで衝脈の記載とで互いに明らかにしている）。」

又曰「陽維陰維者、維絡於身、溢畜不能環流溉灌也。故陽維起於諸陽會、陰維起於諸陰交也。」

又曰「帶脈、起於季脇、迴身一周。自衝脈已下、是謂奇經八脈。」

語訳

また『難経』には「陽維脈と陰維脈の二脈は、身体の陰陽脈を繋ぎ、溢れ出た気血を蓄えるが、気血を循環させ灌漑することはない。故に陽維脈は諸陽経脈の会合するところに起こり、陰維脈は諸陰経脈の交会するところに起こる。」とある。

また『難経』には「帯脈は、季肋部に起こり、腰腹部を一周する（衝脈から下は、奇経八脈である）。」とある。

又曰「陰蹻爲病、陽緩而陰急。陽蹻爲病、陰緩而陽急。陽維維於陽、陰維維於陰。陰陽不能相維、則悵然失志、溶溶不能自收持。帶之爲病、腰腹縱容如嚢水之狀。一云腹滿、腰溶溶如坐水中狀。**此八脈之診也。」**維脈、帶脈皆見如此。詳『素問・病論』及見於『九巻』。

語訳

また『難経』には「陰蹻脈の病は、伸側が弛緩し屈側が拘急する。陽蹻脈の病は、屈側が弛緩し伸側が拘急する。陽維脈は全身の陽経脈を繋ぎ、陰維脈は全身の陰経脈を繋ぐ。陰陽の維脈が繋がなくなれば、がっかりして志を失い、忘却甚だしく恍惚となる。帯脈の病は、腰腹がゆるんで水嚢のような様相を呈す（一書には、腹満、水中に座しているように腰に力が入らないとある）。これが八脉の診断である。」（維脉と帯脉もこれと同じである。詳細は『素問・病論』及び『九巻』参照。）

注・「則悵然失志、溶溶不能自收持。帶之爲病」は原文で脱落していたので、『難経』から補った。

第三、脉度（脉度第三）

提要

本篇は経脉の長さの尺度についての主要な説明をしているためこの名が付いた篇である。その内容は、手足の六陰六陽脉及び任脉、督脉、蹻脉の長さの尺度。経脉、絡脉、孫絡の区別。その経絡病変の治療法などである。

黄帝問曰「願聞脉度。」岐伯對曰「手之六陽、從手至頭、長五尺、五六合三丈。手之六陰、從手至胸中、長三尺五寸、三六合一丈八尺、五六合三尺、凡二丈一尺。足之六陽、從頭至足、長八尺、六八合四丈八尺。足之六陰、從足至胸中、長六尺五寸、六六合三丈六尺、五六合三尺、凡三丈九尺。、蹻脉從足至目、長七尺五寸、二七合一丈四尺、二五合一尺、凡一丈五尺。督脉、任脉各長四尺五寸、二四合八尺、二五合一尺、凡九尺。凡都合一十六丈二尺、此氣之大經隧也。」

語訳

黄帝が問う「経脈の尺度を教えてほしい。」

岐伯が答える「手の三陽脈で左右合わせた六陽脈は、手から頭に至り、長さは経脈毎に五尺であり、六陽で六×五＝三丈である。手の三陰脈で左右合わせた六陰脈は、手から胸中に至り、長さは経脈毎に三尺五寸であり、六陰で六×三＝一丈八尺と六×五＝三尺、合わせて二丈一尺である。足の三陽脈で左右合わせた六陽脈は、頭から足に至り、長さは経脈毎に八尺、六陽で六×八＝四丈八尺である。足の三陰脈で左右合わせた六陰脈は、足から胸中に至り、長さは経脈毎に六尺五寸であり、六陰で六×六＝三丈六尺と六×五＝三尺、合わせて三丈九尺である。蹻脈は足から目に至り、長さは脈毎に七尺五寸であり、陰陽二脈で二×七＝一丈四尺と二×五＝一尺、合わせて一丈五尺である。督脈、任脈は各々の長さが脈毎に四尺五寸であり、督脈、任脈の二脈で二×四＝八尺と二×五＝一尺、合わせて九尺である。以上を合わせると十六丈二尺であり、これは全身に脈気を運行させる大血管である。」

注・原文は「三六一丈八尺」だが、他の句に合わせて「三六合一丈八尺」と改めた。「二七合一丈四尺」も同じ。

經脈爲裏、支而横者爲絡、絡之別者爲孫絡、孫絡之盛而有血者、疾誅之。盛者瀉之、虚者飲藥以補之。

語訳

経脈は深部を循行し、支脈は横行する絡脈となり、絡脈から別れた絡は孫絡であり、孫絡が盛んになって血が見えるものは、すぐに刺絡で血を除く。孫絡の血が盛んであれば瀉し、虚していれば補薬を飲ませて補う。

第四、十二経脉の標と本（十二經標本第四）

提要

本篇の主要論述は十二経脉標本の所在及び頭、胸、腹、骱の四気の気街部位と治療方法について論述したためこの名が付いた篇である。

黄帝問曰「五藏者、所以藏精神魂魄者也。六府者、所以受水穀而化物者也。其氣内循於五藏而外絡支節。其浮氣之不循於經者、爲衛氣。其精氣之行於經者、爲營氣。陰陽相隨、外内相貫、如環無端、亭亭淳淳乎、孰能窮之。然其分別陰陽、皆有標本虛實所離之處。能別陰陽十二經者、知病之所生。候虛實之所在者、能得病之高下。知六經之氣街者、能知解結紹於門戸。知虛實之堅濡者、知補瀉之所在。能知六經標本者、可以無惑於天下也。」

語訳

黄帝が問う「五臓とは、精、神、魂、魄を蔵すところで、六腑とは、水穀を受納しうんこを出すところである。その水穀の気は体内で五臓を循環し、体外では全身の四肢関節に連絡し、その水穀の精気の中で浮いて経脈を循行しないものは衛気であり、その精気の中で経脈中を循環するのは営気である。陰陽は互いに協力し、内外を相互に貫き、環のように終わりがなく、絶え間なく巡っているので、それを窮めることができない。しかしそれを陰陽に分別するには、全て標、本、虚、実から離れることはできない。陰陽十二経脈を識別できれば、病の所在を知ることができる。疾病の虚実の所在を診察できれば、発病部位の上下の位置を知ることができる。六経の気街を知れば、閉ざされた門戸を開くことができる。経脈の堅と軟がわかれば、補瀉の所在を知ることができる。六経の標と本を熟知していれば、疾病において困惑しないのである。」

岐伯對曰「博哉聖帝之論！　臣請悉言之。」

足太陽之本、在跟上五寸中、標在兩絡命門。命門者、目也。

足少陰之本、在内踝下上三寸中、標在背腧與舌下兩脉。

足少陽之本、在竅陰之間、標在窗籠之前。窗籠者、耳也。『千金』云「窗籠者、耳前上下脉、以手按之動者、是也。」

足陽明之本、在厲兑、標在人迎、上頬俠頏顙。『九巻』云「標在人迎頬上俠頏顙。」

足厥陰之本、在行間上五寸所、標在背腧。

足太陰之本、在中封前四寸之中、標在背腧與舌本。

語訳

岐伯が答える「なんと広いのだろう、皇帝陛下の論は！　陛下の臣下である私が全てご説明しよう。」

足の太陽膀胱経の本は、足跟の上五寸の中で、標は両側の絡脈にある命門である。命門は、目である。

足の少陰腎経の本は、内踝の下から上方三寸の中ほどにあり、標は背部腧穴の腎兪穴と舌下二脉の金津穴、玉液穴にある。

足の少陽胆経の本は、足の竅陰穴で、標は窗籠《そうろう》の前にある。窗籠とは、耳である。（『千金』には「窓籠とは、耳前の上下する脉で、手で触ると拍動する」とある。）

足の陽明胃経の本は、足の厲兌穴で、標は人迎穴にあり、頚を上がって声帯を挟む。（『九巻』には「標は人迎穴にあって頬を上がって声帯を挟む」とある。）

足の厥陰肝経の本は、足の行間穴の上五寸にあり、標は背部腧穴の肝兪穴にある。

足の太陰脾経の本は、中封穴の前四寸の中にあり、標は背部腧穴の脾兪穴と舌本にある。

注・足陽明は「上頬俠頏顙」だが、頬は頚の誤字と考えた。頬を上がると人迎と離れる。

手太陽之本、在外踝之後、標在命門之上一寸。『千金』云「命門在心上一寸。」

手少陽之本、在小指次指之間上三寸一作二寸、標在耳後上角下外眥。

手陽明之本、在肘骨中、上至別陽、標在顔下合鉗上。

手太陰之本、在寸口之中、標在腋下内動脉是也。

手少陰之本、在兌骨之端、標在背腧。

手心主之本、在掌後兩筋之間、標在腋下三寸。

凡候此者、主下虛則厥、下盛則熱。上虛則眩、上盛則熱痛。故實者絶而止之、虛者引而起之。


注・原文は「手少陽之本、在兑骨之端」だが『靈樞』に基づいて改めた。

語訳

手の太陽小腸経の本は、尺骨茎状突起後ろの養老、標は命門の上一寸の攅竹穴にある。(『千金』には「命門は心の上一寸にある」とある。)

手の少陽三焦経の本は、第五指と第四指間の上三寸にある液門穴で、標は耳後上角の角孫穴、眉毛外端の絲竹空穴にある。

手の陽明大腸経の本は、肘関節部の曲池穴から上がった手の陽明の別絡である臂臑穴にあり、標は頬下で人迎穴の後ろであり扶突穴を上がって会合するところにある。

手の太陰肺経の本は、寸口の中ほどの太淵穴にあり、標は腋下動脈部の天府穴にある。

手の少陰心経の本は、豆状骨端の神門穴にあり、標は背部腧穴の心兪穴にある。

手の厥陰心包経の本は、手掌の上の橈側手根屈筋腱と長掌筋腱の間の内関穴にあり、標は腋下三寸の天池穴にある。

この十二経脈の発病については、下が虚せば厥冷となり、下が盛んなら熱厥となる。上が虚せば眩暈となり、上が盛んなら熱痛となる。故に実症には瀉法を用いてその病根を絶って病邪の進行を停止させ取り除く。虚症には補法して正気を補い振い起こさせる。


「請言氣街」「胸氣有街、腹氣有街、頭氣有街、胻氣有街。故氣在頭者、止之於腦。氣在胸中者、止之於膺與背腧。氣在腹者、止之於背腧與衝脉於臍左右之動脉者。氣在胻者、止之氣街與承山踝上以下。取此者、用毫鍼、必先按而久存之應於手、乃刺而予之。所刺者、頭痛眩仆、腹痛中滿、暴脹、及有新積。痛可移者、易已也。積不痛者、難已也。」

語訳

「気街《きがい》について教えてください」「胸気に街があり、腹気に街があり、頭気に街があり、脛気に街がある。故に気が頭部にあるものは、脳が居所である。気が胸中にあるものは、前胸部と膈兪から上の胸背部腧穴が居所である。気が腹にあるものは、膈兪から下の腹背部腧穴と臍の左右にある衝脈の盲兪穴と天枢穴が居所である。気が脛にある者は、足の陽明胃経の気街穴と承山穴から足関節部に至る上下が居所である。この部を取穴する時は、毫鍼を用いて、必ず先にその部を手で長時間按じ気が反応してから、鍼刺治療する。鍼刺治療できるのは、頭痛で眩暈して倒れるもの、腹痛で腹の脹満があるもの、いきなりの膨張があるもの、最近の積である。痛が移動すれば治りやすい。積が痛まなければ治りにくい。」

注・本文の「止」は、原文では「上」とあり、「一作止。下同」とある。『靈樞』に基づいて改める。

第五、経脉の根と結（經脉根結第五）

提要

本篇は経脉の根結を論述したためにこの名が付いた篇である。その主要内容は、三陰三陽の根結部位と穴名、三陰三陽経脉の關、闔、樞の作用及び關折、闔折、樞折の主疾病。経脉の根、留、注、入の具体的な穴位及び取穴と治療原則である。

黄帝曰「天地相感、寒熱相移、陰陽之數、孰少孰多？　陰道偶而陽道奇。發於春夏、陰氣少而陽氣多、陰陽不調、何補何瀉？　發於秋冬、陽氣少而陰氣多、陰氣盛陽氣衰、故莖葉枯槁、濕雨下歸、陰陽相離、何補何瀉？　奇邪離經、不可勝數、不知根結、五藏六府、折關敗樞、開闔而走、陰陽大失、不可復取。九鍼之要、在於終始、能知終始、一言而畢、不知終始、鍼道絶矣。」

語訳

黄帝が言う「天地は相互の気が感応しており、寒さが去れば暑くなり、暑さが去れば寒くなるように寒熱は相互に移り変わる。陰陽には道理があるが、その陰陽の気には多少があるのだろうか？　陰は地道であり数では偶数で、陽は天道であり数では奇数である。春夏の季節に発生する疾病は、陰気が少なく陽気が多く、陰陽失調となるが、どのように補瀉するのか？　秋冬の季節に発生する疾病は、陽気が少なく陰気が多く、陰気が盛んになり陽気が衰退し、草木は枯渇し、水湿の気は天に上がらず地下に沈み、天地陰陽が互いに離反するような状態となれば、どのように補瀉するのか？　不正の邪が経絡へ侵入すれば、数多くの病に罹患することとなるが、根結や五臓六腑を知らなければ、扉〔關〕が突破され機関〔樞〕が壊れて、開閉〔闔〕機能失調となり正気が内を守れずに走り出て、陰陽は甚大に損失して、不治となる。九鍼の要は、経脈の終始〔根結〕にあり、終始について徹底的に知ること、ただその一言に尽きる。終始を知らなければ、鍼をする道理が通らない。」

太陽根於至陰、結於命門。命門者、目也。

陽明根於厲兌、結於頏顙。頏顙者、鉗大。鉗大者、耳也。

少陽根於竅陰、結於窗籠。窗籠者、耳也。

太陽爲開、陽明爲闔、少陽爲樞。故開折則肉節潰緩而暴病起矣。故候暴病者、取之太陽、視

有餘不足。潰緩者、皮肉緩膲而弱也。闔折則氣無所止息而痿病起矣。故痿病者、取之陽明、視有餘不足。無所止息者、真氣稽留、邪氣居之也。樞折則骨揺而不能安於地。故骨搖者、取之少陽、視有餘不足。節緩而不收者、當覈其本。

語訳

足の太陽膀胱経の根は至陰穴で、命門穴に帰結する。命門は、目の睛明穴である。

足の陽明胃経の根は厲兌穴で、額角部の頏顙《こうそう》に帰結する。頏顙とは鉗大で、鉗大とは、耳の頭維穴である。

足の少陽胆経の根は竅陰穴で、耳部の窓籠に帰結する。窓籠とは、耳の聴宮穴である。

太陽経は開であり、陽明経は闔であり、少陽経は樞である。開折で太陽経が失調すれば外邪が侵入し筋肉や関節が潰緩となり暴発的に発病する。故に暴発的な病には、太陽経を取り、正気の虚実を診て補瀉を施す。潰緩とは、皮肉が弛緩して痩せ、脆弱となる。闔折で陽明経が失調すれば正気を留め置けずに痿病となる。故に痿病には、陽明経を取り、正気の虚実を診て補瀉を施す。無所止息とは、真気が稽留して流れないため、邪気も動かず留まって去らない。樞折で少陽経が失調すれば骨揺して立っていられない。故に骨揺病には、少陽経を取り、正気の虚実を診て補瀉を施す。骨揺とは、関節が緩んで収束できない。これらの三陽経の闢、闔、樞は病症の観察により、病の根本を探し出して治療する。

注・最後の句は『靈樞』に「骨搖者、節緩而不收也。所謂骨搖者、揺故也。當窮其本也」となっている。「肉節」が原文では「内節」。

太陰根於隱白、結於太倉。

厥陰根於大敦、結於玉英、絡於膻中。

少陰根於湧泉、結於廉泉。

太陰爲開、厥陰爲闔、少陰爲樞。故開折則倉廩無所輸、膈洞。膈洞者、取之太陰、視有餘不足。故開折者、則氣不足而生病。闔折則氣弛而善悲。善悲者、取之厥陰、視有餘不足。樞折則脉有所結而不通。不通者、取之少陰、視有餘不足。有結者、皆取之。

語訳

足の太陰脾経の根は陰白穴で、太倉とする中脘穴に帰結する。

足の厥陰肝経の根は大敦穴で、玉英とする玉堂穴に帰結し、膻中に連絡する。

足の少陰腎経の根は湧泉穴で、廉泉穴に帰結する。

太陰経は開であり、厥陰経は闔であり、少陰経は樞である。

開折で太陰経が失調すれば穀物倉〔倉廩〕が運輸不能となり、横隔膜閉塞の膈塞洞泄となる。膈塞洞泄には、足の太陰脾経脉を取り、虚実を診て補瀉を施す。故に開折は、太陰の気の不足により発生する病である。闔折で厥陰経が失調すれば気が緩みよく悲しむ。しばしば悲しむ者には、厥陰経脉を取り、虚実を診て補瀉を施す。樞折で少陰経が失調すれば腎経脉が結滞して不通となる。不通には、足の少陰経脉を取り、虚実を診て補瀉を施す。結滞のあるものは、浮絡の瘀血を取り除く。

注・「隠白」の原文は「陰白」だが『靈樞』に基づいて改めた。


足太陽根於至陰、流於京骨、注於崑崙、入於天柱、飛揚。

足少陽根於竅陰、流於丘墟、注於陽輔、入於天容疑誤。光明。

足陽明根於厲兌、流於衝陽、注於下陵、入於人迎、豐隆。

手太陽根於少澤、流於陽谷、注於少海、入於天窗疑誤。支正。

手少陽根於關衝、流於陽池、注於支溝、入於天牖、外關。

手陽明根於商陽、流於合谷、注於陽谿、入於扶突、偏歴。

此所謂根十二經絡也、絡盛者當取之。

語訳

足の太陽経の根は至陰穴で、京骨穴を流れて、崑崙穴に注ぎ、天柱穴と飛陽穴に入る。

足の少陽経の根は竅陰穴で、丘墟穴を流れて、陽輔穴に注ぎ、天容穴と光明穴に入る。

足の陽明経の根は厲兌穴で、衝陽穴を流れて、足三里穴に注ぎ、人迎穴と豊隆穴に入る。

手の太陽経の根は少沢穴で、陽谷穴を流れて、少海穴に注ぎ、天窓穴と支正穴に入る。

手の少陽経の根は関衝穴で、陽池穴を流れて、支溝穴に注ぎ、天牖穴と外関穴に入る。

手の陽明経の根は商陽穴で、合谷穴を流れて、陽渓穴に注ぎ、扶突穴と偏歴穴に入る。

いわゆるこれが十二経脈絡の根・流・注・入であり、絡脈が盛満になれば瘀血を取り去る。

注・「竅陰」の原文は「竅陽」、「陽谷」は「暘谷」だが『靈樞』に基づいて改めた。

第六、経筋 （經筋第六）

提要

本篇は経筋の起始と停止及びその病症、治療法などを論述したためにこの名が付いた篇である。その主要な内容は、十二経筋は皆四肢末端から起こり、関節に結んで、頚項部を上がり、頭面部に終結し、内臓には繋がらないこと、経筋の病は、寒ですなわち筋が拘急し、熱ですなわち筋弛緩すること、経筋の病の治療の大法は火鍼で去刺〔無迎随出入の法〕をして、回数は病が治癒するまで繰り返し、筋が痛む所を孔穴とすることである。

足太陽之筋、起於足小指上、結於踝、斜上結於膝。其下者、從足外側、結於踵、上循跟、結於膕。其別者、結於腨外、上膕中内廉、與膕中並、上結於臀、上俠脊上項。其支者、別入結於舌本。其直者、結於枕骨、上頭下額、一作顔。結於鼻。其支者、爲目上綱、下結於鼽。『靈樞』作頄字。其下支者、從腋後外廉、結於肩髃。其支者、入腋下、出缺盆、上結於完骨。其支者、出

缺盆、斜上入於鼽。其病小指支踵跟痛一作小指支踵痛。**膕攣急、脊反折、項筋急、肩不擧、腋支缺盆中紐痛、不可左右搖。治在燔鍼急刺、以知爲數、以痛爲輸。名曰仲春痺。**

語訳

足の太陽経筋は、第五趾の上から起こり、上行して外踝に集結し、斜めに上行して膝部に集結する。その下で分支する経筋は、足外側に沿って踵骨に集結し、アキレス腱に沿って上行し、膝窩部に集結する。その分支の経筋は、下腿の外側に集結した後、膝窩部内側を上行し、膝窩部において外踝で分かれた経筋と並んで、上行して臀部に集結し、脊柱傍部を挟むように項部の上部に上がる。その分支の経筋は、分かれて舌本に入り集結する。その直行する経筋は、後頭隆起部に集結し、頭部に上がって頭部の前方から額を下がり、鼻部に集結する。その分支の経筋は、目の上瞼の開閉をする目上綱となり、下がって頬骨に集結する（『靈樞』では鼽ではなく頄の字である）。その下行する分支の経筋は、腋の後外側から、肩髃穴部に集結する。その分支の経筋は、腋下に入って、缺盆穴から出て、上行して完骨穴に集結する。その分支の経筋は、缺盆穴を出て、斜めに上がって頬骨に入る。足の太陽経筋の病は、第五趾のつっぱり感と足跟部の痛み、膝窩部の痙攣、脊椎の反折、項部の筋の拘急、肩関節挙上不能、腋部のつっぱり、缺盆部が紐で引っ張られるような疼痛、左右へ向けないなどである。治療は火鍼で速刺速抜、その回数は治癒するまでとし、疼痛部を鍼刺の孔穴とする。この病は仲春痺という。

注・「鼽」は『靈樞』のように「頄」としたほうが、意味が特定されてよい。

足少陽之筋、起於小指次指之上、結於外踝、上循胻外廉、廉結於膝外廉。其支者、別起於外輔骨、上走髀、前者結於伏菟、後者結於尻。其直者、上乘䏚季脇、上走腋前廉、繫於膺乳、結於缺盆。其直者、上出腋、貫缺盆、上太陽之前、循耳後、上額角、交巓上、下走頷、上結於鼽。其支者、結於目外眥、爲外維。其病小指次指支轉筋、引膝外轉筋、膝不可屈伸、膕筋急、前引髀、後引尻、上乘䏚季脇痛、上引缺盆膺乳頸維筋急。從左之右、右目不開、上過右角、并蹻脉而行、左絡於右、故傷左角、右足不用、命曰維筋相交。治在燔鍼刼刺、以知爲數、以痛爲輸。名曰孟春痺。

語訳

足の少陽経筋は、第四趾の上から起こり、外踝部に集結し、下腿外縁を循行して上がり、膝の外縁に集結する。その分支の経筋は、腓骨で分かれ起こり、大腿骨部を上走し、前面の分支の経筋は伏兎穴に集結し、後面の分支の経筋は尻部に集結する。その直行する経筋は、季脇下の肋軟骨部と季脇部に乗って上行し、腋の前縁を上走し、胸部と乳部に繋がり、缺盆穴で集結する。その直行する経筋は、上行して腋部に出て、缺盆を貫き、手の太陽経の前方に出て、耳後を循行し、額角に上がり、頭頂部で交会し、顎に下走して、上がって鼻孔部に集結する。その分支の経筋は、目外眥に集結して、目瞼の綱維である目外維となる。足の少陽経筋の病は、第四趾の筋の痙攣、膝関節外側部筋の牽引性の痙攣、膝関節の屈伸不能、膝窩部の筋攣縮、前面は大腿部の牽引性筋攣縮、後面は尻部の牽引性筋攣縮、上部は季脇下の肋軟骨部と季脇部を上に乗って上行する経筋性の疼痛、缺盆部、胸部、乳部、頚部の維筋の牽引縮。左側から右側に行く維筋が攣縮すれば右目が開かない。右額角を経過して上がり、蹻脈と一緒に行き、左側の筋は交叉して右側に絡まる。故に左側の額角が傷つけば、対側の右足が動かなくなる。これを維筋相交という。治療は火鍼で速刺速抜、その回数は治癒するまでとし、疼痛部を鍼刺の孔穴とする。この病は孟春痺という。

足陽明之筋、起於中三指結於跗上、斜外上加於輔骨、上結於膝外廉、直上結於髀樞、上循脇、屬脊。其直者、上循骭、結於膝。其支者、結於外輔骨、合於少陽。其直者、上循伏菟、上結於髀、聚於陰器、上腹而布、至缺盆而結、上頸、上俠口、合於鼽、下結於鼻、上合於太陽、太陽爲目上綱、陽明爲目下綱。其支者、從頰結於耳前。其病足中指支脛轉筋、脚跳堅、伏菟轉筋、髀前腫、㿗疝、腹筋乃急、引缺盆及頰、卒口僻、急者目不合。熱則筋弛縱不勝、目不開。頰筋有寒則急、引頰移口。有熱則筋弛縱不勝收、故僻、治之以馬膏膏其急者、以白酒和桂塗其緩者、以桑鈎鈎之、即以生桑灰置之坎中、高下與坐等、以膏熨急頰、且飲美酒噉炙肉。不飲酒者、自強也。爲之三拊而已。治在燔鍼刼刺、以知爲數、以痛爲輸。名曰季春痺。

語訳

足の陽明経筋は、中央の三趾から起こり、足背部に集結し、斜め外側上方の腓骨から、上がって膝外側に集結し、直上して股関節の大転子部に集結して上がって脇を循環し、脊柱に連なる。その直行する経筋は、脛骨を循行して上がり、膝部に集結する。その分支の経筋は、腓骨外側に集結して、足の少陽経筋と合流する。その直行する経筋は、伏兎穴を循って上がり、上で大腿部に集結し、生殖器で集会し、上がって腹部に分布し、缺盆穴に至って集結し、頚を上がり、口の傍らを上がり、頬で合流し、下がって鼻で集結して、上行して太陽経筋と合流する。太陽経筋は目上綱となり、陽明経筋は目下綱となる。その分支の経筋は、頬部から耳前に集結する。足の陽明経筋の病は、第三趾のつっぱりと脛骨前側の痙攣、足の筋肉がピクピクして堅くなり、伏兎穴の大腿四頭筋が痙攣して、大腿前部が腫れ、陰嚢腫大、腹筋の攣縮、缺盆や頬部が引き攣り、突然の口角歪斜で、ひきつって目が閉じられない。熱があれば筋が弛緩して目が開けられない。頬筋が冷えると麻痺側の筋が引き攣り、頬部から牽引して口角歪斜となる。熱がある時は筋が弛緩し収縮力がなくなり、口が緩んで歪む。口角歪斜の治療は、拘急した面頬部に馬油膏を塗り、弛緩した面頬部にドブロクと肉桂の粉末を塗る。更に桑の枝の鈎で口角を吊って、その歪斜を矯正する。（桑の粗木を細く指のようにして縄で繋いで拘急した部位は箱に入れるように囲って緩め、弛緩した部位は緊張させて囲う。）地面に穴を掘って桑の木の灰を入れ、穴の高さを調節し、座った患者と同じにし、頬部が炙られて熱くなれば、馬油膏が塗られた拘急した頬部が温湿布される。同時に美酒を飲ませ、美味しい燻製肉や炙り肉を食べさせる。飲酒できない者も無理に飲ませ、併せて再三患部を手で按摩する。治療は火鍼で速刺速抜、その回数は治癒するまでとし、疼痛部を鍼刺の孔穴とする。この病は季春痺という。

注・原文は「熱則經弛縱」だが『靈樞』に基づいて「經」を「筋」に改めた。

足太陰之筋、起於大指之端内側、上結於内踝。其直者、上絡於膝内輔骨、上循陰股、結於髀。聚於陰器、上腹、結於臍。循腹裏、結於脇、散於胸中。其内者、著於脊。其病足大指支内踝痛、轉筋、内輔骨痛、陰股引髀而痛、陰器紐痛上引臍、兩脇痛、膺中脊内痛。治在燔鍼刼刺、以知爲數、以痛爲輸。名曰孟秋痺。

語訳

足の太陰経筋は、第一趾の内側端から起こり、上行して内踝に集結する。その直行する経筋は、上がって膝内側の鵞足《がそく》部に絡んで、大腿内側を上行し、大腿前部に集結する。生殖器に集会して、腹を上行し、臍に集結する。腹腔内を循行し、胸脇部に集結し、胸中に散布する。その内側の経筋は、脊柱に付着する。足の太陰経筋の病は、第一趾のつっぱりと内踝痛、筋の痙攣、鵞足部の疼痛、大腿の内側から大腿部の牽引痛、生殖器を紐で縛ったような疼痛、臍の上方牽引痛、両脇痛、胸部と背部の疼痛。治療は火鍼で速刺速抜、その回数は治癒するまでとし、疼痛部を鍼刺の孔穴とする。この病は孟秋痺という。

注・原文は「於脇」だが、『靈樞』に基づいて「結」を加えた。「上引臍」も「引」を加えた。「以痛爲輸」が原文では「以痛爲轉」。

足小陰之筋、起於小指之下、入足心、並足太陰、而斜走内踝之下、結於踵。則與太陽之筋合、而上結於内輔之下。並太陰之筋、而上循陰股、結於陰器。循膂内俠脊、上至項、結於枕骨。與足太陽之筋合。其病足下轉筋、及所過而結者皆痛及轉筋。病在此者、主癇瘈及痓病。病在外者不能俛、在内者不能仰。故陽病者、腰反折不能俛、陰病者、不能仰。治在燔鍼劫刺、以知爲數、以痛爲輸。在内者、熨引飲藥。此筋折紐、紐發數甚者、死不治。名曰仲秋痺。

語訳

足の少陰経筋は、第五趾の下から起こり、足底の湧泉穴に入って、足の太陰経筋と並んで、内踝の下に斜走し、踵に集結する。そこで足の太陽経筋と合流して、上行して脛骨内側顆の下縁に集結し、足の太陰経筋と並んで、股の内側を循行して上がり、生殖器に集結する。脊柱起立筋に沿って脊柱を挟み、上がって項部に至り、後頭隆起部に集結し、足の太陽経筋と合流する。足の少陰経筋の病は、足底の痙攣、及び足の少陰経筋と足の太陰経筋が通過して集結するところ。疼痛と筋の痙攣が現れる。病が足の少陰経筋にあるものは、ひきつけと癲癇。背筋に病があれば前屈みできず、腹筋に病があれば身体をそり返せない。故に陽筋の病は、腰部が反り返って前屈が不能となり、陰筋の病は、後屈が不能となる。治療は火鍼で速刺速抜、その回数は治癒するまでとし、疼痛部を鍼刺の孔穴とする。病が内にあるものは、温法で通引補気をして筋を緩め、併せて薬湯を飲ませて血を養う。この種の筋痙攣で何度も発作が起こって悪化していくものは、不治の死病である。この病は仲秋痺という。

足厥陰之筋、起於大指之上、結於内踝之前。上循胻、上結於内輔之下。上循陰股、結於陰器、絡諸經一作筋。**其病足大指支、内踝之前痛、内輔痛、陰股痛、轉筋、陰器不用、傷於内則不起、傷於寒則陰縮入、傷於熱則縱挺不收。治在行水清陰器。其病轉筋者、治在燔鍼劫刺、以知爲數、以痛爲輸。名曰季秋痺。**

語訳

足の厥陰経筋は、第一趾の上から起こり、内踝の前方に集結する。脛骨を上がりながら循行し、上行して脛骨内側顆の下縁に集結する。上がって大腿内側を循行し、生殖器に集結し、諸経筋と連絡する。足の厥陰経筋の病は、第一趾のつっぱり、内踝前方の痛み、脛骨痛、股部内側に疼痛、筋の痙攣、生殖器の不能、房事過多による勃起不能となり、寒により傷つけば生殖器が縮み陥入し、熱により傷つけば生殖器が延びて長いままで収まらず、その治療には行水して陰器を冷やす。筋が痙攣する病には、火鍼で速刺速抜、その回数は治癒するまでとし、疼痛部を鍼刺の孔穴とする。この病は季秋痺という。

注・原文は「絡諸經」だが、訳では「絡諸筋」に改めた。

手太陽之筋、起於小指之上、結於腕。上循臂内廉、結於肘内兌骨之後、彈之應小指之上、入結於腋下。其支者、從腋走後廉、上繞臑外廉、上肩胛、循頸、出足太陽之筋前、結於耳後完骨。其支者、入耳中。其直者、出耳上、下結於頷。上屬目外眥。其病小指及肘内兌骨後廉痛、循臂陰、入腋下、腋下痛、腋後廉痛、繞肩胛、引頸而痛、應耳中鳴、痛引頷、目瞑良久乃能視、頸筋急則爲筋瘻頸腫、寒熱在頸者。治在燔鍼劫刺、以知爲數、以痛爲輸。其爲腫者、復而兌之。名曰仲夏痺。原本復而兌之下、有「本支者、上曲牙、循耳前、屬目外眥、上頷、結於角。其痛當所過者、支轉筋。治在燔鍼劫刺、以知爲數、以痛爲輸」一段。

語訳

手の太陽経筋は、第五指の上から起こり、手関節に集結する。前腕内側縁を上がって循行し、肘で尺骨の内側上踝後面に集結する。その集結する部分を手で弾くと第五指の上まで響いて伝わる。その後は、腋下に入って集結する。その分支の経筋は、腋部から腋部の後縁を走り、上がって上腕骨外縁を巡り、肩甲骨に上行し、頚を循行して足の太陽経筋の前に出て、耳後の完骨穴に集結する。その分支の経筋は耳中に入る。その直行する経筋は、耳上に出て、下がって顎に集結し、上がって目外眥に属す。手の太陽経筋の病は、第五指および肘内側上顆後縁部の疼痛、前腕内側から腋下にかけての疼痛、腋下後縁部の疼痛、肩甲骨から頚部にかけての牽引痛及び耳鳴り、牽引性の顎部疼痛、目を長く閉じないとはっきり見えない、頚部周囲筋の拘急とリンパ結核と頚部腫症、寒熱症状が頚部にあるもの。治療は火鍼で速刺速抜、その回数は治癒するまでとし、疼痛部を鍼刺の孔穴とする。その腫瘍が鍼刺で消散しなければ、鋭鍼〔鑱鍼〕で反復して刺す。この病は仲夏痺という。（原本には鋭鍼により反復して刺すの下に「その分支の経筋は、頬車を上がって、耳前を通り、目外眥に属し、顎に上がり、額角に集結する。その痛みが過ぎるところは筋の痙攣。治療は火鍼で速刺速抜、その回数は治癒するまでとする。疼痛部を鍼刺の孔孔とする」の一段がある。）

手少陽之筋、起於小指次指之端、結於腕。上循臂、結於肘。上繞臑外廉、上肩走頸，合手太陽。其支者、上當曲頰、入繫於舌本。其支者、上曲牙、循耳前、屬目外眥、上乘頷、結於角。其病當所過者，即支轉筋、舌卷。治在燔鍼劫刺、以知爲數、以痛爲輸。名曰季夏痺。

語訳

手の少陽経筋は、第四指の端から起こり、手関節に集結する。前腕を上がって肘に集結する。上腕外側を巡って上がり、肩に上がって頚に走り、手の太陽経筋と合流する。その分支の経筋は、上がって下顎角に当たり、舌本に入って繋がる。その分支の経筋は、頬車に上がり、耳前部を循行し、目外眥に属し、側頭部を上行し額角に集結する。手の少陽経筋の病は、この経筋が循行する部位の痙攣、舌卷。治療は火鍼で速刺速抜、その回数は治癒するまでとし、疼痛部を鍼刺の孔穴とする。この病は季夏痺という。

手陽明之筋、起於大指次指之端、結於腕。上循臂、上結於肘。上繞臑、結於髃。其支者、繞肩胛、俠脊。其直者、從肩髃上頸。其支者、上頰、結於頄。其直者、上出手太陽之前、上左角、絡頭、下右頷。其病當所過者、支一本下有痛字及字。**轉筋痛、肩不舉、頸不可左右視。治在燔鍼劫刺、以知爲數、以痛爲輸。名曰孟夏痺。**

語訳

手の陽明経筋は、第二指の端から起こり、手関節に集結する。前腕を上がりながら、肘に上がって集結する。上腕を巡りながら上行して、肩峰部に集結する。その分支の経筋は、肩甲骨を巡り、脊柱を挟む。その直行する経筋は、肩峰部から頚に上がる。その分支の経筋は、頬部を上がって、頬骨弓に集結する。その直行する経筋は、上がって手の太陽経筋の前に出て、左側の額角に上がって、頭部に絡み、右側の顎部に下る。手の陽明経筋の病は、この経筋が通る部位のつっぱりや痙攣痛、肩関節の挙上不能、頚部の回旋不能で左右に向けない。治療は火鍼で速刺速抜、その回数は治癒するまでとし、疼痛部を鍼刺の孔穴とする。この病は孟夏痺という。

手太陰之筋、起於大指之上、循指上行、結於魚際後、行寸口外側、上循臂、結於肘中。上臑内廉、入腋下、上出缺盆、結肩前髃。上結缺盆、下結於胸裏。散貫賁、合脇下、抵季肋。其病當所過者、支轉筋痛、甚成息賁、脇急吐血。治在燔鍼劫刺、以知爲數、以痛爲輸。名曰仲冬痺。

語訳

手の太陰経筋は、第一指の上から起こり、指を循行しながら上がり、魚際の後ろに集結し、寸口の外側を走行し、前腕に沿って上がり、肘中に集結する。上腕内側縁を上がり、腋下に入って、缺盆から出て、肩峰の前部に集結する。上部は缺盆に集結し、下部は胸裏に集結する。横隔膜を貫いて分散し、手の厥陰経筋と横隔膜の下で合流して、季肋部に到達する。手の太陰経筋の病は、この経筋が循行する部位の痙攣疼痛、それが甚だしければ息賁《そくふん》で呼吸困難、脇が拘急し吐血する。治療は火鍼で速刺速抜、その回数は治癒するまでとし、疼痛部は鍼刺を孔穴とする。この病は仲冬痺という。

手心主之筋、起於中指、與太陰之經竝行、結於肘内廉。上臂陰、結腋下。下散前後、俠脇。其支者、入腋、散胸中、結於賁。其病當所過者、支轉筋、手心主前及胸痛、息賁。治在燔鍼劫刺、以知爲數、以痛爲輸。名曰孟冬痺。

語訳

手の厥陰経筋は、第三指から起こり、手の太陰経と並行して、肘の内側縁に集結する。上腕の内側を上がり、腋下に集結し、脇の前後に下がって散布する。その分支の経筋は、腋に入って、胸中に散じ、横隔膜に集結する。手の厥陰経筋の病は、この経筋が循行する部位の痙攣、手厥陰心包経の痛み及び胸痛、息賁が出現する。治療は火鍼で速刺速抜、その回数は治癒するまでとし、刺激部位は疼痛部位を孔穴とする。この病は孟冬痺という。

注・原文は「結於臂」だが『太素』に基づいて「結於賁」と改めた。

手少陰之筋、起於小指之内側、結於兌骨、上結肘内廉。上入腋、交太陰挾乳裏、結於胸中。循賁、下繋於臍。其病内急、心承伏梁。下爲肘綱。其病當所過者、支轉筋痛。治在燔鍼劫刺、以知爲數、以痛爲輸。其成伏梁吐膿血者、死不治。名日季冬痺。

語訳

手の少陰経筋は、第五指の内側から起こり、手関節後方の豆状骨に集結して、上がって肘内側縁に集結する。上がって腋に入り、手の太陰経筋と交わり、乳房の裏を挟み、胸中に聚結する。横隔膜を循行し、下って臍に繋がる。手の少陰経筋の病は、胸内が拘急し、心積の伏梁となる。下では肘の綱となる。その病は、経筋が循行する部位に痙攣疼痛が出現する。治療は火鍼で速刺速抜、その回数は治癒するまでとし、疼痛部を鍼刺の孔穴とする。それが膿血を吐くような伏梁であれば、死の症状である。この病は季冬痺という。

注・原文は「循臂」だが『太素』に基づいて改めた。また文末の「名日季冬痺」は、場所がふさわしくないので、こちらに移動した。


凡經筋之病、寒則反折筋急、熱則筋縱緩不收、陰痿不用。陽急則反折、陰急則俛不伸。焠刺者、刺寒急也。熱則筋縱不收、無用燔鍼急刺。足之陽明、手之太陽、筋急則口目爲之僻、目眥急、不能卒視。治此皆如右方也。

語訳

一般的な経筋の病は、寒病では筋が拘急して腰背が角弓反張する。熱病では筋が弛緩して収縮せず、生殖器は萎縮して不能となる。背部の筋が拘急すれば脊背は角弓反張し、腹部の筋が拘急すれば身体は前屈みになり背を伸ばせなくなる。焠刺法〔焼鍼〕とは、寒により筋が拘急する者に刺す。熱により筋が弛緩していれば、燔鍼の速刺速抜は使わない。

足の陽明と手の太陽経の経筋が拘急すれば口眼歪斜〔顔面神経麻痺〕となり、目眥が引き攣り、目が眩んで即座に見えない。これにはみな右のような治療法を行う。

第七、身体各部の骨度や胃腸の長度による受病の関係

（骨度腸度腸胃所受第七）

提要

本篇は身体各部の骨度、胃、腸の長度や面積及び容量、並びに七日間飲食しなければ死亡する原因など主要な説明をしたためこの名が付いた篇である。

黄帝問曰「『脉度』言經脉之長短、何以立之？」伯高對曰「先度其骨節之大小、廣狹長短、而脉度定矣。」

曰「人長七尺五寸者、其骨節之大小長短、知各幾何？」曰「頭一作頸。之大骨圍二尺六寸、胸圍四尺五寸、腰圍四尺二寸、髮所覆者、顱至項一尺二寸、髮以下至頤長一尺。君子參又作三、又作終。折。」

語訳

黄帝が問う「『脈度』にいう経脈の長短は、何を基準にしているのか？」
伯高が答える「まず骨や関節の大小、広狭、長短の度量を出して、これを基準として脈度に用いる。」
問う「人の身長を七尺五寸とする。その骨や関節の大小や長短はいくらか？」
答える「頭蓋骨の周囲の長さは二尺六寸。胸囲は四尺五寸。腰囲は四尺二寸。頭髪がある人で、前髪際から後髪際までの長さは一尺二寸。前髪際から顎の先端までの長さは一尺。均衡のとれた人なら、面部の前髪際から上、中、下に三等分できる。」

結喉以下至缺盆中、長四寸。至缺盆下至髑骭、長九寸、過則肺大、不滿則肺小。髑骭以下至天樞、長八寸、過則胃大、不及則胃小。天樞以下至横骨、長六寸半、過則迴腸廣長、不滿則狹短。

語訳

喉頭隆起から缺盆部の天突穴までの長さは四寸。天突穴から胸骨剣状突起先端の鳩尾穴までの長さは九寸であり、九寸より長ければ肺が大きく、九寸未満であれば肺は小さい。胸骨剣状突起先端から臍部の天枢穴までの長さは八寸であり、八寸より長ければ胃が大きく、八寸未満であれば胃は小さい。臍部の天枢穴から恥骨結合両傍部の横骨穴までの長さは六寸半で、六寸半より長ければ回腸が広くて長く、六寸半未満であれば回腸は細くて短い。

注・原文は「胃腸」だが『靈樞』に基づいて「廻腸」とした。

横骨長六寸半、横骨上廉以下至内輔之上廉、長一尺八寸。内輔之上廉以下至下廉、長三寸半。内輔之下廉至内踝、長一尺三寸。内踝以下至地、長三寸。膝膕以下至跗屬、長一尺六寸。跗屬以下至地、長三寸。故骨圍大則大過、小則不及。

語訳

恥骨の幅長は六寸半で、恥骨上縁から膝関節内側上縁までの長さは一尺八寸。膝関節内側上縁から膝関節内側下縁までの長さは三寸半。膝関節内側下縁から内踝までの長さは一尺三寸。内踝から足底部の地面までの長さは三寸。膝窩からアキレス腱付着部までの長さは一尺六寸。アキレス腱付着部から足底部の地面までの長さは三寸。故に骨の周囲長が大きければ骨は大きく、骨の周囲長が小さければ骨は小さい。

角以下至柱骨、長一尺。一作寸。**行腋中不見者、長四寸。腋以下至季脇、長一尺二寸。季脇**

以下至髀樞、長六寸。髀樞以下至膝中、長一尺九寸。膝以下至外踝、長一尺六寸。外踝以下至京骨、長三寸。京骨以下至地、長一寸。

語訳

額角後方で耳上の側頭骨隆起部から頚項根部の大椎までの長さは一尺。大椎から腋窩正中までの長さは四寸。腋窩から季脇部までの長さは一尺二寸。季脇部から大転子前上方陥凹部の環跳穴までの長さは六寸。環跳穴から膝関節外側裂隙中部までの長さは一尺九寸。膝関節外側裂隙中部から外踝までの長さは一尺六寸。外踝から第五中足骨底外側陥凹部の京骨穴までの長さは三寸。京骨穴から足底部の地面までの長さは一寸。

耳後當完骨者、廣九寸。耳前當耳門者、廣一尺二寸。一作三寸。兩顴之間、廣九寸半『九墟』作七寸。兩乳之間、廣九寸半。兩髀之間、廣六寸半。

語訳

耳の後ろの両側完骨穴間の横幅は九寸。耳の前の両側耳門穴間の横幅は一尺二寸（一書には三寸）。両側顴髎穴間の横幅は九寸半。両乳間の横幅は九寸半。両側の環跳穴間の横幅は六寸半。

足長一尺二寸、廣四寸半。肩至肘、長一尺七寸。肘至腕、長一尺二寸半。腕至中指本節、長四寸。本節至其末、長四寸半。

語訳

足の長さは一尺二寸で、その横幅は四寸半。肩関節の端から肘尖までの長さは一尺七寸。肘尖から手関節までの長さは一尺二寸半。手関節から中手指節関節までの長さは四寸。中手指節関節から指先までの長さは四寸半。

項髪以下至脊骨、長三寸半。一作二寸。**脊骨以下至尾骶二十一節、長三尺。上節長一寸四分分之一、奇分在下、故上七節下至膂骨九寸八分分之七。此衆人骨之度也、所以立經脉之長短也。是故視其經脉之在於身也、其見浮而堅、其見明而大者、多血。細而沈者、多氣。乃經之長短也。**

語訳

後髪際の下から胸椎に至るまでの長さは三寸半。胸椎から尾骨に至るまで二十一節あって長さは三尺。上七椎の一椎間の長さは一寸四分一厘。その下に余りがあるので故に上七節から膂骨〔至陽から下の背骨〕に至る長さは1・41×7で九寸八分七厘である。

これが一般人の骨度で、これを基準に経脈の長短が確定する。これにより人体の経脈を外から確認することができ、それが浮浅で堅実だったり、明らかに大きく見えれば、多血である。細くて沈んでいれば、多気である。これが経脈の長短である。

注・原文は「上節長一寸四分分之七奇分之一」だが、『靈樞』に基づいて改めた。

曰「願聞六府傳穀者、腸胃之大小長短、受穀之多少奈何?」曰「穀之所從出入淺深遠近長短之度。脣至齒長九分。口廣二寸半。齒以後至會厭深三寸半、大容五合。舌重十兩、長七寸、廣二寸半。咽門重十兩、廣二寸半、至胃長一尺六寸。胃紆曲屈、伸之長二尺六寸、大一尺五寸、徑五寸、大容三一作二。斗五升。小腸後附脊、左環迴周葉一作疊、下同。積。其注於迴腸者、外附於臍上、迴運環反十六曲、大二寸半、徑八分分之少半、長三丈二尺。一作三尺。迴腸當臍、左環迴周葉積而下、迴運環反十六曲、大四寸、徑一寸寸之少半、長二丈一尺。廣腸胻一作傅脊、以受迴腸、左環葉積一作脊。上下、辟大八寸、徑二寸寸之大半、長二尺八寸。腸胃所入至所出、長六丈四寸四分、迴曲環反三十二曲。」

語訳

問う「聞きたいのだが六腑の水穀の受納には、胃腸の大小や長短により、受納できる水穀量はいくらか？」

答える「水穀が食物として摂取され排出されるまでの経過と、消化器の深さや距離の長短の度合いによる。唇から歯までの長さは九分。口の横幅は二寸半。歯から喉頭部までの深さは三寸半で、口一杯に入れた容量は五合。舌の重さは十両、長さは七寸、横幅は二寸半。咽頭の重さは十両、横幅は二寸半、胃までの食道の長さは一尺六寸。胃体の弯曲部を伸ばした長さは二尺六寸、周囲一尺五寸、直径は五寸、一杯に入れた容量は三斗五升。小腸の後部は脊椎に付着し、左に屈曲し、バネのように集積する。小腸から回腸に注ぎ、それは臍の上に付着し、バネのように屈曲すること十六回、周囲二寸半、直径は八分三厘、長さは三丈二尺。臍から下の回腸は、左にバネのように屈曲すること十六回、周囲四寸、直径は一寸三分、長さは二丈一尺。大腸は脊椎に付着し、内容物を回腸から受け継ぎ、左に回って上から下へ集積する。周囲は八寸、直径は二寸六分、長さは二尺八寸である。胃腸の入り口から出口までの長さは六丈四寸四分、腸の屈曲は順方向と逆方向で三十二回である。」

注・「口廣」の原文は「廣」、『靈樞』から口を補った。

曰「人不食七日而死者何也？」　曰「胃大一尺五寸、徑五寸、長二尺六寸、横屈、受水穀三斗五升。其中之穀常留者二斗、水一斗五升而滿。上焦泄氣、出其精微、慓悍滑疾。下焦下漑、泄諸小腸。小腸大二寸半、徑八分分之少半、長三丈二尺、受穀二斗四升、水六升三合合之大半。迴腸大四寸、徑一寸寸之少半、長二丈一尺、受穀一斗、水七升半。廣腸大八寸、徑二寸寸之大

半、長二尺八寸、受穀九升三合八分合之一。腸胃之長、凡五丈八尺四寸、受水穀九斗二升一合合之大半。此腸胃所受水穀之數也。」

語訳

「人は七日ほど飲食をしないと死んでしまう。これはなぜなのか？」

答える「胃の周囲は一尺五寸、直径は五寸、伸ばした長さは二尺六寸、胃体部は横に屈曲していて、三斗五升の水穀を受納できる。その中は常に二斗の穀を留め、一斗五升の水で満ちている。上焦の気の宣発により、食物からできた精微は、勢いがあり素早い衛気となって全身に散布され、残りの糟粕は下焦を経て小腸に運ばれる。小腸は周囲が二寸半、直径は八分三厘、長さは三丈二尺で、二斗四升の穀と、六升三合と三分の二合の水を受け取る。回腸は周囲が四寸、直径は一寸三分、長さは二丈一尺で、一斗の穀と、七升半の水を受け取る。大腸は周囲が八寸、直径は二寸六分、長さは二尺八寸で、九升三合と八分の一合の穀を受け取る。胃腸の長さは、合計で五丈八尺四寸、受納できる水穀の容量は九斗二升一合と一合の三分の二である。これが胃腸の受納できる水穀の量である。」

平人則不然、胃滿則腸虛、腸滿則胃虛、更滿更虛、故氣得上下、五藏安定、血脉和利、精神乃居。故神者、水穀之精氣也。故腸胃之中、常留穀二斗四升、水一斗五升、故人一日再至後、後二升半、一日中五升。七日、五七三斗五升、而留水穀盡矣。故平人不飲不食七日而死者、水穀精氣津液皆盡、故七日死矣。

語訳

健康な人は、常に胃腸に水穀が受納されているわけではなく、胃に食物が充満していれば腸は空虚であり、飲食物が下行して腸が充満すれば胃は空虚となって、空虚と充満の交代に応じて気も上から下へ流れることができ、五臓も安定し、血脈も順調に循環し、五神五精も安定する。故に五臓の五神は、水穀の精気からなる。故に胃腸の中には、常に二斗四升の穀と、一斗五升の水が留まっており、人は一日に二回の大便をして、一回の排便では二升半、一日当たりに五升の排便をする。七日では五×七＝三斗五升になり、胃腸の中の水穀が排出されて尽きてしまう。故に健康な人が飲食をしなければ、七日で死んでしまうのは、水穀の精気と津液の全てが尽きるので、故に七日で死んでしまうのである。

注・原文は「一日中五升、五七三斗五升」だが「七日」を『靈樞』から補った。

鍼灸甲乙經　巻之三

第一、頭部で正中から前髪際に沿って横に向かい頭維穴に至る両側の七腧穴

（頭直鼻中髪際傍行至頭維凡七第一）

提要

本篇の主要な内容は一年の日数に相応する人身孔穴三百六十五気穴及び孫絡、渓谷を溢れる奇邪（大小分肉の間の奇邪）と営衛を通じさせる重要意義、頭中線の前髪際辺縁を横に開いた部位にある頭維穴一穴と三個の双穴の合計七穴の部位で、その鍼刺と施灸について述べてあるためこの名が付けられた。

黄帝問曰「氣穴三百六十五、以應一歳。願聞孫絡谿谷、亦各有應乎?」岐伯對曰「孫絡谿谷、三百六十五穴會、以應一歳、以洒『素問』作溢。奇邪、以通榮衛。肉之大會爲谷、肉之小會爲谿、肉分之間、谿谷之會、以行榮衛、以舍『素問』作會。大氣也。」

神庭、在髮際直鼻、督脉、足太陽陽明之會。禁不可刺、令人巓疾目失精。灸三壯。

曲差、一名鼻衝、俠神庭兩傍各一寸五分、在髮際、足太陽脉氣所發、正頭取之。刺入三分、灸五壯。

本神、在曲差兩傍各一寸五分、在髮際、一曰直耳上、入髮際四分。**足少陽、陽維之會。刺入三分、灸三壯。**

頭維、在額角髮際、俠本神兩傍各一寸五分、足少陽、陽維之會。刺入五分、禁不可灸。

語訳

黄帝が問う「人には三百六十五の気穴があり、一年の日数と相応している。これについて聞きたいのだが、孫絡や分肉の間の渓谷も一年の日数と相応しているのか？」

岐伯が答える「孫絡や渓谷は、各々に三百六十五穴あり、一年の日数に相応し、穴所から奇邪を溢れ出させて、営衛の気を流通させる。肌肉の間の大きな境界でそれらが大会するところを谷とし、肌肉の間の紋理のような小さな境界で小会するところを渓とする。分肉の間は渓谷が交わって会合し、営衛が通行するところで、いわゆる人体の経気が宿るところである。」

神庭《しんてい》は、鼻の直上で前髪際にあり、督脈と足の太陽経と陽明経の交会穴。鍼刺は禁忌で、鍼刺すれば人は癲疾となって目の精気を失う。施灸は三壯。

曲差《きょくさ》は、別名を鼻衝《びしょう》といい、神庭穴の両外側一寸五分で前髪際にあり、足の太陽経の脉気が発する所で、頭を正面から取穴する。刺入は三分、施灸は五壯。

本神《ほんじん》は、曲差穴の両外側一寸五分、髪際にあり（一説には耳の真上、髪際を入ること四分）、足の少陽経と陽維脉の交会穴。刺入は三分、施灸は三壯。

頭維《ずい》は、額角髪際にあり、本神穴の両外側一寸五分で、足の少陽経と陽維脈の交会穴。刺入は五分、禁灸穴。

第二、頭部で鼻上の前髪際から入ること一寸から督脈上を後方に行き風府穴に至るまでの八腧穴

（頭直鼻中入髪際一寸循督脈却行至風府凡八穴第二）

提要

本篇は、鼻中の中央を垂直に上がり、前髪際を入ること一寸、正中線上の上星穴から、督脈走行上を後方に沿って至る風府穴までの八穴の部位で、その鍼刺と施灸について記す。

上星一穴、在顱上、直鼻中央、入髪際一寸、陥者中、可容豆、督脈氣所發。刺入三分、留六呼、灸三壯。

顖會、在上星後一寸、骨間陥者中、督脈氣所發。刺入四分、灸五壯。

前頂、在顖會後一寸五分、骨間陥者中、督脈氣所發。刺入四分、灸五壯。

百會、一名三陽五會、在前頂後一寸五分、頂中央旋毛中、陥可容指、督脈、足太陽之會。刺八分、灸三壯。

後頂、一名交衝、在百會後一寸五分、枕骨上、督脉氣所發。刺入四分、灸五壯。

強間、一名大羽、在後頂後一寸五分、督脉氣所發。刺入三分、灸五壯。

腦戸、一名匝風、一名會顱、在跳骨上強間後一寸五分、督脉、足太陽之會、此別腦之會。不可灸、令人瘖。『素問・刺禁刺論』云「刺頭、中腦戸、入腦立死。」王冰註云「灸五壯。」又骨空論云「不可妄灸。」『銅人經』云「禁不可灸、灸之令人瘂。」

風府、一名舌本、在項上、入髪際一寸、大筋内穴穴中、疾言其肉立起、言休其肉立下。督脉、陽維之會。禁不可灸、灸之令人瘖、刺入四分、留三呼。

語訳

上星《じょうせい》は、頭蓋骨上にあり、鼻中央の直上で、前髪際を入ること一寸の陥凹中にあり、豆が納まるくらいの穴で、督脉の脉気が発する所。刺入は三分で、六呼吸ほど留め、施灸は五壯。

顖会《しんえ》は、上星穴の後ろ一寸、頭蓋骨の接合する陥凹部中にあり、督脉の脉気が発する所。刺入は四分、施灸は五壯。

前頂《ぜんちょう》は、顖会穴の後ろ一寸五分、頭蓋骨が接合する陥凹部中にあり、督脉の脉気が発する所。刺入は四分、施灸は五壯。

百会《ひゃくえ》は、別名を三陽五会《さんようごえ》といい、前頂穴の後ろ一寸五分、頭頂部中央旋毛《つむじ》の中、指尖が入るほどの陥凹部にあり、督脉と足の太陽経の交会穴。刺入は八分、施灸は三壯。

後頂《ごちょう》は、別名を交衝《こうしょう》といい、百会穴の後ろ一寸五分、後頭隆起の上方にあり、督脈の脈気が発する所。刺入は四分、施灸は五壮。

強間《きょうかん》は、別名を大羽《だいう》といい、後頂穴の後ろ一寸五分にあり、督脈の脈気が発する所。刺入は三分、施灸は五壮。

脳戸《のうこ》は、別名を匝風《そうふう》、会顱《えろ》といい、外後頭隆起の上方で、強間穴の後ろ一寸五分にあり、督脈と足の太陽経の交会穴で、ここで経脈が分かれて脳に入り会合する。喋れなくなるので禁灸穴（『素問』刺禁論には、脳戸穴から頭の中に刺し、脳に入れば即死。『王冰の註』には施灸五壮。『素問』骨空論にはみだりに施灸しない。『銅人経』には禁鍼、鍼をすれば人は唖になる）。

風府《ふうふ》は、別名を舌本《ぜっぽん》といい、項部の上にあり、後髪際を入ること一寸、大きな筋の内側あたりで、早口で喋るとその筋は隆起し、喋るのを止めれば筋は下がる。督脈と陽維脈の交会穴。刺入は四分で、三呼吸ほど留め、灸は禁忌で、施灸すれば唖になる。

第三、頭部で督脈の外方一寸五分から後方に行き玉枕穴に至る両側の十腧穴（頭直俠督脈各一寸五分却行至玉枕凡十穴第三）

提要

本篇は、頭部正中線の督脈走行に沿った外側一寸五分の直行線で、五処穴から玉枕穴に至る五穴の左右合わせて十穴の部位で、その鍼刺と施灸について記す。

五處、在督脈傍去上星一寸五分、足太陽脉氣所發。刺入三分、不可灸。『素問・水熱穴』註云「灸三壯。」

承光、在五處後二寸、足太陽脉氣所發。刺入三分、禁不可灸。

通天、一名天臼、在承光後一寸五分、足太陽脉氣所發。刺入三分、留七呼、灸三壯。

絡郤、一名強陽、一名腦蓋、在通天後一寸三分、足太陽脉氣所發。刺入三分、留五呼、灸三壯。

玉枕、在絡却後七分、俠腦戸傍一寸三分、起肉枕骨、入髪際三寸、足太陽脉氣所發。刺入三分、留三呼、灸三壯。

語訳

五処《ごしょ》は、督脈の上星穴の外側一寸五分にあり、足の太陽経の脈気が発する所。刺入は三分、禁灸穴（『素問』水熱穴注には、灸三壮）。

承光《しょうこう》は、五処穴の後ろ二寸にあり、足の太陽経の脈気が発する所。刺入は三分、禁灸穴。

通天《つうてん》は、別名を天臼《てんきゅう》といい、承光穴の後ろ一寸五分にあり、足の太陽経の脈気が発する所。刺入は三分で、七呼吸ほど留め、施灸は三壮。

絡却《らっきゃく》は、別名を強陽《きょうよう》、脳蓋《のうがい》といい、通天穴の後ろ一寸三分にあり、足の太陽経の脈気が発する所。刺入は三分で、五呼吸ほど留め、施灸は三壮。

玉枕《ぎょくちん》は、絡却穴の後ろ七分にあり、脳戸穴の外方一寸三分で、外後頭隆起上縁の筋肉の隆起したところで、後髪際を入ること三寸、足の太陽経の脈気が発する所。刺入は三分で、三呼吸ほど留め、施灸は三壮。

第四、頭部で両目直上の前髪際から入ること五分から後方に行き脳空穴に至る両側の十腧穴

（頭直目上入髪際五分却行至腦空凡十穴第四）

提要

本篇は、瞳孔直上の前髪際を入ること五分の頭臨泣から脳空に至るまでの五穴で、左右合わせて十穴の部位で、その鍼刺と施灸について記す。

臨泣、當目上眥直、入髪際五分陷者中、足太陽少陽、陽維之會。刺入三分、留七呼、灸五壯。

目窻、一名至榮、在臨泣後一寸、足少陽、陽維之會。刺入三分、灸五壯。

正營、在目窻後一寸、足少陽、陽維之會。刺入三分、灸五壯。

承靈、在正營後一寸五分、足少陽、陽維之會。刺入三分、灸五壯。

腦空、一名顳音熱顬音儒。在承靈後一寸五分、俠玉枕骨下陷者中、足少陽、陽維之會。刺入四分、灸五壯。『素問』氣府論註云「俠枕骨後枕骨上。」

語訳

頭臨泣《あたまりんきゅう》は、眼角から直上に上り、前髪際を入ること五分の陥凹中で、足の太陽経と少陽経及び陽維脈の交会穴。刺入は三分で、七呼吸ほど留め、施灸は五壮。

目窓《もくそう》は、別名を至栄《しえい》といい、頭臨泣穴の後ろ一寸にあり、足の少陽経と陽維脈の交会穴。刺入は三分、施灸は五壮。

正営《しょうえい》は、目窓穴の後ろ一寸にあり、足の少陽経と陽維脈の交会穴。刺入は三分、施灸は五壮。

承霊《しょうれい》は、正営穴の後ろ一寸五分にあり、足の少陽経と陽維脈の交会穴。刺入は三分、施灸は五壮。

脳空《のうくう》は、別名を顳顬《せつじゅ》といい、承霊穴の後ろ一寸五分にあり、玉枕穴の傍らで外後頭隆起下方の陥凹中にあり、足の少陽経と陽維脈の交会穴。刺入は四分、施灸は五壮（『素問』気府論註には、外後頭隆起を挟む後ろの外後頭隆起上）。

第五、頭部で耳上辺縁部を後方に行き完骨穴に至る両側の十二腧穴
（頭縁耳上却行至完骨凡十二穴第五）

提要

本篇は、側頭部の耳介に沿って、曲髪から完骨に至るまでの六穴の左右合わせて十二穴の部位で、その鍼刺と施灸について記す。


天衝、在耳上如前三分、刺入三分、灸三壯。『氣府論』註云「足太陽、少陽之會。」

率谷、在耳上入髪際一寸五分、足太陽少陽之會、嚼而取之。刺入四分、灸三壯。

曲鬢、在耳上入髪際曲隅陥者中、鼓頷有空、足太陽少陽之會、刺入三分、灸三壯。

浮白、在耳後入髪際一寸、足太陽少陽之會。刺入三分、灸二壯。氣穴註云「灸三壯、刺入三分。」

竅陰、在完骨上、枕骨下、揺動應手、足太陽少陽之會。刺入四分、灸五壯。氣穴註云「灸三壯、刺入三分。」

完骨、在耳後入髪際四分、足太陽少陽之會。刺入二分、留七呼、灸七壯。氣穴註云「刺入三分、

灸三壯。」

語訳

天衝《てんしょう》は、耳の上方で、耳の前方三分にあり刺入は三分、施灸は三壮（『気府論』の注には足の太陽経と少陽経の交会穴とある）。

率谷《そっこく》は、耳の上方で、髪際を入ること一寸五分にあり、足の太陽経と少陽経が交会し、咀嚼させて取穴する。刺入は四分、施灸は三壮。

曲鬢《きょくびん》は、耳の上方で髪際を入った曲角の陥凹中にあり、歯を噛み合わせると凹みができる。足の太陽経と少陽経の交会穴。刺入は三分、施灸は三壮。

浮白《ふはく》は、耳の後ろで、髪際を入ること一寸、足の太陽経と少陽経の交会穴。刺入は三分、施灸は二壮（『素問』気穴論注には、灸三壮、刺入三分）。

頭竅陰《あたまきょういん》は、完骨穴の上にあり、後頭隆起の下で、頭を揺らすと手に筋の動揺を触れ、足の太陽経と少陽経の交会穴。刺入は四分、施灸は五壮（『素問』気穴論注には、灸三壮、刺入三分）。

完骨《かんこつ》は、耳の後ろで後髪際を入ること四分にあり、足の太陽経と少陽経の交会穴。刺入は二分で、七呼吸ほど留め、施灸は七壮（『素問』気穴論注には、刺入三分。施灸は三壮）。

第六、頭部で後髪際中央から横に向かって行く両側の五腧穴

（頭自髪際中央傍行凡五穴第六）

提要

本篇は、頭部後髪際中央の瘂門と傍部二穴で左右四穴、合わせて五穴の部位で、その鍼刺と施灸について記す。

瘖門、一名舌横、一名舌厭、在後髪際宛宛中、入繫舌本、督脉、陽維之會、仰頭取之。刺入四分、不可灸、灸之令人瘖。氣府論註云「去風府一寸。」

天柱、在俠項後髪際、大筋外廉陷者中、足太陽脉氣所發。刺入二分、留六呼、灸三壯。

風池、在顳顬後髪際陷者中、足少陽、陽維之會。刺入三分、留三呼、灸三壯。氣府論註云「在後陷者中、按之引耳、手足少陽脉之會。刺入四分。」

語訳

瘂門《あもん》は、別名を舌横《ぜつおう》、舌厭《ぜつえん》といい、項部の後髪際の凹みで、舌本に入って繋がり、督脈と陽維脈の交会穴で、仰向きにして取穴する。刺入は四分、禁灸穴で、施灸すれば唖になる（『素問』気府論注には、風府穴を去ること一寸）。

天柱《てんちゅう》は、項部の傍らで後髪際にあり、大きな筋の外側縁の陥凹中で、足の太陽経の脈気が発する所。刺入は二分で、六呼吸ほど留め、施灸は三壮。

風池《ふうち》は、項部の後ろの髪際の陥凹中で、足の少陽経と陽維脈の交会穴。刺入は三分で、三呼吸ほど留め、施灸は三壮（『素問』気府論注には、後の陥凹中、按じると耳中に引き、手足の少陽経の交会穴。刺入は四分）。

第七、背部で第一椎から督脉走行上を下行して脊椎の尾骶に至るまでの十一腧穴

氣府論註云「第六椎下有靈臺《れいだい》、十椎下有中樞、十六椎下有陽關《かん》」

（背自第一椎循督脉行至脊骶凡十一穴第七）

提要

本篇は第一胸椎から尾骶に至るまでの十一穴位で、その鍼刺と施灸について記す。

大椎、在第一椎陷者中、三陽、督脉之會。刺入五分、灸九壯。

陶道、在大椎節下間、督脉、足太陽之會、俛而取之。刺入五分、留五呼、灸五壯。

身柱、在第三椎節下間、督脉氣所發、俛而取之。刺入五分、留五呼、灸三壯。氣府論註云「灸五壯。」

神道、在第五椎節下間、督脉氣所發、俛而取之。刺入五分、留五呼、灸三壯。氣府論註云「灸五壯。」

至陽、在第七椎節下間、督脉氣所發、俛而取之。刺入五分、灸三壯。

筋縮、在第九椎節下間、督脉氣所發、俛而取之。刺入五分、灸三壯。氣府論註云「灸五壯。」

脊中、在第十一椎節下間、督脉氣所發、俛而取之。刺入五分、不可灸。灸則令人痿。

懸樞、在第十三椎節下間、督脉氣所發、伏而取之。刺入三分、灸三壯。

命門、一名屬累、在第十四椎節下間、督脉氣所發、伏而取之。刺入五分、灸三壯。

腰俞、一名背解、一名髓空、一名腰戸、在第二十一椎節下間、督脉氣所發。刺入三分、留七呼、灸五壯。氣府論註云「刺入三分」熱註、水穴註同。熱穴註作二寸、繆刺論同。

長强、一名氣之陰郄、督脉別絡、在脊骶端少陰所結、刺入三分、留七呼、灸三壯。氣府論註及水穴註云「刺入二分。」

語訳

大椎《だいつい》は、第一椎の上の陥凹中で、手足の三陽経脉と督脉の交会穴。刺入は五分、施灸は九壮。

陶道《とうどう》は、項部の大椎穴の下の関節間にあり、督脉と足の太陽経の交会穴で、前屈みで取穴する。刺入は五分で、五呼吸ほど留め、施灸は五壮。

身柱《しんちゅう》は、第三胸椎下の関節間にあり、督脉の脉気が発する所で、前屈みで取穴する。刺入は五分で、五呼吸ほど留め、施灸は五壮。

神道《しんどう》は、第五胸椎下の関節間にあり、督脉の脉気が発する所で、前屈みで取穴する。刺入は五分で、五呼吸ほど留め、施灸は三壮（『素問』気府論注には、灸五壮。）

至陽《しよう》は、第七胸椎棘下の関節間にあり、督脈の脉気が発する所で、前屈みで取穴する。刺入は五分、施灸は三壯。

筋縮《きんしゅく》は、第九胸椎下の関節の間にあり、督脈の脉気が発する所で、前屈みで取穴する。刺入は五分、施灸は三壯（『素問』気府論注には、灸五壯）。

脊中《せきちゅう》は、第十一胸椎下の関節の間にあり、督脈の脉気が発する所で、前屈みで取穴する。刺入は五分、禁灸穴。施灸すれば腰背が曲がりせむしとなる。

懸枢《けんすう》は、第一腰椎下の関節の間にあり、督脈の脉気が発する所で、腹臥位で取穴する。刺入は三分、施灸は三壯。

命門《めいもん》は、別名を属累《ぞくるい》といい、第二腰椎下の関節の間にあり、督脈の脉気が発する所で、腹臥位で取穴する。刺入は五分、施灸は三壯。

腰兪《ようゆ》は、別名を背解《はいかい》、髓空《ずいくう》、腰戸《ようこ》といい、第四仙椎下の関節の間にあり、督脈の脉気が発する所。刺入は三分で、七呼吸ほど留め、施灸は五壯（『素問』気府論注には、刺入三分。『素問』刺熱『素問』水穴注は同じ。『素問』熱穴『素問』繆刺論には、刺入二寸）。

長強《ちょうきょう》は、別名を気《き》之《の》陰郄《いんげき》といい、督脈の別絡で、尾骶骨の端の足の少陰経が集結する所にあり、刺入は三分で、七呼吸ほど留め、施灸は三壮（『素問』気府論注及び水穴注には、刺入二分）。

第八、背部で第一椎の両傍外側一寸五分から下行して尾骶に至るまでの四十二腧穴

（背自第一椎兩傍俠脊各一寸五分下至節凡四十二穴第八）

注・原文は四十二穴でなく四十一穴。

提　要

本篇は、第一胸椎外側一寸五分から下がり尾骨端の外側に至るまでの、五臓背部兪穴二十一穴で左右合わせて四十二穴、それぞれの穴位で、その鍼刺と施灸について記す。

凡五藏之腧、出於背者、按其處、應在中而痛解、乃其腧也。灸之則可、刺之則不可、盛則瀉之、虚則補之。以火補之者、無吹其火、須自滅也。以火瀉之者、疾吹其火、拊其艾、須其火滅也。

大杼、在項第一椎下、兩傍各一寸五分、陥者中、足太陽、手太陽之會、刺入三分、留七呼、灸七壯。氣府論註云「督脉別絡、手足太陽三脉之會。」

風門、熱府、在第二推下兩傍各一寸五分、督脉、足太陽之會。刺入五分、留五呼、灸三壯。
肺俞、在第三椎下兩傍各一寸五分、刺入三分、留七呼、灸三壯。氣府論註云「五藏腧並足太陽脉之會。」
心俞、在第五椎下兩傍各一寸五分、刺入三分、留七呼、禁灸。
膈俞、在第七椎下兩傍各一寸五分、刺入三分、留七呼、灸三壯。
肝俞、在第九椎下兩傍各一寸五分、刺入三分、留六呼、灸三壯。
膽俞、在第十椎下兩傍各一寸五分、足太陽脉氣所發、正坐取之。刺入五分、灸三壯。氣府論註云「留七呼」痺論云「膽胃三焦大小腸膀胱俞、並足太陽脉氣所發」
脾俞、在第十一椎下兩傍各一寸五分、刺入三分、留七呼、灸三壯。
胃俞、在第十二椎下兩傍各一寸五分、刺入三分、留七呼、灸三壯。
三焦俞、在第十三椎下兩傍各一寸五分、足太陽脉氣処發。刺入五分、灸三壯。
腎俞、在第十四椎下兩傍各一寸五分。刺入三分、留七呼、灸三壯。
大腸俞、在第十六椎下兩傍各一寸五分。刺入三分、留六呼、灸三壯。
小腸俞、在第十八椎下兩傍各一寸五分、刺入三分、留六呼、灸三壯。
膀胱俞、在第十九椎下兩傍各一寸五分、刺入三分、留六呼、灸三壯。
中膂俞、在第二十椎下兩傍各一寸五分、俠脊胂而起。刺入三分、留六呼、灸三壯。
白環俞、在第二十一椎下兩傍各一寸五分、足太陽脉氣所發、伏而取之。刺入八分、得氣則瀉、瀉訖多補之、不宜灸。水穴註云「刺入五分、灸三壯。自大腸俞至此五穴、並足太陽脉氣所發。」

上窌、在第一空、腰髁下一寸、俠脊陷者中、足太陽少陽之絡。刺入三分、留七呼、灸三壯。

次窌、在第二空、俠脊陷者中。刺入三分、留七呼、灸三壯。『銅人經』云「針入三分、灸七壯。」

中窌、在第三空、俠脊陷者中。刺入二寸、留十呼、灸三壯。『銅人經』云「針入二分。」

下窌、在第四空、俠脊陷者中。刺入二寸、留十呼、灸三壯。『銅人經』云「刺入三分。」『素問・繆刺論』云「足太陽、厥陰、少陽所結。」

會陽、一名利機、在陰尾骨兩傍、督脉氣所發。刺入八分、灸五壯。氣府論註云「灸三壯。」

語訳

一般的に五臓の兪穴は、背部の上に出て、その場所を按じれば、体内に刺激が伝わり、これに応じて痛みが緩解すれば、そこが兪穴である。施灸はしてよいが、鍼刺はダメで、気が盛んであれば瀉し、虚したものは補う。火により補う場合は、その火を吹かず、自然に燃焼させる。火により瀉す場合は、その火を吹いて速く燃焼させ、その艾の火を消す。

大杼《だいじょ》は、項部の第一椎下にあり、両外側外一寸五分の陥凹中で、足の太陽経と手の少陽経の交会穴。刺入は三分で、七呼吸ほど留め、施灸は七壮（『素問』気府論註では、督脈の別絡と、手足の太陽の三脈が会合する）。

風門《ふうもん》は、別名を熱府《ねつふ》といい、第二椎下の両外側一寸五分にあり、督脈と足の太陽経の交会穴。刺入は五分で、五呼吸ほど留め、施灸は三壯。

肺兪《はいゆ》は、第三椎下の両外側一寸五分にあり、刺入は三分で、七呼吸ほど留め、施灸は三壮（『素問』氣府論註には、五臓腧穴並びに足の太陽脈が会合する）。

心兪《しんゆ》は、第五椎下の両外側一寸五分にあり、刺入は三分で、七呼吸ほど留める。禁灸。

膈兪《かくゆ》は、第七椎下の両外側一寸五分にあり、刺入は三分で、七呼吸ほど留め、施灸は三壮。

肝兪《かんゆ》は、第九椎下の両外側一寸五分にあり、刺入は三分で、六呼吸ほど留め、施灸は三壮。

胆兪《たんゆ》は、第十椎下の両外側一寸五分にあり、足の太陽経の脉気が発する所で、正座させて取穴する。刺入は五分で、施灸は三壮（『気府論』注では「七呼吸ほど留める」。『痺論』注では、胆、胃、三焦、大小腸、膀胱兪は足の太陽経の脉気が発する所）。

脾兪《ひゆ》は、第十一椎下の両外側一寸五分にあり、刺入は三分で、七呼吸ほど留め、施灸は三壮。

胃兪《いゆ》は、第十二椎下の両外側一寸五分にあり、刺入は三分で、七呼吸ほど留め、施灸は三壮。

三焦兪《さんしょうゆ》は、第十三椎下の両外側一寸五分にあり、足の太陽経の脈気が発する所。刺入は五分で、施灸は三壮。

腎兪《じんゆ》は、第十四椎下の両外側一寸五分にあり、刺入は三分で、七呼吸ほど留め、施灸は三壮。

大腸兪《だいちょうゆ》は、第十六椎下の両外側一寸五分にあり、刺入は三分で、六呼吸ほど留め、施灸は三壮。

小腸兪《しょうちょうゆ》は、第十八椎下の両外側一寸五分にあり、刺入は三分で、六呼吸ほど留め、施灸は三壮。

膀胱兪《ぼうこうゆ》は、第十九椎下の両外側一寸五分にあり、刺入は三分で、六呼吸ほど留め、施灸は三壮。

中膂兪《ちゅうりょゆ》は、第二十椎下の両外側一寸五分にあり、正中仙骨稜を挟んで起立筋が起きる。刺入は三分で、六呼吸ほど留め、施灸は三壮。

白環兪《はっかんゆ》は、第二十一椎下の両外側一寸五分にあり、足の太陽経の脉気が発する所で、前屈で取穴する。刺入は八分で、得気があれば瀉し、瀉したあと多く補う。禁灸穴（『素問』水穴論註には、刺入五分、灸三壮。大腸兪から白環兪に至る五穴は、足の太陽経の脉気が発する所）。

上髎《じょうりょう》は、第一仙骨孔部にあり、腰の隆起した骨部〔仙腸関節上部の隆起した部〕下一寸の、脊椎の傍らの陥凹で、足の太陽経と少陽経の二脉が連絡する所。刺入は三分で、七呼吸ほど留め、施灸は三壮。

次髎《じりょう》は、第二仙骨孔部で、脊椎の傍らの陥凹中にある。刺入は三分で、七呼吸ほど留め、施灸は三壮（『銅人經』には、刺入三分、灸七壮）。

中髎《ちゅうりょう》は、第三仙骨孔部で、正中仙骨稜傍らの陥凹中にある。刺入は二寸で、十呼吸ほど留め、施灸は三壮（『銅人經』には、刺入二分）。

下髎《げりょう》は、第四仙骨孔部で、脊椎の傍らの陥凹中にある。刺入は二寸で、十呼吸ほど留め、施灸は三壮（『銅人經』には、刺入三分。『素問』繆刺論には、足の太陰、厥陰、少陽の各経が集結する）。

会陽《えよう》は、別名を利機《りき》といい、尾骨下端の両傍部にあり、督脉の脉気が発する所。刺入は八分、施灸は五壮（『素問』気府論注には、灸三壮）。

第九、背部で第二椎の両傍外側三寸から下行して二十一椎下両傍部に至るまでの二十六腧

（背自第二椎兩傍俠脊各三寸行至二十一椎下兩傍俠脊凡二十六穴第九）

提要

本篇は第二椎棘突起下の外方三寸から直下して第二十一椎下両傍部に至るまでの左右で二十六穴の穴位で、その鍼刺と施灸について記す。

附分、在第二椎下、附項内廉、兩傍各三寸、手足太陽之會。刺入八分、灸五壯。

魄戸、在第三椎下兩傍各三寸、足太陽脉氣所發。刺入三分、灸五壯。

神堂、在第五椎下兩傍各三寸陷者中、足太陽脉氣所發。刺入三分、灸五壯。

譩譆、在肩髆内廉、俠第六椎下兩傍各三寸、以手痛按之、病者言譩譆、是穴、足太陽脉氣所發。刺入六分、灸五壯。骨空註云「令病人呼譩譆之言、則指下動矣」。灸三壯。

膈關、在第七椎下兩傍各三寸陷者中、足太陽脉氣所發、正坐開肩取之。刺入五分、灸三壯。

氣府論註云「灸五壯。」

魂門、在第九椎下兩傍各三寸陷者中、足太陽脉氣所發、正坐取之。刺入五分、灸五壯。

陽綱、在第十椎下兩傍各三寸陷者中、足太陽脉氣所發、正坐取之。刺入五分、灸三壯。

意舍、在第十一椎下兩傍各三寸陷者中、足太陽脉氣所發、刺入五分、灸三壯。

胃倉、在第十二椎下兩傍各三寸陷者中、足太陽脉氣所發、刺入五分、灸三壯。

肓門、在第十三椎下兩傍各三寸、入肘間、足太陽脉氣所發、刺入五分、灸三壯。經云「與頄尾相値」。

志室、在第十四椎下兩傍各三寸陷者中、足太陽脉氣所發、正坐取之、刺入五分、灸三壯。氣府註云「灸五壯。」

胞肓、在第十九椎下兩傍各三寸陷者中、足太陽脉氣所發、伏而取之。刺入五分、灸三壯。氣府註云「灸五壯」。

秩邊、在第二十一椎下兩傍各三寸陷者中、足太陽脉氣所發、伏而取之。刺入五分、灸三壯。

語訳

附分《ふぶん》は、第二椎下の、項部に連続した肩甲骨内側縁で、脊椎の両傍部三寸にあり、手足の太陽経の交会穴。刺入は八分で、施灸は五壯。

魄戸《はっこ》は、第三椎下の両傍部三寸にあり、足の太陽経の脉気が発する所。刺入は三分、施灸は五壯。

神堂《しんどう》は、第五椎下の両傍部三寸の陥凹部中にあり、足の太陽経の脈気が発する所。刺入は三分、施灸は五壮。

譩譆《いき》は、肩甲骨の内縁の第六椎下の両傍部三寸にあり、手で痛む場所を按ずると、病人が「イーシー（いい！そこ）」と言えば、それが穴である。足の太陽経の脈気が発する所。刺入は六分、施灸は五壮（『素問』骨空論注には「病人にイキと叫ばせると、指下が動く」とある。灸三壮）。

膈関《かくかん》は、第七椎下の両傍部三寸の陥凹中にあり、足の太陽経の脈気が発する所で、正座させて肩甲骨を外転して取穴する。刺入は五分、施灸は三壮（『素問』気府論注には、灸五壮）。

魂門《こんもん》は、第九椎下の両傍部三寸の陥凹中にあり、足の太陽経の脈気が発する所で、正座させて取穴する。刺入は五分、施灸は五壮。

陽綱《ようこう》は、第十椎下の両傍部三寸の陥凹中にあり、足の太陽経の脈気が発する所で、正座させて取穴する。刺入は五分、施灸は三壮。

意舎《いしゃ》は、第十一椎下の両傍部三寸の陥凹中にあり、足の太陽経の脈気が発する所。刺入は五分、施灸は三壮。

胃倉《いそう》は、第十二椎下の両傍部三寸の陥凹中にあり、足の太陽経の脈気が発する所。刺入は五分、施灸は三壮。

肓門《こうもん》は、第十三椎下の両傍部三寸、肘が入るほどの間にあり、足の太陽経の脈気が発する所。刺入は五分、施灸は三壮（『經』には、鳩尾穴と同じ高さとある）。

志室《ししつ》は、第十四椎下の両傍部三寸の陥凹中にあり、足の太陽経の脈気が発する所で、正座させて取穴する。

刺入は五分、施灸は三壮（『素問』気府論注には、灸五壮）。

胞肓《ほうこう》は、第十九椎下の両傍部三寸の陥凹中にあり、足の太陽経の脈気が発する所で、腹臥位で取穴する。

刺入は五分、施灸は三壮（『素問』気府論注には、灸五壮）。

秩辺《ちっぺん》は、第二十一椎下の両傍部三寸の陥凹中にあり、足の太陽経の脈気が発する所で、腹臥位で取穴する。

刺入は五分、施灸は三壮。

第十、面部の三十九腧穴（面凡三十九穴第十）

注・原文は三十九穴でなく二十九穴。

提要

本篇は、面部の五個の単穴と十七個の左右合わせて三十四穴、合計三十九穴のそれぞれの穴位で、その鍼刺と施灸について記す。

懸顱、在曲周顳顬《しょうじゅ》中、足少陽脉氣所發、刺入三分、留七呼、灸三壯。氣府註云「曲周上、顳顬中」。

頷厭、在曲周顳顬上廉、手少陽、足陽明之會、刺入七分、留七呼、灸三壯。氣府註云「在曲周顳顬之上。刺深令人耳無聞。」

懸釐、在曲周顳顬下廉、手足少陽陽明之會、刺入三分、留七呼、灸三壯。氣府註云「在曲周、顳顬之上、刺深令人耳無聞。」

陽白、在眉上一寸、直瞳子、足少陽、陽維之會。刺入三分、灸三壯。氣府註云「足陽明、陰維二脉之會。」今詳陽明之經不到於此、又陰維不與陽明會。疑『素問』註非是。

攢竹、一名員在、一名始光、一名夜光、又名明光、在眉頭陷者中、足太陽脉氣所發。刺入三分、留六呼、灸三壯。

絲竹空、一名目窌、在眉後陷者中、足少陽脉氣所發。刺入三分、留三呼、不宜灸、灸之不幸、令人目小及盲。氣府論註云「手少陽」、又云「留六呼。」

睛明、一名泪孔、在目内眥外、手足太陽、足陽明之會。刺入六分、留六呼、灸三壯。氣府論注云「手足太陽、足陽明、陰陽蹻五脉之會。」

瞳子窌、在目外去眥五分、手太陽、手足少陽之會。刺入三分、灸三壯。

承泣、一名鼷穴、一名面窌、在目下七分、直目瞳子、陽蹻、任脉、足陽明之會。刺入三分、不可灸。

四白、在目下一寸、面頄骨即顴骨顴空、足陽明脉氣所發。刺入三分、灸七壯。氣府論註云「刺入四分、不可灸。」

顴窌、一名兌骨、在面頄骨下廉陷者中、手少陽太陽之會。刺入三分。

素窌、一名面王、在鼻柱上端、督脉氣所發。刺入三分、禁灸。

迎香、一名衝陽、在禾窌上鼻下孔傍、手足陽明之會、刺入三分。

巨窌、在俠鼻孔傍八分、直瞳子、蹻脉、足陽明之會。刺入三分。

禾窌、在直鼻孔下、俠谿水溝傍五分、手陽明脉氣所發。刺入三分。

水溝、在鼻柱下人中、督脉、手足陽明之會、直脣取之。刺入三分、留七呼、灸三壯。

兌端、在脣上端、手陽明脉氣所發。刺入三分、留六呼、灸三壯。

齗交、在脣内齒上齗縫中。刺入三分、灸三壯。氣府論註云「任、督脉二經之會。」

地倉、一名會維、俠口傍四分如近下是、蹻脉、手足陽明之會。刺入三分。

承漿、一名天池、在頤前、脣之下、足陽明、任脉之會、開口取之。刺入三分、留六呼、灸三壯。氣府論注云「作五呼。」

頰車、在耳下曲頰端陷者中、開口有孔、足陽明脉氣所發。刺入三分、灸三壯。

大迎、一名髓孔、在曲頷前一寸三分、骨陷者中動脉、足太陽脉氣所發。刺入三分、留七呼、灸三壯。


注・兌端の原文は兌骨。

語訳

懸顱《けんろ》は、額角髪際の彎曲部〔曲周〕の髪際を入ったこめかみにあり、足の少陽経の脉気が発する所で、刺入は三分で、七呼吸ほど留め、施灸は三壮（『素問』気府論注には、曲周の上、顳顬〔こめかみ、眉棱骨の後外方で顴骨弓の上方部〕の中）。

頷厭《がんえん》は、額角髪際の彎曲部のこめかみにあり、手の少陽経と足の陽明経の交会穴で、刺入は七分で、七呼吸ほど留め、施灸は三壮（『素問』気府論注には、額角髪際の彎曲部でこめかみの上、深刺すると耳が聞こえなくなるとある）。

懸釐《けんり》は、額角髪際の彎曲部のこめかみの下縁にあり、手足の少陽経と手足の陽明経の交会穴で、刺入は三分で、七呼吸ほど留め、施灸は三壮（『素問』気府論注には、額角髪際の彎曲部でこめかみの上、深刺をすると耳が聞こえなくなるとある）。

陽白《ようはく》は、眉の上一寸の瞳孔線上にあり、足の少陽経と陽維脈の交会穴。刺入は三分、施灸は三壮（『素問』気府論注には、足の陽明経と陰椎脈の交会穴。陽明経はここに至っておらず、また陰椎も陽明経と交わらない。『素問』注は正しくないと疑われる）。

攅竹《さんちく》は、別名を員《えん》在、始光《しこう》、夜光《やこう》、明光《めいこう》といい、眉毛内側端の陥凹中にあり、足の太陽経の脈気が発する所。刺入は三分で、六呼吸ほど留め、施灸は三壮。

絲竹空《しちくくう》は、別名を目髎《もくりょう》といい、眉毛外端の陥凹中にあり、足の少陽経の脈気が発する所。刺入は三分で、三呼吸ほど留め、禁灸穴で、施灸すれば目が小さくなったり視力障害をきたす（『素問』気府論注には、手の少陽経で、六呼留める）。

睛明《せいめい》は、別名を泪孔《るいこう》といい、内眼角〔内眥〕の外にあり、手足の太陽経と足の陽明経の交会穴。刺入は六分で、六呼吸ほど留め、施灸は三壮（『素問』気府論には、手足の太陽経、足の陽明経、陰陽蹻脈の五脈が交わるとある）。

瞳子髎《どうじりょう》は、外眼角〔外眥〕を去ること五分にあり、手の太陽経と手足の少陽経の交会穴。刺入は三分、施灸は三壮。

承泣《しょうきゅう》は、別名を鼷穴《けいけつ》、面髎《めんりょう》といい、眼窩下縁の下で瞳孔直下七分にあり、陽蹻脈と任脈、足の陽明経の交会穴。刺入は三分、禁灸穴。

四白《しはく》は、眼窩下縁の下一寸、顔面の頬骨の眼窩下孔部にあり、足の陽明経の脈気が発する所。刺入は三分、施灸は七壮（『素問』気府論注には、刺入四分、禁灸穴）。

顴髎《かんりょう》は、別名を兌骨《だこつ》といい、顔面の頬骨下縁の陥凹中にあり、手の少陽経と太陽経の交会穴。刺入は三分。

素髎《そりょう》は、別名を面王《めんおう》という、鼻柱尖端にあり、督脈の脈気が発する所。刺入は三分、禁灸穴。

迎香《げいこう》は、別名を衝陽《しょうよう》といい、禾髎穴の上方で鼻翼下縁の鼻唇溝の傍らにあり、手足の陽明経の交会穴。刺入は三分。

巨髎《こりょう》は、鼻翼下縁の傍ら八分の瞳孔線上にあり、蹻脈と足の陽明経の交会穴。刺入は三分。

禾髎《かりょう》は、鼻孔直下の水溝穴の傍ら五分にあり、手の陽明経の脈気が発する所。刺入は三分。

水溝《すいこう》は、鼻柱の下の人中にあり、督脈と手足の陽明経の交会穴で、口唇中央に取る。刺入は三分で、七呼吸ほど留め、施灸は三壮。

兌端《だたん》は、唇の上端にあり、手の陽明経の脈気が発する所。刺入は三分で、六呼吸ほど留め、施灸は三壮。

齦交《ぎんこう》は、唇内の上歯齦前面の上唇小帯にある。刺入は三分で、施灸は三壮（『素問』氣府論注には、任、督の二脈の交会穴）。

地倉《ちそう》は、別名を胃維《いい》といい、口角の傍ら四分で、蹻脈と手足の陽明経の交会穴。刺入は三分。

承漿《しょうしょう》は、別名を天池《てんち》といい、頤の前で下唇の下にあり、足の陽明経と任脈の交会穴で、開口して取穴する。

刺入は三分で、六呼吸ほど留め、施灸は三壮（『素問』気府論注には、五呼吸）。

頬車《きょうしゃ》は、耳の下端と下顎角の間の陥凹中にあり、開口してするところで、足の陽明経の脉気が発する所。刺入は三分。施灸三壮。

大迎《だいげい》は、別名を髄孔《ずいこう》といい、下顎角の前方一寸三分の骨の陥凹中の動脈拍動部で、足の太陽経の脉気が発する所。刺入は三分で、七呼吸ほど留め、施灸は三壮。

第十一、耳の前後部の二十腧穴（耳前後凡二十穴第十一）

注・原文は二十穴ではなく二十八穴。

提要

本篇は、耳の前後十穴、左右合わせて二十穴の穴位で、その鍼刺と施灸について記す。

上關、一名客主人、在耳前上廉、起骨端、開口有孔、手少陽、足陽明之會。刺入三分、留七呼、灸三壯。刺太深、令人耳無所聞。氣府論註云「手足太陽少陽、足陽明三脉之會。」氣穴、刺禁註與『甲乙經』同。

下關、在客主人下、耳前運、脉下空下廉、合口有孔、張口即閉、足陽明少陽之會。刺入三分、留七呼、灸三壯。耳中有乾䵷音適抵、不可灸。䵷抵、一作適之。不可灸、一作鍼灸、留鍼。

耳門、在耳前起肉、當耳缺者。刺入三分、留三呼、灸三壯。

和窌、在耳前兌髮下横動脉、手足少陽、手太陽之會。刺入三分、灸三壯。氣府論註云「手足少陽二脉之會。」

聽會、在耳前陷者中、張口得之、動脉應手、手少陽脉氣所發。刺入四分、灸三壯。 繆刺註云「正當手陽明脉之分。」

聽宮、在耳中珠子大明如赤小豆、手足少陽、手太陽之會。刺入三分、灸三壯。 氣穴註云「刺入一分。」

角孫、在耳廓中間、開口有孔、手足少陽、手陽明之會。刺入三分、灸三壯。 氣府論註云「在耳上廓表之間、髮際之下、手太陽、手足少陽三脉之會。」

瘈脉、一名資脉、在耳本後、雞足青絡脉、刺出血如豆汁、刺入一分、灸三壯。

顱息、在耳後間青絡脉、足少陽脉氣所發。刺入一分、出血多則殺人、灸三壯。

翳風、在耳後陷者中、按之引耳中、手足少陽之會。刺入四分、灸三壯。

注・原文は和窌ではなく禾窌。

語訳

上関《じょうかん》は、別名を客主人《きゃくしゅじん》といい、耳前の上際の隆起した骨の端で、開口して現われる凹部分にあり、手の少陽経と足の陽明経の交会穴。刺入は三分で、七呼吸ほど留め、施灸は三壯。刺入が深すぎると耳が聞こえなくなる（『素問』気府論注には、手足の少陽経、足の陽明経の三脉の交会穴。気穴と刺禁の註と甲乙経は同じ）。

下関《げかん》は、上関穴の直下にあり、耳前を進み、脉は頬骨弓下縁の空隙部で、口を閉じれば陥凹、口を開ければ閉じ、足の陽明経と少陽経の交会穴。刺入は三分で、七呼吸ほど留め、施灸は三壮。耳内に耳だれが乾いたのは髑抵《てきてい》といい、施灸は不可である。「髑抵」は、別本では「適之」としている。「不可鍼」は、別本では「鍼灸留鍼」としている。

耳門《じもん》は、耳の前の肉が隆起した所にあり、耳珠上際の欠けた陥凹部である。刺入は三分で、三呼吸ほど留め、施灸は三壮。

和髎《わりょう》は、耳前髪際の浅側頭動脈の拍動部上にあり、手足の少陽経と手の太陽経の交会穴。刺入は三分、施灸は三壮（『素問』気府論注には、手足の少陽経二脉の交会穴）。

聴会《ちょうえ》は、耳の前の陥凹中にあり、開口すると動脈の拍動を手に触れ、手の少陽経の脉気が発する所。刺入は四分、施灸は三壮（『素問』繆刺論注には、手の陽明経脉が分かれる）。

聴宮《ちょうきゅう》は、耳中の赤い小豆のような珠子大のところにあり、手足の少陽経と手の太陽経の交会穴。刺入は三分、施灸は三壮（『素問』気穴論注には、刺入一分）。

角孫《かくそん》は、耳輪中央の上部にあり、口を開いて陥凹し、手足の少陽経と手の陽明経の交会穴。刺入は三分、施灸は三壮（『素問』気府論注には、耳郭上の間の髪際の下、手の太陽経と手足の少陽経三脉の交会穴）。

瘈脈《けいみゃく》は、別名を資脉《しみゃく》といい、耳根の後ろで、青色絡脉が鶏の足のようになった場合には、豆大に出血させる。刺入は一分、施灸は三壮。

顱息《ろそく》は、耳の後ろの青い絡脉の間にあり、足の少陽経の脉気が発する所。刺入は一分で、出血が多ければ人を殺すことがある。施灸は三壮。

翳風《えいふう》は、耳後の陥凹中にあり、按ずると耳中に響き、手足の少陽経の交会穴。刺入は四分、施灸は三壮。

第十二、頸部の十七腧穴（頸凡十七穴第十二）

提要

本篇は、頸部の八穴の左右十六穴と一単穴の十七穴の穴位で、その鍼刺と施灸について記す。

廉泉、一名本池、在頷下結喉上、舌本下、陰維、任脉之會。刺入二分、留三呼、灸三壯。氣府論註云「刺入三分。」

人迎、一名天五會、在頸大脉、動應手、俠結喉、以候五藏氣、足陽明脉氣所發。禁不可灸、刺入四分、過深不幸殺人。『素問・陰陽類論』註云「人迎在結喉旁一寸五分、動脉應手。」

天窻、一名窻籠、在曲頬下、扶突後、動脉應手、陥者中、手太陽脉氣所發。刺入六分、灸三壯。

天牖、在頸筋間缺盆上、天容後、天柱前、完骨後、髪際上、手少陽脉氣所發。刺入一分、灸三壯。

天容、在耳曲頰後、手少陽脉氣所發。刺入一寸、灸三壯。

水突、一名水門、在頸大筋前、直人迎下、氣舍上、足陽明脉氣所發。刺入一寸、灸三壯。

氣舍、在頸直人迎下、俠天突陷者中、足陽明脉氣所發。刺入三分、灸五壯。

扶突、在人迎後一寸五分、手陽明脉氣所發、刺入三分、灸三壯。『鍼經』云「在氣舍後一寸五分。」

天鼎、在缺盆上、直扶突、氣舍後一寸五分、手陽明脉氣所發、刺入四分、灸三壯。氣府論註云「在氣舍後半寸。」

語訳

廉泉《れんせん》は、別名を本池《ほんち》といい、顎の下で、喉頭隆起上際の舌根の下。陰維脈と任脈の交会穴。刺入は二分で、三呼吸ほど留め、施灸は三壮（『素問』気府論注には、刺入三分）。

人迎《じんげい》は、別名を天五会《てんごえ》といい、頚動脈の上にあり、手に動脈拍動を触れ、喉頭隆起を挟む傍部で、これにより五臓の気を伺い、足の陽明経の脉気が発する所。禁灸穴、刺入は四分で、深く刺し過ぎれば人を殺してしまうこともある（『素問』陰陽類論注には、人迎は喉頭隆起の傍ら一寸五分、手に動脈拍動を触れる）。

天窓《てんそう》は、別名を窓籠《そうろう》といい、下顎角の下で、扶突穴の後ろで、動脈拍動を触れる陥凹中で、手の太陽経の脉気が発する所。刺入は六分、施灸は三壮。

天牖《てんゆう》は、缺盆穴の上方で胸鎖乳突筋部。天容穴の後で、天柱穴の前、完骨穴の後で、髪際の上にあり。手の少陽経の脉気が発する所。刺入は一分、施灸は三壮。

天容《てんよう》は、耳の下で下顎角の後ろ、手の少陽経の脉気が発する所。刺入は一寸、施灸は三壯。

水突《すいとつ》は、別名を水門《すいもん》といい、頚の大きな筋〔胸鎖乳突筋〕の前縁、人迎穴の直下で気舎穴の上にあり、足の陽明経の脉気が発する所。刺入は一寸、施灸は三壯。

気舎《きしゃ》は、頚部で人迎穴の直下で天突穴の傍の陥凹中にあり、足の陽明経の脉気が発する所。刺入は三分、施灸は五壯。

扶突《ふとつ》は、人迎穴の後ろ一寸五分にあり、手の陽明経の脉気が発する所。刺入は三分、施灸は三壮（『鍼經』には、気舎穴の後ろ一寸五分）。

天鼎《てんてい》は、缺盆穴の上、扶突穴からまっ直ぐ、気舎穴の後ろ一寸五分にあり、手の陽明経の脉気が発する所で、刺入は四分、施灸は三壮（『素問』気府論注には、気舎穴の後ろ半寸）。

第十三、肩部の二十八腧穴（肩凡二十八穴第十三）

注・原文は二十八穴ではなく二十六穴。

提要

本篇は、肩部十四穴の左右合わせて二十八穴の穴位で、その鍼刺と施灸について記す。

肩井、在肩上陥者中、缺盆上、大骨前、手少陽、陽維之會。刺入五分、灸三壯。氣府論註云「灸三壯。」

肩貞、在肩曲胛下、兩骨解間、肩髃後陥者中、手太陽脉氣所發。刺入八分、灸三壯。

巨骨、在肩端上行兩叉骨間陥者中、手陽明、蹻脉之會。刺入一寸五分、灸三壯。氣府論註云「灸三壯。」

天窌、在肩缺盆中、毖骨之間陥者中、手足少陽、陽維之會。刺入八分、灸三壯。

肩髃、在肩端兩骨間、手陽明、蹻脉之會、刺入六分、留六呼、灸三壯。

肩窌、在肩端臑上斜、舉臂取之。刺入七分、灸三壯。氣府論註云「手少陽脉氣所發。」

臑腧、在肩窌後大骨下、胛上廉陷者中、手太陽、陽維、蹻脉之會、舉臂取之。刺入八分、灸三壯。

秉風、俠天窌在外、肩上小髃骨後、舉臂有空、手陽明太陽、手足少陽之會、舉臂取之。刺入五分、灸五壯。氣府論註云「灸三壯。」

天宗、在秉風後、大骨下陷者中、手太陽脉氣所發。刺入五分、留六呼、灸三壯。

肩外俞、在肩甲上廉、去脊三寸陷者中、刺入六分、灸三壯。

肩中俞、在肩甲内廉、去脊二寸陷者中、刺入三分、留七呼、灸三壯。

曲垣、在肩中央曲甲陷者中、按之動脉應手、刺入八九分、灸十壯。

缺盆、一名天蓋、在肩上横骨陷者中、刺入三分、留七呼、灸三壯。刺太深、令人逆息。骨空論註云「手陽明脉氣所發。」氣府論註云「足陽明脉氣所發。」

臑會、一名臑窌、在臂前廉、去肩頭三寸、手陽明之絡、刺入五分、灸五壯。氣府論註云「手陽明、手少陽絡脉之會。」

注・臑腧の「在肩窌後」の原文は「在肩臑後」。秉風の「俠天窌在外」の原文は「俠人窌在外」。

語訳

肩井《けんせい》は、肩の上陥凹中にあり、缺盆穴の上方で肩甲棘の前方、手の少陽経と陽維脈の交会穴。刺入は五分、施灸は三壮（『素問』気府論注には、灸三壮）。

肩貞《けんてい》は、肩カーブで肩甲骨の下にあり、肩甲骨外端と上腕骨頭の間、肩髃穴の後ろの陥凹中で、手の太陽経の脈気が発する所。刺入は八分、施灸は三壮。

巨骨《ここつ》は、肩の外端を上行して交叉する二骨の骨間陥凹中にあり、手の陽明経と蹻脈の交会穴。刺入は一寸五分、施灸は三壮（『素問』気府論注には、灸三壮）。

天髎《てんりょう》は、肩の缺盆穴の中で、肩甲骨上角の間陥凹中にあり、手足の少陽経と陽維脈の交会穴。刺入は八分、施灸は三壮。

注・毖骨《ひこつ》は隠れた骨の意味。

肩髃《けんぐう》は、肩の外端の肩甲骨と上腕骨の二骨間にあり、手の陽明経と蹻脈の交会穴。刺入は六分で、六呼吸ほど留め、施灸は三壮。

肩髎《けんりょう》は、肩の上腕内側を斜めに上がったところにあり、腕を挙げて取穴する。刺入は七分、施灸は三壮。『気府論』の注には「手の少陽経の脈気が発する所」とある。

臑兪《じゅゆ》は、肩髎穴の後ろで肩甲棘の下、肩甲骨の上縁の陥凹中にあり、手の太陽脈と陽維脈、蹻脈の交会穴で、腕を挙げて取穴する。刺入は八分、施灸は三壮。

秉風《へいふう》は、天髎穴を挟む外側で、肩上の肩甲骨上縁の後ろにあり、腕を挙げればできる空隙で、手の陽明経、手の太陽経と手足の少陽経の交会穴で、腕を挙げて取穴する。刺入は五分、施灸は五壮（『素問』気府論注には、灸三壮）。

天宗《てんそう》は、秉風穴の後ろで、肩甲棘の下陥凹中にあり、手の太陽経の脉気が発する所。刺入は五分で、六呼吸ほど留め、施灸は三壮。

肩外兪《けんがいゆ》は、肩甲骨の上縁で、脊柱から去ること三寸の陥凹中にあり、刺入は六分で、施灸は三壮。

肩中兪《けんちゅうゆ》は、肩甲骨の内縁で、脊柱から去ること二寸の陥凹中にあり、刺入は三分で、七呼吸ほど留め、施灸は三壮。

曲垣《きょくえん》は、肩の中央の肩甲骨上角の陥凹中にあり、按じれば動脈が触れる。刺入は八から九分、施灸は十壮。

缺盆《けつぼん》は、別名を天蓋《てんがい》といい、肩上の鎖骨上陥凹中にあり、刺入は三分で、七呼吸ほど留め、施灸は三壮。刺入が深すぎると激しく咳をする（『素問』骨空論注には、手の陽明経の脉気が発する所。『素問』気府論注には、足の陽明経の脉気が発する所）。

臑会《じゅえ》は、別名を臑髎《じゅりょう》といい、上腕前縁で、肩の上腕骨頭を去ること三寸にあり、手の陽明の絡脉で、刺入は五分、施灸は五壮（『素問』気府論注には、手の陽明と手の小陽絡脉の交会穴）。

第十四、胸部で天突穴から任脈を下行して中庭穴に至るまでの七腧穴

（胸自天突循任脈下行至中庭凡七穴第十四）

提要

本篇は、胸部の天突穴から任脈に沿って下行し中庭穴までの七穴の穴位で、その鍼刺と施灸について記す。

天突、一名玉戸、在頸結喉下二寸、氣府論註云「五寸。」中央宛宛中、陰維、任脈之會、低頭取之、刺入一寸、留七呼、灸三壯。氣府論註云「灸五壯。」

璇璣、在天突下一寸中央陥者中、任脈氣所發、仰頭取之、刺入三分、灸五壯。

華蓋、在璇璣下一寸陥者中、任脈氣所發、仰頭取之、刺入三分、灸五壯。

紫宮、在華蓋下一寸六分陥者中、任脈氣所發、仰頭取之、刺入三分、灸五壯。

玉堂、一名玉英、在紫宮下一寸六分陥者中、任脈氣所發、仰頭取之、刺入三分、灸五壯。

膻中、一名元兒、在玉堂下一寸六分陥者中、任脈氣所發、仰而取之。刺入三分、灸五壯。

中庭、在膻中下一寸六分陥者中、任脈氣所發、仰而取之。刺入三分、灸五壯。

語訳

天突《てんとつ》は、別名を玉戸《ぎょくこ》といい、頚の喉頭隆起の下二寸で、（『素問』気府論注には、五寸）頚窩中央にあり、陰維脈と任脈の交会穴で、頭を低くして取穴する。刺入は一寸で、七呼吸ほど留め、施灸は三壮（『素問』気府論注には、施灸五壮）。

注・後の文からすると「低頭」は「仰頭」の誤字。

璇璣《せんき》は、天突穴の下一寸の陥凹中にあり、任脈の脈気が発する所。天を仰いで取穴する。刺入は三分、施灸は五壮。

華蓋《かがい》は、璇璣穴の下一寸の陥凹中にあり、任脈の脈気が発する所で、天を仰いで取穴する。刺入は三分、施灸は五壮。

紫宮《しきゅう》は、華蓋穴の下一寸六分の陥凹中にあり、任脈の脈気が発する所で、天を仰いで取穴する。刺入は三分、施灸は五壮。

玉堂《ぎょくどう》は、別名を玉英《ぎょくえい》といい、紫宮穴の下一寸六分の陥凹中にあり、任脈の脈気が発する所で、天を仰いで取穴する。刺入は三分、施灸は五壮。

膻中《だんちゅう》は、別名を元児《げんじ》といい、玉堂穴の下一寸六分の陥凹中にあり、任脈の脈気が発する所。仰向けで取穴する。刺入は三分、施灸は五壮。

中庭《ちゅうてい》は、膻中穴の下一寸六分の陥凹中にあり、任脈の脈気が発する所で、仰向けで取穴する。刺入は三分、施灸は五壮。

第十五、胸部で任脈の両傍外側二寸の兪府穴から下行して歩廊穴に至るまでの十二腧穴

（胸自輸府侠任脉兩傍各二寸下行至歩廊凡十二穴第十五）

注・歩廊の原文は歩廓。

提要

本篇は、胸部正中の外方二寸両傍部。任脈に沿って兪府穴から下行して歩廊穴までの六穴、左右で十二穴の穴位で、その鍼刺と施灸について記す。

輸府、在巨骨下、去璇璣傍各三寸陷者中、足少陰脉氣所發、仰而取之。刺入四分、灸五壯。

彧中、在輸府下一寸六分陷者中、足少陰脉氣所發、仰而取之。刺入四分、灸五壯。

神藏、在彧中一寸六分陷者中、足少陰脉氣所發、仰而取之。刺入四分、灸五壯。

靈墟、在神藏下一寸六分陷者中、足少陰脉氣所發、仰而取之。刺入四分、灸五壯。

神封、在靈墟下一寸六分陷者中、足少陰脉氣所發、仰而取之。刺入四分、灸五壯。

歩廊、在神封下一寸六分陥者中、足少陰脉氣所發、仰而取之。刺入四分、灸五壯。

語訳

兪府《ゆふ》は、鎖骨の下際、璇璣穴の外方二寸の陥凹中にあり、足の少陰経の脉気が発する所で、仰向けで取穴する。刺入は四分、施灸は五壯。

注・原文は三寸だが、二寸として訳す。

彧中《いくちゅう》は、兪府穴の下一寸六分の陥凹中にあり、足の少陰経の脉気が発する所で、仰向けで取穴する。刺入は四分、施灸は五壯。

神蔵《しんぞう》は、彧中穴の下一寸六分の陥凹中にあり、足の少陰経の脉気が発する所で、仰向けで取穴する。刺入は四分、施灸は五壯。

霊墟《れいきょ》は、神蔵穴の下一寸六分の陥凹中にあり、足の少陰経の脉気が発する所。仰向けで取穴する。刺入は四分、施灸は五壯。

神封《しんぽう》は、霊墟穴の下一寸六分の陥凹中にあり、足の少陰経の脉気が発する所で、仰向けで取穴する。刺入は四分。施灸五壯。

歩廊《ほろう》は、神封穴の下一寸六分の陥凹中にあり、足の少陰経の脉気が発する所で、仰向けで取穴する。刺入は四分、施灸は五壯。

第十六、胸部で兪府穴の両傍外側二寸の気戸穴から下行して乳根穴に至るまでの十二腧穴

（胸自氣戸侠輸府兩傍各二寸下行至乳根凡十二穴第十六）

提要

本篇は、胸部兪府穴の外方二寸両傍部、足の陽明脈に沿って気戸穴から下行して乳根穴までの六穴、左右で十二穴の穴位で、その鍼刺と施灸について記す。

氣戸、在巨骨下、輸府兩傍各二寸陷者中、足陽明脈氣所發、仰而取之。刺入四分、灸五壯。氣府論註云「去膺窻上四寸八分。灸三壯。」

庫房、在氣戸下一寸六分陷者中、足陽明脈氣所發、仰而取之、刺入四分、灸五壯。氣府論註云「灸三壯。」

屋翳、在庫房下一寸六分。刺入四分、灸五壯。氣府論註云「在氣戸下三寸二分、灸三壯。」

膺窻、在屋翳下一寸六分。刺入四分、灸五壯。氣府論註云「在胸兩傍、俠中行各四寸、巨骨下四寸八分陥者中、足陽明脉氣所發、仰而取之。」

乳中、禁不可刺灸。灸刺之不幸、生蝕瘡、瘡中有膿血清汁者可治、瘡中有息肉若蝕瘡者死。

乳根、在乳下一寸六分陥者中、足陽明脉氣所發、仰而取之。刺入四分、灸五壯。氣府論註云「灸一壯。」

語訳

気戸《きこ》は、鎖骨下際で、兪府穴の外方二寸の陥凹中にあり、足の陽明経の脉気が発する所で、仰向けで取穴する。刺入は四分、施灸は五壮（『素問』気府論注には、膺窓穴の上四寸八分。施灸三壮）。

庫房《こぼう》は、気戸穴の下一寸六分の陥凹中にあり、足の陽明経の脉気が発する所で、仰向けで取穴する。刺入は四分、施灸は五壮（『素問』気府論注には、施灸三壮）。

屋翳《おくえい》は、庫房穴の下一寸六分にある。刺入は四分、施灸は五壮（『素問』気府論注には、気戸穴の下三寸二分、施灸は三壮）。

膺窓《ようそう》は、屋翳穴の下一寸六分の陥凹中にある。刺入は四分、施灸は五壮（『素問』気府論注には、胸の両傍部で正中から行くこと各四寸、鎖骨の下四寸八分陥凹中にあり、足の陽明脉の脉気が発する所で、仰向けで取穴）。

乳中《にゅうちゅう》は、鍼刺や施灸は禁止。鍼刺や施灸をすれば皮膚上に腫瘡や潰瘍を生じ、瘡中に膿血や透明な液があるものは治すことができるが、瘡中にポリープがあり、それが瘡を蝕ばめば死亡する。

注・息肉とは乳癌と思われる。

乳根《にゅうこん》は、乳中穴の下一寸六分の陥凹中にあり、足の陽明経の脉気が発する所で、仰向けで取穴する。刺入は四分、施灸は五壮（『素問』気府論注には、施灸は一壮）。

第十七、胸部で気戸穴の両傍外側二寸の雲門穴から下行して食竇穴に至るまでの十二腧穴

（胸自雲門侠氣戸兩傍各二寸下行至食竇凡十二穴第十七）

提要

本篇は、胸部気戸穴の外方二寸両傍部、雲門穴から下行して食竇穴までの六穴、左右で十二穴の穴位で、その鍼刺と施灸について記す。

雲門、在巨骨下、氣戸兩傍各二寸陷者中、動脉應手、手太陰脉氣所發、舉臂取之。刺入七分、灸五壯。刺太深令人逆息。氣府論註云「在巨骨下、任脉兩傍各六寸。」刺熱穴論註云「手太陰脉氣所發。」

中府、肺之募也、一名膺中俞、在雲門下一寸、乳上三肋間陷者中、動脉應手、仰而取之、手足太陰之會。刺入三分、留五呼、灸五壯。

周營、在中府下一寸六分陷者中、足太陰脉氣所發、仰而取之。刺入四分、灸五壯。

胸鄉、在周榮下一寸六分陷者中、足太陰脉氣所發、仰而取之。刺入四分、灸五壯。

天谿、在胸郷下一寸六分陥者中、足太陰脉氣所發、仰而取之。刺入四分、灸五壯。

食竇、在天谿下一寸六分陥者中、足太陰脉氣所發、仰而取之。刺入四分、灸五壯。氣穴論註云「手太陰脉氣所發。」

語訳

雲門《うんもん》は、鎖骨の下、気戸穴の外方二寸の陥凹中で動脈の拍動を触れるところにあり、手の太陰経の脉気が発する所で、腕を挙げて取る。刺入は七分、施灸は五壯。刺入が深すぎると激しい咳となる（『素問』気府論注には、鎖骨の下の、任脉の両傍部六寸にある。『素問』刺熱穴論注には、手の太陰脉の脉気が発する所）。

中府《ちゅうふ》は、肺経の募穴で、別名を膺中兪《ようちゅうゆ》といい、雲門穴の下一寸で、乳より第三肋間分上にある陥凹中で、動脈の拍動を触れるところにあり、仰向けで取穴する。手と足の太陰経の交会穴。刺入は三分で、五呼吸ほど留め、施灸は五壯。

注・原文は「手太陰之會」だが「手足太陰之會」と改めた。

周栄《しゅうえい》は、中府穴の下一寸六分の陥凹中にあり、足の太陰経の脉気が発する所で、仰向けで取穴する。刺入は四分、施灸は五壯。

胸郷《きょうきょう》は、周栄穴の下一寸六分の陥凹中にあり、足の太陰経の脉気が発する所で、仰向けで取穴する。刺入は四分、施灸は五壯。

天渓は、胸郷穴の下一寸六分の陥凹中にあり、足の太陰経の脉気が発する所で、仰向けで取穴する。刺入は四分、施灸は五壮。

食竇《しょくとく》は、天渓穴の下一寸六分の陥凹中で、足の太陰経の脉気が発する所で、仰向けで取穴する。刺入は四分、施灸は五壮（『素問』気穴論注には、手の太陰脉の脉気が発する所）。

第十八、腋下部と脇下部の八腧穴（腋脇下凡八穴第十八）

提要

本篇は、腋脇下にある四つの双穴の左右合わせて八穴の穴位で、その鍼刺と施灸について記す。

淵腋、在腋下三寸宛宛中、舉臂取之。刺入三分、不可灸。灸之不幸、生腫蝕馬刀傷、内潰者死、寒熱生馬瘍可治。氣穴論註云「足少陽脉氣所發。」

大包、在淵腋下三寸、脾之大絡、布胸脇中、出九肋間及季脇端。別絡諸陰者。刺入三分、灸三壯。

輒筋、在腋下三寸、復前行一寸、著脇、足少陽脉氣所發。刺入六分、灸三壯。

天池、一名天會、在乳後一寸、氣府論註云「二寸」、腋下三寸、著脇、直掖撅肋間、手厥陰、足少陽脉之會。一作手心主、足少陽脉之會。刺入七分、灸三壯。氣府論註云「刺入三分。」

語訳

淵腋《えんえき》は、腋下三寸の凹みの中、腕を挙げて取穴する。刺入は三分、禁灸穴。施灸すれば腫瘍となってリンパ節結核となり、それが潰れれば死亡する。寒熱を生じるリンパ節腫瘍であれば治癒可能である（『素問』気穴論には、足の少陽経の脉気が発する所）。

大包《だいほう》は、淵腋穴の下三寸にあり、脾の大絡で、胸脇に散布し、第九肋間隙から季脇端に出る絡陰の別絡。刺入は三分、施灸は三壮。

輒筋《ちょうきん》は、腋下三寸、さらに前方一寸の胸脇にあり、足の少陽経の脉気が発する所。刺入は六分、施灸は三壮。

天池《てんち》は、別名を天会《てんえ》といい、乳の後一寸（『素問』気府論注には、二寸）、腋下三寸、脇に付き、腋からまっ直ぐの肋間にあり、手の厥陰経と足の少陽経の交会穴（一書には、手心包経と足の少陽脉の交会穴）。刺入は七分、施灸は三壮（『素問』気府論注には、刺入は三分）。

第十九、腹部の鳩尾穴から任脈を下行して会陰穴に至るまでの十五腧穴
（腹自鳩尾循任脉下行至會陰凡十五穴第十九）

提要

本篇は、腹部の鳩尾穴から始まり、任脈に沿って下行して会陰穴に至る十五個穴の穴位で、その鍼刺と施灸について記す。

鳩尾、一名尾翳、一名髑骬、在臆前、蔽骨下五分、任脉之別。不可灸刺。鳩尾蓋心上、人無蔽骨者、當從上岐骨度下行一寸半。氣府論註云「一寸爲鳩尾處、若不爲鳩尾處、則鍼巨闕者中心。人有鳩尾短者、少饒今强一寸。」

巨闕、心募也、在鳩尾下一寸、任脉氣所發。刺入六分、留七呼、灸五壯。氣府論註云「刺入一寸六分。」

上脘、在巨闕下一寸五分、去蔽骨三寸、任脉、足陽明、手太陽之會。刺入八分、灸五壯。

中脘、一名太倉、胃募也、在上脘下一寸、居心蔽骨與臍之中、手太陽少陽、足陽明所生、任

脈之會。刺入三分、灸七壯。『九卷』云「髑骬至臍八寸、太倉居其中、爲臍上四寸。」呂廣撰『募腧經』云「太倉在臍上三寸」、非也。

建里、在中脘下一寸、刺入五分、留十呼、灸五壯。

下脘、在建里下一寸、足太陰、任脈之會、刺入一寸、灸五壯。氣府論註云「刺入六分、留七呼。」

臍中、禁不可刺、刺之令人惡瘍、遺矢出者、死不治。

水分、在下脘下一寸、臍上一寸、任脈氣所發。刺入一寸、灸五壯。

陰交、一名少關、一名横戸、在臍下一寸、任脈、氣衝之會。刺入八分、灸五壯。

氣海、一名脖胦、一名下肓、在臍下一寸五分、任脈氣所發。刺入一寸三分、灸五壯。

石門、三焦募也、一名利機、一名精露、一名丹田、一名命門、在臍下二寸、任脈氣所發、刺入五分、留十呼、灸三壯。女子禁不可刺灸中央、不幸使人絶子。氣府論註云「刺入六分、留七呼、灸五壯。」

關元、小腸募也、一名次門、在臍下三寸、足三陰、任脈之會。刺入二寸、留七呼、灸七壯。氣府論註云「刺入一寸二分。」

中極、膀胱募也、一名氣原、一名玉泉、在臍下四寸、足三陰、任脈之會、刺入二寸、留七呼、灸三壯。氣府論註云「刺入一寸二分。」

曲骨、在横骨上中極下一寸、毛際陷者中、動脈應手、任脈、足厥陰之會。刺入一寸五分、留七呼、灸三壯。氣府論註云「自鳩尾至曲骨十四穴、並任脈氣所發。」

會陰、一名屏翳、在大便前小便後兩陰之間、任脈別絡、侠督脈、衝脈之會、刺入二寸、留三呼、灸三壯。氣府論註云「留七呼。」

語訳

鳩尾《きゅうび》は、別名を尾翳《びえい》、髃骭《かつう》といい、胸の前、剣状突起の下五分にあり、任脈の別脈。禁灸禁鍼穴（鳩尾は心を覆う蓋で、人の中には剣状突起がないものもあり、この場合は胸骨下端骨際から下に一寸五分のところ。『素問』気穴論注には、胸骨下端骨際から下一寸の所が鳩尾穴で、もし鳩尾穴の所でなかったら、巨闕穴に鍼をして心臓に中たる。剣状突起が短い人には、一寸より若干大きく取る）。

巨闕《こけつ》は、心の募穴で、鳩尾穴の下一寸にあり、任脈の脈気が発する所。刺入は六分で、七呼吸ほど留め、施灸は五壮（『素問』気穴論注には、刺入は一寸六分）。

上脘《じょうかん》は、巨闕穴の下一寸五分、剣状突起の下三寸にあり、任脈、足の陽明経、手の太陽経の交会穴。刺入は八分、施灸は五壮。

中脘《ちゅうかん》は、別名を太倉《たいそう》といい、胃の募穴で、上脘穴の下一寸、心の剣状突起と臍の中点にあり、手の太陽経、手の少陽経、足の陽明経が生じる所で、任脈との交会穴。刺入は三分、施灸は七壮（『九巻』には、剣状突起から臍までは八寸で、胃はその中にあり、臍上四寸。呂廣の『募腧經』は、胃が臍上三寸とするのは誤り）。

建里《けんり》は、中脘穴の下一寸にあり、刺入は五分で、十呼吸ほど留め、施灸は五壮（『素問』気府論注には、刺入は六分、七呼吸ほど留める）。

下脘《げかん》は、建里穴の下一寸にあり、足の太陰経と任脈の交会穴。刺入は一寸、施灸は五壮。

臍中は、禁鍼で、鍼刺すれば臍中が潰瘍になり、そこから糞便が出るものは、不治で死亡する。

水分《すいぶん》は、下脘穴の下一寸で、臍上一寸にあり、任脈の脈気が発する所。刺入は一寸、施灸は五壮。

陰交《いんこう》は、別名を少関《しょうかん》、横戸《おうこ》といい、臍下一寸にあり、任脈、衝脈の交会穴。刺入は八分、施灸は五壮。

気海《きかい》は、別名を脖胦《ぼつおう》、下肓《かこう》といい、臍下一寸五分にあり、任脈の脈気が発する所。刺入は一寸三分、施灸は五壮。

石門《せきもん》は、三焦の募穴で、別名を利機《りき》、精露《せいろ》、丹田《たんでん》、命門《めいもん》といい、臍下二寸にあり、任脈の脈気が発する所で、刺入は五分で、十呼吸留め、施灸は三壮。女子は禁灸禁鍼穴で、これを使えば不妊症になる（『素問』気府論注には、刺入は六分、七呼吸ほど留め、施灸は五壮）。

関元《かんげん》は、小腸経の募穴で、別名を次門《じもん》といい、臍下三寸にあり、足の三陰経、任脈の交会穴。刺入は二寸で、七呼吸留め、施灸は七壮（『素問』気府論注には、刺入は一寸二分）。

中極《ちゅうきょく》は、膀胱経の募穴であり、別名を気原《きげん》、玉泉《ぎょくせん》といい、臍下四寸にあり、足の三陰経、任脈の交会穴。刺入は二寸で、七呼吸留め、施灸は三壮（『素問』気府論注には、刺入は一寸二分）。

曲骨《きょくこつ》は、恥骨結合上際の中極穴の下一寸、陰毛の際の陥凹中で、動脈の拍動を触れるところにあり、任脈と足の厥陰経の交会穴。刺入は一寸五分で、七呼吸留め、施灸は三壮（『素問』気府論注には、鳩尾穴から曲骨穴に至るまで十四穴、皆並んで任脈の脈気が発する所）。

会陰《えいん》は、別名を屏翳《へいえい》といい、肛門の前で尿道の後の二陰の間にあり、任脈の別絡、督脈、衝脈の交会穴。刺入は二寸で、三呼吸留め、施灸は三壮（『素問』気府論注には、七呼吸留める）。

第二十、腹部の巨闕穴の両傍外側半寸の幽門穴から衝脉に沿って下行し横骨穴に至るまでの二十二腧穴

（腹自幽門俠巨闕兩傍各半寸循衝脉下行至横骨二十二穴第二十）

注・原文は「二十二穴」ではなく「二十一穴」。

提要

本篇は、腹部の巨闕穴を挟む両傍半寸、衝脉に沿って下行する幽門穴から横骨穴に至る、十一個穴の左右合わせて二十二個穴の穴位で、その鍼刺と施灸について記す。

幽門、一名上門、在巨闕兩傍各五分陷者中、衝脉、足少陰之會。刺入五分、灸五壯。氣府論註云「刺入一寸。」

通谷、在幽門下一寸陷者中、衝脉、足少陰之會。刺入五分、灸五壯。氣府論註云「刺入一寸。」

陰都、一名食宮、在通谷下一寸、衝脉、足少陰之會。刺入一寸、灸五壯。

石關、在陰都下一寸、衝脉、足少陰之會。刺入一寸、灸五壯。

商曲、在石關下一寸、衝脉、足少陰之會。刺入一寸、灸五壯。

肓俞、在商曲下一寸、直臍傍五分、衝脉、足少陰之會。刺入一寸、灸五壯。

中注、在肓俞下五分、衝脉、足少陰之會。刺入一寸、灸五壯。『素問・水穴論』註云「在臍下五分、兩傍相去任脉各五分。」

四滿、一名髓府、在中注下一寸、衝脉、足少陰之會。刺入一寸、灸五壯。

氣穴、一名胞門、一名子戸〔二〕、在四滿下一寸、衝脉、足少陰之會。刺入一寸、灸五壯。

大赫、一名陰維、一名陰關、在氣穴下一寸、衝脉、足少陰之會。刺入一寸、灸五壯。

横骨、一名下極、在大赫下一寸、衝脉、足少陰之會。刺入一寸、灸五壯。

語訳

幽門《ゆうもん》は、別名を上門《じょうもん》といい、巨闕穴の傍ら五分の陥凹中にあり、衝脈と足の少陰経の交会穴。刺入は五分、施灸は五壮（『素問』気府論注には、刺入は一寸）。

腹通谷《はらつうこく》は、幽門穴の下一寸の陥凹中にあり、衝脈と足の少陰経の交会穴。刺入は五分、施灸は五壮（『素問』気府論注には、刺入は一寸）。

陰都《いんと》は、別名を食宮《しょくきゅう》といい、通谷穴の下一寸にあり、衝脈と足の少陰経の交会穴。刺入は一寸、施灸は五壮。

石関《せきかん》は、陰都穴の下一寸にあり、衝脈と足の少陰経の交会穴。刺入は一寸、施灸は五壮。

商曲《しょうきょく》は、石関穴の下一寸にあり、衝脈と足の少陰経の交会穴。刺入は一寸、施灸は五壮。

肓兪《こうゆ》は、商曲穴の下一寸で、臍の傍らをまっ直ぐ五分にあり、衝脈と足の少陰経の交会穴。刺入は一寸、施灸は五壮。

中注《ちゅうちゅう》は、肓兪穴の下五分にあり、衝脈と足の少陰経の交会穴。刺入は一寸、施灸は五壮（『素問』水穴論注には、臍下五分にあり、任脈を去ること五分の両傍部）。

四満《しまん》は、別名を髄府《ずいふ》といい、中注穴の下一寸にあり、衝脈と足の少陰経の交会穴。刺入は一寸、施灸は五壮。

気穴《きけつ》は、別名を胞門《ほうもん》、子戸《しこ》といい、四満穴の下一寸にあり、衝脈と足の少陰経の交会穴。刺入は一寸、施灸は五壮。

大赫《だいかく》は、別名を陰維《いんい》、陰関《いんかん》といい、気穴穴の下一寸にあり、衝脈と足の少陰経の交会穴。刺入は一寸、施灸は五壮。

横骨《おうこつ》は、別名を下極《かきょく》といい、大赫穴の下一寸にあり、衝脈と足の少陰経の交会穴。刺入は一寸、施灸は五壮。

第二十一、腹部の幽門穴の両傍外側一寸五分の不容穴から下行して気衝穴に至るまでの二十四腧穴

（腹自不容俠幽門兩傍各一寸五分至氣衝凡二十四穴第二十一）

注・原文は「二十三穴」だが「二十四穴」。

提 要

本篇は、腹部の幽門穴を挟む両傍一寸五分、不容穴から気衝穴に至る十二個穴の左右合わせて二十四個穴の穴位で、その鍼刺と施灸について記す。

不容、在幽門傍各一寸五分、去任脉三寸、至兩肋端相去四寸、足陽明脉氣所發。刺入五分、灸五壯。氣府論註云「刺入八分。」又云「下至太乙各上下相去一寸。」

承滿、在不容下一寸、足陽明脉氣所發。刺入八分、灸五壯。

梁門、在承滿下一寸、足陽明脉氣所發。刺入八分、灸五壯。

關門、在梁門下、太乙上、足陽明脉中間穴外延、足陽明脉氣所發。刺入八分、灸五壯。

太乙、在關門下一寸、足陽明脉氣所發。刺入八分、灸五壯。

滑肉門、在太乙下一寸、足陽明脉氣所發。刺入八分、灸五壯。

天樞、大腸募也、一名長谿、一名谷門、去肓俞一寸五分、侠臍兩傍各二寸陷者中、足陽明脉氣所發。刺入五分、留七呼、灸五壯。氣府論註云「在滑肉門下一寸、正當臍。」

外陵、在天樞下、大巨上、足陽明脉氣所發。刺入八分、灸五壯。氣府論註云「在天樞下一寸。」水穴論註云「在臍下一寸、兩傍去衝脉各一寸五分。」

大巨、一名腋門、在長谿下二寸、足陽明脉氣所發。刺入八分、灸五壯。氣府論註云「在外陵下一寸。」

水道、在大巨下三寸、足陽明脉氣所發。刺入二寸五分、灸五壯。

歸來、一名谿穴、在水道下二寸。刺入八分、灸五壯。水穴論註云「足陽明脉氣所發。」

氣衝、在歸來下、鼠鼷上一寸、動脉應手、足陽明脉氣所發。刺入三分、留七呼、灸三壯。灸之不幸、使人不得息。氣府論註云「在腹臍下横骨兩端鼠鼷上一寸。」刺禁論註云「在腹下侠臍兩傍相去四寸、鼠鼷上一寸、動脉應手。」骨空註云「在毛際兩傍、鼠鼷上一寸。」

語訳

不容《ふよう》は、幽門の傍ら各一寸五分、任脉の外方二寸、両肋骨の端から相去ること四寸、足の陽明経の脉気が発する所。刺入は五分、施灸は五壮（『素問』気府論注には、刺入は八分。また言うには、下で太乙穴に至り各々が離れる上下間は双方ともに各一寸）。

注・原文は「三寸」だが「二寸」として訳した。

承満《しょうまん》は、不容穴の下一寸にあり、足の陽明経の脉気が発する所。刺入は八分、施灸は五壮。

梁門《りょうもん》は、承満穴の下一寸にあり、足の陽明経の脉気が発する所。刺入は八分、施灸は五壮。

関門《かんもん》は、梁門穴の下一寸で、太乙穴の上にあり、足の陽明経の脉気が発する所。刺入は八分、施灸は五壮。

注・「足陽明脉中間穴外延」は意味不明なので訳していない。

太乙《たいいつ》は、関門穴の下一寸にあり、足の陽明経の脉気が発する所。刺入は八分、施灸は五壮。

滑肉門《かつにくもん》は、太乙穴の下一寸にあり、足の陽明経の脉気が発する所。刺入は八分、施灸は五壮。

天枢《てんすう》は、大腸経の募穴で、別名を長渓《ちょうけい》、谷門《こくもん》といい、肓兪穴の外方一寸五分、臍を挟む両傍部二寸の陥凹中で、足の陽明経の脉気が発する所。刺入は五分で、七呼吸ほど留め、施灸は五壮（『素問』気府論注には、滑肉門穴の下一寸にあり、臍の高さ）。

外陵《がいりょう》は、天枢穴の下で、大巨穴の上にあり、足の陽明経の脉気が発する所。刺入は八分、施灸は五壮（『素問』気府論注には、天枢穴の下一寸。『水穴論』注には、臍下一寸、衝脉の両傍外方一寸五分にある）。

大巨《だいこ》は、別名を腋門《えきもん》といい、長渓（天枢穴の別名）の下二寸にあり、足の陽明経の脉気が発する所。刺入は八分、施灸は五壮（『素問』気府論注には、外陵穴の下一寸）。

水道《すいどう》は、天枢穴の下三寸にあり、足の陽明経の脉気が発する所。刺入は二寸五分、施灸は五壮。

注・原文は「大巨下三寸」だが「天枢下三寸」と訳した。

帰来《きらい》は、別名を渓穴《けいけつ》といい、水道穴の下二寸にあり、刺入は八分、施灸は五壮（水穴論の注は「足の陽明経の脉気が発する所」という)。

気衝《きしょう》は、帰来穴の下、鼠径部の上一寸にあり、動脈の拍動を触れ、足の陽明経の脉気が発する所。刺入は三分で、七呼吸ほど留め、施灸は三壮。施灸を失敗すれば、息苦しくなる(『素問』気府論注には、腹の臍下にある恥骨両端部で鼠径溝の上一寸。『素問』刺禁論注には、下腹で臍を挟む両外側四寸、鼠径上一寸で動脈の拍動を触れる。『素問』骨空論注には、陰毛際の両外側、鼠径溝の上一寸)。

第二十二、腹部の両乳頭線上で不容穴の両傍外側一寸五分の期門穴から下行して衝門穴に至るまでの十四腧穴（腹自期門上直兩乳俠不容兩傍各一寸五分下行至衝門凡十四穴第二十二）

提要

本篇は、腹部の両乳の直下、不容穴両傍外側一寸五分、期門穴から衝門穴に至る七個穴の左右合わせて十四個穴の穴位で、その鍼刺と施灸について記す。

期門、肝募也、在第二肋端、不容傍各一寸五分、上直兩乳、足太陰厥陰、陰維之會、舉臂取之。刺入四分、灸五壯。

日月、膽募也、在期門下一寸五分、足太陰少陽之會。刺入七分、灸五壯。氣府論註云「在第三肋端、横直心蔽骨傍各二寸五分、上直兩乳。」

腹哀、在日月下一寸五分、足太陰、陰維之會。刺入七分、灸五壯。

大横、在腹哀下三寸、直臍傍、足太陰、陰維之會。刺入七分、灸五壯。

腹屈、一名腹結、在大横下一寸三分、刺入七分、灸五壯。

府舍、在腹結下三寸、足太陰、陰維、厥陰之會。此脉上下、入腹絡胸、結心肺、從脇上至肩。此太陰郄、三陰陽明支別。刺入七分、灸五壯。

衝門、一名慈宮、上去大横五寸、在府舍下、横骨兩端、約文中動脉、足太陰、厥陰之會。刺入七分、灸五壯。

語訳

期門《きもん》は、肝の募穴で、乳下の第二肋の端にあり、不容穴の傍ら一寸五分で、まっ直ぐ上が乳。足の太陰経、足の厥陰経と陰維脈の交会穴。腕を挙げて取穴する。刺入は四分、施灸は五壯。

日月《じつげつ》は、胆の募穴で、期門穴の下五分にあり、足の太陰経と足の少陽経の交会穴。刺入は七分、施灸は五壮（『素問』気府論注には、第三肋骨の端、剣状突起の外側二寸五分、まっ直ぐ上に乳）。

注・原文の「一寸」は省いて訳した。

腹哀《ふくあい》は、日月穴の下一寸五分にあり、足の太陰経と陰維脈の交会穴。刺入は七分、施灸は五壯。

大横《だいおう》は、腹哀穴の下三寸、まっ直ぐ臍の傍らにあり、足の太陰経と陰維脈の交会穴。刺入は七分、施灸は五壯。

腹屈《ふくくつ》は、別名を腹結《ふくけつ》という。大横穴の下一寸三分にあり、刺入は七分、施灸は五壯。

府舍《ふしゃ》は、腹結穴の下三寸にあり、足の太陰経、陰維脈と足の厥陰経の交会穴。この三脈は上下して腹へ入り、胸に連絡し、心肺に集結して、脇から上がって肩部に至る。これは足の太陰経の郄穴で、三陰経と手足の陽明経の支別脉の穴である。刺入は七分、施灸は五壮。

衝門《しょうもん》は、別名を慈宮《じきゅう》といい、大横穴を上に去ること五寸、府舎穴の下方で恥骨の両端にある鼠径溝の動脈拍動部にあり、足の太陰経と厥陰経の交会穴。刺入は七分、施灸は五壮。

第二十三、腹部で章門穴から下行して居髎穴に至るまでの十二腧穴

（腹自章門下行至居窌凡十二穴第二十三）

提要

本篇は、腹部の章門穴から居髎穴に至る、六個穴の左右合わせて十二個穴の穴位で、その鍼刺と施灸について記す。

章門、脾募也、一名長平、一名脇窌。在大横外、直臍、季脇端、足厥陰少陽之會。側臥屈上足、伸下足、舉臂取之。刺入八分、留六呼、灸三壯。

帶脉、在季脇下一寸八分。刺入六分、灸五壯。氣府論註云「足少陽、帶脉二經之會。」

五樞、在帶脉下三寸。一曰「在水道傍一寸五分。刺入一寸、灸五壯。」氣府論註云「足少陽帶脉二經之會。」

京門、腎募也、一名氣府、一名氣俞、在監骨下腰中挟脊季肋下一寸八分。刺入三分、留七呼、灸三壯。

維道、一名外樞、在章門下五寸三分、足少陽、帶脉之會。刺入八分、灸三壯。

居窌、在章門下八寸三分、監骨上陷者中、陽蹻、足少陽之會。刺入八分、灸三壯。氣府論註云「監骨作髂骨。」

語訳

章門《しょうもん》は、脾の募穴で、別名を長平《ちょうへい》、脇髎《きょうりょう》といい、大横穴の外側で、臍からまっ直ぐな季脇部の端にある。足の厥陰経と足の少陽経の交会穴。側臥位で上側の下肢を屈曲し、下側の下肢は伸展し、腕を挙げて取穴する。刺入は八分で、六呼吸ほど留め、施灸は三壯。

帯脉《たいみゃく》は、季脇の下一寸八分にある。刺入は六分、施灸は五壮（『素問』気府論注には、足の少陽経と帯脉の二経の交会穴）。

五枢《ごすう》は、帯脉穴の下三寸にある。一説には、水道穴の傍ら一寸五分にある。刺入は一寸、施灸は五壮（『素問』気府論注には、足の少陽経と帯脉の二脉の交会穴）。

京門《けいもん》は、腎の募穴であり、別名を気府《きふ》、気兪《きゆ》といい、腸骨の上の腰部で脊柱を挟む季肋〔第十二肋骨〕の下一寸八分にあり、刺入は三分で、七呼吸ほど留め、施灸は三壯。

注・原文は「監骨下」だが「監骨上」として訳した。

維道《いどう》は、別名を外枢《がいすう》といい、章門穴の下五寸三分にあり、足の少陽経と帯脉の交会穴。刺入は八分、施灸は三壯。

居髎《きりょう》は、章門穴の下八寸三分にあり、腰の腰骨の上方陥凹中にあり、陽蹻脉と足の少陽経の交会穴。刺入は八分、施灸は三壮（『素問』気府論注には、監骨は髂骨としている）。

第二十四、上肢部（臂）にある手太陰の十八腧穴

（手太陰及臂凡十八穴第二十四）

堤要

本篇は、井・滎・兪・経・合の五兪穴と経脈の関係、五兪穴と穴間の関係、並びに手の太陰肺経脈の腕部九個穴の左右合わせて十八穴の穴位で、その鍼刺と施灸について記す。

黄帝問曰「願聞五藏六府所出之處。」岐伯對曰「五藏五俞、五五二十五俞。六府六俞、六六三十六俞。經脉十二、絡脉十五、凡二十七氣上下行。所出爲井、所留爲滎、所注爲俞、所過爲原、所行爲經、所入爲合。別而言之、則所注爲俞。摠而言之、則手太陰井也、滎也、原也、經也、合也、皆爲之俞。非此六者、謂之間。」

凡穴、手太陰之脉、出於大指之端、内側循白肉際、至本節後太淵、溜以澹。外屈本指以下、一作本於上節。内屈、與諸陰絡、會於魚際、數脉并注、疑此處有缺文。其氣滑利、伏行壅骨之下。

語訳

外屈、一本下有出字於寸口而行、上至於肘内廉、入於大筋之下。内屈、上行臑陰、入腋下。内屈、走肺。此順行逆數之屈折也。

肺出少商、少商者木也、在手大指端内側、去爪甲角如韮葉、手太陰脉之所出也、爲井。刺入一分、留一呼、灸一壯。氣府論註云作「三壯。」

魚際者、火也、在手大指本節後内側散脉中、手太陰脉之所溜也、爲滎。刺入二分、留三呼、灸三壯。

太淵者、水也、在掌後陷者中、手太陰脉之所注也、爲俞。刺入二分、留二呼、灸三壯。

經渠者、金也、在寸口陷者中、手太陰脉之所行也、爲經。刺入三分、留三呼、不可灸、灸之傷人神明。

列缺、太陰脉之絡、去腕一寸五分、別走陽明者、刺入三分、留三呼、灸五壯。

孔最、手太陰之郄、去腕七寸、專此處缺文。金二七水之父母。刺入三分、留三呼、灸五壯。

尺澤者、水也、在肘中約上動脉、手太陰脉之所入也、爲合。刺入三分、灸五壯。『素問・氣穴論』註云「留三呼」

俠白、在天府下、去肘五寸動脉中、手太陰之別。刺入四分、留三呼、灸五壯。

天府、在腋下三寸、臂臑内廉動脉中、手太陰脉氣所發。禁不可灸、灸之令人逆氣、刺入四分、留三呼。

黄帝が問う「五臓六腑の脉気が出るところについて、聞かせてほしい。」

岐伯が答える「五臓の五陰経は各自に五兪穴の井、滎、兪、経、合があり、五経×五兪＝二十五兪穴である。六腑の六陽経は各自に六兪の井、滎、兪、原、経、合があり、六経×六兪＝三十六兪穴である。人体には十二経脉と十五絡脉の、合わせて二十七脉がある。経脉の気は出入りし上下に全身を循行する。いわゆる山谷の湧水のように出る気血の源流は井穴、山泉の水が溜まるところは滎穴、水が流れが注ぐところは兪穴、脉気が段々と大きな流れになって過ぎるところは原穴、脉気が大流となって旺盛に行くところは経穴、脉気が集まり海に流れ込むように体内に入るところは合穴である。

別の言い方をすれば、脉気の運行と六兪穴を自然界の水流にたとえ説明したもので、脉気の注ぐところは兪穴である。したがって総括すれば手の太陰肺経の井、滎、兪、原、経、合は全て兪穴である。四肢の肘関節と膝関節以下の部位は井、滎、兪、原、経、合を順序よく末端から配穴しているが、この六兪穴でないものは、間穴という。」

岐伯が更に答える「手の太陰肺経の脉は、第一指の橈側末端から出て、内方に曲がり橈側の肌の表裏の際を上方に曲がって循環、第一指の中手指節関節上方の太淵穴部に至り、溜まって拍動をみせ、外に出て、上がり第一指の中手指節関節の下で内方に入って諸陰と連絡し魚際穴で会合する。手の太陰肺経、少陰心経、厥陰心包経の諸脉は並んで注ぎ、（ここに欠如した文のある疑いがある。）その気は滑らかで流動的、潜伏して指の中手骨の下を運行。外に出て、寸口部を循環し、上がって肘の内縁に至り、上腕二頭筋腱の下へ入る。内方に入り、上腕の内側を上がって、腋下に入って体内に向かい肺に走る。これが手の太陰肺経の出入りの回数とその順序走行である。」

肺経の脉気は少商から出て、少商《しょうしょう》は木性に属し、手の第一指内側、爪甲の角を韮の葉の幅ほど去るところにあり、手の太陰肺経の脉気が出る所は、井穴である。刺入は一分で、一呼吸ほど留め、施灸は一壮（『素問』気穴論注には、三壮）。

魚際《ぎょさい》は、火性に属し、第一指の中手指節関節の上方で内側の静脈中にあり、手の太陰肺経の脉気が溜る所で、滎穴である。刺入は二分で、三呼吸ほど留め、施灸は三壮。

太淵《たいえん》は、土性に属し、手掌後の陥凹中にあり、手の太陰肺経の脉気が注ぐ所で、兪穴である。刺入は二分、二呼吸ほど留め、施灸は三壮。

注・原文は水だが土として訳した。

経渠《けいきょ》は、金性に属し、寸口の陥凹中にあり、手の太陰肺経の脉気が行く所で、経穴である。刺入は三分で、三呼吸ほど留め、禁灸穴、施灸すれば精神を傷つける。

注・火が金を剋するため。

列缺《れっけつ》は、手の太陰肺経の絡穴で、手関節の上一寸五分にあり、分かれて手の陽明経に走る。刺入は三分で、三呼吸ほど留め、施灸は五壮。

孔最《こうさい》は、手の太陰肺経の郄穴で、手関節の上七寸にあり、専ら（ここは欠如した文である。）金は二十七気〔十二経気と十五絡気〕においては水の父母にあたる。刺入は三分で、三呼吸ほど留め、施灸は五壮。

尺沢《しゃくたく》は、水性に属し、肘窩横紋上の動脈部にあり、手の太陰肺経の脉気が入る所で、合穴である。刺入は三分で、施灸は五壮（『素問』の気穴論の注には「三呼吸ほど留め」とある）。

俠白《きょうはく》は、天府穴の下で、肘から去ること五寸の動脈拍動部にあり、手の太陰肺経の別絡。刺入は四分で、三呼吸ほど留め、施灸は五壮。

天府《てんぷ》は、腋下三寸、上腕橈側の動脈部にあり、手の太陰肺経の脉気が発する所。禁灸穴で、施灸すれば気が逆上する。刺入は四分で、三呼吸ほど留める。

第二十五、上肢部にある手厥陰心包経の十六腧穴

（手厥陰心主及臂凡一十六穴第二十五）

提要

本篇は、手の厥陰心包経脈の循行概要及び腕部八穴の左右あわせて十六穴の穴位で、その鍼刺と施灸について記す。

手心主之脉、出于中指之端、内屈、中指内廉、以上留於掌中、伏（一本下有行字。）行兩骨之間、外屈、兩筋之間、骨肉之際、其氣滑利、上二寸、外屈、（一本下有出字。）行兩筋之間、上至肘内廉、入於小筋之下、（一本下有留字。）兩骨之會上、入於胸中、内絡心胞。

心主出中衝、中衝者、木也、在手中指之端、去爪甲如韭葉陷者中、手心主脉之所出也、爲井。刺入一分、留三呼、灸一壯。

勞宮者、火也、一名五里、在掌中央動脉中、手心主脉之所溜也、爲滎。刺入三分、留六呼、灸三壯。

太陵者、土也、在掌後兩筋間陷者中、手心主脉之所注也、爲俞。刺入六分、留七呼、灸三壯。

内關、手心主絡、在掌後去腕二寸、別走少陽。刺入二分、灸五壯。

間使者、金也、在掌後三寸、兩筋間陷者中、手心主脉之所行也、爲經。刺入六分、留七呼、灸三壯。

郄門、手心主郄、去腕五寸。刺入三分、灸三壯。

曲澤者、水也、在肘内廉下陷者中、屈肘得之、手心主脉之所入也、爲合。留七呼、灸三壯。

天泉、一名天温、在曲腋下、去臂二寸、舉腋取之。刺入六分、灸三壯。

語訳

手の厥陰心包経の脉は、第三指の先端から出て、内方に曲がり、第三指内縁を循環し、これより上がり手掌中で留まり、第一、第二の中手骨間を伏し（別本では下に「行」の字がある）、外方に屈曲し、長掌筋腱と橈側手根屈筋腱の間の、骨と筋の際に出る。その気は滑らかに二寸上行し、外に曲がり、（別本では下に「出」の字がある）長掌筋腱と橈側手根屈筋腱の間を行き、上がって肘内側縁に至り、上腕二頭筋の下方に入り、（別本では下に「留」の字がある）肩甲上腕関節に上り、胸中に入って、内の心包と連絡する。

手の厥陰心包経の脉気は中衝から出て、中衝《ちゅうしょう》は、木性に属し、手の中指端、爪甲の角を韮の葉の幅ほど去る陥凹中にあり、手の厥陰心包経の脉気が出る所で、井穴である。刺入は一分で、三呼吸ほど留め、施灸は一壮。

注・原文は「水也」だが「木也」に改めた。

労宮《ろうきゅう》は、火性に属し、別名を五里《ごり》といい、手掌中央の動脈中にあり、手の厥陰心包経の脈気が溜まる所で、滎穴である。刺入は三分で、六呼吸ほど留め、施灸は三壮。

大陵《だいりょう》は、土性に属し、手掌の上方の長掌筋腱と橈側手根屈筋腱の両筋間の陥凹中にあり、手の厥陰心包経の脈気が注ぐ所で、兪穴である。刺入は六分で、七呼吸ほど留め、施灸は三壮。

内関《ないかん》は、手の厥陰心包経の絡穴で、手掌の上方で手首から上二寸にあり、分かれて手の少陽経に走る。刺入は二分、施灸は五壮。

間使《かんし》は、金性に属し、手掌の上方三寸で、長掌筋腱と橈側手根屈筋腱の両筋間の陥凹中にあり、手の厥陰心包経の脈気が行く所で、経穴である。刺入は六分で、七呼吸ほど留め、施灸は三壮。

郄門《げきもん》は、手の厥陰心包経の郄穴で、手関節から上五寸にある。刺入は三分、施灸は三壮。

曲沢《きょくたく》は、水性に属し、肘窩横紋の内側縁の陥凹中にあり、肘を屈して取穴し、手の厥陰心包経の脈気が入る所で、合穴である。七呼吸ほど留め、施灸は三壮。

天泉《てんせん》は、別名を天温《てんおん》といい、腋窩横紋から上腕に去ること二寸にあり、腕を挙げて取穴する。刺入は六分、施灸は三壮。

第二十六、上肢部にある手少陰の十六腧穴

（手少陰及臂凡一十六穴第二十六）

提要

本篇は、手の少陰心経脈に兪穴がない生理と心の発病問題及び腕部八対穴あわせて左右で十六穴の穴位で、その鍼刺と施灸について記す。

黄帝問曰「手少陰之脉、獨無俞何也？」岐伯對曰「少陰者、心脉也。心者、五藏六府之大主也、爲帝王、精神之舍也。其藏堅固、邪弗能容也、容之則心傷、心傷則神去、神去則死矣。故諸邪之在於心者、皆在心之包絡、包絡者、心主之脉也、故獨無俞焉。」

曰「少陰脉獨無俞者、心不病乎？」曰「其外經脉病而藏不病。故獨取其經於掌後兌骨之端、其餘脉出入曲折、皆如手少陰少陰少字宜作太字、銅人經作厥字心主之脉行也。故本俞者、皆因其氣之虛實疾徐以取之。是謂因衝而泄、因衰而補。如是者、邪氣得去、眞氣堅固、是謂因天之叙。」

心出少衝、少衝者、木也、一名經始、在手小指内廉之端、去爪甲如韭葉、手少陰脉之所出也、爲井。刺入一分、留一呼、灸一壯。少陰八穴、其七有治、一無治者、邪弗能容也。故曰無俞焉。

少府者、火也、在小指本節後陷者中、直勞宮、手少陰脉之所溜也、爲滎。刺入三分、灸三壯。

神門者、土也、一名兌衝、一名中都、在掌後兌骨之端陷者中、手少陰脉之所注也、爲俞。刺入三分、留七呼、灸三壯。『素問・陰陽論』註云「神門在掌後五分、當小指間。」

手少陰郄、在掌後脉中、去腕五分。刺入三分、灸三壯。『陰陽論』註云「當小指之後。」

通里、手少陰經、在腕後一寸、別走太陽。刺入三分、灸三壯。

靈道者、金也、在掌後一寸五分、或曰一寸、手少陰脉之所行也、爲經。刺入三分、灸三壯。

少海者、水也、一名曲節、在肘内廉、節後陷者中、動脉應手、手少陰脉之所入也、爲合。刺入五分、灸三壯。

極泉、在腋下筋間動脉、入胸中、手少陰脉氣所發。刺入三分、灸五壯。

語訳

黄帝が問う「手の少陰経脉だけ兪穴がないのはなぜか?」

岐伯が答える「手の少陰は、心の脉である。心は、五臓六腑の大主であり、帝王で神気が宿るところである。その臓器は堅固で、容易に邪気に侵犯されることはない。しかしながら一旦邪気が侵入し居座すれば心は傷つき、心が傷つけば神気は消散し、神気が消散すれば死に至る。したがって各種の病邪が心にあると思えるような場合でも、実際は病邪はすべて心包絡にある。心包絡は、心の外囲で心を主治する脈なので、手の少陰経脈だけ兪穴がないのである。」

黄帝が問う「手の少陰経脈だけ兪穴がなくて、心は病にならないのか？」

岐伯が答える「心の経脈が行く、外の経脈の病だけで、心は病にならないのである。したがって外の経脈の病だけ単独に手の少陰心経の兪穴の、手掌の上方にある豆状骨の端にある神門穴を取る。それ以外の脈気の出入り屈折は、すべて手の厥陰心包の脈行と同じである。したがって心経的な病には、すべて手厥陰心包経の虚実により補瀉を行なう。邪気の盛んなものには瀉法、正気が虚のものには補法。このようにして邪気を消散して除けば、真気は堅固となる。この種の治療法は、自然界の四時陰陽の消長の原理と人体の経脈循行規則によるものである。」

注・「皆如手少陰」は「皆如手厥陰」として訳した。

手の少陰心経の脈気は少衝に出て、少衝《しょうしょう》は、木性に属し、別名を経始《けいし》といい、第五指の内側の端、爪甲の角を韮の葉の幅ほど去るところにあり、手の少陰心経の脈気が出る所で、井穴である。刺入は一分で、一呼吸ほど留め、施灸は一壮。少陰八穴、その内の七穴が少陰心経病の治療穴。一穴に主治がないのは邪が侵犯できないからだ。したがって兪穴がない。

少府《しょうふ》は、火性に属し、第五指の中手指節関節の上方の陥凹中、直下に労宮穴があり、手の少陰心経の脈気が溜まる所で、滎穴である。刺入は三分、施灸は三壮。

神門《しんもん》は、土性に属し、別名を兌衝《だしょう》、中都《ちゅうと》といい、手掌の上方で豆状骨端の陥凹中にあり、手の少陰心経の脈気が注ぐ所で、兪穴である。刺入は三分で、七呼吸ほど留め、施灸は三壮（『素問』陰陽類論注には、神門は、手掌の上方五分、第五指の間）。

陰郄《いんげき》は、手の少陰心経の郄穴で、手掌の上方の尺骨動脈の脈中、手首から上に去ること五分にある。刺入は三分、施灸は三壮（『陰陽論』注には、第五指の上方）。

通里《つうり》は、手の少陰心経の絡穴で、手首から上に去ること一寸にあり、分かれて手の太陽経に走る。刺入は三分、施灸は三壮。

霊道《れいどう》は、金性に属し、手掌の上方一寸五分、あるいは一寸にあり、手の少陰心経の脈気が行く所で、経穴である。刺入は三分、施灸は三壮。

注・原文は「手少陽脈」だが「手少陰脈」に改めた。

少海《しょうかい》は、水性に属し、別名を曲節《きょくせつ》といい、肘の内側で関節の上方の陥凹中で、動脈の拍動部にあり、手の少陰心経の脈気が入る所で、合穴である。刺入は五分、施灸は三壮。

極泉《きょくせん》は、腋の下の筋肉の間にある腋窩動脈部で、胸中に入るところにあり、手の少陰心経の脈気が発する所。刺入は三分、施灸は五壮。

第二十七、上肢部にある手陽明の二十八腧穴

（手陽明及臂凡二十八穴第二十七）

提要

本篇は、手の陽明大腸経脈の腕部十四穴の左右で二十八個穴の穴位で、その鍼刺と施灸について記す。

大腸合手陽明、出於商陽。商陽者、金也、一名絶陽、在手大指次指内側、去爪甲角如韭葉、手陽明脉之所出也、爲井。刺入一分、留一呼、灸三壯。

二間者、水也、一名間谷、在手大指次指本節前内側陥者中、手陽明脉之所溜也、爲滎。刺入三分、留六呼、灸三壯。

三間者、木也、一名少谷、在手大指次指本節後内側陥者中、手陽明脉之所注也、爲俞。刺入三分、留三呼、灸三壯。

合谷、一名虎口、在手大指次指間、手陽明脉之所過也、爲原。刺入三分、留六呼、灸三壯。

陽谿者、火也、一名中魁、在腕中上側兩筋間陥者中、手陽明脉之所行也、爲經。刺入三分、

留七呼、灸三壯。

偏歷、手陽明絡、在腕後三寸、別走太陰者。刺入三分、留七呼、灸三壯。

温溜、一名逆注、一名蛇頭、手陽明郄、在腕後少士五寸、大士六寸。刺入三分、灸三壯。

大士、少士、謂大人小兒也。

下廉、在輔骨下、去上廉一寸、恐疑誤輔齊兌肉其分外邪。刺入五分、留五呼、灸三壯。

上廉、在三里下一寸、其分抵陽明之會外邪。刺入五分、灸五壯。

手三里、在曲池下二寸、按之肉起、兌肉之端。刺入三分、灸三壯。

曲池者、土也、在肘外輔骨、肘骨之中、手陽明脉之所入也、爲合、以手按胸取之。刺入五分、留七呼、灸三壯。

肘窌《ちゅうりょう》、在肘大骨外廉陷者中、刺入四分、灸三壯。

五里、在肘上三寸、行向裏大脉中央。禁不可刺、灸三壯。

臂臑、在肘上七寸、䐃肉端、手陽明絡之會。刺入三分、灸三壯。

語訳

大腸経の脉気は上がって手の陽明と合い、商陽から出る。商陽《しょうよう》は、金性に属し、別名を絶陽《ぜつよう》といい、第二指の内側、爪甲の角を韮の葉の幅ほど去る所にあり、手の陽明大腸経の脉気が出る所で、井穴である。刺入は一分で、一呼吸ほど留め、施灸は三壯。

二間《じかん》は、水性に属し、別名を間谷《かんこく》といい、第二指中手指節関節遠位の内側陥凹中にあり、手の陽明大腸経の脈気が溜まる所で、滎穴である。刺入は三分で、六呼吸ほど留め、施灸は三壮。

三間《さんかん》は、木性に属し、別名を少谷《しょうこく》といい、第二指中手指節関節近位の内側陥凹中にあり、手の陽明大腸経の脈気が注ぐ所で、兪穴である。刺入は三分で、三呼吸ほど留め、施灸は三壮。

合谷《ごうこく》は、別名を虎口《ここう》といい、第一指と第二指の分岐部の骨間にあり、手の陽明大腸経の脈気が過ぎる所で、原穴である。刺入は三分で、六呼吸ほど留め、施灸は三壮。

陽渓《ようけい》は、火性に属し、別名を中魁《ちゅうかい》といい、手関節の橈側で長拇指伸筋腱と短拇指伸筋腱の間の陥凹中にあり、手の陽明大腸経の脈気が行く所で、経穴である。刺入は三分で、七呼吸ほど留め、施灸は三壮。

偏歴《へんれき》は、手の陽明大腸経の絡穴で、手首の上方三寸にあり、分かれて手の太陰経に走る。刺入は三分で、七呼吸ほど留め、施灸は三壮。

温溜《おんる》は、別名を逆注《ぎゃくちゅう》、蛇頭《じゃとう》といい、手の陽明大腸経の郄穴で、手首の上方、子供は五寸、大人は六寸にある。刺入は三分、施灸は三壮。

下廉《げれん》は、橈骨の下で、上廉穴の下一寸。拳を握り橈側の筋肉を怒張させ、隆起した筋肉の溝の中にある。刺入は五分で、五呼吸ほど留め、施灸は三壮。

注・兌肉は盛り上がった肉。邪は斜の意味。

上廉《じょうれん》は、手三里穴の下一寸にあり、その筋肉の分かれ目は陽明経が交会し外方に斜走する。刺入は五分、施灸は五壮。

手三里《てさんり》は、曲池穴の下二寸、按じて筋肉が隆起するところで、その筋肉の端にある。刺入は三分、施灸は三壮。

曲池《きょくち》は、土性に属し、肘関節の橈側の曲げた関節の中にあり、手の陽明大腸経の脉気が入る所で、合穴で、手を胸に当てた姿勢で取穴する。刺入は五分で、七呼吸ほど留め、施灸は三壮。

肘髎《ちゅうりょう》は、上腕骨外側上顆の外縁の陥凹中にあり、刺入は四分、施灸は三壮。

手五里《てごり》は、肘の上三寸、裏に向かって行く上腕動脈の中央にある。禁鍼穴、施灸は三壮。

臂臑《ひじゅ》は、肘の上七寸、筋肉の固まりの下端にあり、手の陽明絡脉との交会穴。刺入は三分、施灸は三壮。

注・原文は「膕肉」だが「䐃肉」に改めた。

第二十八、上肢部にある手少陽の二十四腧穴

（手少陽及臂凡二十四穴第二十八）

提要

本篇は、手の少陽三焦経脈の腕部十二穴の左右あわせて二十四個穴の穴位で、その鍼刺と施灸について記す。

三焦上合手少陽、出於關衝。關衝者、金也、在手小指次指之端、去爪甲角如韭葉、手少陽脈之所出也、爲井。刺入一分、留三呼、灸三壯。

腋門者、水也、在手小指次指間陷者中、手少陽脈之所溜也、爲滎。刺入三分、灸三壯。

中渚者、木也、在手小指次指本節後陷者中、手少陽脈之所注也、爲俞。刺入二分、留三呼、灸三壯。

陽池、一名別陽、在手表上腕上陷者中、手少陽脈之所過也、爲原。刺入二分、留三呼、灸五壯。『銅人經』云「不可灸。」

外關、手少陽絡、在腕後二寸陷者中、別走心者。刺入三分、留七呼、灸三壯。

支溝者、火也、在腕後三寸、兩骨之間陷者中、手少陽脉之所行也、爲經。刺入二分、留七呼、灸三壯。

三陽絡、在臂上大交脉、支溝上一寸。不可刺、灸五壯。

四瀆、在肘前五寸外廉陷者中。刺入六分、留七呼、灸三壯。

天井者、土也、在肘外大骨之後、兩筋間陷者中、屈肘得之、手少陽脉之所入也、爲合。刺入一分、留七呼、灸三壯。

清冷淵、在肘上一寸、一本作二寸。伸肘舉臂取之。刺入三分、灸三壯。

消濼、在肩下臂外、開腋斜肘分下胻、一本無胻字刺入六分、灸三壯。氣府論註云「手少陽脉之會。」

會宗二穴、手少陽郄、在腕後三寸空中、刺入三分、灸三壯。

語訳

三焦は上がって手の少陽と合い、関衝から出る。関衝《かんしょう》は、金性に属し、第四指の端、爪甲の角を韮の葉の幅ほど去るところにあり、手の少陽三焦経の脉気が出る所で、井穴である。刺入は一分で、三呼吸ほど留め、施灸は三壯。

腋門《えきもん》は、水性に属し、第五指と第四指の間の陥凹中にあり、手の少陽経の脉気が溜まる所で、滎穴である。刺入は三分で、施灸は三壯。

中渚《ちゅうしょ》は、木性に属し、第四指の中手指節関節の上方の陥凹中にあり、手の少陽経の脈気が注ぐ所で、兪穴である。刺入は二分で、三呼吸ほど留め、施灸は三壮。

陽池《ようち》は、別名を別陽《べつよう》といい、手背で腕関節横紋上の陥凹中にあり、手の少陽経の脈気が過ぎる所で、原穴である。刺入は二分、三呼吸ほど留め、施灸は五壮（『銅人經』には、禁灸穴）。

外関《がいかん》は、手の少陽経の絡穴で、手関節の上二寸の陥凹中にあり、分かれて手の厥陰心包経に走る。刺入は三分で、七呼吸ほど留め、施灸は三壮。

注・原文は「別走心者」だが「別走心主」として訳した。

支溝《しこう》は、火性に属し、手関節の上三寸、橈骨と尺骨の間の陥凹中にあり、手の少陽経の脈気が行く所で、経穴である。刺入は二分で、七呼吸ほど留め、施灸は三壮。

三陽絡《さんようらく》は、前腕背側の血管が交わる所で、支溝穴の上一寸にある。禁鍼穴、施灸は五壮。

四瀆《しとく》は、肘頭の下方五寸の橈側陥凹中にある。刺入は六分で、七呼吸ほど留め、施灸は三壮。

天井《てんせい》は、土性に属し、肘関節の後面の上方、二筋間の陥凹中にあり、肘を屈曲させて取穴する。手の少陽経の脈気が入る所で、合穴である。刺入は一分で、七呼吸ほど留め、施灸は三壮。

注・肘外大骨は内側上顆。

清冷淵《せいれいえん》は、肘頭の上方三寸にあり（一書には二寸）、肘関節を伸展し、上腕を挙げて取穴する。刺入は三分、施灸は三壮。

消濼《しょうれき》は、肩の下で上腕後外側。腋を開けば肘頭に斜めに分かれて下行する所、刺入は六分、施灸は三壮（『素問』気府論注には、手の少陽経の交会穴）。

注・**腑**は脛肉なので、行として訳した。

会宗《えそう》は、手の少陽経の郄穴で、手関節の上三寸の空隙中にあり、刺入は三分、施灸は三壮。

第二十九、上肢部にある手太陽の十六腧穴

（手太陽及臂凡一十六穴第二十九）

堤要

本篇は、手の太陽小腸経脈の腕部八穴の左右あわせて十六穴の穴位で、その鍼刺と施灸について記す。

小腸上合手太陽、出於少澤。少澤者、金也、一名小吉、在手小指之端、去爪甲下一分陥者中、手太陽脉之所出也、爲井。刺入一分、留二呼、灸一壯。

前谷者、水也、在手小指外側、本節前陥者中、手太陽脉之所溜也、爲滎。刺入一分、留三呼、灸三壯。

後谿者、木也、在手小指外側、本節後陥者中、手太陽脉之所注也、爲俞。刺入二分、留二呼、灸一壯。

腕骨、在手外側、腕前起骨下陥者中、手太陽脉之所過也、爲原。刺入二分、留三呼、灸三壯。

陽谷者、火也、在手外側腕中、兌骨下陥者中、手太陽脉之所行也、爲經。刺入二分、留二呼、

灸三壯。氣穴論註云「留三呼」。

養老、手太陽郄、在手踝骨上一空、腕後一寸陷者中。刺入三分、灸三壯。

支正、手太陽絡、在肘後一本作腕後五寸、別走少陰者。刺入三分、留七呼、灸三壯。

小海者、土也、在肘内大骨外、去肘端五分陷者中、屈肘乃得之、手太陽脉之所入也、爲合。

刺入二分、留七呼、灸七壯。氣穴論註云「作少海。」

語訳

小腸経は上がって手の太陽経と合流して、少沢に出る。少沢は、金性に属し、別名を小吉《しょうきち》といい、第五指の端、爪甲の角を去ること一分の陥凹中にあり、手の太陽小腸経の脉気が出る所で、井穴である。刺入は一分で、二呼吸ほど留め、施灸は一壮。

前谷《ぜんこく》は、水性に属し、第五指の外側で、中手指節関節の下方の陥凹中にあり、手の太陽小腸経の脉気が溜まる所で、滎穴である。刺入は一分で、三呼吸ほど留め、施灸は三壮。

後渓《こうけい》は、木性に属し、第五指の外側で、中手指節関節の上方の陥凹中にあり、手の太陽小腸経の脉気が注ぐ所で、兪穴である。刺入は二分で、二呼吸ほど留め、施灸は一壮。

腕骨《わんこつ》は、手の外側で、手首の下方で隆起した骨の下の陥凹中にあり、手の太陽経の脉気が過ぎる所で、原穴である。刺入は二分で、三呼吸ほど留め、施灸は三壮。

陽谷《ようこく》は、火性に属し、手の手関節の外側、尺骨茎状突起下の陥凹中にあり、手の太陽経の脉気が行く所で、経穴である。刺入は二分で、二呼吸ほど留め、施灸は三壮（『素問』気穴論注には、三呼吸ほど留める）。

養老《ようろう》は、手の太陽経の郄穴で、手の尺骨茎状突起の上一寸の空隙で、手首の上方一寸の陥凹中にある。刺入は三分、施灸は三壮。

支正《しせい》は、手の太陽経の絡穴で、手首の上五寸にあり、分かれて手の少陰経に走る。刺入は三分で、七呼吸ほど留め、施灸は三壮。

小海《しょうかい》は、土性に属し、肘の上腕骨内側上顆の外方、肘頭を去ること五分の陥凹中にあり、肘を屈して取穴する。手の太陽経の脉気が入る所で、合穴である。刺入は二分で、七呼吸ほど留め、施灸は七壮（『素問』気穴論注には、少海）。

第三十、下肢部にある足太陰の二十二腧穴

（足太陰及股凡二十二穴第三十）

提要

本篇は、足の太陰脾経脈の股部十一穴の左右で二十二穴の穴位で、その鍼刺と施灸について記す。

脾出隱白、隱白者、木也、在足大指端內側、去爪甲角如韭葉、足太陰脉之所出也、爲井。刺入一分、留三呼、灸三壯。

大都者、火也、在足大指本節後陷者中、足太陰脉之所溜也、爲滎。刺入三分、留七呼、灸一壯。

太白者、土也、在足內側、核骨下陷者中、足太陰脉之所注也、爲俞。刺入三分、留七呼、灸三壯。

公孫、在足大指本節後一寸、別走陽明、太陰絡也。刺入四分、留二十呼、灸三壯。

商丘者、金也、在足內踝下、微前陷者中、足太陰脉之所行也、爲經。刺入三分、留七呼、灸

三壯。氣穴論註云「刺入四分。」

三陰交、在内踝上三寸、骨下陥者中、足太陰厥陰少陰之會。刺入三分、留七呼、灸三壯。

漏谷、在内踝上六寸、骨下陥者中、足太陰絡。刺入三分、留七呼、灸三壯。

地機、一名脾舍、足太陰郄、別走上一寸、空在膝下五寸、刺入三分、灸三壯。

陰陵泉者、水也、在膝下内側、輔骨下陥者中、伸足乃得之、足太陰脉之所入也、爲合。刺入五分、留七呼、灸三壯。

血海、在膝髕上内廉、白肉際二寸半、足太陰脉氣所發。刺入五分、灸五壯。

箕門、在魚腹上、越兩筋間、動脉應手、太陰内市、足太陰脉氣所發。刺入三分、留六呼、灸三壯。『素問・三部九候論』註云「直五里下、寛鞏足單衣、沈取乃得之、動脉應於手。」

語訳

足の太陰脾経の脉気は隠白に出て、隠白《いんぱく》は、木性に属し、第一趾端内側の、爪甲の角を韮の葉の幅ほど去る所にあり、足の太陰経の脉気が出る所で、井穴である。刺入は一分で、三呼吸ほど留め、施灸は三壯。

注・原文は「脾在隠白」だが「脾出隠白」に改めた。

大都《だいと》は、火性に属し、第一趾の指節間関節の上方の陥凹中にあり、足の太陰脾経の脉気が溜まる所で、滎穴である。刺入は三分で、七呼吸ほど留め、施灸は一壯。

太白《たいはく》は、土性に属し、第一趾の中足指節関節下の陥凹中にあり、足の太陰経の脉気が注ぐ所で、兪穴である。刺入は三分で、七呼吸ほど留め、施灸は三壮。

公孫《こうそん》は、第一趾の指節間関節の上方一寸にあり、分かれて足の陽明経に走る、足の太陰経の絡穴である。刺入は四分で、二十呼吸ほど留め、施灸は三壮。

商丘《しょうきゅう》は、金性に属し、足の内果のわずか前下方陥凹中にあり、足の太陰脾経の脉気が行く所で、経穴である。刺入は三分で、七呼吸ほど留め、施灸は三壮（『素問』気穴論注では、刺入は四分）。

三陰交《さんいんこう》は、内果の上三寸、脛骨下縁の陥凹中にあり、足の太陰経、足の厥陰経、足の少陰経の交会穴。刺入は三分で、七呼吸ほど留め、施灸は三壮。

漏谷《ろうこく》は、内果の上六寸、脛骨下縁の陥凹中にあり、足の太陰経の絡穴。刺入は三分で、七呼吸ほど留め、施灸は三壮。

地機《ちき》は、別名を脾舎《ひしゃ》といい、足の太陰経の郄穴。上一寸を別走し、膝の下五寸の空隙にあり、刺入は三分、施灸は三壮。

陰陵泉《いんりょうせん》は、水性に属し、膝下の脛骨内側顆下部の陥凹中にあり、足を伸ばして取穴し、足の太陰経の脉気が入る所で、合穴である。刺入は五分で、七呼吸ほど留め、施灸は三壮。

血海《けっかい》は、膝蓋骨の上方で内側白い肌肉の際二寸中にあり、足の太陰経の脉気が発する所。刺入は五分、施灸は五壮。

注・原文は「二寸半」だが「二寸中」として訳した。

箕門《きもん》は、股関節内側の縫工筋と大腿直筋を越えた筋間にあり、動脈の拍動を手に触れ、太陰の気が内に集まり、足の太陰経の脉気が発する所。刺入は三分で、六呼吸ほど留め、施灸は三壮（『素問』三部九候論注には、五里の直下、足の衣服を緩め、沈めて取る。動脈拍動部）。

第三十一、下肢部にある足厥陰の二十二腧穴

（足厥陰及股凡二十二穴第三十一）

提要

本篇は、足の厥陰肝経脈の股部十一個の左右で二十二個穴の穴位で、その鍼刺と施灸について記す。

肝出大敦、大敦者、木也、在足大指端、去爪甲如韭葉及三毛中、足厥陰脉之所出也、爲井。刺入三分、留十呼、灸三壯。

行間者、火也、在足大指間動脉、陷者中、足厥陰之所溜也、爲滎。刺入六分、留十呼、灸三壯。

太衝者、土也、在足大指本節後二寸、或曰一寸五分、陷者中、足厥陰脉之所注也、爲俞。刺入三分、留十呼、灸三壯。『素問・刺腰痛論』註云「在足大指本節後内間二寸陷者中、動脉應手。」

中封者、金也、在足内踝前一寸、仰足取之、陷者中、伸足乃得之、足厥陰脉之所行也、爲經。刺入四分、留七呼、灸三壯。氣穴論註云「在内踝前一寸五分。」

蠡溝、足厥陰之絡、在足内踝上五寸、別走少陽。刺入二分、留三呼、灸三壯。

中都、足厥陰郄、在内踝上七寸骱中、與少陰相直、刺入三分、留六呼、灸五壯。

膝關、在犢鼻下二寸陷者中、足厥陰脉氣所發、刺入四分、灸五壯。

曲泉者、水也、在膝内輔骨下、大筋上、小筋下、陷者中、屈膝而得之、足厥陰脉之所入也、爲合。刺入六分、留十呼、灸三壯。

陰包、在膝上四寸、股内廉兩筋間、足厥陰別走此處有缺。刺入六分、灸三壯。

五里、在陰廉下、去氣衝三寸、陰股中動脉。刺入六分、灸五壯。『外臺秘要』作「去氣衝三寸。去外廉二寸。」

陰廉、在羊矢下、去氣衝二寸動脉中。刺入八分、灸三壯。

語訳

足の厥陰肝経の脉気は大敦から出て、大敦《だいとん》は、木性に属し、足の第一趾の端、爪甲の角を韮の葉の幅ほど去る毫毛の中にあり、足の厥陰肝経の脉気が出る所で、井穴である。刺入は三分で、十呼吸ほど留め、施灸は三壯。

行間《こうかん》は、火性に属し、足の第一趾間で動脈の拍動を触れる陥凹中にあり、足の厥陰経の脉気が溜まる所で、滎穴である。刺入は六分で、十呼吸ほど留め、施灸は三壯。

太衝《たいしょう》は、土性に属し、第一趾の中足指節関節の上方二寸、あるいは一寸五分の陥凹中にあり、足の厥陰経の脉気が注ぐ所で、兪穴である。刺入は三分で、十呼吸ほど留め、施灸は三壮（『素問』刺腰痛論注には、第一指の中足指節関節の上方内側間二寸の陥凹中で、動脈拍動部）。

中封《ちゅうほう》は、金性に属し、内果の前一寸にあり、足を背屈させてできる陥凹中にあり、足を伸ばして取穴する。足の厥陰経の脉気が行く所で、経穴である。刺入は四分で、七呼吸ほど留め、施灸は三壮（『素問』気府論注には、内果の前一寸五分）。

蠡溝《れいこう》は、足の厥陰経の絡穴で、足の内果の上五寸にあり、分かれて足の少陽経に走る。刺入は二分で、三呼吸ほど留め、施灸は三壮。

中都《ちゅうと》は、足の厥陰経の郄穴で、内果の上七寸で脛骨の中央にあり、足の少陰と垂直、刺入は三分で、六呼吸ほど留め、施灸は五壮。

膝関《しっかん》は、犢鼻穴の下二寸の陥凹中にあり、足の厥陰肝経の脉気が発する所で、刺入は四分、施灸は五壮。

曲泉《きょくせん》は、水性に属し、膝内側の脛骨内側顆の下方で、薄筋の上、縫工筋の下の陥凹中にあり、膝を屈曲して取穴し、足の厥陰経の脉気が入る所で、合穴である。刺入は六分で、十呼吸ほど留め、施灸は三壮。

陰包《いんぽう》は、膝の上方四寸で、大腿内側で縫工筋と薄筋の間にあり、足の厥陰経から分かれて足の太陰経に走る（これには欠如した文がある）。刺入は六分、施灸は三壮。

足五里《あしごり》は、陰廉穴の下で、気衝穴を去ること三寸の、大腿内側の大腿動脈拍動部にある。刺入は六分、施灸は五壮（『外臺秘要』、気衝穴を去ること三寸、外側を去ること二寸）。

陰廉《いんれん》は、羊矢《ようし》の下で、気衝穴を去ること二寸の大腿動脈拍動部にある。刺入は八分、施灸は三壮。

注・羊矢とは鼠経リンパ節のこと。コロコロしているから羊の糞のようで羊矢という。

第三十二、下肢部にある足少陰及び陰蹻脈と陰維脈の二十腧穴

（足少陰及股并陰蹻陰維凡二十穴第三十二）

提要

本篇は、足の少陰腎経脈の股部七個双穴、陰蹻脈二個双穴、陰維脈一個双穴の合計二十穴の穴位で、その鍼刺と施灸について記す。

腎出湧泉、湧泉者、木也、一名地衝、在足心陥者中、屈足捲指宛宛中、足少陰脉之所出也、爲井。刺入三分、留三呼、灸三壯。

然谷者、火也、一名龍淵、在足内踝前、起大骨下陥者中、足少陰脉之所溜也、爲滎。刺入三分、留三呼、灸三壯。刺之多見血、使人立饑欲食。

太谿者、土也、在足内踝後、跟骨上、動脉陥者中、足少陰脉之所注也、爲俞。刺入三分、留七呼、灸三壯。

大鍾、在足跟後衝中、別走太陽、足少陰絡。刺入二分、留七呼、灸三壯。『素問』水熱穴論註云

「在内踝後。」刺腰痛論註云「在足跟後衝中、動脉應手。」

照海、陰蹻脉所生、在足内踝下一寸。刺入四分、留六呼、灸三壯。

水泉、足少陰郄、去太谿下一寸、在足内踝下。刺入四分、灸五壯。

復溜者、金也、一名伏白、一名昌陽、在足内踝上二寸陷者中、足少陰脉之所行也、爲經。刺入三分、留三呼、灸五壯。刺腰痛論註云「在内踝上二寸動脉。」

交信、在足内踝上二寸、少陰前、太陰後、筋骨間、陰蹻之郄。刺入四分、留三呼、灸三壯。

築賓、陰維之郄、在足内踝上、腨分中。刺入三分、灸五壯。刺腰痛論註云「内踝之後。」

陰谷者、水也、在膝下内輔骨後、大筋之下、小筋之上、按之應手、屈膝而得之、足少陰脉之所入也、爲合。刺入四分、灸三壯。

語訳

足の少陰腎経の脉気は湧泉に出て、湧泉《ゆうせん》は、木性に属し、別名を地衝《ちしょう》といい、足心の陥凹中、足趾を下に巻くように曲げて現れる足底の陥凹中央にあり、足の少陰腎経の脉気が出る所で、井穴である。刺入は三分で、三呼吸ほど留め、施灸は三壯。

然谷《ねんこく》は、火性に属し、別名を龍淵《りゅうえん》といい、内果の前方で舟状骨結節下方の陥凹中にあり、足の少陰経の脉気が溜まる所で、滎穴である。刺入は三分で、三呼吸ほど留め、施灸は三壯。刺して多く出血すれば、飢餓となって食を欲する。

太溪《たいけい》は、土性に属し、足の内果の後方、踵骨上方の陥凹中の動脈拍動部にあり、足の少陰経の脉気が注ぐ所で、兪穴である。刺入は三分で、七呼吸ほど留め、施灸は三壮。

大鍾《だいしょう》は、足根部後方の動脈の陥凹中にあり、分かれて足の太陽経に走り、足の少陰経の絡穴である。刺入は二分で、七呼吸ほど留め、施灸は三壮（『素問』水熱穴論注には、内果の後方にある。刺腰痛論註には、足根部の後方で動脈拍動が手に応じる）。

照海《しょうかい》は、陰蹻脉が生じる所で、足の内果の下一寸にある。刺入は四分で、六呼吸ほど留め、施灸は三壮。

水泉《すいせん》は、足の少陰経の郄穴で、太溪穴の下一寸、足の内果の下にある。刺入は四分、施灸は五壮。

復溜《ふくりゅう》は、金性に属し、別名を伏白《ふくはく》、昌陽《しょうよう》といい、足の内果の上二寸の陥凹中にあり、足の少陰腎経の脉気が行く所で、経穴である。刺入は三分で、三呼吸ほど留め、施灸は五壮（『素問』刺腰痛論注には、内果の上二寸の動脈部）。

交信《こうしん》は、足の内果の上二寸で、足の少陰経の前方、足の太陰経の後縁で、筋肉と骨の間隙にある、陰蹻脉の郄穴である。刺入は四分で、三呼吸ほど留め、施灸は三壮。

築賓《ちくひん》は、陰維脉の郄穴で、足の内果の上方で腓腹筋内側下縁とヒラメ筋間の分け目の中にある。刺入は三分、施灸は五壮（『素問』刺腰痛論注では、内果の後方）。

陰谷《いんこく》は、水性に属し、脛骨の内側後面で、大腿の半膜様筋腱の下、半腱様筋腱の上にあり、按じれば手に触知し、膝を屈曲して取穴する。足の少陰経の脉気が入る所で、合穴である。刺入は四分、施灸は三壮。

第三十三、下肢部にある足陽明の三十腧穴

（足陽明及股凡三十穴第三十三）

提要

本篇は、足の陽明胃経脉の股部十五穴、左右あわせて三十個穴の穴位で、その鍼刺と施灸について記す。

胃出厲兌、厲兌者、金也、在足大指次指之端、去爪甲角如韭葉、足陽明脉之所出也、爲井。刺入一分、留一呼、灸三壯。

内庭者、水也、在足大指次指外間陷者中、足陽明脉之所溜也、爲滎。刺入三分、留二十呼、灸三壯。氣穴論註云「留十呼、灸三壯。」

陷谷者、木也、在足大指次指間、本節後陷者中、去内庭二寸、足陽明脉之所注也、爲俞。刺入五分、留七呼、灸三壯。

衝陽、一名會原、在足趺上五寸、骨間動脉上、去陷谷三寸、足陽明脉之所過也、爲原。刺入三分、留十呼、灸三壯。

解谿者、火也、在衝陽後一寸五分、腕上陷者中、足陽明脉之所行也、爲經。刺入五分、留五呼、灸三壯。氣穴論註云「二寸五分。」刺瘧論註云「三寸五分。」

豐隆、足陽明絡也、在外踝上八寸下廉、胻外廉陷者中、別走太陰者。刺入三分、灸三壯。

巨虛下廉、足陽明與小腸合、在上廉下三寸、刺入三分、灸三壯。氣穴論註云「足陽明脉氣所發」。

條口、在下廉上一寸、足陽明脉氣所發。刺入八分、灸三壯。

巨虛上廉、足陽明與大腸合、在三里下三寸、刺入八分、灸三壯。氣穴論註云「在犢鼻下六寸。足陽明脉氣所發。」

三里者、土也、在膝下三寸、胻骨外廉、足陽明脉氣所入也、爲合。刺入一寸五分、留七呼、灸三壯。『素問』云「在膝下三寸、胻外廉兩筋間分間。」

犢鼻、在膝下胻上、俠解大筋中、足陽明脉氣所發。刺入六分、灸三壯。

梁丘、足陽明郄、在膝上二寸。刺入三分、灸三壯。

陰市、一名陰鼎、在膝上三寸、伏兔下、若拜而取之、足陽明脉氣所發。刺入三分、留七呼、禁不可灸。刺腰痛論註云「伏兔下陷者中、灸三壯。」

伏兔、在膝上六寸、起肉間、足陽明脉氣所發刺入五分。禁不可灸。

髀關、在膝上伏兔後、交分中。刺入六分、灸三壯。

語訳

足の陽明胃経の脉気は厲兌から出て、厲兌《れいだ》は、金性に属し、足の第二趾の端、爪甲の角を韮の葉の幅ほど去るところにあり、足の陽明経の脉気が出る所で、井穴である。刺入は一分で、一呼吸ほど留め、施灸は三壮。

内庭《ないてい》は、水性に属し、足の第二趾の外側の陥凹中にあり、足の陽明経の脉気が溜まる所で、滎穴である。刺入は三分で、二十呼吸ほど留め、施灸は三壮（『素問』気穴論注には、十呼吸ほど留め、施灸は三壮）。

陥谷《かんこく》は、木性に属し、足の第一趾と第二趾の間、中足指節関節上方の陥凹中で、内庭穴から二寸にあり、足の陽明経の脉気が注ぐ所で、兪穴である。刺入は五分で、七呼吸ほど留め、施灸は三壮。

衝陽《しょうよう》は、別名を会原《えげん》といい、足背部の上五寸、足背動脈拍動部上で、陥谷穴から三寸にあり、足の陽明経の脉気が過ぎる所で、原穴である。刺入は三分で、十呼吸ほど留め、施灸は三壮。

解渓《かいけい》は、火性に属し、衝陽穴の上方一寸五分、足関節の陥凹中にあり、足の陽明経の脉気が行く所で、経穴である。刺入は五分で、五呼吸ほど留め、施灸は三壮（『素問』気穴論注には、二寸五分。『素問』刺瘧論注には、三寸五分）。

豊隆《ほうりゅう》は、足の陽明経の絡穴で、外果の上八寸下縁、脛の外側陥凹中にあり、分かれて足の太陰経に走る。刺入は三分、施灸は三壮。

下巨虚《げこきょ》は、足の陽明経で小腸経の下合穴、上巨虚穴の下三寸にある。刺入は三分、施灸は三壮（『気穴論』の注には「足の陽明経の脉気が発する所」とある）。

条口《じょうこう》は、下巨虚穴の上一寸にあり、足の陽明胃経の脈気が発する所。刺入は八分、施灸は三壮。

上巨虚《じょうこきょ》は、足の陽明経で大腸経の下合穴、足三里穴の下三寸にある。刺入は八分、施灸は三壮（『素問』気穴論注には、膝の犢鼻穴の下六寸。足の陽明胃経の脈気が発する所）。

足三里《あしさんり》は、土性に属し、膝の下三寸、脛骨の外側にあり、足の陽明胃経の脈気が入る所で、合穴である。刺入は一寸五分で、七呼吸ほど留め、施灸は三壮（『素問』注には、膝の下三寸、脛の外縁にある両筋の分肉の間）。

犢鼻《とくび》は、膝蓋骨の下脛の上、脛骨と膝蓋骨間の膝蓋靭帯の中を挟む。足の陽明胃経の脈気が発する所。刺入は六分、施灸は三壮。

注・原文は「在膝下」だが「在膝髕下」として訳した。

梁丘《りょうきゅう》は、足の陽明経の郄穴で、膝上二寸にある。刺入は三分、施灸は三壮。

陰市《いんし》は、別名を陰鼎《いんてい》といい、膝上三寸、伏兎穴の下にあり、膝を屈曲して取穴。足の陽明胃経の脈気が発する所。刺入は三分で、七呼吸ほど留め、禁灸穴（『素問』刺腰痛論注には、伏兎穴の下の陥凹中、施灸三壮）。

伏兎《ふくと》は、膝上六寸、隆起した筋肉の間にあり、足の陽明経の脈気が発する所。刺入五分、禁灸穴。

髀関《ひかん》は、膝の上で伏兎穴の後ろ、縫工筋と大腿筋膜張筋の分かれ目にあり、刺入は六分、施灸は三壮。

第三十四、下肢部にある足少陽及び陽維脈四穴の二十八腧穴

（足少陽及股并陽維四穴凡二十八穴第三十四）

提要

本篇は、足の少陽胆経脈の股部十三穴、陽維脈一穴、左右あわせて二十八個穴の穴位で、その鍼刺と施灸について記す。

膽出於竅陰、竅陰者、金也、在足小指次指之端、去爪甲如韭葉、足少陽脈之所出也、爲井。刺入三分、留三呼、灸三壯。氣穴論註云「作一呼。」

俠谿者、水也、在足小指次指、二岐骨間、本節前陷者中、足少陽脈之所溜也、爲榮。刺入三分、留三呼、灸三壯。

地五會、在足小指次指本節後、間陷者中。刺入三分、不可灸。灸之令人瘦、不出三年死。

臨泣者、木也、在足小指次指本節後、間陷者中、去俠谿一寸五分、足少陽脈之所注也、爲俞。刺入二分、灸三壯。

丘墟、在足外廉、踝下如前陷者中、去臨泣一寸。足少陽脉之所過也、爲原。刺入五分、留七呼、灸三壯。

懸鍾、在足外踝上三寸動脉中、足三陽絡、按之陽明脉絶乃取之。刺入六分、留七呼、灸五壯。

光明、足少陽絡、在足外踝上五寸、別走厥陰者。刺入六分、留七呼、灸三壯。骨空論註云「刺入七分、留十呼」。

外丘、足少陽郄、少陽所生、在外踝上七寸。刺入三分、灸三壯。

陽輔者、火也、在足外踝上四寸、氣穴論註無四寸二字。輔骨前、絶骨端、如前三分、去丘墟七寸、足少陽脉之所行也、爲經。刺入五分、留七呼、灸三壯。

陽交、一名別陽、一名足窌、陽維之郄、在外踝上七寸、斜屬三陽分肉間。刺入六分、留七呼、灸三壯。

陽陵泉者、土也、在膝下一寸、䯒外廉陷者中、足少陽脉之所入也、爲合。刺入六分、留十呼、灸三壯。

陽關、在陽陵泉上三寸、犢鼻外陷者中、刺入五分、禁不可灸。

中犢、在髀骨外、膝上五寸、分肉間陷者中、足少陽脉氣所也。刺入五分、留七呼、灸五壯。

環跳、在髀樞中、側臥伸下足、屈上足取之、足少陽脉氣所發。刺入一寸、留二十呼、灸五十壯。氣穴論註云「髀樞後、足少陽太陽二脉之會、灸三壯」。

語訳

足の少陽胆経の脈気は足竅陰から出て、足竅陰《あしきょういん》は、金性に属し、足の第四趾の先端、爪甲の角を韮の葉の幅ほど去るところにあり、足の少陽胆経の脈気が出る所で、井穴である。刺入は三分で、三呼吸ほど留め、施灸は三壮（『素問』気穴論注には、一呼吸ほど留める）。

侠渓《きょうけい》は、水性に属し、第四趾の中足指節関節の骨間で、中足指節関節の前陥凹中にあり、足の少陽経の脈気が溜まる所で、滎穴である。刺入は三分で、三呼吸ほど留め、施灸は三壮。

地五会《ちごえ》は、第四趾の中足指節関節後ろの間陥凹中にある。刺入は三分、禁灸穴。施灸すれば人は痩せ、三年以内に死亡する。

足臨泣《あしりんきゅう》は、木性に属し、第四趾の中足指節関節後ろの間陥凹中で、侠渓穴を去ること一寸五分にあり、足の少陽経の脈気が注ぐ所で、兪穴である。刺入は二分で、施灸は三壮。

丘墟《きゅうきょ》は、足外側で、外果の下で前の陥凹中。足臨泣穴を去ること一寸にある。足の少陽胆経の脈気が過ぎる所で、原穴である。刺入は五分で、七呼吸ほど留め、施灸は三壮。

懸鍾《けんしょう》は、足の外果の上三寸で、動脈が拍動する中にあり、足三陽の絡穴で、按じて陽明の脈拍が絶えるところに取穴する。刺入は六分で、七呼吸ほど留め、施灸は五壮。

光明《こうめい》は、足の少陽経の絡穴。足の外果の上五寸にあり、分かれて足の厥陰経に走る。刺入は六分で、七呼吸ほど留め、施灸は三壮（『素問』骨空論注には、刺入は七分、十呼吸ほど留める）。

外丘《がいきゅう》は、足の少陽経の郄穴。足の少陽経の脈気が生じるところで、外果の上七寸にある。刺入は三分、施灸は三壮。

注・原文は「在内踝」だが「在外踝」に改めた。

陽輔《ようほ》は、火性に属し、足の外果の上四寸、腓骨前で絶骨の端より三分前、丘墟穴を去ること七寸にあり、足の少陽経の脉気が行く所で、経穴である。刺入は五分で、七呼吸ほど留め、施灸は三壮。

陽交《ようこう》は、別名を別陽《べつよう》、足髎《そくりょう》といい、陽維脉の郄穴。外果の上七寸にあり、足の三陽脉の筋肉の分け目の間を斜めに属す。刺入は六分で、七呼吸ほど留め、施灸は三壮。

陽陵泉《ようりょうせん》は、土性に属し、膝下一寸、脛骨外側縁の陥凹中にあり、足の少陽経の脉気が入る所で、合穴である。刺入は六分で、十呼吸ほど留め、施灸は三壮。

足陽関《あしようかん》は、陽陵泉穴の上三寸、犢鼻穴の外方にある陥凹中にあり、刺入は五分、禁灸穴。

中瀆《ちゅうとく》は、大腿の外側、膝の上五寸、筋肉の分け目の間にある陥凹中にあり、足の少陽胆経の脉気が発する所。刺入は五分で、七呼吸ほど留め、施灸は五壮。

環跳《かんちょう》は、股関節の中にあり、側臥位で下の足を伸展、上の足を屈曲して取穴し、足の少陽経の発する所。刺入は一寸で、二十呼吸ほど留め、施灸は五十壮（『素問』気穴論注には、股関節の後方、足の少陽経と太陽経の二脉が交会し、施灸は三壮）。

第三十五、下肢部にある足太陽及び陽蹻脈六穴の三十六腧穴

（足太陽及股并陽蹻六穴凡三十六穴三十五）

注・原文は「三十六穴」が「三十四穴」。

提要

本篇は、足の太陽膀胱経脉の股部十五穴、陽蹻脉三穴の左右あわせて三十六個穴の穴位で、その鍼刺と施灸について記す。

膀胱出於至陰、至陰者、金也、在足小指外側、去爪甲如韭葉、足太陽脉之所出也、爲井。刺入三分、留五呼、灸五壯。

通谷者、水也、在足小指外側、本節前陷者中、足太陽脉之所溜也、爲滎。刺入二分、留五呼。

束骨者、木也、在足小指外側、本節後陷者中、足太陽脉之所注也、爲俞。刺入三分、灸三壯。

氣穴論註云「本節後、赤白肉際。」

京骨、在足外側大骨下、赤白肉際陷者中、按而得之、足太陽脉之所過也、爲原。刺入三分、

留七呼、灸三壯。

申脉、陽蹻所生也、在足外踝下陷者中、容爪甲、刺入三分、留六呼、灸三壯。刺腰痛論註云「外踝下五分」。

金門、在足太陽郄、一空在足外踝下、一名關梁、陽維所別屬也、刺入三分、灸三壯。

僕參、一名安邪、在跟骨下陷者中、拱足得之、足太陽脉之所行也、爲經。刺入五分、留十呼、灸三壯。刺腰痛論註云「陷者中、細脉動應手。」

跗陽、陽蹻之郄、在足外踝上三寸、太陽前、少陽後、筋骨間。刺入六分、留七呼、灸三壯。氣穴論註「作付陽。」

飛揚、一名厥陽、在足外踝上七寸、足太陽絡、別走少陰者。刺入三分、灸三壯。

承山、一名魚腹、一名肉柱、在兌腨腸下、分肉間陷者中。刺入七分、灸三壯。

承筋、一名腨腸、一名直腸、在腨腸中央陷者中、足太陽脉氣所發。禁不可刺、灸三壯。刺腰痛論註云「在腨中央。」

合陽、在膝約文中央下二寸。刺入六分、灸五壯。

委中者、土也、在膕中央約文中動脉、足太陽脉之所入也、爲合。刺入五分、留七呼、灸三壯。『素問・骨空論』註云「膕謂膝解之後、曲脚之中、背面取之。」刺腰痛論註云「在足膝後屈處。」

崑崙者、火也、在足外踝後、跟骨上陷中、細脉動應手。足太陽脉之所行也、爲經。刺入五分、留十呼、灸三壯。

委陽、三焦下輔俞也、在足太陽之前、少陽之後、出於膕中外廉、兩筋間、扶承下六寸、此足太陽之別絡也。刺入七分、留五呼、灸三壯。屈身而取之。

浮郄、在委陽上一寸、屈膝得之。刺入五分、灸三壯。

殷門、在肉郄下六寸。刺入五分、留七呼、灸三壯。

承扶、一名肉郄、一名陰關、一名皮部、在尻臀下、股陰腫上、約文中。刺入二寸、留七呼、灸三壯。

欲令灸發者、灸履輻音偏。熨之、三日即發。

語訳

足の太陽膀胱経の脉気は至陰《しいん》から出て、至陰は、金性に属し、足の第五趾外側、爪甲の角を韮の葉の幅ほど去るところにあり、足の太陽経の脉気が出る所で、井穴である。刺入は三分で、五呼吸ほど留め、施灸は五壯。

足通谷《あしつうこく》は、水性に属し、足の第五趾外側、中足指節関節の前陥凹中にあり、足の太陽経の脉気が溜まる所で、滎穴である。刺入は二分で、五呼吸ほど留める。

束骨《そっこつ》は、木性に属し、足の第五趾外側、中足指節関節の後ろ陥凹中にあり、足の太陽経の脉気が注ぐ所で、兪穴である。刺入は三分で、施灸は三壮（『素問』気穴論注には、中足指節関節の後方、足背と足底の際）。

京骨《きょうこつ》は、足の外側の足根中足関節の下、足背と足底の赤と白の肌色の際の陥凹中で、按じて凹んだところにあり、足の太陽経の脉気が過ぎる所で、原穴である。刺入は三分で、七呼吸ほど留め、施灸は三壮。

申脉《しんみゃく》は、陽蹻脉が生じるところで、足の外果の下の陥凹中で、爪甲が納まるほどの凹みにあり、刺入は三分で、六呼吸ほど留め、施灸は三壮（『素問』刺腰痛論注には、外果の下五分。）。

金門《きんもん》は、足の太陽経の郄穴で、足の外果の下にあり、別名を関梁《かんりょう》といい、陽維脉に分かれ属する所。刺入は三分、施灸は三壮。

僕参《ぼくしん》は、別名を安邪《あんじゃ》といい、踵骨の下の陥凹中にあり、足を組んで取穴する。刺入は五分で、十呼吸ほど留め、施灸は三壮。

注・原文は「足太陽脉之所行也、爲經」だが、崑崙と重複するので省いた。

跗陽《ふよう》は、陽蹻脉の郄穴で、足の外果の上三寸、足の太陽経の前、足の少陽経の後ろ、腓骨とアキレス腱の間にある。刺入は六分で、七呼吸ほど留め、施灸は三壮（『素問』気穴論注には、附陽）。

飛揚《ひよう》は、別名を厥陽《けつよう》といい、足の外果の上七寸にあり、足の太陽経の絡穴で、分かれて足の少陰経に走る。刺入は三分、施灸は三壮。

承山《しょうざん》は、別名を魚腹《ぎょふく》、肉柱《にくちゅう》といい、腓腹筋の内側頭と外側頭の筋肉の間の下方の陥凹中にある。刺入は七分、施灸は三壮。

承筋《しょうきん》は、別名を腨腸《たんちょう》、直腸《ちょくちょう》といい、腓腹筋の中央の陥凹中にあり、足の太陽経の脉気が発する所。禁鍼穴、施灸は三壮（『素問』刺腰痛論注には、腓腹筋の中央）。

合陽《ごうよう》は、膝窩横紋中央の下二寸にある。刺入は六分、施灸は五壮。

委中《いちゅう》は、土性に属し、膝窩中央の横紋中の動脈拍動部にあり、足の太陽膀胱経の脉気が入る所で、合穴である。刺入は五分で、七呼吸ほど留め、施灸は三壮（『素問』骨空論注には、膝窩つまり膝関節の後方、屈曲した足の中、背部に取る。『素問』刺腰痛論注には、足の膝後で屈したところ）。

崑崙《こんろん》は、火性に属し、足の外果の後方で踵骨の上の陥凹中にあり、細い動脈が触れる。足の太陽膀胱経の脉気が行く所で、経穴である。刺入は五分で、十呼吸ほど留め、施灸は三壮。

委陽《いよう》は、足の太陽経で三焦経の下合穴で、足の太陽経の前で、少陽経の後ろの、膝窩の外縁で大腿二頭筋腱と腓腹筋外側頭の間から出て、承扶穴の下六寸にあり、足の太陽経の別絡である。刺入は七分で、五呼吸ほど留め、施灸は三壮、身体を屈して取穴する。

浮郄《ふげき》は、委陽穴の上一寸にあり、膝を屈して取穴する。刺入は五分、施灸は三壮。

殷門《いんもん》は、承扶穴の下六寸にある。刺入は五分で、七呼吸ほど留め、施灸は三壮。

承扶《しょうふ》は、別名を肉郄《にくげき》、陰関《いんかん》、皮部《ひぶ》といい、臀下で大腿後面の臀溝横紋の中央にある。刺入は二寸で、七呼吸ほど留め、施灸は三壮。

施灸した部分を発疱させる場合は、履物の底を熱して、施灸したところへ当てれば、三日で発疱する。

鍼灸甲乙經　巻之四

第一上、経脉

（經脉第一上）

堤要

本篇は上、中、下の三篇に分かれ、各種脉象の診断意義について重点的に論述をしたためこの名がある篇である。上篇の主要内容は、人迎と気口の脉象変化に基く、疾病の進退や軽重についての説明、健常人と病人における脉象の区別、そして脉にある胃気の重要性、五臓の健常、病、死脉及び四季における五臓の過不足の脉象変化を含んでいる。

雷公問曰「『外揣』言渾束爲一、未知其所謂、敢問約之奈何？」黄帝答曰「寸口主内、人迎主外、兩者相應、俱往俱來、若引繩、大小齊等。春夏人迎微大、秋冬寸口微大如是者、名曰平人。人迎大一倍於寸口、病在少陽。再倍、病在太陽。三倍、病在陽明。盛則爲熱、虚則爲寒、緊則爲痛痺、代則乍甚乍間。盛則瀉之、虚則補之、緊則取之分肉、代則取之血絡、且飲以藥、陷下者則從而灸之、不盛不虚者以經取之、名曰經刺。人迎四倍、名曰外格、外格者、且大且數、則死不治。必審按其本末、察其寒熱、以驗其藏府之病。寸口大一倍於人迎、病在厥陰。再倍、病在少陰。盛則脹滿、寒則、食不消化。虛則熱中、出糜少氣、溺色變。緊則爲痛痺。代則乍寒乍熱、下熱上寒、『太素』作代則乍痛乍止。盛則瀉之、虛則補之、緊則先刺之而後灸之、代則取血絡而後調『太素』作泄字。之、陷下者則從灸之。陷下者、其脉血結於中、中有著血、血寒故宜灸。不盛不虛、以經取之。寸口四倍者、名曰內關、內關者、且大且數、則死不治。必審按其本末、察其寒熱、以驗其藏府之病。通其滎俞、乃可傳於大數。大曰『盛則從瀉』。小曰『虛則從補』。緊則從灸刺之、且飲藥。陷下則從灸之。不盛不虛以經取之。所謂經治者、飲藥、亦用灸刺。脉急則引、脉代一本作脉大以弱。則欲安靜、無勞用力。」

語訳

雷公が問う「『靈樞』外揣《がいすい》篇に言う『渾束爲一』とは何を指すのか?」

黄帝が答える「寸口《すんこう》脉は陰で内を、人迎《じんげい》脉は陽で外を表し、この二脉は表裏対応で、綱引きのように往来運行しており、脈拍の大小も等しい。春夏は陽気が盛んで人迎脉が微かに大きく、秋冬は陰気が盛んで寸口脉が微かに大きい。このような脉であれば正常である。人迎脉が寸口脉の一倍より大きい〔つまり二倍〕ものは、少陽の病である。二倍大きいものは、太陽の病である。三倍大きいものは、陽明の病である。人迎脉が盛んなものは、陽気が盛んで熱症を示し、虚であれば、陽気が虚衰して寒症を示す。緊脉であれば痺痛であり、代脉になっていれば、軽くなったり、重くなったりする。脉が盛んであれば瀉し、脉が虚していれば補う。脈が緊であれば分肉の間を取り、脈が代であれば血絡を取り、同時に薬を服用させる。脈が陥んでいるものは施灸をし、脈が盛んでも虚でもないものは病んでいる当該経脈を取って刺すが、これを経刺《けいし》と称する。人迎脈が寸口脈より四倍大きいものは、外格《がいかく》と称する。外格は、大でかつ数であり、不治の死証に属する。必ず診察によりその病の根元と症状を明らかにし、寒に属するか、熱に属するかを識別し、臓腑の病変を判断する。寸口脈が人迎脈の一倍より大きい〔二倍〕ものは、厥陰の病である。二倍大きいものは、少陰の病である。三倍大きいものは、太陰の病である。寸口脈が盛んなものは腹部が脹満し、寒で傷つけば食物を消化できない。寸口脈が虚であれば内熱で、大便に未消化の食物が混ざり、少気、小便が変色する。緊脈であれば痺痛であり、代脈になっていれば痛くなったり止んだり、下が熱くなって上が冷える（『太素』では、代脈であれば、痛んだり治まったりする）。脈が盛大であれば瀉法を用い、脈が虚小であれば補法を用いる。脈が緊であればまず鍼をして、後に灸をする。脈が代であれば血絡を取り、その後に調節(『太素』では泄の字)する。脈が陥んでいるものは施灸をする。脈が陥んでいるのは、脈中の血行が凝結し、脈内に瘀血《おけつ》があるもので、寒気が血に入って血流が滞っているため灸法を用いる。脈が盛んでも虚でもないものは病んでいる経脈を取って治療する。寸口脈が人迎脈より四倍大きいものは、内関《ないかん》と称する。内関は、大かつ数であり、不治の死証に属する。必ず診察によりその病の根元と症状を明らかにし、寒に属するか、熱に属するかを識別し、臓腑の病変を判断する。その経脈の運行や流注の生理に精通してはじめて、鍼灸治療の大法を伝授することができる。大ならば、脈が盛んならば瀉法を用い、小ならば脈が虚であれば補法を用いる。脈が緊であれば鍼をして灸を施し、同時に薬を服用させる。脈が陥んでいるものは施灸をし、脈が盛んでも虚でもないものは病んだ経脈を取って刺す。いわゆる経治《けいち》とは、薬の服用、施灸、施鍼を選択して用いることである。脈が急であれば導引法を併せて行う。脉が代であれば（一書には、脉は大で弱）安静にさせるのがよく、無理に力を用いて疲労させせないようにする。」

黄帝問曰「病之益甚與其力衰何如？」岐伯對曰「外内皆在焉。切其脉口、滑小緊以沈者、病益甚、在中。人迎氣大緊以浮者、病益甚、在外。其脉口浮而滑者、病日進。人迎沈而滑者、病日損。其脉口滑而沈者、病日進、在内。其人迎脉滑盛以浮者、病日進、在外。脉之浮沈及人迎與氣口氣大小齊等者、其病難已。病在藏、沈而大者、其病易已、以小爲逆。病在腑、浮而大者、其病易已。人迎盛緊者、傷於寒。脉口盛緊者、傷於食。其脉滑大以代而長者、病從外來、目有所見、志有所存、此陽之并也、可變而已。」

語訳

黄帝が問う「病の進退はどのように判断するのか？」

岐伯が答える「外の人迎脈と内の寸口脈にすべて表れている。寸口脉が、滑・小・緊で沈ならば、病が進行しており、病は中にある。人迎脉が、大・緊で浮ならば病が進行しており、病は外にある。寸口脉が浮で滑ならば、病が日に日に好転しており、人迎脉が沈で滑ならば、病は日に日に好転している。その寸口脉が滑で沈ならば、病が日に日に進行しており、病は内にある。その人迎脉が、滑・盛で浮ならば、病は日に日に進行しており、病は外にある。脈の浮沈が寸口脈と人迎脈の拍動の大小と等しいものは治りにくい。病が臓にあり、脈が沈で大ならば、その病は癒えやすいが、脈が小であれば、逆証〔難治〕である。病が腑にあり、脈が浮で大ならば、その病は癒えやすい。人迎脈が盛んで緊であれば、寒により傷ついたものである。寸口脈が盛んで緊であれば、飲食により傷ついたものである。脈が滑・大で代・長ならば、病が外から侵入したもので幻覚があり、意識が乱れても、これは陽邪が陰分に入ったもので、改善させ治すことができる。」

曰「平人何如？」曰「人一呼脈再動、一吸脈亦再動、呼吸定息、脈五動、閏疑誤**以太息、名曰平人。平人者、不病也。常以不病之人以調病人、醫不病、故爲病人平息以調之。人一呼脈一動、一吸脈一動者、曰少氣。人一呼脈三動而躁、尺熱、曰病温。尺不熱、脈滑、曰病風。**『素』作脈濇爲痺。**人一呼脈四動以上曰死、脈絶不至曰死、乍疎乍數曰死。人常稟氣於胃、脈以胃氣爲本。無胃氣曰逆、逆者死。**

語訳

問う「健康な人の脈象とはどのようなものか？」

答える「正常な人は、一呼で脈が二拍、一吸で脈が二拍、一息における脈の拍動は五動で、余りを太息《たいそく》とする。これを正常な人と称する。正常な人とは病のない人のことである。脈診は、必ず健康人を基準にして病人を調べなければならず、医者は健康な人なので、自身の呼吸により病人の脈を診なければならない。一呼で脈が一動、一吸で脈が一動するものは、正気が衰弱しているのである。一呼で脈が三動してザワザワし、尺膚〔前腕〕が発熱しているものは温病になっている。また尺膚が熱くなく、滑脈であれば、風の病になっている。（『素問』では、渋脈は痺病とある。）一呼で脈が四動以上ならば死脈で、脈が途絶えたものも死脈で、脈が速くなったり遅くなったりするのも死脈である。人は常に胃から水穀の精気を享受しており、脈は胃気を根元としている脈中に胃気が無いものは逆で、逆になっているものは死脈である。」

持其脉口、數其至也。五十動而不一代者、五臓皆受氣矣。四十動而一代者、一藏無氣。三十動而一代者、二藏無氣。二十動而一代者、三藏無氣。十動而一代者、四藏無氣。不滿十動而一代者、五藏無氣、與之短期。要在終始。所謂五十動而不一代者、以爲常也、以知五藏之期也。與之短期者、乍數乍疎也。

語訳

寸口の脈を診て、脈の拍動を数える。五十回の拍動に一回の休止も無いものは、五臓全てが胃気を受けている。四十回の拍動で休止が一回ならば、一つの臓気が衰えている。三十回の拍動で休止が一回ならば、二つの臓気が衰えている。二十回の拍動で休止が一回ならば、三つの臓気が衰えている。十回の拍動で休止が一回ならば、四つの臟気が衰えている。十回に満たない拍動で休止が一回ならば、五つとも臟気が衰えているので死期が近い。その主要内容は『靈樞』終始篇にある。脉が五十回拍動して一回も休止しなければ正常で、これを基準にして五臟の盛衰を知る。また死期が近いものは、脉が速くなったり遅くなったりする。

肝脉弦、心脉鉤、脾脉代、肺脉毛、腎脉石。

心脉來、累累然如連珠、如循琅玕、曰平。累累『素』作喘喘連屬、其中微曲、曰病。前鉤後居、如操帶鉤、曰死。

肺脉來、厭厭聶聶、如循『素問』作落楡葉、曰平。不上不下、如循雞羽、曰病。如物之浮、如風吹毛、曰死。

肝脉來、耎弱招招、如揭長竿末梢、曰平。盈實而滑、如循長竿、曰病。急而益勁、如新張弓弦、曰死。

脾脉來、和柔相離、如雞踐地、曰平。實而盈數、如雞擧足、曰病。堅兌如烏之喙、如烏之距、如屋之漏、如水之流、曰死。

腎脉來、喘喘累累如鉤、按之而堅、曰平。來如引葛、按之益堅、曰病。發如奪索、辟辟如彈石、曰死。

語訳

肝の脈は弦《げん》、心の脈は鈎《こう》、脾の脈は季節によって代わり、肺の脈は毛《もう》、腎の脈は石《せき》である。

心脈は連珠《れんじゅ》〔数珠〕のように累々と繋がり、すべすべした玉を撫でるような脈は、正常な脈である。喘ぐように連続し、その中にわずかな曲がった脈〔鈎〕を触れるものは、病である。前方は曲がり後方が真っ直ぐな、L字型の帯鈎に触れているような形状の脈は、死脈である。

肺脈は、軽く浮いて軟らか、楡《にれ》の葉が落ちるような緩和な脈が、正常である。脈の往来が上がりもせず下がりもせず平らかで、あたかも鶏羽《けいう》を撫でるような脈は、病である。脈の拍動が水に浮いた物体や、風に吹かれて揺れる羽毛のように飄々《ひょうひょう》として散じて定まりのない脈は、死脈である。

肝脈は、軟弱でしなやかに、あたかも長い竹竿《たけざお》の先端のように動きがしなやかな脈は、正常な脈である。脈の拍動が指下に溢れるように満ちた実で滑、あたかも長竿を擦ったような柔軟性がなく弦で硬い脈は、肝の病脈である。脈の拍動が張ったばかりの弓の弦のように急で力強い脈は、肝の死脈である。

脾脈は、柔和で均一、あたかも鶏が歩くような脈は、脾の正常な脈である。脈の拍動が充実して溢れるように強くて速い脈で、あたかも鶏が驚いて足を高く上げて歩くように急疾な脈は、脾の病脈である。脈の拍動が鳥の嘴《くちばし》や鳥の蹴爪《けづめ》のように堅く鋭く、あたかも不規則な間隔で落ちる屋根の雨漏りのようであり、あるいは水が流れ去って環ってこないような脈は、脾の死脈である。

腎脈は、喘ぐように次々と休まず水の流れのように円滑に流れ、あたかも心の鈎脈のようであるが、按じれば堅く触れる脈は、腎の正常な脈である。脈の拍動が葛や藤の蔓を引いたときのように堅くなる脈は、腎の病脈である。突然ロープを奪われるように、ピンピンと弾石のように堅く充実した脈は、腎の死脈である。

脾脉虚浮似肺、腎脉小浮似脾、肝脉急沈散似腎。

語訳

脾脉は虚で浮いて肺脉に似ており、腎脉は小で浮いて脾脉に似ており、肝脉は急に来て沈んで散じ腎脉に似ている。

曰「見眞藏曰死、何也？」曰「五藏者、皆稟氣於胃、胃者五藏之本、藏氣者、皆不能自致於手太陰、必因於胃氣、乃能至於手太陰。故五藏各以其時、自爲而至於手太陰。故邪氣勝者、精氣衰也。故病甚者、胃氣不能與之倶至於手太陰、故眞藏之氣獨見。獨見者、病勝藏也、故曰死。」

語訳

問う「真臓脉《しんぞうみゃく》になると死ぬというが、これはどういうことなのか？」

答える「五臓は、胃腑の水穀の精微により栄養されるので、胃は五臓精気の本である。臓気は皆、自ら手の太陰肺経の寸口まで走行できないので、必ず胃気の輸布機能により、手の太陰肺経の寸口に到達する。故に五臓の脈象〔絃《げん》、鈎《こう》、毛《もう》、石《せき》〕は、四季それぞれ手太陰の寸口に現れる。邪気に侵襲され邪気が勝ると、精気は衰退する。病が甚だしいものは、胃気が手太陰の寸口に到達できないので、故に単独で真臓脈が出現する。真臓脈が単独で現れるものは、邪気が臓気を侵犯して胃気がなくなったためで、これは死証である。」

春脉、肝也、東方木也、萬物之所始生也、故其氣來耎弱輕虛而滑、端直以長、故曰弦。反此者病。其氣來實而强、此謂太過、病在外。其氣來不實而微、此謂不及、病在中。太過則令人善忘、忽忽眩冒而癲疾。不及則令人胸滿一作痛**引背、下則兩脇胠滿。**

夏脉、心也、南方火也、萬物之所盛長也、故其氣來盛去衰、故曰鈎。反此者病。其氣來盛去亦盛、此謂太過、病在外。其氣來不盛去反盛、此謂不及、病在內。太過則令人身熱而骨痛、一作膚痛**。爲浸淫。不及則令人煩心、上見咳唾、下爲氣泄。**

語訳

春脉は、肝に相応しており、方位は東で木に属す。春は万物が生長を開始する時で、肝の脈気は軟弱で軽く虚で滑、真っ直ぐで長いため弦という。これに当てはまらなければ病である。脈気の来かたが堅実で力強いものは太過《たいか》といい、病は外表にある。脈が虚で微弱なものは不及《ふきゅう》といい、病は身体内にある。太過は、記憶力を減退させ、ぼんやりと目まいし、頭痛などの癲疾を患う。不及は、胸痛が背部まで痛み、下方では両胸脇が腫脹する。

夏脉は、心に相応しており、方位は南で火に属す。夏は万物の生長が盛んな時で、心の脉気は旺盛に来て去るときは急激に衰えるので、これを鈎脉という。これに反したものは病脉である。脉が来るときは盛んで去るときも盛んなものは太過といい、病は外表にある。脉が来るときは盛んでなく去るときに盛んなものは不及といい、病は身体内にある。太過は身体が発熱して骨が痛み（一書では、膚が痛む）、熱邪が盛んで浸透すれば瘡《そう》の病変となる。不及は心中煩悶して不安となり、上部では咳で唾液が洩れ、下部ではおならとなって気が漏れ出す。

秋脉、肺也、西方金也、萬物之所收成也、故其氣來輕虛以浮、來急去散、故曰浮。反此者病。其氣來毛而中央堅、兩傍虛、此謂太過、病在外。其氣來毛而微、此謂不及、病在中。太過則令人逆氣而背痛、慍慍然。不及則令人喘呼、少氣而欬、上氣見血、下聞病音。

冬脉、腎也、北方水也、萬物之所合藏也、故其氣來沈以濡、『素問』作搏。故曰營。反此者病。其氣來如彈石者、此謂太過、病在外。其去如數者、此謂不及、病在中。太過則令人解㑊、脊脉痛而少氣、不欲言。不及則令人心懸如病饑。『素問』下有「眇中清、脊中痛、小腹滿、小便變赤黃」四句。

脾脉、土也、孤藏、以灌四傍者也。其善者不可見、惡者可見。其來如水之流者、此謂太過、病在外。如烏之喙者、此謂不及、病在中。太過則令人四肢不舉、不及則令人九竅不通、名曰重強。

語訳

秋脈は、肺に相応しており、方位は西で金に属す。秋は万物を収蔵する時で、肺の脈気は軽虚で浮いており、急に来て散じて去るので、これを浮脈という。これに反したものは病脈である。脈が羽毛のように中央が堅く、両傍部が虚したものは太過といい、病は外表にある。脈が羽毛のように軽く浮いて無力なものは不及といい、病は身体内にある。太過は気逆し背部が痛み胸中が悶々としてすっきりしない。不及は喘息《ぜんそく》、咳嗽《がいそう》、気が上逆して喀血《かっけつ》し、胸中から喘鳴音がする。

冬脈は、腎に相応しており、方位は北で水に属す。冬は万物が閉蔵する時で、腎の脈気は沈んで軟かくに堅硬なものは太過といい、病は外表にある。脈が虚で数なものは不及といい、病は身体内にある。大過は怠惰《たいだ》して無力、脊背部の筋脈疼痛、呼吸が浅く、喋ることが億劫《おっくう》になる。不及は空腹時のように心窩部が空虚に痛む。(『素問』には、下に「脇腹の冷感、脊中疼痛、少腹脹満、小便が黄赤色となる」の四句がある)。

(『素問』では力あるとする)、これを営脈という。これに反したものは病脈である。脈が飛び弾む石のよう

脾脈は、土に属し、特殊な臓で四臓に水穀の精微を潅いでいる。正常なら脾脈は見ることはできないが、病的な脾脈は見ることができる。脈が流れる水のようなものは大過といい、病は外表にある。脈が鳥の嘴《くちばし》のように鋭く堅いものは不及といい、病は身体内にある。大過は四肢が挙がらなくなり、不及は九竅が閉塞して不通になるが、これを重強《ちょうきょう》という。

第一中、経脈（經脈第一中）

提要

本篇は五臓と四季の対応関係に基づき、四季における正常、病、死脈、胃気の有無の意味および虚里を診察する価値、ならびに六経の有余と不足に現れる脈証、さらに経脈厥逆の弁証の要点を示している。

春得秋脉、夏得冬脉、長夏得春脉、秋得夏脉、冬得長夏脉、名曰陰出之陽、病善怒不治。是謂五邪、皆同、死不治。

語訳

春季に毛の秋脉、夏季に石の冬脉、長夏に弦の春脉、秋季に鈎の夏脉、冬季に代の長夏脉が現れれば、陰が陽に出ると言い、怒りやすくなり不治の病である。これは五邪によるもので、みな同じように死の病である。

注・原文の「名曰陰出之陽、病善怒不治」は意味が通らず、他から紛れ込んだ文と言われている。

春胃微弦曰平、弦多胃少曰肝病、但弦無胃曰死。胃而有毛曰秋病、毛甚曰今病。藏眞散於肝、肝藏筋膜之氣也。

夏胃微鉤曰平、鉤多胃少曰心病、但鉤無胃曰死。胃而有石曰冬病、石甚曰今病。藏眞通於心、心藏血脉之氣也。

長夏胃微耎弱曰平、胃少耎弱多曰脾病、但代無胃曰死。耎弱有石曰冬病、耎『素』作弱。甚曰今病。藏眞濡於脾、脾藏肌肉之氣也。

秋胃微毛曰平、毛多胃少曰肺病、但毛無胃曰死。毛而有弦曰春病、弦甚曰今病。藏眞高於肺、肺行營衛陰陽也。

冬胃微石曰平、胃少石多曰腎病、但石無胃曰死。石而有鉤曰夏病、鉤甚曰今病。藏眞下於腎、腎藏骨髓之氣也。

語訳

春は、微弦な脉中に胃気を帯びており、これは春の正常な脉であり、弦の脉が強く胃気が弱いものは肝に病がある脈象で、もっぱら弦脈だけで胃気が絶えているものは死脈である。胃気と同時に毛脈が現れているものは、春に秋の脈が現れた季節不相応な脈で、秋になれば病を発症し、毛脈が極めて強く現れている脈は、ただちに発病することになる。春は、五臓の真気が肝に散じ、肝は筋膜に気を蓄える。

夏は、微鈎な脈中に胃気を帯びており、これは夏の正常な脈であり、鈎の脈が強く胃気が弱いものは心に病があり、もっぱら鈎脈だけで胃気が絶えているものは死脈である。胃気と同時に石脈が現れているものは、夏に冬の脈が現れた季節不相応な脈で、冬になれば病を発症し、石脈が極めて強く現れているものは、ただちに発病することになる。夏は、五臓の真気が心に通じ、心は血脈に気を蓄える。

長夏は、微軟弱な脈中に胃気を帯びており、これは長夏の正常な脈であり、軟弱の脈が強く胃気が弱いものは脾に病があり、もっぱら軟弱脈だけで胃気が絶えているものは死脈である。軟弱脈と同時に石脈が現れているものは、長夏に冬の脈が現れた季節不相応な脈で、冬になれば病を発症し、石脈が極めて強く現れているものは、ただちに発病することになる。長夏は、五臓の真気が脾を潤し、脾は肌肉に気を蓄える。

秋は、微毛な脈中に胃気を帯びており、これは秋の正常な脈であり、毛の脈が強く胃気が弱いものは肺に病があり、もっぱら毛脈だけで胃気が絶えているものは死脈である。毛脈と同時に弦脈が現れているものは、秋に春の脈が現れた季節不相応な脈で、春になれば病を発症し、弦脈が極めて強く現れているものは、ただちに発病することになる。秋は、五臓の真気が肺に蓄えられ、肺は営衛の気として陰陽経脈を運行する。

冬は、微石な脈中に胃気を帯びており、これは冬の正常な脈であり、石の脈が強く胃気が弱いものは腎に病があり、もっぱら石脈だけで胃気が絶えているものは死脈である。石脈と同時に鈎脈が現れているものは、冬に夏の脈が現れた季節不相応な脈で、夏になれば病を発症し、鈎脈が極めて強く現れているものは、ただちに発病することになる。冬は、五臓の真気が腎に蓄えられ、腎は骨髄に気を蓄える。

胃之大絡、名曰虚里、貫膈絡肺、出於左乳下、其動應手、脈之宗氣也。盛喘數絶者、則病在中。結而横、有積矣。絶不至、曰死。診得胃脈則能食、虚則泄也。

心脈揣『素問』作摶堅而長、病舌巻不能言。其耎而散者、病消渇『素』作煩自已。

肺脈揣『素』作摶、下同。堅而長、病唾血。其耎而散者、病灌汗、至令不復散發。

肝脈揣堅而長、色不青、病墜若摶、因血在脇下、令人喘逆。其耎而散、色澤者、病溢飲。溢飲者、渇渇多飲、而易一本作溢入肌皮腸胃之外也。

胃脈揣堅而長、其色赤、病折髀。其耎而散者、病食痺、痛髀。

脾脈揣堅而長、其色黄、病少氣。其耎而散、色不澤者、病足胻腫、若水狀。

腎脈揣堅而長、其色黄而赤者、病折腰。其耎而散者、病少血、至令不復。

語訳

胃の大絡《たいらく》は、虚里《きょり》といい、横隔膜を貫き肺に連絡し、左乳の下方に出て、その拍動は手に触れ、これは宗《そう》気《き》である。その拍動が喘ぐように盛んで跳動し、しかも途切れるような脈であれば、病は身体内にある。結脈と同じような拍動であるが、触ると張って堅ければ、身体内に積聚があることを意味する。虚里の脈が絶えているものは、死脉である。胃脉を診て虚里の脉気が実しているものは食べられ、虚しているものは下痢する。

心脉の跳動が（『素問』では揣を搏とする）堅く長いものは、舌が巻き上がって喋れない病になる。脉が軟かく散じているものは、消渇《しょうかつ》の病〔糖尿病〕になるが（『素問』では、煩とする）、自然に治る。

肺脉の跳動が（『素問』では揣を搏とし、下文は同じ）堅く長いものは、唾液に血が混じる病になる。脉が軟かく散じているものは、肺が虚して皮毛が閉じずに漏汗《ろうかん》する病になり、肺気が盛んになる秋になっても回復しない。

肝脉の跳動が堅く長くて、顔色が青くないものは、打撲で瘀血が脇下に留滞したため喘逆するようになる。脉が軟かく散じていて、顔の色が潤って鮮明なものは、水気の病である溢飲《いついん》病である。溢飲病は、口が渇き多量に過剰な量の水分を摂取することで、水気が肌肉、皮膚の間、腸胃の外に溢れた病である。

胃脉の跳動が堅く長く、顔色が赤ければ、大腿部が折れるように痛む病になる。脉が軟かく散じているものは、胃気が不足して食後に悶痛し、嘔吐すれば楽になる食痹となるか大腿部が痛む。

脾脉の跳動が堅く長く、顔色が黄ければ、脾気が虚して少気の病になる。脉が軟かく散じているものは、顔色に色と光沢がなく、下腿が浮腫となる水腫の病になる。

腎脉の跳動が堅く長く、顔色が黄色くその中に赤色を帯びていれば、折れるような腰痛を生じる病になる。脉が軟かく散じているものは、腎精が血虚により減少する病となり、腎気が盛んになる冬になっても回復しない。

注・原文は「胃肌」だが「胃脉」と改めた。肺脈は「至令不復散発」だが、腎が「至令不復」からして「散発」は不明なので、「散発」を無しで訳した。

夫脉者、血氣之府也。長則氣和、短則病、數則煩心、大則病進、上盛則氣高、下盛則氣脹、代則氣衰、細則氣少、濇則心痛、渾渾革革至於涌泉、病進而色、弊之綽綽一本作綿綿其去如弦絶者死。

寸口脉中手短者、曰頭痛。寸口脉中手長者、曰足脛痛。寸口脉沈而堅者、病在中。寸口脉浮而盛者、病在外。寸口脉中手促上數『素問』作撃者、曰肩背痛。寸口脉緊而横堅『素問』作沈而横者、曰脇下腹中有横積痛。寸口脉浮而喘『素問』作沈而弱者、曰寒熱。寸口脉盛滑堅者、曰病在外。寸口脉小實而堅者、曰病在内。脉小弱以濇者、謂之久病。脉浮滑而實大『素問』作浮而疾者、謂之新病。病甚有胃氣而和者、曰病無他。脉急者、曰疝瘕少腹痛。脉滑曰風、脉濇曰痺、盛而緊曰脹、緩而滑曰熱中。按寸口得四時之順、曰病無他。反四時及不間藏曰死。

語訳

脉は、血気が集まるところである。長脉は気が和み、短脉は気が病み、数脉は心煩し、大脉は病勢が進行し、上部の脉の拍動が盛んなものは気が上逆し、下部の脉の拍動が盛んなものは腹脹し、代脉は気が衰えており、細脉は気が減少しており、濇《しょく》脉は心痛み、奔流のように急速で泉水が湧き上がるような脉は、病が進行中で危険な状態であり、脈の往来が無力で絶えたり続いたりと不安定で（一書には、綿綿）突然その脈が、弦が切れたようになくなれば死ぬ。

寸口脈を按じて指下に短脈を触れるものは、頭痛がある。寸口脈を按じて指下に長脈を触れるものは、足や下腿に痛みがある。寸口脈が沈で堅であれば、病が身体内にある。寸口脈が浮で盛んであれば、病は体表にある。寸口脈で指下に急速な数脈《さんみゃく》（『素問』は撃ち当たるような脈）を触れるものは、肩や背に痛みがある。寸口脈が緊で横に堅いものは（『素問』には、沈で横とする）、脇下の腹中に横になった積があり痛んでいる。寸口脈が浮で喘ぐように跳動していれば（『素問』には、沈で弱とする）、寒熱の病である。寸口脈が盛んで滑で堅であれば、病は外表にある。寸口脈が小さく実で堅であれば、病は身体内にある。脈が小さく弱で濇であれば、慢性病である。脈が浮いて滑で実、大であれば（『素問』には浮で疾）、新病である。病が甚だしいが脈中に胃気があって緩和なものは、病があっても危険はない。脈が急なものは、寒気が凝滞した睾丸腫《こうがんしゅ》や婦人の少腹が腫れる疝瘕《せんか》の病で少腹に痛みがある。脈が滑であれば風病で、脈が濇であれば痺病で、脈が盛んで緊であれば腹が脹満し、脈が緩やかで滑であれば熱中病である。按じて寸口脈が四季に順じていれば、病があっても危険はない。しかし四季に反した脈で病変が五臓の剋つところへ伝わる病であれば死亡する。

注・原文は「病進而色」だが、色は危の誤字と考えて、危で訳した。「上盛則氣高」は「上盛則鬲氣」で、高は鬲の誤字とされている。

太陽脈至、洪大以長。少陽脈至、乍數乍疎、乍短乍長。陽明脈至、浮大而短。

語訳

太陽脈が来れば、脈象は洪大で長くなる。少陽脈が来れば、脈象は数であるかと思えば突然にまばらになり、短であるかと思えば突然に長になる。陽明脈が来れば、脈象は浮大で短くなる。

厥陰有餘、病陰痺。不足、病生熱痺。滑則病狐疝風、濇則病少腹積氣。一本作積厥。

少陰有餘、病皮痺癮疹。不足、病肺痺。滑則病肺風疝、濇則病積、溲血。

太陰有餘、病肉痺寒中。不足、病脾痺。滑則病脾風疝、濇則病積、心腹時滿。

陽明有餘、病脈痺、身時熱。不足、病心痺。滑則病心風疝、濇則病積、時善驚。

太陽有餘、病骨痺身重。不足、病腎痺。滑則病腎風疝、濇則病積、時善癲疾。

少陽有餘、病筋痺脇滿。不足、病肝痺。滑則病肝風疝、濇則病積、時筋急目痛。

語訳

厥陰の脈気が有り余るものは、陰痺の病となり、脈気が不足するものは、熱痺の病となる。脈気が滑脈であれば、狐疝《こせん》の病〔陰嚢ヘルニア〕となり、脉気が濇脉であれば、少腹に積気する（一書には、積厥）。

少陰の脉気が有り余るものは、皮痺〔皮膚の冷えや麻痺〕や癮疹《いんしん》の病〔蕁麻疹《じんましん》〕となり、脉気が不足するものは、肺痺の病となる。脉気が滑脉であれば、肺風疝の病となり、脉気が濇脉であれば、積聚や血尿の病となる。

太陰の脉気が有り余るものは、寒邪を感受して肉痺や寒中の病となり、脉気が不足するものは、脾痺の病となる。脉気が滑脉であれば、脾風疝の病となり、脉気が濇脉であれば、積聚で心腹が脹満する病となる。

陽明の脉気が有り余るものは、脉痺の病となり、時折に身体が発熱し、脉気が不足するものは、心痺の病となる。脉気が滑脉であれば、心風疝の病となり、脉気が濇脉であれば、積聚の病でひきつけが起きやすい。

太陽の脉気が有り余るものは、骨痺の病となって身体を重く感じるようになり、脉気が不足するものは、腎痺の病となる。脉気が滑脉であれば、腎風疝の病となり、脉気が濇脉であれば、積聚の病で癲疾となって突然に発作する。

少陽の脉気が有り余るものは、筋痺の病で脇が脹満するようになり、脉気が不足するものは、肝痺の病となる。脉気が滑脉であれば、肝風疝の病となり、脉気が濇脉であれば、積聚の病で筋肉の拘急や眼が痛くなる症状が現れる。

太陰厥逆、胻急攣、心痛引腹、治主病者。

少陰厥逆、虚滿嘔變、下泄清、治主病者。

厥陰厥逆、攣、腰痛、虚滿、前閉、譫語、治主病者。

三陰俱逆、不得前後、使人手足寒、三日死。

太陽厥逆、僵仆、嘔血、善衄、治主病者。

少陽厥逆、機關不利、機關不利者、腰不可以行、項不可以顧、發腸癰、不可治、驚者死。

陽明厥逆、喘欬身熱、善驚、衄血、嘔血、不可治、驚者死。

手太陰厥逆、虚滿而欬、善嘔吐沫、治主病者。

手心主少陰厥逆、心痛引喉、身熱者死、不熱者可治。

手太陽厥逆、耳聾泣出、項不可以顧、腰不可以俛仰、治主病者。

手陽明少陽厥逆、發喉痺、嗌腫痛、治主病者。

語訳

足の太陰脾経の厥逆〔四肢末端から冷える病証〕で、下腿が引きつれ、心痛が腹部まで響く病は、その経脈を取って治療する。

足の少陰腎経の厥逆で、腹部が虚して脹満し、気が上逆して嘔吐、下なら未消化便を下痢する病は、その適応する経脈を取って治療する。

足の厥陰肝経の厥逆で、筋が引きつれ、腰痛、腹満、小便が出ない、譫語《せんご》〔たわごと〕や妄語《もうご》する病は、その経脈を取って治療する。

足の三陰経〔太陰・少陰・厥陰〕の厥逆で、大小便が出ない、手足が四肢末端から冷える病は、三日で死亡する。

足の太陽膀胱経の厥逆で、身体が強直して転倒、嘔血、鼻出血する病は、その経脈を取って治療する。

足の少陽胆経の厥逆で、関節を動かしにくい、関節を動かしにくければ腰を動かせない、頚部や項部が回旋できない。もし腸に腫瘍が発生する病は、治療不可能で、驚くようなことがあれば死ぬことがある。

足の陽明胃経の厥逆で、喘息で咳嗽、発熱、驚きやすい、鼻出血、嘔吐する病は、治療不可能で、ひきつければ死ぬ。

手の太陰肺経の厥逆で、胸腹が虚満の状態で咳嗽、涎沫《えんまつ》〔よだれ〕を嘔吐する病は、その経脈を取って治療する。

手の厥陰心包経と少陰心経の厥逆で、心痛が咽喉まで及び、身体が発熱するものは死に、身体が発熱していなければ治療可能である。

手の太陽小腸経の厥逆で、耳聾で流涙、頚部や項部が回旋できない、腰を前後に屈伸できなくなる病は、その経脈を取って治療する。

手の陽明大腸経と少陽三焦経の厥逆で、喉痺を発症して咽喉が腫れて痛む病は、その経脈を取って治療する。


來疾去徐、上實下虛、爲厥癲疾。來徐去疾、上虛下實、爲惡風也。故中惡風者、陽氣受也。

有脉俱沈細數者、少陰厥也。沈細數散者、寒熱也。浮而散者、爲眴音順。仆。諸浮而不躁者、皆在陽、則爲熱。其有躁者在手。諸細而沈者、皆在陰、則爲骨痛。其有静者、在足。數動一代者、病在陽之脉也。其濇者、陽氣有餘也。滑者、陰氣有餘也。陽氣有餘、則爲身熱無汗。陰氣有餘、則爲多汗身寒。陰陽有餘、則爲無汗而寒。推而外之、内而不外者、有心腹積也。推而内之、外而不内者、中有熱也。推而上之、下而不上者、腰足清也。推而下之、上而不下者、頭項痛也。按之至骨、脉氣少者、腰脊痛而身有痺也。

語訳

脉気が疾風のように来て徐々に去り、上部が陽盛で下部が陰虚なれば、厥逆して癲疾となる。脉気が徐々に来て疾風のように去り、上部が陽虚で下部が陰実なれば、悪風《おふう》〔たちの悪い風邪〕の病になる。したがって悪風の病は、陽気が外的侵襲を受けて生じる。脉が沈・細・数であれば、少陰経の厥逆である。脉が沈・細・数で散じていれば、寒熱の病である。脉が浮で散じていれば、目眩《めまい》（順と発音する）で卒倒する病になる。一般的に浮いて躁動しない脉は、病が陽分にあって熱による病になる。その躁動する脉は、手の三陽経に病がある。一般に細で沈の脉は、病が陰分にあって骨が痛む病になる。それが静かな脉は、足の三陰経に病がある。数脉の拍動中に代脉が一回あるものは、陽経脉に病がある。濇脉であれば、陽気が有り余っている。滑脉であれば、陰気が有り余っている。陽気が有り余っていれば、身熱するが汗が出ない。陰気が有り余っていれば、多汗で身体が寒くなる。陰陽の気が有り余っているものは、汗が無くて身体が寒くなる。浮脈を求めるが、沈にあり浮でないものは、心、腹に積聚がある。沈脈を求めるが、浮にあり沈でないものは、熱による病である。上部に求めるが、脈が下部にあり上部にないものは、足や腰が寒い。下部に求めるが、上部にあって下部でないものは、頭や項が痛む。按じて骨まで至ると、脉気が少なく絶えそうならば、腰脊痛があり身体が痺の病になる。

第一下、経脉（經脉第一下）

提要

本篇は、三陰三陽の生理機能、及びその病理変化、色、脉、形気、虚実などと脉証を結びつけた弁証方法。五逆、五実、五虚の脉証、並びに五臓で見られる各種脉象の病に基づいて病機予後を推測することが説明されている。

三陽爲經、二陽爲維、一陽爲遊部。三陽者、太陽也、至手太陰而弦浮而不沈、決以度、察以心、合之陰陽之論。二陽者、陽明也、至手太陰弦而沈急不鼓、炅至以病皆死。一陽者、少陽也、至手太陰上連人迎弦急懸不絶、此少陽之病也、搏陰則死。三陰者、六經之所主也、交於太陰、伏鼓不浮、上空至心。二陰至肺、其氣歸於膀胱、外連脾胃。一陰獨至、經絶氣浮、不鼓鈎而滑。此六脉者、乍陰乍陽、交屬相并、繆通五藏、合於陰陽。先至爲主、後至爲客。

語訳

三陽絡は大経で〔周身の脈で陽分を統括する〕、二陽脈は維絡で〔身体の諸脈を網維《もうい》する〕、一陽脈は遊部である〔少陽脈で太陽脈と陽明脈の間を出入りする〕。三陽脈は太陽脈のことで、その脈は手の太陰経の寸口に通じている。この脈が弦・浮で沈ではない脈象を示したときには、その盛衰を量り、細心の注意を払って診察し、陰陽の理論に照らして診断する。二陽脈は陽明脈のことで、その脈は手の太陰経の寸口に通じている。弦・沈・急を示しながらも弛緩した脈象であれば、これは陽気が衰敗しており、風前の灯のような病脈でまちがいなく死亡する。一陽脈は少陽脈のことで、その脈は手の太陰経の寸口に通じており、上部では人迎に通じ弦・急の脈を示しながらも懸《けん》〔ぶら下がっているようにピンと張った脈〕で絶えない脈象であれば、これは少陽の病脈で、もし陰ばかりで陽のない真蔵の脈象を示せば死亡する。

三陰脈は太陰脈のことであり、六経の主で、すべての経脈は手の太陰経の寸口で交わり、脈象が沈で伏して鼓動して浮でないものは、太陰の気が下降して上昇できず、心が空虚で心神が傷ついている。二陰脈は少陰脈のことで、その脈は肺に至り、その気は膀胱に通じて外で脾胃と連絡する。一陰の気だけが、手の太陰経の寸口に至れば経気が絶えているので、脈気は浮いて鼓動しないので鈎で滑の脈象となる。以上の六種の脈象は、陽臓に陰脈が現れ、陰臓に陽脈が現れるというふうに、交じり合い併さり合って、錯綜《さくそう》した変化だが、陰陽の道理を理解して分析するのである。先に寸口に出現するものを主とし、後に現れるものを客とする。

三陽爲父、二陽爲衛、一陽爲紀。三陰爲母、二陰爲雌、一陰爲獨使。二陽一陰、陽明主脾病一本無脾字、不勝一陰、脉耎而動、九竅皆沈。三陽一陰、太陽脉勝、一陰不能止、内亂五藏、外爲驚駭。二陰二陽、病在肺、少陽一作陰。脉沈、勝肺傷脾、故外傷四肢。二陰二陽皆交至、病在腎、罵詈妄行、癲疾爲狂。二陰一陽、病出於腎、陰氣客遊於心脘、下空竅隄、閉塞不通、四支別離。一陰一陽代絶、此陰氣至心、上下無常、出入不知、喉嗌乾燥、病在土脾。二陽三陰至陰皆在、陰不過陽、陽氣不能止陰、陰陽竝絶、浮爲血瘕、沈爲膿胕也。

三陽獨至者、是三陽并至、并至如風雨、上爲癲疾、下爲漏血病。三陽者、至陽也。積并則爲驚、病起如風礔礰、九竅皆塞、陽氣滂溢、嗌乾喉塞。并於陰則上下無常、薄爲腸澼。此謂三陽直心、坐不得起臥者、身重、三陽之病也。

語訳

三陽〔太陽脉〕は、父親のように尊く、二陽〔陽明脉〕は、身体を守護し、一陽〔少陽脉〕は、綱紀のようなものである。三陰〔太陰脉〕は、母親のように養育するもので、二陰〔少陰脉〕は雌であり、一陰〔厥陰脉〕は、陰陽の間を交通する陰脉の使者である。二陽と一陰〔陽明胃経と厥陰肝経の二脉〕の合病は、陽明が病を主り、胃は肝に勝てないので、胃脉は軟弱な動きで、九竅で気は沈んで動けなくなる。三陽と一陰〔足の太陽膀胱経と厥陰肝経の二脉〕の合病は、肝に膀胱が勝り、肝が陽を制止することができなくなって、内部で陽である熱が盛んになり五臓が混乱し、外部に肝が主る驚愕する病が現れる。二陰と二陽〔足の少陰と少陽の二脈〕の合病で、〔心の君火と胆の相火が合わさって金である肺を剋す〕病が肺にあれば、少陽〔一書では、少陰〕は沈脈になり、肺は脾を傷つけるので、外部では脾を主とする四肢に損傷が及ぶ。二陰と二陽〔足の少陰と陽明の二脈〕の合病で、病が腎にあれば、罵詈《ばり》妄行し、癲疾となって発狂する。二陰と一陽〔足の少陰と少陽の二脈〕の合病は、病が腎から出て、腎水とともに上行し、心や胃脘部に留滞して遊行、これにより陽気は下りてのび広がることができず、大小便は閉塞して通じなくなり、四肢は体幹から離れたように自由が利かない。一陰と一陽〔厥陰と少陽の二脈〕の合病で代脈になって脈が断絶したもの、これは厥陰の気が心に至って生じた病変で、発病部位は上部あるいは下部と定まらず、味がわからず際限なく排し咽喉が乾くものは、脾土の運化失調による病である。二陽と二陰〔足の陽明胃経と手の太陰肺経・足の太陰脾経の三経〕の合病は、至陰である脾土がその中にあるため、陰気は陽分に入れず、陽気も陰分で留まることができずに、陰陽が交わることができずに隔絶してしまい脈と証が矛盾するようになって、陽気が盛んで浮脈であれば病が外にあるべきなのに腹内で瘀血が塊となり血瑕《けつか》を形成する病になり、陰気が盛んで沈脈であれば病が内にあるべきなのに外の膿腫となる。

　三陽独至とは、太陽脈、陽明脈、少陽脈の三陽経の脈気が合わさって至るということで、至るときは、風雨のように速く至り、上部は癲疾となり、下部は漏血する病になる。三陽は、陽の最も盛んな至陽である。陽気が重なって積れば驚愕する病になり、病は疾風のように突然に速く起こり、急に鳴り出す雷のように猛烈で、これにより耳目口鼻及び前後二陰の九竅のすべてが閉塞し、陽気が満ち溢れて喉が乾き喉竅が閉塞する。陽が陰と併合すれば、病が上下と定まらず下部に腸澼《ちょうへき》を生じる。これは三陽の熱邪が直接心を攻撃したためで、坐臥や寝起きが困難となり身体が重くなる、これは三陽が重なり合うために出る症状である。

黄帝問曰「脉有四時動奈何?」岐伯對曰「六合之内、天地之變、陰陽之應、彼春之暖、爲夏之暑。彼秋之忿、爲冬之怒。四變之動、脉與之上下。以春應中規、夏應中矩、秋應中衡、冬應中權。是故冬至四十五日、陽氣微上、陰氣微下。夏至四十五日、陰氣微上、陽氣微下。陰陽有時、與脉爲期。期而相失、如脉所分、分之有期、故知死時。微妙在脉、不可不察、察之有紀、從陰陽始。是故聲合五音、色合五行、脉合陰陽。持脉有道、虚静爲寶。春日浮、如魚之遊、在波。夏日在膚、泛泛乎萬物有餘。秋日下膚、蟄蟲將去。冬日在骨、蟄蟲周密、君子居室。故曰『知内者、按而紀之。知外者、終而始之。』此六者、持脉之大法也。」

語訳

黄帝が問う「四季それぞれ脉にある拍動とはどのようなものか?」

岐伯が答える「六合〔四方上下〕の内における天地自然の変化や陰陽の反応は、春の温暖な気候から夏の暑熱な気候になり、秋の粛殺の気候から、冬のきびしい気候になることである。このような四季の変動にしたがい脉象も昇降浮沈する。これにより春の軟弱で虚滑な脉は中規《ちゅうき》〔コンパス〕に似て、夏の洪大で滑数な脉は中矩《ちゅうく》〔釈〕に似て、秋の浮毛で濇散な脉は中衡《ちゅうこう》〔秤の平衡棒〕に似て、冬の石沈で滑な脉は中權《ちゅうかい》〔秤の鉛錘」に似る。四季における一般的な陰陽の状況として冬至から立春に至るまでの四十五日間は、陽気が少しずつ上がり、陰気が少しずつ下がる。また夏至から立秋までの四十五日は陰気が少しずつ上がり、陽気が少しずつ下がる。陰陽の気の昇降には定まった時期があり、人体の脈象の昇降と時期が一致する。もし脈象が対応する時期と合致していなければ、脈象の変化から病気の部位と病態を知ることができ、したがって衰微や旺盛な脈象により死期を知ることができる。脈診は最も精微な技術であり、細心の注意を払い診察しなければならず、その診察には一定の原則があって、まずは陰陽から始める。これには声を宮商角徴羽の五音に配当し、色を青黄赤白黒の五色に配当し、脈を陰陽に配当して分析する。脈には定まった道理があり、虚《きょ》心坦懐《しんたんかい》にして正確な診察ができるのである。春の脈は、浮いて波間に魚が遊ぶようである。夏の脈は、皮膚に満ちて万物が茂り栄えるように溢れ盛んである。秋の脈は、皮膚の下で、まるで虫が土中に隠れ閉じこもろうとしているようである。冬の脈は、骨まで沈んで伏し、まるで越冬する虫が集まって土中深くにこもっているようで、また人々が室内に籠っているようである。したがって次のように言われる、身体内部の内臓を知るには、綱紀により診察することである。身体外部の経気を知るには、終始の定めによることである。この春夏秋冬・内外については、大原則に基づき注意を払って診察することである。」

注・冬至は「陰気微上、陽気微下」だが、これでは夏至と同じなので『素問』に基づいて改めた。

赤、脉之至也、喘而堅、診曰「有積氣在中、時害於食、名曰心痺、」得之外疾、思慮而心虛、故邪從之。

白、脉之至也、喘而浮、上虚下實、驚、爲積氣在胸中、喘而虚、名曰肺痺、寒熱、得之醉而使内也。

黄、脉之至也、大而虚、有積氣在腹中、有厥氣、名曰厥疝、女子同法、得之疾使、四肢汗出當風。

青、脉之至也、長而弦、左右彈、有積氣在心下支胠、名曰肝痺、得之寒濕、與疝同法、腰痛、足清、頭痛。一本云頭脉緊。

黒、脉之至也、上堅而大、有積氣在少腹與陰、名曰腎痺、得之沐浴清水而卧。

語訳

外見が赤色で、脉は喘ぐように速くて堅いものは、腹中に積気があると診断され、これにより時折に食欲を害する。このような症状を呈する病は心痺といい、外邪の侵犯や、過度の思慮により心気が虚してしまい、これに乗じて外邪が侵入したためである。

外見が白色で、脉は喘ぐように速くて浮いているものは、上部が虚し下部が実しており、心が実すれば心の神気が不安定になり驚きやすく、これは病の気が積聚して胸中にあるためで、気喘して肺虚になる。この病は肺痺で、これで寒熱するものは、酒に酔って性交に及んで生じたものである。

外見が黄色で、脉は大で虚となり、病の気が腹中に積聚し、逆気して痛むようになる。この病は厥疝《けつせん》といい、女子にも同様の症状が生じるが、これは過激な労働で汗をかき、倦怠した身体の状態で風に遭遇したためで、これにより脾は損傷し腹中に厥気を生じる病となる。
外見が青色で、脈が長く弦で左右の指に弾むものは、病の気が心下部に積聚して脇下が支える。この病は肝痺といい、寒湿が侵入することが発病の原因となり、その病理機序は疝気と同じで腰痛、足が冷える、頭痛を生じる。（一書には、頭脈が緊）
外見が黒色で、脈が浮堅で大であれば、病の気が下腹部と前陰に積聚している。この病は腎痺といい、発病の原因は、冷水を浴びて寝てしまったことである。

形氣有餘、脉氣不足死。脉氣有餘、形氣不足生。形氣相得、謂之可治。脉弱以滑、是有胃氣、命曰易治。治之趨之、無後其時。形氣相失、謂之難治。色夭不澤、謂之難已。脉實以堅、謂之益甚。脉逆四時、謂之不治。所謂逆四時者、春得肺脉、夏得腎脉、秋得心脉、冬得脾脉、其至皆懸絶沈濇者、名曰逆四時。未有藏形、於春夏而脉沈濇、秋冬而脉浮大。病熱脉静、泄而脉大、脱血而脉實、病在中而脉實堅、病在外而脉不實堅者、皆爲難治、名曰逆四時也。

語訳

身体と気が余りある状態であっても、脉気が不足していれば死亡する。脉気が余りある状態であれば、身体と気が不足していたとしても生きることができる。身体と気が釣り合っていれば、治癒可能である。脈が弱く滑なもの、これは胃気が存在しており、病は治りやすい。これらの治療は、すぐに治療し、手遅れにならないようにする。身体と気が相応でないものは、治療困難である。顔の色艶が暗く光沢がなければ、治り難い。脈が実で堅いものは、病がますます重くなる。脈が四季の移り変わりに反していれば、病は治らない。いわゆる四季に反するとは、春に秋の肺脈〔浮・毛〕が現れ、夏に冬の腎脈〔沈・石〕が現れ、秋に夏の心脈〔洪・大〕が現れ、冬に長夏の脾脈〔代〕が現れ、胃気が絶え力のない懸絶《けんぜつ》の脈で沈・濇脈であれば、逆四時の脈という。まだ五臓に病が現れていなくても、つまり春夏に秋冬の沈・濇脈が現れ、秋冬に春夏の浮・大脈が現れるもの、あるいは洪・大であるはずの熱病で静かな脈になっているもの、小であるはずの下痢で大脈になっているもの、虚であるはずの脱血であるのに実脈になっているもの、身体内の病で実や堅の脈になっているもの、身体外の病で実や堅脈になっていないものは、治療困難で逆四時という。

曰「願聞虚實之要。」曰「氣實形實、氣虚形虚、此其常也、反此者病。穀盛氣盛、穀虚氣虚、此其常也、反此者病。脉實血實、脉虚血虚、此其常也、反此者病。氣盛身寒、氣虚身熱、曰反。穀入多而氣少曰反、穀不入而氣多曰反。脉盛血少曰反、脉少血多曰反。氣盛身寒、得之傷寒。氣虚身熱、得之傷暑。穀入多而氣少者、得之有所脱血、濕居其下也。穀入少而氣多者、邪在胃及與肺也。脉少血多者、飲中熱也。脉大血少者、脉有風氣、水漿不入。此謂反也。夫實者、氣入也。虚者、氣出也。氣實者、熱也。氣虚者、寒也。入實者、左手開鍼孔也。入虚者、左手閉鍼孔也。

語訳

問う「虚実の要点について解釈してくれ。」

答える「気が充実しているものは形体も充実しており、気が虚しているものは形体も虚弱の姿を呈しており、これは正常な状態で、この道理に反していれば病である。食物を充分に摂っているものは気も盛んで充実しており、逆に、食物の摂取が不充分なものは気が虚しており、これは正常で、これに反しているものは病である。脉が盛んであれば血は充実しており、脉が虚していれば血は虚衰しており、これは正常で、これに反しているものは病である。気が盛んなのに身体が冷える、気が虚しているのに身体が熱い、これは反である。たくさん食べるのに気が少なければ反であり、あまり食べないのに気が多ければ反である。脈が盛んなのに血が少なければ反であり、脈が小さいのに血が多ければ反である。気が盛んであるのに身体が寒い、これは寒さにより傷ついているからである。気が虚しているのに身体が熱いもの、これは暑さにより傷ついているからである。食物を多く食べるのに少気なものは、脱血したか、あるいは湿邪が下半身にあるからである。食物の摂取が少ないのに多気なものは、邪気が胃と肺にあるからである。脉は小であるのに血が多いものは、飲邪が中焦に留まり発熱しているからである。脉が大であるのに血が少ないものは、風邪が脉中にあるのに水分を摂らないからである。これが正常に反するものである。実とは、邪気が侵入しているものであり、虚とは、正気が漏洩《ろうえい》しているものである。気が実するものは、熱くなり、気が虚するものは、寒くなる。実証への鍼刺は、左手で鍼孔を開き邪気を瀉去する。虚証への鍼刺は、左手で鍼孔を閉じて正気を漏出させない。」

脉小色不奪者、新病也。脉不奪色奪者、久病也。脉與五色倶奪者、久病也。脉與五色倶不奪者、新病也。肝與腎脉竝至、其色蒼赤、當病毀傷、不見血、已見血、濕若中水也。

語訳

脉が小さくても肌の色〔気色〕が異常でなければ、罹患したばかりの病である。脉が異常でなくても肌の色が異常なものは、慢性病である。脉と肌の色がともに異常になっているものは、慢性病である。脉と肌の色がともに異常になっていないものは、罹患したばかりの病である。肝と腎の脉がともに現れ弦・沈の脉を呈し、皮膚の色は青や赤の瘀血色になっているものは、慢性的に傷ついた病で、出血が無いにしろ、有るにしろ、湿邪あるいは水気の損傷によるものである。

尺内兩傍則季脇也、尺外以候腎、尺裏以候腹。中附上、左外以候肝、内以候鬲。右外以候胃、内以候脾。上附上、右外以候肺、内以候胸中。左外以候心、内以候膻中。前以候前、後以候後。上竟上者、胸喉中事也。下竟下者、少腹腰股膝脛中事也。粗大者、陰不足、陽有餘、爲熱中也。

語訳

尺部の皮膚両傍部で季脇部の状態を診断し、尺外で腎の状態を診断し、尺中間で腹部の状態を診断する。中点〔四瀆《しとく》付近〕上部の左手外で肝を診断し、左手内で横隔膜を診断する。右手外で胃を診断し、右手内で脾を診断する。尺部上段、右手外で肺を診断し、右手内で胸中を診断する。左手外で心を診断し、左手内で膻中を診断する。尺部の前で、身体の前面部を診断し、後ろで、身体の後面部を診断する。上段から魚際までで、胸と喉の状態を診断し、下段から肘側で、下腹部、腰、股、膝、下腿部の状態を診断する。尺部の皮膚の肌理が粗大なものは、陰気が不足し、陽気が有り余っており、熱邪を感受したためである。

注・尺部とは尺沢から手首の尺までの皮膚。脈のことではない。上は手首近く、下は肘近く。

腹脹、身熱、脈大、一作小。**是一逆也。腹鳴而満、四肢清、泄、脈大者、是二逆也。血衄不止、脈大者、是三逆也。欬且溲血脱形、脈小而勁者、是四逆也。欬脱形、身熱、脈小而疾者、是五逆也。如是者、不過十五日死矣。**

腹大脹、四末清、脱形泄甚、是一逆也。腹脹便一作後。**血、其脈大時絶、是二逆也。欬、溲血、形肉脱、喘、是三逆也。嘔血、胸満引背、脈小而疾、是四逆也。欬、嘔、腹脹且飧泄、其脈絶、是五逆也。如是者、不及一時而死矣。工不察此者而刺之是謂逆治。**

語訳

腹が腫れ、身体が発熱しているのに脉が大（一書には、小）になる、これは一逆である。腹が鳴る、腹が脹満、四肢が冷える、腹が下るのに脉が大になる、これは二逆である。衄血《じくけつ》が止まらないのに脉が大になる、これは三逆である。咳嗽かつ小便で下血、形体が消痩なのに脉が小で速い、これは四逆である。咳嗽、形体が消痩《しょうそう》、身体が発熱していて脉が小で速い、これは五逆である。このような症状が現れれば十五日以内に死亡する。

腹が腫れ大きくなる、四肢が冷える、形体が消瘦するほどの重症な下痢、これは一逆である。腹が張って血便（一書には、後血）、脉が大で時折途絶える、これは二逆である。咳嗽、小便で血尿、肉体が削げ落ちるように消瘦、あえぐ、これは三逆である。呕血、胸部が脹満し背部まで及ぶ、脉が小で速い、これは四逆である。咳と嘔吐、腹が腫れ下痢、脉が途絶える、これは五逆である。このような症状が現れれば一日のうちに死亡する。治療家は、このような危険な病の状態にあるものに対し、もし仔細にわたって観察をせずに安易に鍼刺を行えば、それは誤った治療になる。

注・喀血は肺からの出血だが、呕血は胃出血。飧泄《しょくせ》は未消化便。原文「腹脹、身熱、脉大」は「脉小」とすべき。

熱病脉静、汗已出、脉盛躁、是一逆也。病泄、脉洪大、是二逆也。著痺不移、䐃肉破、身熱、脉偏絶、是三逆也。淫而奪形、身熱、色夭然白、及後下血　篤重、是四逆也。寒熱奪形、脉堅

搏、是五逆也。

五實死、五虛死。脉盛、皮熱、腹脹、前後不通、悶瞀、是謂五實。脉細、皮寒、氣少、泄利前後、飲食不入、是謂五虛。漿粥入胃、泄注止、則虛者活。身汗得後利、則實者活。此其候也。

語訳

熱病の脉は洪・大であるべきだが、逆に静かな脉が現れている場合、汗が出た後の脉は沈・静であるべきだが、逆に盛大で躁動的な脉が現れている場合、これは一逆である。下痢する病の脉は沈・静であるべきだが、逆に洪・大な脉が現れている場合、これは二逆である。身体の痛みがひどくてとれない着痺《ちゃくひ》の病で、筋肉が落ち、身体が発熱しているのに片腕の脉が無いもの、これは三逆である。淫欲が強くて痩せ、身体が発熱し、色が青白く艶がなく、大便で下血し、その症状が重篤なるもの、これは四逆である。長く寒熱を病んで体形が痩せ衰えているのに、脉が堅く拍動するもの、これは五逆である。

五実による死と、五虚による死。脉盛〔心邪による実証〕、皮熱〔肺邪による実証〕、腹脹〔脾邪による実証〕、二便が通じない〔腎邪による実証〕、煩悶して幻惑するもの〔肝邪による実証〕これを五実という。細脉〔心虚〕、皮寒〔肺虚〕、気少〔肝虚〕、二便が泄痢するもの〔腎虚〕、拒食症〔脾虚〕、これを五虚という。粥を食べられるようになれば胃気が回復し、下痢が止まれば虚が回復した証である。多くの汗をかくようになり、大小便が出れば邪実が除去された証で回復する。これが五実と五虚の症候である。

注・着痺は湿による慢性疼痛で、麻痺ではない。原文の「膕肉」は「䐃肉」の誤り。「䐃肉破」とは潰瘍で破れることではなく筋肉が落ちること。原文の「淫而奪形」は、これだけ脉が記載されてないのはおかしいとの意見がある。

心脉滿大、癇痓筋攣。肝脉小急、癇痓筋攣。肝脉騖暴、有所驚駭、脉不至若瘖、不治自已。腎脉小急、肝脉小急、心脉小急、不鼓皆爲瘕。腎脉大急沈、肝脉大急沈、皆爲疝。肝腎脉并沈爲石水、并浮爲風水、并虛爲死、并小弦欲爲驚、心脉揣滑急爲心疝。『素問』揣作摶、下同。**肺脉沈揣爲肺疝。三陽急爲瘕。二陰急爲癇厥**一本作二陰急爲疝。**二陽急爲驚。**

語訳

心脉が満ちて大きいと、体内の熱が甚だしくなり、手足がひきつり、筋脉が痙攣して癲癇《てんかん》となる。肝脉が小で速いものは、手足がひきつり、筋脉が痙攣して癲癇となる。肝脉が奔走するように速いものは、何かに驚き恐れれば、脉気が滞り通じなくなって声が出なくなるが、治療する必要はなく、放っておけば自然に治る。腎脉が小で速い、肝脉が小で速い、心脉が小で速いもので、指下に拍動を触れないものは腹中に気が集結して瘕《か》病になっている。腎脉が大で速く沈、肝脉が大で速く沈になっているものは、すべて疝《せん》病である。腎脉と肝脉がともに沈であれば、水腫病の一種である石水の病であり、ともに浮であれば、同じく水腫病の一種である風水の病であり、ともに虚していれば、死証であり、ともに小で弦であれば、驚《きょう》病であり、心脉の拍動が滑で急なものは、心疝である。（『素問』では、揣は摶としており、下文も同じ）肺脈が沈の拍動であれば、肺疝である。膀胱と小腸の脈が急で速いのは、血液が凝集して生じる瘕病である。心と腎の脈が急で速いのは、癇厥《かんけつ》（昏迷して人事不省となる）の病である（一書には、心と腎は疝である）。胃と大腸の脈が急で速いのは、心の動揺によって生じる驚病である。

脾脈外鼓沈、爲腸澼、久自已。肝脈小緩爲腸澼、易治。腎脈小揣沈、爲腸澼下血、血濕『素問』作温**身熱者死。心肝澼亦下血、二藏同病者可治。其脈小沈濇爲腸澼、其身熱者死、熱甚七日死。**『素』作熱見。**胃脈沈鼓濇、胃外鼓大、心脈小堅、急、皆鬲偏枯。男子發左、女子發右。不瘖舌轉者可治、三十日起。其從者、瘖、三歳起。年不滿二十者、三歳死。脈至而揣、衄血身有熱者死。脈來懸鈎浮爲熱。**『素』作常脈。**脈至而揣、名曰暴厥、暴厥者、不知與人言。脈至而數、使人暴驚、三四日自已。**

語訳

脾脈が沈であっても外に向かった鼓を打つような強い拍動になるものは、血便を生じる痢疾で、経過が長びいても自然に治る。肝脈が小で緩なものは、血便を生じる痢疾であっても容易に治る。腎脈が小さい拍動で沈であれば、痢疾で下血し、血分に熱証が現れ身体が高熱になれば死の兆候である。心肝二臟による痢疾で下血するものは、二臓が同じ病であれば治すことができる。その脉が小・沈・濇〔渋滞〕で血便を生じる痢疾の病であり、さらに身体が発熱していれば死の病で、熱が甚だしいものは七日で死ぬ（『素問』では、熱見）。胃脉が沈で鼓を打つような強い拍動で濇であり、浮では鼓を打つような強く大きい拍動であったり、心脉が小で堅く、急なもの、これらはすべて気血の流れが阻まれて不通になったもので、半身不随となる偏枯の病である。男子は左側に発症し、女子は右側に発症する。正常に喋れて舌の動きに異常がなければ治すことが可能で、三十日くらいで治癒する。男子が右側、女子が左側に発症し、話そうにも声がでないものは、治すのに三年はかかる。年齢が二十歳に満たないものは、三年のうちに死亡する。脉が喘ぐように速く、鼻血が出て身体が発熱していれば死ぬ。脉がぶら下がった鈎のように浮いていれば熱である。脉で喘ぐように速いものは、暴厥《ぼうけつ》と称し、暴厥になれば、突然に倒れ人事不省になって言葉を喋れなくなる。脉は数脉になって突然に驚く症状ならば、三～四日もすれば自然に治癒する。

注・原文は「血湿身熱」だが、「血温身熱」として訳した。

脉至浮合、浮合如數、一息十至已上、是經氣予不足也、微見九十日死。脉至如火薪然、是心精予奪也、草乾而死。脉至如叢棘、『素』作如散葉。**是肝氣予虛也、木葉落而死。脉至如省客、省客者、脉寒**一本作塞**如故也、是腎氣予不足也、懸去棗華而死。脉至如丸泥、是謂精予不足也、楡莢落而死。脉至如横格、是膽氣予不足也、禾熟而死。脉至如弦縷、是胞精予不足也、病善言、下霜而死、不言可治。脉至如交棘、**『素』作交漆。**交棘者、左右傍至也、微見三十日而死。脉至**

如湧泉、浮鼓肌中、是太陽氣予不足也、少氣味、韮花生而死。脉至如頽土之狀、按之不足、是肌氣予不足也、五色見黑、白累發而死。脉至如懸癰、懸癰者浮揣、切之益大、是十二俞之氣予不足也、水凍而死。脉至如偃刀、偃刀者、浮之小急、按之堅大、五藏寒熱『素』作菀熟。寒熱獨并於腎、如此其人不得坐、立春而死。脉至如丸滑不著『素』作手不直。手丸滑不著者、按之不可得也、是大腸氣予不足也、棗葉生而死。脉至如春者、令人善恐、不欲坐臥、行立常聽、是小腸氣予不足也、季秋而死。

語訳

脉の拍動が速く浮きあがり、次々と打ち寄せてくる波のように、脉が一呼吸で十回以上拍動するものは、十二経脉の経気がすでに不足しているためで、このような脉が現れ始めれば九十日くらいで死亡する。燃える薪《たきぎ》の火焔《かえん》のように旺盛な脉、これは心の精気がすでに燃え尽きようとしており、草が枯れる初冬（水剋火）のころに死亡する。脉象が灌木《かんぼく》の棘《とげ》（『素問』には、散葉）のように堅くて滞っていれば、これは肝の精気がすでに虚しており、秋が深まり落葉の時期（金剋木）に死亡する。脉の拍動が、あたかも来たり去ったりする訪問客のように、触れないので塞がったのかと思えばたちまち鼓のように力強く触れる脉、これは腎の精気がすでに不足しており、棗《なつめ》の花が落ちる初夏のころ（火侮水）に死亡する。脉象が丸い泥のように、丸いが滑らかでないもの、これは胃の気がすでに不足しており、楡《にれ》の実が落ちる春の末期（木剋土）から初夏のころに死亡する。脉が横木のように長くて堅い、これは胆の精気がすでに不足しており、晩秋になり稲が黄金に色づくころ（金尅木）に死亡する。脈象が弓弦のように急で細いもの、これは胞宮の脈絡の精気がすでに不足しており、病であるのによく喋るものは、霜の降りる季節になれば死亡し、静かで喋らないものは、治癒可能である。脈がいばらが交叉するように（『素問』では、漆のよう）繋がって渋り、それが左右の傍らに至る、この種の脈象が現れればほぼ三十日で死亡する。脈が湧きあがる泉のように浮いた力強い鼓動のような拍動を肌の下に触れるもの、これは太陽膀胱経の精気がすでに不足しており、息切れするようであれば、韮の花が咲く六月の初夏のころ（火侮土）に死亡する。脈が朽ちた土のようにもろくて力なく、按じると脈を触れなくなるもの、これは肌肉の精気がすでに不足しており、皮膚に黒色が現れれば、春天の白葛が生える時期（木尅水）に死亡する。脈が、上部が小さく下部が大きい形状をした口腔内にある懸壅垂《けんようすい》（口蓋垂《こうがいすい》）のようで、懸壅垂のような脈は推し量れば浮いており、按じれば益々大きくなり、これは十二兪穴の精気がすでに不足しており、水が凍る冬に死亡する。脈が上向きの刀口のようで、上向きの刀口のような脈とは、浮いて小さく急で、按じれば堅く大きいものは、五臓の寒熱（『素問』では、菀熟）である。寒熱が腎臓において併合し、横になったまま座ることができないものは、立春のころに死亡する。脈が丸く滑らかで捉えどころがなく、これを按じれば触れなくなるもの、これは大腸の気がすでに不足しており、棗の葉が生える初夏のころ（火尅金）に死亡する。脈が米を搗くように一気に力強ければ、よく恐がり神気が乱れるために坐臥をして落ち着くことができず、小心翼翼《しょうしんよくよく》と常に歩き回り、耳をそばだてて人の話を聴こうとするもの、これは小腸の精気がすでに不足しており、晩秋のころ（金侮火）に死亡する。

注・原文の「謂精予不足也」は「胃精予不足也」として訳した。原文の「少気味」は意味不明とされており、「小便清長」と解釈されている。

第二上、病形の脈診

（病形脈診第二上）

提要

本篇は邪に侵犯された臓腑経脈の各種病証、及び脈診の重要意義についての重要論述したためこの名がある篇である。その主要内容は、邪気に犯される人の原因や部位の違いにより、異なる臓腑経脈の病変が惹き起こされ、望色、切脈、尺膚診の三者の関係及び診断上の重要性を含んでいる。

黄帝問曰「邪氣之中人奈何？　高下有度乎？」　岐伯對曰「身半已上者、邪中之。身半已下者、濕中之。中於陰則留腑。中於陽則留藏。」曰「陰之與陽、異名同類、上下相會、經絡之相貫也、如環之無端。夫邪之中人也、或中於陰、或中於陽、上下左右、無有恒常。」曰「諸陽之會、皆在於面。人之方乘虛時及新用力、若熱飲食汗出、腠理開而中於邪、中於面則下陽明、中於項則下太陽、中於頬則下少陽。中於膺背兩脇、亦中其經。中於陰者、常從臂胻始。夫臂與胻、其陰皮薄、其肉淖澤、故俱受於風、獨傷於其陰也。」曰「此故傷其藏乎？」　曰「身之中於風也、

不必動藏。故邪入於陰經、其藏氣實、邪氣入而不能容、故還之於府。是故陽中則留於經、陰中則留於腑。」

語訳

黄帝が問う「邪気が人を侵すようすとはどのようなものか？邪気が侵すところの高低には法則があるのか？」

岐伯が答える「身体の上半身に発症する病は天の気に相応して、風寒暑の邪気により引き起こされる。身体の下半身に発症する病は地の気に相応して、湿の邪気により引き起こされる。陰分を侵犯する邪気は腑に留まる。陽分を侵犯する邪気は経脈に留まる。」

問う「経絡は陰経と陽経に分けられ、名は異なるがみな経脈に属し同類で、上下を相互に通行して会合し、経脈と絡脈が相互に関連しあうようすは、環に端がないようなものだ。外邪が人を侵犯する場合、あるものは陰分を侵犯し、あるものは陽分を侵犯するといった違いがあり、上下左右、常に一定ではない、とは？」

答える「手足の三陽の経脈は、すべて顔面に来る。人が外邪に侵犯されるのは、正気の虚弱に乗じてで、過度の労働による疲労や、身体が熱くなる飲食物を食して汗をかき汗腺〔腠理《そうり》〕が開いた時、容易に邪気が侵入する。面部から侵入すれば陽明経脈を循って下がり、項部から侵入すれば手足の太陽経脈を循って下がり、頬部から侵入すれば少陽経脈を循って下がる。胸背部や両脇部から侵入すれば、その経脈を侵犯する。陰経へは、一般に前腕部と脛部の内側から侵入する。この前腕部と脛部の内側は、皮膚が薄く筋肉も脆弱で潤っているので、邪気が侵入しやすく、そのうえ風に遭遇した場合、他の部位は無事であったとしてもこの部だけは侵入されてしまうのである。」

問う「その邪気が身体に長く留まれば、内臓まで損傷するのか？」

答える「身体が風による邪を受けたとしても、必ずしも内臓を損なうとは限らない。したがって邪気が陰経に侵入したとしても、その内臓の気が堅実であれば、内臓に留まることができないので、腑に戻される。このように外邪は、陽経に侵入すれば経脉に留まり、陰経に侵入すれば六腑に伝わって留まるのである。」

注・原文は「中於面則下太陽」だが「中於項則下太陽」に改めた。

曰「邪之中藏者奈何？」曰「恐懼憂愁則傷心、形寒飲冷則傷肺、以其兩寒相感、中外皆傷、故氣逆而上行。有所墮墜、惡血留內、有所大怒、氣上而不能下、積於脇下則傷肝。有所擊仆、若醉以入房、汗出當風則傷脾。有所用力舉重、若入房過度、汗出浴水則傷腎。」

曰「五藏之中風奈何？」曰「陰陽俱相感、邪乃得往。十二經脉、三百六十五絡、其血氣皆上於面而走空竅、其精陽之氣、上走於目而爲睛、其別氣走於耳而爲聽、其宗氣上出於鼻而爲臭、其濁氣下出於胃走唇舌而爲味。其氣之津液皆上熏於面、而皮又厚、其肉堅、故大熱甚寒不能勝之也。虛邪之中身也、洒淅動其形。正邪之中人也微、先見於色、不知於身、若亡若存、有形無形、莫知其情。夫色脉與尺之皮膚相應、如桴鼓影響之相應、不得相失、此亦本末根葉之出候也、根死則葉枯矣。故色青者、其脉弦。色赤者、其脉鈎。色黄者、其脉代。色白者、其脉毛。色黑者、其脉石。見其色而不得其脉、反得相勝之脉則死矣、得其相生之脉則病已矣。」

語訳

問う「邪が人体を侵犯して、五臓にまで及ぶというようすは、どのようなものか？」

答える「ひどい恐れや憂いで気が鬱すれば心が傷つき、身体が寒気を受け、さらに冷たい物を飲めば肺を傷つけ、この二種類の寒を同時に受ければ、肺や皮毛が傷つき、肺気が上逆する病になる。転倒して身体を打撲、これにより瘀血《おけつ》が体内に溜まり、そのうえ激怒すれば、肝気が上行して下降しなくなり、瘀血が脇下に積滞するようになって肝を傷つける。打撲傷や、酒に酔った状態で性交に及んで、発汗後に風に遭えば脾を傷つける。重量物を持ち上げ力をつかい身体を酷使、過度の性交、汗をかいた後に水を浴びるなど腎を傷つける。」

問う「五臓が風邪に侵犯されるようすとは、どのようなものか？」

答える「臓の気がすでに損なわれているものが、外邪を受けて陰陽ともに損なわれれば、そこに外邪がはじめて内臓へ侵入できる。人体の十二経脈、三百六十五絡脈の血気は、すべて上がって顔面の目、耳、鼻、口などの七竅を流れる。その精微の陽気は上がって目に注ぎ、これにより物を見ることができ、これと別走の気は両側を上がって耳に注ぎ、これにより音を聴くことができ、宗気は上がって鼻に注ぎ、これにより匂いを嗅ぐことができ、精微の濁気は下の胃に出、上がって唇と舌に走り、これにより五味を弁別することができる。各種の気が化成した津液は、すべて上行して顔面に燻蒸するので、顔面の皮膚は厚く、筋肉は堅い、したがって猛暑や極寒の気候でも負けることなく耐えることができるのである。虚邪が侵犯すれば、ぞくぞくと悪寒して振るえる。正邪が侵犯すれば、発病しても症状が軽く、色に若干の変化をみる程度で身体には病的な変化は感じず、病気が有るような、無いような、邪がすでに去っているような、留まっているような、病状が表面に現れているような、いないようなではっきりせず、漠然としていて、その病状を知るのは容易ではない。そもそも病人の顔色や脈は、尺膚《しゃくふ》に対応しており、槌《つち》と鼓《つづみ》が相応じるように影響して互いに失えない。これは樹木の根と葉のような関係で、根が枯れれば葉も枯れるようなものだ。したがって青色が現れれば、その色は肝色で木に属し弦脈である。赤色が現れれば、その色は心色で火に属し鈎脈である。黄色が現れれば、その色は脾色で土に属し代脈である。白色が現れれば、その色は肺色で金に属し毛脈である。黒色が現れれば、その色は腎色で水に属し石脈である。その色と相応の脈が現れていなかったり、反対に色と相剋の関係にある脈が現れていれば死亡し、それが相生の脈であれば病は治癒する。

注・原文は「得其相勝之脉則病已矣」だが「得其相生之脉則病已矣」に改めた。

曰「五藏之所生變化之病形何如？」曰「先定其五色五脉之應、其病乃可別也。」

曰「色脉已定、別之奈何？」曰「調其脉之緩急大小滑濇、而病形定矣。」

曰「調之何如？」曰「脉急者、尺之皮膚亦急。脉緩者、尺之皮膚亦緩。脉小者、尺之皮膚亦減而少氣。脉大者、尺之皮膚亦大。脉沈者、尺之皮膚亦沈。脉滑者、尺之皮膚亦滑。脉濇者、尺之皮膚亦濇。凡此六變者、有微有甚。故善調尺者不待於寸。善調脉者不待於色。能參合而行之者、可以爲上工、十全其九。行二者爲中工、十全其七。行一者爲下工、十全其六。」

語訳

問う「五臓に発生する変化による病形はどうなっているのか？」
答える「先に定まる五色に相応の五脈であれば、その病は鑑別可能である。」
問う「色脈の定まりを、どのように分別するのか？」
答える「その脈の緩、急、大、小、滑、渋を調べ病形を定める。」
問う「どのように調べるのか？」
答える「脈が急であれば、尺膚も緊急である。脈が緩であれば、尺膚も弛緩している。脈が小であれば、尺膚も痩せて削れ少気である。脈が大であれば、尺膚も充実して盛大である。脈が沈であれば、尺膚も陥下している。脈が滑であれば、尺膚も滑らかである。脈が濇であれば、尺膚も濇である。一般にこの六変は、微かであるか甚だしいかで病の軽重を診る。故に尺膚のみで寸口脈を診ない場合がある。脈診のみで色を診ない場合もある。しかし色診、脈診、尺膚診の三診を合わせて診察する者は、最高の名医で、十人中九人を治すことができる。その二診ができる中程度の医者は、十人中七人を治すことができる。一診だけの技術が劣る医者は、十人中六人を治すことができる。」

尺膚温一作滑。以淖澤者、風也。尺肉弱者、解㑊也。安臥、脱肉者、寒熱也一本下作不治。尺膚澤者、風痺也。尺膚粗如枯魚鱗者、水泆飲也。尺膚寒甚脉急一作小者、泄少氣也。尺膚熱甚脉盛躁者、病温也。其脉盛而滑者、汗且出也一作病且出。尺膚燒炙人手一作炬然、先熱後寒者、寒熱也。尺膚先寒、久持之而熱者、亦寒熱也。尺膚炬然熱、人迎大者、當奪血也。尺堅大、脉小甚、則少氣、悗有加者、立死『脉經』云「尺緊於人迎者、少氣」。

肘所獨熱者、腰已上熱。肘後獨熱者、肩背熱。肘前獨熱者、膺前熱。肘後廉已下三四寸熱者、腸中有蟲。手所獨熱者、腰已上一作下熱。臂中獨熱者、腰腹熱。掌中熱者、腹中熱也。掌中寒者、腹中寒也。魚際白肉有青血脉者、胃中有寒也。

語訳

尺膚が温かく（一書には、滑らか）潤って光沢があるものは、風による病である。尺膚の肌肉が軟弱になっているものは、身体がだるくて疲れ、四肢を重く感じられる解㑊《かいえき》の病である。睡眠を好み、肌肉が痩せこけているものは、寒熱の病である（一書下には、不治）。尺膚に光沢があるものは、風痺の病である。尺膚が魚鱗《ぎょりん》のように粗く潤っていないものは、脾土が衰弱して水飲の水を排出できない溢飲《いついん》の病である。尺膚が冷たく脉がはなはだ急（一書では、小）なものは、下痢を生じる病で少気になっている。尺膚が熱くはなはだ盛大で躁動する脉になっているものは、温病である。その脉が盛んで滑らかなものは、汗が出る病である（一書には、病が且つ出る）。尺膚が燃焼して手を焼くような高熱で（一書には、炬然）、先は熱く後に冷たくなるものは、寒熱が往来する病である。尺膚が先に冷たくしばらく経って熱く感じるものも、寒熱が往来する病である。尺膚が焼けるような高温で、人迎脉が大きいものは、熱が盛んな奪血の病である。尺膚が堅くて大きく、脉がはなはだ小さいものは、すなわち気虚で、血気が衰少して煩悶するようになれば、たちどころに死ぬ（『脉經』には、尺膚が緊で人迎脉が小さいものは気虚）。

肘部の皮膚が単独に熱いものは、腰より上の部の発熱である。肘の後ろが単独に熱いものは、肩背部の発熱である。肘の前が単独に熱いものは、前胸部の発熱である。肘後の縁から下三～四寸の部位が熱いものは、腸内の虫の病である。手腕部が単独に熱いものは、腰より下の部の発熱である。前腕の中部が単独に熱いものは、腰部や腹部の発熱である。手掌が熱いものは、腹中の発熱である。手掌が冷えるものは、腹中の寒である。魚際上の白肉に青色の血脉が現れたものは、胃中に寒が有る。

曰「人有尺膚緩甚、一云又存痩甚。**筋急而見、此爲何病？」曰「此所謂狐筋、狐筋者、是人腹必急、白色黒色見、此病甚狐**『素問』作疹。」

語訳

問う「人の尺膚がはなはだ緩んで（『一書』には、又はなはだ痩せている）、筋が拘急しているもの、これは何の病か？」

答える「これは狐筋の病であり、狐筋《こきん》の病は、腹部の臍を挟む両傍部の筋が拘急しており、顔色が白や黒色になるものは、病は重症である。」

第二下、病形の脈診

（病形脈診第二下）

提要

本篇は五臓に出現する緩急大小滑濇の六脈の病証及びそれへの鍼刺の方法、下肢にある六腑の合穴部位と取穴の要点についての説明である。

黄帝問曰「脉之緩急小大滑濇之病形何如？」岐伯對曰「心脉急甚爲瘈瘲、微急爲心痛引背、食不下。緩甚爲狂笑、微緩爲伏梁、在心下、上下行、有時唾血。大甚爲喉吤吤、微大爲心痺引背、善淚。小甚爲善噦、微小爲消癉。滑甚爲善渴、微滑爲心疝引臍、少腹鳴。濇甚爲瘖、微濇爲血溢維經絡有陽維陰維、厥、耳鳴癲疾。

肺脉急甚爲癲疾、微急爲肺寒熱、怠惰、欬唾血、引腰背胸、若鼻息肉不通。緩甚爲多汗、微緩爲痿瘻偏風、頭已下汗出不止。大甚爲脛腫、微大爲肺痺、引胸背、起惡日光。小甚爲泄、微小爲消癉。滑甚爲息賁上氣、微滑爲上下出血。濇甚爲嘔血、微濇爲鼠瘻一作漏、在頸、支腋之間、

下不勝其上、甚能善酸。」

語訳

黄帝が問う「緩、急、大、小、滑、濇の脈象を呈す病とはどのようなものか?」

岐伯が答える「心脈がはなはだ急であれば、手足が振るえて引きつる瘈瘲《けいしょう》である。微かに急であれば、心痛して背部の筋が引きつり、飲食物が咽喉を通らなくなる。はなはだ緩んでいれば、狂ったように笑い、微かに緩んでいれば、腹直筋が硬直した伏梁《ふくりょう》〔浣腹の痞満腫塊〕となり、心下部を気が上下に移動し、時に唾液に血が混じる。はなはだ大きければ、心火上炎し喉が閉塞してカッカと音がする。微かに大きければ、心痺の痛みが背部にかけて筋を引き、よく涙を流す。はなはだ小さければ、しゃっくりが出て、微かに小さければ、内熱してよく食べよく飢える糖尿病になる。はなはだ滑であれば、血熱となってよく咽喉が渇き、微かに滑であれば、心疝で臍が引かれるように痛み下腹部が鳴る。はなはだ濇であれば、発声ができなくなり、微かに濇であれば、血が溢れ、四肢が厥冷し、耳鳴りがして頭頂の病である癲疾になる。

肺脈がはなはだ急であれば、癲疾となり、微かに急であれば、肺が寒熱して身体は怠惰し、咳で唾液に血が混じり、胸と腰背部が引きつって痛み、鼻内の息肉〔贅肉〕で呼吸の通りが悪くなる。はなはだ緩んでいれば、汗が多くなり、微かに緩んでいれば、痺れて歩けなくなり、鼠瘻《そうろう》〔頚部、腋部のリンパ腺結核〕や半身不随となり、頭から下に汗が出て止まらない。はなはだ大きければ、下腿部が浮腫、微かに大きければ、肺痺となり胸背部が引きつって痛み、日光を見ることを嫌うようになる。はなはだ小さければ、下痢するようになり、微かに小さければ、内熱で津液が損耗して痩せ衰える消癉《しょうたん》の病になる。はなはだ滑であれば、息賁《いっぷん》して上逆し、微かに滑であれば、上部は鼻血で下部は下血する。はなはだ濇であれば、血が滞って血を吐き、微かに濇であれば、気滞して鼠瘻（一書には、漏）が頚部や腋下のリンパ節に発生し、下肢が軟弱になって上体を支えることができなくなり、四肢は倦怠する。

肝脉急甚爲惡言一作忘言。微急爲肥氣、在脇下若覆杯。緩甚爲善嘔、微緩爲水瘕痺。大甚爲內癰、善嘔衄、微大爲肝痺陰縮、欬引少腹。小甚爲多飲、微小爲消癉。滑甚爲㿗疝、微滑爲遺溺。濇甚爲溢飲、微濇爲瘈瘲攣筋。

脾脉急甚爲瘈瘲、微急爲鬲中、食飲入而還出、後沃沫。緩甚爲痿厥、微緩爲風痿、四肢不用、心慧然若無病。大甚爲擊仆、微大爲疝氣、腹裏大膿血在腸胃之外。小甚爲寒熱、微小爲消癉。滑甚爲㿗癃、微滑爲蟲毒蛕蝎腹熱。濇甚爲腸㿗一作潰。微濇爲內潰、多下膿血。

腎脉急甚爲骨痿癲疾、微急爲奔豚沈厥、足不收、不得前後。緩甚爲折脊、微緩爲洞泄、洞泄者、食不化、下嗌還出。大甚爲陰痿、微大爲石水、起臍下至小腹垂垂然、上至胃脘、死不治。小甚爲洞泄、微小爲消癉。滑甚爲癃㿗一作癃潰、微滑爲骨痿、坐不能起、起則目無所見、視黑丸。濇甚爲大癰、微濇爲不月沈痔。

語訳

肝脈がはなはだ急であれば、憤怒の感情を言葉にして悪口雑言を吐く。微かに急であれば、肥気の病となり、脇下に杯を覆したような積聚《せきじゅ》を生じる。はなはだ緩んでいれば、よく嘔吐し、微かに緩んでいれば、水瘕〔腹中の水腫〕や聚痺〔閉塞して通じなくなる痺証〕になり水が胸脇に溜まって小便が出なくなる。はなはだ大きければ、体内に腫れ物ができ、よく嘔吐して鼻血が出るようになり、微かに大きければ、肝痺の病で陰器が収縮し、咳嗽により牽引されるような痛みを下腹部に生じる。はなはだ小さければ、多飲となり、微かに小さければ、糖尿病になる。はなはだ滑であれば、陰嚢が腫大する㿗疝《てんせん》の病となり、微かに滑であれば、失禁、遺尿する。はなはだ濇であれば、水液が皮下や体表に留まる溢飲《いついん》の病になり、微かに濇であれば、筋脈が痙攣する瘈瘲の病になる。

脾脈がはなはだ急であれば、四肢が痙攣する瘈瘲《けいしょう》の病となり、微かに急であれば、飲食すればすぐに嘔吐してしまう膈中《かくちゅう》となり、大便に泡沫が多く混じる。はなはだ緩んでいれば、四肢が萎えて冷える痿厥《いけつ》となり、微かに緩んでいれば、風痿となり、四肢が麻痺するが、精神は清楚な無病のような状態となる。はなはだ大きければ、突然に倒れることがあり、微かに大きければ、痞気の病を生じ、心下部に熱が集まり胃腸の外に大きな膿血を形成する。はなはだ小さければ、寒熱の病となり、微かに小さければ、糖尿病になる。はなはだ滑であれば、嵌頓《かんとん》ヘルニアや排尿困難になり、微かに滑であれば、回虫の毒による寄生虫病となって腹中が発熱する。はなはだ濇であれば、腸ヘルニアの腸㿗の病になり、微かに濇であれば、腹中が潰《つぶ》れ膿を生じて便に膿血が混じる。

腎脈がはなはだ急であれば、骨痿や邪が骨まで至る骨㿗疾になり、微かに急であれば、腎の積聚である奔豚気となり、下肢が沈むように重く四肢末端が冷える厥冷する病になり、下肢の関節は屈曲不能となり、大小便が通じなくなる。はなはだ緩んでいれば、腰や背骨が折れるように痛んで、微かに緩んでいれば、洞泄《とうせつ》〔急疾な下痢〕の病となり、洞泄とは、飲食物が消化されずに、飲食すればすぐに吐き出す症状の病である。はなはだ大きければ、性行為ができなくなる陰痿《いんい》〔生殖器の勃起障害〕の病となり、微かに大きければ、石水症となり、臍から下腹部まで腫れて下垂するが、胃まで上がっているものは不治の病とされる。はなはだ小さければ、洞泄の病となり、微かに小さければ、糖尿病になる。はなはだ滑であれば、小便が癃閉して通じなくなり、睾丸が腫大する癃癩疝の病になり、微かに滑であれば、骨痿となり、座れば立てなくなり、立てば目が眩んで見えなくなり、黒く見える。はなはだ濇であれば、気血が凝滞して大きな腫れ物を生じ、微かに濇であれば、無月経や慢性の痔疾になる。

注・脾の原文は「微大爲疝気」だが「微大爲痞気」に改めて訳した。原文は「寒甚爲癀癃」だが「滑甚爲癀癃」に改めた。腎の原文は「滑甚爲癰癩」だが「滑甚爲癃癩」として訳した。

曰「病亦有甚變一作病之六變者、刺之奈何？」曰「諸急者多寒、緩者多熱、大者多氣少血、小者血氣皆少、滑者陽氣盛而微有熱、濇者多血少氣而微有寒。是故刺急者、深内而久留之。刺緩者、淺内而疾發鍼、以去其熱。刺大者、微瀉其氣、無出其血。刺滑者、疾發鍼而淺内之、以瀉其陽氣去其熱。刺濇者、必中其脉、随其逆順而久留之、必先按而循之、已發鍼、疾按其痏、無令出血、以和其諸脉。小者、陰陽形氣俱不足、勿取以鍼、而調之以甘藥。」

語訳

問う「六種の病脈にはどのように刺すのか？」

答え「引きつって緊張した脈は寒が主、弛緩した脈は熱が主、大きければ気が多くて血が少なく、小さければ気血ともに少ない。滑ならば陽気が盛んで少し熱があり、渋ならば気が少なくて血が多く、少し冷えがある。したがって緊張した脈には深刺して久しく置鍼し、弛緩した脈なら浅刺して速抜することで熱を瀉す。脈が大きければ気だけ瀉して血を出さず、滑脈ならば浅刺速抜して陽熱の気を瀉し、邪熱を追い出す。渋脈ならば必ずその脈に刺し、脈の方向に沿わせて入れ、久しく置鍼する。鍼刺する前に、鍼刺部位を経脈に沿って撫で、気の通りを良くしてから刺し、抜鍼したらすぐに鍼孔を押さえ、出血させないようにして経脈の気血を調和させる。脈が小さければ陰陽の肉体と気がともに不足しているので、鍼を刺さずに甘薬を使って胃気を調和させる。」

曰「五藏六府之氣、滎俞所入爲合、令何道從入？　入安從道？」曰「此陽脉之別入於內、屬於府者也。」

曰「滎俞與合、各有名乎？」曰「滎俞治外藏經、合治內府。」

曰「治內府奈何？」曰「取之於合。」

曰「合各有名乎？」曰「胃合入於三里、大腸合入於巨虚上廉、小腸合入於巨虚下廉、三焦合入於委陽、膀胱合入於委中央、膽合入於陽陵泉。」按大腸合於曲池、小腸合於小海、三焦合於天井。今此不同者、古之別法也。又詳巨虚上廉、乃足陽明與小腸相合之穴也、與胃三里、膀胱合委中、膽合陽陵泉、以脉之所入爲合不同。三焦合委陽、委陽者、乃三焦下輔腧也、亦未見有爲合之説。

曰「取之奈何？」曰「取之三里者、低跗取之。巨虚者、擧足取之。委陽者、屈伸而取之。委中者、屈膝而取之。陽陵泉者、正立竪膝予之齊、下至委陽之陽取之。諸外經者、揄伸而取之。」

曰「願聞六府之病。」曰「面熱者、足陽明病。魚絡血者、手陽明病。兩跗之上、脉堅若陷者、足陽明病、此胃脉也。」

語訳

問う「五臓六腑の気は、みな井穴から出て滎穴、輸穴を経て合穴に入るが、これは何の道に入るのか？入った後はどこにつながるのか？」

答える「手足の六陽経は別絡から内部に侵入し、内臓に入って六腑に連続する。」

問う「滎穴、兪穴と合穴は、それぞれ名称があるのか？」

答える「滎穴と兪穴は外部の経脉の病を治療でき、合穴は六腑の病を治療できる。」

問う「六腑の病を、どのように治療するのか？」

答える「六腑の合穴を取って治療する。」
問う「合穴は各々に名称があるのか？」
答える「足の陽明胃経は足三里穴に入って合し、手の陽明大腸経は上巨虚穴に入って合し、手の太陽小腸経は下巨虚穴に入って合し、手の少陽三焦経は委陽穴に入って合し、足の太陽膀胱経は委中穴に入って合し、手の少陽胆経は陽陵泉穴に入って合する。」（解釈すれば、手の陽明大腸経は曲池穴で合し、手の太陽小腸経は小海穴で合し、手の少陽三焦経は天井穴で合する。現在はこの説と異なっており、これは古い時代の別説である。詳しく言うならば、上下の巨虚は足の陽明経と大腸経、小腸経が相合する穴で、足の陽明胃経は足の三里穴で合し、足の太陽膀胱経は委中穴で合し、手の少陽胆経は陽陵泉穴で合し、以上のとおり、脉の入るところは合すところと同じではない。手の少陽三焦経は委陽穴で合し、委陽穴とは、三焦経の下合の輸穴であり、これもまた未だ明らかでない合の説である。）
問う「どのように取穴するのか？」
答える「足三里穴は足背を低くして取る。巨虚穴は足関節を背屈して取る。委陽穴は足を屈伸させて捜して取る。委中穴は膝を屈して取る。陽陵泉穴は膝を折って座り立てた両膝を合わせ、委陽穴の外側下方に取る。諸外部の経脉は四肢を伸ばし経脉を流通させて取る。」
問う「六腑の病について説明してくれないか？」
答える「顔面が熱いものは、足の陽明経の病である。手の魚際部の絡脉が鬱血や充血するものは、手の陽明経の病である。両足背動脈が堅く陥下しているものは、足の陽明経の病であり、これは胃の経脈である。」

第三、三部九候　（三部九候第三）

提要

本篇は、三部九候の部位、診察方法及び所属する臓腑、並びに臓腑疾病の判断と死生の予測について紹介してあるためこの名がある篇である。その内容については、三部九候の部位と所属する臓腑、三部九候で死生を判断、形態と脈拍による相得と相失に基づく病変の診察と予後判断、これらの疾病への鍼刺方法について記す。

黄帝問曰「何謂三部？」岐伯對曰「上部、中部、下部、其部各有三候。三候者、有天、有地、有人。

上部天、兩額之動脉。上部地、兩頬之動脉。上部人、耳前之動脉。中部天、手太陰。中部地、手陽明。中部人、手少陰。下部天、足厥陰。下部地、足少陰。下部人、足太陰。

下部之天以候肝、地以候腎、人以候脾胃之氣。中部之天以候肺、地以候胸中之氣、人以候心。

上部之天以候頭角之氣、地以候口齒之氣、人以候耳目之氣。此三部者、三而成天、三而成地、三而成人。三而三之、合爲九、九分爲九野、九野爲九藏。故神藏五、形藏四、合爲九藏。五藏已敗、其色必夭、夭必死矣。」

語訳

黄帝が問う「三部とは何か？」

岐伯が答える「上部、中部、下部の三部があり、その部に各々三候がある。三候には、天、地、人がある。上部の天は、両額の動脈部〔頷厭穴と頭維穴〕で、上部の地は、両頬の動脈部〔大迎穴と地倉穴〕で、上部の人は、耳前の動脈部〔和髎穴〕である。中部の天は両手太陰の動脈部〔寸口脉中の経渠穴〕で、中部の地は、手陽明の動脈部〔合谷穴〕で、中部の人は、両手少陰の動脈部〔神門穴〕である。下部の天は、足厥陰の動脈部〔五里穴、女子は太衝穴〕で、下部の地は、足少陰の動脈部〔太渓穴〕で、下部の人は、足太陰の動脈部〔箕門穴〕である。

下部の天で肝の気をうかがい、下部の地で腎の気をうかがい、下部の人で脾胃の気をうかがう。中部の天で肺の気をうかがい、中部の地で胸中の気をうかがい、中部の人で心の気をうかがう。上部の天で頭の気をうかがい、上部の地で口歯の気をうかがい、上部の人で耳目の気をうかがう。

この上、中、下の三部には、天の三候、地の三候、人の三候がある。三部の三候を合わせて九候であり、人体を九つに分けた脉の九候は、地の象の九野に対応しており、この九野（東西南北、東南、南西、西北、北東と中央）は人の九臓に対応する。九臓とは、肝の魂、心の神、脾の意、肺の魄、腎の志の五つの神臓《しんぞう》と、頭角、耳目、口歯、胸中の四つの形臓《けいぞう》を合わせたものである。五臓の精気が敗れて消失すれば、神色が枯れたように暗い色となり、神気が枯絶すれば死亡する。」

曰「以候奈何？」曰「必先度其形之肥瘦、以調其氣之虛實。實則寫之、虛則補之。必先去其血脉而後調之、無問其病、以平爲期。」

曰「決死生奈何？」曰「形盛脉細、少氣不足以息者危。形瘦脉大、胸中多氣者死。形氣相得者生。參伍不調者病。三部九候皆相失者死。上下左右之脉相應如參舂者病甚。上下左右相失不可數者死。中部之候雖獨調、與衆藏相失者死。中部之候相減者死。目内陷者死。」

曰「何以知病之所在？」曰「察九候獨小者病、獨大者病、獨疾者病、獨遲者病、獨熱者病、獨寒者病、獨陷下者病。以左手於左足上去踝五寸而按之、以右手當踝而彈之、其應過五寸已上、蠕蠕然者不病。其應疾、中手渾渾然者病。中手徐徐然者病。其應上不能至五寸、彈之不應者死。脱肉身不去者死。中部乍疏乍數者死。代脉而鉤者、病在絡脉。九候之相應也、上下若一、不得相失。一候後則病、二候後則病甚、三候後則病危。所謂後者、應不俱也。察其府藏、以知死生之期。必先知經脉、而後知病脉。眞藏脉見者、邪勝、死也。『素問』無死字。足太陽之氣絶者、其足不可以屈伸、必死戴眼。」

語訳

問う「どのように診察するのか？」

答える「まず身体の肥痩の状態や度合いをうかがい、その気の虚実を調べる。実していれば瀉し、虚していれば補う。必ず先に血脈中の瘀血の鬱滞を除去し、その後に虚実を調節する。病を問わずどのような病も気血を平穏にさせることを基として調節する。」

問う「どのように死生の判断をするのか？」

答える「肉体は盛んなのにこれとは逆に脈が細く、息切れして呼吸が困難になっているものは死亡する。肉体は痩せているのにこれとは逆に脈が大きく、胸中に気が滞っているものは死亡する。肉体と気が相応であれば治療可能で生きることができる。肉体と気と脈が相互に強調していないものは病である。三部九候の脈象と病が不相応なものは死亡する。上下左右の脈が米を臼で搗くようなものは病が重くなる。上下左右の脈が乱れ脈差がはなはだしく、三部九候で測ることができないほど速いものは死亡する。中部の脈だけ均衡がとれていても、その他の臓との調和がとれていなければ死亡する。中部の脈が衰退し、他の脈と調和がとれていないものも死亡する。目が落ちこみ陥凹するものは、五臓が敗れ正気が尽きたためで、これも死亡する。」

問う「病の所在はどのようにして知るのか？」

答える「九候の脈診で、一候だけ小さいもの、一候だけ大きいもの、一候だけ疾いもの、一候だけ遅いもの、一候だけ熱いもの、一候だけ寒冷なもの、陥下するものは、いずれも病である。左手で病人の左足内踝の上五寸の部分を按じ、右手の指で病人の内踝の上を弾くと、左手に振動の伝わる感覚を触知でき、その振動の伝わる範囲が五寸を超え、軟らかく規則正しく伝わってくるものは病ではない。その振動の反応が速く、手への触感が乱れているものは病である。振動が微弱で、手への触感が緩慢なものは病である。この振動が内踝の上五寸まで伝わらず、やや力を入れて弾いても反応のないものは死亡する。身体が痩せて体力がなく動くことができないものは死亡する。中部の脉が急に速くなったり遅くなったりするものは死亡する。代脉でかつ鈎脉であれば病は絡脉にある。九候が相応とは、上下一致する状態で不相応ではならない。一候でも不一致であれば病であり、二候が不一致であれば重病であり、三候が不一致であれば危篤状態の病となり、いわゆる一致しないのは、九候の間で脉の均衡が互いにとれていないからである。したがって病脉に対応している臓腑を診察すれば、死生の時期を知ることができるのである。まず必ず正常なときの脉を知り、それを基に病脉を知ることができる。真臓脉が現れていれば、病邪がすでに勝っているので死亡する。足の太陽経の脉気が絶えていれば、両足を屈伸できなくなり、死亡時には必ず戴眼《ていがん》〔目睛上視〕を呈する。」

曰「冬陰夏陽奈何?」曰「九候之脉皆沈細懸絶者爲陰、主冬、故以夜半死。盛躁喘數者爲陽、主夏、故以日中死。寒熱病者、以平旦死。熱中及熱病者、以日中死。病風者、以日夕死。病水者、以夜半死。其脉乍數乍疎、乍遅乍疾者、以日乘四季死。形肉已脱、九候雖調者猶死。七診雖見、九候皆順者不死。所言不死者、風氣之病及經月之病、似七診之病而非也、故言不死。若有七診之病、其脉候亦敗者死矣、必發噦噫。必審問其所始病、與今之所方病、而後『素問』

下有各字。切循其脉、視其經絡浮沈、以上下逆從循之、其脉疾者不病、其脉遲者病、不往不來者死、『素問』作不往來者。皮膚著者死。」

曰「其可治者奈何?」曰「經病者治其經、絡病者治其絡、『素問』二絡上有孫字。身有痛者治其經絡。其病者在奇邪、奇邪之脉則繆刺之。留瘦不移、節而刺之。上實下虚、切而順之、索其結絡脉、刺出其血、以通其氣。瞳子高者、太陽不足。戴眼者、太陽已絶。此決死生之要、不可不察也。」

語訳

問う「冬は陰、夏は陽、とは何だ?」

答える「九候の脉が沈、細でかつ懸絶《けんぜつ》は陰気が勝る脉で、四季では冬にあたり、したがってこの脉象が現れるものは、夜半に死ぬ。九候の脉象が、盛んで躁、喘ぐように速いものは陽気が勝る脉で、四季では夏にあたり、したがってこの脉象が現れるものは、日中に死ぬ。寒熱往来する病は、陰陽が交わる平旦〔明け方〕に死ぬ。熱中や熱病は、陽が極まる日中に死ぬ。風による病は、陽気が衰える日夕〔夕方〕に死ぬ。水の病は、陰が極まる夜半〔子の刻〕に死ぬ。脉がまばらになったり密になったり、急に速くなったり遅くなったりするものは、四臓を灌漑できない辰、戌、丑、未の時刻、つまり平旦、日中、日夕、夜半のうちの脾が支配する時間に脾が絶えて死ぬ。身体が衰え筋肉が脱痩すれば、九候の脉象が調っていても死ぬ。小、大、疾、遅、熱、寒、陥下の七診の脉が現れる病でも、九候の脉がすべて四季に順じていれば死なない。いわゆる死なない病とは、風気による病や月経の病で、七診の病に似ているがそうではない、したがって死なない。もし七診の病脈が現れ、その脈が敗れていれば死の兆候であるが、その場合は必ずしゃっくりやおくびが現れる。治療にあたっては必ず発病時の状況と現在の症状を診て、その後（『素問』では、下に各の字がある）その脈を按じて脈象を診て、経絡の浮沈、上下、逆順を観察し判断する。その脈が速いものは病ではなく、その脈が遅れるものは病であり、脈が往かないもの来ないものは（『素問』には、往来しないもの）死の兆候で、皮膚が骨に付着しているようなものも死の兆候である。」

問う「治療可能な病は、どうやって処置するのか？」

答える「経脈に病があるものは、その経脈を治療し、絡脈に病があるものは、その絡脈を治療する。（『素問』には、二絡の上に孫の字がある）身体に痛みがあるものは、その経絡を治療する。その病に奇邪が留まっていれば、右病は左を刺し、左病は右を刺す繆刺《びゅうし》∽を施す。病邪が留まって去らずに痩せるものは、肘、膝、手首、踝などの関節に刺す。上実下虚は、絡脈を按じて気の塞がったところを捜し、そこに刺して血を出して気を疎通させる。目上視になっているものは、太陽経気の不足である。重症な目上視で目がまったく動かないものは、太陽経気がすでに絶えたものである。これは死生の判断に重要で注意深く考察しなければならない。」

鍼灸甲乙經　巻之五

第一上、鍼灸禁忌（鍼灸禁忌第一上）

提要

本篇は主に鍼灸の禁忌について論述したため名付けられた篇である。その主要な内容は、春夏秋冬の四季における鍼刺法や四季に適さない鍼刺により引き起こされる病変、鍼刺をする前と鍼刺の後での禁忌、及びこれに反して誤刺した場合に生じる病変。鍼刺の深さに注意すること。臓器、経脈、部位、兪穴などの誤刺によりに生じる病変などについてである。

黄帝問曰「夫四時之氣、各不同形、百病之起、皆有所生。灸刺之道、何者爲寶？」岐伯對曰「四時之氣、各有所在。灸刺之道、氣穴爲寶。故春刺絡脉諸滎大經分肉之間、甚者深取之、間者淺取之。」『素問』曰「春刺散俞及與分理、血出而止。」又曰「春者木始治、肝氣始生、肝氣急、其風疾、經脉常深、其氣少、不能深入、故取絡脉分肉之間。」『九巻』云「春刺滎。」者正同、於義爲是。又曰「春取絡脉治皮膚。」又曰「春取經與脉分肉之間。」二者義亦略同。又曰

「春氣在經脉。」

夏取諸俞孫絡、肌肉皮膚之上。又曰「春刺俞。」二者正同、於義爲是。長夏刺經。又曰「夏取盛經絡、取分間、絶皮膚。」又曰「夏取分腠治肌肉。」義亦略同。『素問』曰「夏刺絡俞、見血而止。」又曰「夏者火始治、心氣始長、脉痩氣弱、陽氣流一作留。溢、血温於腠、内至於經。故取盛經分腠、絶膚而病去者、邪居淺也。所謂盛經者、陽脉也。」義亦略同。又曰「夏氣在孫絡。長夏氣在肌肉。」

語訳

黄帝が問う「四季の気候変化はそれぞれ異なり、人体に生じる病も原因があるが、鍼灸は何が重要なのか？」

岐伯が答える「四季の邪気により生じる病は、決まったようにそれぞれの人体の特定部位に発症する。鍼灸治療の原則としては、四季の気候と経穴の関係を十分に掌握したうえで治療を行う。したがって春は、経脈と分肉の間にある絡脈と滎穴を取って鍼刺する。病が重いものは深く取り、病が軽いものは浅く取る。『素問』には『春は、分肉や腠理にある絡脈の兪穴を刺し、出血すれば止める。』また春は木気が時を主り、人体では肝臓がそれと対応しており、肝気の性質は急で、また動きは風のように速い、その経脈の気は通常は深いところにあるが、しかし生じたばかりの気は弱くて経脈の深くまで入ることができない。これにより鍼刺は、分肉の間の浅いところにある絡脈を取るのである。『九巻』には『春には滎穴を刺す。』とあるがその意味も同じである。春は絡脈を取って皮膚の病を治療する。また、春は経脈と分肉の間にある血脈を取る。両者の意味は同じである。春の気は経脈にある。

夏は諸経脈の兪穴と孫絡を、皮膚表面の肌や筋肉に取る。また、夏は兪穴を刺す。（両者の意味は同じである。）

長夏は経穴を刺す。夏には盛んになっている経絡や分肉の間を取り、切皮《せっぴ》程度の浅刺を施す。また、夏は分肉の腠理を取って肌肉の病を治療する。これらは道理もほぼ同じ。

『素問』には『夏の刺法は、浮絡《ふらく》を刺し、出血すれば止める。』また、夏は火気が時を主り、心気は旺盛になり始め脈気はまだ弱く、陽気は充実して溢れ、（一書では、留。）熱気は分肉の腠理で血を温め、体内で経脈に入る。したがって盛んになった経脈の分肉の腠理を取り、皮膚を透過する程度の浅さに鍼を刺せば、病邪は除去されるが、これは病邪が体表の浅いところあるためである。いわゆる盛経とは、陽脈のことである。（これらの意図するところは大筋で同じ。）また、夏の気は孫絡にあり、長夏の気は肌肉にある。

注・略は省略の意味でなく、ほぼの意味。

秋刺諸合、餘如春法。又曰「秋取經俞。邪氣在府、取之於合。」『素問』曰「秋刺皮膚循理、上下同法。」又曰「秋者金始治、肺將收殺、金將勝火、陽氣在合、陰氣初勝、濕氣及體。陰氣未盛、未能深入。故取俞以瀉陰邪、取合以虛陽邪。陽氣始衰、故取於合。」是謂始秋之治變也。又曰「秋氣在膚。閉腠者是也。」『九巻』又曰「秋取氣口治筋脈。」於義不同。

冬取井諸俞之分、欲深而留之。又曰「冬取井滎。」『素問』曰「冬取俞竅及於分理、甚者直下、間者散下。」俞竅與諸俞之分、義亦略同。又曰「冬者、水始治、腎方閉、陽氣衰少、陰氣堅盛、巨陽伏沈、陽脉乃去。取井以下陰逆、取滎以通氣一云以實陽氣。」又曰「冬取井滎、春不鼽衄。」是謂末冬之治變也。又曰「冬氣在骨髓。」又曰「冬刺井。病在藏取之井。」二者正同、於義爲是。又曰「冬取經俞治骨髓五藏。」五藏則同、經俞有疑。」

語訳

秋の刺法は、諸経脈の合穴を刺し、それ以外は春の刺法と同じ。また、秋は諸経脈の兪穴を取る。邪気が六腑にあれば陽経の合穴を取る。『素問』には「秋の刺法は皮膚や肌肉の分理に沿って刺し、手経と足経を同じ刺法で行う。」また「秋は金気が時を主り、人体では肺臓がそれと対応しており、金気の性質は収斂や粛殺で、金気が盛んで火気に勝とうとする。陽気は経脈の合穴に集まり、陰気が生じ始めると、湿気が身体に及ぶようになる。その陰気がまだ盛んでなければ、陰気は身体の深くに入ることができない。したがって経脈の兪穴を取って陰邪を除去し、合穴を取って陽邪を除去する。陽気が衰え始めれば、合穴を取る」のである。『九巻』には「秋には気口を取って筋脉治療する。」（これは意味が異なる。）また「秋の気は皮膚にある。」皮膚腠理が閉まるのはこのためである。

冬の刺法は、諸経脈の井穴と臓腑の兪穴を取り、鍼を深く刺して留める。また「冬は経脈の井穴と滎穴を取る。」『素問』には「冬の刺法は経脈の兪竅《ゆきょう》〔深い孔部〕を分肉の紋理の間に深く取り、重病には直刺で深く刺し、軽い病には〔斜刺や平刺〕浅く散鍼する。」（兪竅と諸兪を分けているが、両者とも意味は同じ。）また「冬は水気が時を主り、腎気は閉蔵され始め、陽気はすでに衰えて少なく、陰気がかなり強く盛んになり、太陽の気は比較的深い骨部まで伏して沈み、陽脈もこれに伴って沈み隠れる。これには井穴を取って陰の過剰になった気を抑制し、滎穴を取って陽気の不足を充実させる。」したがって「冬に井穴と滎穴を取れば、春になっても鼻詰まりや鼻出血しない。」これは冬が終わってから生じる病変を治療する方法である。また「冬の気は骨髄にある。」また『九巻』には「冬は井穴を刺す。病が臓にあれば井穴を取る。」両者の意味は同じである。また「冬は経脈の兪穴を取って骨髄と五臓の病を治療する。」五臓を同じとすれば、経脈の兪穴は疑わしい。

春刺夏分、脉亂氣微、入淫骨髓、病不得愈、令人不嗜食、又且少氣。春刺秋分、筋攣逆氣、環爲欬嗽、病不愈、令人時驚、又且笑一作哭。春刺冬分、邪氣著藏、令人腹脹、病不愈、又且欲言語。

夏刺春分、病不愈、令人解墮。夏刺秋分、病不愈、令人心中悶無言、惕惕如人將捕之。夏刺冬分、病不愈、令人少氣時欲怒。

秋刺春分、病不愈、令人惕然、欲有所爲、起而忘之。秋刺夏分、病不愈、令人益嗜臥、又且善夢。謂立秋之後。秋刺冬分、病不愈、令人悽悽時寒。

冬刺春分、病不愈、令人欲臥不能眠、眠而有見。謂十二月中旬以前。冬刺夏分、病不愈、令人氣上、發爲諸痺。冬刺秋分、病不愈、令人善渇。

語訳

春に夏の部位を刺せば、心気が傷つき脈が乱れ気は衰少し、邪気が却って深く骨髄にまで侵入して、病は治りにくくなり、心火不足で火が土を生じることができず、食欲不振をきたして気も減少する。春に秋の部位を刺せば、肺気が傷つき筋脈がひきつり気逆し、すぐに咳嗽を生じ、心気が傷つき病は治らず、肝気が傷つけられて驚きやすくなり、情緒不安定で異常に哭泣しやすくなる。春に冬の部位を刺せば、腎気が傷つき、さらに邪気が内臓深くに侵入して腹が腫脹し、その病は治らずに、むやみに喋りたがる症状が現れる。夏に春の部位を刺せば、肝気が傷つき病は治おらず、かえって倦怠にしてしまう。夏に秋の部位を刺せば、肺気が傷つき病は治らず、心中が煩悶して無言になり、誰かに捕まりそうにビクビクする。夏に冬の部位を刺せば、腎気が傷つき病は治らず、微弱呼吸になって怒りやすくなる。秋に春の部位を刺せば、肝気が傷つき病は治らず、ビクビクして落ちつかず、何かしようとして行動しようとすると忘れる。秋に夏の部位を刺せば、心気が傷つき病は治らず、ますます臥したままとなり、心が神を蔵すことができずに夢を多く見るようになる。立秋の後、秋に冬の部位を刺せば、腎気が傷つき病は治らず、腎気を閉蔵させることになり、血気が内に散じて戦慄悪寒する病になる。冬に春の部位を刺せば、肝気が傷つき病は治らず、肝気が減少して魂が蔵されなくなり、横になっても入眠できなくなり、寝たとしても怪奇な夢を見るようになる。冬に夏の部位を刺せば、心気が傷つき病は治らずに、気が上逆して諸々の痺病を発症する。冬に秋の部位を刺せば、肺気が傷つき病は治らず、母の病が子に及んで腎陰が傷ついて口渇する。

足之陽者、陰中之少陽也。足之陰者、陰中之太陰也。手之陽者、陽中之太陽也。手之陰者、陽中之少陰也。

語訳

足は下にあって陰に属すので、足の外側とは、陰中にある少陽のことである。足の内側とは、陰中にある太陰のことである。手は上にあって陽に属すので、手の外側とは、陽中にある太陽のことである。手の内側とは、陽中にある少陰のことである。

正月二月三月、人氣在左、無刺左足之陽。四月五月六月、人氣在右、無刺右足之陽。七月八月九月、人氣在右、無刺右足之陰。十月十一月十二月、人氣在左、無刺左足之陰。

語訳

正月、二月、三月は、左足の少陽経、太陽経、陽明経が主り、この時期の人体の経脈気は左にあるので、左足の三陽経を刺してはならない。四、五、六月は、右足の陽明経、太陽経、少陽経が主り、この時期の人体の経脈気は右にあるので、右足の三陽経を刺してはならない。七、八、九月は、右足の少陰経、太陰経、厥陰経が主り、この時期の人体の経脈気は右にあるので、右足の三陰経を刺してはならない。十、十一、十二月は左足の厥陰経、太陰経、少陰経が主り、この時期の人体の経脈気は左にあるので、左足の三陰経を刺してはならない。

注・原文は「七月八月九月人氣在右無刺右足之陽」だが陽を陰に改めた。

刺法曰「無刺熇熇之熱、無刺漉漉之汗、無刺渾渾音魂。之脉、無刺病與脉相逆者。上工刺其未生者也、其次刺其未成者也、其次刺其已衰者也。」下工刺其方襲者、與其形之盛者、與其病之與脉相逆者也。故曰「方其盛也、勿敢毀傷、刺其已衰、事必大昌。」故曰「上工治未病、不治已病。」

語訳

刺法には「高熱の時は刺すな。汗が出て止まらない時は刺すな。脉が乱れているものは刺すな。病と脉が不相応なものは刺すな。とある。優れた医者は注意して未だ病が発症していないうちに刺して予防する。それに次ぐ医者は病が発症しているものの、まだ重篤となっていないうちに刺す。その次の医者は病邪がすでに衰え、病が回復に向かおうとしているときに刺す。劣った医者は、病の初期や正気と邪気が争っているときに刺したり、あるいは脉象と病状が一致しないものを鍼刺する。

故に言う「病の邪気と正気が盛んな時期は、人体の正気が調節のために動いて病邪と争っており、この時期に鍼刺して邪気を除去することができなければ正気が損傷する。一方病邪が衰弱した時期を見て鍼刺すれば比較的簡単にまた良好な治療効果が現れる。」故に言う「名医は未病のうちに病を治し、病（已病）になって治さない。」

天寒無刺、天温無凝、月生無寫、月滿無補、月郭空無治。

語訳

天候が寒冷な時は、鍼を刺してはならない。天候が温暖な時は、気血の運行が円滑なので刺すことができる。新月の時は、瀉してはならない。満月の時は、補してはならない。月が欠けた時や月の無い時は、鍼刺してはならない。

注・原文は大だが天に改めた。

新内無刺、已刺勿内。大怒無刺、已刺勿怒。大飽無刺、已刺勿飽。大饑無刺、已刺勿饑。已渴無刺、已刺勿渴。乘車來者、臥而休之、如食頃、乃刺之。歩行來者、坐而休之、如行十里頃、乃刺之。大驚大怒、必定其氣、乃刺之。

凡禁者、脉亂氣散、逆其榮衛、經氣不次、因而刺之、則陽病入於陰、陰病出爲陽、則邪復生。粗工不察、是謂伐形、身體淫濼、反消骨髓、津液不化、脱其五味、是謂失氣也。

語訳

房事〔男女の交接〕を行ってすぐに鍼刺してはならず、すでに鍼刺したものは、しばらく房事を行ってはならない。大いに怒ったものは鍼刺してはならず、すでに鍼刺したものは、興奮し怒らないようにしなければならない。過度に疲労したものは鍼刺してはならず、すでに鍼刺したものは、疲労が蓄積するような事をしてはならない。飲酒しているものは鍼刺してはならず、すでに鍼刺したものは、飲酒は避けなければならない。満腹なものは鍼刺してはならず、すでに鍼刺したものは、すぐ満腹になるような飲食をしてはならない。飢餓しているものは鍼刺してはならず、すでに鍼刺したものは、空腹になってはならない。咽喉が渇くものは鍼刺してはならず、すでに鍼刺したものは、喉が渇かないよう適度に水分を摂らせる。車に乗って来院したものは、横になって休ませ、約一回の食事に要する程度の時間が経過したところで鍼刺する。歩いて来院したものは、座って休ませ、約十里を歩くのに要する程度の時間が経過したところで鍼刺する。大いに驚いた後や大いに恐れた後は、必ず神気が安定し気血が穏やかになってから鍼刺する。

以上の鍼刺の禁忌は、脉気が乱れ正気が散じ、栄衛の気が失調し、経脉が正常に運行していないものであり、もしこの禁忌を顧みないで鍼刺すれば、陽病が陰分に入り、陰病が陽分に出て波及し、邪気がますます盛んになって病を重くする。軽率な医者がこれらの禁忌を顧みずにみだりに鍼刺をすれば、患者の身体を傷つけ、正気は損なわれ、体力が消耗して弱り、重くなれば骨髄が消耗し、津液が化生しなくなり、その精微を得ることができなくなって栄養不足となる。これは真気が喪失である。

注・原文は「大驚大怒」だが、大怒は前にあるため大恐として訳した。

曰「願聞刺淺深之分。」曰「刺骨者無傷筋、刺筋者無傷肉、刺肉者無傷脉、刺脉者無傷皮、刺皮者無傷肉、刺肉者無傷筋、刺筋者無傷骨。」曰「余不知所謂、願聞其詳。」曰「刺骨無傷筋者、鍼至筋而去、不及骨也。刺筋無傷肉者、至肉而去、不及筋也。刺肉無傷脉者、至脉而去、不及肉也。刺脉無傷皮者、至皮而去、不及脉也。刺皮無傷肉者、病在皮中、鍼入皮、無中肉也。刺肉無傷筋者、過肉中筋。刺筋無傷骨者、過筋中骨。此之謂反也。」

刺中心、一日死、其動爲噫。刺中肺、三日死、其動爲欬。刺中肝、五日死、其動爲欠。『素問』作語。刺中脾、十五日死、其動爲呑。『素問』作十日、一作五日。刺中腎、三日死、其動爲嚏。

『素問』作六日、一作七日。刺中膽、一日半死、其動爲嘔。刺中膈、爲傷中、其病雖愈、不過一歳必死。

語訳

黄帝が問う「鍼刺の部位による深浅の分別について聞きたい。」

岐伯が答える「骨の深さまで刺す場合は、不要に筋を傷つけてはならない。筋の深さまで刺す場合は、不要に肌肉を傷つけてはならない。肌肉の深さまで刺す場合は、不要に脉を傷つけてはならない。脉の深さまで刺す場合は、不要に皮膚を傷つけてはならない。皮膚の深さまで刺す場合は、不要に肌肉を傷つけてはならない。肌肉の深さまで刺す場合は、不要に筋を傷つけてはならない。筋の深さまで刺す場合は、不要に骨を傷つけてはならない。」

黄帝が問う「私にはどうも今の話の意味が理解できない。もっと分かりやすく説明してくれないか。」

岐伯が答える「骨の深さに刺す場合に筋を傷つけてはならないというのは、骨への鍼刺は、刺入して筋には到達しているが、まだ骨に至っていなければ鍼刺を中止したり、抜鍼してはならない。筋の深さに刺す場合に肌肉を傷つけてはならないというのは、筋への鍼刺は、刺入して肌肉には到達しているが、まだ筋に至っていなければ鍼刺を中止したり、抜鍼してはならない。肌肉の深さに刺す場合に脉を傷つけてはならないというのは、肌肉への鍼刺は、刺入して脉には到達しているが、まだ肌肉に至っていなければ鍼刺を中止したり、抜鍼してはならない。脉の深さに刺す場合に皮膚を傷つけてはならないというのは、脉への鍼刺は、刺入して皮膚には到達しているが、まだ脉に至っていなければ鍼刺を中止したり、抜鍼してはならない。皮膚の深さに刺す場合に肌肉を傷つけてはならないというのは、皮膚への鍼刺は、病が皮膚にあるので鍼を皮下に刺入しなければならないが、決して深く刺し過ぎて肉を傷つけてはならない。肉を刺して筋を傷つけないとは、肉を通過して筋にあてること、筋の深さに刺す場合に骨を傷つけてはならないというのは、筋を過ぎて骨を傷つけること、これを違反という。

もし鍼刺が不適当で心臓に中れば、一日で死に、その病変症状としておくびが現れる。もし鍼刺が不適当で肺臓に中れば、三日で死に、その病変症状として咳嗽が現れる。もし鍼刺が不適当で肝臓に中れば、五日で死に、その病変症状としてあくび（『素問』では語としている）が現れる。もし鍼刺が不適当で脾臓に中れば、十五日で死に、その病変症状として脾気の衰えにより、しきりに気を呑み込むようなしぐさが口に現れる。（『素問』では十日。一説には五日）もし鍼刺が不適当で腎臓に中れば、三日で死に、その病変症状としてクシャミが現れ止まない。（『素問』では六日、一説は七日）もし鍼刺が不適当で胆嚢に中れば、患者は嘔吐して一日半のうちに死亡する。もし鍼が横隔膜に中れば、それを傷中と呼び、その病は癒えても、一年経たずに必ず死ぬ。」

注・原文は「刺中肝五日死其動爲穴」だが、穴を欠に改めた。

刺跗上、中大脉、血出不止死。刺陰股、中大脉、血出不止死。刺面、中流脉、不幸爲盲。刺客主人、内陥中脉、爲内漏爲聾。刺頭、中腦戸、入腦立死。刺膝臏、出液爲跛。刺舌下、中脉

太過、出血不止爲瘖。刺臂、中太陰脉、出血多立死。刺足下布絡、中脉、血不出爲腫。刺足少陰脉、重虚出血、爲舌難以言。刺郄、中大脉、令人仆、脱色。刺膺中、陷脉、『素問』作刺膺中陷中肺。爲喘逆仰息。刺氣街、中脉、血不出爲腫鼠鼷。音ト。刺肘中、内陷、氣歸之、爲不屈伸。刺脊間、中髓爲傴。刺陰股下三寸、内陷、令人遺溺。刺乳上、中乳房爲腫根蝕。刺腋下脇間、内陷、令人欬。刺缺盆中、内陷氣泄、令人喘欬逆。刺少腹、中膀胱溺出、令人少腹滿。刺手魚腹、内陷爲腫。刺腨腸、内陷爲腫。刺匡上、陷骨中脉、爲漏爲盲。刺關節中、液出、不得屈伸。

語訳

足背の衝陽を刺して、大きな血管を傷つけ、出血が止まらないと死亡に至る。股の内側を刺して、大きな血管を傷つけ、出血が止まらないと死亡に至る。顔面を刺して、目にある動脈が傷つけば、時として失明に至ることがある。耳周囲の客主人穴に刺して、深いところを走行する血管を傷つければ、耳内が漏血して耳聾《つんぼ》となることがある。頭の脳戸穴を刺して、深すぎて脳まで鍼が達したらたちどころに死ぬ。膝関節に刺して、関節の滑液が漏れれば歩行異常をきたす跛行《はこう》になる。舌下（廉泉穴）を刺して、深すぎて出血が止まらなくなれば唖《おし》となり言葉を喋れなくなる。前腕部に刺して、手の太陰肺経を傷つけ出血が止まらなくなれば、出血過多でたちどころに死ぬ。足下に散布している絡脉を刺して、不当な深さや手技で絡脉が傷つけば血が中に留まり局所が腫れる。虚証患者で足の少陰腎経の穴位に刺し、出血すれば虚証はさらに重い虚証になって、舌が回らずに言葉が喋れなくなる。委中穴に刺して、大きな血管を傷つければ、色がなくなり（気血脱失）卒倒する。胸部に刺して、深いところにある血管を傷つければ、（『素問』では、胸中に刺して深くの肺が傷つけば、としている。）喘鳴する咳をして、気逆により仰ぐような呼吸をするようになる。気衝穴を刺して、大きな血管を傷つけるが、出血しないものは鼠径部に血が留まって腫れる。肘関節に刺して、深すぎて傷つけば肘関節が屈伸できなくなる。脊椎の間隙を刺して、誤って脊髄を傷つければ傴僂《せむし》になって背骨が曲がる。股下三寸の内側部に刺して、深すぎて傷つけば遺尿するようになる。乳にある穴を刺して、乳房を傷つければ腫脹して内部が化膿して潰れる。腋下の肋間隙（淵腋穴）に刺して、深すぎて肺を傷つければ気胸となって咳嗽する。缺盆穴に刺して、深すぎて肺を傷つければ、肺気が漏れて喘咳する。下腹部を刺して膀胱を傷つければ、小便が漏れ出て下腹部に充満する。手の魚際（拇指球）を刺して、深すぎて血脈が傷つけば局所が腫れる。足の下腿部（太陽膀胱経）の隆起した筋（腓腹筋）を刺して、深すぎれば腫れる。眼窩の穴を刺して、深くて骨間に入り眼系の脈を傷つければ、涙が止まらなくなったり失明する。関節内に刺して、関節腔内の津腋（滑腋）が流出したら、関節は屈伸ができなくなる。

注・原文は「刺腎中太陰脉出血多立死」だが、腎を臂に改めた。「刺脊間中髓爲傴」は、原文の嘔を傴に改めた。「刺陰股下三寸」の原文は「刺陰股中陰三寸」だが改めた。「刺乳上」とは乳中穴ではない。乳中穴は禁鍼禁灸穴。

第一下、鍼灸禁忌（鍼灸禁忌第一下）

提要

本篇は、鍼刺の要点を中心とした論述で、鍼刺の道理と禁忌について、禁鍼、禁灸の諸穴及び瀉してはいけない五奪の証について記す。

黄帝問曰「願聞刺要。」岐伯對曰「病有浮沈、刺有淺深、各至其理、無過其道。過之則内傷、不及則生外壅、壅則邪從之。淺深不及、反爲大賊、内傷五藏、後生大病。故曰『病有在毫毛腠理者、有在皮膚者、有在肌肉者、有在脉者、有在筋者、有在骨者、有在髓者。』是故刺毫毛腠理無傷皮、皮傷則内動肺、肺動則秋病温瘧熱厥、淅然寒慄。刺皮無傷肉、肉傷則内動脾、脾動則七十二日四季之月、病腹脹煩滿不嗜食。刺肉無傷脉、脉傷則内動心、心動則夏病心痛。刺脉無傷筋、筋傷則内動肝、肝動則春病熱而筋弛。刺筋無傷骨、骨傷則内動腎、腎動則冬病脹腰痛。刺骨無傷髓、髓傷則消濼胻痠、體解㑊然不去矣。」

語訳

黄帝が問う「鍼刺の要点について聞きたい。」

岐伯が答える「病には浮沈〔軽重〕の別があり、鍼刺にも深刺と浅刺がある。病が外表にあれば浅く刺し、内裏にあれば深く刺すのが道理で、深浅は的確にし、決して過ぎてはならない。深く刺しすぎれば五臓が傷つき、浅すぎれば病層に及ばないので外の気血が乱れ塞滞し、これに乗じて邪気が侵襲する。深浅を法則どおりに行わなければ、大変危険な状態になり五臓が損傷して大病となる。だから疾病には、毫毛や腠理にあるもの、皮膚にあるもの、肌肉にあるもの、血脈にあるもの、筋にあるもの、骨にあるもの、髄にあるものなどがあるという。

したがって毫毛や腠理を刺す場合、皮膚を傷つけてはならず、皮膚が傷つけば内部に影響して肺の機能が乱れ、秋になると温瘧《おんぎゃく》〔先熱で後寒〕の病となり、熱邪が盛んになりすぎれば熱厥となって悪寒戦慄する。皮膚を刺す場合、肌肉を傷つけてはならず、肌肉が傷つけば内部の脾臓に影響し、脾が主である四季の最後の十八日〔四季で七十二日〕の土用になると、腹が脹満して煩悶、食欲不振の症状が現れる。肌肉を刺す場合、血脈を傷つけてはならず、血脈が傷つけば内部に影響して心臓の機能が乱され、心が主である夏に病となり、胸が痛む心痛症状が現れる。血脈を刺す場合、筋を傷つけてはならず、筋が傷つけば内部に影響して肝臓の機能が乱され、肝が主である春に発熱し、筋が弛緩して収縮しなくなる。筋を刺す場合、骨を傷つけてはならず、骨が傷つけば内部に影響して腎の機能が乱され、腎が主である冬に、腹が張り腰痛などの症状が現れる。骨を刺す場合、髄を傷つけてはならず、髄が傷つけば陰精が消散し、腿部がしびれ、身体がだるくなり、四肢が軟弱無力で動くことができなくなるような症状が現れる。」

神庭禁不可刺。上關禁不可刺深。深則令人耳無所聞。**顱息刺不可多出血。左角刺不可久留。人迎刺過深殺人。雲門刺不可深。**深則使人逆息不能食。**臍中禁不可刺。伏菟禁不可刺。**本穴云「刺入五分。」**三陽絡禁不可刺。復溜刺無多見血。承筋禁不可刺。然谷刺無多見血。乳中禁不可刺。鳩尾禁不可刺。**

右刺禁。

語訳

神庭穴は禁鍼である。上関穴は深く刺してはならない。（深く刺せば耳が聞こえなくなる。）顱息穴は刺しても多く出血させてはならない。左の耳上傍部は刺して留めてはならない。人迎穴は深く刺しすぎれば人を殺すことになる。雲門穴は深く刺してはならない。（深く刺せば気息上逆して飲食できなくなる。）臍中は禁鍼である。伏兎穴は禁鍼である。（『醫学綱目』巻九には、刺入五分。）三陽絡穴は禁鍼である。復溜穴は多く出血させないように刺す。承筋穴は禁鍼である。然谷穴は多く出血させないように刺す。乳中穴は禁鍼である。鳩尾穴は禁鍼である。右に挙げる穴位は禁鍼である。

頭維禁不可灸。承光禁不可灸。腦戸禁不可灸。風府禁不可灸。瘖門禁不可灸。灸之令人瘖。下關耳中有乾[illegible]、禁不可灸。一作擿 耳門耳中有膿、禁不可灸。人迎禁不可灸。絲竹空禁不可灸。灸之不幸、令人目小或昏。承泣禁不可灸。脊中禁不可灸。灸之使人僂。白環俞禁不可灸。乳中禁不可灸。石門女子禁不可灸。氣街禁不可灸。灸之不幸不得息。淵腋禁不可灸。灸之不幸、生腫蝕。經渠禁不可灸。傷人神。鳩尾禁不可灸。陰市禁不可灸。陽關禁不可灸。天府禁不可灸。使人逆息。伏菟禁不可灸。地五會禁不可灸。使人痩。瘈脉禁不可灸。右禁灸。

語訳

頭維穴は禁灸である。承光穴は禁灸である。脳戸穴は禁灸である。風府穴は禁灸である。瘂門穴は禁灸である（灸をすると喋れなくなる）。下関穴は耳中の耳垢《みみあか》が乾燥していれば禁灸である。耳門穴は耳中に膿があれば禁灸である。人迎穴は禁灸である。絲竹空穴は禁灸である。（灸をすれば、目が小さくなったり目がくらむ。）承泣穴は禁灸である。脊中穴は禁灸である。（灸をすればせむしになる。）白環兪穴は禁灸である。乳中穴は禁灸である。石門穴は女子へは禁灸である。気街である気衝穴は禁灸である。（灸をすれば呼吸困難になる。）淵腋穴は禁灸である。（灸をすれば膿腫となる。）経渠穴は禁灸である。（灸をすれば精神を損傷する。）鳩尾穴は禁灸である。陰市穴は禁灸である。陽関穴は禁灸である。天府穴は禁灸である。（灸をすれば咳が出る。）伏兎穴は禁灸である。地五会穴は禁灸である。（灸をすれば消痩する。）瘈脈穴は禁灸である。以上は禁灸穴である。

凡刺之道、必中氣穴、無中肉節、中氣穴則鍼游於巷、中肉節則皮膚痛。補寫反則病益篤。中筋則筋緩、邪氣不出、與眞相薄、亂而不去、反還内著。用鍼不審、以順爲逆也。

凡刺之理、補寫無過其度、病與脉逆者、無刺。形肉已奪、是一奪也。大奪血之後、是二奪也。大奪汗之後、是三奪也。大泄之後、是四奪也。新產及大下血、是五奪也。此皆不可瀉也。

曰「鍼能殺生人、不能起死人乎？」曰「能殺生人、不起死。生者、是人之所受氣穀、穀之所注者、胃也。胃者、水穀氣血之海也。海之所行雲雨者、天下也。胃之所出氣血者、經隧也。經隧者、五藏六府之大絡也。逆而奪之而已矣。迎之五里、中道而止、五里而已、五往一作注。而藏之、氣盡矣。故五五二十五而竭其俞矣。此所謂奪其天氣。故曰闚門而刺之者、死於家、入門而刺之者、死於堂。」帝曰「請傳之後世、以爲刺禁。」

語訳

鍼刺で病を治す原則は、必ず穴位に的中させ、筋肉や関節に中てない。穴位に中れば、鍼は気血の通り道に達して経絡を疎通させることができるが、もし誤って筋肉や関節に中れば、皮膚に痛みを生じさせる。また補瀉の道理に逆らえば病はますます重症化する。もし誤って筋に刺してしまえば、筋肉は傷ついて弛緩してしまい、邪気を除くことができないばかりか、かえって正気と争って正気が傷つけば邪気が体内に留まって居座り、さらに体内深くに入り込んで病を重くする。以上はみな、慎重に鍼を用いずに順を逆と判断を誤り、正しい鍼刺の法則に反した結果に生じるのである。

鍼刺により病気を治す道理とは、補瀉《ほしゃ》量の限度から逸脱しないことであり、疾病と脈象が不一致になっているものは刺してはならない。体形や筋肉が消痩しているものは一奪である。大出血の後は二奪である。大量の汗が出た後は三奪である。大量の排泄があった後は四奪である。出産などの大量出血の後は五奪である。これらは瀉法を禁じる五種の状況である。

黄帝が問う「鍼は生きた人を殺すことはできても、死人を生き返らせることはできないのか？」

岐伯が答える「確かに鍼による治療が適切でなければ、人を死に至らしめることがある。また治療が適切であったとしても死人を生き返らせるようなことはできない。人が生きていることができるのは、水穀の精微を受けているからで、その水穀が注ぐところは胃である。胃は水穀気血の海である。海は水が蒸発して雲となり天下を巡る。これと同じように胃から出た気血が全身を巡るのは、経隧《けいずい》である。経隧は五臓六腑の大絡である。この場所に誤って瀉法を行えば、血気は消耗し正気が廃絶する。もし手の陽明経の五里穴に迎えて鍼刺すれば、臓気の運行が途中で止まり、一臓の真気はおよそ五回来て終わるので、もし五回続けて迎えて奪う瀉去を行えば、（一書には、注。）一臓の真気は尽きる。もし二十五回連続で行えば五臓の正気は尽きてしまう。これは人の天真の気を奪い取ったということである。したがって気血の出入りする重要な部分を浅く刺したものは、患者は帰宅後に死亡する。重要な部分を深く刺したものは、医者の目前で死亡するという。

黄帝が言う「後世に鍼刺の禁忌として伝えてほしい。」

注・ここで言う気穴とは足少陰の気穴ではなく、経穴のこと。

第二、九鍼・九変・十二節・五刺・五邪

（九鍼九變十二節五刺五邪第二）

提要

本篇は、九鍼の主要な諸法・形状や適応する病変及び用法、九刺・十二刺・五刺、五邪刺の理論と根拠や適応証及び刺法について論述するためこの名が付けられた篇である。

黄帝問曰「九鍼安生？」岐伯對曰「九鍼者、天地之數也、天地之數、始於一終於九。故一以法天、二以法地、三以法人、四以法四時、五以法五音、六以法六律、七以法七星、八以法八風、九以法九野。」

語訳

黄帝が問う「九鍼論はどのようにして誕生したのか？」

岐伯が答える「九鍼とは、天地陰陽万物における天地の大数の法則を基にして生まれた。天地の数理とは、一に始まり九で終わる。したがって第一鍼は天、第二鍼は地、第三鍼は人、第四鍼は四季、第五鍼は五音、第六鍼は六律、第七鍼は北斗七星、第八鍼は八風、第九鍼は九野の象を基として作ったのである。

曰「以鍼應九之數奈何？」曰「一者天也、天者陽也。五藏之應天者、肺也、肺者、五藏六府之蓋也。皮者、肺之合也、人之陽也。故爲之治鑱鍼。鑱鍼者、取法於布一作巾。鍼、去末半寸卒兌之、長一寸六分、大其頭而兌其末。令無得深入而陽氣出、主熱在頭身。故曰『病在皮膚無常處者、取之鑱鍼於病所。膚白勿取。』

二者地也、地者土也。人之所以應土者、肉也。故爲之治員鍼。員鍼者、取法於絮鍼、筩其身而員其末、其鋒如卵、長一寸六分。以寫肉分之氣、令不傷肌肉、則邪氣得竭。故曰『病在分肉間、取以員鍼。』

三者人也、人之所以成生者、血脉也。故爲之治鍉音兌。鍼。鍉鍼者、取法於黍粟、大其身而員其末、如黍粟之兌、長三寸五分、令可以按脉勿陷、以致其氣、使邪氣獨出。故曰『病在脉、少氣當補之、以鍉鍼鍼於井滎分俞。』

四者時也、時者、人於四時八正之風、客於經絡之中、爲痼病者也。故爲之治鋒鍼。鋒鍼者、取法於絮鍼、筩其身而鋒其末、其刃三隅、長一寸六分。令可以寫熱出血、發泄痼病。故曰『病在五藏固居者、取以鋒鍼、寫於井滎分俞、取以四時也。』

古代九鍼

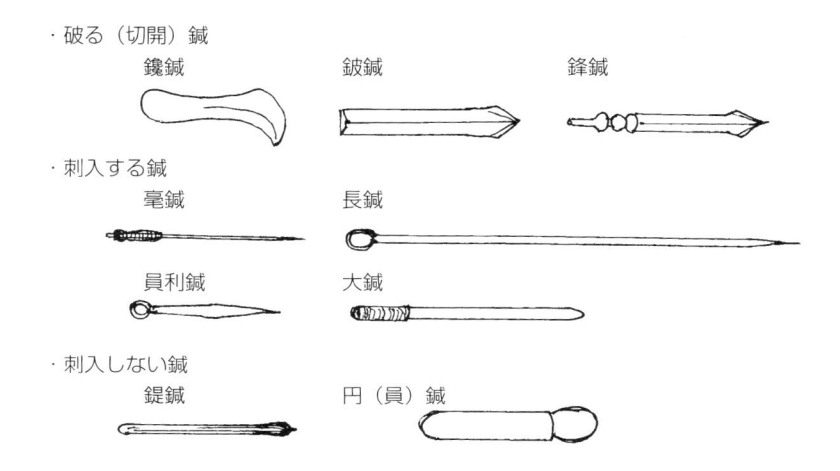

・破る（切開）鍼

鑱鍼

鈹鍼

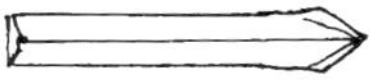

鋒鍼

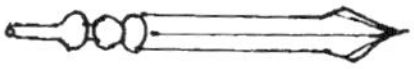

・刺入する鍼

毫鍼

長鍼

員利鍼

大鍼

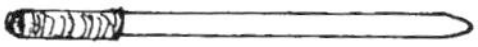

・刺入しない鍼

鍉鍼

円（員）鍼

一、鑱鍼：長さ一寸六分。鍼頭が大きく、鍼尖が鋭く、浅く刺して切りながら皮膚の邪熱（熱気）を瀉す。皮膚の白いところには用いてはならない。

二、鈹鍼：長さ四寸、幅二分半。形状が剣に似ており鍼尖は剣峰のようになっている。瘍などを切開して大膿を排除する。

三、鋒鍼（三稜鍼）：長さ一寸六分、鍼尖が矛のように鋭利で絮の形状に似ており、筒状で先が鋒刃で三隅なので三稜と呼ばれる。頑固な痛み、しびれ、できもの、手足末端の経穴や局所の刺絡・瀉血に用いる。

四、毫鍼：長さ一寸六分（三寸六分の説あり）。毫毛の形状に似ており、鍼尖は蚊や虻の喙（口先）のように細く、用法は目的の深さまで静かに刺入し、しばらく留鍼して寒熱や痛痺（痛み、しびれ）を除去する。鍼柄（竜頭）の部分と鍼体の部分に分ける。また鍼体の鍼柄の境目を鍼根と呼び、鍼の先を鍼尖（穂先）と呼ぶ。

五、長鍼：長さ七寸。鍼尖が矛のように鋭く帯ひもの形状に似ており、鋒は細く尖り身は薄い。深い慢性の邪や痹を除去する。

六、円利（員利）鍼：長さ一寸六分。牛の尾の形状に似ており、太さは馬の尾の毛ぐらいで丸く鋭く中程はやや太め。痹に深く刺入して用いる。

七、大鍼：長さ四寸。棒のようで鋒の形状に似ており、杖のように先が少し丸い。関節に水がたまり腫れているところを刺して瀉出する。

八、鍉鍼：長さ三寸半。鍼尖が粟の形状に少し尖っている。皮膚に刺入することなく手足末端近くの経脈に用いて血気を補い、邪気を瀉す。

九、円（員）鍼：長さ一寸六分。絮の形状に似た筒状で鍼尖は卵のように丸く皮膚を抑えさすことにより分肉の間の邪気を瀉す。

語訳

五者音也、音者、冬夏之分、分於子午、陰與陽別、寒與熱争、兩氣相薄、合爲癰腫者也。故爲之治鈹鍼。鈹鍼者、取法於劍、令末如劍鋒。廣二分半、長四寸。可以取大膿出血。故曰『病爲大膿血取以鈹鍼。』

六者律也。律者、調陰陽四時、合十二經脉。虚邪客於經絡、而爲暴痺者也。故爲之治員利鍼。員利鍼者、取法於毫鍼、且員且兑、中身微大、長一寸六分。以取癰腫暴痺。一曰『尖如毫、微大其末、反小其身。令可深内也。』故曰『痺氣暴發者、取以員利鍼。』

七者星也、星者、人之七竅、邪之所客於經、舎於絡、而爲痛痺者也。故爲之治毫鍼。毫鍼者、取法於毫毛、長一寸六分、令尖如蚊虻喙。静以徐往、微以久留。正氣因之、眞邪俱往、出鍼而養。主以治痛痺在絡也。故曰『病痺氣、補而不去者、取之毫鍼。』

八者風也、風者、人之股肱八節也、八正之虚風。傷人、内舎於骨解腰脊節腠之間、爲深痺者也。故爲之治長鍼。長鍼者、取法於綦鍼、長七寸、其身薄而鋒其末、令可以取深邪遠痺。故曰『病在中者、取以長鍼。』

九者野也、野者、人之骨解。虚風傷人、内舎於骨解皮膚之間也。淫邪流溢於身、如風水之狀、不能過於機關大節者也。故爲之治大鍼。大鍼者、取法於鋒鍼一作鍉針、其鋒微員、長四寸。以寫機關内外、大氣之不能過關節者也、故曰『病水腫不能過關節者、取以大鍼。』

黄帝が問う「どのように鍼と九の数が対応しているのか？」

岐伯が答える「一の数は天の道理を模範としており、天は陽に属す。人体の五臓で天に相応するのは肺であり、肺は五臓六腑の最上部にあるので五臓六腑の蓋である。皮毛は体外にあって肺と対応しているので、人体において陽である。したがって皮毛部分の病変には鑱鍼を用いて治療する。鑱鍼《ざんしん》とは、布鍼《ふしん》（巾鍼《きんしん》）を模した鍼で、尖端から約半寸が突然に鋭くなり長さは一寸六分で、鍼頭は大きく鍼尖は鋭利になっている。深刺はせず陽邪を排出をして、主に頭や身体の熱に用いる。したがって病変部位が皮膚にあって固定していないものは、病の部位に鑱鍼を用いる。皮膚が白くなった気虚や陽虚には鑱鍼は好ましくない。

二の数は地の道理を模範としており、地は土で陰に属す。人体で土に相応するのは肌肉である。したがって肌肉の病変には員鍼（円鍼《えんしん》）を用いて治療する。員鍼《いんしん》は、絮鍼《じょしん》を模した鍼で、鍼身は円柱形、鍼尖は卵円形で長さは一寸六分。これにより分肉の間の邪気を瀉去し、肌肉を傷つけないようにする。したがって病が分肉の間にあれば員鍼を用いる。

三の数は人の道理を模範としており、人は血脈により栄養されて生命を形成、維持している。したがって血脈の病変には鍉鍼を用いて治療する。鍉鍼《てぃしん》は、尖端部が黍粟《きびくり》形で丸く、微かに尖り長さは三寸五分。これは経脈を按じ、刺入することなく邪気に至らせれば邪気は独りで外へ出て行く。したがって病が血脈にあり、気虚もあれば、鍉鍼で衰少した正気を補う。鍉鍼を用いて病になっている経脈の井穴と滎穴を取る。

四の数は四季の道理を模範としており、四季は、人においては四季八風の邪で、これが人体に侵入すれば経脈を滞らせて長く邪客し、しだいに治療困難な病証を形成する。したがって頑固な治療には鋒鍼を用いる。鋒鍼《ほうしん》は、絮鍼を模した鍼で、鍼身は円柱形、鍼尖は鋭利な三角錐で長さは一寸六分、熱証の点刺瀉血《てんししゃけつ》や慢性病に用いる。したがって五臓の慢性病には、鋒鍼を用いて四時八風の邪が留滞する経絡の井穴と滎穴を取ってこれを瀉去する。

五の数は五音の道理を模範としており、音は五であり、五は一と九の中間に位置し、一は冬至で月建《げっけん》は子にあり、九は夏至で月建は午にあって、五の数は、この陰陽消長の分かれである子午の間にある。人体においては陰陽が調わず、寒熱が争い、両気が闘いながら結合すれば腫瘍を形成して化膿、これには鈹鍼を用いる。鈹鍼《ひしん》は剣を模した鍼で、尖端が剣のよう。幅二分半、長さ四寸、刺して膿血を排出する。だからひどい膿血では鈹鍼にて治療するという。

六の数は六律の道理を模範としており、六律は、四時陰陽の気に協調して六支《ろくし》陽律《ようりつ》と六支《ろくし》陰呂《いんりょ》に分類され、人体においては十二経脈に相応する。虚邪が経絡に邪客すれば、急性の痺証を発症する。これには圓利鍼（員利鍼）で治療する。員利鍼《いんりしん》は、毫鍼を模した鍼である。鍼身は円柱形、鍼尖は鋭利、鍼体中部は微かに太く長さは一寸六分。これは腫瘍や突然に発症する痺証の治療に用いる。一説によれば、鍼尖は牛の尾のようで、鍼尖は微かに大きく、鍼身は小さく肌肉に深く刺せる。したがって突然に発生する痺証は員利鍼で治療する。

七の数は北斗七星の道理を模範としており、北斗七星は、人体においては顔面部に分布する七竅に対応しており、もし外邪が孔竅から侵入して経脈で長く留まると痺痛が現れる。これには毫鍼を用いて治療する。毫鍼《ごうしん》は、毫毛のようで、長さ一寸六分で鍼尖は蚊や虻のくちばしのように微細で、治療は患者を安心させ気を穏やかにさせ軽微に刺入し、しばらく鍼を留め置いて正気を導き充実させれば、邪気は消散して真気が回復するが抜鍼後も更に養生させる。絡脈の痛痺を主治する。したがって痺証で痛みが消えないものには毫鍼を用いる。

八の数は八風の道理を模範としており、八風は、人体では四肢、股、肘の八つの大関節に対応しており、八風が人体を侵襲し、深部に侵入して関節や腰脊椎関節や関節腠理の間に留滞し、深部の痛みが現れる。これには長鍼で治療する。長鍼《ちょうしん》は、綦鍼《きしん》を模した鍼で、長さ七寸、鍼身は薄く、鍼尖は鋭利である。深部に留滞した邪気はこれを用いて除去し痺痛を治す。したがって病が深くに有るものは長鍼を用いる。

九の数は九野の道理を模範としており、九野は、人体においては全身の関節空隙に対応している。虚風が傷つけ、邪気が関節や皮膚の間に宿ると、淫邪が全身に溢れ、風水の病のような浮腫が全身に現れる。これは水気が関節を通過できなくなって皮下に水が溜まるのである。したがってこのような症状への治療には大鍼を用いる。大鍼《だいしん》は、鋒鍼（『一書』には、鍉鍼。）を模した鍼で、鍼尖は微かに丸く、鍼の長さは四寸。これにより関節に溜まった水を瀉去し、関節を通過できなくなっている水気を疎通させる。したがって関節に水が溜まった水腫の病は大鍼で治療する。

注・滎は水の上に火があるので細い水。栄は榮で、木の上で火が燃え盛る盛んな様子。滎穴を栄穴とするのは誤字で、滎穴の経気は盛んではない。

凡刺之要、官鍼最妙。九鍼之宜、各有所爲。長短大小、各有所施。不得其用、病不能移。疾淺鍼深、内傷良肉、皮膚爲癰。疾深鍼淺、病氣不寫、反爲大膿。病小鍼大、氣寫大甚、病後必爲害。病大鍼小、大氣不寫、亦爲後敗。夫鍼之宜、大者大寫、小者不移、以言其過、請言其所施。

九変に応じる刺法

輸刺：五行穴、背部の兪穴を刺す方法
遠道刺：病が上にあれば下に取って、腑兪を刺す方法
経刺：経絡上の経絡間の気血が集結したところを刺す方法
絡刺：経絡の鬱血したところを瀉血する方法
分刺：分肉の間を刺す方法
大瀉刺：鈹鍼で膿を切開する方法
毛刺：皮膚に浅く刺す方法
巨刺：左の病に右を取り、右の病に左を取る方法
焠刺：燔鍼を用いて寒痺を取る方法

凡刺有九、以應九變。一曰腧刺、腧刺者、刺諸經滎俞、藏俞也。二曰道刺、道刺者、病在上取之下、刺府俞也。三曰經刺、經刺者、刺大經之結絡經分也。四曰絡刺、絡刺者、刺小絡之血脉也。五曰分刺、分刺者、刺分肉之間也。六曰大瀉刺一作太刺、大瀉刺者、刺大膿以鈹鍼也。七曰毛刺、毛刺者、刺浮痺於皮膚也。八曰巨刺、巨刺者、左刺右、右取左也。九曰焠刺、焠刺者、燔鍼取痺氣也。

語訳

鍼治療の要は的確に鍼を選ぶことである。九種の鍼にはそれぞれに異なる作用がある。また鍼には長短や大小があり、それぞれに異なる使用法がある。もし的確に用いることができなければ疾病は除去できない。病が浅いのに鍼を深く刺せば、内部の健全な肉を損傷させ皮膚に腫瘍をつくってしまう。病が深いのに鍼を浅く刺せば、病気は除去できず、かえって大きな腫瘍をつくってしまう。病が軽いのに大鍼を用いれば、ひどく正気を損ない病状が悪化する。病が

重いのに小鍼を用いれば、病邪を除去できず悪い結果を招いてしまう。鍼の適宜は、大きな病には大きな鍼で瀉し、小さな鍼では病が治らない。ここまで鍼刺の過誤について述べたので、これから正しい使用法について述べる。

鍼刺法には九種があり、人体の九種の病変に応じることができる。第一は輸刺《ゆし》といい、輸刺は、諸経の四肢の肘と膝にある五兪穴と足の太陽経にある五臓の背部兪穴を刺す。第二は遠道刺《えんどうし》といい、遠道刺は、上部の病に対し下部兪穴を取り、六腑に対応する足の三陽経の穴を刺す。第三は経刺《けいし》といい、経刺は、経脈と絡脉の結合部分で鬱滞して通じなくなっているところを刺す。第四は絡刺《らくし》といい、絡刺は、浅く体表部に浮いて出る細絡や小絡の血脈に刺して出血させる刺法。第五は分刺《ぶんし》といい、分刺は、分肉の間を刺す。第六は大《だい》瀉刺《しゃし》といい、大瀉刺は、鈹鍼を用いて膿腫を刺して膿液を排出させる刺法。第七は毛刺《もうし》といい、毛刺は、皮膚上に浅く浮いた痺症を刺す。第八は巨刺といい、巨刺は、左の病は右を刺し、右の病には左を刺す。第九は焠刺《そつし》といい、焠刺は、鍼を焼いて痺症に刺す刺法。

凡刺有十二節、以應十二經。一曰偶刺、偶刺者、以手直心若背、直痛所、一刺前、一刺後、以治心痺。刺此者、傍鍼之也。二曰報刺、報刺者、刺痛無常處、上下行者、直内抜鍼、以左手隨病所按之、乃出鍼復刺之也。三曰恢刺、恢刺者、直刺傍之、擧之前後、恢筋急、以治筋痺也。四曰齊刺、齊刺者、直入一、傍入二以治寒熱氣小深者。或曰參刺、參刺者、治痺氣小深者也。五曰揚刺、揚刺者、正内一、傍内四而浮之、以治寒熱之博大者也。六曰直鍼刺、直鍼刺

十二節に応じる刺法

偶刺　：一鍼は胸、一鍼は背部の病巣の前後に刺入して心痺を取る方法
報刺　：病巣部に反復して鍼を刺す方法
恢刺　：病巣の周囲と前後を拡大させて刺す方法
斉刺　：直と傍らに三鍼を等しく斉の深さで刺す方法
陽刺　：直に一鍼、傍部に四鍼の散鍼法
直鍼刺：提鍼で皮膚を起こした上で刺す方法
輸刺　：取穴を少なく鍼の出入を軽快に比較的深く刺す方法
短刺　：静かに刺入し鍼で骨を撫でるようにして骨卑を取る方法
浮刺　：浅く刺し、皮膚の寒邪を取る方法
陰刺　：陰寒を刺し、厥冷（足の冷え症）のある足の少陰腎経の太谿穴に刺す方法
傍鍼刺：一鍼を直に一鍼を傍に刺して邪客した邪気を取る方法。
賛刺　：鍼の出入を軽快に行い比較的浅く多穴で刺入し膿血を皮下に引き上げ（導引）瀉血して癰腫を取る方法

者、引皮乃刺之、以治寒氣之淺者也。七曰腧刺腧刺者、直入直出、稀發鍼而深之、以治氣盛而熱者也。八曰短刺、短刺者、刺骨痺、稍搖而深之、致鍼骨所、以上下摩骨也。九曰浮刺、浮刺者、傍入而浮之、此治肌急而寒者也。十曰陰刺、陰刺者、左右卒刺之、此治寒厥中寒者、取踝後少陰也。十一曰傍刺、傍刺者、直刺傍刺各一、此治留痺久居者也。十二曰贊刺、贊刺者、直入直出、數發鍼而淺之、出血、此治癰腫者也。

語訳

鍼刺法には十二種があり、十二経脈の病に応じる。第一は偶刺《ぐうし》といい、偶刺は、手を心の直上である胸とその背部の傷むところに当て、鍼を胸部に一ヶ所、背部に一ヶ所に刺して心痺を治療する。この鍼刺は傍らから斜刺か横刺する。第二は報刺《ほうし》といい、報刺は、痛みが上下に遊走するものへの刺法である。疼痛部位に直刺して留

めて抜かず、左手で痛むところの周囲を循按して求めその後に抜鍼、さらに痛むところに反復して鍼刺する。第三は恢刺《はいし》といい、恢刺は筋が拘急したところの傍に直刺し、その前後に抜き刺して鍼孔を広げ、筋脈を弛緩させて筋痺を治療する刺法である。第四は齊刺《さいし》といい、齊刺は、一ヶ所に直刺し、その左右に一ヶ所ずつ傍刺し、寒熱の気が少し深くに至った痺証を治療する刺法である。参刺とも呼ぶが、参刺は少し深い寒気を治療する。第五は揚刺《ようし》といい、揚刺は、病変部位の中心に一ヶ所、その周囲四ヶ所に浅く刺し、寒熱が広汎して留滞している痺証を治療する刺法である。第六は直鍼刺《ちょくしんし》といい、直鍼刺は、まず皮膚を引き上げて鍼を皮に沿って刺入し、寒気が浅いところに留滞している病を治療する刺法である。第七は輸刺《ゆし》といい、輸刺は、鍼をまっすぐ出し入れし、深刺で取穴は少なく、気が盛んな熱の病を治療する刺法である。第八は短刺《たんし》といい、短刺は、骨痺病症への刺法で、刺して鍼を軽く揺らしながらゆっくりと深くまで刺入し、骨まで到達させて上下に抜き刺し〔雀琢《じゃくたく》の操作〕し、骨を摩擦するように刺激する刺法である。第九は浮刺《ふし》といい、浮刺は、鍼を傍らから肌の表皮に浮くように浅く刺入し、寒邪により肌肉が拘急、痙攣して痛む症状を治療する刺法である。第十は陰刺《いんし》といい、陰刺は、左右のどちらにも鍼刺し、寒による寒厥の病を治療する刺法で、足の内果後方の足の少陰経の太渓を取る。第十一は傍刺《ぼうし》といい、傍刺は、直刺を一ヶ所、その傍らに一ヶ所刺し、邪気が長く邪客する慢性の痺痛の病症を治療する刺法である。第十二は賛刺《さんし》といい、賛刺は、速刺速抜で鍼をまっすぐ刺してまっすぐ抜き、多数多刺で出血させて腫瘍を治療する刺法である。

脉之所居、深不見者、刺之微内鍼而久留之、致其脉空。脉氣之淺者勿刺、按絶其脉刺之、無

令精出、獨出其邪氣耳。所謂三刺之、則穀氣出者、先淺刺絶皮以出陽邪。再刺則陰邪出者、少益深、絶皮致肌肉、未入分肉之間。後刺深之、已入分肉之間、則穀氣出矣。故刺法曰「始刺淺之、以逐陽邪之氣。後刺深之、以致陰邪之氣。最後刺極深之、以下穀氣。」此之謂也。此文解乃後鍼道終始篇三刺至穀氣之文也。故用鍼者、不知年之所加、氣之盛衰、虛實之所起、不可以爲工矣。

凡刺有五、以應五藏。一曰半刺、半刺者、淺内而疾發鍼、無鍼傷肉、如拔髮一作毛。狀、以取皮氣。此肺之應也。二曰豹文刺、豹文刺者、左右前後鍼之、中脉爲故、以取經絡之血者、此心之應也。三曰關刺、關刺者、直刺左右、盡筋上、以取筋痺、愼無出血。此肝之應也。四曰合谷刺、或曰淵刺、又曰豈刺。合谷刺者、左右雞足、鍼於分肉之間、以取肌痺。此脾之應也。五曰腧刺、腧刺者、直入直出、深内之至骨、以取骨痺。此腎之應也。

語訳

経脈で深部にあって体表から見えない時に刺す場合は、そっと刺入し、しばらく留め孔穴中に脈気を至らせる。脈気が浮いて浅いものは、軽率に刺してはならず、まず指で脈管を押しのけてから鍼を刺し、精気を外に漏らさず病邪のみを除去する。いわゆる三刺とは穀気を出現させる刺法である。これはまず皮部を浅刺し表在の陽分の邪を瀉出させ、再刺で皮部よりやや深く、肌肉に至るが分肉に至らない程度に刺し陰分の邪を瀉出させ、最後に分肉の間を刺せば徐々に穀気が出現する。したがって『刺法』には、「始めは浅く刺して陽邪を除去、次いで少し深く刺して陰邪を除去、最後に深く刺して穀気を通導させる」。これがこの刺法

五臓に応ずる刺法

関刺：肝に相応する刺法。関節付近の筋の付着部を直刺し筋の痛みを取る方法
豹文刺：心に相応する刺法。血絡の鬱血を瀉去する方法
合谷刺：脾に相応する刺法。鶏の足状に分肉の間に刺して肌肉の痺れを取る方法
半刺：肺に相応する刺法。先刺、速抜で皮膚の邪気を取る方法
輸刺：腎に相応する刺法。骨の付近まで深く刺し骨の痛みを取る方法

である。（この解釈は後の鍼道終始篇三刺至穀気の文である）。したがって鍼を用いるには、時節の気候が人体に与える影響、気の盛衰、虚実がどのように起こるかを知らなければ良い医者とはいえない。

五種の刺法があり、これは五臓の病に対応する。第一は半刺《はんし》といい、半刺は、皮膚に浅く刺し速刺して肌肉を傷つけず、髪（一書には、毛）を抜くようにすばやく抜鍼し、皮膚に軽い刺激を与え表在の邪気を取り除く刺法で、この刺法は肺に対応している。第二は豹文刺《ひょうもんし》といい、豹文刺は、病変部位の前後左右に刺し、脉中に刺入して経脈にあて出血させる刺法で、この刺法は心に対応している。第三は関刺《かんし》といい、関刺は、四肢関節付近の筋の端に直刺して筋痺を治療する刺法で、出血させないように注意を払わなければならない。この刺法は肝に対応している。第四は合谷刺《ごうこくし》といい、あるいは淵刺《えんし》、または豈刺《あにし》ともいい、合谷刺は、鶏の足の分岐部のように、左右に向けて斜めに分肉の間に刺入し肌痺を治療する刺法で、この刺法は脾に対応している。第五は腧刺《ゆし》といい、腧刺は、まっすぐ入れまっすぐ出し、骨に到達するまで刺して骨痺を治療する刺法で、この刺法は腎に対応している。

曰「刺有五邪、何謂五邪?」曰「病有持癰者、有大者、有小者、

有熱者、有寒者、是謂五邪。」

凡刺癰邪用鈹鍼、無迎隴、易俗移性不得膿、越道更行去其鄉、不安處所乃散亡。諸陰陽遇癰所者、取之其俞、寫之。

凡刺大邪用鋒鍼、曰以小泄、奪其有餘乃益虛、摽其道、鍼其邪於肌肉視之、無乃自直道。刺諸陽分肉之間。

凡刺小邪用員鍼、曰以大、補其不足乃無害、視其所在迎之界、遠近盡至不得外、侵而行之乃自貴一作費。刺分肉之間。

凡刺熱邪用鑱鍼、越而滄、出游不歸乃無病、爲開道乎闢門戸、使邪得出病乃已。

凡刺寒邪用毫鍼、曰以温、徐往疾去致其神、門戸已閉氣不分、虛實得調眞氣存。」

語訳

黄帝が問う「五邪を刺す方法があるが、何を五邪というのか？」

岐伯が答える「癰《よう》邪、大邪、小邪、熱邪、寒邪の五種類があり、これを五邪という。

一般に癰邪には鈹鍼を使う。しかし盛んになった癰邪を腫瘍部に迎えて刺し速急に排膿しようとせず、根気強く治療して化膿させることなく治す。もし化膿していなければ鈹鍼でなく、別の治療法にて化膿させることなく消散させる。陰経や陽経の上に癰を生じる病にはみな、その経脈の兪穴を取って瀉法を施す。

一般に大邪には三稜鍼を使う。少し排泄させてその有余を奪って虚にし、刺して正気の通路を開通させ、その邪気に鍼刺すれば肌肉が緊密になり、邪気が取り除かれれば肌肉や腠理の真気が回復する。このように大邪には諸陽経の分肉の間を刺して治療する。

一般に小邪には員鍼を使う。員鍼により真気を強大にさせ、正気の不足が補われれば邪気による害は無くなる。その邪気の所在を観察し迎えて刺せば、遠近の真気が集まって満ちるので邪気は侵入することができなくなり、正常な気の運行が回復し体内の邪気も自然に散じてなくなる。（一書には費やす）このように小邪には分肉の間を刺して治療する。

一般に熱邪には鑱鍼を使う。鑱鍼により熱を排出させ清涼な状態にすべきで、体外に出た熱邪が帰ってこなければ病はなくなり、したがってその為に熱邪を出すための門戸を開き、出るための通り道を疎通させ、熱邪を出すことができれば病を治癒させることができる。

一般に寒邪には毫鍼を用いる。温補の刺法で徐々に刺入して神気が至ればすばやく出し、鍼孔を閉じて真気を分散させないようにし、虚実の調節ができれば真気は残る。」

注・大邪は実で、小邪は虚。

第三、繆刺　（繆刺第三）

堤要

本篇は、左の病は右に刺し、右の病は左に刺す繆刺法を主に論述しているため、この名がある。繆刺の主要内容、外邪が皮毛から侵入して内臓に至り邪客する内容の説明、繆刺と巨刺の区別、邪客により発症する各経の絡脉病証及びその刺法、邪客と五臓の間及び手足の少陰と太陰及び足の陽明の五絡の刺法、経刺と繆刺の諸病の視診法などの論述について記す。

黄帝問曰「何謂繆刺？」　岐伯對曰「夫邪之客於形也、必先舍於皮毛、留而不去、入舍於絡脉、留而不去、入舍於經脉、内連五藏、散於腸胃。陰陽俱感、五藏乃傷、此邪之從皮毛而入、極於五藏之次也。如此則治其經焉。」

語訳

黄帝が問う「なぜ繆刺《びゅうし》というのか？」

岐伯が答える「病邪が人体を襲えば、必ずまず皮毛から侵入し、それが皮毛に留まって去らなければ絡脉に入り、そして絡脉に入って去らなければ経脉に入り、経脉で体内の五臓に連なり、腸胃に入って拡散する。陰経と陽経ともに邪気を受ければ五臓は傷つき、このように邪気はまず皮毛に入ってから、順次に深くに侵入し五臓に至る。このような場合はその経脉により治療するのである。」

今邪客於皮毛、入舍於孫脉、留而不去、閉塞不通、不得入經、溢於大絡、而生奇病焉。夫邪客大絡者、左注右、右注左、上下左右、與經相干、而布於四末、其氣無常處、不及於經俞、名曰繆刺。

曰「以左取右、以右取左、其與巨刺、何以別之？」曰「邪客於經也、左盛則右病、右盛則左病、亦有易且移者、左痛未已而右脉先病、如此者、必巨刺之。必中其經、非絡脉也。故絡病者、其痛與經脉繆處、故曰繆刺。」巨刺者、刺其經。繆刺者、刺其絡。

曰「繆刺取之何如？」曰「邪客於足少陰之絡、令人卒心痛、暴脹、胸脇支滿、無積者、刺然谷之前出血、如食頃而已。左取右、右取左、病新發者、五日已。

邪客於手少陰一作陽之絡、令人喉痺舌卷、口乾心煩、臂外廉痛、手不及頭、刺手中指當作小指次指爪甲上去端如韭葉、各一痏音悔。壯者立已、老者有頃已。左取右、右取左。此新病數日已。

邪客於足厥陰之絡、令人卒疝暴痛、刺足大指爪甲上與肉交者各一痏。男子立已、女子有頃已。

左取右、右取左。

邪客於足太陽之絡、令人頭項痛、肩痛、刺足小指爪甲上與肉交者各一痏、立已。不已、刺外踝上三痏。左取右、右取左、如食頃已。

邪客於手陽明之絡、令人氣滿胸中、喘急而支胠、胸中熱、刺手大指次指爪甲上、去端如韭葉各一痏。左取右、右取左、如食頃已。

邪客於臂掌之間、不得屈、刺其踝後、先以指按之痛、乃刺之。以月死生爲數、月生一日一痏、二日二痏、十五日十五痏、十六日十四痏。

邪客於陽蹻之脉、令人目痛從内眥始、刺外踝之下半寸所、各二痏。左取右、右取左。如行十里頃而已。」

語訳

邪気は皮毛から侵入して、孫絡に至ってそのまま留まるが、絡脈が閉塞して流れなくなれば、邪気は経脈に伝わることができず、十五絡脈に溢れて流れ異常な病変をひき起こす。邪気は十五絡脈に入ってからは、左に入ったものは右に流れ行き、右に入ったものは左に流れ行き、上下左右と流れて移動はするが、経脈に影響し、十五絡脈の流れに随って四肢末端へと流れ広がり、定まったところに留まるのではなく、また経兪に入ることもない。この刺法は繆刺という。」

黄帝が問う「左の病には右を取り、右の病には左を取るという繆刺《びゅうし》と、巨刺《こし》とはどのように区別するのか？」

岐伯が答える「邪気が経脈に侵入し、邪気が左で盛んであれば右が病み、右で盛んであれば左が病み、病は左右相互に転移するものもあり、左の痛みがまだ止まないうちに右の脈が病み始めることもあり、これには巨刺を用いる。巨刺は必ず経脈に中て、絡脈に行うのではない。なぜなら絡脈の疼痛部位と経脈の部位は異〔繆〕っており、したがって繆刺というのである。」（巨刺はその経脈に刺し、繆刺はその絡脈に刺す。）

黄帝が問う「繆刺はどのようにするのか？」

岐伯が答える「邪気が足の少陰腎経の絡脈に侵入すれば、人は突然に心痛を起こし、腹が脹り、胸脇が支えるように脹満する。このときまだ積がなければ、然谷穴の前方に刺して出血させれば、食事に要する時間ほどでその症状は治る。左病は右を刺し、右病は左を刺し、病になって間もないものは、五日もすれば治る。

邪気が手の少陽三焦経の絡脈に侵入すれば、喉が痛んで舌がもつれ、口が乾いて胸苦しくなり、前腕の外側が痛んで手を頭の上に挙げられなくなる、これには手の薬指の爪甲の角を韮葉《にらは》の幅ほど離れたところにある関衝穴を、それぞれ一回ずつ刺せばもともと壮健な人はたちどころに治り、老いた人はしばらく経てば治る。左の病は右を刺し、右の病は左を刺す。病になって間もないものは数日で治る。

邪気が足の厥陰肝経の絡脈に侵入すれば、にわかに疝気による激痛を発症、これには足の大指の爪と肉が交わるところにある大敦穴に左右それぞれ一回ずつ刺す。男子はたちどころに良くなり、女子はしばらく経てば良くなる。左の病は右を刺し、右の病は左を刺す。

邪気が足の太陽膀胱経の絡脈に侵入すれば、頭項、肩部に痛みを生じる。これには足の小指の爪と肉が交わるところにある至陰穴にそれぞれ一回ずつ刺せば、たちどころに治る。治らなければ、足の外果の上にある3つの穴に刺す。左の病は右を刺し、右の病は左を刺せば、食事をするのに要するほどの時間が経てば治る。

邪気が手の陽明大腸経の絡脉に侵入すれば、胸中の気が充満して喘息となり、脇肋部が支えるように脹満し胸中が熱すれば、手の人差指の爪甲の角を韮葉の幅ほど離れたところにある商陽穴にそれぞれ一回ずつ刺す。左の病は右を刺し、右の病は左を刺せば、食事をするのに要するほどの時間が経てば治る。

邪気が手首の絡脉に侵入すれば、臂と手掌の間が痛み、手関節を屈曲できなくなり、これには手関節の後ろを刺せばよく、まず痛むところを手指で按じて圧痛があれば刺す。鍼刺の回数は、月の満ち欠けの数に基づき、月が満月に向かう初日には一回刺し、二日目には二回刺し、このように日増しに一回ずつ回数を増やし、十五日目には十五回刺し、これを限度として月が欠けだす十六日目からは回数を一回ずつ減らし、十六日目には十四回刺す。

邪気が陽蹻脉に侵入すれば、目が痛み、その痛みが目の内眦から始まるものは、足の外果の下半寸くらいのところにある申脈穴にそれぞれに二回刺す。左の病は右を刺し、右の病は左を刺し、およそ十里を歩くのに要する時間ほどが経てば治る。

注・足少陰之絡の原文は「暴脹、脈脇反滿」だが、脈を胸、反を支に改めた。

人有所墮墜、悪血留於内、腹中脹滿、不得前後、先飲利藥。此上傷厥陰之脉、下傷少陰之絡、刺足内踝之下、然骨之前、血脉出血。刺跗上動脉。不已、刺三毛上、各一痏、見血立已。左取

右、右取左。善驚善悲不樂、刺如右方。

邪客於手陽明之絡、令人耳聾、時不聞音、刺手大指次指爪甲上去端如韮葉各一痏、立聞。不已、刺中指爪甲上與肉交者、立聞。其不時聞者、不可刺也。耳中生風者、亦刺之、如此數。右取左、左取右。

語訳

人が高所から墜落して、体内に瘀血が滞留し、腹が膨張して大小便が通じなくなれば、まず大小便を通じさせて瘀血を導き出す薬を服用させる。この墜落の衝撃により上部は厥陰の経脈が傷つき、下部では少陰の絡脈が傷つく、これには足の内果の下で然骨の前にある血脈を刺して出血させ、足背の動脈部にある衝陽穴を刺す。これで改善しなければ、足の大指の三毛の上部にある大敦穴をそれぞれ一回ずつ刺し、出血させればたちどころに治る。左の病は右を刺し、右の病は左を刺す。よく驚きよく悲しみ楽しめない状態のものも、右に記したように刺す。

邪気が手の陽明大腸経の絡脈に侵入すれば、人は耳聾のように、時に音が聞こえなくなり、これには手の次指の爪甲の角を韮葉の幅ほど離れたところにある商陽穴にそれぞれ一回ずつ刺せば、たちどころに聞こえるようになる。それでも聞こえないものは、中指の爪甲上で肉と交わるところの中衝穴に刺せば、たちどころに聞こえるようになる。それがまったく聞こえる時がないものは、鍼刺による治療は不可能である。耳の中を風が吹くような〔耳鳴り〕ものは、同じ方法で同じ回数刺す。左の病は右を刺し、右の病は左を刺す。

凡痺行往来無常處者、在分肉間、痛而刺之、以月生死爲數。用鍼者、隨氣盛衰、以爲痏數。鍼過其日數則脱氣、不及其日數則氣不寫。左刺右、右刺左。病如故、復刺之如法。以月死生爲數、月生一日一痏、二日二痏、漸多之、十五日十五痏、十六日十四痏、漸少之。

語訳

およそ痺の病で痛みが移動して部位が定まらないものは、痛みのある分肉の間を刺し、月の満ち欠けによって刺数を決める。鍼を用いるものは、邪気の盛衰によって鍼刺穴数を確定する。その鍼刺数がその日数を過ぎれば正気は消耗し、鍼刺数がその日数に足らなければ邪気を取り除くことができない。左の病は右を刺し、右の病は左を刺す。病が治らなければ、上述した刺法を反復して行う。やはり月の満ち欠けの日数を鍼刺回数とし、新月の初日は一回刺し、二日目は二回刺しといった具合に漸次日ごとに一回ずつ増やし、十五日目には十五回となり、十六日目には一回減らした十四回といった具合に漸次日ごとに一回ずつ減るのである。

邪客於足陽明之絡、『素問』作經。王冰云「以其脉左右交於面部」、故舉經脉之病、以明繆刺之類。令人鼽衄上齒寒、刺足中指『素問』註云「刺大指次指。」爪甲上與肉交者、各一痏。左取右、右取左。

邪客於足少陽之絡、令人脇痛、不得息、欬逆汗出、刺足小指『素』有次指二字爪甲上與肉交者、各一痏。不得息立已、汗出立止。欬者、温衣飲食一日已。左刺右、右刺左、病立已。不已、復刺如法。

邪客於足少陰之絡、令人咽痛、不可内食、無故善怒、氣上走賁上。刺足中央之絡、各三痏、凡六刺、立已。左刺右、右刺左。

邪客於足太陰之絡、令人腰痛引少腹控䏚、不可以仰息。刺其腰尻之解、兩胂之上。是腰俞。以月死生爲痏數、發鍼立已。左刺右、右刺左。

邪客於足太陽之絡、令人拘攣背急、引脇而痛、内引心而痛、刺之、從項始、數脊椎俠脊疾按之、應手而痛、刺入傍三痏、立已。

邪客於足少陽之絡、令人留於樞中痛、髀不得氣一作髀不可擧、刺樞中、以毫鍼、寒則留鍼。以月生死爲痏數、立已。

語訳

邪気が足の陽明胃経の絡脈に侵入すれば、（『素問』は経。王冰は、その脉は顔面部で左右が交わる、したがって経脉の病を、繆刺の類で治療する。）鼻詰まりや鼻血したり上歯に寒冷感が生じる、これには足の中指（『素問』註には、第二趾を刺す。）の爪甲と肉が交わるところにある厲兌穴にそれぞれ一回ずつ刺す。左の病は右を刺し、右の病は左を刺す。

邪気が足の少陽胆経の絡脈に侵入すれば、脇が痛み、呼吸困難で、咳嗽して汗が出る、これには足の第四趾の爪甲上で爪と肉が交わるところにある竅陰穴にそれぞれ一回ずつ刺す。呼吸困難はたちどころに治り、汗が出るのもたちどころに止まる。咳嗽のあるものは衣服を多く着て、温かい物を食べて身体を温めれば一日ほどで治る。左の病は右を刺し、右の病は左を刺せば病はたちどころに治る。治らなければ、同じ方法を反復して行う。

邪気が足の少陰腎経の絡脈に侵入すれば、咽が痛み、飲食物を飲み込めない、理由なく怒る、気が上行して胃の上部〔噴門〕から上に向かって上逆する。これには足底中央の湧泉穴に、それぞれ三回ずつ、合わせて六回刺せばたちどころに治る。左の病は右を刺し、右の病は左を刺す。

邪気が足の太陰脾経の絡脈に侵入すれば、腰が痛んで下腹部や季脇部までひびき、仰ぐように胸を張って呼吸できない。これには腰と臀部の間の関節部分にある下髎穴を刺し、これは腰の両側の隆起した筋肉部の上方である。これはすなわち腰部の兪穴である。鍼刺回数は月の満ち欠けに基づいて決め、鍼刺が終わればたちまち効果が現れ治る。左の病は右を刺し、右の病は左を刺す。

邪気が足の太陽膀胱経の絡脈に侵入すれば、背部の筋肉が引きつり、脇部まで引きつって痛み、身体の内部では引かれるように心が痛む。これへの鍼刺は、項部から背骨の両側にそって押さえ、痛みを感じるところに三回刺入すればたちどころに治る。

邪気が足の少陽胆経の絡脈に侵入すれば環跳部が痛み、股関節は気を得られなくなって足をあげられなくなり、これには毫鍼で環跳穴を刺し、寒邪には鍼をしばらく留め置く。月の日数を鍼刺回数とすれば、すぐに治る。

諸經刺之、所過者不病、則繆刺之。

耳聾、刺手陽明。不已、刺其過脉出耳前者。

齒齲、刺手陽明立已。不已、刺其脉入齒中者、立已。

邪客於五藏之間、其病也、脉引而痛、時來時止。視其病脉、繆刺之於手足爪甲上、視其脉、出其血。間日一刺、一刺不已、五刺已。

繆傳引上齒、齒唇寒『素』多一痛字、視其手背脉血者去之、刺足陽明、中指爪甲上一痏、手大指次指爪甲上各一痏、立已。左取右、右取左。

嗌中腫、不能内唾、不能出唾者、繆刺然骨之前出血、立已。左取右、右取左。自嗌腫至此二十九字、『素問』王冰註「原在邪客足少陰絡之下。」今移在此。

語訳

諸経脉の病の治療にはその経脈を刺すが、病がその経脈の走行上になければ、病変のある絡脈に繆刺法を用いる。

耳聾《つんぼ》には、手の陽明経の商陽穴を刺す。これで治らなければ、その経脈が出る耳の前の聴宮穴を刺す。

歯齗《むしば》には、手の陽明経の商陽穴を刺せばすぐ治る。これで治らなければ、歯中に入っている経脈を刺せばたちどころに治る。

邪気が五臓の間に侵入すれば、その病は、経脈が引かれて痛み、時に痛んだり時に止んだりする。その病脈を観察して繆刺し、手足の爪甲上を繆刺で刺し、鬱滞する血液を出す。一日おきに一回刺し、一回刺して良くならなくても、五回も刺せば治る。

手の陽明経の病邪が繆《あやま》って足の陽明経の上歯に伝わり、これに引かれて歯唇が寒く感じて痛み、これにはその手背の経脈上の鬱血を観察し、刺して血を出して邪気を除去し、足の陽明経の中指の爪甲上にある内庭穴と、手の陽明経で示指の爪甲上にある商陽穴にそれぞれ一回させば、たちどころに治る。左の病は右を刺し、右の病は左を刺す。

咽の中が腫れ、唾液を飲み込めず、唾液を吐き出すことができないもの、足の内果の前方にある足の少陰腎経の然谷穴を刺して出血させれば、たちどころに治る。左の病は右を刺し、右の病は左を刺す。（嗌腫から二十九文字に至るまでを、『素問』王冰の註の原文には足の少陰絡の下に邪があって留まる。今はこれに移す。）

邪客於手足少陰太陰一作陽、**足陽明之絡、此五絡者、皆會於耳中、上絡左角、五絡倶竭、令人身脉皆動、而形無知也、其狀若尸、或曰尸厥。刺足大指内側爪甲上、去端如韮葉、後刺足心、**

後刺足中指爪甲上、各一痏、後刺手大指内側爪甲上去端如韮葉、後刺手少陰兌骨之端、各一痏、立已。『素問』又云「後刺手心主者、非也。」不已、以竹筒吹其兩耳中。剔其左角之髪方寸、燔治、飲以美酒一杯。不能飲者、灌之立已。

凡刺之數、先視其經脉、切而循之、審其虛實而調之。不調者、經刺之。有痛而經不病者、繆刺之。目視其皮部有血絡者、盡取之。此繆之刺之數也。

語訳

邪気が手の少陰、足の少陰、手の太陰、足の太陰（一書には陽）、足の陽明の絡脈に侵入すれば、この五つの絡脈は、みな耳の中で会し、上がって左耳の上部の額角に連絡しているので、もしこの五つの絡脈の脈気がすべて枯渇すれば、全身の経脈はすべて異常をきたし、身体の知覚が消失して、それは死体のような状態、あるいは尸厥《しけつ》とよぶ。これには足の大指の内側の爪甲上で爪甲の角を去ること韮葉の幅ほど離れたところにある陰白穴を刺し、その後に足心の湧泉穴を刺し、その後は足の中指の爪甲上にある厲兌穴にそれぞれ一回ずつ刺し、手の母指の内側端から去ること韮葉の幅ほど離れたところにある少商穴、掌後の鋭骨の端にある少陰の神門穴の順にそれぞれ一回ずつ刺せば、たちどころに治る。（『素問』には、後に手の厥陰心包経を刺すというが、これは誤りである。）これで治らなければ、竹筒で患者の両耳の中に息を吹き込み、患者の左額角の頭髪を一平方寸剃り、その頭髪を焼いて粉末にし、美酒一杯でこれを飲ませる。自分で飲めない患者は、口を開いて流し込めばたちどころに治る。

一般に鍼刺の方法は、まず病の経脈を観察し、患部を切按し、その虚実を調べて調える。調わねば、経脈に鍼刺する。痛みはあるが経脈に病がないものは、繆刺法を用いて治療する。この場合、その皮部の血絡の有無を観察し、血絡があれば、そこに刺して血を出し尽す。これが繆刺の方法である。

第四、鍼道　（鍼道第四）

提要

本篇は、鍼を業とする方法について論じているため名付けられた篇である。その主要内容は、神の重要意義及び「守神《しゅしん》」、「養神《ようしん》」の方法、鍼刺で気が至る状況及び意義、虚実補瀉の施術方法及び注意事項、鍼刺の幾つかの禁忌事項、大寒大熱への鍼刺の方法及び諸寒熱に対する鍼刺の原則である。

夫鍼之要、易陳而難入、粗守形、上守神、神乎神、客在門、未覩其病、惡知其原。刺之微、在速遲。粗守關、上守機。機之不動、不離其空。空中之機、清靜以微。其來不可逢、其往不可追、知機道者、不可掛以髮、不知機者、叩之不發。知其往來、要與之期。粗之闇乎、妙哉上獨有之也。往者爲逆、來者爲順。明知逆順、正行無問。迎而奪之、惡得無虚。追而濟之、惡得無實。迎而隨之、以意和之、鍼道畢矣。

語訳

鍼刺の要点について、話すことは易しいが、その境地に達することは至難の技である。未熟な医者は、形に拘り外見だけを診て判断し、優れた医者は、病人の神気の盛衰を診て補瀉を行うことができる。正気には定まった門戸があり、邪気はその門戸から人体に侵入しようとするが、医者がその病が何経にあるのか診ないで、どうして悪くなった経穴を知ることができようか。鍼刺の技術の微妙なところは、遅速を手法とするところである。未熟な医者は、関節周囲の経穴のみで治療を行い、優れた医者は、経気の動静を観察し補瀉を施す。経気の循行は、その経穴から離れず往来している。経穴を往来する経気の変化は、静かで微妙である。邪気が盛んなときにこれを迎えて補ってはならず、邪気は衰えたが、まだ正気回復していないときにこれを追って瀉してはならず、気の虚実変化の道理を理解すれば、髪の毛ほどの間違いも起こすことはないが、気の虚実変化を理解していなければ、弓弦を叩いても弓箭《きゅうせん》が弦上《つるじょう》に残って不発になるように、正確な補瀉ができずに治療目的を達成できない。その気の往来について理解していれば、鍼刺の適正な時期を理解できる。未熟な医者は、このことについて無知であり、精妙なこの道理は優れた医者のみが会得することができる。気が去り衰退するのは逆で、気が来て充実するのは順である。気の逆順の道理を理解してこそ、なんら問題もなく正確に鍼刺できる。経脈の循行方向を迎えて瀉せば、邪気を除去できる。経脈の循行方向を追って補えば、正気を補強することができる。迎随《げいずい》により調和させることにより、鍼刺の道理は尽くされている。

凡用鍼者、虚則實之、滿則泄之、菀陳則除之、邪勝則虚之。『大要』曰「徐而疾則實、疾而徐則虚。」言實與虚、若有若無。察後與先、若存若亡。爲虚與實、若得若失。虚實之妙、九鍼最妙。補寫之時、以鍼爲之。

寫曰迎之、迎之意、必持而内之、放而出之、排揚出鍼、疾氣得泄。按而引鍼、是謂内温、血不得散、氣不得出。補曰随之、随之意、若忘之、若行若按、如蚊蝱止、如留如環、去如絶絃、令左屬右、其氣故止、外門以閉、中氣乃實。必無留血、急取誅之。

語訳

一般に鍼刺を用いた治療は、正気が虚していれば補い、邪気が実していれば瀉し、気血が鬱滞していればそれを取り除き、邪気が盛んになっていれば、邪気を除去する。『大要』には「ゆっくり刺入して素早く抜けば補法で、素早く刺入してゆっくり抜けば瀉法」とある。鍼下に気が有るものは実といい、気が無いものを虚といい、実と虚は気が有るか無いかの違いである。診察により治療の後先の順序を決め、虚実によって治療における補瀉《ほしゃ》を決定する。虚であれば正気を得るように、実であれば邪気を失わせる。虚実の要としては、九鍼が最も優れている。補瀉を、鍼刺で行えるのである。

瀉は迎えるといい、迎えるとは経脈の運行方向に逆らって鍼を刺入し気を得たのち抜鍼、鍼孔を開いて大いに揺らせば、邪気を漏出させることができる。鍼を抜くとき鍼孔を按じれば、これは内温《ないおん》といい、血は中にこもって発散せず、気も出て行かない。補は随といい、随とは経脈の運行方向にしたがって鍼を向け、ゆっくりしずかに刺して鍼下に気を導き、鍼刺して穴部を按じる、あたかも蚊や虻が回りながら止まるように、鍼を抜き去るときは矢が弦から放たれように、右手で素早く鍼を抜き、左手で鍼孔を按じれば、その経気の漏出を止めることができ、外の門である鍼孔を閉ざせば、中の正気は充実する。かならず留血させてはならず、留血すれば素早くこれを除去しなければならない。

持鍼之道、堅者爲實『素問』作寶。正指直刺、無鍼左右。神在秋毫、屬意病者。審視血脉、刺之無殆。方刺之時、心在懸陽及與兩衡。一作衝。神屬勿去、知病存亡。取血脉者、在腧横居。視之獨滿、切之獨堅。

夫氣之在脉也、邪氣在上、濁氣在中、清氣在下。故鍼陷脉則邪氣出、鍼中脉則濁氣出、鍼太深則邪氣反沈、病益甚。故曰「皮肉筋脉、各有所處、病各有所舍、鍼各有所宜、各不同形、各以任其所宜、無實實虛虛、損不足、益有餘。是爲重病、病益甚。取五脉者死、取三脉者恇。奪陰者厥、奪陽者狂。鍼害畢矣。」

語訳

鍼を用いる法則は、鍼をしっかり堅く持つことが最も大切である。経穴に正確にねらいを定めて真っ直ぐに刺し、左右に偏らない。毫毛にある神気まで洞察するように、病人の神気の状態や変化に注意をはらう。

皮下の血脈を観察して審らかにして経脈に鍼刺すれば、悪い結果を生じることはない。鍼刺するときは、患者の目と眉に心を留めて治療を行う。（『一書』では、衝）神気への注意力を維持することで、ようやく病の存在と消失したことを知ることができる。血脈は、経穴の周囲に分布しており、それを見れば満ちており、按じて診れば堅い感触である。

およそ邪気が経脈を侵せば、邪気の多くは身体の上部を害い、食積は中部で留まり、冷たい寒湿の邪気は身体の下部を害う。したがって経脈を刺せば邪気は出てしまい、足の陽明経の三里穴を刺せば濁気は除去される。浅い部分にある病に深く刺しすぎれば、邪気はかえって深く沈んでしまい、病を益々重くしてしまう。それゆえ次のように言う、皮肉筋脈は、それぞれ異なる部位にあり、病もそれぞれ異なるところが侵され、鍼もそれぞれに適宜があり、それぞれに使用する鍼の種類や形状も異なり、それぞれに適当な鍼を選んで用い、実証は補ってはならず、虚証は瀉してはならず、不足を損じさせてしまい、有余を益してしまう。これでは病を重くしてしまい、病が益々甚大になってしまうのである。五臓の経脈を瀉せば死んでしまい、三陽経の経脈を瀉せばおびえる。以上のように、陰経を瀉して五臓気が消滅すれば仮死となり、陽経を瀉せば陽気を損耗して発狂するのである。これは鍼刺の弊害である。

知其所苦、鬲有上下、知其氣之所。先得其道、布而涿之『太素』作希而疎之。**稍深而留之、故能徐入之。大熱在上者、推而下之。從下上者、引而去之。視前痛者、常先取之。大寒在外、留而補之。入於中者、從合寫之。鍼所不爲、灸之所宜。上氣不足、推而揚之。下氣不足、積而從**

之。陰陽皆虛、火自當之。厥而寒甚、骨廉陷下。寒過於膝、下陵三里。陰絡所過、得之留止。寒入於中、推而行之。經陷下者、即火當之。結絡堅緊、火之所治。不知其苦、兩蹻之下。男陽女陰、良工所禁。鍼論畢矣。

語訳

病気により苦しいところを知ることができる。横隔膜の上部に心・肺があり、横隔膜の下部に肝・脾・腎があり、この隔上《かくじょう》、隔下《かくか》を詳しく調べれば、病気の所在を知ることができる。まず経脈循行の法則や鍼刺の道理を理解して、修練して広めなければならない。（『太素』には、鍼刺の数を少なくして、鍼を緩やかに刺入する。）しだいに鍼を深く刺入して長く留めるとは、いわゆる徐々に鍼を刺入することである。熱病が体表の上半身にあれば、熱を抑えて下行させ陰と調和させる。熱が下から上がってくるものは、上逆してくる邪気を導いて除去する。病の痛みには先後があり、病に先がけて痛みがあるものは、まず先にその痛みを取る治療から行う。すさまじい寒が外表にある場合は、鍼を留め置いて陽気を補う。寒邪が身体に侵入したものは、鍼を留め置いて陽気を補い、合穴を取って寒邪を瀉す。鍼治療が不適当なところは、灸治療を行うとよい。上気《じょうき》〔膻中《だんちゅう》の気〕が少ないものは、気を導き高揚させる方法で補う。下気《かき》〔腎間《じんかん》の動気〕が少ないものは、鍼を留め置いて気を集める方法で補う。陰陽ともに虚して、鍼刺が困難なものは灸治療で調節する。厥で寒さがはなはだしく、骨部の肌肉が陥下する場合、あるいは寒さが膝を超える場合は、足の三里穴を取る。寒邪が陰部の絡脈に侵入して留まり、経脈に伝わり入ったものは、鍼治療によって寒邪を導いて散逸させる。寒邪により経気が陥下するものは、灸治療によってこれに当たる。絡脈が結滞してそれが堅く緊張しているものは、灸により治療を行う。痛みのある部位がはっきりしないものは、陽蹻脉の申脈穴と陰蹻脉の照海穴で治療する。男は陽蹻脉を用い、女は陰蹻脉を用いる。したがって逆に男に陰蹻脉、女に陽蹻脉を用いることは、すぐれた医者が禁忌にすることである。

注・原文は「從下土者」だが「從下上者」に改めた。原文は「推而陽之」だが「推而揚之」に改めた。

凡刺虛者實之、滿者泄之。此皆衆工之所共知也。若夫法天則地、隨應而動、和之若響、隨之若影、道無鬼神、獨來獨往。

凡刺之眞、必先治神。五藏已定、九候已明、後乃存鍼。衆脉所『素』作不。**見、衆凶所**『素』作弗。**聞。外内相得、無以形先。可玩往來、乃施於人。虛實之要、五虛勿近、五實勿遠。至其當發、間不容瞚。手動若務、鍼耀而勻。靜意視義、觀適之變。是謂冥冥、莫知其形。見其烏烏、見其稷稷、從見其飛、不知其誰。伏如横弩、起若發機。刺虛者、須其實、刺實者、須其虛。經氣已至、愼守勿失。深淺在志、遠近若一。如臨深淵、手如握虎、神無營於衆物。**

語訳

一般に鍼刺は虚したものは補い、実したものは瀉す。これは医者がみな知るところである。もし天地陰陽の道理に法り、変化に応じた治療をすれば即効性がある。それは打てば響くように形に影が伴う如く、この道理は神秘的な摩訶不思議なものではなく、道理を求め実践さえすれば、自ずと独自の境地を得て鍼道を歩むことができる。

およそ刺法の本質とは、必ず先に精神を整える。五臓の盛衰変化を調べて確定させ、九候の脈により病を明らかにし、しかる後に鍼刺する。多くの脈（『素問』では、真蔵脈でないこと）を確認し、多くの損なわれる現象（『素問』では、もとる）が出ていないか調べる。外表と体内は相応となっているか、形だけで判断してはならない。経脈の気血往来によって、人に治療を施すのである。人には虚実があり、その治療の要としては、五虚《ごきょ》〔脈が細いもの、皮膚が寒いもの、気が少ないもの、大小便を失禁するもの、飲食入らざるもの〕であれば、邪気を五臓に侵入させないために近位部の鍼刺は避け、五実《ごじつ》〔脈が盛んなもの、皮膚が熱いもの、腹が膨張するもの、大小便が通じないもの、意識が定まらず目がはっきり見えないもの〕であれば、正気が散逸して衰退しないように遠位部の鍼刺は避ける。まさに鍼しようとする時は、瞬きするほどの一瞬の隙も無いほどに集中しなければならない。手に神経を集中させて、清潔な鍼を用いて鍼刺する。冷静な気持ちで適切に見て、変化が至るのを観察する。その変化は微妙な感覚で、言葉や形として知ることはできない。気が至るときは、鳥が多く集まり来るようで、気が盛んなときは、稷〔きび〕が多く繁茂しているようで、気の往来は、鳥が飛ぶのをみるように、それは誰も見てとらえることはできない。気が至らないときは、大弓を横たえて発射を待つ時のように、気が至れば、発射装置が発動し連続で素早く弓が発射されるように、迅速に鍼刺するのである。虚したものは刺して、それが充実するのを待ち、実するものは刺して、それが虚するのを待つ。経気が至れば、注意深く鍼刺をする好機を逃さないようにする。鍼刺の深浅、発病の遠近にかかわらず精神を統一させる。深淵に臨むように、手に猛虎を握っているように、神経を集中させて他の事物に気をとらわれないようにする。

黄帝問曰「願聞禁數。」岐伯對曰「藏有要害、不可不察。肝生於左、肺藏於右、心部於表、腎治於裏、脾爲之使、胃爲之市。膈肓之上、中有父母。七節之傍、中有志心。『素』作小心。**順之有福、逆之有咎。」**

語訳

黄帝が問う「鍼刺してはならない場所とはどのくらいあるのか？」

岐伯が答える「内臓には危険なところがあるので、注意しなくてはならない。肝気は左側に生じ、肺気は右側に蔵され、心臓は外表の陽気を調節し、腎臓は内部の陰気を管理し、脾臓は水穀の精微を各臓器に輸送し、胃腑は飲食物を受納し雑多な市である。横隔膜の上には生命維持に重要な血を主る心、気を主る肺の両臓がある。第七椎の傍らの、裏面には心包絡がある。（『素問』には、小心）この禁忌を遵守して治療すれば安全であり、これを守らずに治療すれば災禍を生じる。」

寫必用方、『太素』作員。切而轉之、其氣乃行、疾入徐出、邪氣乃出、伸而迎之、搖大其穴、氣出乃疾。補必用員『太素』作方。外引其皮、令當其門、左引其樞、右推其膚、微旋而推之、必端以正、安以静、堅心無解、欲微以留、氣下而疾出之、推其皮、蓋其外門、眞氣乃存。用鍼之要、無忘養神。

寫者、以氣方盛、以月方滿、以日方温、以身方定、以息方吸而内鍼、乃復候其方吸而轉鍼、乃復候其方呼而徐引鍼。補者行也。行者、移也。刺必中其榮、復以吸排鍼也。必知形之肥痩、榮衛血氣之衰盛。血氣者、人之神、不可不謹養。

語訳

瀉法は必ず端正で静かな刺法〔方《ほう》〕（『太素』には、円滑流利な刺法〔員《いん》〕。）を用い、鍼刺する部位を回すように按じ、経脉の気を集め滞りなくめぐらせ、すばやく刺入し、ゆっくり抜鍼して邪気を外に引き出す。経脉の循行方向に逆らって迎えて刺入し、鍼を大きく揺らし鍼孔を広げ、抜鍼とともに邪気を速やかに外へ出す。補法は必ず円滑流利な刺法（『太素』には、端正で静かな刺法）を用い、その皮膚を外に引くように擦して、その穴位を正確に取り、左手で擦しながら引き周囲をなだらかにし、右手でその皮膚を推しながら、微かに回旋させながら徐々に鍼を推し入れ、必ず正しい動作で行い、施術者は心静かに安定し、堅い心を緩めないようにして、鍼を微かに留め、鍼下に気が至れば速やかに鍼を抜き出し、その鍼孔の皮膚を推して按じ、鍼孔に蓋をして真気が洩れ出さないようにする。鍼を用いる主要目的は、神気を調え養うことを忘れてはならない。
瀉法は、病気がまさに〔方〕盛んで、月が満ちて、天気が温かく、心身が安定しているとき、患者が息を吸おうとするときに鍼を入れ、患者が息を吸い込むとき鍼を回旋し、息を吐こうとするとき徐々に鍼を抜く。補法は運行である。運行とは、気を動かし移すことである。鍼刺は必ずその経脈の栄気にあてるように刺し、患者が息を吸い込むときに鍼を抜く。必ず肉体の肥痩と衛営や血気の盛衰を確認しなければならない。血気とは、人の神〔人体の生命活動〕であり、謹んで養い調えなければならない。

形乎形、目瞑瞑捫其所痛、『素』作問其所痛。**索之於經、慧然在前、按之弗得、不知其情。故曰形。神乎神、耳不聞、目明心開而志先、慧然獨覺、口弗能言、倶視獨見、象若昏、昭然獨明、若風吹雲、故曰神。三部九候爲之原、九鍼之論不必存。**

凡刺之而氣不至、無問其數、刺之而氣至乃去之、勿復鍼。鍼各有所宜、不同形、各任其所爲。刺之要、氣至而效、效之信、若風吹雲、昭然於天、凡刺之道畢矣。

節之交、凡三百六十五會。知其要者、一言而終、不知其要者、流散無窮。所言節者、神氣之所遊行出入也、非皮肉筋骨也。

語訳

形とは、肉体の変化を観察することで、目でははっきりした変化をとらえることができなくても、その痛むところを触れて（『素問』では、その痛むところを問う）、経脈を観察すれば、病を前にしてあたかも目で見るように真理を明らかにしてその本質をとらえることができ、外形を按じてもその変化を知ることができなければ、病状を把握することはできない。したがって形というのである。神とは、見るだけ〔望診〕で分かることをいい、患者の訴えが耳に達しなくても、目で見るだけで医者の志により心眼が開いたように疾病の本質をとらえ、独自に悟りを開いたように真理を明らかにすることができ、これは言葉として言い表し難く、それは同時に疾病を診て、誰もそれを見抜くことができないものを、望診を会得した人だけがその疾病の本質まで見抜くことができるようなものである。ちょうど暗闇の中で誰も何も見ることができないのに、ただその人だけが一点の曇りもなく明らかにその姿を見分けることができるようなもので、それはまるで風が雲を吹き払うかのようであり、したがって神〔心神の妙〕というのである。三部九候で疾病の本質を把握できれば、必ずしも九鍼の理論にとらわれることはない。

一般に鍼を刺して経気が至らなければ至るまで行い、その鍼刺の回数は問わない。鍼を刺して鍼下に気を得れば鍼を抜き、反復して鍼をしてはならない。鍼は各々に適宜があり、鍼はそれぞれに形状が異なり、それぞれに適応する部位や症状があって、それを任される。鍼刺の重要なところは、鍼刺では鍼下に得気が至って初めて効果が現れ、その効果は、風が雲を吹き払い、天空が明瞭となっていくように、病が顕著に好転し治っていくのである。およそこれは鍼刺の道理である。人体の関節どうしが出会う間隙は、およそ三百六十五ある。その要所は掌握が必要の一言に尽き、この要所について把握できなければ、不都合極まりないのである。いわゆる節とは、脉気の運行出入りするところで、皮肉筋骨の部位のことではない。

注・「神乎神」の原文は「神神乎」。

覩其色、察其目、知其散復、一其形、聽其動靜、知其邪正。右主推之、左持而禦之。氣至而去之。凡將用鍼、必先視脉氣之劇易、乃可以治病。五藏之氣已絶於内、而用鍼者反實其外、是謂重竭。重竭必死、其死也靜。治之者、輒反其氣、取腋與膺。五藏之氣已絶於外、而用鍼者反實其内、是謂逆厥。逆厥則必死、其死也躁。治之者、反取四末刺之。害中而不去則精泄、害中而去則致氣。精泄則病甚而恇、致氣則生爲癰瘍。

語訳

患者の色や目を観察して、病の消散や回復の状態を知ることができる。病の形態や動静の変化により、邪気や正気を知ることができる。右手で鍼を刺入し、左手で鍼を保持し、気が至るのを待ち、鍼下に気が至れば鍼を抜き去る。一般に鍼を用いる際には、必ず先に脉を診て、病気の軽重を視て、しかる後に治療する。五臓の気がすでに内で絶えた〔陰虚〕ものに、反って鍼を用いてその外部を充実させてしまえば、陽気がますます盛んになって陰気がさらに衰え、五臓の精気がさらに衰退してしまう。これを重竭《じゅうかつ》という。重竭になれば必ず死ぬが、その死は静かである。これは医者が陰陽の経気の補瀉の原則に反して腋や胸の経穴を取ったからである。五臓の気がすでに外表で絶えた〔陽虚〕ものに、反って鍼を用いてその内部を充実させてしまえば、手足が末端から冷えあがる。これを逆厥《ぎゃくけつ》という。逆厥になれば必ず死ぬが、その死は騒がしく安らかではない。これは医者が四肢末端の経穴を取って陽気を尽きさせたためである。鍼刺の害としては、刺して病所に的中しているのに、鍼を抜かずにそのまま留めおけば精気が漏れてしまう。鍼が病所に中っていないのに、鍼を抜いてしまえば邪気が留まり散じなくなる。鍼刺で精気を漏らしてしまえば病が重症化して身体が衰弱する。邪気を除去できずに肌膚に留めてしまえば癰瘍《ようよう》〔危険なできもの〕を生じてしまう。

注・「精泄則病甚而恇」の原文は「精泄則病甚而惟」。

刺鍼必肅、刺腫搖鍼、經刺勿搖。此刺之道也。刺諸熱者、如手探湯、刺寒清者、如人不欲行。刺虚者、刺其去、刺實者、刺其來。刺上關者、㰦不能欠、刺下關者、欠不能㰦。刺犢鼻者、屈不能伸、刺内關者、伸不能屈。病高而内者、取之陰陵泉。病高而外者、取之陽陵泉。陰有陽疾者、取之下陵三里。正往無殆、氣乃止、不下復始矣。

語訳

鍼刺による治療は必ず慎重に行い、腫れた病への鍼刺は鍼を揺らす手法を用い、経脈へ鍼刺する場合は鍼を揺らす必要はない。これは刺法の道理である。

熱病への鍼刺は、あたかも熱湯の中を手で探るかのように浅くすばやく刺し、寒冷の病への鍼刺は、別離の情に堪えない人のように深く刺して留め、虚証への鍼刺は、経脈の流れに随って刺し、実証への鍼刺は、経脈の流れに逆らって刺す。

上関穴を刺す時は、口を開け、閉じてはならない。下関穴を刺すときは口を閉じ、開けてはならない。犢鼻穴を刺せば、曲げることはできても、伸ばすことはできない。内関穴を刺す時は膝を曲げさせ、伸ばしてはならない。内関を刺す時は腕を伸ばし、曲げてはならない。病が身体上部で内にあれば、足の太陰経の陰陵泉穴を取る。疾病が身体上部の外表にあれば、足の少陽経の陽陵泉穴を取る。内臓に熱がある病には、足の陽明経の三里穴を取る。正確な鍼刺をすれば問題は起きず、鍼下に気が至れば終える。気が至らなくて治らねば最初からくり返す。

第五、鍼道の終始（鍼道終始第五）

提要

本篇は、臓腑、経脉の終始、脉口人迎脉の盛衰などの基本規律及び鍼刺の法則について論述するため、この名が付いた篇である。その主要な内容は、脉口人迎脉の盛衰状況、経脉主病と鍼刺による補瀉刺法の関係、三刺により穀気が至る重要意義と刺法、陰陽虚実、病気の所在、四気発病、形気の盛衰などによる鍼刺の法則である。

凡刺之道、畢於終始。明知終始、五藏爲紀、陰陽定矣。陰者主藏、陽者主府。陽受氣於四肢、陰受氣於五藏、故寫者迎之、補者隨之、知迎知隨、氣可令和、和氣之方、必通陰陽、五藏爲陰、六府爲陽。謹奉天道、請言終始。終始者、經脉爲紀、持其脉口人迎、以知陰陽有餘不足、平與不平、天道畢矣。

所謂平人者、不病也。不病者、脉口人迎應四時也、上下相應而俱往來也、六經之脉不結動也、本末相遇寒温相守司、形肉血氣必相稱也、是謂平人。若少氣者、脉口人迎倶少而不稱尺寸。如是者、則陰陽倶不足、補陽則陰竭、寫陰則陽脱。如是者、可將以甘藥、不可飲以至劑。如此者、弗灸。不已者、因而寫之、則五藏氣壞矣。

語訳

およそ鍼刺の道理は、『終始』に尽きる。『終始』を明らかにするには、五臓の大綱により、陰陽を定める。陰は五臓を主り、陽は六腑を主る。陽は気を四肢から受け、陰は気を五臓から受けるので、したがって瀉法は経気の流れを迎えて、補法は経気の流れに随って、この補瀉迎随を理解できれば、経気を調和させることができ、その調和の方法とは、必ず陰陽を疎通させることで、五臓は陰であり、六腑は陽である。謹んで自然界の道理に遵うことを、『終始』はいうのである。『終始』とは、経脈の大綱により、寸口と人迎で脉象を診れば、陰陽の有余や不足や、陰陽が平らかか平らかでないかを知ることができる。このように人と自然界の陰陽は対応しており、したがって鍼刺の道理は自然界の道理に尽きるのである。

いわゆる平人とは病のない人のことである。病でない人は、寸口と人迎の脉象は四季の変化と対応しており、上部の人迎脈と下部の寸口脈は対応していて、同じように往来している。六経脉は結したり滞ることなく流動し、内臓と体表の手足は対応していて、寒くても熱くても一定を保ち、形、肉、血、気の均衡がとれ良好な人、これを平人という。正気が虚弱な人は、寸口と人迎ともに脉気が乏しく尺寸に及ばない。これは陰陽がともに不足しており、陽を補えば陰が枯渇し、陰を瀉せば陽が脱去してしまう。このようなものには緩い薬を与えればよく、しかし激しい瀉の薬を飲用させてはならない。このものには、灸もしてはならない。病が癒えないのは瀉を施したためで、五臟の気が壊されてしまったのである。

注・『終始』とは『靈樞・終始篇』のことで、経脈の終始ではない。

人迎一盛、病在足少陽。一盛而躁、在手少陽。人迎二盛、病在足太陽。二盛而躁、在手太陽。人迎三盛、病在足陽明。三盛而躁、在手陽明。人迎四盛、且大且數、名曰溢陽、溢陽爲外格。脉口一盛、病在足厥陰。一盛而躁、在手心主。脉口二盛、病在足少陰、二盛而躁、在手少陰。脉口三盛、病在足太陰。三盛而躁、在手太陰。脉口四盛、倶大且數、名曰溢陰、溢陰爲内關、不通者、死不治。人迎與太陰脉口倶盛、四倍五已上、名曰關格。關格者、與之短期。

語訳

人迎脉が寸口脉より一倍盛んであれば、病は足の少陽胆経にあり、一倍でかつ躁であれば、病は手の少陽三焦経にある。人迎脉が寸口脉より二倍盛んであれば、病は足の太陽膀胱経にあり、二倍でかつ躁であれば、病は手の太陽小腸経にある。人迎脉が寸口脉より三倍盛んであれば、病は足の陽明胃経にあり、三倍でかつ躁であれば、病は手の陽明大腸経にある。人迎脉が寸口脉より四倍盛んで、かつ大でかつ数であれば、溢陽《いつよう》という。溢陽は、陽気が盛大で外に溢れ、陰気が体表に出られないので外格《がいかく》である。

寸口脉が人迎脉より一倍盛んであれば、病は足の厥陰肝経にあり、一倍でかつ躁であれば、病は手の厥陰心包経にある。寸口脉が人迎脉より二倍盛んであれば、病は足の少陰腎経にあり、二倍でかつ躁であれば、病は手の少陰心経にある。寸口脉が人迎脉より三倍盛んであれば、病は足の太陰脾経にあり、三倍でかつ躁であれば、病は手の太陰肺経にある。寸口脉が人迎脉より四倍盛んで、かつ大でかつ数であれば、溢陰《いついん》という。溢陰は、陰気が盛んで内に氾濫するので内関《ないかん》といい、陽が外に閉ざされ、陰が内に閉ざされて陰陽が通じなくなれば、死の病で治せない。人迎脉と寸口脉がともに四倍以上大きくてすでに五倍を超えていれば陰陽が離れ決別した危ない象で、これを関格《かんかく》という。関格は、その余命は短期である。

人迎一盛、寫足少陽而補足厥陰、二寫一補、日一取之、必切而驗之。疎取之上、氣和乃止。人迎二盛、寫足太陽而補足少陰、二寫一補、二日一取之、必切而驗之。疎取之上、氣和乃止。人迎三盛、寫足陽明而補足太陰、二寫一補、日一取之、必切而驗之。疎取之上、氣和乃止。脉口一盛、寫足厥陰而補足少陽、二補一寫、日一取之、必切而驗之。氣和乃止、疎取之上。脉口二盛、寫足少陰而補足太陽、二補一寫、二日一取之、必切而驗之。氣和乃止、疎取之上。脉口三盛、寫足太陰而補足陽明、二補一寫、日二取之、必切而驗之。氣和乃止、疎取之上。所以日二取之者、太陰主胃、大富於穀、故可日二取之也。人迎脉口俱盛四倍已上、『靈樞』作三倍。名曰陰陽俱溢。如是者不開、則血脉閉塞、氣無所行、流淫於中、五藏内傷。如此者、因而灸之、則變易爲他病矣。

凡刺之道、氣和乃止、補陰寫陽、音聲益彰、耳目聰明。反此者、血氣不行。

語訳

人迎脉が寸口脉より一倍盛んであれば、足の少陽胆経を瀉し足の厥陰肝経を補い、二瀉して一補い、一日一回治療し、必ず切診して気が調和したことを確認する。脉が躁であれば手少陽と手厥陰を取り、脉気が穏やかになれば治療を終える。

人迎脉が寸口脉より二倍盛んであれば、足の太陽膀胱経を瀉し足の少陰腎経を補い、二瀉して一補い、二日一回治療し、必ず切診して気が調和したことを確認する。脉が躁であれば手太陽と手少陰を取り、脉気が穏やかになれば治療を終える。

人迎脉が寸口脉より三倍盛んであれば、足の陽明胃経を瀉し足の太陰脾経を補い、二瀉して一補い、一日二回治療し、必ず切診して気が調和したことを確認する。脉が躁であれば手陽明と手太陰を取り、脉気が穏やかになれば治療を終える。

寸口脉が人迎脉より一倍盛んであれば、足の厥陰肝経を瀉し足の少陽胆経を補い、二瀉して一補い、一日一回治療し、必ず切診して気が調和したことを確認し、気が和めば終える。脉が躁であれば手厥陰と手少陽を取る。

寸口脉が人迎脉より二倍盛んであれば、足の少陰腎経を瀉し足の太陽膀胱経を補い、二瀉して一補い、二日一回治療し、必ず切診して気が調和したことを確認し、気が和めば終える。脉が躁であれば手少陰と手太陽を取る。

寸口脈が人迎脈より三倍盛んであれば、足の太陰脾経を瀉し足の陽明胃経を補い、二補って一瀉し、一日二回治療し、必ず切診して気が調和したことを確認し、気が和めば終える。脈が躁であれば手太陰と手陽明を取る。治療を一日二回するのは、太陰脾経は陽明胃経と表裏をなしていて、胃は穀気に富むので、多気多血だから一日に二回治療できる。

人迎脈と寸口脈がともに四倍以上（『靈樞』では、三倍）のものは、「陰陽倶に溢れる」という。このような者は開通しないので血脈は閉塞し、脈気は流れることができず、体内に溢れ内臓が損傷してしまう。これに灸を施せば、さらに内臓が傷つき、他の病に変化してしまう。

およそ鍼刺の道理は、気を調和させることに尽き、陰を補い陽を瀉せば正気が盛んになり邪気が退くので、音声がはっきりして、耳目が聡明になるが、これに反すれば、血気が運行しなくなる。

注・原文は「疎」だが、「躁」として訳した。ここでの「躁取之上」は「経上を取る」という意味ではなく、前文「一盛病在足少陽、一盛而躁在手少陽」と同じく、「手経を取る」ということ。脈口からは原文が「躁取之」だが、前に倣って「躁取之上」と書き換えた。

所謂氣至而有效者、寫則脉虛、虛者、脉大如其故而不堅也。大如故而益堅者、適雖言快、病未去也。補則益實、實者、脉大如其故而益堅也。大如故而不堅者、適雖言快、病未去也。故補

則實、寫則虛。病雖不隨鍼減、病必衰去矣。必先通十二經之所生病、而後可傳於終始。故陰陽不相移、虛實不相傾、取之其經。

凡刺之屬、三刺至穀氣、邪澼妄合、陰陽移居、逆順相反、沈浮異處、四時不相得、稽留淫泆、須鍼而去。故一刺陽邪出、再刺陰邪出、三刺則穀氣至而止。所謂穀氣至者、已補而實、已寫而虛、故知穀氣至也。邪氣獨去者、陰與陽未能調而病知愈也。故曰「補則實、寫則虛。」病雖不隨鍼減、病必衰去矣。此文似解前第三篇中。

語訳

いわゆる「鍼下に気を得て効果がある」とは、瀉すと脈が虚にすることとで、虚するものは、脈が元のように大であったとしても堅い脈象ではない。もし脈が元のように大で更に堅い脈象であれば、快適で病は全快に向かっているといえども、実際には病はまだ去っていないのである。補うとは益々充実させることで、実するものは、脈が元のように大であり益々脈象が堅くなるものである。脈が元のように大で堅い脈象でないものは、快適で病は全快に向かっているといえども、実際には病はまだ去っていないのである。したがって補とは充実させることで、瀉とは虚衰させることである。病が鍼刺により取り除けなかったとしても、必ず病は衰去する。そのためにはまず十二経脈に生じる病に精通することが必要で、しかる後に『終始篇』の深遠な内容を理解できるのである。陰陽は相互に移らず、虚実は相互に偏らず、その経脈を取って治療にあたる。

およそ鍼刺法は三刺法〔皮膚・肌肉・分肉と深さの異なる層への刺法〕を用いて穀気を至らせれば、邪気が侵犯して正気と妄りに合わさったもの、陰陽が乱れ逆転したもの、経脈の運行の逆順が相反するもの、脈気の所在がそれぞれ異なって浮沈するもの、四季の変化と脈気の昇降浮沈が不相応なもの、病邪が体内に浸淫して留滞し広がったもの、これらの病変は鍼刺治療で除去する必要がある。一刺は皮膚に刺して陽分の邪気を外に出し、二刺は肌肉を刺して陰分の邪気を外に出し、三刺は分肉に刺して鍼下に穀気が至るまで留める。いわゆる穀気が至るとは、補って正気がすでに充実し、瀉して邪気がすでに衰退することで、これにより穀気が至ったことを知ることができる。邪気のみが除去されるものは、陰陽がまだ調節されていなくても病が癒えるのが分かる。したがって言う。補とは正気を充実させることで、瀉とは邪気を虚衰させることである。病が鍼刺により即座に取り除けなかったとしても、必ず病は衰去する。（この文は前の第二篇中の解釈に似る）。

注・「適雖言快」の原文は「適雖言故」。原文の「第三篇」は「第二篇」に訳で改めた。

陽盛而陰虛、先補其陰、後寫其陽而和之。陰盛而陽虛、先補其陽、後寫其陰而和之。

三脉動於足大指之間、必審其虛實。虛而寫之、是謂重虛、重虛病益甚。凡刺此者、以指按之、脉動而實且疾者、則寫之。虛而徐者、則補之。反此者、病益甚。三脉動一作重。**於大指者、謂陽明在上、厥陰在中、少陰在下。**

膺腧中膺、背腧中背、肩髆虛者取之上。重舌刺舌柱以鈹鍼也。手屈而不伸者、其病在筋、伸而不屈者、其病在骨。在骨守骨、在筋守筋。

語訳

陽脉（人迎脈）が旺盛で陰脉（寸口脈）が虚弱であれば、まずその陰脉を補い、後にその陽脉の邪気を瀉して陽脉の有余と陰脉の不足を調和させる。陰脉が旺盛で陽脉が虚弱であれば、まずその陽脉を補い、後にその陰脉の邪気を瀉して、陰脉の有余と陽脉の不足を調和させる。

足の陽明胃経、足の厥陰肝経、足の少陰腎経の三脉が足の大指の間で変動していれば、必ずその虚実を診察する。虚証を瀉すこと、これは重虚《じゅうきょ》といい、重虚は病をますます悪化させてしまう。一般にこのような病への鍼治療は、まず指で脉を按じ、脉が実で速ければ、鍼刺で邪気を瀉す。虚弱で遅ければ、鍼刺で正気を補う。これに反した治療をすれば、病はますます悪化してしまう。足の大指の間の三脉の拍動部位（一書には、重）である、足の陽明は足の甲の上、足の厥陰は足趾の内、足の少陰は足趾の下にある。

膺腧は胸部の両傍にあり陰病を治し、背腧は背部にあり陽病を治し、両肩が軟弱で痛む場合は、膺背《ようはい》の経脉に通じる上肢の経脉を取る。重舌の治療は鈹鍼で舌小帯を刺す。手が曲がったまま伸びないもの、その病は筋の病で、伸びたまま曲がらないものは、骨の病である。病が骨にあるものは骨を治療し、筋にあるものは筋を治療する。

補須一方實、深取之、稀按其痏、以極出其邪氣。一方虛、淺刺之、以養其脉、疾按其痏、無使邪氣得入。邪氣之來也、緊而疾。穀氣之來也、徐而和。脉實者、深刺之、以泄其氣。脉虛者、淺刺之、使精氣無得出、以養其脉、獨出其邪氣。刺諸痛者、深刺之。諸痛者、其脉皆實。

從腰以上者、手太陰陽明主之。從腰以下者、足太陰陽明主之。病在下者高取之、病在上者下取之、病在頭者取之足、病在腰者取之膕。病生於頭者頭重、生於手者臂重、生於足者足重。治病者、先刺其病所從生者也。

語訳

刺法の虚実にあたっては必ず、一つには脉が実の場合は、深く刺し、鍼を抜くときあまり鍼孔を按じず、邪気をできるだけ外に出しやすくする。もう一つは脉が虚の場合で、浅く刺し、脉気を養い、鍼を抜くときは素早く鍼孔を按じ、邪気の侵入を防ぐ。邪気が鍼下に来るときは緊迫して速い感じがある。穀気が鍼下に来るときはゆっくりで柔和な感じがある。脉が実するものは、深く刺して、その邪気を泄出させる。脉が虚するものは、浅く刺して、精気を漏らさないようにして、脉気を養い、邪気だけを排除する。各種の疼痛の鍼刺は、深く刺す。各種の疼痛は、その脉はすべて実証である。

腰から上の部位の病は、手の太陰肺経と手の陽明大腸経が主治する。腰から下の部位の病は、足の太陰脾経と足の陽明胃経が主治する。病が下部にあるものは上部の穴を取り、病が上部にあるものは下部の穴を取る。病が頭にあるものは足の穴を取り、病が腰にあるものは膝窩横紋中〔膕《ひかがみ》の中〕を取る。病が頭に生じれば頭が重く、手に生じれば腕が重く、足に生じれば足が重い。病の治療は、まずその病が生じたところから治療する。

注・原文は「補須一方實」だが「補瀉須一方實」として訳した。

春氣在毫毛、夏氣在皮膚、秋氣在分肉、冬氣在筋骨。刺此病者、各以其時爲齊。刺肥人者、以秋冬爲之齊。刺痩人者、以春夏爲之齊刺之。

語訳

春の病の邪気は毫毛にあり、夏の病の邪気は皮膚にあり、秋の病の邪気は分肉にあり、冬の病の邪気は骨にある。これらの病への鍼刺は、それぞれの季節の深度に合わせる。肥っている人への鍼刺は、秋冬の深度に合わせて深く刺す。痩せている人への鍼刺は、春夏の深度に合わせて浅く刺す。

痛者、陰也、痛而以手按之不得者、亦陰也、深刺之。癢者陽也、淺刺之。病在上者、陽也。病在下者、陰也。病先起於陰者、先治其陰而後治其陽。病先起於陽者、先治其陽而後治其陰。久病者、邪氣入深、刺此病者、深内而久留之、間日復刺之。必先調其左右、去其血脈、刺道畢矣。

凡刺之法、必察其形氣。形氣未脱、少氣而脉又躁、躁厥者、一作疾字。**必爲繆刺之。散氣可收、聚氣可布。深居静處、占神往來。閉戸塞牖、魂魄不散。專意一神、精氣之分。無聞人聲、以收其精。必一其神、令志在鍼。淺而留之、微而浮之、以移其神。氣至乃休、男女内外、堅拒勿出、謹守勿内、是謂得氣。**

注・「久病者」の原文は「外病者」。

語訳

痛むものは陰の症状に属し、痛みを手で按じても痛みに到達しないものも、陰の痛みなので、深く刺す。痒みは陽の症状に属すので、浅く刺す。病が身体の上部にあるものは、陽であり、下部にあるものは、陰である。病が陰から生じたものは、先ずその陰から治し、しかる後に陽を治療する。病が陽から生じたものは、先ずその陽から治し、しかる後に陰を治療する。慢性病は、邪気が深くに侵入しており、この病への鍼刺は、深く刺入して鍼を長く留め置き、二日に一回反復して鍼刺する。必ず先にその左右の経絡を調べ、血脉から滞った瘀血を除去し、鍼刺の法則のとおりでこれに尽きるのである。

鍼刺の法則として、必ずその身体と正気を診察しなければならない。身体の筋肉がまだ痩せ落ちていなくても、少気で脉が躁であれば、躁厥《そうけつ》〔躁擾して厥逆〕であり、（一書では、疾の字になっている）これには必ず繆刺をする。それにより散じた精気は収束され、凝集した邪気は発散させることができる。鍼刺時は、静かなところに隠れて居るように、精神をめぐらす。門戸を閉ざして外の雑事に乱されずに、精神を散らさないように固守する。一意専心で精神を集中させ、人の声に心を乱されないようにする。このようにして精神を内に込め、意志を鍼に集中させる。浅く刺して留め、鍼を微かに浮かせ、これにより患者の意識を動かして緊張をとる。鍼下に気を得れば鍼を止め、陽気は内に引き入れ、陰気は外に出して内外陰陽の気を調和させ、堅く拒んで出すことなかれ、気を引き締めて入れることなかれ。これが得気である。

注・「勿」は「するな」の意味。

第六、鍼道の自然との逆順

（鍼道自然逆順第六・前係逆順痩文、後係根結文）

提要

本篇は、自然の勢い及び脉行の逆順と形気逆順を基に陰陽を調節する道理を重点に論述したためこの名が付けられた篇である。その主要内容は、肥人、痩人、常人、壮士、嬰児及び庶民と貴族などの形気について有余と不足の生理的特徴及び刺法、鍼刺の逆順や鍼による調節を知らずに行う危害などについてである。

黄帝問曰「願聞鍼道自然。」岐伯對曰「用自然者、臨深決水、不用功力、而水可竭也。循掘決衝、不顧堅密、而經可通也。此言氣之滑濇、血之清濁、行之逆順也。」曰「人之黑白肥瘦少長、各有數乎？」曰「年質壯大、血氣充盛、皮膚堅固、因加以邪、刺此者、深而留之、此肥人也。廣肩腋、項肉薄、厚皮而黑色、唇臨臨然者、其血黑以濁、其氣濇以遲、其貪於取予。刺此者、深而留之、多益其數。」曰「刺瘦人奈何？」曰「瘦人者、皮薄色少、肉廉廉然、薄唇輕言、其血清、其氣滑、易脱於氣、易損於血。刺此者、淺而疾之。」

注・原文は「血氣兑盛」だが「血氣充盛」と改めた。

語訳

黄帝が問う「鍼道において、いかにすれば自然にかなうのか?」

岐伯が答える「自然を用いるとは、深い湖に臨んで堤防を決壊させるようなもので、手間や労力をかけずに、水を出し尽くすことができる。洞窟を伝って要塞を落とすのは、この上なくしっかりしていてぬかりなかろうが、直線道路のように簡単に通り抜けられる。ここで言うのは、気の滑渋、血液の清濁、経気運行の逆順を喩えている。」

問う「人の皮膚の白黒、身体の肥痩、年の少長は、鍼刺には一定の基準があるのか?」

答える「壮年で身体の大きな人は、血気が充実していて盛んで、皮膚は堅固であり、よってこのような人が邪気に侵されれば、鍼刺は、深く刺して留める。肥えた人で、肩や腋の幅が広く、項の肉は痩せて薄く、皮膚は分厚く色黒で、唇は分厚くて垂れ、このような人は血液が黒く濁り、気は渋って遅く、性格は気前がいい。このような人へは、深く刺して留め、その鍼刺の数を増やす。」

問う「痩せた人へはどのように刺すのか?」

答える「痩せた人は、皮膚は薄く血色は淡い、肌肉は痩せて薄い、唇は薄く言葉は軽い、このような人の血液は薄く、気は滑らかであり、その気は脱しやすく、血は損ないやすい。このような人へは、浅く刺して速く抜く。」

注・「水可竭也」は「水を尽きさせる」意味で、「渇水を解決できる」ではない。「貪於取予」だが、貪は貪欲、予は与える。だから「与えることを取ることに貪欲」となる。

曰「刺常人奈何？」曰「視其黑白、各爲調之。端正純厚者、其血氣和調。刺此者、無失其常數。」

曰「刺壯士眞骨者奈何？」曰「刺壯士、眞骨堅肉緩節、驗驗一作監監**然。此人重則氣濇血濁、刺此者、深而留之、多益其數。勁則氣滑血清、刺此者、淺而疾之也。」**

曰「刺嬰兒奈何？」曰「嬰兒者、其肉脆血少氣弱。刺此者、以毫鍼、淺刺而疾發鍼、日再可也。」

曰「臨深決水奈何？」曰「血清氣濁、疾寫之、則氣竭矣。」曰「循掘決衝奈何？」曰「血濁氣濇、疾寫之、則氣可通也。」

曰「逆順五體、經絡之數、此皆布衣匹夫之士也。食血者、『九墟』作血食之君。**身體空虛、膚肉耎弱、血氣慓悍滑利。刺之、豈可同乎？」曰「夫膏粱菽藿之味、何可同也。氣滑則出疾、氣濇則出遲、氣悍則鍼小而入淺、氣濇則鍼大而入深。深則欲留、淺則欲疾。故刺布衣者、深以留。刺王公大人者、微以徐。此皆因其氣之慓悍滑利者也。」**

注・「其肉脆」の原文は「其肉胞」。「逆順五體」の原文は「逆順九體」。

語訳

問う「一般の人への鍼治療はどのようにするのか？」

答える「その人の色の白黒を診て、それぞれに調節する。容姿端正で性格が純粋で温厚な人の、血気は調和している。このような人へは、正規の回数で鍼刺する。」

問う「壮年で、りっぱな体格で骨格が堅固な人の鍼治療はどのようにするのか？」

答える「壮年で、りっぱな体格の人は、骨格が堅固で、筋肉が堅く、関節が軟らかく、力強い。この人の動きが重いようであれば、気が渋って血が濁っており、このような人への鍼刺は、深く刺して留め、その鍼刺の数を増やす。動きが活発な人は、気は滑らかで血は清らか、このような人への鍼刺は、浅く刺して速く抜く。」

問う「赤ちゃんへの鍼治療はどのようにするのか？」

答える「赤ちゃんは、その肉はまだ脆弱で、血は少なく、気は弱い。このような赤ちゃんへの鍼刺は、毫鍼を用いて、浅く刺し迅速に鍼刺し、一日に二回行う。」

問う「深い湖に臨んで堤防を決壊させる、とはどういうことなのか？」

答える「血が清くて気が濁っており、これは迅速に瀉して、邪気を除去する。」

問う「洞窟を伝って要塞を落とす、とはどういうことなのか？」

答える「血が濁って気が渋っており、これは迅速に瀉せば、経脈の気血を疎通させることができる。」

問う「人の形体の五種で正常と異常、経絡の数は、みな一般の人を対象にしたものである。肉や魚などのよい物を飲食するものは、（『九墟』では、肉や魚などのよい物を飲食する王侯貴族）身体は脆弱、皮膚や肌肉は軟弱、血気は荒々しく滑らかで速い。このような人への鍼刺は、一般の人と同じでよいのか？」

答える「膏梁菽藿《こうりょうしゅかく》〔膏は肥えた肉、梁は細かい粟、菽は豆、藿は豆の葉〕を食す王侯貴族と、劣悪な食物を食す一般の人が同じであるはずがない。気が滑らかであれば抜鍼は速く、気が渋っていれば抜鍼は遅く、気が荒々しいものは小さい鍼を用いて浅く刺入、気が渋ったものは大きな鍼を用いて深く刺入する。深く刺入すれば留め、浅く刺入すれば素速く抜く。したがって一般の人を刺すときは深く刺して留め、王侯貴族を刺すときは軽くゆっくり刺す。これは気が激しくて滑りやすいからである。」

注・原文は「血清気濁」だが、血は濁でも、気は清濁が最初から分かれているので、濁は滑の誤字と思われる。

曰「形氣之逆順奈何？」曰「形氣不足、病氣有餘、是邪勝也、急寫之。形氣有餘、病氣不足、急補之。形氣不足、病氣不足、此陰陽倶不足、不可刺之。刺之則重不足、重不足則陰陽倶竭、血氣皆盡、五藏空虛、筋骨髓枯、老者絕滅、壯者不復矣。形氣有餘、病氣有餘者、此謂陰陽倶有餘也、急寫其虛、調其虛實。故曰『有餘者寫之、不足者補之。』此之謂也。」

語訳

黄帝が問う「人の形と気の逆順とはどうなっているのか？」

岐伯が答える「形気が不足し、病気が有り余っているものは、邪気が勝っているので、急いでその邪気を瀉す。形気が有り余り、病気が不足しているものは、急いで正気を補う。形気が不足し、病気も不足しているものは、陰陽がともに不足しているので、鍼刺は不可能である。鍼刺をすればさらに不足して重くなり、不足が重なれば陰陽がともに枯渇し、血気はすべて尽き、五臟は空虚となり、筋、骨、随は枯れ、老人は死亡し、壮年も回復できない状態となる。形気が有り余り、病気も有り余るもの、これは陰陽がともに有り余っているといい、急いで邪気を瀉し、その虚実を調節する。したがって有り余っているものは瀉し、不足しているものは補う。これを道理とするのである。」

注・病気とは「病の正気」という意味でなく、邪気や症状のこと。『靈樞』根結篇を参照。

故曰「刺不知逆順、眞邪相薄、實而補之、則陰陽血氣皆溢、腸胃充郭、肺肝内䐜、陰陽相錯。虚而寫之、則經脉空虚、血氣枯竭、腸胃懾辟、皮膚薄著、毛腠夭焦、予之死期。」故曰「用鍼之要、在於知調。調陰與陽、精氣乃充。」合形與氣、使神内藏。故曰「上工平氣、中工亂經、下工絶氣危生。」不可不慎也。必察其五藏之變化、五脉之相應、經脉之虚實、皮膚之柔麁、而後取之也。

注・「腸胃充郭」の原文は「腸胃兊郭」。

語訳

したがって鍼刺するのに経脈循行の逆順、真気と邪気が争う状況を理解し、実証を補えば、陰陽の血気が溢れて、邪気が胃腸に充満し、肺と肝が腫れ、陰陽の気血が乱れる。虚証を瀉せば、経脈が空虚になり、血気が枯渇し、胃腸は気が不足し、しぼんでしわができ、皮膚は薄くなり、毛も汗孔も枯れたように憔悴し、死期が遠くないことを予期できる。したがって鍼を用いる要点としては、調節を理解することにある。陰陽を調節すれば、精気が充実する。形と気が合致すれば、神気が内に蔵される。したがって優れた医者は、陰陽の気を調節して平衡にし、普通程度の医者は、経脈を乱し、未熟な医者は、精気を衰退させて生命の危機をもたらす。したがって慎重さが必要である。必ず診察するにあたっては、その五臓の変化が、四季における五臓の脈と相応であるかどうか、経脈の虚実、皮膚の堅さや脆弱さなどをつぶさに観察し、これらを把握してから治療を開始する。

第七、鍼道の外揣と縦放や舎止

（鍼道外揣縦舎第七）

提要

本篇は、外は内に応じ（司外揣内《しがいすいない》）、内は外に応じる（司内揣外《しないすいがい》）の診断方法及び鍼刺の道、縦放《じゅうほう》と舎止《しゃし》の重要意義について論述するため名付けられた篇である。その主要内容は、外部病情を根拠に内部の病を知る（揣度内病《すいどないびょう》）、あるいは内部病状を根拠に外部の病情を知る（揣度外病《すいどがいびょう》）診断方法、鍼刺技術の基本原理、診察の原則及び鍼刺縦放あるいは留止の基本法則である。

黄帝問曰「夫九鍼、少則無内、大則無外、恍惚無窮、流溢無極。余知其合於天道人事四時之變也。余願渾求爲一可乎？」岐伯對曰「夫唯道焉。非道何可大小淺深、雜合爲一乎哉。故遠者司外揣内、近者司内揣外。是謂陰陽之極、天地之蓋。」

語訳

黄帝が問う「九鍼の理論は、精妙であることこの上なく、多様であることこの上なく、その道理は奥深くてとらえ難く、その応用範囲は広範で極まりない。私は九鍼の理論は自然の理であり、人間社会や四季の変化に相応であるのは知っている。しかし私はこの多くの論述を帰納して統一した理論にしたいと願っているが、できるだろうか？」

岐伯が答える「道には原理原則が必要である。道理がなければどうして大小浅深などの、複雑な内容を統一してまとめ上げることができるだろうか。いわゆる遠とは、身体の外表の変化から内臓の疾患を推測することができるということで、近とは、内臓の疾患から外表の症状を推測することができるということである。これは陰陽の高遠で奥深い理論であり、自然界における基本の法則である。」

曰「持鍼縦舎奈何？」曰「必先明知十二經之本末、皮膚之寒熱、脉之盛衰滑濇。其脉滑而盛者、病日進。虚而細者、久以持。大以濇者、爲痛痺。陰陽如一者、病難治。察其本末上下有熱者、病常在。其熱已衰者、其病亦去矣。因持其尺、察其肉之堅脆、大小、滑濇、寒熱、燥濕。因視目之五色、以知五藏而決死生。視其血脉、察其五色、以知寒熱痛痺。」

語訳

黄帝が問う「持鍼縦舎《じしんじゅうしゃ》〔鍼を持つ法則とその加減〕とは、どのようなものか？」

岐伯が答える「必ず先に十二経脉の起止、皮膚の寒熱、脉の盛衰や滑渋を明らかにする。その脉が滑で盛んであれば、病が日増しに進行している兆候である。脉が虚弱で細いものは、慢性病である。脉が大きくて渋っていれば、痺れや痛みを生じる病である。表裏が傷つき、気血が敗れているものは、治療困難な病である。診察して胸腹と四肢の上下に熱が有るものは、病がまだ排除されておらず、その熱勢が衰退すれば、その病は治癒する。よって尺膚を診て、その肌肉が堅実であるか脆弱であるか、脉象の大小、滑渋、皮膚の寒温、乾燥、湿潤を観察する。目の五色を観察して、五臟の病変を確認して予後を判断する。血脉を観察し、外部の色と比較して、寒熱や痛痺を診断する。」

曰「持鍼縱舍、余未得其意也。」曰「持鍼之道、欲端以正、安以静、先知虚實而行疾徐、左手執骨、右手循之、無與肉裹。寫欲端正、補必閉膚、轉鍼導氣、邪氣不得淫泆、眞氣以居。」曰「扞皮開腠理奈何？」曰「因其分肉、在別其膚、微内而徐端之、適神不散、邪氣得去也。」

語訳

黄帝が言う「持鍼縦舎の手法について、私はまだ理解できていない。」

岐伯が答える「鍼の運用方法は、姿勢や態度を端正にして、心を安静にし、先ず病の虚実を確認して緩急によって補瀉を行う。左手は骨格を把持し、右手で穴位を探って鍼を刺入、この際は力任せに刺して筋肉を急激に収縮させないようにする。瀉法は真っ直ぐに鍼を下し、補法は鍼を抜く際には必ず鍼孔を閉じ、行鍼で正気を導き、邪気を消散させ、真気を漏らさないようにする。」

黄帝が問う「皮膚を引き伸ばして腠理を開くとは、どのように行うのか？」

岐伯が答える「手で押さえて分肉の穴を探り、左手で皮膚を別つようにして皮膚上に鍼を下し、軽微でゆっくりと垂直に鍼を進めれば、神気を乱さずに、邪気を除去することができる。」

鍼灸甲乙經　巻之六

第一、八生・八虚・八風の病に関する大論

（八正八虚八風大論第一）

提要

本篇は八正、八虚、八風による病について論述しているため名付けられた篇である。その内容は、歳露《さいろ》に遭遇する原因と虚風による病、八風の性質とそれによる臟腑への危害、三虚・三実の人体への影響などである。

黄帝問曰「歳之所以皆同病者、何氣使然?」少師對曰「此八正之候也。候此者、常以冬至之日、風從南方來者、名曰虛風、賊傷人者也。其以夜半至者、萬民皆卧而不犯。故其歳民少病。其以晝至者、萬民懈惰而皆中於邪風、故民多病。虛邪入客於骨、而不發於外、至其立春、陽氣大發、腠理開、有因立春之日、風從西方來、萬民皆中於虛風、此兩邪相搏、經氣結代。故諸逢其風而遇其雨者、名曰遇歳露焉。因歳之和而少賊風者、民少病而少死、歳多賊風邪氣、寒温不和、則民多病而死矣。」

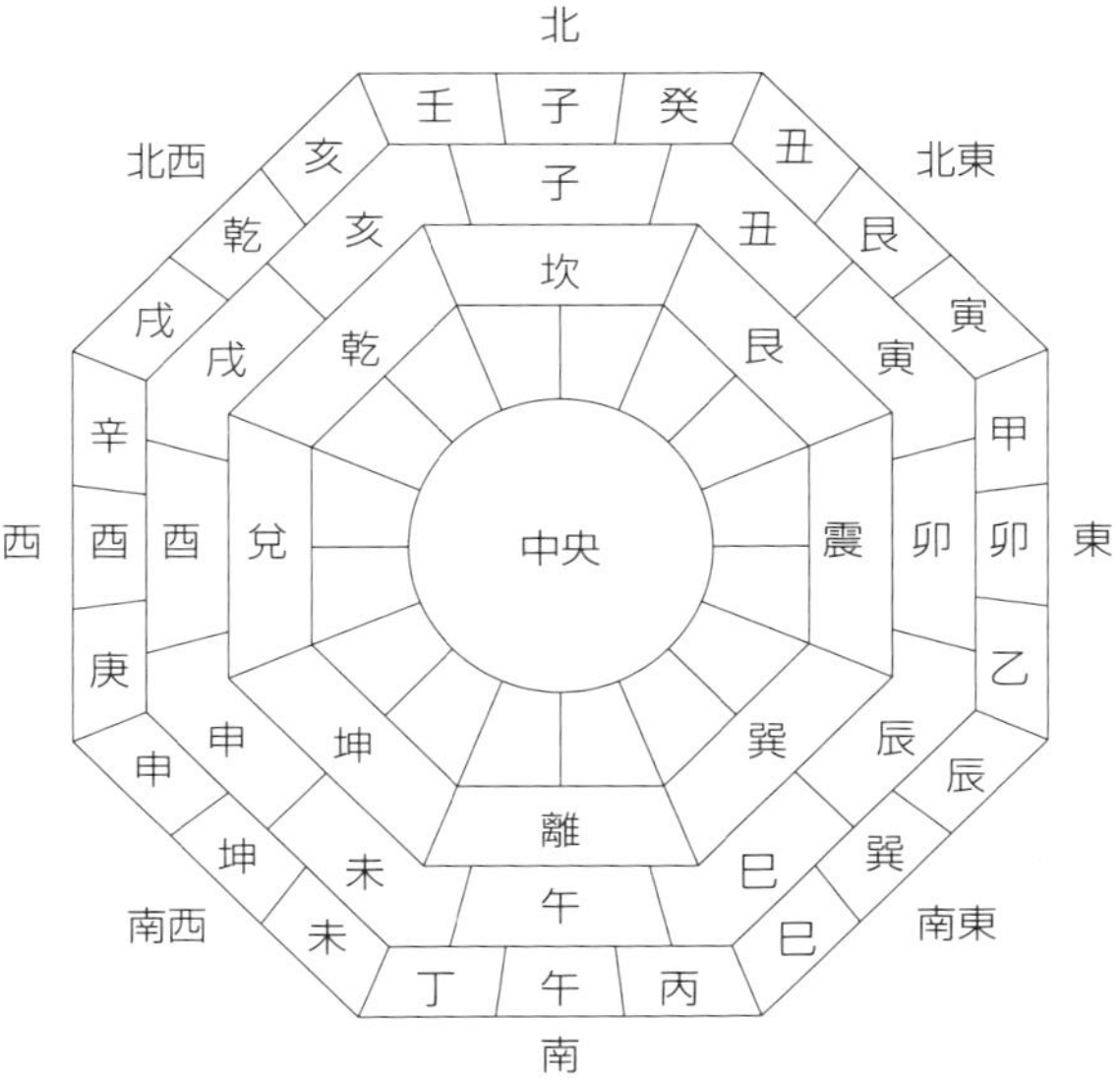

語訳

黄帝が問う「一年のうちに、多くの人が同じ病になるが、何が原因でそうなるのか？」

少師が答える「これは八方位から吹く風〔気象〕の邪気を感受したためである。この八方位の風の観測は、通常は冬至の日から始め、風は北から吹くが、その風が南から来れば虚風といい、人を傷つける。その風が夜半に吹けば、人々は屋内でみな眠っているので邪気に侵犯されることはない。したがってその年は病気になる人が少ない。その風が日中に吹けば、人々は身を守ることを怠っているので、容易に虚風の邪に侵犯され、多くの人々が発病する。虚邪が骨まで侵入しても、その時は症状が現れないが、立春に至り、陽気がしだいに盛んになり、腠理が開き、さらに立春の日に西風が吹けば、人々は再び虚風を受け、冬季の伏邪と新邪が合わさって経脈中に留結し、経気の運行を防たげて発病する。したがって異常気象で風雨に遭遇した年には、発病する人が多いので、「歳露《さいろ》に遇う」、という。よって一年の中で気候が順調で賊風の出現が少なければ、病気になる人も死ぬ人も少なく、一年中賊風邪気が多く出現し、気候の寒暖が不順であれば、病気になる人も死ぬ人も多いのである。

曰「虚邪之風、其所貴賤何如、候之奈何?」。曰「正月朔日、風從西方來而大、名曰白骨、將國有殃、人多死亡。正月朔日平旦、西北風行、民病多、十有三也。正月朔日日中、北風、夏、民多死者。一作多病。**正月朔日平旦、北風、春、民多死者。正月朔日夕時、北風、秋、民多死者。正月朔日、天時和温、不風、民無病、大寒疾風、民多病。二月丑不風、民多心腹病。三月戌不温、民多寒熱病。四月巳不暑、民多癉病。十月申不寒、民多暴死。諸所謂風者、發屋拔樹、揚沙石、起毫毛、發腠理者也。風從其衝後來者、名曰虚風、賊傷人者也。主殺害。必謹候虛風而謹避之。避邪之道、如避矢石、然從邪弗能害也。」**

語訳

問う「虚邪の風が、人を傷つける軽重の程度とは? それをどのようにして診るのか?」

答える「正月初日、西方から来る大風は白骨といい、流行病が国中に蔓延し、多くの人が死亡する。この日の明け方に北西から風が吹けば、発病する人は十分の三を占める。その日の日中に北風が吹けば、夏に多くの人が病死する（『一書』には、多くの病）。その日の明け方に北風が吹けば、春に多くの人が病死する。その日の夕刻に北風が吹けば、秋に多くの人が病死する。正月初日、気候が温和で風が吹かなければ人々は発病せず、たいへん寒くて疾風があれば多くの人が発病する。二月の丑の日に風が吹かなければ、多くの人が心腹の病になる。三月の戌の日に温暖でなければ、多くの人が寒熱病になる。四月の巳の日に暑くならなければ、多くの人が黄疸の病になる。十月の申の日に寒くならなければ、多くの人が突然死するだろう。以上のような風は、家屋を損壊し、樹木が抜け、砂石を吹き揚げ、人体に於いては毫毛が逆立ち、腠理が開く。節季（季節）と反対から来る風は虚風といい、人を傷つける。殺害する。必ず慎重に虚風を観測して避けなければならない。邪を避ける方法は、飛んでくる矢や石を避けるように素早く避け、これにより邪による人体への害を無くすことができる。


風從南方來、名曰大弱風、其傷人也、内舍於心、外在於脉、其氣主爲熱。

風從西南方來、名曰謀風、其傷人也、内舍於脾、外在於肌肉、其氣主爲弱。

風從西方來、名曰剛風、其傷人也、内舍於肺、外在於皮膚、其氣主爲燥。

風從西北方來、名曰折風、其傷人也、内舍於小腸、外在於手太陽之脉。脉絶則泄、脉閉則結不通、善暴死。

風從北方來、名日大剛風、其傷人也、内舍於腎、外在於骨與肩背之膂筋、其氣主爲寒。

風從東北方來、名曰凶風、其傷人也、内舍於大腸、外在於兩脇腋骨下及肢節。

風從東方來、名曰嬰兒風、其傷人也、内舍於肝、外在於筋紐、其氣主爲濕。風從東南方來、名曰弱風、其傷人也、内舍於胃、外在於肌、其氣主爲體重。凡此八風者、皆從其虚之郷來、乃能病人、三虚相薄、則爲暴病卒死。兩實一虚、則爲淋露寒熱。犯其雨濕之地、則爲痿。故聖人避邪、如避矢石。其三虚偏中於邪風、則爲擊仆偏枯矣。

注・「兩實一虚」の原文は「兩虚一實」。

語訳

南から吹いてくる風は大弱風《だいじゃくふう》といい、その人体への傷害は、内部では心に侵入し、外部では経脈に留まり、その気は熱病をひき起こす。

西南から吹いてくる風は謀風《ぼうふう》といい、その人体への傷害は、内部では脾に侵入し、外部では肌肉に留まり、その気は衰弱する病をひき起こす。

西から吹いてくる風は剛風《ごうふう》といい、その人体への傷害は、内部では肺に侵入し、外部では皮膚に留まり、その気は燥病をひき起こす。

西北から吹いてくる風は折風《せつふう》といい、その人体への傷害は、内部では小腸に侵入し、外部では手の太陽経脉に留まる。脉気が絶えれば漏れ、脉気が閉塞すれば結聚して通じなくなり、しばしば突然死する。

北から吹いてくる風は大剛風《だいごうふう》といい、その人体への傷害は、内部では腎に侵入し、外部では骨と肩背部の膂筋に留まり、その気は寒病をひき起こす。

東北から吹いてくる風は凶風《きょうふう》といい、その人体への傷害は、内部では大腸に侵入し、外部では両脇と両腋の骨下及び四肢の関節に留まる。

東から吹いてくる風は嬰児風《えいじふう》といい、その人体への傷害は、内部では肝に侵入し、外部では筋が骨に付着するところに留まり、その気は湿による病をひき起こす。

東南から吹いてくる風は弱風《じゃくふう》といい、その人体への傷害は、内部では胃に侵入し、外部では肌肉に留まり、その気は身体が重くなる病をひき起こす。

およそこの八風とは、その季節相応の方角と反対方向から吹いてくる風で、みな虚邪に属し、人を病にさせる。人が虚衰した状態で、天気の三虚〔年虚・月虚・時虚〕に遭遇すれば、突然に死亡することになる。三虚のうち一虚だけであれば、疲労困憊して寒熱する病となる。もし雨湿の地にいれば、筋肉が邪気に傷害されて痿病を生じる。したがって養生法をわきまえている人は、飛んでくる矢や石を避けるように虚邪賊風の侵襲を避けることができる。もし三虚に遭遇し、しかも邪風に侵襲されれば、不意に倒れ、半身不随となる。」

曰「四時八風之中人也、因有寒暑。寒則皮膚急腠理閉、暑則皮膚緩腠理開。賊風邪氣、因得以入乎？　将必須八正風邪、乃能傷人乎？」曰「賊風邪氣之中人也、不得以時、然必因其開也、其入也深、其内亟一作極。**也疾、其病人也卒暴。因其閉也、其入淺以留、其病人也徐以遲。」**

曰「其有寒温和適、腠理不開、然有卒病者、其故何也？」曰「人雖平居、其腠理開閉緩急、

固常有時也。夫人與天地相參、與日月相應。故月滿則海水西盛、人血氣積、肌肉兊、皮膚緻、毛髪堅、腠理郄、煙垢著。當是之時、雖遇賊風、其入淺亦不深、到其月郭空則海水東盛、人血氣虛、其衛氣去、形獨居、肌肉減、皮膚緩、腠理開、毛髪薄、䐈垢澤。當是之時、遇賊風、其入深、其病人卒暴。」

語訳

黄帝が問う「四季の八風が人を侵犯するのは、寒暑の気候の違いにより、寒いときには皮膚が緊張して腠理が閉じ、暑いときには皮膚が弛緩して腠理が開く。賊風邪気は、どのように侵入するのか？　それとも必ず四季の異常気象である八正虚邪により、人は損傷させられるのか？」

少師が答える「賊風邪気が人を傷つけるのには、定まった時期というものはないのだが、必ず腠理が開いていなければならず、それにより邪気は深くに侵入することができ（『一書』では、極まり）、急激に発病し、その病人が突然死亡したりする。その腠理が閉まっていれば、かりに邪気が侵入したとしても浅くに留まり、その発病は緩やかかで遅くなる。」

問う「その寒暖の変化に適応して調和がとれ、腠理も開いていないのに、それでも突然に病になるものがいるが、それはなぜなのか？」

答える「人の平常の暮らしの中での、腠理の開閉や緩急には、通常一定の時間がある。人は天地と密接な関係にあり、また日月の運行とも相応している。したがって月が満ちれば西の海が盛りあがり、それに応じて人の血気も旺盛になって、肌肉を充実させ、皮膚を緻密にして、毛髪は強靭になり、腠理は閉じ、皮脂が多くなって体表が堅固になる。この状態で賊風の侵襲を受けても、邪気は浅い部位に侵入はするが深く入ることはできない。月の輪郭が欠けてくれば東の海が盛りあがり、それに応じて人の血気は虚して、体表部の衛気も衰去して、外見は平常どうりに見えても肌肉が痩せ、皮膚は弛緩し、腠理は開き、毛髪は薄くなり、皮脂が脱落する。この状態で賊風の侵襲を受ければ、邪気は深くに侵入して、その人は急激に発病する。」

注・原文は「膕垢澤」だが「煙垢落」として訳した。

曰「有卒然暴死者、何邪使然?」曰「得三虛者、其死疾。得三實者、邪不能傷也。乘年之衰、逢月之空、失時之和、人氣之少、因爲賊風邪氣所傷、是謂三虛。故論不知三虛、工反爲粗。入逢年之盛、遇月之滿、得時之和、雖有賊風邪氣、不能傷也。」

語訳

問う「突然に死ぬものがいるが、これも邪によるものなのか?」

答える「体質が虚弱なものが、自然環境の三虚に遭遇すれば、突然死する。自然環境が三実であれば、邪気は人を傷つけることができない。その年の歳気が悪く、月が欠け暗闇で、四季に反する異常気象が出現し、人の衛気が欠乏して少ない、このような状態であれば賊風邪気に傷つけられるので、これを三虚という。したがって三虚を知らなければ、学識のない凡庸な医者である。その年の歳気が盛んで、月が満ち、四季の気候の調和がとれていれば三実であり、かりに賊風邪気が侵襲したとしても、その人を傷つけることはできない。」

第二、逆順による病、本末の治療、五処方、形志の苦楽の病に関する大論
（逆順病本末方宜形志大論第二）

提要

本篇は逆順の病、本と末の治療、五方位の地理的環境に対する適宜と不適、身体と精神そして苦楽などについて論述したため名付けられた篇である。その主要な内容は、病人に臨んで、その便宜を理解して治療に当たる。病の後先により、標と本の治療を決定し、症状の緩急を診察し、標本同治か一方を治療するか決定する。論じる五方の地とは土地それぞれに特色があり、それぞれに病があるため、それを考慮して治療に当たること。身体の苦楽、血気の多少により、出血や出気を明確にした刺法などである。

黄帝問曰「治民治身、可得聞乎?」岐伯對曰「治民與自治、治彼與治此、治小與治大、治國與治家、未有逆而能治者、夫惟順而已矣。故入國問其俗、臨病人問所便。」曰「便病奈何?」曰「中熱消癉則便寒、寒中之屬則便熱。胃中熱則消穀、令人懸心善饑、臍已上皮熱、腸中熱則出黄如糜色、臍已下皮寒。胃中寒則填脹、腸中寒則腸鳴飧泄。胃中寒、腸中熱則脹且泄。胃中熱、

腸中寒則疾饑、少腹痛脹。」曰「胃欲寒飲、腸欲熱飲、兩者相逆、治之奈何？」曰「春夏先治其標、後治其本。秋冬先治其本、後治其標」。曰「便其先逆者奈何？」曰「便此者、食飲衣服、欲適寒温。寒無悽愴。暑無出汗。食飲者、熱無灼灼、寒無滄滄。寒温中適、故氣搏持、乃不致邪僻。」

語訳

黄帝が問う「万民を治め我が身を治めること、これらの道理について聞かせてくれないだろうか？」

岐伯が答える「人民を治めるのと自身を治めるのと、彼を治めるのと此れを治めるのと、大事を治めるのと小事を治めるのと、国家を治めるのと家を治めるのとにかかわらず、自然法則に逆らって治めることができた例はなく、よく治めるにはその法則に順ずることである。したがってある国に入国したらその国の風俗や習慣について聞かねばならず、病人に臨むときには病人が好むことを尋ねなければならない。」

問う「病人の好みをどのように治療に結びつけるのか？」

答える「内熱する消癉の病の人は冷たい物を好み、寒に中った病の人は熱い物を好む。胃の中に熱があれば穀物は消化しやすく、空腹で飢えやすく、臍以上の皮膚が熱く感じられる。腸の中に熱があれば黄色い粥状の大便が出て、臍以下の皮膚が冷たく感じられる。胃の中に寒があれば腹が膨張しやすく、腸の中に寒があれば腸が鳴って食物が消化されずに下痢する。胃の中に寒があり、腸の中に熱があれば腹が膨張して下痢する。胃の中に熱があり、腸の中に寒があれば飢えやすい病になって、下腹部が痛んで膨張する。」

問う「胃の中に熱があって冷たい物を好み、腸の中には寒があって熱い物を好むような、両者が相反する状況になった場合には、どのように治療するのか？」

答える「春と夏には先ず標病を治療し、後で本病を治療する。秋と冬には先ず本病を治療し、後で標病を治療する。」

問う「病人の好みと病状が相反している場合はどうするのか？」

答える「このような場合の病人の好みは、飲食や衣服において、寒温に適切なものでなければならない。寒い日には温かく、暑い日にはあまり汗をかかない服装にする。飲食は、熱い物を摂るときも熱すぎてはならず、冷たい物を摂るときも冷たすぎてはならない。したがって寒温が適度であれば、正気を正常に維持することができ、邪気による病を生じることはないのである。」

先病而後逆者、治其本。先逆而後病者、治其本。先寒而後生病者、治其本、先病而後生寒者、治其本。先熱而後生病者、治其本、先病而後生熱者、治其本。先病而後生中滿者、治其標。先病而後泄者、治其本。先泄而後生他病者、治其本。必先調之、乃治其他病。先病而後中滿者、治其標。先中滿而後煩心者、治其本。人有客氣、同氣同一作固。小大不利治其標、小大便利治其本。病發而有餘、本而標之、先治其本、後治其標。病發而不足、標而本之、先治其標、後治其本。謹察間甚而調之、間者并行、甚者獨行。小大不利而後生他病者、治其本。

語訳

先に病になって後で気血が逆乱するものは、その本病を治療する。先に気血が逆乱して後で病を生じたものは、その本《ほん》（気血の逆乱）を治療する。先に悪寒して後で病を生じたものは、その本（寒邪）を治療し、先に病になって後で悪寒するものは、その本病を治療する。先に発熱して後で病を生じたものは、その本（熱）を治療し、先に病になって後で発熱するものは、その本病を治療する。先に病になって後で腹が脹満するものは、その標《ひょう》（脹満）を治療する。先に病になって後で下痢するものは、その本病を治療し、先に下痢して後でその他の病を生じたものは、その本（胃腸）を治療する。必ず先の病を調節し、その上でその他の病を治療するのである。先に病になって後で腹が脹満を生じるものは、その標（脹満）を治療し、先に腹が脹満して後で煩悶するものは、その本（脹満）を治療する。人には標に属する客気と、本に属する固気がある。大小便が通じていないものは、その標病を治療し、大小便が通じているものは、その本病を治療する。発病して邪気が有り余っているものは、邪気が本で病症が標なので、先ずその本を治療し、後でその標を治療する。発病して正気が不足しているものは、正気の不足が標で邪気が本なので、先ずその標を治療し、後でその本を治療する。慎重に病の深浅や軽重を診察し、標本や先後を区別して調節しなければならず、軽い病は標と本を併行して治療できるが、重い病の場合は標あるいは本の治療を単独に行わなければならない。先に大小便が通じなくなって後で他の病を生じた場合は、その本（大小便）の治療を行う。

注・原文は「同気」だが「固気」として訳した。

東方、濱海傍水、其民食魚嗜鹹。魚者使人熱中、鹹者勝血。其民皆黒色疎理、其病多癰腫、其治宜砭石。

西方、水土剛強、其民華食而脂肥。故邪不能傷其形體、其病生於内、其治宜毒藥。

北方、風寒冰冽、其民樂野處而乳食。藏寒生滿《まん》病、其治宜灸焫。

南方、其地下、水土弱、霧露之所聚也。其民嗜酸而食蹀、故緻理而赤色。其病攣痺、其治宜微鍼。

中央、其地平以濕、天地所生物者衆。其民食雜而不勞。故其病多痿厥寒熱、其治宜導引按蹻。

故聖人離合以治、各得其宜。

語訳

東方の地域は、海の傍の海浜にあり、その地域の人たちは魚類を食して鹹味《からみ》を好む。魚の性質は熱であり、多く食せば体内に熱が蓄積され、塩分の鹹味により血液が消耗して損傷する。したがってその地域の人たちは皮膚の色が黒く肌の肌理が粗く、腫瘍の類の病が多く、その治療には砭石を用いるのがよい。

西方の地域は、気候が乾燥し、その地域の人たちは贅沢で、身体は脂質で肥えている。したがって邪気がその形体を傷つけることはなく、人々の病の多くは体内に生じるので、その治療は薬物を用いるのがよい。

北方の地域は、風が冷たく氷がはる環境にあり、その地域の人々は遊牧生活で乳製品を好む。寒を蓄積して病が生じるので、その病には灸療法がよい。

南方の地域は、その土地は低く、気候が水っぽく、霧や露が常に発生する。その地域の人々は酸味や発酵させた食品を好み、したがってその地域の人たちは皮膚の肌理が細かく赤みを帯びている。筋脈が痙攣し痺れる病を生じるので、その治療は微鍼を用いるのがよい。

中央の地域は、土地が平坦で湿気が多く、世の中の産物が集まり豊富で、人々も様々な物を食べて苦労することがない。したがって痿弱、厥逆、寒熱などの病が多く、その治療には導引や按摩がよい。

したがって聡明な医者というのは、これらの治療法を総括して、病に応じた方法を適宜に用いて臨機応変に対処する。

注・「故聖人離合以治」は「故聖人雑合以治」として訳した。


形樂志苦、病生於脉、治之以灸刺。形苦志樂、病生於筋、治之以熨引。形樂志樂、病生於肉、治之以鍼石。形苦志苦、病生於咽喝一作困竭、治之以甘藥。形數驚恐、經絡不通、病生於不仁、治之以按摩醪藥。是謂五形故志。故曰「刺陽明出血氣、刺太陽出血惡氣、刺少陽出氣惡血、刺太陰出氣惡血、刺少陰出氣惡血、刺厥陰出血惡氣。」

語訳

身体は楽でもこころが苦しいものは、病は経脈に生じ、治療は鍼灸を用いる。身体は苦でもこころが楽しいものは、病は筋肉に生じ、治療は温罨法や導引を用いる。身体は楽でこころも楽しいものは、病は肌肉に生じ、治療は砭石《へんせき》を用いる。身体は苦でこころも苦しいものは気血を消耗し、治療は甘薬を用いる。しばしば驚き恐れるものは、経絡が滞り、身体が痺れる病を生じ、治療は按摩と薬酒を用いる。これが五種類の身体とこころの病である。したがって言うには「陽明経を刺すときは、血と気を出してよい、太陽経を刺すときは、血は出してよいが気を損なってはならない、少陽経を刺すときは、気は出してよいが血を出してはならない、太陰経を刺すときは、気は出してよいが血を出してはならない、少陰経を刺すときは、気は出してよいが血を出してはならない、厥陰経を刺すときは、血は出してよいが気を損なってはならない。」

第三、五臓六腑の虚実による病に関する大論

（五藏六府虛實大論第三）

提要

本篇は五臓六腑と神、気、血、形、志、経絡、病因などの関係及びその虚実変化について論述したため名付けられた篇である。その主要内容は、五臓と神、気、血、形、志の関係、五有余と五不足の症状及びその治療方法、血気相并と陰陽相傾になる虚実変化の病機、風雨寒湿、飲食や起居、陰陽、喜怒などによる臟腑経絡、虚実寒熱変化の病機、虚を補い実を瀉す鍼刺の手法である。

黄帝問曰「刺法言『有餘寫之、不足補之。』何謂也？」岐伯對曰「神有有餘、有不足。氣有有餘、有不足。血有有餘、有不足。形有有餘、有不足。志有有餘、有不足。心藏神、肺藏氣、肝藏血、脾藏肉、腎藏志。志意通達、内連骨髓、而成形。五藏之道、皆出於經渠、以行血氣。血氣不和、百病乃變化而生、故守經渠焉。」

神有餘則笑不休、不足則憂。『素問』作悲。王冰曰「作憂者誤。」血氣未并、五藏安定、邪客於形、

悽厥『素問』作洒淅。**起於毫毛、未入於經絡、故命曰神之微。神有餘則寫其小絡之血、出血勿之深斥、無中其大經、神氣乃平。神不足者、視其虚絡、切而致之、刺而和之、無出其血、無泄其氣、以通其經、神氣乃平。」曰「刺微奈何?」曰「按摩勿釋、著鍼勿斥、移氣於足**『素問』作不足、**神氣乃得復。」**

語訳

黄帝が問う「刺法に言う『有り余れば瀉し、不足は補う。』とは、何を言っているのか?」

岐伯が答える「神に有余と不足があり、気に有余と不足があり、血に有余と不足があり、形に有余と不足があり、志に有余と不足がある。心は神を蔵し、肺は気を蔵し、肝は血を蔵し、脾は肉を蔵し、腎は志を蔵している。人の志と意は通達し、内部で骨髄に連絡して身体の形を成している。五臓の間を連絡している通路は、みな経渠《けいきょ》（経脈）に出て、血気が運行する。血気が調和しなければ、さまざまな病が変化して生じるので、経脈を通じさせる。

神が有余であればうれしい限りで、不足であれば憂えるばかりである。（『素問』には、悲。王冰が言う「憂は誤り」。）病邪がまだ血気と併合してなければ、五臓は安定している。邪気が身体に侵入したら、ぞくぞくと悪寒して（『素問』では、酒淅）毫毛が逆立つが、まだ経絡には侵入しておらず、これを神の微病という。神が有余であればその小絡の血を瀉し、出血させるが、深く刺さず、大きな経脈を刺さないようにすれば、神気は穏やかになる。神が不足しているものは、その虚した絡脈を見て、虚した絡脈に按摩を施し、鍼刺で血気の循環をはかって調和させるが、この時に出血させてはならず、また気を泄出させてはならず、経脉を通じさせれば、神気も穏やかで正常になる。」

問う「微邪を刺すとは、どのようにするのか？」

答える「鍼刺するところの周囲に長時間按摩を施し、深くないように鍼刺すれば、不足しているところに気が移り、神気は回復する。」

注・「刺而和之」は刺絡ではない。「無出其血」とあるから。

氣有餘則喘欬上氣、不足則息利少氣、血氣未并、五藏安定、皮膚微病、命曰白氣微泄。有餘則寫其經渠、無傷其經、無出其血、無泄其氣。不足則補其經渠、無出其氣。曰「刺微奈何？」曰「按摩勿釋、出鍼視之、曰『故將深之』、適入必革、精氣自伏、邪氣亂散、無所休息、氣泄腠理、真氣乃相得。

血有餘則怒、不足則悲、『素問』作恐。**血氣未并、五藏安定、孫絡外溢、則絡有留血。有餘則刺其盛經出血。不足則視其虛經、内鍼其脉中、久留之、血至**『素問』作而視。**脉大、疾出其鍼、無令血泄。」曰「刺留奈何？」曰「視其血絡、刺出其血、無令惡血得入於經、以成其病。」**

注・「悲」は原文が「慧《けい》」。

語訳

気が有余であれば気が上逆して喘咳となり、不足であれば呼吸が弱々しく短くなり、邪気が気血とまだ併合しておらず、五臓が安定していれば、皮膚が微かに病むだけでその病勢は軽く、これは白気微泄《はくきびせつ》という。気が有り余れば手太陰経を瀉し、その経脈を傷つけてはならず、その血を出してはならず、その気を泄出させてはならない。不足すれば手太陰経を補い、気を出してはならない。

問う「微病の鍼刺とは、どのようにするのか?」

答える「鍼刺する周囲に按摩を長時間施し、鍼を出して、患者にこれを見せ、『これを深く刺そう』と言って、患者が恐れて精神が内伏するようにすれば、精気は体内に潜伏し、邪気は散乱して休息するところがなくなり、邪気は腠理から泄出され、真気は正常に回復する。

血が有余であれば怒り、不足すれば悲しむようになる。(『素問』では、恐)病邪がまだ血気と併合しておらず、五臓が安定していれば、邪気が孫絡の外に溢れ、絡脈に留血する。血が有余であれば盛んになっている経脈を刺して出血させる。不足であれば虚した経脈を補い、その経脈中に鍼刺して、しばらく留め置き、血が至って(『素問』では、視)脈が大きくなれば、その鍼をただちに抜鍼、この際に血を泄出させてはならない。」

問う「留血を刺すのは、どのようにするのか?」

答える「留血している絡脈を観察して選び、刺してそれより血を出し、滞る血〔悪血〕が経脈に入り、他の病を引き起こさないようにする。」

形有餘則腹脹、涇溲不利、不足則四肢不用。血氣未并、五藏安定、肌肉蠕一作溢。動、名曰微風。有餘則寫其陽經、不足則補其陽絡。曰「刺微奈何？」曰「取分肉間、無中其經、無傷其絡、衛氣得復、邪氣乃索。」

志有餘則腹脹飧泄、不足則厥。血氣未并、五藏安定、骨節有傷。有餘則寫然筋血者、出其血。不足則補其復溜。曰「刺未并奈何？」曰「即取之、無中其經、以去其邪、乃能立虛。」

注・「有餘則寫然筋血者」の原文は「奈餘則寫然筋血者」

語訳

形が有余であれば腹が脹って小便が出づらくなり、不足であれば手足を思うように使うことができなくなる。病邪がまだ血気と併合しておらず、五臓が安定していれば、肌肉がうねうねと蠕動（『一書』では、溢）する、これを微風《びふう》という。形が有り余れば陽明胃経を瀉し、不足であれば陽明胃経の絡脈を補う。

問う「微病《びびょう》を刺すのは、どのようにするのか？」

答える「分肉の間を取るが、その経脈に中ててはならず、その絡脈を傷つけてはならず、衛気を回復させれば、邪気は消散する。

志が有余であれば腹が脹って下痢し、不足していれば逆気して手足が厥冷する。病邪がまだ血気と併合しておらず、五臓が安定していても、骨節に傷がある。志が有余であれば然谷を瀉して出血させ、不足していれば復溜穴を補う。」

問う「病邪がまだ血気と併合していない場合は、どのように刺すのか？」

答える「阿是穴を取る。その経脈に中ててはならず、邪を受けている部位に刺せば、たちどころに邪を除去することができる。」

曰「虛實之形、不知其何以生？」曰「血氣已并、陰陽相傾、氣亂於衛、血逆於經、血氣離居、一實一虛。血并於陰、氣并於陽、故爲驚狂。血并於陽、氣并於陰、乃爲炅中。血并於上、氣并於下、心煩悶善怒。血并於下、氣并於上、亂而喜志『素』作善忘。」

曰「血并於陰、氣并於陽、如是、血氣離居、何者爲實、何者爲虛？」曰「血氣者、喜温而惡寒、寒則泣不流、温則消而去之。是氣之所并爲血虛、血之所并爲氣虛。」

曰「人之所有者、血與氣耳。乃言血并爲虛、氣并爲虛、是無實乎？」曰「有者爲實、無者爲虛。故氣并則無血、血并則無氣。今血與氣相失、故爲虛焉。絡之與孫脈、俱注一作輸。於經、血與氣并、則爲實焉。血之與氣并、走於上則爲大厥、厥則暴死、氣復反則生、不反則死。」

語訳

問う「虚実の形、それはどのように生じるのか？」

答える「虚実が発生するのは、病邪がすでに血気と併合し、陰陽が一方に傾き、気は衛において乱れ、血は経において逆し、血気は離別してしまい、一方が実し一方が虚してしまう。血が陰で盛んになれば重陰、気が陽で盛んになれば重陽で、驚狂《きょうきょう》の病となる。血が陽の表で盛んになり、気が陰の内部で盛んになれば熱中の病となる。血が上部で盛んになり、気が下部で盛んになれば心中煩悶して怒りやすくなる。血が下部で盛んになり、気が上部で盛んになれば精神が乱れてしばしば物忘れをする。（『素問』では、善忘）」

問う「血が陰で盛んになり、気が陽で盛んになり、このように血気が離別した場合、どのような状態が実で、どのような状態が虚なのか？」

答える「血と気はともに温暖を好んで寒冷を嫌い、寒冷であれば凝泣して流れを滞らせ、温暖であればそれは消去されて流れがよくなる。したがって気が偏って勝っているところは血が虚しており、血が偏って勝っているところは気が虚している。」

問う「人に有るとされるのは、血と気ということは分かった。しかしあなたは血が偏って勝れば虚といい、気が偏って勝るのも虚というが、それでは血と気には実はないのか？」

答える「有り余るものは実といい、無いものを虚という。したがって気が偏って勝れば血が無くなり、血が偏って勝れば気が無くなる。いま血と気の相互関係が失われたとすれば、それが虚である。絡脈と孫脈の血気はすべて経脈に注ぎ、血と気が盛んならば実証である。血と気が盛んになって上行すれば大厥の病となり、厥の病は突然死となり、気が再び下へもどれば生きるが、もどらなければ死亡する。」

注・泣は涙を出す意味ではなく、渋の異字体。

曰「實者何道從來、虛者何道從去？」曰「夫陰與陽、皆有輸會、陽注於陰、陰滿之外、陰陽紃音巡。平、『素』作均平。以充其形。九候若一、名曰平人。夫邪之所生、或生於陽、或生於陰。其生於陽者、得之風雨寒暑。其生於陰者、得之飲食起居、陰陽喜怒。」

曰「風雨之傷人奈何？」曰「風雨之傷人也、先客於皮膚、傳入於孫脉、孫脉滿則傳入於絡脉、絡脉滿乃注於大經脉。血氣與邪氣并客於分腠之間、其脉堅大、故曰實。實者外堅、充滿不可按、按之則痛。」曰「寒濕之傷人奈何？」曰「寒濕之中人也、皮膚收、『素問』作不收。肌肉堅緊、營血濇、衛氣去、故曰虛。虛者攝辟、氣不足、血濇、按之則氣足温之、故快然而不痛。」

曰「陰之生實奈何？」曰「喜怒不節、則陰氣上逆、上逆則下虛、下虛則陽氣走之、故曰實。」

曰「陰之生虛奈何？」曰「喜則氣下、悲則氣消、消則脉空虛。因寒飲食、寒氣動藏、一作重滿。則血泣氣去、故曰虛。」

注・「以充其形」の原文は「以克其形」。「充滿不可按」の原文は「克滿不可按」。

語訳

黄帝が問う「実はどの道から来て、虚はどの道で去っていくのか？」

岐伯が答える「陰経と陽経には、みな注ぎこむところや会合するところがあり、陽経の気血が陰経に注ぎ込み、陰経が気血で満ちれば外の陽経に溢れ、陰陽は（音は巡）このようにして平衡をたもち（『素問』では、均平）、その身体を充実させている。これにより九候の脉象が一致しているものは、平常（健康）な人という。邪気により人は病を発症するが、これには陽に属す外表から発生するものと、陰に属す内から発生するものがある。その陽からの発生とは、風雨寒暑を受けて病を発症するもので、陰からの発生とは、飲食の不節制、起居生活の不摂生、過度な房事、異常な喜怒の感情などから発症する。」

問う「風雨は人をどのように傷つけるのか?」

答える「風雨の邪は皮膚から侵入し、孫脉へと入り、孫脉が満ちれば絡脉へと入り、絡脉が満ちれば経脉へと注ぎ込む。血気と邪気が併合して分肉腠理の間に侵入すれば、その脉象は堅・大となり、これを実証という。実証は外表が堅く、充満しているので按じることを拒み、按じれば痛む。」

問う「寒湿は人をどのように傷つけるのか?」

答える「寒湿が人を傷つけると、皮膚が収縮し(『素問』では、収縮しない)、肌肉が堅く緊張し、営血の流れは渋り、衛気は散去してしまう、これを虚証という。虚証は皮膚がたるんで皺《しわ》となり、精気が不足し、血の流れが渋り、按じれば気が充足され温かく感じ、したがって按じると気持ちよく痛くない。」

問う「陰分に生じる実証とはどのようなものか?」

答える「喜怒に節度がなければ、陰気(肝気)が上逆し、上逆すれば下部が虚し、下部の陰気が不足すればここに陽気が集まる、したがってこれを実証という。」

問う「陰分に生じる虚証とはどのようなものか?」

答える「喜びすぎれば気が下がり、悲しみすぎれば気が消散し、気が消散すれば脉は空虚となる。また冷たい飲食をすれば、飲食による寒邪は体内に入って臓気を傷付け(『一書』では、重満)、これにより血の流れが滞り〔凝泣《ぎきゅう》〕、気が散去する、したがってこれを虚証という。」

曰「陽虚則外寒、陰虚則内熱。陽盛則外熱、陰盛則内寒。不知所由然?」曰「陽受氣於上焦、以温皮膚分肉之間。今寒氣在外、則上焦不通、不通則寒獨留於外、故寒慄。有所勞倦、形氣衰少、穀氣不盛、上焦不行、下焦『素問』作下脘。不通、胃氣熱熏胸中、故内熱。上焦不通利、皮膚緻密、腠理閉塞『素問』下有玄府二字。不通、衛氣不得泄越、故外熱。厥氣上逆、寒氣積於胸中而不寫、不寫則温氣去、寒獨留、則血凝拉、凝則腠理不通、其脉盛大以濇、故中寒。」

語訳

黄帝が問う「陽が虚せば外表が寒くなり、陰が虚せば内熱を生じる。陽が盛んであれば外熱が生じ、陰が盛んになれば内が寒くなる。その原理はどうなっているのか?」

答える「陽は上焦で気を受け、これにより皮膚分肉の間を温養する。今、寒気が外から侵入してきて、上焦が通らなくなれば、衛気が温煦できずに寒気が単独に外表に留まらすこととなり、悪寒戦慄する。人は疲れて倦怠すれば、形気が衰少して脾気の運化能力が弱り、穀気は衰少し、上焦は五穀の気味を宣発できなくなり、下焦（『素問』では、下脘）は水穀の精を運化できずに、胃気が胸中で熱になって薫蒸するため内熱を生じる。上焦の通りが悪くなると、皮膚は緻密になり、腠理は閉塞し（『素問』では、下に玄府《げんぷ》〔汗孔〕の二字が有る）通じなくなるので、衛気は外に泄出できなくなり、外熱が生じる。厥気〔下焦の陰気、濁気〕が上逆すれば、寒気は胸中にあって排出せず、排出しなければ温和な気〔陽気〕は散去して、寒気だけが留まり、血の流れが滞って凝泣し、血が凝泣すれば腠理が通じなくなり、その脉は盛大であるが渋る脉象となるので中寒である。」

曰「陰與陽并、血氣已并、病形已成、刺之奈何？」曰「刺此者、取之經渠。取血於營、取氣於衛。用形哉、因四時多少高下。」曰「血氣已并、病形已成、陰陽相傾、補寫奈何？」曰「寫實者、氣盛乃内鍼、鍼與氣倶内、以開其門、如利其戸。鍼與其倶出、精氣不傷、邪氣乃下、外門不閉、以出其疾、搖大其道、如利其路、是謂大寫。必切而出、大氣乃屈。」曰「補虛奈何？」曰「持鍼勿置、以定其意、候呼内鍼、氣出鍼入、鍼空四塞、精無從去。方實而疾出鍼、氣入鍼出、熱不得還、閉塞其門、邪氣布散、精氣乃得存。動後時、『素問』作動氣後時。近氣不失、遠氣乃來、是謂追之。」

語訳

黄帝が問う「陰と陽が併合し、病邪がすでに血気と併合し、病の形がすでに成っていれば、この場合はどのように刺すのか？」

岐伯が答える「このような場合の鍼刺は、経脈を取る。血の病は営分で取り、気の病は衛分で取る。身体の形状〔長短・広狭・肥痩〕と四季の気候の差異により、鍼刺回数と部位を決めて鍼刺する。」
問う「病邪がすでに血気と併合し、病の形がすでに成り、陰陽が傾いて平衡が失われているものへはどのように補瀉はするのか？」
答える「実を瀉すには、吸気時に鍼刺し、吸気とともに鍼を入れ、その鍼孔を開いて、邪気が外に出やすいようにする。抜鍼は呼気とともに行い、精気は傷つけず、邪気だけを外へ排除させるように、外の門である鍼孔は開けたままで閉めずに、邪気をすばやく出すように、鍼を揺らせて鍼孔を大きくし、邪気の出る道を通りやすくする、これを大瀉という。必ず鍼の部分を押してから抜鍼すれば、盛んな邪気も尽きてしまう。」
問う「虚を補うとはどのように行なうのか？」
答える「鍼を持ってただちに行なうのではなく、意識を整えてから、患者の呼気をうかがって鍼を進め、呼気で鍼を入れ、鍼孔は揺らさずに閉めて気が出ないように塞ぎ、鍼下が実すれば速やかに鍼を抜く。吸気時に抜鍼するが、鍼下の熱があるうちに鍼孔を閉じて塞げば、邪気は消散し、精気が残る。気が動いてから鍼を抜けば、鍼孔付近にある気を失うこともなく、遠くにある気を誘導させることができるので、これは追ってその気を補うという補法である。」

曰「虛實有十、生於五藏五脉耳。夫十二經脉者、皆生百『素』作其。病、今獨言五藏。夫十二經脉者、皆絡三百六十五節、節有病、必被經脉。經脉之病者、皆有虛實、何以合之乎？」

曰「五藏與六府爲表裏、經絡肢節、各生虛實、視其病所居、隨而調之。病在脉、調之血。病在血、調之絡。病在氣、調之衞。病在肉、調之分肉。病在筋、調之筋。病在骨、調之骨。燔鍼劫刺其下、及與急者。病在骨、焠鍼藥熨。病不知所痛、兩蹻爲上。身形有痛、九候莫病、則繆刺之。病在於左而右脉病者、則巨刺之。必謹察其九候、鍼道畢矣。」

語訳

黄帝が問う「虚実には十種類あり、これらはすべて五臓に生じたものであるが、しかし五臓には五脈しかない。人には十二経脈があって、各経が百病（『素問』では、其の）を生ずるはずなのに、なぜ五臓についてだけ述べたのか。十二経脈はすべて三百六十五節に連絡し、各節に病があれば、必ず経脈に及ぶ。経脈の病には、すべてに虚実があるが、これと五臓の虚実はどのように関係しているのか？」

岐伯が答える「五臓と六腑は表裏の関係にあり、肢体の節の経絡は、それぞれに虚実が生じ、その病の生じたところを観察し、それに応じて調節する。病が脈にあれば血を調える。病が血にあれば絡を調える。病が気にあれば衛を調える。病が肉にあれば分肉を調える。病が筋にあれば筋を調える。病が骨にあれば骨を調える。燔鍼《はんしん》〔鍼を刺入して火で鍼を焼く温鍼法〕をその下や筋の拘急するところに速刺速抜する。病が骨にあるものは、焠鍼《さいしん》〔火で鍼を赤くして刺し寒毒の固結を解消させる刺法〕や薬熨《やくい》〔辛熱の薬で局所を温める〕を用いる。病であって痛むところが分からないものは、申脈と照海を取る。身体が痛むが三部九候脈象に現れていないものは、繆刺を用いる。病症が左にあって病脈が右にあるものは、巨刺を用いる。必ず謹んで九候脈診で診察しなければならない、これは鍼刺の道理である。」

注・節とは経穴。後世で燔鍼は灸頭鍼、焠鍼は火鍼だが、劫刺とは速刺速抜のことで灸頭鍼と合致しない。この時代では、まだ灸頭鍼が誕生していなかったのである。

第四、陰陽・清濁の気の順治と逆乱の病に関する大論
（陰陽清濁順治逆亂大論第四）

提要

本篇は人体の陰陽清濁の気の順治、逆乱のメカニズムと治療の法則を論じるためこの名がある篇である。その主要内容は、人体十二経脈の陰陽清濁の気の順治、逆乱について、胸中、心、肺、腸胃、四肢、頭部で逆乱した場合に出現する症状と治療法について、逆乱した気を治めることと有餘不足を鑑別して治療することとである。

黄帝問曰「經脈十二者、別爲五行、分爲四時、何失而亂、何得而治？」岐伯對曰「五行有序、四時有分、相順而治、相逆而亂。」曰「何謂相順而治？」曰「經脈十二、以應十二月。十二月者、分爲四時。四時者、春夏秋冬。其氣各異。營衛相隨、陰陽相和、清濁不相干、如是則順而治矣。」曰「何謂相逆而亂？」曰「清氣在陰、濁氣在陽。營氣順脈、衛氣逆行。清濁相干、亂於胸

中、是謂大悗。故氣亂於心、則煩心密默、俛首静伏。亂於肺、則俛仰喘喝、按手以呼。亂於腸胃、則爲霍亂。亂於臂脛、則爲四厥。亂於頭、則爲厥逆頭痛一作頭重眩仆。」

注・「是謂大悗」の原文は「是謂大悦」。

語訳

黄帝が問う「十二経脉は五行に別けられ、四季に対応しているが、何を失えば脉気が乱れて、何を得れば正常を維持できるのか?」

岐伯が答える「五行には秩序があり、四時の気候変化は季節ごとに分別され、四時の気候と経脉の運行が順応していれば正常を維持でき、これに反していれば経脉の運行が乱れる。」

問う「相互に順応すれば正常を維持できるとは、どのようなことか?」

答える「十二経脉は十二カ月と相応じている。十二カ月は分かれて四季となる。四季とは春・夏・秋・冬のことであり、その気候はそれぞれに異なっている。人体の営気と衛気は内外で相応の関係にあり、陰陽の調和がとれていれば、清気と濁気が干渉し合うことがない、このような状態であれば四時に順応して健康を維持することができる。」

問う「相互に逆になれば乱れるとは、どのようなことか?」

答える「清気は陰にあり、濁気が陽にある。そうなれば営気は脉に順じて運行していても、衛気が逆行する。すると清濁の気が混じり合い胸中で乱れると、これを大悗という。したがって心で気が乱れれば、心中煩悶し沈黙してものを言わず、うなだれて静かに伏す。肺で乱れれば、俯いたり仰向いたりして喘ぎ、両手で胸を押さえて呼吸する。胃腸で乱れれば、突然に吐瀉して苦しむ霍乱を発症する。腕と脛で乱れれば、四肢が冷える。頭で乱れれば、気が逆乱して頭が重く目眩して倒れる。」

氣在於心者、取之手少陰心主之俞。氣在於肺者、取之手太陰滎、足少陰俞。氣在於腸胃者、取之手足太陰陽明、不下者、取之三里。氣在於頭者、取之天柱、大杼、不知、取足『靈樞』作手。**太陽之滎俞。氣在臂足者、先去血脉、後取其陽明少陽之滎俞。徐入徐出、是謂之導氣。補寫無形、是謂之同精。是非有餘不足也、亂氣之相逆也。**

語訳

気の乱れが心にあれば、手の少陰心経の神門穴と手の厥陰心包経の大陵穴を取って治療する。気の乱れが肺にあれば、手の太陰肺経の滎穴である魚際穴と足の少陰腎経の輸穴である太渓穴を取って治療する。気の乱れが胃腸にあれば、手足の太陰脾経の太白穴と手足の陽明胃経の陥谷穴を取って治療する。効果がなければ、足の三里穴を取る。気の乱れが頭にあれば、天柱穴と大杼穴を取り、失神していれば足の太陽膀胱経の滎穴である通谷穴と輸穴である束骨穴を取って治療する。気の乱れが腕と足にあれば、先ず血脉を刺して瘀血を除去し、後に手の陽明大腸経の滎穴である二間穴と輸穴である三間穴、手の少陽三焦経の滎穴である液門穴と輸穴である中渚穴を取って治療する。

ゆっくり鍼を進め、ゆっくり鍼を出し、逆乱した気を導いて正常に戻す、これを導気《どうき》という。これは補瀉という形ではなく、気の乱れを調えるため「同精」と呼ぶ。これは有余や不足ではなく、気の乱れによる症状だから補瀉ではない。

注・この篇は気の乱れを論じたもので、邪気の有余不足ではない。だから手法も補瀉ではない。

第五、四季における賊風・邪気による病に関する大論

（四季賊風邪氣大論第五）

提要

本篇は四季での賊風邪気による人体への危害について論述しているためこの名が付けられた篇である。その主要内容は、四季の賊風邪気による損傷と個人の体質的な強弱についての関係、賊風邪気に遭遇していないのにもかかわらず突発的に発生する病、病は、どのようにまじないして治すかなどである。

黄帝問曰「有人於此、並行並立、其年之長少等也、衣之厚薄均也、卒然遇烈風疾雨、或病或不病、或皆死、其故何也？」岐伯對曰「春温風、夏陽風、秋凉風、冬寒風。凡此四時之風者、其所病各不同形。黄色薄皮弱肉者、不勝春之虛風。白色薄皮弱肉者、不勝夏之虛風。青色薄皮弱肉者、不勝秋之虛風。赤色薄皮弱肉者、不勝冬之虛風。」曰「黒色不病乎？」曰「黒色而皮厚肉堅固、不能傷於四時之風、其皮薄而肉不堅色不一者、長夏至而有虛風者病矣。其皮厚而肌肉堅者、長夏至而有虛風者、不病矣。其皮厚而肌肉堅者、

必重感於寒、内外皆然、乃病也。」

注・「冬寒風」の原文は「東寒風」。「白色薄皮弱肉者」の原文は「赤色薄皮弱肉者」。「内外皆然」の原文は「門外皆然」。

語訳

黄帝が問う「人が同じ環境で生活をし、年齢は同じくらいで、着ている衣服の厚さも同じくらいで、突然に狂風や暴風に遭遇した場合に、病になるもの、ならないもの、全員が病にかかり死ぬとしたら、これはなぜなのか？」

岐伯が答える「春は温風、夏は熱風、秋は涼風、冬は寒風である。およそこの四季の風は性質が異なり、これによって病になる部位や病の形も各々異なる。皮膚が黄色くて薄く肌肉が脆弱な人は脾気不足で、春の虚風に耐えられない。皮膚が白くて薄く肌肉が脆弱な人は肺気不足で、夏の虚風に耐えられない。皮膚が青くて薄く肌肉が脆弱な人は肝気不足で、秋の虚風に耐えられない。皮膚が赤くて薄く肌肉が脆弱な人は心気不足で、冬の虚風に耐えられない。」

問う「皮膚の色が黒いものは、病にならないのか？」

答える「色が黒い人は皮膚が厚くて肌肉が堅固で、四季の虚風に傷つけられることはない。その皮膚が薄く肌肉は堅くなく肌の色が一定していない人は腎気不足で、長夏の季節になり虚風に遭遇すれば病になる。しかしその皮膚が厚く肌肉が堅い人は、長夏になって虚風に遭遇しても病にはならない。皮膚が厚く肌肉が堅い人でも、虚風だけでなく寒邪も感受し、寒冷の飲食で内を傷つけるなど、内外ともに損なわれてしまえば病となる。」

曰「賊風邪氣之傷人也、令人病焉。今有不離屏蔽、不出室内之中、卒然而病者、其故何也？」

曰「此皆嘗有所傷於濕氣、藏於血脉之中、分肉之間、久留而不去。若有所墜墮、惡血在内而不去。卒然喜怒不節、飮食不適、寒温不時、腠理閉不通『素』下有其開二字。**而適遇風寒、則血氣凝結、與故邪相襲、則爲寒痺。其有熱則汗出、汗出則受風、雖不遇賊風邪氣、必有因加而發矣。」**

注・「不出室内之中」の原文は「不出室穴之中」。「分肉之間」の原文は「外肉之間」。「寒温不時」の原文は「寒水不時」。

語訳

黄帝が問う「賊風邪気により人は傷つけられ、人は病になると言われるが、もし外部との接触を遮断して屋内にこもり賊風邪気から身体を守っているにもかかわらず、突然病になるものがあるとすれば、それはなぜか？」

岐伯が答える「これは日頃《ひごろ》から湿気によって身体が傷なわれていたからで、邪気が血脈中と分肉の間に隠れて蓄積され、長い間身体に留まったままだからである。もし高い所から墜落して強打すれば、内出血による瘀血が体内に残る。また突然異常なほど喜怒したり、飲食が適切でなかったり、寒暖の変化が不正常であれば、腠理が閉じて通じなくなり（『素問』では、下に其開の二字がある。）、また開いたところに風寒の邪と遭遇すれば、血気は凝結し、新しく受けた寒邪と体内に留まって潜伏していた湿邪が一緒になって襲い、寒痺の病を生じる。また発熱して汗が出て、汗が出たところに風を受ければ、たとえ賊風邪気に遭遇していなくても、必ず体内に潜伏した湿邪があるので、新たな風邪が加わって発病するのである。」

曰「夫子之所言、皆病人所自知也、其無遇邪風、又無怵惕之志、卒然而病、其故何也？唯有因鬼神之事乎？」曰「此亦有故邪、留而未發也。因而志有所惡及有所慕、血氣内亂、兩氣相薄。其所從來者微、視之不見、聽之不聞、故似鬼神。」曰「其有祝由而已者、其故何也？」曰「先巫者、因知百病之勝、先知百病之所從者、可祝由而已也。」

語訳

黄帝が問う「あなたが言われるのは、いずれも病人が自ら知ることができるが、しかし邪風に遭遇することもなく、また驚き恐れるような精神状態もないのに、突然発病する人がいますが、これはどういうことでしょうか？　これは鬼神の祟《たた》りによるものなのか？」

岐伯が答える「これもまた体内に潜伏した邪気があり、留まっているがまだ発病していなかったためである。この状態にあるものが、感情の変化で嫌なことやうらやましいけど叶わないことがあれば、血気が内乱し、体内に潜伏している邪気と結びついて病を引き起こす。そのような症状の変化は微妙なので、視て見えるものではなく、聴いて聞こえるものでもないので、鬼神の祟りのようにみえるのである。」

問う「鬼神の祟りではないのに、なぜ祝由《しゅくゆ》〔古代に用いられた精神療法の一種〕の方法を用いて病を治せるのか？」

答える「昔の巫は、精神療法で疾病を抑制できることを知っていて、病の発生する原因をあらかじめ知っていたので、祝由により病が治ることがあった。」

第六、内外の有形と無形の診断、老・壮・肥・痩の鑑別、旦は軽く夜は悪化することなどに関する大論

（内外形診老壮肥痩病旦慧夜甚大論第六）

提要

本篇は体表と内臓の有形や無形の診察、老年と壮年や肥満と痩身の分別、朝は症状が軽く、夜はひどくなるメカニズムなどを論述するため名付けられた篇である。その主要内容は、臓腑や体表の陰陽属性、病理特性及び治療原則、皮肉血気筋骨の病の診断特性及び治療原則、老年、壮年、少年、小児の年齢区別、人体の肥満や痩身及び脂、膏、肉の三種類の体型の生理と病理の特性、朝は軽く、昼間は安らか、夕暮れからひどくなり始め、夜間に悪化する症状と一日朝昼夕夜における陰陽消長との関係についてである。

黄帝問曰「人之生也、有剛有柔、有弱有強、有短有長、有陰有陽、願聞其方。」岐伯對曰「陰中有陽、陽中有陰、審知陰陽、刺之有方。得病所始、刺之有理。謹度病端、與時相應。内合於五藏六府、外合於筋骨皮膚。是故内有陰陽、外有陰陽。在内者、五藏爲陰、六府爲陽。在外者、筋骨爲陰、皮膚爲陽。故曰『病在陰之陰者、刺陰之滎俞。病在陽之陽者、刺陽之合。病

在陽之陰者、刺陰之經。病在陰之陽者、刺陽之絡。』病在陽者、名曰風。病在陰者、名曰痺。陰陽俱病、名曰風痺。病有形而不痛者、陽之類。無形而痛者、陰之類。無形而痛者、其陽完『九墟』完作緩。下同。而陰傷、急治其陽、無攻其陰『九墟』作急治其陰、無攻其陽。有形而不痛者、其陰完而陽傷、急治其陰、無攻其陽『九墟』作急治其陽、無攻其陰。陰陽俱動、乍有乍無、加以煩心、名曰陰勝其陽。此謂不表不裏、其形不久也。」

語訳

黄帝が問う「人の体質には、剛柔・強弱・長短・陰陽があり、それに対する鍼刺法について聞きたい。」

岐伯が答える「陰中には陽があり、陽中には陰があり、このような陰陽の法則を掌握することにより、鍼刺法を運用することができる。また病の原因を理解していれば、合理的な鍼刺ができる。慎重に病因を観察すれば、身体と四季の気候の関係は相応であることが分かる。四季の陰陽の気候に体内では五臓六腑が対応しており、体外では筋骨や皮膚が対応している。したがって体内に陰陽があり、体外にもまた陰陽がある。体内では、五臓が陰にあたり、六腑が陽にあたる。体外では、筋骨が陰にあたり、皮膚が陽にあたる。したがって言うならば『病が陰中の陰である五臓にあれば、陰経の滎穴と輸穴を刺す。病が陽中の陽である皮膚にあれば、陽経の合穴を刺す。病が陽中の陰である筋骨にあれば、陰経の経穴を刺す。病が陰中の陽である六腑にあれば、陽経の絡穴を刺す。』病が陽に属するものは風という。病が陰に属するものは痺という。陰陽ともに病むものは風痺という。病が身体にあって痛くないものは陽の類である。病の形がないが痛むものは陰の類である。病の形がなくて痛むものは、その陽は完全だが（『九虚』には、完が緩。以下同じ）、陰が傷ついており、すぐに陽を治療して、陰を攻めない（『九墟』では速やかにその陰を治療して、その陽は攻めない）。身体に病があって痛くないものは、その陰は完全だが、その陽が傷ついており、すぐに陰を治療して、陽を攻めない（『九墟』では速やかにその陽を治療して、その陰は攻めない）。陰陽ともに病であれば、症状が突然に現れたり消えたりし、心煩するが、これは陰である内臓の病が陽である身体の病より重いために生じたのである。これは病が表だけにあるのではなく、裏にだけあるのでもないので、予後は不良で症状が長く続かない。」

曰「形氣病之先後内外之應奈何？」曰「風寒傷形、憂恐忿怒傷氣。氣傷藏、乃病藏。寒傷形、乃應形。風傷筋脉、筋脉乃應。此形氣内外之相應也。」曰「刺之奈何？」曰「病九日者、三刺而已。病一月者、十刺而已。多少遠近、以此衰之。久痺不去身者、視其血絡、盡去其血。」曰「外内之病、難易之治奈何？」曰「形先病而未入藏者、刺之半其日。藏先病而形乃應者、刺之倍其日。此外内難易之應也。」

曰「何以知其皮肉血氣筋骨之病也？」曰「色起兩眉間薄澤者、病在皮。唇色青黄赤白黑者、病在肌肉。營氣濡然者病在血氣。『千金方』作脉。目色青黄赤白黑者、病在筋。耳焦枯受塵垢者、病在骨。」

語訳

黄帝が問う「外である形病と内である気病について、その発病の先後と内外の関係はどうなっているのか？」

岐伯が答える「風寒の邪は外表の身体を傷つけ、憂《ゆう》・恐《きょう》・忿《ふん》・怒《ど》の感情は内の気を傷つける。一般に七情は気の流れを異常にし臓を傷つけるので、病変は内臓にある。寒邪は身体を傷つけるので、身体が病になる。風邪は筋脉を傷つけるので、筋脉が病になる。このように形と気は内外相応である。」

問う「どのように鍼刺するのか？」

答える「病になって九日くらいのものは、三回の鍼刺で治る。病になって一月位のものは、十回の鍼刺で治る。発病してからの日数により、治療回数を決める。痛みが長期にあれば血絡を観察し、その悪血《あくけつ》を出し尽くす。」

問う「外と内の病で、治療における難易はどうなっているのか？」

答える「形である身体がまず病んで、まだ内臓に侵入していないものは、病んだ日数に基づく鍼刺回数を半減する。内臓がまず病み、のちに身体に及んだものは、病んだ日数に基づく鍼刺回数を倍増する。このように外と内の、どちらが後先であるかによって治療にも難易が生じる。」

問う「皮肉、血気、筋骨の病は何を根拠に分かるのか？」

答える「病色が両眉の間に現れて薄く光沢があれば、上部が肺に対応しているので病は皮膚にある。唇に青、黄、赤、白、黒色が現れれば、口唇が脾に対応しているので病は肌肉にある。営気により、潤って皮膚が湿り、汗が多いものは、病は血気にある。（『千金方』には、脈）目の色に青、赤、黄、白、黒が現れれば、目が肝に対応しているので病は筋にある。耳が焦躁して枯れたようになり耳カスや耳垢があれば、耳が腎に対応しているので病は骨にある。」

曰「形病何如？　取之奈何？」　曰「皮有部、肉有柱、氣血有俞『千金翼』下有筋有結、骨有屬。皮之部俞、在於四末。肉之柱、在臂胻諸陽肉分間、與足少陰分間。氣血之俞、在於諸絡脈、氣血留居則盛而起。筋部無陰無陽、無左無右、候病所在。骨之屬者、骨空之所以受液而溢腦髓者也。」

曰「取之奈何？」　曰「夫病之變化、浮沈淺深、不可勝窮、各在其處。病間者淺之、甚者深之。間者少之、甚者衆之。隨變而調氣。故曰上工也。」

語訳

黄帝が問う「身体の病状はどのように現れるのか？　それをどのように治療するのか。」

岐伯が答える「皮膚には部があり、筋肉には柱があり、気血には兪があり、（『千金翼方』には筋には結〔筋の起始停止部〕があり）、骨には属〔関節部〕がある。皮部の兪穴は四肢末端にある。肉の柱は腕と脛の六陽経の分肉間、そして足の少陰経の分肉間にある。気血の兪穴は諸経の絡穴にあり、気血が留滞すれば盛んになって隆起する。筋の病は陰陽、左右と分別する必要はなく、発病部位を診ればよい。骨の属は、関節の間隙を取るが、骨腔は津液を受け脳髄を補うからである。」

問う「どのように取るのか?」

答える「病の変化は、浮沈、深浅とあって一様ではないので、病や部に応じて多種多様な治療法がある。病が軽いものは浅く刺し、病が重いものは深く刺す。病が軽いものは取穴を少なく、病が重いものは取穴を多くする。病の変化に応じて気を調節をする。このようにできれば立派な医者である。」

曰「人之肥痩小大寒温、有老壯少小、之別奈何?」曰「人年五十已上爲老、三十已上爲壯、十八以上爲少、六歳以上爲小。」曰「何以度其肥痩?」曰「人有脂有膏有肉。」曰「別此奈何?」曰「䐃肉堅、皮滿者、脂。䐃肉不堅、皮緩者、膏。皮肉不相離者、肉。」曰「身之寒温何如?」曰「膏者、其肉淖、而粗理者身寒、細理者身熱。脂者、其肉堅、細理者和『靈』作**熱、粗理者寒。**少肉者寒温之症、未詳。**」曰「其肥痩大小奈何?」曰「膏者、多氣而皮縦緩、故能縦腹垂腴。肉者、身體容大。脂者、其身收小。」**

語訳

問う「人の体形には肥・痩、大・小があり、体質には寒・温があり、年齢には老・壮・少・小があるが、どのように分別するのか？」
答える「人は年齢五十歳以上を老とし、三十歳以上を壮とし、十八歳以上を少とし、六歳以上が小である。」
問う「どのような基準でそれを肥・痩とするのか？」
答える「人には脂・膏・肉の三種類の体型がある。」
問う「それはどのように区別するのか？」
答える「筋肉が堅く皮膚が豊満なものは脂である。筋肉は堅くなく皮膚が緩んでいるものは膏である。皮肉が密着して離れないものは肉である。」
問う「身体に寒温の違いがあるのはなぜか？」
答える「膏の人は、その肌肉は柔らかく潤っており、腠理のきめが粗ければ衛気が外へ排出されるので身体は寒く、きめが細かいと衛気が排出されないので身体は熱くなる。脂の人は、その肌肉が堅く、腠理のきめが細かければ身体が熱く、きめが粗ければ身体が寒くなる。（肌肉が少ない人の寒温は定かではない。）」
問う「その肥痩、大小とはどうなっているのか？」
答える「膏型の人は、陽気が盛んで皮膚が弛緩しているので、腹が緩んで肉が垂れ下がった体型になる。肉型の人は、身体が大きい。脂型の人は、身体が詰まっていて膏型の人よりは小さいが普通の人よりは大きい。」

曰「三者之氣血多少何如？」曰「膏者多氣、多氣者熱、熱者耐寒也。肉者多血、多血者則形充、形充者則平也。脂者其血清氣滑少、故不能大。此別於衆人也。」曰「衆人如何？」曰「衆人之皮肉脂膏不能相加也、血與氣不能相多也。故其形不小不大、各自稱其身、名曰衆人。」曰「治之奈何？」曰「必先別其三形、血之多少、氣之清濁、而後調之。治無失常經。是故膏人者、縱腹垂腴。肉人者、上下容大。脂人者、雖脂不能大。」

注・「形充」の原文は「形克」。「必先別其三形」の原文は「必先別其五形」。

語訳

問う「三種の人の気血量はどうなっているのか？」

答える「膏型の人は陽気が多く、陽気が多いので熱く、体質的に熱いので寒さに耐えることができる。肉型の人は血が多く、血が多いので体形が充実しており、体形が充実しているので性格は穏やかである。脂型の人は血が清らかで、気は滑らかで少なく、したがって大きくなれない。これが普通の人との違いである。」

問う「普通の人はどうなっているのか？」

答える「普通の人は、皮・肉・脂・膏に偏りがなく、血気に傾りがないので、その身体は大きくも小さくもなく、各々に平均しており、これが普通の人である。」

問う「治療は、どのようにするのか？」

答える「必ず先に三種の体型に分けて、血の多少や気の清濁を把握し、しかる後に調節する。治療は経脈の原則に基づいて行う。したがって膏型の人は、腹が緩んで肉が垂れ下がる。肉型の人は、上下ともに大きい。脂型の人は、脂肪体質であるがそれほど身体は大きくない。」

曰「病者多以旦慧晝安夕加夜甚者何也?」曰「春生夏長秋收冬藏、是氣之常也、人亦應之。以一日一夜分爲四時之氣、朝爲春、日中爲夏、日入爲秋、夜半爲冬。朝則人氣始生、病氣衰、故旦慧。日中則人氣長、長則勝邪、故安。夕則人氣始衰、邪氣始生、故加。夜半人氣入藏、邪氣獨居於身、故甚。」曰「其時有反者何也?」曰「是不應四時之氣、藏獨主其病者。是必以藏氣之所不勝時者甚、以其所勝時者起也。」曰「治之奈何?」曰「順天之時、而病可與期〔十一〕。順者爲工、逆者爲粗也。」

語訳

問う「病人の多くは、日の出のころは意識がさえて快く病状は軽い、昼間は比較的に安定し、夕方は病勢が加重し、夜半は重くなるが、これはどういう道理なのか?」

答える「春は陽気が発生し、夏は陽気が盛んで長くなり、秋は陽気が収斂し、冬は陽気が閉蔵するのは、四季における陽気変化の原則で、人はこの変化に相応である。一昼夜を四季に配当すれば、朝は春であり、昼は夏であり、夕方は秋であり、夜半は冬である。朝は人の陽気が生じ始め、病気が衰えるので、日の出のころは病人の意識はさえて快い。昼間は陽気が盛んになり、正気が邪気に勝るので、病人の状態は安定する。夕方は人の陽気が衰え始め、邪気が生じ始めるので、病が加重する。夜半は人の陽気は臟に入り、邪気のみが身体を占拠するので、病は極めて重くなる。」

問う「その症状の軽重変化が見られないことがあるが、これはどういうことなのか？」

答える「これは四時の気と不相応で、臟単独による病である。これは必ず病んでいる臟の気が剋制される時刻になれば病状は重くなり、病んでいる臟の気が剋す時刻になれば病状は軽くなる。」

問う「どのように治療するのか？」

答える「治療は、日時の五行の属性と病んでいる臟の五行の属性との関係に基づいて、日時が臟を剋制する事態を避けることができれば、病を治せることを予期できる。このようにできるものは優れた医者であり、これに逆らうものは粗末な医者である。」

注・最後の文が解かり辛いが、一日を分ければ朝は肝木、昼は心火、夕は肺金、夜は腎水となる。だから脾病なら夕の治療を避けて朝治療する。こうした考えが後世で時間配穴法へと発展する。

第七、陰陽による病に関する大論

（陰陽大論第七）

提要

本篇は天地、人体、医事などの具体的な物象及び道理から陰陽に関する諸問題を論述したため名付けられた篇である。その主要内容は、陰陽の形性の順逆、清濁の出るところ、気味《きみ》形精の帰化、気味厚薄の異なる用い方、寒熱による損傷、陰陽の更勝のメカニズム、自然界の気と臓気の関連、邪気を感受した人の病及び鍼刺の一般的な原則、陰陽の診察と分別及び諸病の治療の大法、四時発病の陰陽気絶の予後などについて論述する。

陰静陽躁。陽生陰長、陽殺陰藏。陽化氣、陰成形。寒極生熱、熱極生寒。寒氣生濁、熱氣生清。清氣在下則生飧泄、濁氣在上則生䐜脹。此陰陽反作、病之逆順也。故清陽爲天、濁陰爲地。地氣上爲雲、天氣下爲雨。雨出地氣、雲出天氣。故清陽出上竅、濁陰出下竅。清陽發腠理、濁陰走五藏。清陽實四肢、濁陰歸六府。

語訳

陰は静、陽は躁（動）。陽が生じれば陰は長じ、陽が粛殺されれば陰は閉蔵する。陽は気化し、陰は形を成す。寒が極まれば熱を生じ、熱が極まれば寒を生じる。寒気は濁気を生じ、熱気は清気を生じる。清気が下にあれば飧泄《しょくせつ》の病〔食物が消化されずに泄瀉〕になり、陰の濁気が上にあれば䐜脹《しんちょう》〔上腹がふくれる〕の病になる。このように陰陽が逆になれば、病変も正常でなくなる。清の陽気は上昇して天をなし、濁の陰気は下降して地をなす。地の陰気は上って雲になり、天の陽気は雨になって下がる。雨は地気から生じ、雲は天気から生じ出る。清陽の気は上の竅から出て、濁陰の気は下の竅から出る。清陽の気は腠理から発して、濁陰の気は五臓に走り注ぐ。清陽は四肢を充実させ、濁陰は六腑〔転化の腑〕に帰る。

水爲陰、火爲陽。陽爲氣、陰爲味。味歸形、形歸氣。氣歸精、精歸化。精食氣、形食味。化生精、氣生形。味傷形、氣傷精。精化爲氣、氣傷於味。陰味出下竅、陽氣出上竅。味厚者爲陰、薄爲陰之陽。氣厚者爲陰、薄爲陽之陰。味厚則泄、薄則通。氣薄則發泄、厚則發熱。壯火之氣衰、少火之氣壯。壯火食氣、氣食少火。壯火散氣、少火生氣。氣味辛甘發散爲陽、酸苦涌泄爲陰。」

語訳

水は陰であり、火は陽である。香りは陽で、味は陰である。味は形体〔肉体〕を作り、形体は気を使う。食物の気は精微に化生され陰精となり、人体の陰精は気化作用により生成される。精は飲食による気により生成され、形体は五味を食することで生成される。食物の味は化生して精を生じ、形体は食物の気により生じる。食物の味は形体を滋養するが、取り過ぎれば形体は損傷し、食物の気は精微に化生し人体の陰精を成生するが、取り過ぎればこの陰精は損傷する。元気は精から生まれるが、この元気は飲食の失調により傷つけられる。味は陰に属するから下に流れて下竅〔二陰〕から出て、気は陽に属するから上に向かい上竅〔呼吸の門〕から出る。味は陰に属すが、濃い味は陰に属し、薄い味は陰の陽に属する。気は陽に属すが、香りが強いものは陽に属し、弱いものは陽の陰に属する。味の濃いものは泄瀉を生じ、味の薄いものは便通させる。気の薄いものは、うまく外に向かって発泄させ、気の強いものは、陽を助けて熱を生じる。壮火は正気を衰えさせる、少火は、正気を旺盛にさせる。過度に強すぎる陽気は元気を損なうが、元気は適度な陽気に頼っている。過度の陽気は元気を散失させ、適度な陽気は元気を増強させることができる。辛甘の気味は発散作用があって陽に属し、酸苦の気味は嘔吐、下泄作用があって陰に属する。

注・気味とあるが、気は匂いのことで、味は味覚。

陰勝則陽病、陽勝則陰病。陰病則熱、陽病則寒。『素問』作陽勝則熱、陰勝則寒。**重寒則熱、重熱則寒。寒傷形、熱傷氣。氣傷痛、形傷腫。故先痛而後腫者、氣傷形也。先腫而後痛者、形傷氣**

也。風勝則動、熱勝則腫、燥勝則乾、寒勝則浮、濕勝則濡泄。天有四時五行、以生長收藏、以生寒暑燥濕風。人有五藏、化爲五氣、以生喜怒悲憂恐。故喜怒傷氣、寒暑傷形。暴怒傷陰、暴喜傷陽。厥氣上行、滿脉去形。故曰「喜怒不節、寒暑過度、生乃不固。」重陰必陽、重陽必陰。此陰陽之變也。

語訳

陰気が偏って勝れば陽気が損じて病となり、陽気が偏って勝れば陰気が損じて病となる。陰が病になれば熱を生じ、陽が病になれば寒を生じる。（『素問』では、陽が勝れば熱となり、陰が勝れば寒となる。）寒が極まれば熱になり、熱が極まれば寒となる。寒は形体を傷つけ、熱は気を傷つける。気が傷つけば痛み、形体が傷つけば腫れる。したがって先に痛んで後で腫れるものは、気が傷んで形体に及んだものである。先に腫れて後で痛むものは、形体が傷ついて気に及んだものである。風が過ぎれば動揺して痙攣し、熱が過ぎれば腫れ、燥が過ぎれば乾燥し、寒が過ぎれば浮腫、湿が過ぎれば下痢する。自然の変化には、春・夏・秋・冬の四季変化や木・火・土・金・水の五行変化があり、万物は四季相応である生・長・収・蔵の自然法則に基づいており、気候は四季相応に寒・暑・燥・湿・風を生じる。人には五臓があり、五臓の気は変化して喜・怒・悲・憂・恐の五志を生じる。したがって喜・怒が過ぎれば気が傷つき、寒・暑が過ぎれば形体が傷つく。にわかに怒れば陰気が傷つき、にわかに喜べば陽気が傷つく。気が上逆すれば、経脈に満ちて神気が肉体から散出して失神する。したがって喜・怒を節制できず、寒・暑が過度になれば、生命を堅守できない。

陰が極まれば陽になり、陽が極まれば陰になる。これが陰陽の変化である。

夫陰在内、陽之守也。陽在外、陰之使也。陽勝則身熱腠理閉、喘息麄、爲之後悶、『素問』作俛仰。**汗不出而熱、齒乾以煩悶、腹脹死。耐冬不耐夏。陰勝則身寒汗出、身常清、數慄而寒、寒則厥、厥則腹滿死。耐夏不耐冬。此陰陽更勝之變、病之形能也。**

曰「調此二者奈何?」曰「能知七損八益、則二者可調也。不知用此、則早衰矣。」

注・「七損八益」の原文は「七損八盡」。

語訳

陰は内にあって陽の守りとなり、陽は外にあって陰の使いとなる。陽が過ぎれば発熱し、腠理が閉じ、喘息となって呼吸が粗くなり、そのために悶え苦しみ、(『素問』では、呼吸が困難で俛たり仰ぐ。)汗が出ずに発熱し、歯は乾き煩悶して、腹が脹って死亡する。これは陽が勝る病なので、冬は耐えられるが夏は耐えられない。陰が過ぎれば身体は寒いのに汗が出て、身体が常に冷え、たびたび悪寒して震え、寒くて手足が冷えて腹が脹満すれば死亡する。これは陰が勝る病なので、夏は耐えられるが冬は耐えられない。これは陰陽が互いに勝ったり負けたりする変化で、それは病の状態である。

問う「この陰陽はどのように調えるのか?」

答える「七損八益の道理を理解していれば、陰陽を調えることができる。この道理を理解していなくて用いることができなければ、早く衰退させてしまうことになる。」

注・「七損八益」の定説はないが、女子は七、男子は八歳で成長し、衰えることとされている。

清陽上天、濁陰歸地。天氣通於肺、地氣通於咽、風氣通於肝、雷氣通於心、穀氣通於脾、雨氣通於腎。六經爲川、腸胃爲海、九竅爲水注之氣。暴氣象雷、逆氣象陽。故治不法天之紀、不用地之理、則災害至矣。

注・「災害」の原文は「灾害」。

語訳

清陽の気は天に上がり、濁陰の気は下がって地に帰る。天の気は肺に通じ、地の気は咽に通じ、風気は肝に通じ、雷気は心に通じ、穀気は脾に通じ、雨気は腎に通じる。六経〔太陽・陽明・少陽・少陰・太陰・厥陰〕は川のように流れ、胃腸は水穀を受納する海のようで、九竅〔耳目口鼻と下部の前後二陰〕は水気が注ぐ。憤怒の気は雷になぞらえ、逆気は太陽の火になぞらえる。したがって治療をするにあたり天の綱紀に遵わず、地の道理を用いらなければ、災いや害が生じることになる。

邪風之至、疾如風雨。故善治者治皮毛、其次治肌膚、其次治筋脈、其次治六府、其次治五藏。治五藏者、半生半死矣。

故天之邪氣、感則害五藏。水穀之寒熱、感則害六府。地之濕氣、感則害皮肉筋脈。故善用鍼者、從陰引陽、從陽引陰。以右治左、以左治右。以我知彼、以表知裏。以觀過與不及之理、見微則過、用之不殆。

語訳

邪風の人体への侵襲は、急激なことは疾風やにわか雨のようである。したがって優れた医者は邪が皮毛にあるうちに治療をし、その次の医者は邪が肌肉に伝わってから治療をし、その次の医者は邪が筋脈に伝わってから治療をし、その次の医者は邪が六腑に伝わってから治療をし、その次の医者は邪が五臓に伝わってから治療をする。病邪が五臓に至ってからの治療は、生死を半々に分けることになる。

およそ自然界の邪気は、感受すれば五臓を損なう。飲食物の寒や熱は、感受すれば六腑を損なう。地の湿気は、感受すれば皮肉筋脈を損なう。したがって上手く鍼を用いるものは、陰から陽分の邪気を引き、陽から陰分の邪気を引く。また右で左の病を治療し、左で右の病を治療する。正常な自分の状態を基準にして患者の異常な状態を知り、表面の状態から内面の病変を知る。これをもとに太過と不及の道理で観察し、初期のうちに病邪の所在を確認し、鍼刺を用いて危険な状態にならないようにする。

善診者、察色按脉、先別陰陽、審清濁而知部分。視喘息、聽聲音而知病所苦。觀權衡視規矩而知病所生。按尺寸觀浮沈滑濇而知病所在。以治則無過、以診則無失矣。故曰「病之始起、可刺而已。其盛也、可待衰而已。故因其輕而揚之、因其重而減之、因其衰而彰之。形不足者、温之以氣。精不足者、補之以味。其高者、因而越之。其下者、引而竭之。中滿者、寫之於內。其有邪者、漬形以爲汗。其在皮者、汗而發之。其慓悍者、按而收之。其實者、散而寫之。審其陰陽、以別柔剛。陽病治陰、陰病治陽。定其血氣、各守其鄉。血實宜決之、氣虛宜掣之引之。

注・「按尺寸観浮沈滑濇而知病所在」の原文は「按尺寸観浮沈滑濇而知病所生」。「其有邪者」の原文は「其有形者」。「氣虛宜掣」の原文は「氣實宜掣」。

語訳

診察が上手い医者は、病人の色艶や脈拍を診て、まず病の陰陽を鑑別し、顔色や皮膚の濃淡で病の部位を確認し、患者の呼吸と声を聴いて、患者の苦しみを知る。四時の色と脉象変化を診て発病した臓を知り、寸口脉診の浮・沈・滑・濇の観察により病の所在を知る。このようにすれば治療の過誤はなく、誤診も防ぐことができる。したがって言うなら「病の初期のうちは、刺せば治すことができる。病が盛んになれば、病勢が衰えるのを待って刺せば治すことができる」。したがって軽い病邪は散じさせる方法を用い、重い病邪は順を追って軽減させ、気血が衰えていれば補法する。形体が虚弱になっているものは、温めて気を補い、精が不足しているものは、飲食の五味により補う。病が上部にあるものは、発揚させて吐かせ、病が下部にあるものは排泄させて出し、病が中部にあって脹満しているものは、内から瀉下させる。邪が体表にあれば、身体を薬湯に浸し汗を多くかかせ邪を除去する。邪が皮膚にあるものは、発汗により発散させる。病状が激しいものは、按じて病状を抑え、それが実証であれば、瀉して散じる。病が陰にあるか陽にあるのかを観察し、外からの陽邪であるか飲食による陰邪であるかを弁別する。陽病であれば陰を治療し、陰病であれば陽を治療する。病が血分にあるのか気分にあるのか所在をはっきりさせ、それぞれの病変部位を治療する。血実は瀉血し、気虚は導引法を用いる。

注・「審清濁」は清気と濁気ではなく、色の濃淡。「因其輕而揚之、因其重而減之」は「病いが軽い」のではなく風のように軽い邪気、また湿邪のように重い邪気は徐々に減らすということ。

陽從右、陰從左。『素問』作陽從左、陰從右。**老從上、少從下。是以春夏歸陽爲生、歸秋冬爲死、反之則歸秋冬爲生。是以氣之多少、逆順皆爲厥。有餘者、厥也、一上不下、寒厥到膝、少者秋冬死、老者秋冬生。氣上不下、頭痛巓疾、求陽不得、求之於陰。**『素問』作求陰不審。**五部隔無徵、若居曠野、若伏空室、綿綿乎屬不滿目。**

語訳

陽気は右側を昇り、陰気は左側を降りる。（『素問』では、陽気は左側を昇り、陰気は右側を降りる。）老人は下から衰えるので気は上から下へと降り、若者は下から盛んになるので気は下から上へと昇る。これにより春夏は陽気の盛んなときなので、陽にあたる状態であれば生き得て、秋冬のような陰の状態であれば死ぬ。逆に秋冬は陰気が盛んなときなので、陰の状態であれば生き得る。このように気の多少にかかわらず気逆であればみな厥となる。陰気が有り余れば厥であり、陰気が上がったまま下りなければ、寒厥して寒さが膝に至り、若者が秋冬にこの病になれば死に、老人が秋冬にこの病になれば生き得る。陽気が上がったまま下りなければ、頭痛して癲疾となり、このような厥の病は、陽といっても陽が盛んなのではなく、陰といっても陰が盛んなのではない。（『素問』では、陰を求めても審かならず。）五臓の気が隔絶されているため徴候がなくなり、広野に身を置いるようで、何もない部屋に閉じこもっているように、何も見えず何も聞こえず息も絶え絶えの状態となり、生命に望みをかけても一日ともたないのである。

注・「陽従右、陰従左」は、『素問』の方が「陽は左で陰は右」の原則にあてはまる。

冬三月之病、在理已盡、草與柳葉皆殺、春陰陽皆絶、期在孟春。

冬三月之病、病合陽者、至春正月、脉有死徵、皆歸於春。『素問』作始春。

春三月之病、曰陽殺、陰陽皆絶、期在草乾。

夏三月之病、至陰不過十日、陰陽交、期在溓水。

秋三月之病、三陽倶起、不治自已。陰陽交合者、立不能坐、坐不能起。三陽獨至、期在石水。

二陰獨至、期在盛水。

注・最初の文「冬三月之病」は原文が「春三月之病」。

語訳

冬の三ヶ月の病で、脉と証から生きる見込みがないものは、草が芽吹き柳の葉が萌え出るころにみな死亡する。陰陽の気がすべて絶えていれば、死期は正月となる。

冬の三ヶ月の病で、季節は陰なのに病症と脉象のいずれも陽であれば合陽《ごうよう》と呼び、春の正月になって、脉に死の兆候が出ていれば、陰が衰え陽になり春に死ぬ。

春の三ヶ月の病を陽殺《ようさつ》と呼ぶ。陰陽の気がすべて絶えたものは、死期は草木が枯れる秋である。

夏の三ヶ月の病で、脾腎病で死徴があれば死期は十日を過ぎず、陰陽の脉が乱れたものは、薄氷が張る時期に死ぬ。

秋の三ヶ月の病で、三陽経の症状を現すものは、治療しなくても自然に治る。陰陽が入り混じって病になれば気血共に傷つき陰陽共に損なわれており、立てば座れなくなり、座れば起き上がれなくなる。陽脉だけで陰脉がない状態は、死期は水が石のように凍る時期である。二陰脉だけで陽脉がない状態は、死期は氷雪の溶ける時期である。

注・「溓水」だが王冰は立秋、元起本は七月、太素は七月、呉註は水の冷たい秋、直解は中秋、素問識は初冬としているが、これは薄氷が有力とされている。

第八、正邪に侵襲され生じる夢に関する大論

（正邪襲内生夢大論第八）

提要

本篇は邪が人体外部から内部に侵入して起こる各種の夢について論述したため名付けられた篇である。その主要内容は、虚実を中心とした各種の夢と臓腑の属性、功能及び邪客する部位などの十二実証と十五虚証の関係、並びにこれに対する鍼刺治療の原則である。

黄帝問曰「淫邪泮衍奈何？」　岐伯對曰「正邪從外襲內、未有定舍、反淫於藏、不得定處、與榮衛俱行、而與魂魄飛揚、使人臥不得安、而喜夢。凡氣淫於府、則有餘於外、不足於內。氣淫於藏、則有餘於內、不足於外。」

曰「有餘不足、有形乎？」　曰「陰盛則夢涉大水而恐懼、陽盛則夢大火而燔焫、陰陽俱盛則夢相殺毀傷。上盛則夢飛、下盛則夢墮。甚飽則夢予、甚饑則夢取。肝氣盛則夢怒、肺氣盛則夢哭泣恐懼飛揚、心氣盛則夢喜笑及恐怖、脾氣盛則夢歌樂體重手足不舉、腎氣盛則夢腰脊兩解而

不屬。凡此十二盛者、至而寫之立已。」

語訳

黄帝が問う「邪気が体内に拡がってひき起こされる状況とはどのようなものなのか？」

岐伯が答える「邪が外から侵入し、まだ邪客するところが定まっておらず、内臓に流入するが、そこでも邪客する場所が定まらず、営衛の気とともに流れ行き、魂魄を撹乱《かくらん》して飛揚させれば、人は安らかに睡眠できずに多くの夢を見る。およそ邪気が六腑に侵入すれば、外部で陽気が有り余り、内部の陰気が不足する。邪気が五臓に侵入すれば、内部の陰気が有り余り、外部の陽気が不足する。」

問う「有余や不足は、どんな形で現れるのか？」

答える「陰気が盛んであれば、大水の中を渡り恐れおののく夢を見る。陽気が盛んであれば、大火事にあって燃えさかる火に熱さを感じる夢を見る。陰陽の気がともに盛んであれば、傷つけ合い殺し合う夢を見る。上部の気が盛んであれば、飛揚する夢を見る。下部の気が盛んであれば、墜落する夢を見る。過剰に満腹な状態であれば、他人に物を与える夢を見る。ひどい空腹な状態であれば、人から物を奪い取る夢を見る。肝気が盛んであれば、怒る夢を見る。肺気が盛んであれば泣いたり、恐れおののいたり、高く飛ぶ夢を見る。心気が盛んであれば、喜んで笑ったり、恐れ怯える夢を見る。脾気が盛んであれば、歌を歌ったり、楽しんだり、身体が重かったり、手足が挙がらない夢を見る。腎気が盛んであれば、腰と背骨が分離してつながらない夢を見る。一般にこれは十二種類の気が盛んなときに見る夢で、このような夢を見れば、これを参考に判断して瀉せば病は治癒する。」

厥氣客於心、則夢見丘山煙火。客於肺則夢飛揚、見金鐵之器及奇物。客於肝則夢見山林樹木。客於脾則夢見丘陵大澤、壞屋風雨。客於腎則夢臨淵、没居水中。客於膀胱則夢遊行。客於胃則夢飲食。客於大腸則夢見田野。客於小腸則夢見聚邑行街。一作衝衢。**客於膽則夢見鬭訟自刳。客於陰器則夢接内。客於項則夢斬首。客於胻則夢行走不能前、及居深地窌苑中。客於股肱則夢禮節拜跪。客於胞脯則夢溲便利。凡此十五不足者、至而補之立已矣。**

注・「客於陰器」の原文は「客於陰氣」。

語訳

邪気が心を侵犯すれば、山岳の丘陵に煙火が広がる夢を見る。肺を侵犯すれば、空を飛揚する夢や金属製の器具や奇妙な物の夢を見る。肝を侵犯すれば、山林や樹木の夢を見る。脾を侵犯すれば、丘陵や大きな湖沼や風雨で倒壊する家屋の夢を見る。腎を侵犯すれば、湖や池の淵に臨む夢や水に沈んでいく夢を見る。膀胱を侵犯すれば外遊する夢を見る。胃を侵犯すれば、飲食している夢を見る。大腸を侵犯すれば、広大な田んぼや野原の中に身を置いている夢を見る。小腸を侵犯すれば、人が集まる村や町の繁華街に身を置いている夢を見る。（『一書』では、衝衢）。胆を侵犯すれば、人と殴り合ったり訴訟沙汰となる夢や割腹自殺する夢を見る。生殖器を侵犯すれば、性交している夢を見る。項部を侵犯すれば、斬首の夢を見る。下腿を侵犯すれば、歩いても前に進まない夢、地中深い穴蔵や庭の中にいる夢を見る。股部や肘部を侵犯すれば、両手両膝を地に着け拝む儀礼の夢を見る。膀胱や直腸を侵犯すれば、小便や大便をする夢を見る。一般にこれは十五種類の邪気が宿って正気が不足するときに見る夢で、このような夢を見れば、これを参考に判断して補えば病は治癒する。

第九、五味と五臓の関係とこれにより生じる病に関する大論
（五味所宜五藏生病大論第九）

提要

本篇は五味の五臓に対する栄養、治療などの作用及び適不適、五臓が発病したときの症候とその治療について論述したためこの名が付いた篇である。その主要内容は、五味の五臓への作用、五味の多食による筋、肉、血、皮、骨などへの不良な影響、五穀、五果、五畜、五菜の気味及び五臓に生じる病への適不適、五臓病の症候及び治療法である。

黄帝問曰「穀氣有五味、其入藏、分別奈何？」岐伯對曰「胃者、五藏六府之海。皆入於胃、五藏六府皆稟於胃、五味各走其所喜。故穀味酸、先走肝。『九巻』又曰『酸入胃、其氣濇一作濇以收』不能出入、不出則留於胃中、胃中和温則下注於膀胱之胞、膀胱之胞薄以耎、得酸則縮綣、約而不通、水道不行、故癃。陰者、積筋之所終聚也。故酸入胃而走於筋。『素問』曰『酸走筋、筋病無多食酸。』其義相順。又曰『肝欲辛、多食酸則肉胝䐢而唇揭。』謂木勝土也。木辛與『九巻』

義錯。『素問』『肝欲辛作欲酸。』」

語訳

黄帝が問う「水穀の気には五種類の味があり、その五味は五臓に入るが、どのように帰属しているのか？」

岐伯が答える「胃は五臓六腑の海である。すべての飲食物は胃に入り、五臓六腑はすべて胃によって消化された栄養〔水穀の精微〕を受け取り、五味〔辛・甘・酸・苦・鹹〕の異なる味と作用は、それぞれに適応する場所があり、各々の臓に注ぎ入るのである。水穀の味が酸味であれば、先ず肝に行く。『九巻』で言うには、酸味《さんみ》は胃に入り、その気は渋り（濇を収斂作用としている書もある）出入りができない。出れなければ胃中に留まり、胃中が温和であれば下りて膀胱へと注ぎ、しかし膀胱は皮が薄く軟らかいので、酸に遭えば収縮し、膀胱の出口の括約筋も締めつけられて通じなくなり、水液の通行が妨げられ小便が出なくなる。前陰は筋が集まるところで、また筋は肝が主るので、酸味は胃に入り筋に行く。『素問』で言うには：酸味は筋に行くので、筋の病は酸味を多く食さない。（その意味は双方同じ。）また言うには：肝臓は辛味を好み、酸味を多く食べれば肌肉は厚くなって皺をつくり、口唇はめくれ上がる。いわゆる肝木の気が脾土を剋すのである。（木が辛とするは『九巻』の意味と違う。『素問』は「肝は辛味を好む」を「酸味を好む」とする。）注・少し解かりにくいが、酸っぱい梅干しなどを食べると口をすぼめる。それを「肌肉は厚くなって皺をつくり、口唇はめくれ上がる」と言っている。

苦先走心。『九巻』又曰「苦入胃、」五穀之氣皆不能勝苦、苦入下脘。下脘者、三焦之路、皆閉而不通、故氣變嘔也。齒者、骨之所絡也。故苦入胃而走骨。入而復出、必黧疏、是知其走骨也。水火既濟、骨氣通於心也。『素問』曰「苦走骨、骨病無多食苦。」其義相順。又曰「心欲酸、食苦則皮槁而毛拔。」謂火勝金也。火酸與『九巻』義錯。

語訳

苦味《にがみ》は先ず心に行く。『九巻』で言うには、苦味は胃に入り、五穀の気はみな苦味に勝つことができず、苦味は下脘に入る。下脘は、三焦の気の通路で、これが閉ざされて通じなくなれば、胃の気が逆上し嘔吐に変化する。歯は、骨に属しており骨の終わるところである。したがって苦味は胃に入り骨に行くのである。胃に行った苦味がふたたび吐き出されれば、歯は必ず苦味によって黒ずむので、その苦味が骨に行ったことが確認できる。水と火の双方の気が整っていれば、骨気は心に通じる。『素問』で言うには「苦味は骨に行くので、骨の病は苦味を多く食さない」。（その意味は双方同じ。）また言うには「心臓は酸味を好み、苦味を多く食べれば皮膚は枯れたように潤いをなくし、毛髪は脱落する」。いわゆる心火の気が肺金を剋すのである。（火が酸とするは『九巻』の意味と違う。）

甘先走脾。『九巻』又曰「甘入胃」、其氣弱少、不能上至上焦而與穀倶留於胃中、甘者令人柔潤也。胃柔則緩、緩則蟲動、蟲動則令人心悶。其氣通於皮、故曰「甘走皮」。皮者、肉之餘、蓋皮雖屬肺、與肉連體。故甘潤肌肉并皮也。『素問』曰「甘走肉、肉病無多食甘」。其義相順。又曰「多食甘則骨痛而髮落」。謂土勝水也。與『九巻』不錯。

語訳

甘味《かんみ》は先ず脾に行く。『九巻』で言うには「甘味は胃に入り」、その気味は弱く少ないので、上焦に上がることができず、飲食物とともに胃中に留まるので、甘は人を柔潤にする。胃が柔潤になれば緩み、緩めば腹中のを虫が動いて、虫が動けば心中が煩悶する。その気は皮膚に通じており、したがって甘味は皮膚に行くのである。皮膚は、肉の余りで、皮膚は肺に属しているが、肉と連なって一体となっている。したがって甘味は皮膚に伴って肌肉を潤す。『素問』で言うには「甘味は肌肉に行くので、肌肉の病は甘味を多く食さないのである」。(その意味は双方同じ。)また言うには「甘味を多く食べれば骨は痛み、毛髪は脱落する」。いわゆる脾土の気が腎水を剋すのである。(『九巻』と間違いない。)

辛先走肺。『九巻』又曰「辛入胃、其氣走於上焦」、上焦者、受諸氣而營諸陽者也。薑韮之氣、熏至營衛、營衛不時受之、久留於心下、故洞一作熅心。辛者、與氣倶行、故辛入胃則與汗倶出矣。『千金』云「辛入胃而走氣、與氣倶出、故氣盛」。『素問』曰「辛走氣、氣病無多食辛」。其義相順。又曰「肺欲苦、多食辛則筋急而爪枯」。謂金勝木也。肺欲苦、與『九巻』義錯。

語訳

辛味《からみ》は先ず肺に行く。『九巻』で言うには、「辛味は胃に入り、その気味は上焦に行く」。上焦は、中焦の諸気を受けて諸陽を発揮させる。たとえば、薑《きょう》（しょうが）・韮《きゅう》（にら）の辛味の気は、営衛を薫烝し、営衛が絶えず薫蒸《くんじょう》されれば、その気は長く心下の胃中に留まる、したがって心に空虚（『一書』では、熱気をおびる）な感覚を生じる。辛味は、営衛の気とともに運行する、したがって辛味が胃に入れば汗とともに体外へと出る。（『千金』で言うには「辛味が胃に入れば気に走り、気とともに出る」、いわゆる気が盛んなのである。）『素問』で言うには「辛味は気に行くので、気の病は辛味を多く食さない」。（その意味は双方同じ。）また言うには「肺臓は苦味を好み、辛味を多く食べれば筋が拘急して、爪は枯れたようになる」。いわゆる肺金の気が肝木を剋すのである。（肺臓は苦味を好む、の『九巻』の意味は違う。）

鹹先走腎。『九巻』又曰「鹹入胃、其氣上走中焦、注於諸脉」、脉者、血之所走也。血與鹹相得、則血涘、一作凝、下同。血涘則胃中竭、竭則咽路焦、故舌乾而善渴。血脉者、中焦之道、故鹹入而走血矣。腎合三焦、血脉雖屬肝心、而爲中焦之道、故鹹入而走血矣。『素問』曰「鹹走血、血病無多食鹹。」其義相順。又曰「多食鹹則脉涘泣而變色」。謂水勝火也。雖倶言血脉、其義不同。穀氣營衛俱行、津液已行、營衛大通、乃糟粕、以次傳下。

語訳

鹹味《からみ》は先ず腎に行く。『九巻』で言うには「鹹味は胃に入り、その気味は上がって中焦に行き、諸脈に注ぐ。脉は、血液の運行する道である。血と鹹味が結合すれば血は滞りやすくなる。(『一書』には、凝滞《ぎょうたい》、下の文も同様。)血が凝滞すれば胃中の津液が脈に注いで補充されるが、それで胃中の津液が枯渇すれば咽道の津液も焦がれ、舌は乾き咽が渇くようになる。血脉は、中焦の輸送路で、したがって鹹味は胃に入り血に行くのである。最初に鹹味は先ず腎臓に行くと言い、ここでは血に行くという。腎と三焦が合わさるので、血脉は肝と心に属してはいるものの中焦の輸送路なので、したがって鹹味が胃に入れば血に行く。『素問』で言うには「鹹味は血に行くので、血の病は鹹味を多く食さない。(その意味は双方同じ。)また言うには「鹹味を多く食べれば脉が凝滞し、身体が変色する。」いわゆる腎水が心火を剋すのである。(ともに血脉としているが、その意味は不同である。)水穀の精微と営衛は一緒に行き、津液はすでに行っており、営衛が全身に運ばれ、糟粕は次々に大腸へと伝送され、体外に排出される。

曰「營衛俱行奈何?」曰「穀始入於胃、其精微者、先出於胃之兩焦、以漑五藏。別出兩焦行於營衛之道。其大氣之摶而不行者、積於胸中、名曰氣海出於肺、循於喉嚨、故呼則出、吸則入。天地之精氣、其大數常出三而入一。故穀不入半日則氣衰、一日則氣少矣。」

語訳

問う「営衛の気は一緒に運行するとはどういうことなのか？」

答える「水穀は始め胃に入り、精微に化生され、先ず胃の両焦〔中焦と上焦〕から出て、五臓を灌漑する。両焦からそれぞれ別れ出て、清いものは営気となって脈中を行き、濁なものは衛気となって脈外を行く。それとともに生じた宗気は脈を拍動させ運行しないものは胸中に集まり、これは気海といい肺から出て、咽喉を循環し、息を吐くと出て、吸えば入る。天地の精気〔天の精気は、天の陽気。地の精気は、水穀の気〕である。それは出るのが三で、入るのが一である。したがって穀物が入らないと、半日で気は衰え、一日になると気は衰少する。

注・「常出三而入一」に定説はないが、口鼻から出る呼気、大小便の三で、入るのは口鼻から入る一で、大小便の穴からは入らないということ。

曰「穀之五味、可得聞乎？」曰「五穀。粳米甘、麻『素問』作小豆。酸。大豆鹹。小麥苦。黃黍、辛。五果。棗甘、李酸、栗鹹、杏苦、桃辛。五畜。牛肉甘、犬肉酸、豕肉鹹、羊肉苦、雞肉辛。五菜。葵甘、韮酸、藿鹹、薤苦、葱辛。五色。黃宜甘、青宜酸、黑宜鹹、赤宜苦、白宜辛。」

語訳

問う「水穀の五味について説明してくれないか?」

答える「五穀は、うるち米は甘味、胡麻《ごま》(『素問』小豆)は酸味、大豆〔ダイズ〕は鹹味、小麦は苦味、黄黍〔キビ〕は辛味である。五果は、棗〔ナツメ〕は甘味、李〔スモモ〕は酸味、栗は鹹味、杏〔アンズ〕は苦味、桃は辛味である。五畜は、牛肉は甘味、犬〔イヌ〕肉は酸味、豚肉は鹹味、羊肉は苦味、鶏肉は辛味である。五菜は、葵〔フユアオイ〕は甘味、韮〔ニラ〕は酸味、藿〔豆の葉、豆苗〕は鹹味、薤〔ラッキョウ〕は苦味、葱〔ネギ〕は辛味である。五色は、脾土に属す黄色は甘味が宜しく、肝木に属す青色は酸味が宜しく、腎水に属す黒色は鹹味が宜しく、心火に属す赤色は苦味が宜しく、肺金に属す白色は辛味が宜しい。」

脾病者、宜食粳米、牛肉、棗、葵。甘者入脾用之。心病者、宜食麥、羊肉、杏、薤。苦者入心用之。腎病者、宜食大豆、豕肉、栗、藿。鹹者入腎用之。肺病者、宜食黍、雞肉、桃、葱。辛者入肺用之。肝病者、宜食麻、犬肉、李、韭。酸者入肝用之。肝病禁辛、心病禁鹹、脾病禁酸、肺病禁苦、腎病禁甘。

語訳

脾に病のある者は、うるち米、牛肉、棗、葵を食すのが宜しい。甘味が脾に入り補う。心に病のある者は、小麦、羊肉、杏、薤を食すのが宜しい。苦味は心に入り補う。腎に病のある者は、大豆、豚肉、栗、藿を食すのが宜しい。鹹味は腎に入り補う。肺に病のある者は、黄黍、鶏肉、桃、葱を食すのが宜しい。辛味は肺に入り補う。肝に病のある者は、胡麻〔小豆〕、狗肉、李、韮を食すのが宜しい。酸味は肝に入り補うのである。肝病は辛味が禁食で、心病は鹹味が禁食で、脾病は酸味が禁食で、肺病は苦味が禁食で、腎病は甘味が禁食である。

注・現代では腎病では鹹味と蛋白質がダメ。

肝、足厥陰少陽主治。肝苦急、食甘以緩之。心、手少陰太陽主治。心苦緩、食鹹以收之。脾、足太陰陽明主治。脾苦濕、急食苦以燥之。肺、手太陰陽明主治。肺苦氣上逆、急食苦以泄之。腎、足少陰太陽主治。腎苦燥、急食辛以潤之。開腠理、致津液、通氣墜也。

注・「脾苦濕」の原文は「肺苦濕」。

語訳

肝は、足の厥陰経と足の少陽経で主治する。肝がひきつって苦しくなれば甘味を食して緩める。心は、手の少陰経と手の太陽経で主治する。心が緩んで苦しくなれば、塩味を食して収斂させる。脾は、足の太陰経と足の陽明経で主治する。脾が湿って苦しくなれば、急いで苦味を食して乾燥させる。肺は、手の太陰経と手の陽明経で主治する。肺が気の上逆で苦しくなれば、急いで苦味を食して泄出させる。腎は、足の少陰経と足の太陽経で主治する。腎が乾燥で苦しくなれば、急いで辛味を食して潤す。腠理を開いて津液を巡らせれば気を通じさせることができる。

注・心は「食鹹」だが、『素問』では「食酸」としている。

毒藥攻邪、五穀爲養、五果爲助、五畜爲益、五菜爲充、氣味合而服之、以補精益氣。此五味者、各有所利、辛散、酸收、甘緩、苦堅、鹹耎。

語訳

薬物で邪を攻め、五穀で人体を滋養し、五果で補助し、五畜で補い、五菜で補充し、五味気が合わさった食事をすれば、精は補われ気は増強する。この五味にはそれぞれ作用があり、辛は散じ、酸は収め、甘は緩め、苦は堅くし、鹹は軟らかくする。

肝病者、兩脇下痛引少腹、令人善怒。虚則目𥉂𥉂無所見、耳無所聞、善恐、如人將捕之。取其經、厥陰與少陽血者。氣逆則頭痛、耳聾不聰、頰腫、取血者。又曰「狗蒙招尤、目瞑耳聾、下實上虚、過在足少陽厥陰、甚則入肝。」

語訳

肝の病は、両脇の下部から下腹部にかけて引きつって痛み、怒りやすくなる。肝虚であれば両目がかすんで物がはっきり見えず、耳聾で聴力が消失し、恐れやすく、何者かに捕らえられるかのように怯える。このような症状の治療には足の厥陰肝経と足の少陽胆経の血脈を取る。肝気が上逆すれば、頭痛して耳も音声をはっきり聞き分けられず、頬が腫れ、これは血脈を刺して出血させる。また、頭が揺れるように感じて目が眩んで視力が低下し、耳聾で、下実上虚であれば、その病は足の少陽経と足の厥陰経にあり、ひどいものは病邪が肝に伝入しているという。

心病者、胸中痛、脇支滿、兩胠下痛、膺背肩胛間痛、兩臂内痛。虚則胸腹大、脇下與腰相引而痛。取其經、少陰太陽血者。『素問』云「舌下血者」。其變病、刺郄中血者。又曰「胸中痛、支滿、腰脊相引而痛。過在手少陰太陽」。『素問』云「心煩頭痛、病在鬲中、過在手巨陽少陰」。

語訳

心の病は、胸中が痛み、脇が支え脹満、両腋下の疼痛、胸・背・肩甲間部の疼痛、両腕内側の疼痛。心虚であれば胸腹が脹大、脇下と腰が相互の牽引性疼痛となる。これには手の少陰心経と手の太陽小腸経の血脈を取る（『素問』では、舌下の血脈）。その病に変化があれば、郄中である委中穴の血脈を刺して出血させる。また、胸中の痛み、胸脇部が支え脹満、腰と脊柱が相互の牽引性疼痛となる。これは病が手の少陰経と手の太陽経にあるという（『素問』では、心煩して頭痛すれば、病が膈中〔胸膈の中〕にあり、病が手の太陽経と少陰経にある）。

注・過とは「過ぎる」の意味ではなく、過失。つまり病がその経にある。巨陽とは太陽経。経穴ではない。

脾病者、身重善饑、肌肉萎、足不收、行善瘈瘲、脚下痛。虚則腹脹腸鳴、飧泄、食不化。取其經、太陰陽明少陰血者。又曰「腹滿䐜脹、支滿胠脇、下厥上胃、過在足太陰陽明。」

語訳

脾の病は、身体を重く感じ、飢餓で空腹になり、肌肉は萎え、足の力がなくなり、歩くと足がひきつることが多く、足が痛い。脾虚であれば、腹が脹り、腸がごろごろ鳴り、食物を消化できずに下痢になる。治療には足の太陰脾経、足の陽明胃経、足の少陰腎経の血脈を取る。また、腹の脹満、胸脇が支え脹満、下の気が上逆して意識が不鮮明になるものであれば、その病は足の太陰経と足の陽明経にある。

注・原文は「下厥上胃」だが「下厥上冒《ぼう》」として訳した。

肺病者、喘逆咳氣、肩背痛、汗出、尻陰股膝攣、髀腨胻足皆痛。虚則少氣不能報息、耳聾、喉嚨乾。取其經、手太陰足太陽、外厥陰内少陰血者。又曰「欬嗽上氣、病『素問』作厥。在胸中、過在手陽明太陰。」

注・「肺病者」の原文は「肝病者」

語訳

肺の病は、咳嗽し気逆して喘ぎ、肩や背が痛み、汗が出て、尻・太腿内側・膝の痙攣・大腿部・下腿部・足部などすべてが痛む。肺虚であれば、肺気が少なく呼吸がひっ迫して息を持続できない、耳聾、咽喉が乾燥する。この治療には手の太陰肺経と足の太陽膀胱経、足の厥陰経内側、少陰経の血脈を取る。または、咳嗽して気が上がって、病（『素問』では、厥である。）が胸中にあるようであれば、その病は手の陽明経と手の太陰経にある。

腎病者、腹大脛腫痛、欬喘身重、寝汗出、憎風。虚則胸中痛、大腸小腸『素』作大腹小腹痛、清厥、意不樂。取其經、少陰太陽血者。又曰「頭痛癲疾、下實上虚、過在足少陰太陽、甚則入腎。」

語訳

腎の病は、腹が大きくなり脛が腫れて痛み、咳嗽して喘ぎ、身体が重く、寝汗をかき、風に当たることを嫌う。腎虚であれば、胸中が痛み、大小腸（『素問』では「臍の上下ともに腹」）が痛み、手足が末端から冷え、気持ちが鬱して楽しめない状態になる。このような症状の治療には足の少陰腎経と足の太陽膀胱経の血脈から出血させる。また「頭痛して癲疾を患い、上実下虚であれば、その病は足の少陰経と足の太陽経にあり、ひどいものは病邪が腎に伝入している」という。

第十、五臓への病の伝播に関する大論

（五藏傳病大論第十）

提要

本篇は五臓と五行の相生相剋関係によって五臓への病の伝搬及び予後について説明するためこの名が付いた篇である。その主要内容は、一年の四時、一旬の十日、一日の十二刻限と五臓の関係を根拠に、五臓病変の治癒、重篤、持続、発生する時間を説明し、寒熱邪気が臓腑間を転移したために現れる病症。五臓が病気を感受して、伝搬、宿舎（邪客）、死亡する一般的な過程と機序。大邪の気が臓器に入ることによる病変の変遷《へんせん》並びにその予後について説明している。

病在肝、愈於夏、夏不愈、甚於秋、秋不死、持於冬、起於春。病在肝、愈於丙丁、丙丁不愈、加於庚辛、庚辛不加、『素問』作不死。下同。持於壬癸、起於甲乙。禁當風。病在肝、平旦慧、下晡甚、夜半静。

病在心、愈於長夏、長夏不愈、甚於冬、冬不死、持於春、起於夏。病在心、愈於戊己、戊己不愈、加於壬癸、壬癸不加、持於甲乙、起於丙丁。禁衣温食熱。病在心、日中慧、夜半甚、平旦静。

病在脾、愈於秋、秋不愈、甚於春、春不死、持於夏、起於長夏。病在脾、愈於庚辛、庚辛不愈、加於甲乙、甲乙不加、持於丙丁、起於戊己。禁温衣濕地。『素問』云「禁温衣飽食、濕地濡衣」。病在脾、日昳慧、平旦甚、『素』作日出。下晡静。

病在肺、愈於冬、冬不愈、甚於夏、夏不死、持於長夏、起於秋。病在肺、愈於壬癸、壬癸不愈、加於丙丁、丙丁不加、持於戊己、起於庚辛。禁寒衣冷飲食。病在肺、下晡慧、日中甚、夜半静。

病在腎、愈於春、春不愈、甚於長夏、長夏不死、持於秋、起於冬。病在腎、愈於甲乙、甲乙不愈、加於戊己、戊己不死、持於庚辛、起於壬癸。禁犯焠焌、無食熱、無温衣。『素問』作犯焠焌熱食温炙衣。病在腎、夜半慧、日乘四季甚、下晡静。

邪氣之客於身也、以勝相加。至其所生而愈、至其所不勝而甚、至所生而持、自得其位而起。

語訳

病が肝臓にあるものは夏に治るが、夏に治らなければ、秋に病状は重くなり、秋に死ななければ、冬の間は病状をそのまま維持し、翌春にようやく好転する。病が肝臓にあるものは丙丁の日に治るが、丙丁の日に治らなければ、庚辛の日に病状は重くなり、庚辛の日に悪化しなければ、（『素問』には、死なないとする。

下文も同じ。）壬癸の日は病状をそのまま維持し、甲乙の日にようやく好転する。風に当たることは禁忌である。病が肝臓にあるものは、日の出で好転するが、日暮れに重くなり、夜半《やはん》に安定する。

病が心臓にあるものは長夏に治るが、長夏に治らなければ、冬に病状は重くなり、冬に死ななければ、春の間は病状をそのまま維持し、夏にようやく好転する。病が心臓にあるものは戊己の日に治るが、戊己の日に治らなければ、壬癸の日に病状は重くなり、壬癸の日に悪化しなければ、甲乙の日は病状をそのまま維持し、丙丁の日にようやく好転する。熱い物を食べたり、暑いほど衣類を着こむのは禁忌である。病が心臓にあるものは、日中《にっちゅう》（正午）に爽やかになり、夜半に重くなり、日の出に安定する。

病が脾臓にあるものは秋に治るが、秋に治らなければ、春に病状は重くなり、春に死ななければ、夏の間は病状をそのまま維持し、長夏にようやく好転する。病が脾臓にあるものは庚辛の日に治るが、庚辛の日に治らなければ、甲乙の日に病状は重くなり、甲乙の日に悪化しなければ、丙丁の日は病状をそのまま維持し、戊己の日にようやく好転する。熱い物を食べたり、暑いほど衣類を着こむのは禁忌である。（『素問』に言う、食べ過ぎたり、暑いほど衣類を着こむ、湿地に住んだり、濡れた衣類を着こむのは禁忌である。）病が脾臓にあるものは、日昳《にってつ》（未の刻・昼の一時から三時）に気分が爽やかになり、朝に重くなり、（『素問』では、日の出。）夕方に安定する。

病が肺臓にあるものは冬に治るが、冬に治らなければ、夏に病状は重くなり、夏に死ななければ、長夏の間は病状をそのまま維持し、秋にようやく好転する。病が肺臓にあるものは壬癸の日に治るが、壬癸の日に治らなければ、丙丁の日に病状は重くなり、丙丁の日に悪化しなければ、戊己の日は病状をそのまま維持し、庚辛の日にようやく好転する。冷たい飲食物を食べたり、薄着は禁忌である。病が肺臓にあるものは、夕方に爽やかになり、日中に重くなり、夜半に安定する。

病が腎臓にあるものは春に治るが、春に治らなければ、長夏に病状は重くなり、長夏に死ななければ、秋の間は病状をそのまま維持し、冬にようやく好転する。病が腎臓にあるものは甲乙の日に治るが、甲乙の日に治らなければ、戊己の日に病状は重くなり、戊己の日に死ななければ、庚辛の日は病状をそのまま維持し、壬癸の日にようやく好転する。熱い飲食物を食べたり、暖かい衣類を着こむのは禁忌である。（『素問』では、熱い飲食物を食べたり、火で炙った衣類を着こんではならない。）病が腎臓にあるものは、夜半は爽やかになり、一日の中での辰・戌・丑・未の四つの時刻に重くなり、夕方に安定する。

邪気が身体を侵犯すれば、相剋の規律に従って病は重くなる。その臓の気が生む関係にある臓の気の日時に病は治り、その臓が剋される関係にある日時に病は重くなり、その臓の気を生む関係にある日時に病は持続し、その臓の気が支配する日時に病は好転する。

注・以前は年月日時を甲乙丙丁や子丑寅に分けた。例えば甲乙は木、子丑は陰だが、一日を四分割し、朝が肝木、昼が心火のように分け、剋する時に悪化し、五行や相生で好転するとした。時間配穴法の基になった部分である。しかし腎病に寒さは厳禁で、冬に悪化することからも、これは当てにならないと判る。

腎移寒於脾、癰腫少氣。脾移寒於肝、癰腫筋攣。肝移寒於心、狂鬲中。心移寒於肺、爲肺消。肺消者、飲一溲二、死不治。肺移寒於腎、爲涌水。涌水者、按其腹不堅、水氣客於大腸、疾行

腸鳴濯濯、如嚢裹漿。治主肺者。『素問』作水之病也。

語訳

腎の寒が脾に移れば、癰腫（カルブンケル）ができて少気となる。脾の寒が肝に移れば、癰腫（カルブンケル）ができて、筋が痙攣する。肝の寒が心に移れば発狂し、噎膈《いっかく》（呑み込むときに咽が塞がる感じ）となる。心の寒が肺に移れば、肺気は消耗して肺消《はいしょう》となる。肺消とは、飲水を一摂れば排尿で二出てしまうもので、これは死症で治すことができない。肺の寒が腎に移れば、湧水《ゆうすい》となる。湧水とは、腹を押さえても堅くなく、水気が大腸に留まっており、速く歩けば音をたてて腸が鳴り、皮袋に水を入れたようである。治療は主に肺を取る。（『素問』では、水の病とする。）

脾移熱於肝、則爲驚衄。肝移熱於心、則死。心移熱於肺、傳爲膈消。肺移熱於腎、傳爲柔痓。腎移熱於脾、傳爲虛腸澼、死不可治。胞移熱於膀胱、則癃溺血。膀胱移熱於小腸、膈腸不便、上爲口糜。小腸移熱於大腸、爲虙瘕、爲沈。大腸移熱於胃、善食而溲、名曰食㑊。又胃移熱於膽、亦名食㑊。膽移熱於腦、則辛頞鼻淵。鼻淵者、濁涕下不止也。傳爲衄衊瞑目。故得之厥也。

語訳

脾の熱が肝に移れば、驚愕し、鼻血が出る。肝が熱を心に移せば、死亡する。心が熱を肺に移せば、口渇《こうかつ》して水を多く飲むようになる。肺が熱を腎に移せば、筋肉痙攣して振るえるが柔らかい。腎が熱を脾に移せば、虚衰して腸澼《ちょうひ》〔血便〕となるが、死病で治すことはできない。女子胞〔子宮〕が熱を膀胱に移せば、小便困難となり血尿が出る。膀胱が熱を小腸に移せば、腸が塞がり便秘になり、熱気が上昇して口と舌が糜爛になる。小腸が熱を大腸に移せば、熱が結滞して瘕《か》〔腹中に積塊が生じる病〕となり、また痔になる。大腸が熱を胃に移せば、よく食べて排尿するが、これを食㑊《しょくえき》〔糖尿病〕と呼ぶ。また胃が熱を胆に移せば、これも食㑊となる。胆が熱を脳に移せば、鼻の付け根が辛い鼻淵《びえん》になる。鼻淵は、濁った鼻汁が出て止まらない蓄膿症で、それが伝われば鼻血や目が見えない症状が現れる。それで厥となる。。

五藏受氣於其所生、傳之於其所勝、氣舍於其所生、死於其所不勝。病之且死、必先傳其所行至不勝乃死。此言氣之逆行也、故死。

肝受氣於心、傳之於脾、氣舍於腎、至肺而死。心受氣於脾、傳之於肺、氣舍於肝、至腎而死。脾受氣於肺、傳之於腎、氣舍於心、至肝而死。肺受氣於腎、傳之於肝、氣舍於脾、至心而死。腎受氣於肝、傳之於心、氣舍於肺、至脾而死。此皆逆死也。一日一夜五藏之、此所以占死者之早暮也。

語訳

五臓の疾病の伝わり方は、病気を自分が生んだ臓〔母子の関係上でいう子〕から受け、それを自分が勝つ臓〔相剋の関係上〕に伝え、病気は自分を生んだ臓〔母子の関係上でいう母〕に留まり、自分が勝つことができない臓に伝われば死ぬ。また病気になってまさに死のうとしているときは、必ずまず病は五臓の間を伝わり、自分が勝つことができない臓に伝わって至れば死ぬ。ここで言うのは病気の逆行のことで、したがって剋す臓に伝われば死ぬのである。

肝が心の病気を受ければ、これを脾に伝え、病気は腎に留まり、伝わって肺に至れば死亡する。心が脾の病気を受ければ、これを肺に伝え、病気は肝に留まり、伝わって腎に至れば死亡する。脾が肺の病気を受ければ、これを腎に伝え、病気は心に留まり、伝わって肝に至れば死亡する。肺が腎の病気を受ければ、これを肝に伝え、病気は脾に留まり、伝わって心に至れば死亡する。腎が肝の病気を受ければ、これを心に伝え、病気は肺に留まり、伝わって脾に至れば死亡する。これはみな病気の逆行による伝播なので死亡する。一昼夜を五つに分け五臓に配当〔平旦《へいたん》は肝・日中《にっちゅう》は心・薄暮《はくぼ》は肺・夜半《やはん》は腎・午後《ごご》は脾〕すれば、病の臓により死亡の時刻を予知することができる。

黄帝問曰「余受九鍼於夫子、而私覽於諸方、或有導引行氣、按摩灸熨、刺爇飲藥、一者可獨守耶、將盡行之乎？」岐伯對曰「諸方者、衆人之方也、非一人之所盡行也。」

注・「諸方者」の原文は「諸人者」。

語訳

黄帝が問う「私は先生から九鍼の知識を学び、私なりにいくらかの医学書を読んだところ、その中に導引による行気・按摩・灸・熨《のし》・鍼刺・火鍼・服薬などの治療法があった。治療に際しては一種類だけ用いるのか、それとも全部の治療法を用いるのか？」

岐伯が答える「医学書に述べられている治療法は、多くの人々の病に対するものであって、一人に対して全ての治療法を行なうというものではない。」

曰「此乃所謂守一勿失萬物畢者也。余已聞、陰陽之要、虚實之理、傾移之過、可治之屬。願聞病之變化、淫傳絶敗而不可治者、可得聞乎？」曰「要乎哉問道、昭乎其如旦醒、窘乎其如夜瞑、能被而服之、神與倶成、畢將服之、神自得之、生神之理、可著於竹帛、不可傳之于子孫也。」

語訳

問う「それはいわゆる、諸方を総合して一つとした原則を掌握しこれを堅守すれば、万物の課題は解決されるということか。私はすでに陰陽の要点、虚実の理論、陰陽の不均衡と推移、これらの疾病を治療する適切な方法については理解できたが、疾病が変化する様や、病邪が伝播し正気が敗絶する病については治療不可能とされているが、その理由について聞かせてくれるか？」

答える「これは極めて重要な問題であり、その道理についてはっきりすれば、朝に目覚めた時のように冴え渡るが、解からなければ、夜中に眠っているようなものである。このような道理を掌握すれば神業の境地に達する。すべて把握すれば、神を自ら得るようなもので、神を生み出す方法だ。このような理論は、竹簡《ちくかん》や帛書《はくしょ》に著し後世に伝えるべきで、自分の子孫だけに伝えるようなことをしてはならない。」

曰「何謂旦醒？」曰「明於陰陽、如惑之解、如醉之醒。」曰「何謂夜瞑？」曰「瘖乎其無聲、漠乎其無形。折毛發理、正氣横傾、淫邪泮衍、血脉傳留、大氣入藏、腹痛下淫、可以致死、不可以致生。」

語訳

問う「旦醒《たんせい》とはどういうことか？」

答える「陰陽の道理を明らかにすることは、とまどうような難問が解けたようなものであり、あるいは酒に酔ったあとに酔いが醒めたようなものである。」
問う「夜瞑《やめい》とはどういうことか？」
答える「（邪気が入る時は）聾唖《ろうあ》のように音が聴こえず、漠然としていて形もない。毛髪が脱落し汗腺が開いて汗出し、正気がひどく損なわれ、邪気が充満して溢れ、これが血脈を伝わって留まり、深刻な病邪は内臓に侵入し、腹が痛んで下痢や遺精、帯下するものは、死に至る状態で、生存することは不可能である。」

曰「大氣入藏奈何？」曰「病先發於心、心痛。一日之肺而欬。三日之肝、肋支滿。五日之脾、閉塞不通、身體重。三日不已死、冬夜半、夏日中。

病先發於肺、喘咳。三日之肝、脇支滿、一日之脾而身體痛。五日之胃而脹。十日不已死、冬日入、夏日出。

病先發於肝、頭痛目眩、肋支滿。一日之脾而身體痛。五日之胃而脹。三日之腎、腰脊少腹痛、胻痠。三日不已死、冬日中『素問』作日入、夏早食。

病先發於脾、身痛體重、一日之胃而脹。二日之腎、少腹腰脊痛、胻痠。三日之膀胱、背膂筋痛、小便閉。十日不已死、冬人定、夏晏食。

病先發於胃、脹滿。五日之腎、少腹腰脊痛、胻痠。三日之膀胱、背膂筋痛、小便閉。五日而上之心、身重。六日不已死、冬夜半、夏日昳。

病先發於腎、少腹腰脊痛、胻痠。三日之膀胱、背膂筋痛、小便閉。三日而上之心、心脹。三日之小腸、兩脇支痛。三日不已死、冬大晨、夏晏晡按『靈樞』『素問』云「三日而上之小腸」此云三日而上之心。乃皇甫士安合二書爲此篇文也。

病先發於膀胱、小便閉。五日之腎、少腹脹、腰脊痛、胻痠。一日之小腸而腹脹。二日之脾而身體痛。二日不已死、冬雞鳴、夏下晡。

諸病以次相傳、如是者、皆有死期、不可刺也。

語訳

問う「大邪気が内臓に侵入すればどうなるのか？」

答える「心から発症すれば、心痛となる。一日で肺に伝わって咳嗽となる。三日で肝に伝わり、脇肋支満《きょうろくしまん》となる。五日で脾に伝わり、膈塞不通《かくそくふつう》となり、身体が重く感じられる。さらに三日経って治らなければ、冬なら夜半に、夏なら日中に死ぬ。

肺から発症すれば、咳で喘ぐ。三日で肝に伝わり、脇肋支満となる。一日で脾に伝わって身体が痛む。五日で胃に伝わり脹満する。さらに十日経って治らなければ、冬なら日の入りに、夏なら日の出に死ぬ。

肝から発症すれば、頭痛で目眩して、脇肋支満となる。一日で脾に伝わって身体が痛む。五日で胃に伝わり脹満する。三日で腎に伝わり、腰・脊椎や下腹部が痛み、脛が怠い。さらに三日経って治らなければ、冬なら日中に、夏なら朝食どきに死ぬ。

脾から発症すれば、身体が重く感じられ痛む。一日で胃に伝わって脹満する。二日で腎に伝わり、腰・脊椎や下腹部が痛み、脛が怠い。三日で膀胱に伝わり、脊柱起立筋が痛み、小便が出ない。さらに十日経って治らなければ、冬なら人が寝しずまる亥時〔午後九時〜十一時〕に、夏なら朝食時の寅時〔午前三時〜五時〕に死ぬ。

胃から発症すれば、脹満する。五日で腎に伝わり、腰・脊椎や下腹部が痛み、脛が怠い。三日で膀胱に伝わり、脊柱起立筋が痛み、小便が出ない。五日で上がって心に伝わり、身体が重くなる。さらに六日経って治らなければ、冬なら夜半に、夏なら午後の未時〔午後一時〜三時〕に死ぬ。

腎から発症すれば、腰・脊椎や下腹部が痛み、脛《すね》が怠《だる》い。三日で膀胱に伝わり、脊柱起立筋が痛み、小便が出ない。三日で上がって心に伝わり、心脹〔煩心・短気・臥してなお不安〕の病になる。三日で少陽に伝わり、両脇が支えて痛む。さらに三日経って治らなければ、冬なら早朝の空が光り輝く時に、夏なら戌時〔午後七時〜九時〕に死ぬ。

膀胱から発症すれば、小便が出ない。五日で腎に伝わり、腰・脊椎や下腹部が痛み、脛が怠い。一日で小腸に伝われば腹が脹満する。二日で脾に伝われば身体が痛む。さらに二日経って治らなければ、冬ならニワトリの鳴く頃、夏なら午後の未時に死ぬ。

諸臓の疾病は、以上のように相剋の関係に従って伝わり、この伝播による病は、みな死期があるので、鍼刺による治療は不可能である。」

第十一、形と気・皮と肉・血気経絡と形の壽夭の関係、筋・骨・皮・肉の強弱と痛みとの関係に関する大論

（壽夭形診病候耐痛不耐痛大論第十一）

提要

本篇は形と気、皮と肉、血気経絡と形などと寿命との関係、五臓の気の有余や不足の観察と六腑の強弱の診断における重要な意味、筋骨皮肉の強弱と疼痛に対する耐性の関係などについて論述しているためこの名が付いた篇である。

黄帝問曰「形有緩急、氣有盛衰、骨有大小、肉有堅脆、皮有厚薄、其以立壽夭奈何？」伯高對曰「形與氣相任則壽、不相任則夭。皮與肉相裹則壽、不相裹則夭。血氣經絡勝形則壽、不勝形則夭。」

語訳

黄帝が問う「人の形体には緩急があり、気には盛衰があり、骨格には大小があり、筋肉には堅脆があり、皮膚には厚薄があるが、これらからどのように命の長短を判定するのか?」

伯高が答える「人は形体と正気がつりあっていれば長寿〔長命〕で、そうでなければ短折〔短命〕である。皮膚と肌肉が密着していれば長寿で、そうでなければ短命である。血気や経絡が形体より勝っていれば長寿で、そうでなければ短命である。」

曰「何謂形緩急?」曰「形充而皮膚緩者則壽、形充而皮膚急者則夭。形充而脉堅大者順也、形充而脉小以弱者氣衰也、衰則危矣。形充而顴不起者腎小也、小則夭矣。形充而大肉䐃堅而有分者肉堅、堅則壽矣。形充而大皮肉無分理不堅者肉脆、脆則夭矣。此天之生命、所以立形定氣而視壽夭者也。必明於此、以立形定氣、而後可以臨病人決死生也。」

曰「形氣之相勝以立壽夭奈何?」曰「平人而氣勝形者壽、病而形肉脱、氣勝形者死、形勝氣者危也。」

語訳

問う「形体の緩急とはどういうことか?」

答える「形体が盛んで皮膚が緩舒《かんじょ》であれば長寿で、形体が盛んでも皮膚が緊張していれば短命である。形体が盛んで脉状が大であれば順調で、形体が盛んでも脉状が弱く小さいものは気が衰えており、衰えれば危険である。形体が盛んでも頬骨が盛り上がっていなければ腎は小さく、腎が小さいと短命である。形体が盛んで肌肉が大きく堅く盛り上がり分理があるものは肌肉が堅実で、堅実であれば長寿である。形体が盛んで皮肉も大きいが分理がなく堅くないものは肌肉が脆弱で、脆弱であれば短命である。これは先天の授かりものである生命についてであり、いわゆる形体の成り立ちと気の原則により、長寿か短命かを観察するのである。必ずこの形体の成り立ちと気の原則を明らかにし、しかる後に病人に臨めば死生を判断することができる。」

問う「形体と気の相勝の関係からどのように寿命の長短を決めることができるのか？」

答える「健康な人で正気が形体に勝っていれば長寿となり、病で形体の肌肉が極度に痩せ落ちていれば、正気が形体に勝っていたとしても死に、形体が正気に勝っていれば生命は危うい。」

凡五藏者、中之府。中盛藏滿、氣勝傷恐者、聲如従室中言、是中氣之濕也。言而微、終日乃復言者、此奪氣也。衣被不斂、言語善惡不避親疎者、此神明之亂也。倉廩不藏者、是門戸不要也。水泉不止者、是膀胱不藏也。得守者生、失守者死。

語訳

およそ五臓とは体内の集りである。腹中は大いに盛んとなって臓気が脹満し、邪気が勝って恐れにより傷つきやすくなったもので、その声は部屋の中から語りかけているように混濁してはっきりとしない、これは湿邪の侵犯によるものである。話す声が微弱で、終日同じことを繰り返し話すもの、これは正気が衰退している。衣服を正しく着用できず、言語が混乱し疎まれても構わないもの、これは精神の働きが乱れている。胃腸の門戸が能力を失って水穀を貯蔵できなくなったもの、これは門戸が統べて束ねられなくなったのである。小便を失禁するもの、これは膀胱が津液を貯蔵できなくなったためである。五臓が機能を回復することができれば生きることができるが、機能を回復できなければ死ぬことになる。

夫五藏者、身之强也。頭者、精明之府、頭傾視深、神將奪矣。背者、胸中之府、背曲肩隨、府將壞矣。腰者、腎之府、轉搖不能、腎將憊矣。膝者、筋之府、屈伸不能、行則僂附、筋將憊矣。骨者、髓之府、不能久立、行則掉慄、骨將憊矣。得强則生、失强則死。

語訳

五臓は、人の身体を強く健康に保つために働く。頭は、精明の府〔精気は頭に集まり、神明は目に出るので精明〕であり、頭が低く垂れ下がって挙がらず目がくぼんで光がなくなったものは、神気が衰退している。背は胸中の府であり、背が弯曲し肩が下垂していれば、胸中の府がまさに壊れてしまっている。腰は、腎の府であり、腰を回し動かせないようであれば、腎がまさに衰えている。膝は、筋の府であり、屈伸できず、歩けば身を曲げ、杖に頼らなければならないようであれば、筋がまさに衰えている。骨は、髄の府であり、長時間立つことができず、歩けば振るえて揺れるようであれば、骨がまさに衰えている。五臓が健康状態を回復することができれば生きられるが、健康状態を回復できなければ死ぬことになる。

注・僂は前屈み、附は杖。

岐伯曰「反四時者、有餘爲精、不足爲消。應太過、不足爲精、應不足、有餘爲消。陰陽不相應、病名曰關格。

人之骨强筋勁肉緩皮膚厚者、耐痛、其於鍼石之痛、火爇亦然。加以黑色而善一本作美。**骨者、耐火爇。堅肉薄皮者、不耐鍼石之痛、於火爇亦然。同時而傷、其身多熱者易已、多寒者難已。胃厚色黑大骨肉肥者、皆勝毒、其瘦而薄者、皆不勝毒也。」**

語訳

岐伯がいう「脉状が四時の陰陽と相反し、有り余れば精、不足は消という。四季の気で脉気は盛んになるはずであるが、脉気が不足しているもの、これは邪気が精気に勝っているからで、また脉気が不足となるべきときに、脉気が有余であれば、これは正気が邪気に勝てずに血気が消耗しているからである。陰陽の気が不相応で生じる病は、関格である。

骨が強く、筋は力強く、肌肉は緩んで、皮膚が厚いものは、痛みに耐えることができ、その人は鍼刺の痛みや艾《もぐさ》の灸による痛みにも耐えられる。加えて色が黒く骨の発育が良好（『一書』では、美。）なものは、灸の熱による痛みに耐えられる。肌肉が硬く皮膚が薄いものは、鍼刺の痛みに耐えることができず、また灸の熱による痛みにも耐えられない。同時に同じ病をわずらい、身体に熱が多いものは治りやすく、寒が多いものは治りにくい。胃が厚く、色が黒く、骨が大きく、肉付きがよく肥えている人は、薬に対して抵抗力があり、痩せて、胃が薄い人は、薬の刺激に耐えることができない。」

注・「有余爲精…病名曰関格」は、諸説あり、試みに訳してみた。

第十二、形気の盛衰による病に関する大論（形氣盛衰大論第十二）

提要

本篇は人体の形と気の盛衰の状況について論述し、成長過程の各年齢における生理、形態的変化、特徴及び男女の年齢ごとの発育状況の違いについて説明しているためこの名が付けられた篇である。

黄帝問曰「氣之盛衰、可得聞乎？」岐伯對曰「人年十歳一作十六、五藏始定、血氣已通、其氣在下、故好走。二十歳、血氣始盛、肌肉方長、故好趨。三十歳、五藏大定、肌肉堅固、血脉盛滿、故好步。四十歳、五藏六府、十二經脉、皆大盛平定腠理始開、榮華剥落、鬢髮頒白、平盛不搖、故好坐。五十歳、肝氣始衰、肝葉始薄、膽汁始滅、目始不明。六十歳、心氣始衰、乃善憂悲、血氣懈惰、故好臥。七十歳、脾氣虛、皮膚始枯、故四肢不舉。八十歳、肺氣衰、魂魄離散、故言善悮。九十歳、腎氣焦、藏萎枯、經脉空虛。百歳、五藏皆虛、神氣皆去、形骸獨居而終盡矣。」

語訳

黄帝が問う「気の盛衰について聞かせてくれまいか?」

岐伯が答える「人は十歳(『一書』では、十六)になると、五臓が発育して一定の強さになりはじめ、気血の運行は円滑になり、その気は下部にあるので、よく動いて走るようになる。二十歳になると、血気が盛んになりはじめ、肌肉も成長するので、したがって動きは敏捷になって速く歩くようになる。三十歳になると、五臓は強く健康に発育し、肌肉は堅固になり、血脈は充ちて盛んになり、したがってよく歩くようになる。四十歳になると、五臓六腑、十二経脈がすべて盛大となって安定し、肌のきめは粗くなりはじめ、顔色の艶がしだいに衰え、毛髪は白くなりはじめ、気は盛んであるが安定して成長せず、したがってよく坐るようになる。五十歳になると、肝気が衰えはじめ、肝葉が薄くなりはじめ、胆汁が減少しはじめ、目がかすみはじめる。六十歳になると、心気が衰えはじめ、これによりよく憂いよく悲しみ、血気は衰弱して身体が怠惰し、したがってよく横になって臥床する。七十歳になると、脾気が衰え、皮膚が枯れたように荒れはじめ、したがって四肢が動きにくくなる。八十歳になると、肺気が衰え、魂魄〔意識〕が身体を離れ、したがってよく言葉を間違えるようになる。九十歳になると、腎気は枯渇し、五臓は萎縮して機能が枯渇し、経脈は流れる血気が無くなり空虚となる。百歳になると、五臓の臓気はみな空虚となり、神気はみな無くなり、形骸だけが残りいずれ終わりを迎える。」

女子七歲、腎氣盛、齒更髮長。二七、天水至、『素問』作天癸至。任脉通、太衝脉盛、月事以時下、故有子。三七、腎氣平均、故眞牙生而長極。四七、筋骨堅、髮長極、身體盛壯。五七、陽明脉衰、面皆焦、髮始白。七七、任脉虛、太衝一作衝衝脉衰少、天水竭、地道不通、故形壞而無子耳。

丈夫八歲、腎氣實、髮長齒更。二八、腎氣盛、天水至、而精氣溢瀉、陰陽和、故能有子。三八、腎氣平均、筋骨勁強、故真牙生而長極。四八、筋骨隆盛、肌肉滿壯。五八、腎氣衰、髮墮齒槁。六八、陽氣衰於上、面焦、鬢髮頒白。七八、肝氣衰、筋不能動、天水竭、精少、腎藏衰、形體皆極。八八、則齒髮去。腎者主水、受五藏六府之精而藏之、故五藏盛乃能瀉。今五藏皆衰、筋骨懈墮、天水盡矣。故髮鬢白、體重、行步不正而無子耳。

語訳

女子は七歳になると、腎気が充たされだし、歯は生えかわり頭髪は長くなる。十四歳になると、陰精〔天水〕が発育して成熟し、(『素問』では、天癸《てんき》が至る。)任脉が通じ、太衝脉〔腎脉と衝脈が合した脉〕が旺盛になり、月経は時に応じてめぐってくる、したがって子供を産むことができる。二十一歳になると、腎気は充実して盛んになり、知歯《ちし》が生え身体が最も伸びる。二十八歳になると、筋骨は強くしっかりして、毛髪の伸びも極まり、身体は旺盛で最も強壮になる。三十五歳になると、陽明脉が衰え、顔面はやつれはじめ、毛髪は白くなりはじめる。四十九歳になると、任脉は空虚となり、太衝の脉は衰少し、陰精は枯渇して、月経が通じなくなり、したがって形体はくずれ、子供を産めなくなる。

男子は八歳になると、腎気が充実し、頭髪は長くなり歯は生えかわる。十六歳になると、腎気が盛んになり、陰精は発育して成熟し、精気が充満して溢れ射精が可能となり、男女和合して子供を産ませることができる。二十四歳になると、腎気は充実して安定し、筋骨は強くしっかりし、したがって知歯が生え身体が最も伸びる。三十二歳になると、筋骨が隆盛になり、肌肉は豊かで強壮となる。四十歳になると、腎気は衰え、頭髪は抜け、歯はやせ衰える。四十八歳になると、陽気が上部で衰え、顔面がやつれ、頭髪と鬚《ひげ》〔もみあげ〕はまだらに白くなる。五十六歳になると、肝気は衰え、筋肉が活動できなくなる。陰精は枯渇して、精気が少なくなり、腎臓の気は衰え、形体は極まって老化し始める。六十四歳になると、歯と頭髪が抜ける。腎臓は水を主り、五臓六腑の精を受けてこれを貯蔵しており、したがって五臓が盛んであってはじめて、腎は精気を射出することができる。五臓がすべて衰えてしまったとすれば、筋骨は衰弱して怠惰し、陰精は尽きてしまう。したがって頭髪や鬢は白くなり、身体は重くなって歩くのもおぼつかなくなり、子を産ませることもできなくなる。

東洋医学古典

完訳

鍼灸甲乙経　下巻

皇甫謐 著／年吉康雄 訳

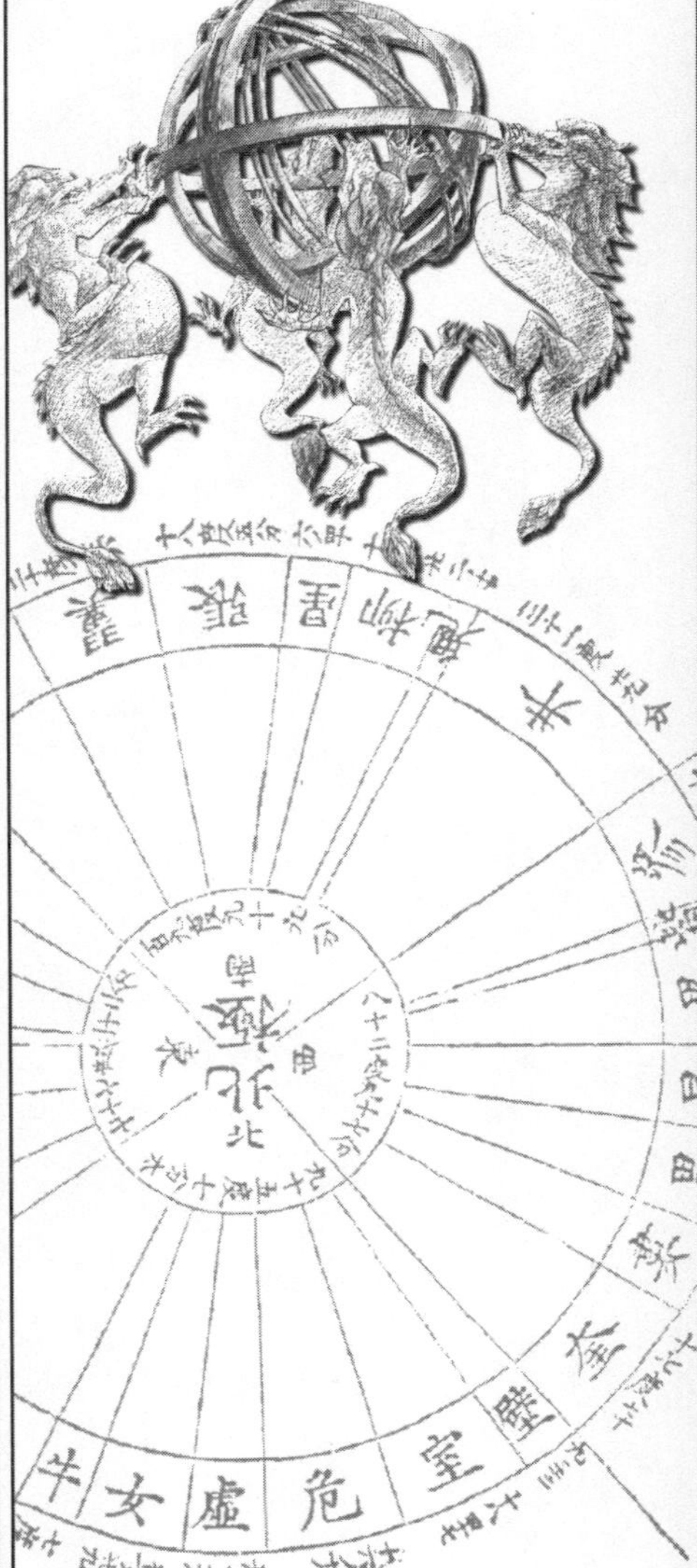

鍼灸甲乙經　巻之七

第一上、六経が病を受け傷つき生じる寒熱病

（六經受病發傷寒熱病第一上）

提要

本篇の主要内容は、邪気が六経に入って発病した寒熱病の症候、治療原則と予後について論述してあるため名付けられた篇である。全文は上中下の三篇に分けられ、上篇の主要内容は、六経の熱病の発症と病が良くなった兆候、治療原則と予後について。五臓の熱病の症候、色診及び鍼刺治療と予後について。五節中への徹衣刺法の適応症と鍼刺方法について。陰陽や水火を逆に調節することにより発症する肉爍について。足の太陰と陽明が表裏をなすといいながらも、陰陽、虚実、順逆及び内外などの原因による発病の違いについての内容である。

黄帝問曰「夫熱病者、皆傷寒之類也、或愈或死、其死皆以六七日之間、其愈皆以十日已上者、何也？」岐伯對曰「太陽者、諸陽之屬也、其脉連於風府、故爲諸陽主氣。人之傷於寒也、則爲病熱、熱雖甚不死。其兩感於寒而病者、必不免於死矣。」

語訳

黄帝が問う「外感熱病はいずれも傷寒の類に属す。治るものもあれば、治らずに死ぬものもあり、しかも死ぬ場合は六～七日の間に死亡し、十日以上のものは治るが、どうしてか？」

岐伯が答える「足の太陽経は、諸陽と連絡している。その経脈は風府穴に連なっており、それは太陽経、督脈、陽維脈の交会穴だから、太陽脉は諸陽の気分を主る。人が寒邪で傷つけば発熱するが、熱がひどくなっても死ぬことはない。しかし陰陽の両経が同時に寒邪に犯されて病になれば、死を免れることができない。」

傷寒一日、太陽受之、故頭項痛腰脊背强『素問』無背字。二日陽明受之、陽明主肉、其脉侠鼻絡於目、故身熱目疼而鼻乾不得臥。三日少陽受之、少陽主骨、『素問』作膽。其脉循脇絡於耳、故胸脇痛而耳聾。三陽『素』下有經絡二字。皆受病而未入於府『素問』作藏。者、故可汗而已。四日太陰受之、太陰脉布胃中、絡於嗌、故腹滿而嗌乾。五日少陰受之、少陰脉貫腎、絡肺繫舌本、故口燥舌乾而渴。六日厥陰受之、厥陰脉循陰器而絡於肝、故煩滿而嚢縮。三陰三陽五藏六府皆受病、營衛不行、五藏不通、則死矣。

語訳

傷寒〔外感熱病〕の一日目は、太陽経が寒邪に犯され、頭や項が痛み、腰や背中が強ばる（『素問』には、背の字がない。）。二日目には陽明経に病が移り、陽明経は肌肉を主り、その経脈は鼻を挟んで目に連絡しており、したがって身体は発熱し目が痛み、鼻が乾き、安眠できない。三日目には少陽経に病が移り、少陽経は骨を主り（『素問』は、胆。）、その経脈は脇を循行し、上がって耳に連絡しており、したがって胸脇部が痛み、耳が聴こえなくなる。三陽経（『素問』には、下に経絡の二字がある。）がすべて病に犯されたとしても、まだ腑（『素問』では、臓としている。）に伝入していないものは、発汗させれば治る。四日目には太陰経に病が移り、太陰経脈は胃中に散布し、咽喉に連絡しており、したがって腹が脹満し咽喉が乾く。五日目には少陰経に病が移り、少陰経脈は腎を貫き、肺に連絡して舌本に繋がっており、したがって口や舌が乾燥して口渇する。六日目には厥陰経に病が移り、厥陰経脈は生殖器を循環して肝に連絡しており、したがって胃部や胸腹部が脹満して煩わしくなり陰嚢は収縮する。三陰三陽、五臓六腑のすべてが病に犯されれば、営衛の気は流れなくなり、五臓の疎通がなくなって死んでしまう。

其不兩感於寒者、七日太陽病衰、頭痛少愈。八日陽明病衰、身熱少愈。九日少陽病衰、耳聾微聞。十日太陰病衰、腹減如故、則思飲食。十一日少陰病衰、渴止、『素問』下有不滿二字。**舌乾乃已。十二日厥陰病衰、囊縱少腹微下。大氣皆下、其病日已矣。治之各通其藏脉、病日衰已矣。**

其未滿三日者、可汗而已。其滿三日者、可泄而已。

語訳

寒邪に陰陽の両経脉が侵犯されていなければ、七日目には太陽病が衰えて、頭痛は徐々に軽減する。八日目には陽明病が衰えて、身体の発熱が徐々に軽減する。九日目には少陽病が衰えて、聴覚も徐々に回復する。十日目には太陰病が衰えて、腹の脹満も軽減して、食欲が出てくる。十一日目には少陰病が衰えて、口の渇きが止み、(『素問』には、この下に不満の二字がある。)舌の乾きもなくなる。十二日目には厥陰病が衰えて、陰嚢は緩んで、下腹部から微かに下がる。邪気がすべて去れば、その病は日ごとに良くなる。各々の病に犯された臓の経脉を疎通させる治療をすれば、病は日ごとに衰退して治る。発病から三日以内のものは、発汗させれば治る。発病から三日を過ぎたものは、瀉下させれば治る。

曰「熱病已愈、時有所遺者、何也?」曰「諸遺者、熱甚而强食、故有所遺。若此者、皆病已衰而熱有所藏、因其穀氣相薄、兩熱相合、故有所遺。治遺者、視其虛實、調其逆順、可使立已。病熱少愈、食肉則復、多食則遺、此其禁也。」

語訳

問う「熱病が治癒したのに、余熱が残るのはなぜか?」

答える「一般に余熱があるものは、熱がはなはだしいときに無理に栄養価の高い食物を食べたために、熱がひかずに残ってしまったのである。このような病人は、病が衰退しているにもかかわらず内臓に熱が残って消えていないため、飲食すれば、食物の熱と残っていた熱が結合して発熱し、したがって余熱となって続くのである。この余熱の治療は、その病人の虚実を観察し、その病の逆順を調節すれば、治癒させることができる。病熱が徐々に減退していくときに、肉類の熱量の高いもの食せば再発し、多食すれば熱が長引くので、このような飲食は傷寒熱病に禁物である。

其兩感於寒者、一日太陽與少陰俱病、則頭痛口乾、煩滿。二日陽明與太陰俱病、則腹滿身熱、不欲食譫語。三日少陽與厥陰俱病、則耳聾囊縮而厥。水漿不入、不知人者、故六日而死矣。曰「五藏已傷、六府不通、營衛不行、如是後三日乃死、何也?」曰「陽明者、十二經脈之長、其血氣盛、故不知人、三日其氣乃盡、故死。」

語訳

陰陽の両経が同時に寒邪に冒されたものは、一日目は太陽経と少陰経がともに犯され、頭痛、口が渇き、胃部や胸腹部が脹満して煩わしくなる。二日目は陽明経と太陰経がともに病になり、腹が脹満して身体が発熱し、食欲もなく、うわごとを喋る。三日目は少陽経と厥陰経がともに病になり、耳が聴こえなくなり陰嚢が収縮し四肢が冷たくなる。水漿《すいしょう》〔のみもの〕を飲めなくなって、意識が昏迷すれば、六日目には死亡する。

問う「五臓が傷つき、六腑が通じなくなり、営衛の気が運行しなくなれば三日後に死んでしまうが、なぜか？」

答える「陽明経は、十二経脈の長であり、その経脈の血気は旺盛なので、意識が昏迷すれば、三日で陽明の気は尽きて、死ぬ。」

肝熱病者、小便先黄、腹痛多臥、身熱。熱争則狂言及驚、胸中『素問』無胸中二字。**脇滿痛、手足躁、不得安臥。庚辛甚、甲乙大汗。氣逆則庚辛死。刺足厥陰少陽。其逆則頭疼貟貟**『素問』作員字。**脉引衝頭痛也。**

注・「手足躁」の原文は「手足燥」。

語訳

肝の熱病は、まず小便が黄色くなり、腹が痛み、横になることが多くなり、発熱する。熱邪と正気が争えば〔以後、正邪が争うと略す〕、言語が錯乱してヒキツケが起き、胸中（『素問』には、胸中の二字がない。）や脇が脹満して痛み、手足をしきりに動かしてもがき、安らいで眠れない。庚・辛の日には重くなり、甲・

乙の日には汗が多く出て熱は下がる。邪気が勝れば正気が逆乱して庚・辛の日に死ぬ。治療は足の厥陰経と少陽経を鍼刺する。肝気が上逆すれば頭痛と眩暈が現れる。これは熱邪が肝脈に引かれて頭に衝き上がったためである。

注・肝は木だから、剋される庚辛の金日に悪化したり死亡し、甲乙の木日に回復する。以下同じ。

心熱病者、先不樂、數日乃熱。熱争則心煩悶、『素』又有卒心痛三字。**善嘔、頭痛面赤無汗、壬癸甚、丙丁大汗。氣逆則壬癸死。刺手少陰太陽。**

語訳

心の熱病は、まず不愉快になり、数日後に発熱する。正邪が争えば心が煩悶し、（『素問』には、卒心痛の三字がある。）よく嘔吐するようになり、頭痛して顔面が紅潮するが汗は出ない。壬・癸の日には重くなり、丙・丁の日には汗が多く出て熱は下がる。邪気が勝れば正気が逆乱して壬・癸の日に死ぬ。治療は手の少陰経と太陽経を鍼刺する。

脾熱病者、先頭重頰痛、煩心『素』下有顔青二字。**欲嘔、身熱。熱争則腰痛不可用俛仰、腹滿泄、**

兩頷一本作額。**痛。甲乙甚、戊己大汗。氣逆則甲乙死。刺足太陰陽明。**

注・「頰痛」の原文は「頰病」。「欲嘔」の原文は「嘔」だけ。

語訳

脾の熱は、まず頭が重くなり頰が痛くなり、胸苦しくなって（『素問』には、下に顏青の二字がある。）嘔吐したくなり、身体が発熱する。正邪が争えば腰痛で腰が前後に曲げられず、腹が脹って下痢し、両顎が痛む。甲・乙の日には重くなり、戊・己の日には汗が多く出て熱は下がる。邪気が勝れば正気が逆乱して甲・乙の日に死ぬ。治療は足の太陰経と陽明経を鍼刺する。

肺熱病者、先悽悽然厥、起皮毛、惡風寒、舌上黄、身熱。熱爭則喘咳、痛走胸膺背、不得大息、頭痛不甚、『素』作堪。**汗出而寒、丙丁甚、庚辛大汗。氣逆則丙丁死。刺手太陰陽明、出血如大豆、立已。**

語訳

肺の熱病は、まずゾクゾクと悪寒して全身が冷たくなり、鳥肌が立ち、風や寒を嫌がり、舌苔が黄色くなり、身体が発熱する。正邪が争えば咳嗽して喘ぎ、胸から背にかけて痛みが走り、深く呼吸ができず、頭痛するが激しくなく、汗が出て寒気がする。丙・丁の日には重くなり、庚・辛の日には汗が多く出て熱は下がる。邪気が勝れば正気が逆乱して丙・丁の日に死ぬ。治療は手の太陰経と陽明経を鍼刺し、大豆大の血を出せば、速やかに治る。

腎熱病者、先腰痛胻痠、苦渴數飲、身熱。熱爭則項痛而強、胻寒且痠、足下熱、不欲言。其逆則項痛員員『素問』下有澹澹二字。**然戊己甚、壬癸大汗。氣逆則戊己死。刺足少陰太陽。諸當汗者、至其所勝日汗甚。**

語訳

腎の熱病は、まず腰が痛んで下腿がだるく、口がひどく渇いて頻繁に水を飲み、身体が発熱する。正邪が争えば項部が痛んで強ばり、脛が冷えてだるく、足の裏は熱く、何も喋りたがらない。邪気が上逆すれば項部が痛み眩暈（『素問』には、下に澹澹の二字がある。）する。戊・己の日には重くなり、壬・癸の日には汗が多く出て熱は下がる。邪気が勝れば正気が逆乱して戊・己の日に死ぬ。治療は足の少陰経と太陽経を鍼刺する。それぞれの臓で汗が多く出るものは、五行で臓が盛んな日に正気が邪気に勝るため、汗が多く出る。

肝熱病者、左頬先赤。心熱病者、顔頷先赤。脾熱病者、鼻先赤。肺熱病者、右頬先赤。腎熱病者、頤先赤。病雖未發者、先赤色者刺之、名曰治未病。熱病從部所起者、至期而已、其刺之反者、三周而已、重逆則死。

語訳

肝の熱病は、まず左の頬が赤くなる。心の熱病は、まず額が赤くなる。脾の熱病は、まず鼻が赤くなる。肺の熱病は、まず右頬が赤くなる。腎の熱病は、まず頤《おとがい》が赤くなる。病が発症していなくても、顔面に赤色が現れていれば鍼刺すべきで、これは未病の治療である。熱病で五臓と相応する部位から赤くなっていれば、病が軽く、臓と五行が合致する日になれば治るが、それへの刺法を誤まれば、病は長びいて病邪に勝る日を三度経過してようやく治すことができるが、しかし再度治療を誤れば死ぬ。

諸治熱病、先飮之寒水、乃刺之、必寒衣之、居止寒處、身寒而止、病甚者爲五十九刺。熱病先胸脇痛滿、手足躁、刺足少陽、補足太陰、病甚者爲五十九刺。熱病先身重骨痛、耳聾好瞑、刺足少陰、病甚者爲五十九刺。熱病先眩冒而熱、胸脇滿、刺足少陰少陽。

注・「手足躁」の原文は「手足燥」。

語訳

各種の熱病の治療は、まず冷たい水を飲ませ、その後に鍼刺する。その際、必ず病人に薄着をさせ、涼しいところに居させて、身体が冷えれば病はよくなる。重病ならば五十九刺する。熱病でまず胸と脇が痛んで脹満し、手足をしきりに動かすものは、足の少陽経を鍼刺し、足の太陰経で補い、重病ならば五十九刺を用いる。熱病でまず身体が重く感じられ骨が痛み、耳が聴こえ難く、よく目を閉じるものは、足の少陰経を鍼刺し、重病ならば五十九刺を用いる。熱病でまず目の前が暗くなって倒れそうな感じとなって発熱し、胸と脇が脹満するものは、足の少陰経と少陽経を鍼刺する。

太陽之脉、色榮顴、骨熱病也、榮未夭。『素問』作未交、下同。曰今且得汗、待時自已。與厥陰脉爭見者死、其死不過三日。熱病氣内連腎。少陽之脉、色榮頰、前熱病也、榮未夭、曰今且得汗、待時自已。與少陰脉爭見者死、其死不過三日。

注・『素問』作未交」の原文は「『素問』作來交」。

語訳

太陽経脉は、顴骨《けんこつ》〔眼下の外背の部分〕が赤くなるのが骨熱病の特徴であるが、その色はまだくすんでいなければ（『素問』では、「まだ交わらず」としており、下文は同じ。）、その熱病は汗が出て、臓気が盛んになったときに治る。これと同時に厥陰経脈の色が争って顴部に現れているものは死に、その死は三日以内である。これは熱病の気が体内で腎に連絡しているためである。少陽経脈は、頬が赤くなるのが筋熱病の特徴であるが、その色はまだくすんでいなければ、その熱病は汗が出て、臓気が盛んになったときに治る。これと同時に少陰経脈の色が争って頬部に現れているものは死に、その死は三日以内である。

注・肝は木で水の子だから、木が旺盛すぎると子が母の気を奪う。原文は「前熱病」だが『太素』は筋だから、前は筋の誤字と考えて訳した。

其熱病氣穴。三椎下間主胸中熱、四椎下間主胃中熱、五椎下間主肝熱、六椎下間主脾熱、七椎下間主腎熱、榮在骶也。項上三椎骨陷者中也。頰下逆顴爲大瘕、下牙車爲腹滿、顴後爲脇痛、頰上者鬲上也。

語訳

その熱病を治療する孔穴。第三脊椎下の椎間は胸中の熱病を主治し、第四脊椎下の椎間は胃中〔膈中〕の熱病を主治し、第五脊椎下の椎間は肝の熱病を主治し、第六脊椎下の椎間は脾の熱病を主治し、第七脊椎下の椎間は腎の熱病を主治し、熱病の治療は、上部で陽邪を瀉し、下部で陰気を補うが、その下部の孔穴は尾骶骨〔仙骨〕である。項部三節の第一節の陥凹したところの中央〔大椎穴〕から脊椎は始まる。顔面の赤色が頬下から顴骨〔頬骨〕に上逆していれば大瘕泄《だいかせつ》〔下痢の一種〕の病であり、赤色が頬から頬車〔下顎骨〕に下がっていれば腹の脹満であり、赤色が顴骨の後ろに現れていれば脇痛であり、頬から上に赤色があれば横隔膜より上方の病である。

注・「榮在骶也。項上三椎骨陥者中也」は意味不明な文とされている。

冬傷於寒、春必温病。夏傷於暑、秋必病瘧。凡病傷寒而成温者、先夏至日者爲病温、後夏至日者爲病暑、暑當與汗皆出、勿止。所謂玄府者、汗孔也。

語訳

冬に寒邪に犯されれば、春に必ず温病になる。夏に暑邪に犯されれば、秋に必ず瘧疾になる。一般に寒邪に犯されて温熱病に変わるもので、夏至より以前に発症するものは温病で、夏至より以後に発症するものは暑病である。暑邪は汗と一緒に排出されるので、汗を止めてはならない。いわゆる玄府《がんふ》とは、汗腺である。

曰「『刺節』言徹衣者、盡刺諸陽之奇俞、未有常處、願卒聞之。」曰「是陽氣有餘而陰氣不足、陰氣不足則内熱、陽氣有餘則外熱、兩熱相薄、熱於懷炭、衣熱不可近身、身熱不可近席。腠理閉塞而不汗、舌焦唇槁臘『黄帝古灰針經』作稿腊嗌乾欲飲。取天府大杼三痏、刺中膂以去其熱、補手足太陰以去其汗、熱去汗晞、疾於徹衣。」

『八十一難』曰「陽虛陰盛、汗出而愈、下之即死。陽盛陰虛、汗出而死、下之即愈。」與經乖錯、於義反倒、不可用也。

語訳

問う「『靈樞』刺節真邪篇にいう徹衣《てつい》という刺法は、諸陽経の奇穴をあまねく刺し、固定した部位がないが、これについて聞かせてほしい。」

答える「この刺法は陽気が有り余り陰気が足りない病に用い、陰気が不足すれば内熱を生じ、陽気が有り余れば外熱を生じ、両熱がぶつかり結合すれば、炭火を懐に抱いているかのように高熱を発し、熱勢が熾烈で衣服さえ身体に近づけられず、身体の熱で座席にさえ着くことができない。腠理が閉塞し汗が出ず熱を発散させることができなくなり、舌が焦げ、唇が乾燥して潤いがなくなり、咽喉が乾き水を欲しがる。これには天府穴と大杼穴を取りそれぞれに三度刺し、中膂兪穴に刺してその熱を瀉し、手足の太陰経を補い発汗させて熱を除去する。熱が除去され発汗が減少すれば病は治り、それは衣服を脱ぎ捨てるように速やかである。」
『難經八十一難』には「陽が虚して陰が盛んであれば汗を出せば治り、瀉下すれば死に至る。陽が盛んで陰が虚していれば汗を出せば死に至り、瀉下すれば治るとある。」（これは経と乖離《かいり》しており、意味が反対で用いることができない。）

曰「人有四肢熱、逢風寒如炙如火者何也？」曰「是人陰氣虚、陽氣盛、四肢熱者陽也。兩陽相得而陰氣虚少、少水不能滅盛火、而陽氣獨治、獨治者不能生長也、獨盛而止耳、故逢風如炙如火者、是人當肉爍也。」曰「人身非常温也、非常熱也、而煩滿者何也？」曰「陰氣少陽氣勝、故熱而煩滿。」

語訳

問う「四肢に熱があり、風寒に逢えば、さらに熱が強くなって火に炙られたようになるのはなぜか？」
答える「このような人は陰気が虚し、陽気が盛んになっており、また四肢の発熱は陽に属する。この陽に属する四肢の陽と風の陽の両陽が相まみえれば陰気はさらに虚少し、虚少した陰気は盛んになった陽火を制することができず、陽気は単独に旺盛となる。陽気が単独で旺盛になれば生長〔生き、育つ〕することができず、陽が単独に盛んなだけで正常な生命活動は停止する。したがって風邪に逢えば熱が強くなって火に炙られたようになってしまう。このような人は熱により肌肉もしだいに消瘦していくのである。」

問う「人体が正常な体温でもなく、外感発熱でもないのに、煩満するのはなぜか?」

答える「陰気〔この場合は諸陰経の気および営気〕が少なく、陽気〔この場合は諸陽経の気および衛気〕が勝っているので、したがって発熱して煩満するのである。」

曰「足太陰陽明爲表裏、脾胃脉也、生病異者何也?」曰「陰陽異位、更實更虚、更逆更順、或從内、或從外、所從不同、故病異名。陽者、天氣也、主外。陰者、地氣也、主内。陽道實、陰道虚。故犯賊風虚邪者、陽受之、則入府。食飲不節、起居不時者、陰受之、則入藏。入六府則身熱不得眠、上爲喘呼。入五藏則䐜滿閉塞、下爲飧泄、久爲腸澼。故喉主天氣、咽主地氣。故陽受風氣、陰受濕氣。故陰氣從足上行至頭、而下行循臂至指端。陽氣從手上行至頭、而下行至足。故曰陽病者、上行極而下。陰病者、下行極而上。故傷於風者、上先受之。傷於濕者、下先受之也。」

語訳

問う「足の太陰経と陽明経は表裏をなし、脾胃の経脈に属するが、生じる病が異なるのはなぜか?」

答える「太陰は陰経で陽明は陽経に属し、陰陽は経脈の流注する部位が異なり、片や実であれば片や虚であり、片や逆であれば片や順であり、さらに病気は内から生じるものや、外から生じるものがあり、このように病因は同じではないので、したがって病名も異なる。陽は、上方天の気に相応し、人においては身体を外表で衛り、陰は、下方地の気に相応し、人においては身体を内部で栄養する。陽は剛で実しやすく、陰は柔で虚しやすい。したがって賊風虚邪に侵犯されたものは、それを外表から陽経に受け、それは六腑に入る。飲食の不節や生活の不摂生するものは、陰経が影響を受け、それから五臓に入る。邪気が六腑に入れば身体が発熱して睡眠できなくなり、上部では喘ぎとなる。邪気が五臓に入れば、腹が脹満して気血が閉塞し、下部では食物が消化されずに泄瀉〔飧泄《しょくせつ》〕し、長びけば痢疾〔腸澼《ちょうへき》〕となる。したがって喉は〔呼吸により〕天の気を主り、咽は〔飲食や嚥下《えんげ》で〕地の気を主る。これにより陽経は風邪の影響を受けやすく、陰経は湿邪の影響を受けやすくなる。また足の陰経の脈気は足から上行して頭に至り、それより下行して腕を循環して手指の尖端に達する。手の陽経の脈気は手から上行して頭に至り、それより下行して足に達する。このことから陽経の病邪は、まず頭の頂点まで上行し、それから下行する。陰経の病邪は、まず最下部まで下行し、それから上行する。したがって風邪に犯されれば、まず上部が邪を受ける。湿邪に犯されれば、まず下部から邪を受ける。

注・陽経は外邪が入って実になりやすく、陰経は内因が主だから虚しやすい。

第一中、六経が病を受け傷つき生じる寒熱病

（六經受病發傷寒熱病第一中）

提要

本篇は熱病による疼痛、風厥、陰陽交、病の虚実、重虚、重実の発病メカニズム、及び脉証とその予後についての論述である。熱病が手腕、頭首、足脛の部位から発生する際の鍼刺法、九種の熱病の死証と五十九刺並びに熱病各種の症候に対する腧穴主治について説明する。

黄帝問曰「病熱、有所痛者何也？」岐伯對曰「病熱者、陽脉也、以三陽之盛也、人迎一盛在少陽、二盛在太陽、三盛在陽明。夫陽入於陰、故病在頭與腹、乃䐜脹而頭痛也。」

語訳

黄帝が問う「発熱する病に痛むところがあるのはなぜか？」

岐伯が答える「熱病は、陽脉が旺盛になり、三陽脉が動じたものである。人迎脉が寸口脉の倍より大きくなれば病は少陽経にあり、二倍より大きくなれば病は太陽経にあり、三倍より大きくなれば病は陽明経にある。もし病邪が陽から陰に入れば、病は頭から腹部まで及び、腹が脹って頭痛する。」

曰「病身熱汗出而煩滿不解者何也?」曰「汗出而身熱者風也、汗出而煩滿不解者厥也、病名曰風厥。太陽爲諸陽主氣、『素問』作巨陽主氣。**故先受邪、少陰其表裏也、得熱則上從、上從則厥、治之表裏刺之、飲之服湯。」**

語訳

黄帝が問う「熱病で汗が出ているのに煩悶して治らないのは、どういう熱病か?」

岐伯が答える「汗が出て発熱するのは風熱である。汗が出ても煩満するのは厥であり、これは風厥病である。太陽は体表を管理して気を支配しているので、最初に外邪を受ける。少陰経は、それと表裏だから、太陽熱邪の影響を受け、経気が陽経の中を上逆し、上逆すれば煩悶して熱の下がらない厥病となる。これには太陽を瀉して少陰を補い、瀉執降逆の薬湯を飲ませる。」

曰「温病汗出輒復熱、而脉躁疾者、不爲汗衰、狂言不能食、病名曰何？」曰「名曰陰陽交、交者死。人所以汗出者、皆生於穀、穀生於精。今邪氣交争於骨肉而得汗者、是邪退精勝、精勝則當能食而不復熱、復熱者邪氣也、汗者精氣也、今汗出而輒復熱者、是邪勝也、不能食者、精無裨也、熱而留者、壽可立而傾也。夫汗出而脉、躁盛者死。今脉不與汗相應、此不勝其病、其死明矣。狂言者是失志、失志者死。此有三死、不見一生、雖愈必死。

病風且寒且熱、炅汗出、一日數欠、先刺諸分理絡脉。汗出且寒且熱、三日一刺、百日而已。」

語訳

問う「温病を患い、発汗した後に再び発熱し、脉が激しくて速くなり、発汗しても症状が衰えず、うわごとを話して食欲がないものは、何という病気だ？」

答える「この病は陰陽交といい、死の病である。人の発汗は、すべて水穀から生じ、そして水穀からは精が生じている。今、邪気と正気が骨肉の間で相争っており、発汗しているならば、これは邪気が退き精気が勝ったためで、精気が勝れば食欲は回復して再び発熱することはない。しかし再び発熱するのであればこれは邪気がまだ留まっているためであり、汗は精気なのである。今、発汗して再び発熱するならば、これは邪気が正気に勝ったためで、飲食できなければ精気が補給されず、熱が留まり、命に危険が及ぶ。汗は出たものの脉が激しければ死ぬ。今、脉と汗の出た状態が不相応であれば、これは精気がその病邪に勝てないからで、その死は明らかである。意味の通らないことを話すものは神志を失っており死の証である。この三種は死証で、生の徴候が一つも現れなければ、一時的によくなるように見えても必ず死ぬ。

風邪により病になれば悪寒して発熱し、熱くなって発汗することが一日のうちで数度に及ぶものは、まず各所分肉間の絡脈を刺す。発汗してもなお悪寒や発熱するものは、三日に一度の割合くらいで鍼刺し、百日もすれば治る。

注・「欠」は「次」の意味。

曰「何謂虛實?」曰「邪氣盛則實、精氣奪則虛。重實者、内『素問』作巨。大熱病、氣熱脉滿、是謂重實。」曰「經絡倶實何如?」曰「經絡皆實、是寸脉急而尺緩也、皆當倶治。故曰『滑則順、濇則逆。』夫虛實者、皆從其物類治、『素問』作始。故五藏骨肉滑利、可以久長。寒氣暴上、脉滿而實、實而滑順則生、實而逆則死。盡滿者、脉急大堅、尺滿一作濇而不應也。如是者、順則生、逆則死、所謂順者手足温、所謂逆者手足寒也。」

注・「寒氣暴上」の原文は「寒氣暑上」。

語訳

問う「虚実とはなにか?」

答える「〔虚実とは、邪気と正気を比較して述べられたもので〕邪気が盛んであれば実証で、精気が不足していれば虚証である。重実とは、たとえば（『素問』では、「巨」とする。）大熱の病で、邪気の熱があり、脈も満ちているもの、これを重実という。」

問う「経脈と絡脈がともに実するものとはどのようなものか？」

答える「経脈と絡脈がともに実していれば、寸口脈が急で尺膚が緩んでおり、経脈と絡脈の相方を治療する。したがって滑であれば順で、濇であれば逆であるという。一般に虚実の病は、みな臓腑経絡の虚実を根拠に治療（『素問』では、「始」としている。）する。したがって五臓や骨・肉が滑らかであれば、長生きできる。寒気が急に上逆して、脈が満ちれば実だが、実しても滑脈であれば順で生きることができる。しかし実して濇脈であれば逆で死ぬ。尽きて満ちるとは、脈が急で大きく堅いが、尺膚は濇で脈と一致していない状態である。このようなものは順であれば生きるが、逆であれば死ぬ。順のものは手足が温かく、逆のものは手足が冷たい。」

曰「何謂重虛？」曰「脉虛氣虛尺虛、是謂重虛也。所謂氣虛者、言無常也。尺虛者、行歩恇然也。脉虛者、不象陰也。如此者、滑則生、濇則死。氣虛者肺虛也、氣逆者足寒也、非其時則生、當其時則死。餘藏皆如此也。脉實滿、手足寒、頭熱一作痛。者、春秋則生、冬夏則死。脉浮而濇、濇而身有熱者死。絡氣不足、經氣有餘者、脉口熱而尺寒、秋冬爲逆、春夏爲順、治主病者。經虛絡滿者、尺熱滿脉口寒濇、春夏死秋冬生。絡滿經虛、灸陰刺陽、經滿絡虛、刺陰灸陽。」

語訳

問う「重虚とはなにか？」

答える「脉虚、気虚、尺虚、これを重虚《じゅうきょ》という。気虚は言葉に力が無く、続かない。尺虚は歩行に力がなく弱々しい。脉虚は、血液が虚衰しているために陰が欠けた脉象である。これらのものは、脉が滑らかであれば生きるが、渋っていれば死ぬ。気虚とは肺虚であり、肺気が虚弱なら陽気が上逆して足が冷える。病の発生の時期が〔肺金〕相剋の関係にある季節〔夏〕でなければ生きるが、その時期に当たっていれば死ぬ。他の臓についても同じ〔それぞれの臓に応じた相剋関係〕である。脉が実して満ち、手足が冷たく、頭が熱い（『一書』では、痛い。）ものは、春や秋は〔陰陽が平らかで〕生きるが、冬や夏には〔陰陽が偏盛しているので〕死ぬ。脉が浮いて濇〔渋る〕、濇で身体が発熱するものは死ぬ。絡気が不足し、経気が有り余るものは、寸口脉が熱く尺膚が寒い、秋や冬にこの症状が現れれば逆であり、春や夏にこの症状が現れれば順であり、治療は主に病気と季節に基づく。経気が虚し、絡気が満ちるものは、尺膚が熱くて満ち寸口が寒くて渋っており、春夏であれば死に秋冬であれば生きる。絡気が満ち、経気が虚しているものは、陰経に施灸し、陽経に鍼刺する。経気が満ち、絡気が虚しているものは、陰経に鍼刺し、陽経に施灸する。」

注・渋は血が少ない。春夏は陽気が高い位置にあるから寸口が熱くて順。

曰「秋冬無極陰、春夏無極陽者、何謂也？」曰「無極陽者、春夏無數虛陽明、陽明虛則狂。

無極陰者、秋冬無數虚太陰、太陰虚則死。

春亟治經絡、夏亟治經俞、秋亟治六府、冬則閉寒、治用藥而少鍼石。所謂少鍼石者、非癰疽之謂也。」

語訳

問う「秋冬に陰を虚労させない、春夏に陽を虚労させないとは、どういうことを言っているのか？」

答える「陽を虚労させないとは、春夏に過剰に陽明経を瀉してはならず、過ぎれば陽明経が虚損すれば精神が異常になる。陰を虚労させないとは、秋冬に過剰に太陰経を瀉してはならず、過ぎれば太陰経が虚損し、太陰経が虚損すれば死ぬ。

春の気は生じ昇るので、各経の絡穴を多く用いて治療するのがよく、夏は分肉や肌目を取るので各経の兪穴を多く用いて治療するのがよく、秋は気が収まってしだいに内部に入るので、六腑の合穴を多く用いて治療するのがよく、冬は気が体内に閉蔵されているので、治療は薬を用いて鍼刺は少なくすべきである。鍼刺を少なくすると言っても、癰疽《ようそ》［大きなできもの］などの疾病は別である。」


熱病始手臂者、先取手陽明太陰而汗出。始頭首者、先取項太陽而汗出。始足脛者、先取足陽明而汗出。臂太陰『靈樞』作陽。可出汗、足陽明可出汗。取陰而汗出甚者、止之陽。取陽而汗出甚者、止之陰。振寒悽悽、鼓頷、不得汗出、腹脹煩悶、取手太陰。

熱病三日、氣口静、人迎躁者、取之諸陽、五十九刺、以寫其熱、而出其汗、實其陰以補其不足。身熱甚、陰陽皆静者、勿刺之、其可刺者、急取之、不汗則泄。所謂勿刺、皆有死徵也。熱病七日八日、脉口動、喘而眩者、急刺之、汗且自出、淺刺手大指間。熱病七日八日、脉微小、病者溲血、口中乾、一日半而死、脉代者、一日死。熱病已得汗、而脉尚躁、一本作盛。喘且復熱、勿庸一本作膚刺、喘盛者必死。熱病七日八日、脉不躁、不散數、後三日中有汗、三日不汗、四日死、未汗、勿庸刺。

注・「脉尚躁」の原文は「脉尚燥」。「熱病七日八日、脉微」の原文は「熱病七日八日、脉徵」。

語訳

熱病が手から始まるものは、まず手の陽明経と太陰経を取って発汗させる。頭から始まるものは、まず項部の太陽経を取って発汗させる。下腿部から始まるものは、まず足の陽明経を取って発汗させる。手の太陰経（『素問』では、太陽。）でも、足の陽明経でも発汗させることができる。陰経を取って発汗が激しいものは、陽経を取って発汗を止める。陽経を取って発汗が激しいものは、陰経を取って発汗を止める。ぞくぞくと寒さで振るえ、顎がガチガチと鳴り、汗が出ずに腹が脹って煩悶すれば、手の太陰経を取る。

熱病を発病して三日経ち、寸口脈が静かで、人迎脈だけが躁動しているものは、諸陽経を取り、五十九刺により表熱を瀉し、発汗させて邪を汗とともに出し、陰を充実させて不足を補う。身体の発熱が甚だしく、人迎と寸口の脈が静かなものは、脈と証が不一致の悪い証候なので鍼を刺してはならず、そのうち鍼刺できるものは、速やかに刺して治療すれば、たとえ汗が出なくても邪熱は排泄される。刺してはならないと言ったのは、脈と証が一致しない死証が現れているからである。

熱病を発病してから七・八日経ち、寸口の脈象が速く動き、喘いで眩暈するものは、速やかに刺せば、出汗させることができ、手の大指の少商穴を浅く刺す。熱病を発病してから七・八日経ち、脈象が微小で、病になって小便で出血し、口の中が乾くものは、一日半で死ぬ。代脈が現れるものは、一日で死ぬ。熱病で発汗したのに、脈がなお躁動し、喘いで再び発熱したものは、鍼を用いて（『一書』では、膚。）刺してはならない。喘ぎがひどければ必ず死ぬ。熱病を発病してから七・八日経ち、脈象が躁動せず、散や数の脈象でもないものは、後の三日中のに発汗して治る。陰液が尽きて三日のうちに汗が出なければ、四日目に死ぬ。だから汗をかいていなければ、鍼を刺してはならない。

熱病先膚痛窒鼻充面、取之皮、以第一鍼、五十九刺。苛鼻乾、『靈樞』作診鼻乾。索於皮肺。不得、索之於火。火者、心也。

熱病先身濇煩而熱、煩悶唇嗌乾、取之皮、以第一鍼、五十九刺。熱病膚脹口乾、寒汗出、索脉於心。不得、索之於水。水者腎也。

注・「充面」の原文は「克面」。

語訳

熱病でまず皮膚が痛み、鼻腔が塞がり、顔面が浮腫むものは、皮に治療を施すべきで、九鍼中の第一鍼〔鑱鍼《ざんしん》〕を用い、五十九刺の腧穴を取って浅刺する。鼻が乾き細かい湿疹が現れたものは、（『靈樞』には、「鼻に乾きを診る」としている。）皮に鍼刺して〔肺は鼻に通じ、皮毛を主るため〕肺の熱を瀉させる。それで効果がなければ悲臟の兪穴を捜索する〔心火は肺金を剋すから〕。火とは、心である。

熱病でまず身体の皮膚がザラザラし、煩悶して発熱する。煩悶して唇が乾き、咽喉が乾くものは、邪が脈中にあり、九鍼中の第一鍼〔鑱鍼〕を用い、五十九刺の腧穴を取って出血させる。皮膚が脹れ、口が乾き、身体が冷えて汗出するものは、心経の脈に鍼刺〔心は脈を主るため〕する。それで効果がなければ水臟を捜索する〔腎水は心火を剋すから〕。水とは、腎である。

注・後の文は「皮の治療」でなく「脈を治療」とするのが正しい。

熱病嗌乾多飲、善驚、臥不能安、取之膚肉、以第六鍼、五十九刺。目眥赤『靈樞』作青、索肉於脾。不得、索之於木、木者肝也。

熱病而胸脇痛『靈樞』作面青胸痛、手足躁、取之筋間、以第四鍼、鍼於四逆。筋躄目浸、索筋於肝。不得、索之於金、金者肺也。

語訳

熱病で喉が乾き多く水を飲み、ひきつけやすく、横になって安らかに休むことができないものは、肌肉に治療を施すべきで、九鍼中の第六鍼〔員利鍼《いんりしん》〕を用い、五十九刺の腧穴を取って皮下脂肪を刺す。まなじりが赤い（『靈樞』では、青。）ものは、脾経の肌肉に鍼刺〔脾は肌肉を主るため〕それで効果がなければ木臟を捜索する〔肝木は脾土を剋すから〕。木とは、肝経である。

熱病で胸や脇が痛み（『靈樞』には、「顔面が青く、胸が痛む」としている。）、もがいて手足を動かす〔不随意〕ものは、筋の間に治療を施すべきで、九鍼中の第四鍼〔鋒鍼〕を用い、四肢末端〔諸筋は四肢から起こるため〕を刺す。筋が萎えて歩行不能になり〔筋躄《きんへき》〕、涙が止まらなくなったものは、筋に鍼刺〔肝は筋を主るため〕する。それで効果がなければ金臟を捜索〔肺金は肝木を剋すから〕する。金とは、肺である。

熱病數驚、瘈瘲而狂、取之脉、以第四鍼、急寫有餘者。癲疾毛髪去、索血於心。不得、索之於腎、腎者水也。

熱病身重骨痛、耳聾好瞑、取之骨、以第四鍼、五十九刺。骨病不食、齧齒耳青赤、索骨於腎。不得、索之於土、土者脾也。

語訳

熱病で頻繁にひきつけ、瘛攣して精神が錯乱するものは、邪熱が心に入ったもので脈を取る。九鍼中の第四鍼〔鋒鍼《ほうしん》〕を用い、即座に血絡へ鍼刺して過剰になっている邪熱を瀉去する。癲疾を起こし毛髪が抜け落ちるものは、血脈に鍼刺して〔心は血を主るため〕心の熱を瀉する。それで効果がなければ腎を捜索する〔腎水は心火を剋すから〕。水とは、腎経である。

熱病で身体が重く、骨が痛み、耳が聴こえず、瞑想するようにしょっちゅう目を閉じたくなるものは、骨に治療を施すべきで、九鍼中の第四鍼〔鋒鍼〕を用い、五十九刺の腧穴を取って深刺する。骨の病になって飲食をせず、歯ぎしりをして耳が青くなったものは、骨に鍼刺して〔腎は骨を主るため〕腎の熱を瀉す。効果がなければ土を捜索する〔脾土は腎水を剋すから〕。土とは、脾である。

熱病不知所病、耳聾不能自收、口乾、陽熱甚、陰頗有寒者、熱在髓也、死不治。

熱病頭痛、顳顬目脉緊、一本作瘈、**善衄、厥熱病也、取之以第三鍼、視有餘不足。寒熱痔。**一作痛。

熱病體重、腸中熱、取之以第四鍼、於其俞及下諸指間、索氣於胃絡、得氣也。

注・「諸指間」の原文は「諸撒間」。

語訳

熱病でどこが痛むのか分からず、耳が聴こえず、四肢が弛緩して自分で動かすことができず、口が乾き、陽分の熱が非常に高く、陰気が激しくなると悪寒するものは、邪熱が骨髄にあるため、不治で死の病である。

熱病で頭が痛く、こめかみ部分から目の筋脈までが緊張し、（『一書』では、瘈《けい》〔痙攣〕。）、鼻血が出やすいものは、厥熱病である。これには九鍼中の第三鍼〔鍉鍼《ていしん》〕を用い、病証の虚実により補瀉を行なう。寒熱は痔になる〔この句と上下の文は繋がらない〕。（『一書』では、痛。）

熱病で身体が重く、腸内に熱があるものは、九鍼中の第四鍼〔鋒鍼〕を用い、脾胃二経の輸穴〔太白穴・陥谷穴〕および足の五指の間の輸穴〔内庭穴・厲兌穴〕、左右あわせて八穴を取り、また胃経の絡穴〔豊隆穴〕を取って経気を導引すれば、気を得ることができる。

熱病俠臍急痛、胸脇滿、取之湧泉與陰陵泉、以第四鍼、鍼嗌裏。

熱病而汗且出、及脉順可汗者、取魚際、太淵、大都、太白、寫之則熱去、補之則汗出、汗出太甚、取内踝上横脉以止之。

熱病已得汗而脉尚躁盛者、此陰脉之極也、死。其得汗而脉静者生。熱病脉常躁盛而不得汗者、此陽脉之極也、死。其脉躁盛得汗而脉静者生。

厥俠脊而痛、主頭項几几、目䀮䀮然、腰脊强、取足太陽膕中血絡。嗌乾、口熱如膠、取足少陽此條出『素問・刺腰痛篇』、宜在後刺腰痛内。

語訳

熱病で臍を挟んだ両側が引きつれて痛み、胸と脇が脹満するものは、湧泉穴と陰陵泉穴を取り、九鍼中の第四鍼〔鋒鍼〕を用いて、咽喉の廉泉穴を刺す。

熱病で汗が出ようとし、脈象が順調で発汗させるべきものは、魚際・太淵・太都・太白穴を取り、瀉せば邪熱を除去することができ、補えば汗を出させることができる。汗の出かたが多くて激しい場合は、内果の上の横脈である三陰交穴を取って汗を止める。

熱病ですでに発汗しているのに脈が躁動しているものは、陰脈が衰えきっており、これは死証である。それが発汗して脈が平静になれば生きることができる。

熱病の脈象が躁動して盛んで汗が出ないものは、陽脈が盛んになり過ぎで、これは死証である。その脈が躁動して盛んであるが、発汗して脈が平静になるものは生きることができる。

気が上逆して脊柱の両側が痛み、頭部や項部がひきつって緊張し、目がぼんやりとぼやけ、背部や腰部が強ばるものは、足の太陽膀胱経の膝窩中央の肉の膨隆部の血絡〔委中穴〕を取る。喉が乾き、口が熱くて唾が膠のように粘ければ、足の少陰腎経を取る。（この条文は『素問・刺腰痛篇』には、「腰痛を刺した後が宜しい」としている。）

注・最後の原文は「少陽」だが、文脈に合わないので「少陰」として訳した。膝窩は動脈ではない。動脈を刺すと出血が止まらず死ぬとある。

熱病死候有九。一曰汗不出、大顴發赤者死『太素』云「汗不出、大顴發赤者、必不反而死」。**二曰泄而腹滿甚者死。三曰目不明、熱不已者死。四曰老人嬰兒、熱而腹滿者死。五曰汗不出、嘔血**『靈樞』作嘔下血**者死。六曰舌本爛、熱不已者死。七曰欬而衄、汗出、出不至足者死。八曰髓熱者死。九曰熱而痓者死。熱而痓者、腰反折、瘈瘲、齒噤齘也。凡此九者、不可刺也。**

注・「齒噤齘也」の原文は「齒噤斷也」。

語訳

熱病には九種類の死の徴候がある。一、汗が出ずに頬骨部が発赤するものは死の徴候である。（『太素』で言うには「汗が出ず、頬骨部が発赤するものは、必ず反することなく死ぬ。」）二、下痢して腹がひどく脹満するものは死の徴候である。三、目が見えず、熱がひかないものは死の徴候である。四、老人と嬰児で、発熱して腹が脹満するものは死の徴候である。五、汗が出ず、嘔血（『靈樞』では、「嘔血・下血」としている。）するものは死の徴候である。六、舌根がただれ、熱がひかないものは死の徴候である。七、咳嗽して鼻血が出て、汗が出ない、あるいは汗は出るが足に出ないものは死の徴候である。八、邪熱が骨髄に入ったものは死の徴候である。九、発熱して痙攣するものは死の徴候である。発熱して痙攣するものとは、腰が反り返り、手足が引き攣り、歯を食いしばる。一般にこの九種類の徴候が現れれば、鍼刺をしてはならない。

注・嘔血は喀血ではない。嘔血は胃からの出血、喀血は肺からの出血。

所謂五十九刺者、兩手内外側各三、凡十二痏。五指間各一、凡八痏、足亦如是。頭入髪際一寸傍三分『靈樞』無分字各三、凡六痏。更入髪際三寸邊五、凡十痏。耳前後口下『靈樞』作已下者各一、項中一、凡六痏、上一、顖會一、髪際一、廉泉一、風池二、天柱二。『甲乙經』原缺此穴、今按『靈樞』經文補之。

『素問』曰五十九者、頭上行者、以越諸陽之熱逆也。大杼、膺俞、缺盆、背椎。此八者以寫胸中之熱『素』作陽。氣衝、三里、巨虚上下廉、此八者以寫胃中之熱。雲門、髃骨、委中、髓空、此八者以寫四肢之熱。五藏俞傍五、此十者以瀉五藏之熱、凡此五十九者、皆熱之左右也。按二經雖不同、皆瀉熱之要穴也。

注・「雲門」の原文は「雪門」。

語訳

いわゆる五十九刺とは、両手の内側〔少商・中衝・少衝〕と外側〔少沢・関衝・商陽〕に各三穴の、合計十二穴。手の五指間〔両手の中手指節関節の近位部〕に各一穴〔後渓・中渚・三間・少府〕の、合計八穴。足もまた同様で、足の五指間〔両足の中足趾節関節の近位部〕に各一穴〔束骨・足臨泣・陥谷・太白〕の、左右合計八穴。頭部の前髪際を入ること一寸の上星穴のところから中心に沿って三か所、（『靈樞』には、分の字がない。）両側の各三穴〔五処・承光・通天〕の、合計六穴。さらに髪際を入ること三寸の両側に各五穴〔頭臨泣・目窓・正営・承霊・脳空〕の、左右合計十穴。耳の前〔聴会〕と後〔完骨〕、口の下〔承漿〕

（『靈樞』には、已下とある。）に各一穴、項中〔瘂門〕に一穴、合計六穴。頭頂〔百会〕に一穴、顖会に一穴、髪際の前〔神庭〕と後〔風府〕に各一穴の、合計二穴。廉泉に一穴、風池の左右で二穴、天柱の左右で二穴の、すべてを合計した五十九穴である。（『甲乙經』原文はこの穴が欠けており、昨今の『靈樞』の経文で補う。）

『素問』水熱穴論でいう五十九穴とは、頭上の五本経脈の走行上にある五穴〔上星・顖会・前頂・百会・後頂〕は、諸陽経で上逆した熱邪を瀉泄させることができる。大杼・中府・缺盆・風門穴、この左右合計八穴は胸中の熱を瀉泄する（『素問』では熱が陽。）。気衝・足三里・上巨虚・下巨虚、この左右合計八穴は胃中の熱を瀉泄する。雲門・肩髃・委中・髄空穴、この左右合計八穴は四肢の熱を瀉泄する。五臓兪穴の傍の五穴〔魄戸・神堂・魂門・意舎・志室穴〕、この十穴は五臓の熱を瀉泄する。およそこの五十九穴は、みな熱病の治療に用い左右にある。（二経は異なるが、すべて熱を瀉す要穴である。）

頭腦中寒、鼻衄、目泣出、神庭主之『千金』作寒熱頭痛。頭痛身熱、鼻窒、喘息不利、煩滿、汗不出、曲差主之。頭痛目眩、頸項強急、胸脇相引不得傾側、本神主之。熱病『千金』下有煩滿二字。汗不出、上星主之、先取譩譆、後取天牖、風池。

熱病汗不出、而苦嘔煩心、承光主之。頭項痛重、暫起僵仆、鼻窒鼽衄、喘息不得通、通天主之。頭項惡風、汗不出、悽厥惡寒、嘔吐、目系急、痛引頞、頭重項痛、玉枕主之。頰清『千金』作妄嚙視。不得視、口沫泣出、兩目眉頭痛、臨泣主之。腦風頭痛、惡見風寒、鼽衄鼻窒、喘息不通、承靈主之。頭痛身熱、引兩頷急一作痛、腦空主之。
醉酒風熱發、兩角一作兩目。眩痛、不能飲食、煩滿嘔吐、率谷主之。『千金』以此條置風門。項強刺瘖門。熱病汗不出、天柱及風池、商陽、關衝、掖門主之。頸痛、項不得顧、目泣出、多眵䁾、鼻鼽衂、目内眥赤痛、氣厥耳目不明、喉痺僂《る》、引項筋攣不收、風池主之。

注・「鼻鼽」の原文は「鼻衂」。「鼻窒」の原文は「鼻室」。「暫起僵仆」の原文は「暫起僵什」。「以此條置風門」の原文は「以此修置風門」。

語訳

頭脳が寒邪に犯され、鼻詰まりして、涙が出るものは、神庭穴が主治する。

頭痛して身体が発熱し、（『千金』は、「寒熱で頭痛」としている。）鼻詰まりし、喘いで呼吸困難、煩満〔胃部や胸腹部が脹満して煩わしいこと〕するが汗が出ないものは、足の太陽経の曲差穴が主治する。

頭痛や目眩がして、頚部や項部がひきつって強ばり、胸脇部が相方に引き合って身体を傾けることができないものは、足の少陽胆経の本神穴を主治穴とする。

熱病（『千金』は、下に煩満の二字がある。）で汗が出ないものは、督脈の上星穴が主治穴である。まず足の太陽経の譩譆穴を取り、後に手の少陽経の天牖穴と足の少陽経の風池穴を取る。

熱病で汗が出ず、苦い腋を嘔吐して心煩するものは、足の太陽経の承光穴を主治穴とする。

頭部や項部が痛んで重く、起立してもすぐに転倒、鼻閉塞で鼻涕や鼻血があり、喘息により呼吸が困難なものは、足の太陽経の通天穴を主治穴とする。

頭部や項部が寒気して、汗が出ず凄まじく悪寒、嘔吐し、眼球後部が引きつって、鼻筋が引かれるように痛み、頭が重く項部が痛むものは、足の太陽経の玉沈穴を主治穴とする。

両頬が冷えて（『千金』では、「みだりに噛んで、みだりに視る」としている。）目が見えず、口から涎沫を吐き涙が出て、両眉が痛むものは、足の少陽経の頭臨泣穴を主治穴とする。

脳風で頭痛し、悪風や悪寒し、鼻涕や鼻血となり鼻閉塞し、喘息により呼吸困難となるものは、足の少陽脈と陽維脈が会合する承霊穴を主治穴とする。

頭痛して身体が発熱し、両顎が引かれて強ばる（『一書』には、痛む。）ものは、足の少陽脈と陽維脈が会合する脳空穴を主治穴とする。

酒に酔い風に当たったあと発熱し、両側の頭角が痛んで眩暈し、飲食ができなくなり、煩満して嘔吐するものは、足の太陽経と少陽経が会合する率谷穴を主治穴とする。（『千金』では、この条文を「風門」とする。）

項部が強ばるものは、督脈と陽維脈の会合する瘂《あ》門穴を刺す。

熱病で汗が出ないものは、天柱、風池、商陽、関衝、腋門穴を主治穴とする。

頚部が疼痛し、項部の回旋動作ができなくなり、涙が出て、目ヤニが多く鼻涕して鼻血となり、内眼角が発赤して痛み、気逆して耳が聞こえず目が見えなくなり、喉が腫れて痛み傴僂《うる》〔せむし〕になる、項部が引き攣って動かせないものは、手足の少陽脈、陽維脈、陽蹻脈の会合する風池穴を主治穴とする。

注・脳風は『素問』風論にあり、風寒が督脈と足太陽の交会穴に入り、項背や脳戸が冷えるもの。

傷寒熱盛煩嘔、大椎主之。頭重目瞑、悽厥寒熱、汗不出、陶道主之。身熱頭痛、進退往來、神道主之。頭痛如破、身熱如火、汗不出瘈瘲『千金』作頭痛、寒熱、汗不出惡寒、裏急、腰腹相引痛、命門主之。頸項痛不可以俛仰、頭痛、振寒、瘈瘲、氣實則脇滿、俠脊有并氣、熱、汗不出、腰背痛、大杼主之。風眩頭痛、鼻不利、時嚏、清涕自出、風門主之。悽悽振寒、數欠伸、鬲腧主之。熱病汗不出、上窌及孔最主之。『千金』作臂厥熱病汗不出、皆灸刺之、此穴可以出汗。

語訳

傷寒〔外感熱病〕の病で、熱が盛んで心煩し嘔吐するものは、諸陽経が会合する大椎穴を主治穴とする。

頭が重くて目を閉じ、凄まじく気逆して悪寒や発熱し、汗が出ないものは、督脈の陶道穴を主治穴とする。

身体が発熱し頭痛して、時に軽く時に重く繰り返すものは、督脈の神道穴を主治穴とする。

破裂するような頭痛と、身体が火で炙られるように発熱し、汗が出ずに瘈瘲（『千金』では、頭痛。）、悪寒発熱し、汗が出ずに悪寒し、腹が排便したい、腰から腹にかけ相方が引き合うように痛むものは、命門穴を主治穴とする。

頸項部が痛くて俯いたり仰向いたりできず、頭痛、悪寒で震顫《しんせん》し、筋脈が瘈瘲し、邪気が実して脇が脹満し、脊柱の両側に寒気があり、発熱しても汗が出ず、腰背部が痛むものは、大杼穴を主治穴とする。

風邪を感受して目眩や頭痛し、鼻が通らず、時折にくしゃみをし、鼻涕が出るものは、足の太陽経の風門穴を主治穴とする。

ぞくぞくして震え悪寒し、頻繁に欠伸《けっしん》（あくび）をするものは、足の太陽膀胱経の膈兪穴を主治穴とする。熱病で汗が出ないものは、足の太陽膀胱経で少陽の絡穴である上髎穴及び手の太陰肺経の郄穴である孔最穴を主治穴とする。（上文の熱病に対し、『千金』では、臂厥の熱病で汗が出ないものは、みな灸と鍼をして、この穴により汗を出すことができるとある。）

肩髆間急、悽厥惡寒、魄戸主之。項背痛引頸、魄戸主之。肩痛、胸腹滿、悽厥、脊背急強、神堂主之。喘逆、鼽衄、肩甲内廉痛、不可俛仰、眇季脇引少腹而痛脹、噫嘻主之。背痛惡寒、脊强俛仰難、食不下、嘔吐多涎、鬲俞主之。『千金』作陽關。熱病頭痛身重、懸顱主之。胸脇脹滿、背痛、惡風寒、飲食不下、嘔吐不留住、魂門主之。善嚏、頭痛身熱、頷厭主之。熱病頭痛引目外眥而急、煩滿汗不出、引頷齒、面赤皮痛、懸釐主之。熱病偏頭痛、引目外眥、懸釐主之。頭目瞳子痛、不可以視、挾項强急、不可以顧、陽白主之。

頭風痛、鼻鼽衄、眉頭痛、善嚏、目如欲脱、汗出寒熱、面赤、頬中痛、項椎不可左右顧、目系急、瘈瘲、攢竹主之。寒熱、悽厥鼓頷、承漿主之。身熱痛、胸脇痛不可反側、顱息主之。肩背痛、寒熱、瘰癧遶頸、有大氣暴聾氣蒙瞀、耳目不開、頭頷痛、涙出、鼻衄不得息、不知香臭、風眩喉痺、天牖主之。

注・「魄戸」の原文は「白鬼戸」、「魂門」の原文は「云鬼門」。

語訳

肩甲骨間が引きつって強ばり、凄まじい冷えにより悪寒するものは、足の太陽経の魄戸穴を主治穴とする。

項背部から頚部に引いて痛むものは、足の太陽経の魄戸穴を主治穴とする。

肩が痛み、胸腹が脹満し、冷えて脊椎や背部が強ばるものは、神堂穴を主治穴とする。

喘いで気逆し、鼻涕して鼻血となり、肩甲骨の内側部が痛み、俯いたり仰向いたりできず、側胸の肋軟骨部分から側腹部にかけて引かれるように痛み脹れるものは、譩譆穴を主治穴とする。

背部が痛んで悪寒し、脊椎が強ばり俯けや仰向けの動作が難しい、飲食物が通過して下がらず、嘔吐して多くの涎沫を吐くものは、膈兪穴を主治穴とする。

熱病で頭痛して身体が重いものは、足の少陽経の懸顱穴を主治穴とする。

胸脇部が脹満し、背部が痛み、風寒を嫌い、飲食物が通過して下がらず、嘔吐して止まないものには、足の太陽経の魂門穴を主治穴とする。

頻繁にクシャミし、頭痛して発熱するものは、手足の少陽経と足の陽明経の交会穴である頷厭穴を主治穴とする。

熱病により頭痛して目外眥が引かれて強ばり、煩満するが汗が出ず、顎と歯が引きつり、顔面が赤くなって皮膚が痛むものは、懸釐穴を主治穴とする。

熱病で偏頭痛し、目外眥が引きつるものは、懸釐穴を主治穴とする。

頭と目や眼球が痛み、物を見ることができなくなり、項部の傍が強ばって拘急し、振り返るような頚の回旋ができないものは、陽白穴を主治穴とする。

頭が風邪を感受して痛み、鼻涕が出て鼻血となり、眉頭が痛み、くしゃみがよく出て、眼球が飛び出しそうに感じ、汗が出て悪寒や発熱し、顔面が赤くなり、頬が痛み、項部や脊椎が強ばり首を左右に回旋して振り返る動作ができなくなり、目系〔視神経〕が引きつり、筋脈が痙攣するものは、足の太陽経の攢竹穴を主治穴とする。悪寒や発熱し、凄まじく寒けして顎をガチガチ鳴らすものは、承漿穴を主治穴とする。

身体が発熱して痛み、胸脇部が痛み体を回旋できないものは、手の少陽経の顱息穴を主治穴とする。

肩背部が疼痛して、悪寒や発熱し、瘰癧《るいれき》〔結核性リンパ節腫〕が頚部に現れ、邪気により突然に耳が聴こえなくなり、耳は聴こえず目は見えず、頭部や顎部が痛み、流涙し、鼻血して呼吸が困難となり、香りを嗅ぐことができなくなり、眩暈し喉が痛むものは、手の少陽経の天牖穴を主治穴とする。


熱病胸中澹澹、腹滿暴痛、恍惚不知人、手清、少腹滿、『千金』作心腹。瘈瘲、心痛氣滿不得息、巨闕主之。頭眩病、身熱、汗不出『千金』作煩滿汗不出、上脘主之。身寒熱、陰都主之。熱病象瘧、振慄鼓頷、腹脹、睥睨、喉中鳴、少商主之。寒厥及熱、煩心、少氣不足以息、陰濕癢、腹痛不可以食飲、肘攣支滿、喉中焦乾渴、魚際主之。熱病振慄鼓頷、腹滿陰萎、欬引尻溺出、虛也。鬲中虛、食飲嘔、身熱汗不出、數唾、血下、肩背寒熱、脱色、目泣出、皆虛也、刺魚際補之。病温身熱、五日已上汗不出、刺太淵、留鍼一時、取之。若未滿五日、禁不可刺也。熱病先手臂瘈瘲、唇口聚鼻張、目下汗出如轉珠、兩乳下二寸堅、脇滿、悸、列缺主之。

語訳

熱病で胸中が弾むように跳動し、腹が脹満し突然に痛み、精神が恍惚として人事不省となり、手が冷たく、下腹部が脹満し（『千金』では、心と腹。）、筋脈が痙攣して、心中が痛み胸部が充満して呼吸がし難いものは、心の募穴である巨闕穴を主治穴とする。

眩暈《めまい》の病で、身体が発熱し、汗が出ない（『千金』では、「煩満して汗が出ない」としている。）ものは、任脈の上脘穴を主治穴とする。

身体が悪寒や発熱するものは、衝脈と足の少陰腎経の交会穴である陰都穴を主治穴とする。

熱病で瘧疾と似たような症状で、震慄して顎を鳴らし、腹が脹満し、両目が斜視となり、喉中が鳴るものは、手の太陰経の井穴である少商穴を主治穴とする。

寒厥により発熱し、心煩、微弱呼吸で、呼吸が不足し、前陰〔生殖器〕が湿気って痒く、腹痛で飲食できない、肘部が痙攣し胸部が支えて脹満し、喉中が乾いて喉が渇するものは、手の太陰肺経の滎穴である魚際穴を主治穴する。

熱病により震慄して顎を鳴らし、腹が脹満して生殖器が萎縮し、咳をする時に睾丸が引かれて尿洩れするものは虚証である。胸中と腹中〔膈は、一般的には胸部と腹部を分ける横隔膜のことであるが、ここでは胸中と腹中を指す。〕が虚し、飲食すれば嘔吐し、身体が発熱し汗が出ず、反復して唾液を吐き、これに血が混じり、肩背部が悪寒や発熱し、顔面の色が脱し、流涙する。これはすべて虚証で、鍼刺は手の太陰経の魚際穴で補う。

温病で身体が発熱し、五日以上経過しても汗が出なければ、鍼刺は手の太陰経の太淵穴を取り、しばらく留鍼する。もし五日未満であれば、鍼刺は禁忌である。

熱病によりまず手の腕部が痙攣し、口唇が緊張して閉まり、鼻が横に広がるように張り、目の下に珠が連なるような汗が出て、両側の乳下二寸の場所が堅く脇部が脹満し、動悸するものは、手の太陰肺経の絡穴である列缺穴を主治穴とする。

第一下、六経が病を受け傷つき生じる寒熱病

（六經受病發傷寒熱病第一下）

提要

本篇は寒熱により傷ついて発症する病の各種症候及び主治腧穴についてである。

振寒瘈瘲、手不伸、咳嗽唾濁、氣鬲善嘔、鼓頷不得汗、煩滿『千金』作身心痛。因爲瘈衄、尺澤主之。左窒刺右、右窒刺左。

兩脇下痛、嘔泄上下出、胸滿短氣、不得汗、補手太陰以出之。熱病煩心、心悶而汗不出、掌中熱、心痛、身熱如火、浸淫煩滿、舌本痛、中衝主之。『千金』作天窌。熱病發熱、煩滿而欲嘔噦、三日以往不得汗、怵惕《じゅってき》、胸脇痛、不可反側、欬滿溺赤、大便『千金』作小便。血、衄不止、嘔吐血、氣逆、噫不止、嗌中痛、食不下、善渴、舌中爛、掌中熱、飲嘔、勞宮主之。熱病煩心而汗不止、肘攣腋腫、善笑不休、心中痛、目赤黄、小便如血、欲嘔、胸中熱、苦不樂、太息、喉痺、嗌乾、喘逆、身熱如火、頭痛如破、短氣胸痛、太陵主之。熱病煩心、善嘔、胸中澹澹善動而熱、

間使主之。面赤皮熱、熱病汗不出、中風熱、目赤黄、肘攣腋腫、實則心暴痛、虚則煩心、心惕惕不能動、失智、内關主之。心澹澹然善驚、身熱、煩心、口乾、手清、逆氣、嘔『千金』作噪。血、時瘈、善揺頭、顔青、汗出不過肩、傷寒温病、曲澤主之。

語訳

悪寒して戦慄し、筋脈が痙攣して、手がまっすぐ伸びず、咳嗽して唾液が濁り、気膈《きかく》〔呑み込むときに咽がふさがり、胸膈が支えて飲食を飲み込めない状態〕で嘔吐し、寒けがして顎を鳴らすが汗が出ない、胸中が煩満して（『千金』では、「身体や心が痛い」としている。）縦脈〔相剋の脈象〕で鼻血が出るものは、手の太陰経の合穴である尺沢穴を主治穴とする。左側の鼻に血が出れば右の尺沢穴を刺し、右側の鼻に血が出れば左の尺沢穴を刺す。

両脇の下が疼痛し、上部は嘔吐し下部は下痢となり、胸が膨満して呼吸が短かくなり、汗が出ないものは、手の太陰経を補って発汗させる。

熱病で心煩し、心中が煩悶して汗が出ず、手掌が発熱し、心痛、身体が火のように発熱し、病邪が深部まで侵入して胸が煩満となり、舌本が痛むものは、心包経の井穴である中衝穴を主治穴とする。（『千金』は、天髎穴。）

熱病で発熱し、煩満として嘔気やしゃっくりがあり、三日のうちに汗が出なければ、精神が不安定になって異常に恐れおののき、胸脇が痛み、身体を反転させる動作ができず、咳嗽で喘満して小便が赤くなり、大便（『千金』では、小便。）に血が混じり、鼻血が止らず、嘔吐で吐血し、気逆して、あくびが止まず、咽喉が痛み、飲食物が通過して下がらず、よく口が渇き、舌が糜爛《びらん》や潰瘍となり、手掌が発熱し、飲めば嘔吐するものは、手の厥陰経の滎穴である労宮穴を主治穴とする。

熱病で心煩して汗が止らず、肘が痙攣して腋が腫れ、笑いが止まず、心中〔胸郭内〕が痛み、目がダイダイ色となり、小便が血のように赤くなり、嘔吐しそうに気分が悪く、胸中が発熱し、苦悶して楽しくなれず、大きく肩で息をし、喉が腫れて痛み咽が乾き、喘いで気逆し、身体が火のように発熱し、頭が破れるように痛み、息切れして胸が痛むものは、手の厥陰心包経の兪穴である大陵穴を主治穴とする。

熱病で心煩し、頻繁に嘔吐し、胸中が跳動して止まずに発熱するものは、手の厥陰心包経の間使穴を主治穴とする。

顔面が赤くなり皮膚は発熱し、熱病で汗が出ず、風邪に犯されて発熱し、目がダイダイ色となり、肘が痙攣し腋が腫れ、邪気が盛大になれば心中がにわかに痛み、正気が虚衰すれば心煩して、心臓がドキドキして恐がり動けなくなり、神志が失われものは、手の厥陰心包経の絡穴である内関穴を主治穴とする。

心臓がドキドキして〔今で言う狭心症による精神不安〕で驚きやすく、身体が発熱し、心煩し、口が乾き、手が冷たく、気が逆行し、嘔吐で吐血し、時に痙攣が現れ、よく頭が揺れて動き、顔面が青くなり、汗が出ても肩部を超えるほどに出ない傷寒による温病は、手の厥陰心包経の経穴である曲沢穴を主治穴とする。

多臥善唾、肩髃痛寒、鼻鼽赤多血、浸淫起面、身熱、喉痺如哽、目眥傷、忽振寒、肩疼、二

間主之。鼻鼽衄、熱病汗不出、瞶音迷。目、目痛瞑、頭痛、齲齒、痛、泣出、厥逆頭痛、胸滿不得息、陽谿主之。熱病腸澼、臑肘臂痛、虛則氣鬲滿、肩一作手。不舉、溫留主之。傷寒餘熱不盡、曲池主之。頭痛振寒、清冷淵主之。頭痛、項背急、消濼主之。

注・「肩髃」の原文は「鼻髃」、「肩一作手。不舉」の原文は「有一作手。不舉」。

語訳

横になることを好んで頻繁に涎を垂らし、肩関節（肩の髃骨部）が冷えて痛み、鼻血して鼻が赤く充血し、顔面部が湿疹や肌荒れになり、身体が発熱し、喉が痛んで喉痺により喉が狭窄して通過が阻まれ、目眥が傷つき、突然に寒がって戦慄し、肩が傷むものは、手の陽明大腸経の滎穴である二間穴を主治穴とする。

鼻涕して鼻血となり、熱病で汗が出ず、眼病となり（音は迷である。）、眼痛して目を閉じ、頭痛し、齲歯《うし》〔虫歯〕で痛み流涙し、邪気が上逆して頭痛し、胸満して呼吸できなければ、手の陽明大腸経の陽渓穴を主治穴とする。

熱病で下痢し、上腕部や肘部および前腕部が疼痛し、正気の虚衰により横隔膜部が脹満し、肩の挙上動作ができないものは、手の陽明大腸経の郄穴である温留穴を主治穴とする。

傷寒で熱が余って尽きないものは、手の陽明大腸経の合穴である曲池穴を主治穴とする。

頭痛で悪寒して戦慄するものは、手の少陽経の清冷淵穴を主治穴とする。

頭痛、項部や背部が強ばるものは、手の少陽三焦経の消濼穴を主治穴とする。

振寒、小指不用、寒熱汗不出、頭痛、喉痺、舌巻、小指之間熱、口中熱、煩心、心痛、臂内廉及脇痛、聾、咳、瘈瘲、口乾、頭痛不可顧、少澤主之。振寒寒熱、肩臑肘臂痛、頭不可顧、煩滿、身熱惡寒、目赤痛、眥爛、生翳膜、暴痛、鼽衄、發聾、臂重痛、肘攣、痂疥、胸中引臑、泣出而驚、頸項强、身寒、頭不可以顧後谿主之。熱病汗不出、胸痛不可息、頷腫、寒熱、耳鳴聾無所聞、陽谷主之。泄風汗出、腰項急不可以左右顧及俛仰、肩弛肘廢、目痛、痂疥、生疣、瘈瘲、頭眩目痛、陽谷主之。振寒熱、頸項腫、實則肘攣頭項痛、狂易、虛則生疣、小者痂疥、支正主之。風眩頭痛、少海主之。

語訳

悪寒して戦慄し、小指が動かなくなり、悪寒や発熱するが汗が出ず、頭痛となり、咽喉が痛み、舌が巻いて縮み、小指の間が発熱し、口中が発熱し、心煩と心痛、上腕内側と脇部が疼痛し、耳が聴こえなくなり、咳嗽し、筋脈が拘縮して痙攣し、口が乾き、頭痛して頚部の回旋ができないものは、手の太陽経の井穴である少澤穴を主治穴とする。

寒さで震え悪寒や発熱し、肩、上腕、肘、前腕部が疼痛し、頭を回旋できず、胃部や胸腹部が膨満して煩わしく、身体が熱くなって悪寒し、目が赤くなって痛み、眼角が潰瘍や糜爛となり、翳膜《えい》〔白い膜のような物が目を覆う〕を生じ、突発的に疼痛し、鼻涕や鼻血となり、耳が聴こえなくなり、前腕部が重く痛み、肘が痙攣し、掻痒性の皮膚炎〔痂疥《かかい》〕となり、胸が脹満し上腕内側部にかけて引かれ、涙を出して驚き、頚部や項部が強ばり、身体が寒くなり、頭を回せないものは、手の太陽小腸経の兪穴である後渓穴を主治穴とする。

熱病で汗が出ず、胸痛で呼吸しづらく、顎が腫れ、悪寒や発熱し、耳鳴りして耳が聴こえないものは、手の太陽経の経穴である陽谷穴を主治穴とする。

腠理が開いて汗が出、腰と項部が強ばり首で左右を振り返ったり腰で前後屈ができなくなり、肩が弛緩し肘が動かず、目が痛み、掻痒性の皮膚炎となり、疣《ゆう》〔いぼ〕を生じ、筋脈が拘縮して痙攣し、頭がくらくらとして目が痛むものは、手の太陽経の経穴である陽谷穴を主治穴とする。

寒さで震え悪寒や発熱し、頚部や項部が腫れる。邪気による実証では肘が痙攣して頭項が痛み、狂いやすく、正気の虚証は疣を生じ、小さいものは掻痒性の皮膚炎を生じるものは、手の太陽小腸経の絡穴である支正穴を主治穴とする。

風邪が頭に入って目眩して頭痛するものは、手の太陽経の合穴である小海穴を主治穴とする。

注・翳とは、角膜パンヌスのような目表面の潰瘍などで、網膜の病変ではない。

氣喘、熱病衄不止、煩心、善悲、腹脹、逆息熱氣、足脛中寒、不得臥、氣滿胸中熱、暴泄、仰息、足下寒、中悶、嘔吐、不欲食飲、隠白主之。熱病汗不出、且厥、手足清、暴泄、心痛、腹脹、心尤痛甚、此胃心痛也、大都主之、并取隠白。腹滿善嘔煩悶、此皆主之。

熱病先頭重、額痛、煩悶身熱、熱争則腰痛不可以俛仰、胸滿、兩頷痛甚、善泄、饑不欲食、

善噫、熱中、足清、腹脹食不化、善嘔、泄有膿血、若嘔無所出、先取三里、後取太白、章門主之。熱病満悶不得臥、『千金』云「不得臥、身重骨痛不相知」。太白主之。

語訳

呼吸困難で喘ぎ、熱病で鼻血が止らず、心が煩悶とし、よく悲しみ、腹が脹満し、呼吸困難で口から熱気を帯びた息が出て、足や下腿部が冷え、横になって安眠できず、気が胸中に膨満して発熱し、突然に下泄〔突発性下痢症〕し、息苦しさで仰いで呼吸をし、足下が寒く、胸中が煩悶嘔吐し、食欲不振となるものは、足の太陰脾経の井穴である隠白穴を主治穴とする。

熱病で汗が出ず、気逆して手足が寒冷し、突然に下痢となり、心中が痛み、腹が脹り、心痛が特に激しい。これは胃心痛である。足の太陰脾経の大都穴を主治穴とし、これとともに太白穴を取る。腹が脹満してよく嘔吐し胸中や腹中が煩悶とするものは、やはり大都穴と太白穴を主治穴とする。

熱病でまず頭が重くなり、額が痛み、心中が煩悶として身体が発熱し、正気と邪気が争い発熱すれば腰痛となって仰向きや俯きができなくなり、腹が脹満し、両顎が激しく痛み、頻発に下痢をし、空腹になりながらも食欲が無く（脳幹視床下部の飢餓と満腹中枢の異常）、頻繁にゲップし、熱中〔よく飢え、よく食べ、小便が多い〕となり、足が冷え、腹が脹満して食物を消化できず、頻繁に嘔吐して、下痢をして膿血が混じり、吐く物がないのに嘔気して苦しいものは、まず足の三里穴を取り、次いで太白穴、章門穴を取る。

熱病で煩満して悶え、横になって安眠できないものは、太白穴を主治穴とする。

熱中少氣、厥陽寒、灸之熱去、『千金』作灸湧泉。煩心不嗜食、欬而短氣、善喘、喉痺、身熱、脊脇相引、忽忽善忘、湧泉主之。熱病煩心、足寒清、多汗、先取然谷、後取太谿、大指間動脉、皆先補之。目痛引背、少腹偏痛、背一作脊。偃瘈瘲、視昏嗜臥、照海主之、寫左陰蹻、取足左右少陰兪、先刺陰蹻、後刺少陰、氣在横骨上。熱病汗不出、默默嗜臥、溺黄、少腹熱、嗌中痛、腹脹内腫、羨音涎、心痛如錐鍼刺、太谿主之。手足寒至節、喘息者死。

熱病刺然谷『千金』作陷谷、足先寒、寒上至膝乃出鍼。

語訳

熱により微弱呼吸となり、気逆して悪寒すれば、灸により熱を除去する（『千金』には、「湧泉に灸」としている。）。心煩して食欲がなく、咳嗽で呼吸が短く、頻繁に喘ぎ、喉が痛く、身体が発熱し、脊柱と脇部の相方が引きつり、恍惚として物事をよく忘れるものは、足の少陰腎経の湧泉穴を主治穴とする。

熱病で心煩し、足が冷えて寒く、多く汗をかくものは、まず足の少陰経の滎穴である然谷穴を取り、次いで腎経の原穴である太渓穴と、足の大指の間の動脈部にある肝経の原穴である太衝穴を取り、以上三穴によりまず補う。

目が内眼角にかけて痛み、下腹部の両側が痛み、背（『一書』は、脊。）が僂傴〔せむし〕となって筋脉が瘈攣し、目の視界が暗くなりもっぱら横になりたがるものは、照海穴を主治穴とし、左側の陰蹻脈を瀉して、左右の少陰経の兪穴を取り、まず陰蹻脈を刺し、次いで少陰経を刺し、邪気は横骨の上際にある。

熱病で汗が出ず、静かに横になって寝たがり、小便が黄色くなり、下腹部が熱く、食道が痛み、腹が脹り腹内が腫れ、よだれ（音は涎）が流れ、心が針で刺したように痛むものは、足の少陰腎経の原穴である太渓穴を主治穴とする。

手足が寒くて関節にまで至り、喘息をするものは、〔陽気が絶えて気が無根となった〕死証である。

熱病は然谷（『千金』では足の陽明胃経の陥谷穴）を鍼刺し、足がまず〔熱が消退して〕寒くなり、寒さが膝まできたら鍼を抜く。

善齧頰齒唇、熱病汗不出、口中熱痛、衝陽主之、胃脘痛、時寒熱、皆主之。熱病汗不出、善噫、腹脹滿、胃熱譫語、解谿主之。

厥頭痛、面浮腫、煩心、狂見鬼、善笑不休發於外有所大喜、喉痺不能言、豐隆主之。陽厥悽而寒、少腹堅、頭痛、脛股腹痛、消中、小便不利、善嘔、三里主之。

語訳

頻繁に歯ぎしりをしてよく唇や頰を咬み、熱病で汗が出ず、口の中が熱くて痛むものは、衝陽穴を主治穴とする。胃〔胃脘部〕が痛み、時折に悪寒や発熱するもの、これらはすべて足の陽明経の衝陽穴を主治穴とする。

熱病で汗が出ず、頻繁におくびをし、腹が脹満し、胃熱によりたわごとを喋る〔譫語《せんご》〕ものは、足の陽明胃経の解渓穴を主治穴とする。

気逆して頭痛となり、顔面が浮腫み、心煩、幽霊を見たかのように狂い、外で何か面白いことが起きているかのようによく笑って止まず、喉が痛んで喋れなくなるものは、足の陽明経の豊隆穴を主治穴とする。

陽気が厥逆して、ぞくぞくと悪寒し、下腹部が堅くなり、頭痛し、下腿部や股部およびに腹部が疼痛し、消渇《しょうかつ》〔多食するが腹が減り、痩せていく症状〕し、小便が困難となり、頻繁に嘔吐するものは、足の陽明経の合穴である三里穴を主治穴とする。

注・陽厥とは足少陽の厥逆だが、三里なので熱厥の意味。熱が内にこもり外が冷える。

脇痛欬逆不得息、竅陰主之、及爪甲與肉交者、左取右、右取左、立已、不已復取。手足清、煩一作脉。熱汗不出、手肢轉筋、頭痛如錐刺之、循然不可以動、動益煩心、喉痺、舌巻乾、臂内廉痛不可及頭、耳聾鳴、竅陰皆主之。

膝外廉痛、熱病汗不出、目外眥赤痛、頭眩、兩頷痛、寒逆泣出、耳鳴聾、多汗、目癢、胸中痛、不可反側、痛無常處、俠谿主之。厥四逆、喘、氣滿、風身汗出而清、髖髀中痛、不可得行、

足外皮痛、臨泣主之。目視不明、振寒、目翳、瞳子不見、腰兩脇痛、脚痠轉筋、丘墟主之。身懈寒少氣、熱甚惡人、心惕惕然、取飛揚及絶骨、跗上臨泣、立已。淫濼脛痠、熱病汗不出、皆主之。

注・「循然」の原文は「循熱」。「跗上臨泣」の原文は「跗下臨泣」。

語訳

脇が疼痛し咳嗽をして気逆し呼吸がし難いものは、足の少陽経の井穴である竅陰穴を主治穴とする。竅陰穴は、足の第四趾外側の爪甲の角を去ること一部の爪甲と肉の交わるところで、左脇の疼痛には右足を取り、右脇の疼痛には左足を取れば、たちどころに治る。治らなければ再びこの穴を取る。

手足が冷たく、煩（『一書』には脉）熱するが汗が出ず、手や上肢の筋が引きつって強ばり、錐《きり》で刺すように頭が痛み、しだいに加重して身体が動かせなくなり、動けば心煩が悪化する。喉が引きつって痛み、舌が巻いて口が乾き、上腕内側部が痛み腕を頭まで挙げることができなくなり、耳が聴こえなくなって耳鳴りするものは、足の少陽経の井穴である竅陰穴を主治穴とする。

膝の外側部が痛み、熱病で汗が出ず、外眼角が赤くなって痛み、眩暈し、両顎が痛み、寒邪が上逆して涙し、耳鳴りして耳が聴こえなくなり、多く汗をかき、目が痒く、胸中が痛み、身体を反らせたり横に曲げたりできなくなり、痛みが不特定な部位に現れるものは、足の少陽経の俠渓穴を主治穴とする。

気逆して手足末端から冷えて肘や膝より上に至り〔四厥〕、呼吸が急促になり、胸中に気が充満し、風邪による外感疾病となり、体が発汗して冷たくなり、髖骨部や大腿部が疼痛し、歩行不能となり、足の外側の皮膚が痛むものは、足の少陽経の兪穴である足臨泣穴を主治穴とする。

視力低下して目がはっきり見えず、悪寒して振るえ、眼病で黒眼が白く〔翳《えい》〕なり、瞳孔が覆われ視界が遮断され、腰と両脇部が疼痛し、下腿の筋が痠痛してコムラガエリするものは、足の少陽経の原穴である丘墟穴を主治穴とする。

身体がだるくて寒く微弱呼吸となり、熱がはなはだしくなって人を嫌い〔対人恐怖症〕、心臓がドキドキして恐れおののくものは、足の太陽膀胱経の絡穴である飛揚穴と足の少陽経の経穴である陽輔穴、足背部にある足の少陽経の兪穴である足臨泣穴を取れば、病はすぐに治癒する。足や下腿部の筋が痠痛して筋力が低下し、熱病で汗が出ないものも、以上の三穴を主治穴とする。

頭重鼻衄及瘈瘲、汗不出、煩心、足下熱、不欲近衣、項痛、目翳、鼻及小便皆不利、至陰主之。身疼痛、善驚、互引、鼻衄、通谷主之。暴病頭痛、身熱痛、肌肉動、耳聾、悪風、目眥爛赤、項不可以顧、髀樞痛、泄、腸澼、束骨主之。鼽衄血不止、淫濼頭痛、目白翳、跟尻瘈、頭頂腫痛、泄注、上搶心、目赤眥爛無所見、痛從内眥始、『千金』作翳從内眥始。腹滿、頸項強、腰脊不可俛仰、眩、心痛、肩背相引、如從後觸之狀、身寒從脛起、京骨主之。

下部寒、熱病汗不出、體重、逆氣、頭眩、飛揚主之。鼽衄、腰脊、脚腨痠重、戰慄不能久立、腨如裂、脚急跟痛、足攣引少腹痛、喉咽痛、大便難、䐜脹、承山主之。熱病俠脊痛、委中主之。

語訳

頭が重く鼻血が出て、筋脈が痙攣して拘縮し、汗が出ず、心煩し、足底部が熱く、衣服を脱ぎたがり、項部が痛み、眼病で白く瞳孔が覆われ視界が遮断され、鼻腔及び小便の通りが悪くなるものは、足の太陽経の井穴である至陰穴を主治穴とする。

身体が疼痛し、ヒキツケを起こして筋脈が引きつり、鼻血が出るものは、足の太陽経の滎穴である通谷穴を主治穴とする。

突然の病で頭痛を発症し、身体が発熱して痛み、肌肉が蠕《ぜん》動し、耳が聴こえなくなり、風を嫌い、眼角が赤くなって糜爛となり、項部が強ばり振り返れず、股関節が痛み、瀉すような下痢をするものは、足の太陽経の兪穴である束骨穴を主治穴とする。

鼻涕して鼻血が出て止らず、邪気に犯され頭痛を生じ、眼病で白膜により瞳孔が覆われ視界が遮断され、足根部と殿部の筋脈が痙攣して拘縮し、頭頂部が腫れて痛み、注ぐような下痢となり、気が心に衝き上がり、目が赤く目尻がただれて物を見ることができず、痛みが目頭から始まり（『千金』では、「翳は目頭から始まる」としている。）、腹が脹満し、頚部や項部が強ばり、腰や脊椎を仰向きや俯きにできず、眩暈し、心痛、肩部や背部が互いに引きあって心の後部である背部を触れると心臓に触わられているように痛み、身体の悪寒が足の下腿部から始まるものは、足の太陽経の原穴である京骨穴を主治穴とする。

身体の下部が寒くなり、熱病で汗が出ず、身体が重く、邪気が上逆し、頭がくらくらとして鼻血の出るものは、足の太陽経の絡脈である飛揚穴を主治穴とする。

鼻涕や鼻血が出て、腰部や脊椎部が痛み、下腿の腓腹筋が疲痛して重く、足が戦慄して長く立てず、下腿後面部の肉が裂けるようで、下肢は引きつり足根部が疼痛し、足が痙攣しこれから引きつって少腹部が痛み、咽喉が痛み、大便が困難となり、腹が脹満するものは、足の太陽経の承山穴を主治穴とする。

熱病で脊椎の傍部が痛むものは、足の太陽経の委中穴を主治穴とする。

第二、足陽明脉病で発熱して狂走する病（足陽明脉病發熱狂走第二）

提要

本篇は、足の陽明脉の熱邪が引き起す熱病で狂ったように走り回る症状などの病機を主要に論述し、諸狂病とその主治穴について説明している。

黄帝問曰「足陽明之脉病、悪人與火、聞木音則惕然而驚、欲獨閉戸牖而處、願聞其故？」

岐伯對曰「陽明者、胃脉也。胃土也。聞木音而驚者、土悪木也。陽明主肌肉、其血氣盛、邪客之則熱、熱甚則悪火。陽明厥則喘悶、悶則悪人。陰陽相薄、陽盡陰盛、故欲獨閉戸牖而處。」按陰陽相薄至此、本『素問・脉解篇』、士安移續於此。

曰「或喘而生者、或喘而死者、何也？」曰「厥逆連藏則死、連經則生。」

曰「病甚則棄衣而走、登高而歌、或至不食數日、踰垣上屋、非其素所能、病反能者、何也？」

曰「陰陽爭而外并於陽。此八字亦『素問・脉解篇』文。邪盛則四肢實、實則能登高而歌。熱盛於身、故棄衣而欲走。陽盛故妄言罵詈不避親疎。大熱遍身、故狂言而妄見妄聞、視足陽明及大絡取之、虚者補之、血如實者寫之、因令偃臥、居其頭前、以兩手四指按其頸動脈、久持之、巻而切推之、下至缺盆中、復止如前、熱去乃已、此所謂推而散之者也。」

注・「此八字亦『素問・脉解篇』文」の原文は「此八字亦『數問・脉解篇』文」。

語訳

黄帝が問う「足の陽明経の病は、人と火気を嫌がり、木音に恐怖し驚き〔現在で言う恐怖神経症的な精神過敏の症状〕、家の戸や窓を閉めて孤独に部屋に閉じこもってしまうらしいが、その道理について説明してくれないか?」

岐伯が答える「足の陽明経は、胃の経脈であり、胃は土に属す。木音に驚くのは、土気が木気を嫌うから〔剋されるから〕である。陽明経は肌肉を主るが、その経脈は血気が盛んで、これを邪気が侵犯すれば発熱し、熱が熾烈であれば火を嫌う。陽明の気が上逆すれば喘いで悶え、悶えるので人を嫌うようになる。陰陽の気が争い陽気が尽きれば陰気が盛んになり、陰が盛んであれば静かさを好み戸や窓を閉めて部屋に一人孤独に閉じこもるのである。」〔解釈すれば、この症状は陰陽がともに争ったもので、『素問』脉解篇の本の内容を、士安《しあん》〔皇《こう》甫謐《ほひつ》〕が文をここに移して続けたものである。〕

問う「〔陽明の気が上逆すると〕あるものは喘いで死亡し、あるものは喘いでも生命に危険を及ぼさないものがあるが、これはどういうことか?」

答える「気逆して内臓に伝播〔深いところの病〕すれば死亡するが、経脈に伝播〔浅いところの病〕するものは生きられる。」

問う「陽明病が重症なものは着衣を脱いで走り、高い所に登って歌い、あるいは数日にわたって飲食をせず、垣を越え屋根に上がるなど、普通できないことが出来るのは何故ですか？」

答える「陰陽の気が争い外部で陽邪と陽分が一緒になって盛んになるからである。（これは『素問』脉解篇の文である。）邪気が盛んならば四肢が旺盛になり、手足が丈夫ならば高い所に登って歌えるのである。熱邪が身体に盛んになれば、熱いので着衣を脱いで丈夫な足で走り回る。陽邪が盛んになれば精神が乱れ妄言を口にしたり罵声を浴びせたりして、親しい者と疎遠になっても構わない。体中が高熱になれば、狂ったことを言い幻覚や幻聴の症状が現れる。治療は足の陽明経絡と大絡〔十五絡〕を取り、虚であれば補い、血脉に邪気が盛んであれば瀉し、介助して病人を仰向けて寝かせ、医者は病人の頭側に立ち、両手の四指で頚動脈部（人迎穴と大迎穴部）をしばらく按圧し、指を曲げて頚に沿って上から下に缺まで推す。これを反復して行い熱が退けば止める。これは推して熱を散じさせる方法である。」

注・木の音とは鐘の音で、木音とは音階ではない。山の木の音。火を嫌うのは焼かれるからでなく、単に熱いから。陽明は土なので火と関係ない。「薄」は「搏」として使われる。

身熱狂走、譫語見鬼、瘈瘲、身柱主之。狂、妄言、怒、悪火、善罵詈、巨闕主之。熱病汗不

出、鼽衂、眩時仆而浮腫、足脛寒、不得臥、振寒、惡人與木音、喉痺、齲齒、惡風、鼻不利、多善驚、厲兌主之。四厥、手足悶者、使人久持之、厥熱一本作逆冷。脛痛、腹脹皮痛、善伸數欠、惡人與木音、振寒、嗌中引外痛、熱病汗不出、下齒痛、惡寒、目急、喘滿寒慄、齗口噤僻、不嗜食、内庭主之。狂歌妄言、怒、惡人與火、罵詈、三里主之。

注・「妄言」の原文は「忘言」。「齗口噤僻」の原文は「斷口噤僻」。

語訳

身体が発熱して狂って走り、幽霊を見たような譫語〔たわごと〕を言い、筋脈が痙攣して拘縮するものは、督脈の身柱穴を主治穴とする。

精神が異常となり、デタラメを言い、怒りっぽく火を嫌い、よく人を罵声するものは、心経の募穴である巨闕穴を主治穴とする。

熱病で汗が出ず、鼻涕や鼻血が出て、眩暈し、頻繁に卒倒し、顔が浮腫み、足や下腿が寒く、落ちついて横になって休めず、震えて悪寒し、人や木音を嫌い、喉が痛み、むし歯になり、風を嫌い、鼻が利かなくなり、驚きやすいものは、足の陽明経の井穴である厲兌穴を主治穴とする。

手足末端から冷えて〔四逆〕悶えるものは、誰かに久しく手を握ってもらいたがり、熱が陰経に入って〔厥熱〕（『一書』では、逆冷〔逆気のため冷えること〕である。）下腿部が痛み、腹部は脹満して皮膚が痛み、頻繁にあくびをし、人や木音を嫌い、震えて悪寒し、咽中が引きつりその外部が痛み、熱病で汗が出ず、下の歯が痛み、悪寒し、目が引きつり、喘いで気が胸に充満し悪寒して戦慄し、顎関節が緊張して口が閉じて口喎《こうか》〔口の歪斜〕となり、飲食しないものは、足の陽明経の滎穴である内庭穴を主治穴とする。

　精神が異常となって歌を歌い、でたらめを喋り、怒り、人や火気を嫌い、罵声を浴びせるものは、足の陽明経の合穴である三里穴を主治穴とする。

第三、陰気の衰えより発症する熱厥と陽気の衰えより発症する寒厥

（陰衰發熱厥陽衰發寒厥第三）

提要

本篇は各種厥証の病因と症状及び治療原則、「陽気が下部において衰退すれば寒厥となり、陰気が下部において衰退すれば熱厥となる」という内容を論述するためこの名がある篇である。その主要内容は、寒厥・熱厥の発病原因及び病理、三陰三陽経脉の厥の症状と治療原則、寒厥の治療は熨火による治療を先に行い経脉調節をする道理。鍼を用いて解結と調気をする具体的方法、異なる厥病とその症状、刺法についてである。

黄帝問曰「厥之寒熱者、何也？」岐伯對曰「陽氣衰於下、則爲寒厥。陰氣衰於下、則爲熱厥。」曰「熱厥必起於足下者、何也？」曰「陽氣起於足五指之表、陰脉者、集於足下而聚於足心、故陽勝則足下熱。」曰「寒厥必起於五指而上於膝者、何也？」曰「陰氣起於五指之裏、集於膝下而聚於膝上、故陰氣盛則從五指至膝上寒。其寒也、不從外、皆從内。」

語訳

黄帝が問う「厥病には寒と熱があるが、これはなぜだ?」

岐伯が答える「陽気が下方で衰えれば、陰気が旺盛になって寒厥を生じる。陰気が下方で衰えれば、陽気が旺盛になって熱厥を生じる。」

問う「熱厥は必ず足底から起こるが、これはどうしてか?」

答える「陽気は足の五指の背面を走行し、陰気は足下に集い足心《そくしん》〔足底前方中央陥凹部の湧泉穴部〕に集結しており、したがって陽気が勝れば陰気が衰えるので足下が発熱する。」

問う「寒厥は必ず足の五指から上がって膝に達するが、これはどうしてか?」

答える「陰気は五趾の裏面から起こり、上がって膝部の上下に集まる。したがって陰気が盛んになれば陽気が衰え、寒が五趾から上逆して膝の上部に至る。この種の寒は、体外から侵入した寒により引き起こされるものではなく、体内の陽気が虚衰したことにより起こった寒である。」

曰「寒厥何失而然也?」曰「厥陰者、衆筋之所聚『素問』作前陰者、宗筋之所聚也。**太陰陽明之所合。春夏則陽氣多而陰氣少、秋冬則陰氣盛而陽氣衰。此人質壯、以秋冬奪於所用、下氣上爭不能復、精氣溢下、邪氣從而上之。所中**『素問』所中二字作氣因於中　**陽氣衰、不能滲營其經絡、陽氣日損、陰氣獨在、故手足爲之寒。」**

曰「熱厥何如？」曰「酒入於胃、則絡脉滿而經脉虛、脾主爲胃行其津液者也、陰氣虛則陽氣入、陽氣入則胃不和、胃不和則精氣竭、精氣竭則不榮其四肢。此人必數醉若飽以入房、氣聚於脾中不得散、酒氣與穀氣相薄、熱遍於身、内熱而溺赤。夫酒氣盛而慓悍、腎氣日衰、陽氣獨盛、故手足爲之熱。」

曰「厥或令人腹滿、或令人暴不知人、或至半日遠至一日乃知人者、何謂也？」曰「陰氣盛於上則下虛、下虛則腹滿、腹滿『素問』腹滿二字作陽氣盛於上。則下氣重上而邪氣逆、逆則陽氣亂、陽氣亂則不知人矣。」

語訳

問う「寒厥とは何が失調して生じるのか？」

答える「厥陰〔陰茎〕は、すべての筋が集まる所（『素問』は、「前陰は、宗筋が集まる所」としている。）で、足の太陰脾経脉と足の陽明胃経脉が会合する場所である。春夏は陽気が多く陰気が少ない季節で、秋冬は陰気が盛んで陽気が衰退した季節である。このときに人が体質的に強壮であることにまかせて、陽気がすでに衰えた秋冬の時期に、みだりに性交によって腎精を損なえば、下部に収蔵されている腎気が上に向かって浮上し、上焦の陽気と相争って陽気が回復できなくなる。陰精の気が漏出すれば陽虚陰盛となり、陰寒の邪気がこれに乗じて上逆して寒厥となる。陰寒の邪気が中にあれば陽気は衰退し、中焦の脾胃の陽火の力が不足して、営気が経絡に行きわたらなくなり、陽気が日ましに損なわれて、陰気だけとなって手足が寒冷するのである。」
問う「熱厥とはどのようなものか？」
答える「酒が胃に入れば、酒気〔水穀の悍熱の気〕は脾から経脈に行かずに、衛気と伴に皮膚の絡脈に行って赤くなるので、飲酒をすれば絡脈の血気は盛満となるが経脈の血気はかえって空虚になる。脾は胃を支配して津液を輸送しており、脾が酒気の熱で損傷すれば脾陰虚となり、陰気が虚衰すれば、これに乗じて陽邪が入り込む。陽邪が入れば胃気が不調になり、胃が不調になれば水穀の精気〔栄養〕が枯渇し、精気が枯渇すれば四肢を栄養できなくなる。この種の人は必ずいつも酒に酔う。もし飽食して性交にふければ、脾は飲食で傷ついて腎気は損耗するので陰気は虚し、陽邪が脾に集まり散じなくなり、酒気と穀気がぶつかり合って全身が発熱し、内熱によって小便の色は赤くなる。酒気は陽気が盛んで猛烈なので、飲酒が過ぎれば腎気は日ましに衰え、陽気だけとなって手足が発熱する。」
問う「厥病には、人に腹の脹満を起こさせるものがあり、あるいは突然に人事不省（人との交渉を嫌う）となり、半日から長ければ一日にわたり覚めないこともあるが、これはどうなっているのか？」
答える「陰気が上部だけで盛んになれば下部は虚し、下部が虚せば気化作用が失われて腹が脹満し、腹が脹満（『素問』では、腹満の二字が上で陽気盛としている。）すれば下気が不正の気〔邪気〕となって上逆し、下気が上逆すれば陽気は乱れ、陽気が乱れれば突然に人事不省となる。」

太陽之厥、則腫首頭重、足不能行、發爲眩仆。陽明之厥、則癲疾、欲走呼、腹滿不得臥、面

赤而熱、妄見妄言。少陽之厥、則暴聾頰腫而熱、脇痛、䯒不可以運。太陰之厥、則腹滿䐜脹、後不利、不欲食、食則嘔不得臥。少陰之厥、則舌乾溺赤、腹滿心痛。厥陰之厥、則少腹腫痛、䐜脹、涇溲不利、好臥屈膝、陰縮、䯒内熱。熱盛則寫之、虛則補之、不盛不虛、以經取之。

語訳

太陽経の厥病は、顔が腫れて頭が重く、足で歩行できず、目がくらんで卒倒する。

陽明経の厥病は、癲疾となり、精神錯乱して大声をあげて走り回り、腹が脹満して落ちついて寝ることができず、顔面が発赤して熱くなり、幻覚を見て筋の通らないたわいもないことを喋る。

少陽経の厥病は、突然に耳が聴こえなくなり頬が腫れて発熱し、脇が痛み、脛を動かせなくなる。

太陰経の厥病は、腹が脹満し、大便が出づらく、食欲がなくなり、飲食すれば吐き、落ちついて寝ることができない。

少陰経の厥病は、舌が乾き小便が赤くなり、腹が脹満して心部が痛む。

厥陰経の厥病は、下腹部が脹満して痛み、大小便が出づらく、横になって寝て膝を曲げたがり、陰嚢が縮み、脛の内側が発熱する。

これらの諸症状への鍼刺は、熱が盛んであれば瀉し、虚していれば補い、虚でもなく実でもなければ、経脈の腧穴を取って治療にあたる。

請言解論、與天地相應、四時相副、人參天地、故可爲解。下有漸洳、上生蒲葦、此所以知

氣形之多少也。陰陽者、寒暑也。熱則滋雨而在上、根莖『靈樞』作荄。少汁。人氣在外、皮膚緩、腠理開、血氣減、汗大泄、皮淖澤。寒則地凍水冰、人氣在中、皮膚緻、腠理閉、汗不泄、血氣強、皮堅濇。當是之時、善行水者、不能往冰。善穿地者、不能鑿凍。夫善用鍼者、亦不能取四逆。血脉凝結、堅摶不往來、亦不可即柔。故行水者、必待天温冰釋。穿地者、必待凍解、而後地可穿。人脉猶是、治厥者、必先熨火以調和其經、掌與腋、肘與脚、項與脊、以調其氣、大道已通、血脉乃行、後視其病、脉淖澤者、刺而平之、堅緊者、破而決之、氣下乃止、此所謂解結。

注・「血氣減」の原文は「血氣盛」。「穿地者」の原文は「窮地者」。「地可穿」の原文は「地可窮」。

語訳

解結〔結びを解く方法〕の理論について説明するならば、人と天地〔自然界〕は互いに感応しあい、四季〔四時〕の変化は互いに呼応しており、人と天地の三者〔三才〕は関与しあうという道理を根拠として解結について述べる。下が湿潤な土地であれば、上には蒲や葦が生育することができ、この道理に基づけば人体の外形的な強弱により、内面の気血の多少を推し量ることができる。陰陽の変化は、寒暑による変化によって説明することができ、天熱〔温度が高くて暑く太陽光線量が多く日照時間が長いなど〕による炎熱の時期には、地上の水分〔地の気〕は蒸発して雲雨となり、草木の根茎の水分が減少する。人体においては、熱気を受けると陽気は外表に浮いてしまい、これにより皮膚は弛緩し、腠理は開放され、血気は減少し、多くの汗が出て、皮膚は潤う。寒冷の時期には、土地は凍結し、水は氷結する。人体においては、陽気は体内に収蔵され、皮膚は緻密になり、腠理は閉じて、汗は出ず、血気は強壮になり、皮膚はは堅くザラザラする。このような時期は、水を運行するのが上手な人も、氷上を往来することはできない。地を穿ち耕作するのが上手な人も、凍土を掘って耕作することはできない。鍼刺の巧みな人も、同様に四肢の厥逆の病証を治療することはできない。血脈が寒さで凝結し、凍ったように堅く凝集して気血の往来が困難であれば、すぐに柔らかくすることはできない。したがって、水を渡る人は、かならず気候が温暖になるのを待ち、氷が融けてから渡る。地を掘る人は、かならず大地が解凍するのを待って、地面を掘り耕す。人体の経脈もこれと同じで、厥逆の病を治療するときは、かならず先に温熨を用いて、その経脈を調和させ、手掌、腋窩、肘、脚、項、脊柱に温熨をして温めて経気を調節する。温熱の気が経絡を通じて各所に達すれば、血脈が流れ正常な運行が回復しており、それを確認した後に再び病状を観察し、脉気が円滑に流れていれば、衛気が外表に浮いてきているので鍼刺を用いて病を回復させることができる。脉象が堅緊であれば、邪気が盛んな実した脉象なので、その堅く実したものを破り邪気を散らし、厥逆の気が下行すれば鍼刺を止める、このように邪が集結するところに鍼をして邪を除去する方法を、いわゆる解結という。

用鍼之類、在於調氣。氣積於胃、以通營衛、各行其道。宗氣留積在海、其下者注於氣街、上行者注於息道。故厥在足、宗氣不下、脉中之血、凝而留止、弗之火調、鍼弗能取。用鍼者、必先察其經絡之虛實、切而循之、按而彈之、視其應動者、乃後取而下之。六經調者、謂之不病、雖病、謂之自已。一經上實下虛而不通者、此必有橫絡盛加於大經、令之不通、視而寫之、通而

決之、是所謂解結者也。上寒下熱、先刺其項太陽、久留之、已刺則火熨項與肩胛、令熱下合一本作冷乃止。所謂推而上之者也。上熱下寒、視其虛脉而陷下、於經絡者取之、氣下而止、所謂引而下之者也。

注・「項與肩胛」の原文は「項與肩髀」。

語訳

鍼を用いて病を治療する方法は、気の調節にある。人は穀物により気を受け、穀物は胃に入り穀気として蓄積されて、営気と衛気に化生され、営衛の気はそれぞれの運行路〔営気は脈中、衛気は脈外〕に送られる。宗気は胸中に蓄積して気の海となり、下行するものは気街〔気衝穴〕に運ばれて注ぎ、上行するものは呼吸の道に注ぐ。したがって足に厥逆が発生すれば、宗気は気街から足の陽明経を巡って下行することができず、脈中の血が凝結して留止するので、まず火灸温熨の方法を用いて脈気の通りを調節しなければ、取穴して鍼刺しても治療効果は見込めない。鍼刺するときは、かならず先に経絡の虚実を観察し、経脈を爪で押さえたり撫でたり、押さえたり弾いたりして、経脈の気が手に応じる部位を確かめ、しかる後に取穴して鍼刺する。六経脈の調和が取れているものは、病が無いという証しであり、たとえ軽微な病があったとしても自然に治癒してしまう。一経に上実下虚が現れ経脈が通じなくなっているものは、かならず支脈である絡脈で盛んになっている邪気が正経に影響を及ぼして、経脈の通行ができなくなっており、診察で疾病の所在を明確にした上で、瀉法を用いて聚結を決壊し通じさせる。これがいわゆる解結の方法である。腰から上が寒く、腰から下が熱い病は、まず項部の太陽経の腧穴を刺し、しばらく留め置き、すでに鍼を刺した後、項部とその下方の肩甲部に温熨を施し、上下の熱が通じて合すれば（『一書』は、冷である。）鍼刺を止め、いわゆるこれは下の熱を推し上げるという方法である。腰から上が発熱し、腰から下が寒い病は、経絡上の陥下する虚脉を見つけ、鍼刺で補法を用いて治療し、陽気が下行すれば鍼刺を止め、いわゆるこれは下方へ熱を引き降ろす鍼という法である。

刺熱厥者、留鍼反爲熱。刺熱厥者、二陰一陽。刺寒厥者、一陰二陽。所謂二陰者、二刺陰。所謂二陽者、二刺陽。

熱厥取太陰、少陽。寒厥取陽明、少陰。於足留之。

厥、胸滿面腫者、肩中熱、暴言難、甚則不能言、取足陽明。

厥氣走喉而不言、手足微清、大便不利、取足少陰。

厥而腹膨膨、多寒氣、腹中𧄼𧄼音最、『九墟』作榮。**便溲難、取足太陰。**

厥逆爲病、足暴清、胸中若將裂、腹腸若以刀切之、䐜而不食、脉大皆濇、暖取足少陰、清取足陽明、清則補之、温則寫之。

厥逆腹滿脹、腸鳴、胸滿不得息。取之下胸三肋間、欬而動應手者、與背俞以指按之立快。

足厥喘逆、足下清至膝、湧泉主之。

注・「腹腸若以刀切之」の原文は「腹腸若以中切之」。「䐜而不食」の原文は「䐜而不實」。「暖取足少陰」の原文は「緩取足少陰」。

語訳

熱厥の鍼刺は、鍼を留めて熱から寒に反転するまで留鍼する。寒厥の鍼刺は、鍼を留めて寒から熱に反転するまで留鍼する。熱厥を刺すには、二陰一陽の刺法を用いる。寒厥を刺すには、一陰二陽の刺法を用いる。いわゆる二陰とは、陰経を二回補い、陽経を一回瀉すことである。したがって二陽とは、陰経を一回瀉し陽経を二回補うことである。

熱厥の病は、足の太陰脾経と足の少陽胆経の腧穴を取る。寒厥の病は、足の陽明胃経と足の少陽腎経の兪穴を取る。足の穴位は、しばらく留め置く。

経脉の気が厥逆し、胸中が煩満し、顔面が浮腫み、肩が熱く、突然に話しづらくなり、ひどければ言葉が喋れなくなるものは、足の陽明経の兪穴を取る。

経脉の気が厥逆し、厥逆した気が喉に至り言葉が喋れなくなり、手足が微満して冷たくなり、大便が通じないものは、足の少陰腎経の兪穴を取る。

経脉の気が厥逆し、腹部が膨張し、寒気が脾に滞留し、腹部に勢いよく水が流れるような音がし（音は最、『靈樞』では榮。）、大小便が困難になるものは、足の太陰脾経の兪穴を取る。

経脉の気が厥逆し、足が突然に冷たくなり、胸中が裂けるように痛み、腹や腸が刃物で切られるように痛み、脹って食欲がなく、脉は大小を問わずに全てが濇〔渋〕脉になるものは、身体が温かいものは足の少陰経を取り、身体が冷えていれば足の陽明経を取り、冷えていれば補法を用い、温かいものは瀉法を用いる。

経脈の気が厥気し、腹が脹り、腸が鳴り、胸が脹満して呼吸しづらいものは、胸の下の三肋間、咳をすれば動きが手に触れるところ〔腧穴〕と、背部の腧穴で推して気持ちよいと感じたところ〔肺兪、膈兪など〕を穴位として取る。

足部の厥逆で喘いで気逆し、寒冷が足底から上逆して膝に至るものは、足の少陰腎経の井穴である湧泉穴を主治穴とする。

注・原文は「刺熱厥者、留鍼反爲熱」だが、これは文章として辻妻が合わない。そのため『靈樞』と『太素』から補って「刺熱厥者、留鍼反爲寒。刺寒厥者、留鍼反爲熱」として訳した。原文は「脉大皆濇」だが、「皆」と合わないので「脉大小皆濇」として訳した。

第四、風に感受してなる太陽病と寒湿により発症する痙病

（太陽中風感於寒濕發痓第四）

提　要

本篇は痙病の病因、弁証と治療原則、痙病とさまざまな併発症の主治腧穴に関して論述したため名付けられた篇である。

熱病而痓者、腰反折、瘈瘲、齒噤齘。

張仲景曰「太陽病、其証備、其身體強、几几然、脉反沈遲者、此爲痓。」夫痓脉來、按之築築而弦、直上下行。剛痓爲病、胸滿口噤、臥不著席、脚攣急、其人必齘齒。病發熱、脉沈細爲痓。痓家其脉伏堅、直上下。太陽病、發熱無汗、惡寒、此爲剛痓。太陽病、發熱汗出、不惡寒、此爲柔痓。太陽中濕病痓、其脉沈與筋平。太陽病、無汗、小便少、氣上衝胸、口噤不能語、欲作剛痓。然剛痓太陽中風感於寒濕者也、其脉往來進退、以沈遲細異於傷寒熱病。其治不宜發汗、鍼灸爲嘉、治之以藥者、可服葛根湯。

風痓身反折、先取足太陽及膕中及血絡出血。痓中有寒、取三里。痓、取之陰蹻及三毛上、及血絡出血。

注・「齒噤齘」の原文は「齒噤斷」。

語訳

熱病がひどく痙《けい》〔身体が強直すること〕を起こすものは、腰が弓なりに反り返り、筋脈が引きつり、歯を食いしばる。

張仲景が説く「太陽経の病〔以後、太陽病と称する〕の症状は、身体が強ばって、項背部が拘急し、脈が正常に反して沈んで遅い〔沈遅脉〕ものは、これは痙の病である。」痙病の脉象は、堅実な弦脉で、真っすぐ上下に運行する。剛痙の病になれば、胸が脹満して口が閉じ、臥して〔背部が弓なりに反り返っているため〕蓆《むしろ》に密着せず、下肢が痙攣して強ばり、このような病人は必ず歯ぎしりをする。太陽病で発熱し、脉象が沈・細であれば痙病である。痙病の脉象は、伏せて堅い脉で、上下に真っすぐである。太陽病は、発熱して汗がなく、悪寒するもの、これは剛痙〔痙病の一種〕である。太陽病で、発熱して汗が出て、悪寒しないもの、これは柔痙〔痙病の一種〕である。太陽経が湿邪に冒されて痙の病になれば、その脉象は沈となり筋は平らである。太陽病は、汗がなく、小便が少なく、気が胸に衝き上がり、強ばり口は閉じて喋れなくなるものは、剛痙発作の徴候である。しかし剛痙は太陽経が風に中ったあと寒湿の邪を感受し発症したものであり、その脉象の往来進退は、沈・遅・細なので傷寒や傷熱の病とは異なる。この病の治療は、発汗させるのは好ましくなく、鍼灸治療が好ましく、薬湯で治療する場合は、葛根湯を服用させるのがよい。

風痓は身体が弓なりに反り返り、まず足の太陽経、膝窩部中央の委中穴を取り、表面に浅く浮いた血絡を刺して血を出す。

痓〔身体が強直する〕病で中焦が冷えるものは、足の陽明胃経の合穴である足三里穴を取る。

痓病は、陰蹻脉の照海穴および三毛上の大敦穴を取り、表面に浅く浮いた血絡を刺して血を出す。〔陰蹻脉と陽蹻脉は睛明穴で交会し、陰は陽に入り、陽は陰に入って、陰陽が交会するので陰蹻脉で陰陽を調節する。肝は筋を主るので足の厥陰肝経の井穴である大敦穴を取って筋を緩める。〕

痓取顖會、百會及天柱、鬲俞、上關、光明主之。痓、目不眴、刺腦戸。痓、脊強反折、瘈瘲、癲疾、頭重、五處主之。痓、互引善驚、太衝主之。痓、反折、心痛、形氣短、尻䐜濇、小便黄閉、長強主之。痓、脊強互引、惡風、時振慄、喉痺、大氣滿、喘、胸中鬱鬱、身熱、䀮䀮、項強、寒熱、僵仆、不能久立、煩滿裏急、身不安席、大椎主之。痓、筋痛急、互引、肝俞主之。熱痓、脾俞及腎俞主之。

注・「身熱」の原文は「氣熱」。

語訳

痙病は、顖会、百会、天柱、膈兪、上関、光明穴を主治穴とする。

痙病で、目が動かせないものは、督脈の脳戸穴を主治穴とする。

痙病で、脊椎が強ばり身体が後ろに弓なりに反り返り、筋脈が痙攣して拘縮し、癲《てん》疾を発症し、頭が重くなるものは、足の太陽経の五処穴を主治穴とする。

痙病で、筋脈が相互に引き合いヒキツケを起こしやすくなるものは、足の少陽経の太衝穴を主治穴とする。

痙病で、身体が後ろに弓なりに反り返り、心中が痛んで息切れし、尻が脹って出にくく、小便が黄色で〔尿道が閉鎖したように〕小便を出し難いものは、督脈の絡穴である長強穴を主治穴とする。

痙病で、脊椎が強ばり筋脈は相互に引き合い、風を嫌い、時に戦慄し、喉が腫れて痛み、邪気が充満し、喘ぎ、胸中が煩悶としてすっきりせず、身体が発熱し、目がぼんやりとし、項部が強ばり、悪寒や発熱し、突然に硬直して卒倒し、長く立っておれず、心中が煩悶として腹が拘急〔しぶり腹〕し、身体をくつろがせて横になれないものは、大椎穴を主治穴とする。

痙病で、筋肉が痛んで強ばり、筋が互いに引き合うものは、足の太陽経の肝兪穴を主治穴とする。

熱痙は、足の太陽経の脾兪穴と腎兪穴を主治穴とする。


熱痓互引、汗不出、反折、尻臀内痛、似癉瘧狀、膀胱俞主之。痓、反折互引、腹脹腋攣、背中怏怏、引脇痛、内引心、中膂内肺俞主之。又刺陽明、從項而數背椎、俠脊膂而痛、按之應手

者、刺之。尺澤三痏立已。痓、互引身熱、然谷譩譆主之。痓、反目憎風、刺絲竹空主之。痓、互引、唇吻強、兑端主之。痓、煩滿、齗交主之。痓、口噤、互引、口乾、小便赤黄、或時不禁、承漿主之。痓、口噤、大迎主之。痓、不能言、翳風主之。痓、先取太谿、後取太倉之原主之。

注・「似殫瘧状」の原文は「似痺瘧状」。

語訳

熱痙で筋脈が互いに引き合い、汗が出ず、身体が後ろに弓なりに反り返り、尻や臀部が内部から痛み、癉瘧《たんぎゃく》の症状に似ているものは、足の太陽経の膀胱兪穴を主治穴とする。

痙病で、身体が後ろに弓なりに反り返り、筋脈が互いに引き合い、腹が脹満して腋部が痙攣し、背中が気持ち悪く、脇部が引きつって傷み、体内で心が引っぱられるような感じがするものは、起立筋中の肺俞穴を主治穴として治療する。または陽明を刺す。項部から脊椎を数え、脊椎両側で押して痛むところを刺す。尺沢に三回刺せば病は治癒する。

痙病で、筋脈が互いに引き合い、身体が発熱するものは、然谷と足の太陽経の譩譆穴を主治穴とする。

痙病で、目が反り返って風を嫌うものは、手の少陽三焦経の絲竹空穴を主治穴とする。

痙病で、筋脈が互いに引き合い、唇が強ばるものは、督脈の兌端穴を主治穴とする。

痙病で、心中が煩満とするものは、任脈と督脈が交通する齗交穴を主治穴とする。

痙病で、強ばって口が開ない、口や頬が互いに引き合い、口が乾き、小便が赤黄色となり、時折に失禁するものは、足の陽明脉との交会穴である任脉の承漿穴を主治穴とする。

痙病で、強ばって口が開ないものは、足の陽明経の大迎穴を主治穴とする。

痙病で、喋れなくなったものは、翳風穴を主治穴とする。

痙病は、まず腎経の兪穴である太渓穴を取り、後で胃の原穴である衝陽穴を取って主治穴とする。

注・**癉瘧**は、**癉と瘧疾**ではなく、熱のみで悪寒のない瘧疾。『素問』瘧論参照。


痓、脊強裏緊、腹中拘痛、水分主之。痓、脊強、口不開、多唾、大便難、石關主之。痓、脊強反折、京門主之。痓、腹大堅、不得息、期門主之。痓、上氣、魚際主之。痓、互引、腕骨主之。熱病汗不出、善嘔苦。痓、身反折、口噤、善鼓頷、腰痛不可以顧、顧而有似拔者、善悲。上下取之出血、見血立已。痓、身反折、口噤、喉痺不能言、三里主之。痓、驚、互引、脚如結、腨如裂、束骨主之。痓、目反白多、鼻不通利、涕黄、更衣一本作便去血、**京骨主之。痓、脊強、項眩痛、脚如結、腨如裂、崑崙主之。痓、互折、飛揚主之。**

語訳

痓病で、脊椎が強ばり内部が緊張し、腹中が強ばり痛むものは、任脈の水分穴を主治穴とする。

痓病で、脊椎が強ばり、口が開かず、唾が多くなり、大便が困難になったものは、衝脈との交会穴である足の少陰腎経の石関穴を主治穴とする。

痙病で、脊椎が強ばり身体が後ろに弓なりに反り返るものは、足の少陽胆経で腎経の募穴である京門穴を主治穴とする。

痙病で、腹が大きく堅くなり、呼吸しづらいものは、足の厥陰肝経で肝経の募穴である期門穴を主治穴とする。

痙病で、気が上逆するものは、手の太陰肺経の滎穴である魚際穴を主治穴とする。

痙病で、筋脈が互いに引き合うものは、手の太陽小腸経の原穴である腕骨穴を主治穴とする。

熱病で汗が出ず、よく嘔吐して苦い液を吐くもの、痙病で、身体が後ろに弓なりに反り返り、強ばって口が開かず、よく顎をガチガチ鳴らし、腰痛で振り返ることができず、振り返ろうとすれば腰が抜けたようになり、悲嘆しやすくなるものは、身体の上下の大椎穴や委中穴などの腧穴を取って出血させる。血が出れば病は治る。

痙病で、身体が後ろに弓なりに反り返り、強ばって口が開かず、咽喉が腫れて痛んで喋れないものは、足の陽明胃経の合穴である足三里穴を主治穴とする。

痙病でヒキツケ、筋脈が互いに引き合い、下肢が結束されたように感じ動かず、腓腹筋が裂けそうに痛むものは、足の太陽膀胱経の束骨穴を主治穴とする。

痙病で、目が反り返って白目が多く、鼻が通じずに鼻が利かず、鼻涕が黄色く、大便に血が混じるものは、足の太陽経の原穴である京骨穴を主治穴とする。

痙病で、脊椎が強ばり、頭がくらんで痛み、下肢が結束されたように感じ動かず、腓腹筋が裂けそうに痛むものは、足の太陽経の崑崙穴を主治穴とする。
瘲病で、身体が後ろに弓なりに反り返るものは、足の太陽経の飛揚穴を主治穴とする。

第五、陰陽上下が争い陰陽が偏って発症する三種の瘧疾

（陰陽相移發三瘧第五）

提要

本篇は陰陽が上下で争うことで虚実が交代し、陰陽が相互に移動して発生する瘧疾について論述したためこの名がある篇である。その主要内容は瘧疾の発作の頻度、日暮れや早朝などの発作時間が異なる病機、寒瘧・温瘧・痺瘧の病因と病機及び弁証、六経瘧や五臟瘧の症状と刺法、各種瘧への主治腧穴についてである。

黄帝問曰「夫瘧疾皆生於風、其以日作、以時發者、何也？」岐伯對曰「瘧之始發、先起於毫毛、欠伸乃作、寒慄鼓頷、腰脊俱痛、寒去則内外俱熱、頭痛如破、渴欲飲水。」曰「何氣使然？」曰「陰陽上下交争、虚實更作、陰陽相移也。陽并於陰、則陽實而陰虚。陽明虚則寒慄鼓頷也、太陽虚則腰背頭項痛、三陽俱虚則陰氣勝（一作二陰）、陰氣勝則骨寒而痛、寒生於内、故中外皆寒。陽勝則外熱、陰虚則内熱、内外皆熱、則喘渴、故欲冷飲。此皆得之夏

傷於暑、熱氣盛、藏於皮膚之内、腸胃之外、此營氣之所舍也、令人汗出空疎、腠理開、因得秋氣、汗出遇風、得浴、水氣舍於皮膚之内、與衛氣并居、衛氣者、晝行於陽、夜行於陰、此氣得陽而外出、得陰而内薄、内外相薄、是以日作。」

注・「欠伸乃作」の原文は「欠伸乃在」。

語訳

黄帝が問う「一般的な瘧疾は風邪を感受することで生じ、その発作には毎日の発作と時間による発作があるが、これはなぜか?」

岐伯が答える「瘧疾が発生するときは、まず体毛が隆起し、身体を伸ばしてあくびをし、悪寒戦慄して顎がガチガチと鳴り、腰や脊椎部がともに痛む。寒気が去れば内外ともに熱が出て、頭が破れるように痛み、口が渇いて水を飲みたくなる。」

問う「どうしてそのようになるのか?」

答える「陰陽の気はそれぞれが上下して交わり争うためで、虚実が交互に現れ、陰陽が相互に入れ替わるからである。陽気が陰分に侵入すれば、陰気は実して陽明が虚してしまう。陽明経の気が虚せば悪寒や戦慄して、顎が振るえてガチガチと鳴る。太陽経の気が虚せば、腰背部や頭項部が痛む。三陽経がすべて虚せば、陰気がよりいっそう勝り（『一書』は、二陰）、陰気が勝れば骨が冷えて痛み、寒が内から生じて、内外ともに寒くなる。陽気が勝れば外が熱くなり、陰気が虚せば内が熱くなり、内外ともに熱くなれば、呼吸が急促になって口が渇き、したがって冷たい水が欲しくなる。これらはいずれも夏の暑気に傷つけられたためで、熱気が盛んになり、暑熱の気が皮膚内や腸胃の外に貯蔵されるが、そこは営気が留まる場所であり、人が汗をかいて皮膚が疎密になって、腠理《そうり》〔汗腺〕が開放したところで、秋で涼しくなれば、汗が出て汗腺が開いた後に風邪を感受し、入浴時に冷たい水に入って水気を感受すれば、水気は皮膚内に侵入して留まり、風邪と水気は衛気とともに留まることになる。衛気は、昼間には陽分を運行し、夜間は陰分を運行するが、邪気はこの衛気に随行して陽分の時間には外部に出て循行し、陰分の時間には内に入って循行し、内外で互いに戦うので毎日発作が起こる。」

注・原文は「則陽實而陰虚」だが、下の文が「陽明虚」だから続かない。そこで「則陰實而陽明虚」として訳した。

曰「其間日而作者、何也？」曰「其氣之舍深、内薄於陰、陽氣獨發、陰邪内著、陰與陽争不得出、是以間日而作。」

曰「其作日晏、與其日早、何氣使然？」曰「邪氣客於風府、循膂而下。衛氣一日一夜大會於風府、其明日日下一節、故其作也晏。此皆客於脊背、毎至於風府則腠理開、腠理開則邪氣入、邪氣入則病作、以此日作稍益晏也。其出於風府、日下一節、二十一日、下至骶骨、二十二日、入於脊内、注於太衝之脉『素問』二十一作二十五、二十二作二十六、太衝作伏膂。其氣上行九日、出於缺盆之中、其氣日高、故作日益早。其間日發、皆由邪氣内薄於五藏、横連募原、其道遠、其氣深、其行遲、不能與營氣俱行、不能偕出、故間日乃作。」

語訳

問う「瘧疾が隔日に発作するのは、どうしてなのか？」

答える「邪気の留まっているところは深く陰分に迫っているので、陽気は単独で外表を運行する。陰分へ迫った邪は内に留まり、陰と陽が争ってもすぐには外に出ることができず、このため発作は日を隔てて生じる。」

問う「瘧疾の発作には、日ごとに遅くなるものや、日ごとに早くなるものがあるが、これはどういうわけなのか？」

答える「邪気は風府穴から人体に侵入し、背骨に沿って下る。衛気は一昼夜で風府に戻って大会し、正邪が鉢合わせすると発作が起きる。邪気は一日で一節だけ脊椎を下に移動するので、発作は日ごとに遅くなる。これは邪気が背骨を侵襲するからで、衛気が風府に至るごとに腠理は開き、腠理が開けば邪気が侵入し、邪気が侵入すれば病となって発作し、このように邪気は一日につき一節ごと脊椎を下行するので日ごとに発作の時間は遅くなる。この邪気は風府を出た後、脊椎を一日につき一節ごと下に移行し、二十一日で尾骶骨に至り、二十二日で脊椎内に入って太衝脈に注ぐ。その邪気は太衝脈を九日上行し、缺盆の中央〔天突部〕に出る。このように邪気は日ごとに上昇するため、発作の時間は日ごとに早くなる。日を隔てて発作が起きるのは、邪気が体内で五臓に迫り、横に募原《ぼげん》〔膜原《まくげん》ともいい、臓腑の間は膜によって遮隔され、系によって連なり、膜は、薄い皮で邪気を遮るもの。〕と連なり、体表との距離は遠く、邪気は深くに陥入してしまっているため、その循行は緩慢で、衛気の運行に循行することができず、邪気は衛気に随行して外に出ることができない、したがって日を隔てて発作が起こる。」

注・最後は「営気」とあるのに「衛気」と訳している。それは最初に瘧邪は衛気と一緒に循行するという前提があるため、訳にて訂正した。

曰「衛氣每至於風府、腠理乃發、發則邪入、入則病作。今衛氣日下一節、其氣之發、不當風府、其日作奈何?」曰「『素問』此下有八十八字、『甲乙經』無本、故不抄入。**風無常府、衛氣之所發、必開其腠理、邪氣之所合、則其病作**『素問』作則其府也。」**曰「風之興瘧、相似同類、而風獨常在、瘧得有時休者何也?」曰「風氣常留其處、故常在、瘧氣隨經絡次而內傳**『素問』作沈而內薄、**故衛氣應乃作。」**

語訳

問う「衛気が風府に至るごとに腠理が開き、開くたびに邪気が侵入し、侵入すれば病が発作する。いま衛気と邪気の遭遇するところが日々脊椎を一節ずつ下がっているのであれば、発作が起こる時には衛気も邪気も風府にいないということになるが、毎日発作が起こるのはなぜか?」

答える「(『素問』では、ここに八十八文字があり、『甲乙經』本にはなく、したがって書き入れられない。)

風邪の集まるところは定まっておらず、衛気が発散すると、かならず腠理は開き、邪気が侵入して集まり衛気と争って、その病の発作が起きる。（『素問』では、「その府」としている。）」

問う「風病と瘧疾は、よく似て同類であるが、風病は持続的に症状が存在するのに対し、瘧疾は発作の症状が中断するが、これはなぜか？」

答える「風邪の病はそのところに留まるため症状は持続して存在する。瘧疾の邪気は経絡に沿って、しだいに内に伝入（『素問』では、「沈んで内で迫る」としている。）するので、衛気と遭遇して初めて発作が起きるのである。

曰「瘧先寒而後熱者、何也？」曰「夏傷於大暑、汗大出、腠理開發、因遇風夏氣悽滄小寒迫之、藏於腠理及皮膚之中、秋傷於風、則病成矣。夫寒者、陰氣也、風者、陽氣也。先傷於寒而後傷於風、故先寒而後熱、病以時作、名曰寒瘧也。」曰「先熱而後寒者、何也？」曰「此先傷於風、後傷於寒、故先熱而後寒、亦以時作、名曰温瘧也。其但熱而不寒者、陰氣先絶、陽氣獨發、則熱而少氣煩冤、手足熱而欲嘔者、名曰癉瘧。」

語訳

問う「瘧疾の発作で先ず悪寒し、後で発熱する場合はなぜか？」

答える「夏の猛暑の暑熱の邪に犯され、ひどく汗をかき、腠理〔汗孔〕が開いているときに、季節はずれのとても冷たい小寒の気に遭遇し、小寒の気が皮膚と腠理の中に留まれば、秋になり風邪に傷つけられれば瘧疾の病を発症する。寒邪は陰気に属し、風邪は陽気に属す。先に寒邪に傷つけられ、後で風邪に傷つけられるので、先に悪寒して後で発熱し、症状は一定の間隔で発作して現れる。これを寒瘧という。」

問う「先に発熱して後で悪寒するものはどうしてなのか？」

答える「これは先に風邪に傷つけられ、その後に寒邪に傷つけられたため、先に発熱し後で悪寒する。これもまた症状は一定の間隔で発作が現れる。これを温瘧という。また発熱して悪寒しないものは、もともと陰気が不足している人が、陽気だけが旺盛になり、これにより発熱して呼吸が弱々しく煩悶とし、手足が発熱して嘔吐したくなる症状が現れる。これを癉瘧《たんぎゃく》という。」

曰「經言『有餘者寫之、不足者補之。』今熱爲有餘、寒爲不足。夫瘧之寒、湯火不能温、及其熱、冰水不能寒。此皆有餘不足之類。當此之時、良工不能止、必待其自衰乃刺之、何也？」

曰「經言『無刺熇熇之熱、無刺渾渾之脉、無刺漉漉之汗』、爲其病逆、未可治也。夫瘧之始發也、陽氣并於陰、當是之時、陽虛陰盛而外無氣、故先寒慄也。陰氣逆極、則復出之陽、陽與陰并於外、則陰虛而陽實、故先熱而渇。夫瘧并於陽、則陽勝、并於陰、則陰勝。陰勝者則寒、陽勝者則熱。瘧者、風寒氣不常也、病極則復至。病之發也、如火之熱、如風雨不可當也。故經言曰『方其盛必毀、因其衰也』、事必大昌。此之謂也。夫瘧之未發也、陰未并陽、陽未并陰、因而調之、眞氣乃安、邪氣乃亡。故工不能治已發、爲其氣逆也。」

注・「則熱。瘧者」の原文は「則熱。熱瘧者」。

語訳

問う「『靈樞』の中に、有り余ればこれを瀉し、不足はこれを補う、とある。いま発熱は有り余っており、冷えは不足としている。それなのに瘧疾の寒さは湯や火でも温めることができず、その発熱に至っては、氷水を用いても冷やすことができない。このような寒熱はすべて有余と不足の類である。この冷えや発熱が現れときには、たとえ良医といえども制止させることはできず、かならず自然に病勢が衰えるのを待って鍼治療をするが、これはどうしてか?」

答える「『靈樞』の中に、熱が盛んなときは鍼刺するな、脉が盛大なときには鍼刺するな、汗が多く止まらないときは鍼刺するな、とある。これは病邪が盛んで気逆しているので、まだ治療してはならないということである。瘧疾の発作が始まるときは、陽気は陰分にあるため、このときは陽が虚して陰が盛んになり、外表の陽気は虚しているので、このため先ず悪寒して戦慄する症状が現れる。陰気の逆乱が極まれば、再び陽分に出て、陽気と陰気が外表で併合し、陰分は虚し陽分は実して、このため先ず発熱して口が渇く。瘧疾の気が陽分にあれば陽が勝り、陰分にあれば陰が勝る。陰気が勝れば寒が生じ、陽気が勝れば熱が生じる。瘧疾は、風寒の気の凄まじい通常でないものにより、病の陰陽が極まれば、寒熱の症状は、一旦はなくなるものの再び現れる。瘧疾の発作は、火のように熱く、風雨のようなので対処すべきではない。いわゆる『靈樞』で言う、邪気が盛んなときに邪気を攻めてはならず、攻めればかならず真気を毀損することになり、邪気の勢力が衰退したときに攻めればかならずよい結果を得られる、としている。これはこのことを指している。瘧疾がまだ発作していなければ、陰気はまだ陽分に侵入しておらず、陽気もまだ陰分に侵入していないので、このときに症状により適した治療を行なえば、真気は損なわれることなく、邪気を消滅させることができる。医者もすでに発作が起きてしまってからでは治療できないのは、このときは正気と邪気がともに逆乱しているからである。」

瘧之且發也、陰陽之且移也、必從四末始。陽已傷、陰從之、故氣未并、先其時堅束其處、令邪氣不得入、陰氣不得出、審候見之、在孫絡者、盛堅而血者、見取之、此其往而未得并者也。

曰「瘧不發、其應何也？」曰「瘧者、必更盛更虛、隨氣之所在。病在陽、則熱而脉躁。在陰、則寒而脉靜。極則陰陽俱衰、衛氣相離、故病得休。衛氣集、則復病。」曰「時有間二日或至數日發、或渴或不渴、其故何也？」曰「其間日、邪氣與衛氣、客於六府而時相失、時不相得、故休數日乃發也。陰陽更勝、或甚或不甚、故或渴或不渴。」

曰「夏傷於暑、秋必病瘧、今不必應者、何也？」曰「此應四時也。其病異形者、反四時也。其以秋病者寒甚、以冬病者寒不甚、以春病者惡風、以夏病者多汗。」

語訳

瘧疾の発作が出ようとするときは、陰陽の気が移動し入れ替わろうとするときで、かならずこれは四肢の末端から始まる。陽気がすでに邪気に傷つけられていれば、陰気もこの影響を受け傷つくので、そのため陰陽の気が一緒になるより前に四肢の末端を緊束し、邪気の侵入を防ぎ、陰気が外に出ないようにして、絡脈を詳しく観察して状態を審らかにし、孫絡が盛り上がって堅く鬱血した部分があれば、刺してすべて瀉血する。これは真気がまだ邪気と合流する前に行なう刺法である。」

問う「瘧疾の発作がないときは、どのように対応するのか?」

答える「瘧疾は、必ず虚実は交互に入れ替わり気の所在に伴って発作が起きる。病が陽分にあるときは、発熱して脉は躁になる。病が陰分にあるときは、悪寒して脉は静になる。病が極まれば陰陽ともに衰え、衛気と邪気は互いに離れ、病は一旦休止する。衛気と邪気が集まり遭遇すれば、再び発作が生じる。」

問う「瘧疾の発作の間隔は二日あるいは数日のこともあり、また発作時に口が渇くものと渇かないものがあるが、それはなぜか?」

答える「隔日での発作は、邪気と衛気が六腑に侵入して相遇することができないことがあり、時間通りに相遇することができなければ、数日間休んだ後に再び発作するのである。発作は、陰陽が争って交互に勝り、その程度は甚だしものと甚だしくないものまちまちで、したがって口も渇くものと渇かないものがある。」

問う「夏に暑に傷つけば、秋に必ず瘧を病むとしているが、今、四季の発病の原則に応じていないものがいる。これはどういうことか?」

答える「これは四季の発病の原則を説明したものである。また瘧疾には発病状況の異なるものがあり、これは四季の原則にも相反する。それは秋の病は寒さがかなりひどく、冬の病は寒さはさほどひどくなく、春の病は風を嫌い、夏の病は汗が多くなる。」

曰「温瘧與寒瘧者、皆安舍？　其在何藏？」曰「温瘧者、得之於冬中於風寒、寒氣藏於骨髓之中、至春則陽氣大發、寒氣不能出、因遇大暑、腦髓鑠、肌肉消、腠理發泄、或有所用力、邪氣與汗皆出。此病藏在腎、其氣先從内出之於外。如是者、陰虚而陽盛、陽盛則熱矣、衰則氣反復入、復入則陽虚、陽虚則寒矣、故先熱而後寒、名曰温瘧。」曰「癉瘧何如？」曰「肺素有熱、氣盛於身、厥氣逆上、中氣實而不外泄、因有所用力、腠理開、風寒舍於皮膚之内、分肉之間而發、發則陽氣盛、陽氣盛而不衰則病矣。其氣不反之陰、故但熱而不寒、氣内藏於心而外舍分肉之間、令人消鑠脱肉、故名曰癉瘧。」

語訳

問う「温瘧と寒瘧があるが、邪気はどこにいるのか？どの臓器に留まっているのか？」

答える「温瘧は、冬に風寒の邪を感受し、寒気は骨髄の中に留まっていて、春になって陽気が盛んになっても、寒気は深く留まって外に出ることができず、夏の暑さに遭遇し、暑さで脳髄が溶けてしまいそうに感じ、肌肉は痩せ衰え、腠理が開放されて発汗しきりとなり、さらに労作で、邪気は発汗とともに内から外に出てくる。この邪気は腎に潜んでおり、邪気は内から外に出る。このように内部の陰が虚せば外部の陽が盛んになり、陽気が盛んになれば発熱し、衰えれば邪気は再び内に入り、内に入れば陽分も再び虚して、陽が虚せば寒くなる。したがってこの病は、先に発熱して後で悪寒が現れる。これを温瘧という。」

問う「癉瘧とはどのようなものか?」

答える「肺に平素から熱気があり、全身の気が盛んで、降りなければ上へ上衝し、気が内部で実して熱が外に排出できないところに、労作で発汗とともに腠理が開き、風寒の邪が開いた腠理の孔から皮膚内に侵入し、分肉の間に留まり発病する。発病すれば陽気が盛んになり、陽気は盛んなまま衰えず瘧疾となる。その邪気は陰分に及ばない、したがってただ発熱はするが寒くはならず、邪気は内臓では心臓に留まり、外部では分肉の間に留まるため、このような人の肌肉は痩せ衰えるのである。したがってこれを癉瘧という。」

注・中気とは一般に中焦の気を指し、肺中の気ではない。

瘧脉滿大急、刺背俞、用中鍼、傍五胠俞各一遍、肥瘦出血。瘧脉小實急、灸脛少陰、刺指井。瘧脉緩大虛、便用藥、不能用鍼。凡治瘧、先發如食頃、乃可以治、過之則失時。

一、瘧不渴、間日而作、『九巻』曰「取足陽明」『素問』「刺足太陰。」渴而間日作、『九巻』曰「取手少陽」、『素問』「刺足少陽。」

一、瘟瘧汗不出、爲五十九刺　解在熱病部。

一、足太陽瘧、令人腰痛頭重、寒從背起、先寒後熱渴、渴止汗乃出、難已、間日作、刺膕中出血『素問』先寒後熱下有熇熇暍暍然五字。

一、足少陽瘧、令人身體解㑊、寒不甚、悪見人、心惕惕然、熱多汗出甚、刺足少陽。

一、足陽明瘧、令人先寒、洒淅洒淅、寒甚久乃熱、熱去汗出、喜見日月光火氣乃快然、刺陽明跗上、及調衝陽。

一、足太陰瘧、令人不樂、好太息、不嗜食、多寒少熱、汗出、病至則善嘔、嘔已乃衰、即取之足太陰。

一、足少陰瘧、令人嘔吐甚、多寒少熱、欲閉戸牖而處、其病難已、取太谿。

一、足厥陰瘧、令人腰痛、少腹滿、小便不利如癃狀、非癃也、數便意恐懼一作噫恐懼、氣不足、腹中悒悒、刺足厥陰。

注・後から三番目の「足太陰瘧」の原文は「足太陽瘧」。

語　訳

瘧疾の脉が満ちて大・急であれば背兪穴を刺す。中程度の大きさの鍼を用いて五臓兪の傍らにある五胠兪に各一回刺し、患者の肥満や痩身〔体格〕に合わせて出血させる。瘧疾の脉が小さく実・急であれば、陰邪が盛んなので脛の足の少陰腎経の復溜穴に灸をして寒を散じさせ、足の太陽経の井穴である至陰穴を刺して陽を補う。瘧疾の脉が緩慢で大きく、さらに虚していれば、薬物のよる治療がよく、鍼刺は適切でない。一般的に瘧疾の治療は、まず発作より食事に要する時間ほど前に行って治療できる。この時間を過ぎれば治療の機会を失ってしまう。

一、瘧疾で口が渇かず、隔日に発作するものは、『九巻』では、足の陽明経を取り、『素問』では、足の太陽経を刺すとしている。口が渇いて隔日に発作するものは、『九巻』では、手の少陽経を取り、『素問』では、足の少陽経を刺すとしている。

一、温瘧で汗が出ないものは、五十九刺である。（病の部にある熱を除去。）

一、足の太陽経の瘧疾は、腰痛や頭が重くなり、寒さが背中から起こり、先ず悪寒して後に発熱して口が渇き、口の渇きが止めば汗が出る、この種の瘧疾は治り難く、隔日で発作する。治療は膝窩横紋中央の委中穴を刺して出血させる。（『素問』には、先寒後熱の下に熇熇暍暍然の五字がある。）

一、足の少陽経の瘧疾は、身体に倦怠感や無力感が現れ、寒さは甚だしくはなく、人に会いたがらず、心臓が跳動して不安となり、高く発熱し非常に多くの汗をかく。治療は足の少陽経の滎穴である侠渓穴を刺す。

一、足の陽明経の瘧疾は、まず寒くなり、寒さで震え、寒気は甚だしく長引けば発熱し、熱が下れば汗が出る。太陽や月の光や火を見て喜び、光や火を見て爽快になる、鍼刺は足の陽明経の足背部にある衝陽穴を取って調節する。

一、足の太陰経の瘧疾は、不愉快で楽しくなくなり、よくため息をつき、食欲がなくなり、寒気が多く発熱は少なく、汗が出て、病の発作で頻繁に嘔吐し、嘔吐が止めば発作は落ち着く、治療は足の太陰経の隠白穴と公孫穴を取る。

一、足の少陰経の瘧疾は、嘔吐が甚だしく、寒気が多く発熱は少なく、扉や窓を閉めて閉じこもりがちになる、この種の瘧疾は治り難く、治療は足の少陰経の原穴である太渓穴を取る。

一、足の厥陰経の瘧疾は、腰痛となり、下腹部が脹満し、小便が出にくく癃病〔尿閉〕のような症状が現れるが、癃病ではない。頻発におくび〔げっぷ〕をして、びくびくと恐れ、元気がなく、腹の中が不快になる、治療は足の厥陰経の原穴である太衝穴を鍼刺する。

注・五胠兪とは、魄戸、神堂、魂門、意舎、志室。五臓兪の外方にある。

一、肺瘧、令人心寒、甚熱、熱間善驚、如有所見者、刺手太陰、陽明。

一、心瘧、令人煩心甚、欲得見清水、寒多『素問』作反寒多。『太素』作及寒多**不甚熱、刺手少陰、是謂神門。**

一、肝瘧、令人色蒼蒼然、『素問』下有大息二字。**其狀若死者、刺足厥陰見血。**

一、脾瘧、令人病寒、腹中痛、熱則腸中鳴、鳴已汗出、刺足太陰。

一、腎瘧、令人悽悽然『素問』作洒洒然、**腰脊痛、宛轉、大便難、目眴眴然、手足寒、刺足太陽、少陰。**

一、胃瘧、令人且病寒、善饑而不能食、食而支滿腹大、刺足陽明、太陰橫脉出血。

語訳

一、肺瘧は、心中に寒気を感じ、寒気が極まれば発熱し、発熱している間はヒキツケやすく、怖いものでも見ているようである、治療は手の太陰経の列缺穴と足の陽明経の合谷穴を鍼刺する。

一、心瘧は、心が非常に煩わしくなり、冷水を欲しがり、寒気は多いが（『素問』には、反して寒気が多い。『太素』には、及びに寒気が多い。）発熱は甚だしくない、治療は手の少陰経に鍼刺、これは神門穴である。

一、肝瘧は、顔色がまっ青になり、（『素問』には、下に太息〔ため息〕の二字がある。）その状態は死人のようである。治療は足の厥陰経の中封穴を刺して出血させる。

一、脾瘧は、病になれば寒気がして腹中が痛み、発熱して腸が鳴り、腸が鳴り止めば〔陽気が発して〕汗が出る、治療は足の太陰経の商丘穴を鍼刺する。

一、腎瘧は、ぞくぞく（『素問』は、洒洒然〔水を浴びたような〕としている。）と寒気を感じ、腰部や背中が痛み、寝返りや反転し、大便が出にくい、目がくらんで見え難い、手足が寒い、治療は足の太陽経の原穴である京骨穴と足の少陰経の絡穴である築賓穴を鍼刺する。

一、胃瘧は、病になれば寒気だけして、腹は空くが物を食べられず、食べれば胸が支えて腹が大きく膨張する、治療は足の陽明経の厲兌穴、解渓穴、足三里穴を刺し、足の太陰経の商丘穴の横絡脈を刺して出血させる。

注・最後の文の「且」は、「…だけ」の意味。

一、瘧發身熱、刺跗上動脉、開其空、出血立寒。

一、瘧方欲寒、刺手陽明、太陰、足陽明、太陰。

一、諸瘧如脉不見者、刺十指間出血、血去必已。先視身之赤如小豆者、盡取之。

一、十二瘧者、其發各不同時、察其病形、以知其何脉之病。先其發時如一食頃而刺之、一刺則衰、二刺則知、三刺則已。不已、刺舌下兩脉出血、不已、刺郄中盛經出血、又刺項已下俠脊者、必已。舌下兩脉者、廉泉穴也。

一、刺瘧者、必先問其病之所先發者、先刺之。先頭痛及重者、先刺頭上及兩額兩眉間出血。先項背痛者、先刺之。先腰脊痛者、先刺郄中出血。先手臂痛者、先刺手少陰、陽明、十指間。先足脛痠痛者、先刺足陽明、十指間出血。風瘧、發則汗出惡風、刺足三陽經背俞之血者。脛痠痛、按之不可、名曰胕髓病、以鑱鍼、鍼絶骨出其血、立已。身體小痛、刺諸陰之井無出血、間日一刺。

注・「兩眉間出血」の原文は「兩肩《かた》間出血」。「刺諸陰之井無出血」の原文は「刺諸陰之、并無出血」。

語訳

一、瘧疾の発作で身体が発熱するものは、足背動脈上の衝陽穴を刺し、鍼孔を開き、出血させれば速やかに熱は下がる。

一、瘧疾の発作で悪寒が始まりそうなものは、手の陽明経と太陰経の二経の井穴である商陽穴と少商穴、及び足の陽明経と太陰経の二経の井穴である厲兌穴と隠白穴を刺して治療に当たる。

一、各種の瘧疾で脉が触れないものは、急いで十指間井穴を刺して瀉血させ、出血すれば必ず回復に向かう。診察して身体上に小豆大の発赤があれば、そのすべてを刺して発赤を取り除く。

一、十二種の瘧疾は、発作の時間はそれぞれに異なり、その病状をよく観察すれば、それがどの経脉にある瘅瘧であるかを判断することができる。その発作が起こる前で、食事に要する時間ほど先んじて鍼刺すれば、一回の鍼刺で効果が現れ、二回の鍼刺で改善がみられ、三回の鍼刺で治癒する。治癒しなければ、舌下にある二つの脉を刺して瀉血させる、これでも治癒しなければ、委中穴の盛満な血脉を刺して瀉血させ、また項部下方の脊柱を挟んだ両傍部の大杼穴、風門穴を刺せば、必ず治癒する。舌下の二脉とは、廉泉穴である。

一、瘧疾への鍼刺は、かならず先にその病の症状と発作する部位を問い、まずその部位から鍼刺する。まず頭が痛み重いものは、まず頭上の上星穴、百会穴や両額の懸顱穴および両眉間の攢竹穴を刺して瀉血する。まず項背部が痛むものは、まずその項部の風池穴、風府穴および背部の大杼穴、神道穴を刺す。まず腰部や脊柱部が痛むものは、まず委中穴を刺して出血させる。まず腕が痛むものは、まず手の少陰経と陽明経の井穴である少衝穴と商陽穴を刺す。まず足の脛がだるく痛むものは、まず足の陽明経の井穴である厲兑穴を刺して瀉血する。風瘧で、発作して汗が出て風を嫌うものは、足の三陽経の背部兪穴である胆兪、胃兪、膀胱兪を刺して瀉血する。脛がだるく痛み、触ることもできないもの、これは胕髄病《ふずいびょう》〔脚気《かっけ》〕という。これには鑱鍼を用いて足の少陽胆経の絶骨穴〔懸鍾穴〕を刺して出血すれば速やかに治る。身体の痛みが軽微であれば、それぞれの陰経の井穴を鍼刺するが出血させてはならず、隔日一回の割合で鍼刺する。

注・廉泉穴は、現代の任脈の廉泉ではなく、金津と玉液のこと。昔は金津玉液を廉泉と呼び、足少陰腎経に属していた。酸痛はだるく痛むもので、痠ではない。

瘖瘧、神庭及百會主之。瘖瘧、上星主之、先取譩譆、後取天牖、風池、大杼。瘖瘧、取完骨及風池、大杼、心俞、上窌、譩譆、陰都、太淵、三間、合谷、陽池、少澤、前谷、後谿、腕骨、陽谷、俠谿、至陰、通谷、京骨皆主之。瘧、振寒、熱甚狂言、天樞主之。瘧、熱盛、列缺主之。瘧、寒厥及熱厥、煩心善噦、心滿而汗出、刺少商出血立已。熱瘧口乾、商陽主之。瘧、寒甚『千金』下云欲嘔沫。**陽谿主之。風瘧、汗不出、偏歴主之。瘧、面赤腫、温溜主之。痎瘧、心下脹滿痛、上氣、灸手五里、左取右、右取左。**

注・「心滿」の原文は「心汗」。

語訳

痎瘧《がいぎゃく》は、督脈の神庭穴と百会穴を主治穴とする。

痎瘧は、上星穴を主治穴として取り、先に譩譆穴を取り、後に天牖、風池、大抒穴を取る。

痎瘧は、完骨及び風池、大杼、心兪、上髎、譩譆、陰都、太淵、三間、合谷、陽池、少澤、前谷、後渓、腕骨、陽谷、俠渓、至陰、通谷、京骨穴を主治穴とする。

瘧疾で、震えて悪寒し、熱が盛んで狂っておかしなことを言うものは、足の陽明経の天枢穴を主治穴とする。

瘧疾で、熱が盛んなものは、手の太陽経の列缺穴を主治穴とする。

瘧疾で、寒厥や熱厥、心が煩悶としてよく噦《えつ》（しゃっくり）が出て、心中が脹満して汗が出るものは、手の太陰経の井穴である少商穴を主治穴として取り瀉血すれば、病は速やかに治る。

熱虐で、口が乾くものは、手の陽明経の井穴である商陽穴を主治穴とする。

瘧疾で、寒さが甚だしいものは（『千金』では、下に「嘔沫が出る」としている。）、手の陽明経の陽渓穴を主治穴とする。

風瘧で、汗が出ないものは、手の陽明経の絡穴である偏歴穴を主治穴とする。

瘧疾で、顔面が赤くなって腫れるものは、手の陽明経の郄穴である温溜穴を主治穴とする。

痎瘧で、心下部が脹満して痛み、気逆するものは、手の陽明経の手五里穴に施灸する。左の症状には右手を取り、右の症状には左手を取る。

注・気逆は咳、しゃっくり、ゲップ、嘔吐など。


瘧、項痛、因忽暴逆、掖門主之。瘧、發有四時、面上赤、䀮䀮無所見、中渚主之。瘧、食時發、心痛、悲傷不樂、天井主之。風瘧、支正主之。瘧、背膂振寒、項痛引肘掖、腰痛引少腹、四肢不舉、少海主之。瘧、不知所苦、大都主之。瘧、多寒少熱、大鍾主之。瘧、欬逆心悶不得臥、嘔甚、熱多寒少、欲閉戸牖而處、寒厥足熱、太谿主之。瘧、熱少、間寒、不能自温、䐜脹

切痛引心、復留主之。瘧、不嗜食、厲兌主之。

語訳

瘧疾で、項部が痛み、突然に気逆するものは、手の少陽経の滎穴である腋門穴を主治穴とする。

瘧疾で、四季に応じた発作が起こり、顔面が赤くなり、目がはっきり見えなくなるものは、手の少陽経の兪穴である中渚穴を主治穴とする。

瘧疾で、食事時に発作が起こり、心痛、悲しんで楽しめないものは、手の少陽経の合穴である天井穴を主治穴とする。

風瘧は、手の太陽経の絡穴である支正穴を主治穴とする。

瘧疾で、背骨が震えるように寒く、項部が痛み肘部や腋部にかけて筋を引き痛み、腰痛が下腹部を引くように痛み、四肢を上げることができないものは、手の太陽経の合穴である少海穴を主治穴とする。

瘧疾で、苦痛を表現できないものは、足の太陽経の滎穴である大都穴を主治穴とする。

瘧疾で、寒気が多く発熱が少ないものは、足の少陰経の大鍾穴を主治穴とする。

瘧疾で、咳嗽で気逆し心中が煩悶として横になって寝れず、嘔吐がひどく、発熱が多く寒気は少なく、門戸を閉ざし窓は閉めて閉じこもりたがり、寒気が上逆して足が発熱するものは、足の少陰経の原穴である太渓穴を主治穴とする。

瘧疾で、熱が少なく、多少悪寒するが自分で温めることができず、腹が膨張し圧すると痛みが心臓まで及ぶものは、足の少陰経の復溜穴を主治穴とする。

瘧疾で、食欲のないものは、足の陽明経の井穴である厲兑穴を主治穴とする。

注・復溜の『外台秘要』の文は「発熱して元気がなく、足や下腿部が寒く」で、「熱少気、足胻寒」となっている。

瘧、瘈瘲、驚、股『千金』作轉。膝重、胻轉筋、頭眩痛、解谿主之。瘧、日西發、臨泣主之。瘧、振寒、掖下腫、丘墟主之。瘧、從胻起、束骨主之。瘧、多汗、腰痛不能俛仰、目如脫、項如拔、崑崙主之。瘧、實則腰背痛、虛則鼽衄、飛揚主之。瘧、頭重、寒背起、先寒後熱、渴不止、汗乃出、委中主之。瘧、不渴、間日作、崑崙主之。

語訳

瘧疾で、筋脉が拘縮痙攣し、ヒキツケ、股部や膝が重く感じられ、下腿部の筋が痙攣し、頭が眩暈して痛むものは、足の陽明経の解渓穴を主治穴とする。

瘧疾で、日暮れに発作するものは、足の少陽経の足臨泣穴を主治穴とする。

瘧疾で、震えて悪寒し、腋下部が腫れるものは、足の少陽経の原穴である丘墟穴を主治穴とする。

瘧疾で、下腿部から発作が始まるものは、足の太陽経の束骨穴を主治穴とする。

瘧疾で、多く汗が出て、腰痛で前屈や後屈ができず、目が脱出しそうに感じ、項部が引き抜かれるように感じるものは、足の太陽経の崑崙穴を主治穴とする。

瘧疾で、邪気が盛んで腰や背中が痛み、正気の虚衰で鼻涕や鼻血になれば、足の太陽経の絡穴である飛揚穴を主治穴とする。

瘧疾で、頭が重く、悪寒が背中から起こり、先に悪寒して後に発熱し、口の渇きが止まず、汗が出るものは、足の太陽経の合穴である委中穴を主治穴とする。

瘧疾で、口が渇かず、隔日で発作するものは、足の太陽経の崑崙穴を主治穴とする。

鍼灸甲乙經　巻之八

第一上、五臓伝播病により生じる寒熱の病

（五藏傳病發寒熱第一上）

提要

本篇は五臓が感受して発症する病の伝搬変化と諸々の寒熱の病の病変とその治療について論じているため、名付けられた篇である。上篇の主要な論述は、五臓が発病したとき剋す臓に病を伝搬する、そして治療できるケースと治療してはいけないケースの規則についてであり、「風は、百病の長である」とする重要論点についても提示し説明しており、真臓脉の脉象と予後および寒熱の瘰癧《るいれき》〔頚部リンパ節結核〕などの症候とそれへの鍼灸治療法について説明している。下篇の主要な論述は、発病での寒熱症候と主治穴についてである。

黄帝問曰「五藏相通、移皆有次。五藏有病、則各傳其所勝。不治、法三月、若六月、若三日、若六日、傳五藏而當死。『素問』下有順傳所勝之次。故曰『別於陽者、知病從來。別於陰者、知死生之期。』言至其所困而死者也。」

語訳

黄帝が説く「五臓は互いに通じ合っており、病の転移にはみな順序がある。五臓が病めば、病は各々に勝つ臓に伝わる。もし治療の時期を逸すれば、病の伝播規則により三ヵ月あるいは六ヵ月、早ければ三日あるいは六日で、五臓を伝播し尽して死ぬことになる。（『素問』には、下に「順次に勝つところに伝わる」とある。）したがって『〔病の気は相剋の順序で伝わるので〕三陽について弁別することができれば、病がどこから来たのかを知ることができる。また三陰を弁別することができれば、その病の死生の時期を知ることができる。』いうならば病の気が、五臓相剋の規則で勝てない臓が旺盛になる日に死ぬのである。

注・例えば肝病なら木だから、脾土に病が伝わる。そして木を剋す金の庚辛日に悪化したり死亡する。

是故風者、百病之長也。今風寒客於人、使人毫毛畢直、皮膚閉而爲熱、當是之時、可汗而發。或痺、不仁、腫痛、當是之時、可湯熨及一本作足字。火灸刺而去。弗治、病入舍於肺、名曰肺痺。發欬上氣。弗治、肺即傳而行之肝、病名曰肝痺、一名曰厥。脇痛出食。當是之時、可按可刺。弗治、肝傳之脾、病名曰脾風。發癉、腹中熱、煩心汗出黄癉。『素問』無汗癉二字。當此之時、可汗、可藥、可烙一本作浴。弗治、脾傳之腎、病名曰疝瘕。少腹煩寃而痛、汗出、『素問』作出白。一名曰蠱。當此之時、可按、可藥。弗治、腎傳之心、病筋脉相引而急、名之曰瘈。當此之時、可灸、可藥。弗治、十曰法當死。腎傳之心、心即復反傳而之肺、發寒熱、法當三歲死、此病之次也。然其卒發者、不必治、其傳化有不以次者。憂恐悲喜怒、令不得以其次、故令人大病矣。因而喜大虛、則腎氣乘矣、怒則肝氣乘矣、悲則肺氣乘矣、恐則脾氣乘矣、憂則心氣乘矣、此其道也。故病有五、五五二十五變、及其傳化。傳、乘之名也。

語訳

つまり風は百病の長である。今、風寒が人を侵襲すれば、人の体毛は逆か立ち、皮膚は閉じて体が発熱する。このようなときには、汗を出せば風寒の邪を発散させることができる。あるいは風寒の邪が経脈に入れば痺れ、知覚麻痺、腫れて痛むような症状が現われ、このようなときは湯熨《とうい》〔薬湯や薬物による温湿布〕及び（『一書』は、足の字である。）に灸や鍼療法で邪気を除去するのがよい。しかし治療しなければ、病の気は肺に入って留まり、肺痹となる。肺痹を発症すれば咳嗽して肺気が上逆する。これも治療しなければ、肺の病の気は肝に伝わり、肝痹という病になり、別名は厥といい、脇が痛み、食べたものを吐き出すような症状が現れる。このようなときは、按摩や鍼刺がよい。これも治療しなければ、肝の病の気は脾に伝わり、病名を脾風という病になる。癉《たん》を発症すれば、腹中が熱くなり、心煩、汗が出て黄疸（『素問』には、汗と癉の二字が無い。）になる。このようなときには、按摩、薬物療法、沐浴がよい。同じく治療しなければ、脾の病の気は腎に伝わり、病名を疝瘕《せんか》という病になる。下腹部が煩満し、汗が出て（『素問』は、「出白」である。）、別名を蠱《こ》という病になる。このようなときは、按摩、薬物療法がよい。同じく治療しなければ、腎の病の気は心に伝わり、病で筋脈が引きつって強ばり、病名を瘈《けい》という病になる。このようなときは、灸、薬物療法がよい。さらに治療しなければ、十日のうちに死亡する。腎の病の気は心に伝わり、心が再び病の気を肺に伝えれば、悪寒や発熱して、三歳〔三伝播、肺から腎への伝播で一伝播、腎から肝への伝播で一伝播、肝から心への伝播で一伝播〕の後に死亡する。これは病の順序である。しかし突然に発病するものは、必ずしも伝播順序に則して治療するとは限らず、ある種の病はこの順序に依らずに伝播して変化する。憂・恐・悲・喜・怒による病は、その順序で伝わらないため、病めば大病になる。喜びにより、心気が大きく消耗すれば、心気の虚に腎気が乗じる。怒れば肝気がそれに乗じる。悲しめば肺気がそれに乗じる。恐れれば脾気がそれに乗じる。憂えれば心気がそれに乗じる。これはその道理である。このように病の伝播は臓ごとに五種類あり、五臓に五種類で二十五種類の変化があり、これがその伝播の変化である。伝播とは、乗ずることである。

注・六淫の気が風から始まるから「風は百病の長」ではない。外感病は大部分、風邪のような症状から始まるため。また風邪は、風寒、風熱、風湿、風燥など他の邪と連合するが、燥とかは湿と連合できないため。最後の五志と五臓は法則性がないので間違っている。最初が腎なら肝は脾、肺は肝、恐は心、憂は腎とすべき。

大骨枯槁、大肉陷下、胷中氣滿、喘息不便、其氣動形、期六月死、眞藏脉見、乃予之期日。

大骨枯槁、大肉陷下、胷中氣滿、喘息不便、内痛引肩項、期一月死、眞藏脉見、乃予之期日。

大骨枯槁、大肉陷下、胷中氣滿、喘息不便、内痛引肩項痛、熱、脱肉破䐃、眞藏脉見、十月之内死。大骨枯槁、大肉陷下、胷中氣滿、腹内痛、心中不便、肩項身熱、䐃破脱肉、目眶陷、眞藏脉見、目不見人、立死、其見人者、至其所不勝之時而死。急虛中身、卒至五藏閉絶、脉道不通、氣不往來、譬之墮溺、不可爲期。其脉絶不來、若一息五六至、其形肉不脱、眞藏雖不見、猶死。

注・「大骨枯槁」の原文は「大骨枯稾」。「其氣動形」の原文は「其氣勝形」。「目不見人」の原文は「目不見脉」。

語訳

肩、脊椎、腰、膝などの大骨が軟弱で、大腿部、上腕部、殿部などの大きな筋肉が痩せ衰え、胸中に気が脹満し、喘いで呼吸が困難となり、呼吸すると肩を上下させ身体を揺らすものは、六カ月を死期とし、真臓脉が現れていれば、死ぬ日を予知できる。

大骨が軟弱で、大肉が痩せ衰え、胸中に気が脹満し、喘いで呼吸が困難となり、胸中が痛んで肩や項部にひびくものは一カ月を死期とし、真臓脉が現れていれば、死ぬ日を予知できる。

大骨が軟弱で、大肉が痩せ衰え、胸中に気が脹満し、喘いで呼吸が困難となり、胸中が痛んで肩や項部にひびき、身体が発熱し、筋肉が痩せ衰え隆起した筋肉も損なわれ、真臓脉が現れていれば、十カ月以内に死ぬ。

大骨が軟弱で、大肉が痩せ衰え、胸中に気が脹満し、腹中が痛み、心中が鬱鬱として気が晴れず、肩や項や身体が熱をもち、筋肉が痩せ衰え隆起した筋肉も損なわれ、目が落ちくぼみ、真臓脈が現れ、目が見えず人の見分けがつかなければ、たちどころに死ぬが、まだ人の見分けがつくようであれば、その臓の気が勝てない臓が盛んになる時期に至って死ぬ。急激に正気が虚したことに乗じて外邪に犯されれば、突然に五臓の機能は閉ざして絶え、脈道は通じなくなり、気は往来できず、例えるならば高所からの転落や、水に溺れることを予知できないように、突然に発病したものの死期を予測することは不可能である。そのうちでも脈が絶えて来ないもの、脈の拍動が一呼吸で五～六回に及ぶものは、身体の肉が痩せ衰えなくても、真臓脈が現われていなくても、やはり死ぬ。

眞肝脉至、中外急、如循刀刃責責然、如按琴瑟弦、色青白不澤、毛折乃死。
眞心脉至、緊一本作堅。**而搏、如循薏苡子累累然、色赤黑不澤、毛折乃死。**
眞肺脉至、大而虛、如以毛羽中人膚、色赤白不澤、毛折乃死。
眞脾脉至、弱而乍疎乍數、色青黄不澤、毛折乃死。
眞腎脉至、摶而絶、如指彈石辟辟然、色黑黄不澤、毛折乃死。諸眞藏脉見、皆死不治。

語訳

肝の真臓脈が現れ、脈象は脈中も脈外も急で、ちょうど刀刃の上を押さえたときのように堅くて細く、あるいは琴の弦を押さえたときのようで、顔色は青白くて光沢がなく、皮毛が枯れたようになっていれば死亡する。

心の真臟脉が現れ、脉象は緊（『一書』には、「堅」としている。）で拍動し、ちょうどハトムギの実を触れたような感触で数珠のように繋がり、顔色は赤黒くて光沢がなく、皮毛が枯れたようになっていれば死亡する。

肺の真臟脉が現れ、脉象は大で虚しており、まるで羽毛が人の皮膚に触れたときのように軽微で、顔色は赤白くて光沢がなく、皮毛が枯れたようになっていれば死亡する。

脾の真臟脉が現れ、脉象は弱く、速くなったり緩慢となり、顔色は青黄色くて光沢がなく、皮毛が枯れたようになっていれば死亡する。

腎の真臟脉が現れ、脉の拍動が途絶え、まるで指で石を弾くように堅く実しており、顔色は黒黄色っぽく光沢がなく、皮毛が枯れたようになっていれば死亡する。

一般に五臟の真臟脉が現れればそれは不治の死病である。


曰「寒熱、瘰癧在於頸腋者、何氣所生？」曰「此皆鼠瘻寒熱之毒氣、稽於脉而不去者也。『靈樞』稽作隄字。鼠瘻之本、皆在於藏、其末上出頸腋之間、其浮於胸中、未著於肌肉而外爲膿血者、易去也。」曰「去之奈何？」曰「請從其本引其末、可使衰去而絶其寒熱。審按其道以予之、徐往徐來以去之。其小如麥者、一刺知、三刺已。決其死生、反其目視之、其中有赤脉從上

下貫瞳子者、見一脉、一歳死、見一脉半、一歳半死、見二脉、二歳死、見二脉半、二歳半死、見三脉、三歳死。赤脉不下貫瞳子者可治。」

注・「其浮於胸中」が『靈樞』では「其浮於脉中」。

語訳

問う「寒熱を生じる結核性リンパ腫の病で、頚部と腋の下に現れるものは、どのような邪気によって生じるのか？」

答える「これはいずれもリンパ節腫であり、寒熱の毒気が経脉に稽留して去らないために生じたものである。（『靈樞』は、「稽」は「隄」の字である。）リンパ節腫の病根は、みな内臓にあり、その内臓の毒気が上方の頚や腋の間に出て外表に現れている。その毒気が胸中に浅く浮いているだけで、まだ肌肉に付着しておらず、膿血が外に出るほどまでに至ってなければ、まだ容易に除去できる。」

問う「それをどのように除去するのか？」

答える「病の根元である内臓から治療を始め、外表に現れる瘻《ろう》〔腫物〕の邪毒を鍼灸で導き引いて消散させ、これにより邪毒が除去できればその寒熱症状を除去できる。そのためには病気の通路である経脉を按圧して審査したあと鍼し、ゆっくり入れてゆっくり出す鍼刺の補瀉の法を用いて邪毒を除去する。それが小さく麦粒大のものであれば、一度鍼刺しただけで効果があり、三度鍼刺をすれば治ってしまう。この種の病の死生の判断は、まぶたを裏返しにして観察し、その眼中に赤脉があり上から下に瞳を貫いて走っていて、赤脉が一本であれば死期は一年であり、赤脉が一本半であれば死期は一年半であり、赤脉が二本であれば死期は二年であり、赤脉が二本半であれば死期は二年半であり、赤脉が三本であれば死期は三年である。赤脉が下向きに瞳を貫通していないものは治癒可能である。」

注・予は与えるの意味で、預ではない。「按其道」は、脉診ではない。経全体を按圧すること。

曰「人有善病寒熱者、何以候之?」曰「小骨弱肉者、善病寒熱。顴骨者、骨之本也。顴大則骨大、顴小則骨小。皮薄而肉弱無䐃、其臂懦懦然、其地色炲然、不與天地同色、汚然獨異、此其候也。然臂薄者、其髓不滿、故善病寒熱。

風感則爲寒熱。皮寒熱、皮不可附席、毛髮焦、鼻槁腊、不得汗、取三陽之絡、補手太陰。肌寒熱、病肌痛、毛髮焦、脣槁腊、不得汗、取三陽於下、以去其血者、補太陰以去其汗。骨寒骨熱、痛無所安、汗注不休。齒本槁痛、取其少陰於陰股之絡、齒色槁、死不治。骨厥亦然。男子如蠱、女子如阻、身體腰脊如解、不欲食、先取涌泉見血、視跗上盛者、盡出血。」

注・「肉弱無䐃」の原文は「肉弱無䐈」。「槁」の原文は「藁」。「補手太陰」の原文は「補手太陽」。

語訳

問う「寒熱の病に罹りやすい人がいるが、どのように診察すべきなのか?」

答える「およそ骨格が小さく肌肉が脆弱な人は、寒熱の病に罹りやすい。頬骨は全身の骨格を表している。頬骨が大きいものは骨格も大きく、頬骨が小さいものは骨格も小さい。皮膚が薄く、肉は脆弱で隆起しておらず、その上肢は軟弱で柔らかく、顔のおとがい部（地閣《ちかく》）の色がススのように黒くて艶がなく、額中央の眉間部（天庭《てんてい》）の色と一致しておらず、色は汚れ不潔で他の部位の色と異なるのが特徴で、これは骨・肉・色による診察法である。また上肢の肌肉が薄いものは、その骨髄は充満していない、したがって寒熱の病に罹りやすい。

風邪によって寒熱の病は発病する。皮膚に邪気があって生じた寒熱病は、寝床について臥することができず、毛髪は枯れたように傷み、鼻が乾燥し、汗が出ないものは、足の太陽膀胱経の絡に属する飛揚穴を取り、手の太陰肺経で補う。

肌に邪気があって生じた寒熱病は、肌肉が痛み、毛髪は枯れたように傷み、唇が乾燥し、汗が出ないものは、足の太陽膀胱経で下肢にある絡穴である飛揚穴を取り、そこから邪血を除去し、足の太陰脾経で補い汗を出させる。

骨に邪気があって生じた寒熱病は、痛みで不安な状態となり、汗が流れるように出て止らなくなる。歯根部が枯れたようになっていれば、足の少陰腎経の絡穴である大鍾穴を取る。歯の色が枯れたようになっていれば、死証で不治の病である。これもまた骨厥病と同じである。

男子は下腹部が熱で痛み尿道より白色粘液が流出する疝瘕〔男子の房労病である蠱《こ》〕のような病を患い、女子は妊娠のつわり〔悪阻《おそ》〕のような症状が現れ、身体や腰部、背中が倦怠したように力が入らず、食欲がなくなるようであれば、まず湧泉穴を取って血を出し、次いで足背部の盛んになっている血絡を観察し、それより血を出し尽くす。」

灸寒熱之法、先取項大椎、以年爲壯數、次灸撅骨、以年爲壯數、視背俞陷者灸之、舉臂肩上陷者灸之、兩季脇之間灸之、外踝上絶骨之端灸之、足小指次指之間灸之、腨上陷脉灸之、外踝後灸之、缺盆骨上切之堅動如筋者灸之、膺中陷骨間灸之、掌束骨下灸之、臍下關元三寸灸之、毛際動脉灸之、臍下二寸分間灸之、足陽明跗上動脉灸之、巓上一灸之、取犬所嚙處灸之、即以犬傷病法三炷灸之。凡當灸二十九處。

寒熱頭痛、喘喝、目不能視、神庭主之。其目泣出、頭不痛者、聽會主之。寒熱、頭痛如破、目痛如脱、喘逆煩滿、嘔吐流汗、難言、頭維主之。寒熱、刺腦戸。

語訳

寒熱病の灸治療法は、まず項部の大椎穴を取り、病人の年齢を壮数と決め、次いで尾骶骨の長強穴に施灸し、病人の年齢を壮数と決めて、背部兪穴を観察して陥下するところがあればそこに施灸し、腕を挙げて肩の上の陥んだ部分〔肩髃穴〕に施灸し、両方の季肋部の間〔京門穴〕に施灸し、足の外果上方の絶骨《ぜっこつ》〔懸鍾〕の端にある陽輔穴に施灸し、足の小趾と次の趾の間侠渓穴に施灸し、ふくらはぎ〔腨《ぜん》〕の陥凹した経脉上〔承山穴〕に施灸し、外果の後方〔崑崙穴〕に施灸し、缺盆の骨上で圧せば筋のように堅くて動くところに施灸し、胸の中間の陥んだ骨の間〔天突穴〕に施灸し、手根骨の下〔大陵穴〕に施灸し、臍下三寸の関元穴に施灸し、陰毛の際の動脈部〔気衝穴〕に施灸し、臍下二寸の分かれた間〔石門穴〕に施灸し、足の陽明経の足背上にある動脈拍動部〔衝陽穴〕に施灸し、頭頂部〔百会穴〕に施灸する。狂犬に噛まれたときは、噛まれたところを取穴し、素早く狂犬病の処置法で三壮施灸する。以上が寒熱病へ施灸する部位の二十九カ所である。

悪寒や発熱して頭が痛み、喘いでハアハアし、目が見えなくなるものは、督脈と足の太陽経、陽明経の会穴である神庭穴を主治穴とする。

病人の目から涙が出ており、頭が痛くないものは、聴会穴を主治穴とする。

悪寒や発熱し、破れるように頭が痛み、眼が脱出しそうに痛み、喘いで気逆して胸が煩わしく脹満し、嘔吐して流れるような汗をかき、話し難いものは、頭維穴を主治穴とする。

悪寒や発熱には、脳戸穴を刺す。

注・「臍下二寸」は「膝下三寸」の誤りとされている。狂犬病では、咬まれた傷から直ちに毒を吸い出し、そこに施灸をした。

第一下、五臓伝播病により生じる寒熱の病

（五藏傳病發寒熱第一下）

提要

本篇の主要論述は、五臓に生じる病の伝播と変化であり、寒の病の発症と症候および主治穴である。

寒熱、取五處及天池、風池、腰俞、長強、大杼、中膂内俞、上窌、齗交、上關、關元、天牖、天容、合谷、陽谿、關衝、中渚、陽池、消濼、少澤、前谷、腕骨、陽谷、少海、然谷、至陰、崑崙主之。寒熱骨痛、玉枕主之。寒熱懈爛、一本作懶。淫濼脛痠、四肢重痛、少氣難言、至陽主之。肺寒熱、呼吸不得卧、上氣嘔沫、喘氣相追逐、胸滿脇膺急、息難、振慄、脉鼓氣膈、胸中有熱、支滿不嗜食、汗不出、腰脊痛、肺俞主之。

注・「中膂内俞」の原文は「中膂由前」。「肺寒熱」の原文は「肺氣熱」。

語訳

悪寒や発熱には、五処、天池、風池、腰兪、長強、大杼、中膂兪、上髎、齦交、上関、関元、天牖、天容、合谷、陽渓、関衝、中渚、陽池、消濼、少沢、前谷、腕骨、陽谷、少海、然谷、至陰、崑崙を主治穴とする。
悪寒や発熱して骨が痛み、足の太陽膀胱経の玉枕穴を主治穴とする。

悪寒や発熱に倦怠感を伴い、（『一書』には、懶《らい》〔癩・らいびょう〕。）湿邪が下肢に侵淫して脛がだるくて無力となり、四肢が重く痛み、呼吸が短く喋り難いものは、督脈の至陽穴を主治穴とする。

肺疾患により悪寒や発熱し、寝た状態で呼吸し難く、上気により嘔吐して涎沫を吐き、喘いで呼吸が速くなり、胸が脹満して胸脇部が強ばり、呼吸が困難となり、戦慄し、鼓を打つような脈象で気道が隔塞し、胸中に熱があり、胸中が支えて脹満して飲食したくなく、汗が出ず、腰や背中が痛むものは、足の太陽膀胱経の肺兪穴を主治穴とする。
注・不嗜食《ふししょく》は食欲のないこと。

寒熱心痛、循循然與背相引而痛、胸中氣逆不得息、咳唾血、多涎煩中、善饐食不下、欬逆、汗不出、如瘧狀、目䀮䀮、淚出悲傷、心俞主之。欬而嘔、鬲寒食不下、寒熱、皮肉膚痛、少氣不得臥、胸滿支兩脇、鬲上兢兢、脇痛腹䐜、胸脘暴痛、上氣、肩背寒痛、汗不出、喉痺、腹中痛、積聚、默然嗜臥、怠惰不欲動、身常濕、心痛無可搖者、脾俞主之。
注・「身常濕」の原文は「身常濕濕」。

語訳

悪寒や発熱して心が痛み、心痛により心と背中の相方が引きつって痛み、胸中が煩悶して呼吸しづらく、咳をして唾に血が混じり、多く涎を垂れ、心中が煩わしくしょっちゅう食道が塞がり、食物が支えて下がらず、咳嗽して気逆し、汗が出ず、瘧疾のような状態となり、目がぼんやりとしてはっきり見えず、涙を出し悲しむものは、足の太陽膀胱経の心兪穴を主治穴とする。

咳嗽をして嘔吐し、横隔膜〔中焦〕が冷え食物が支えて下がらず、悪寒や発熱し、皮膚や肌肉が痛み、呼吸が弱くなって横になって寝れず、胸が脹満して両脇が支え、胸が動揺して落ち着かず、脇が痛んで腹が脹満し、胃脘部（心下部）が突然に痛み、肺気が上がり〔呼吸での呼気が多く吸気が少なく〕気息が急促し、肩や背中が寒くて痛み、汗が出ず、喉が腫れて痛み、腹中が痛み、積聚《せきじゅ》〔腹内に結塊があって、腫れや痛みをともなう病〕となり、沈黙して横になりたがり、怠惰して動きたくなくなり、身体が常に湿り、心痛して動けないものは、足の太陽膀胱経の脾兪穴を主治穴とする。

注・饐は噎と同じで食道閉塞。饑ではない。

欬而脇滿急、不得息、不得反側、腋脇下與臍相引、筋急而痛、反折目上視、眩、目中循循然、肩項痛、驚狂、衄、少腹滿、目䀮䀮、生白翳、欬引胸痛、筋寒熱、唾血、短氣、鼻酸、肝俞主

之。寒熱、食多身羸痩、兩脇引痛、心下賁痛、心如懸、下引臍、少腹急痛、熱、面急一本作黒、目䀮䀮、久喘欬、少氣、溺濁赤、腎俞主之。骨寒熱、溲難、腎俞主之。

語訳

咳嗽して両脇部が脹満して強ばり、呼吸しづらい、身体を反転できない、腋や脇の下と臍の相方が引きつり、筋脈が強ばって痛み、腰や背中が後ろに折れるように湾曲し、目が反り返って上を見て、眩暈し、眼球が回旋して目が回り、肩項部が痛み、驚いて精神が乱れて狂い、鼻血をして、下腹部が脹満し、目がはっきり見えなくなり、黒目が白くなる〔白内障〕眼病を発症し、咳嗽で胸が引きつって痛み、筋が悪寒や発熱し、唾に血が混じり、呼吸が短くなり、鼻が悲しい時のようにツンとするものは、足の太陽膀胱経の肝兪を主治穴とする。

悪寒や発熱し、多く飲食するが身体が消痩し、両脇が引きつって痛み、心下の胃部が痛み、心が空虚に痛み、臍に向かって下に引かれ、下腹部が強ばって痛み、発熱し顔面の色が黒く、目がはっきり見えなくなり、喘咳を久しく患い、呼吸が弱く、小便が濁って赤くなるものは、足の太陽膀胱経の腎兪を主治穴とする。

骨が悪寒や発熱し、小便が困難なものは、足の太陽経の腎兪を主治穴とする。

注・「心下賁痛」は奔豚のこと。賁は横隔膜で、気が下からつき上がるもの。

寒熱頭痛、水溝主之。寒熱頸瘰癧、大迎主之。肩痛引項、寒熱、缺盆主之。身熱汗不出、胸中熱滿、天窌主之。寒熱肩腫、引胛中痛、肩臂酸、臑俞主之。寒熱項癧適、耳無聞、引缺盆肩中熱痛、麻痺不舉、一本作手臂不舉。肩貞主之。寒熱癧、目不明、欬上氣、唾血、肩中俞主之。寒熱癧適、胸中滿、有大氣、缺盆中滿痛者死、外潰不死、肩引項不舉、缺盆中痛、汗不出、喉痺、欬嗽血、缺盆主之。欬上氣、喘、暴瘖不能言、及舌下挾縫青脉、頸有大氣、喉痺、咽中乾急、不得息、喉中鳴、翕翕寒熱、項腫肩痛、胸滿、腹皮熱、衄、氣短哽心痛、隱疹、頭痛、面皮赤熱、身肉盡不仁、天突主之。肺系急、胸中痛、惡寒、胸滿悒悒然、善嘔膽、胸中熱、喘逆氣、氣相追逐、多濁唾、不得息、肩背風、汗出、面腹腫、鬲中食饐不下食、喉痺、肩息肺脹、皮膚骨痛、寒熱煩滿、中府主之。

語訳

悪寒や発熱して頭痛するものは、督脈と陽明経の会穴である水溝穴を主治穴とする。

悪寒や発熱して項部にリンパ節腫〔瘰癧〕が生じるものは、足の太陽膀胱経の大迎穴を主治穴とする。

肩から項にかけて引きつって痛み、悪寒や発熱すれば、缺盆が主治する。

身体は発熱するのに汗が出ず、胸中が煩熱して脹満するものは、手足の少陽経と陽維脉の会穴である天髎穴を主治穴とする。

悪寒や発熱して肩が腫れ、肩から肩甲骨間部が引きつって痛み、肩や上腕部が疼痛するものは、手の太陽小腸経と陽維脈、陽蹻脈の会穴である臑兪穴を主治穴とする。

悪寒や発熱し項部にリンパ腺腫が現れ、耳が聞こえなくなり、缺盆から肩甲骨間部にかけて引きつり発熱して痛み、麻痺して腕を挙上できない（『一書』には、「手の臂《ひ》〔前腕部〕が挙がらない」としている。）ものは、手の太陽小腸経の肩貞穴を主治穴とする。

悪寒発熱を伴うリンパ結核で、目が見えず、咳嗽をして気が上逆し、唾に血が混じるものは、手の太陽小腸経の肩中兪穴を主治穴とする。

悪寒や発熱して項頚部にリンパ節腫を生じ、胸中が脹満し、邪気があって、缺盆中が脹満して痛むものは死ぬ。頚部リンパ節腫が外で潰瘍になっているものは死なず、肩から項にかけ引きつって腕を挙上できず、缺盆中が痛み、汗が出ず、咽喉が腫れて痛み〔喉痺〕、欬嗽して血が出るものは、足の太陽膀胱経の缺盆穴を主治穴とする。

咳嗽で気が上逆し、呼吸が急促になり、突然に声が出ずに喋れなくなり、舌下小帯を挟んで青脈が現れ、頚に邪気があり、咽喉が腫れて痛み、咽中が乾いて強ばり、呼吸しづらく、喉中で音が鳴り、軽微に発熱や悪寒し、項が腫れて肩が痛み、胸中が脹満し、腹の皮膚が熱く、鼻血が出て、呼吸が短く、喉が塞がったようで心痛し、蕁麻疹が現れ、頭が痛み、顔面の皮膚が赤く発熱し、身体の筋肉が尽きて麻痺するものは、陰維脈と任脈の会穴である天突穴を主治穴とする。

気管が引きつり、胸中が痛み、悪寒し、胸部が脹満して煩わしくなり、頻繁に嘔吐して胆汁を吐き、胸中が熱くなり、喘いで気が上逆し、呼吸が促迫となり、多くの濁った痰唾を吐き、呼吸しづらくなり、肩や背に風邪を受け、汗が出て、顔面や腹が腫れ、咽が塞がり胸膈が支えて飲食物が下がらなくなり、咽喉が腫れて痛み、肩で息するようになるまで肺が脹満し、皮膚や関節が痛み、悪寒や発熱して心が煩わしく脹満するものは、手の太陽小腸経の中府穴を主治穴とする。

注・唾血とは結核などで肺から出血するもの。嘔血は胃からの出血。

寒熱、胸滿頭痛、四肢不舉、掖下腫、上氣、胸中有聲、喉中鳴、天池主之。欬、脇下積聚、喘逆、臥不安席、時寒熱、期門主之。寒熱腹脹䐜、怏怏然不得息、京門主之。寒濯濯、舌煩、手臂不仁、唾沫、唇乾引飲、手腕攣、指肢痛、肺脹上氣、耳中生風、欬喘逆、痺、臂痛、嘔吐、飲食不下、膨膨然、少商主之。唾血、時寒時熱、寫魚際、補尺澤。臂厥、肩膺胷滿痛、目中白翳、眼青、轉筋、掌中熱、乍寒乍熱、缺盆中相引痛、數欬、喘不得息、臂内廉痛、上鬲、飲已煩滿、太淵主之。寒熱、胷背急、喉痺、欬上氣喘、掌中熱、數欠伸、汗出、善忘、四逆厥、善笑、溺白、列缺主之。胷中彭彭然、甚則交兩手而瞀、暴痺喘逆、刺經渠及天府、此謂之大俞。寒熱、欬嘔沫、掌中熱、虛則肩臂寒慄、少氣不足以息、寒厥、交兩手而瞀、口沫出、實則肩背熱痛、汗出、四肢暴腫、身濕一本作温。搖、時寒熱、饑則煩、飽則善面色變、口噤不開、惡風泣出、列缺主之。

注・「臂内廉痛」の原文は「臂肉廉痛」。「身濕」の原文は「身熱」。

語訳

悪寒や発熱し、胸中が脹満して頭が痛み、四肢を動かすことができず、腋の下が腫れ、気が上逆し、胸中から痰の音がして、喉の中が鳴るものは、手の厥陰経の天池穴を主治穴とする。

咳嗽し、脇の下に積聚があり、喘いで気逆し、安らかに寝床について臥することができず、時に悪寒や発熱するものは、足の厥陰肝経の期門穴を主治穴とする。

悪寒や発熱し腹が脹満し、心中が不快で呼吸しづらいものは、足の少陽胆経の京門穴を主治穴とする。

身体が冷水で洗われたように寒く、舌が煩わしく、手や腕が麻痺して感覚がなく、泡沫状の唾液を吐き、唇が乾燥して多飲し、手や腕が痙攣し、指や手が痛み、肺が膨張して気が上逆し、耳の中に風が吹くような音がし、咳嗽で喘いで気逆し、痺痛となり、前腕が痛み、嘔吐し、飲食物が滞って下がらず、胸や腹が膨張するものは、手の太陰小腸経の少商穴を主治穴とする。

唾液に血が混じり、時に悪寒して時に発熱するものは、手の太陰肺経の魚際穴で瀉し、尺澤穴で補う。

臂厥の病になり、肩や胸が脹満して痛み、白内障になり、緑内障になり、ひきつけ、掌中が熱く、悪寒したかと思うと急に発熱し、缺盆中が引きつって痛み、常に咳をし、喘いで呼吸しづらく、前腕内側が痛み、食べたらすぐ吐き出し、飲んだあと煩満するものは、手の太陰肺経の太淵穴を主治穴とする。

悪寒や発熱し、胸や背中が強ばって痛み、喉が腫れて痛み、咳嗽で気が上逆して喘ぎ、掌中が熱くなり、頻繁にあくびと伸びをし、汗が出て、物事をよく忘れ、手足の先から冷え、よく笑い、白い小便をするものは、手の太陰肺経の列缺穴を主治穴とする。

胸中が膨満し、ひどいものは両手を胸の前で交叉して目が眩み、急に胸が痛くなって喘ぐものは、手の太陽小腸経の経渠穴と天府穴に鍼刺する。天府は頚項部間から出る臟腑の五部兪穴の一つである。

悪寒や発熱し、咳嗽して泡沫を嘔吐し、掌中が熱い。正気が虚せば肩や前腕が悪寒や戦慄し、吸気が少なく、下肢が寒冷する厥証となり、両手を胸の前で交叉して目が眩み、口に泡沫を吐く。邪気が実すれば肩や背中が発熱して痛み、汗が出て、手足がいきなり腫れ、身体が湿潤（『一書』では、「温」である。）して動揺し、時に悪寒や発熱し、空腹になると煩躁し、満腹になると顔色が変化しやすく、顎が強ばり口は開かず、風を嫌い風を受けて涙が出るものは、手の太陰肺経の列缺穴を主治穴とする。

注・「舌煩」は聞いたことがなく、「心煩」の誤りだろうとされている。不仁は感覚のないこと。力が入らないのは不用。肢痛とあるが、足は肺経と主治が合わない。

煩心、欬、寒熱善噦、勞宮主之。寒熱、唇口乾、喘息、目急痛、善驚、三間主之。胷中滿、耳前痛、齒痛、目赤痛、頸腫寒熱、渴飲輒汗出、不飲則皮乾熱、曲池主之。寒熱頸癧適、欬、呼吸難、灸五里、左取右、右取左。寒熱頸癧適、肩臂不可舉、臂臑、臑俞主之。風寒熱、掖門主之。寒熱頸頷腫、後谿主之。寒熱善嘔、商丘主之。嘔、厥寒、時有微熱、脇下支滿、喉痛嗌乾、膝外廉痛、淫濼脛痠、腋下腫、馬刀瘻、肩痛、吻傷痛、太衝主之。

注・「臂臑、臑俞」の原文は「臂臑俞」。「腋下腫、馬刀瘻」の原文は「腋下主之刀瘻」。

語訳

心が煩悶として、咳嗽し、悪寒や発熱してよくしゃっくりが出るものは、手の厥陰心包経の労宮穴を主治穴とする。

悪寒や発熱し、唇や口が乾き、喘息となり、目が強ばって痛み、ヒキツケやすいものは、手の陽明大腸経の三間穴を主治穴とする。

胸中が脹満し、耳の前が痛み、歯が痛み、目が赤くなって痛み、頚が腫れて悪寒や発熱し、口が渇いて飲水後まもなく汗が出る、飲水しないと皮膚が乾いて熱くなるものは、手の陽明経の合穴である曲池穴を主治穴とする。

悪寒や発熱して頚部にリンパ節腫が現れ、咳嗽し、呼吸し難いものは、手の陽明経の五里穴に施灸する。左の症状であれば右を取り、右の症状では左を取る。

悪寒や発熱して頚部にリンパ節腫が現れ、肩の痛みで前腕を挙上できないものは、手の陽明経と陽維脈の会穴である臂臑穴及び手の太陽経と陽維脈の会穴である臑兪穴を主治穴とする。

風邪を感受して悪寒や発熱するものは、手の少陽経の液門穴を主治穴とする。

悪寒や発熱して頚や顎が腫れるものは、手の太陽経で兪穴である後渓穴を主治穴とする。

悪寒や発熱して頻繁に嘔吐するものは、足の太陰経の商丘穴を主治穴とする。

嘔吐し、手足が冷たく、時に微熱があり、腋の下が支えて脹満し、喉が痛み咽喉が乾き、膝の外側部が痛み、湿邪が侵淫して脛が重だるく、腋下が腫れ、リンパ節腫瘍が破れて瘻孔となり、肩が腫れ、口角が傷ついて痛むものは、足の厥陰経の太衝穴を主治穴とする。

心如懸、『千金』作心痛。**陰厥、脚腨後廉急、不可前却、血癰、腸澼便膿血、足跗上痛、舌巻不能言、善笑、足痿不收履、溺青赤白黄黒。青取井、赤取滎、黄取輸、白取經、黒取合。血痔、泄**『千金』下有利字。**後重、腹痛如癃狀、狂仆必有所扶持、及大氣涎出、鼻孔中痛、腹中常鳴、骨寒熱無所安、汗出不休、復溜主之。男子如蠱、女子如阻、寒熱、少腹偏腫、陰谷主之。少腹痛、泄出糜、次指間熱、若脉陷寒熱、身痛、唇渇、不乾汗出、毛髪焦、脱肉少氣、内有熱、不欲動揺、泄膿血、腰引少腹痛、暴驚狂言非常、巨虚下廉主之。胷中滿、腋下腫、馬刀瘻、善自齧舌頬、天牖中腫、淫濼脛痠、頭眩、枕骨頷腮腫、目澁、身痺、洒淅振寒、季脇支滿、寒熱、脇腰腹膝外廉痛、臨泣主之。**

語訳

心がぶらさがったように落ち着かず、（『千金』では、心痛。）下肢が厥冷し、下腿フクラハギの後縁が強ばり、前進や後退ができず、血が聚ってオデキになり、大便で下血〔腸澼《ちょうへき》〕して便に膿血が混じり、足背部が痛み、舌が巻いて喋れず、よく笑い、足が萎えて歩行できず、小便が青赤白黄黒の色の変化がある。小便の色が青いものは井穴〔湧泉穴〕を、小便の色が赤いものは滎穴〔然谷穴〕を、小便の色が黄色いものは輸穴〔太渓穴〕を、小便の色が白いものは経穴〔復溜穴〕を、小便の色が黒いものは合穴〔陰谷穴〕を取る。

痔により出血し、排便（『千金』では、下に「利」の字がある。）で肛門に重圧感があり、排尿障害のような腹痛があり、狂って倒れ必ず人の助けや介助が必要となり、邪気に侵犯されて涎を出し、鼻孔の中が痛み、腹の中が常に鳴動し、骨寒熱〔寒熱証〕で落ちつかず、汗が出て止らないものは、足の少陰経の復溜穴を主治穴とする。

男子は下腹部が熱で痛んで尿道より白色粘液が流出する疝瘕〔蠱〕のような病を患い、女子は妊娠のつわり〔悪阻〕のような症状が現れ、悪寒や発熱し、下腹部の片側が腫れるものは、足の少陰経の陰谷穴を主治穴とする。

下腹部が痛み、水様便（糜粥《びしゅく》状）となり、手の小指と薬指の間が発熱し、脈が陥下して悪寒や発熱し、身体が痛み、唇が乾燥し、汗が出ず、毛髪が焦げたように枯れ、肉が痩せ落ちて呼吸が少なくなり、身体内が発熱し、身体を動かしたがらず、排便に膿血が混じり、腰から下腹部にかけて引きつって痛み、突然に驚き異常な狂ったことを言うものは、足の陽明経で小腸の合穴である下巨虚穴〔巨虚下廉〕を主治穴とする。

胸中が脹満し、腋下が腫れ、リンパ節腫が破れて瘻孔を生じ、よく自分の舌や頬を噛み、天牖穴部が腫れ、湿邪に侵淫されて脛がだるくて重くなり、目はかすみ頭がまわるような感じがし、外後頭隆起と顎や下顎角が腫れ、目がショボショボし、身体が痛み、ぞくぞくと震えて悪寒し、側胸部〔季脇〕が支え脹満し、悪寒や発熱し、脇・腰・腹・膝の外側が痛むものは、足の少陽経の兪穴である足の臨泣穴を主治穴とする。

注・脚とは大腿部ではない。履は履物ではなく、歩行。「次指」だが、下巨虚は小腸の合穴なので、第二指ではなく小指となり、次指間は小指と薬指の間。詳しくは『靈樞』邪気臟腑病形篇を参照。

寒熱頸腫、丘墟主之。寒熱、頸腋下腫、申脉主之。寒熱痠痟、四肢不擧、腋下腫、馬刀瘻、喉痺、髀膝脛骨揺、酸痺不仁、陽輔主之。寒熱、髀脛不收、陽交主之。寒熱、腰痛如折、束骨主之。寒熱、目䀮䀮、善欬、喘逆、通谷主之。寒熱善唏、頭重足寒、不欲食、脚攣、京骨主之。寒熱、篡反出、承山主之。寒熱、篡後出、瘈瘲、脚腨痠重、戰慄不能久立、脚急腫、跗痛筋足攣、少腹引喉嗌、大便難、承筋主之。跟厥、膝急、腰脊痛引腹篡、陰股熱、陰暴痛、寒熱、膝痠重、合陽主之。

注・「髀膝脛骨揺」の原文は「髀膝頸骨搖」。「髀脛不收」の原文は「痺頸不收」。

語訳

悪寒や発熱して頚が腫れるものは、足の少陽経の丘墟穴を主治穴とする。

悪寒や発熱し、頚や腋下が腫れるものは、足の太陽経の申脉穴を主治穴とする。

悪寒や発熱してだるく重くなって疼き、手足を動かせず、腋下が腫れ、リンパ節腫が破れて瘻孔を生じ、喉が腫れて痛み、大腿・膝・脛の関節が弛緩して動揺し、だるくなって痺れるものは、足の少陽経の陽輔穴を主治穴とする。

悪寒や発熱し、大腿と下腿が弛緩して収縮しないものは、足の少陽経の陽交穴を主治穴とする。

悪寒や発熱し、腰が折れるように痛むものは、足の太陽経の束骨穴を主治穴とする。

悪寒や発熱し、目がはっきり見えず、頻繁に咳嗽し、喘いで気が上逆するものは、足の太陽経の滎穴である通谷穴を主治穴とする。

悪寒や発熱してよく嘆き、頭は重くて足は寒く、食欲がなく、足が攣るものは、足の太陽経の原穴である京骨穴を主治穴とする。

悪寒や発熱し、肛門が脱出するものは、足の太陽経の承山穴を主治穴とする。

悪寒や発熱し、肛門が脱出し、筋脈が痙攣して拘縮〔瘈瘲〕し、フクラハギがだるくて重くなり、体が震えて長く立っておれず、脚が強ばって腫れて痛み、足背部が痛く足の筋が痙攣し、下腹部から咽喉にかけて引きつって痛み、大便が困難になっているものは、足の太陽経の承筋穴を主治穴とする。

足根部が寒冷し、膝が強ばり、腰や背中から腹や陰部にかけて引きつって痛み、大腿内側が発熱し、陰部が突然に痛み、悪寒や発熱し、膝がだるく重いものは、足の太陽経の合陽穴を主治穴とする。

注・承山は脱肛の治療穴なので、篡《い》は陰器ではなく肛門。陰服とは大腿内側。陰部と股関節ではない。

第二、経絡が受病して腸胃に入り五臓に積して生じる伏梁・息賁・肥気・痞気・賁肫の病

（經絡受病入腸胃五藏積發伏梁息賁肥氣痞氣奔肫第二）

提要

本篇は、邪が人を侵犯し、経絡や臓腑に伝播し、病邪が集結して積となり、伏梁、息責、肥気、痞気、賁肫などを発病について論述するため名付けられた篇である。その主要な内容は、邪が人を侵犯し、外から内へ、上から下へと伝播していく過程や、邪気の段階によって異なる症状、積聚が発病する原因やメカニズム、また五臓の積病である伏梁《ふくりょう》、息賁《そくふん》、肥気《ひき》、痞気《ひき》、賁肫《ほんとん》の症状と、その主治腧穴についてである。

黄帝問曰「百病始生、三部之氣、所傷各異、願聞其會。」岐伯對曰「喜怒不節則傷於藏、藏傷則病起於陰。清濕襲虛、則病起於下。風雨襲虛、則病起於上、是謂三部。至其淫泆、不可勝數。

不風雨寒熱、不得虛邪、不能獨傷人。卒然逢疾風暴雨而不病者、蓋無虛邪、不能獨傷。此必

因虛邪之風、與其身形、兩虛相摶、乃客其形。兩實相逢、中人肉間。其中於虛邪也、因其天時、與其躬身、參以虛實、大病乃成。氣有定舍、因處爲名、上下内外、分爲眞三。」

語訳

黄帝が問う「各種の疾病の発生において、上中下の三部を傷つける邪気は、各々に傷つけるところが異なるが、その道理について会得し精通したいのだが？」

岐伯が答える「喜怒など情志の節度がなければ内臓を損傷し、内臓が損傷すれば、病は陰である内臓から生じる。寒湿の邪気は人体の虚したところを侵襲し、人体の下部から発病する。風雨の邪気は人体の虚したところを侵襲し、人体の上部から発病する。これが邪気によって犯されやすい三部位ということである。またその邪気が人体に侵入してからの伝播や変化に至っては、数え上げればきりがない。

風雨寒熱自体は、病を発症させる邪気ではないので、それだけで人体を傷つけることはない。突然に疾風や暴雨に遭遇したとしても病にならないのは、これ自体が病を発症させる邪気ではないので、これによって人が傷つけられることはない。病の発生は、病を発症させる虚邪賊風の侵襲を受けること、身体が虚弱なこと、この二つの虚が合わさって、初めて邪が身体に入って発病する。気候が正常で、身体が壮健ならば、邪が人に侵入しても肉の間に留まる。虚邪に侵犯されて発病するのは、四季の天気、そして身体の強弱、この虚実によっては、大病を発症する。邪気は侵犯する定まった部位があるので、その所在によって病名とし、上下内外を上・中・下の三部に分ける。

注・参は参与の参で、三の参ではない。

是故虚邪之中人也、始於皮膚、皮膚緩則腠理開、腠理開則邪從毛髮入、毛髮入則稍深、稍深則毛髮立、洒然、皮膚痛。留而不去、則舍於絡。在絡之時、痛於肌肉、其病時痛時息、大經乃代。留而不去、傳舍於經、在經之時、洒淅善驚。留而不去、傳舍於俞、在俞之時、六經不通、四節即痛、腰脊乃強。留而不去、伏舍於伏衝之脉、在伏衝之脉時、身體重痛。留而不去、傳舍於腸胃、在腸胃之時、賁響腹脹、多寒則腸鳴、飧泄不化、多熱則溏出糜。留而不去、傳舍於腸胃之外、募原之間。留著於脉、稽留而不去、息而成積。

語訳

このように虚邪賊風の人体への侵犯は、まず皮膚から始まる。皮膚が緩んでいれば腠理は開いており、腠理が開けば邪気が毛髪などの毛穴から侵入し、毛穴から入ればしだいに深くへ向かい、少し深くに入れば毛髪は逆立ち、水を浴びたように寒気がし、皮膚が痛くなる。邪気が皮毛に留まって散去しなければ、絡脈に伝入して留まる。邪気が絡脈にあれば、肌肉が痛む。その痛みが現れたり止んだりすれば、それは邪気が絡脈から経脈に伝入しようとしているからである。邪気が絡脈に留まって散去しなければ、経脈に伝入して留まり、邪気が経脈にあれば、寒気して震え精神が不安定になりよく驚くようになる。邪気が経脈に留まって散去しなければ、兪穴に伝入して留まり、邪気が兪穴にあれば、六経の気は邪気に運行を阻害されて通じなくなり、四肢に通達されなくなって四肢の関節が疼痛し、腰や背中が強ばる。邪気が兪穴に留まって散去しなければ、深部の衝脉〔伏した衝脉〕に伝入して留まり、邪気が深部の衝脉にあれば、身体が重くなって痛む。邪気が深部の衝脉に留まって散去しなければ、腸胃に伝入して留まり、邪気が腸胃にあれば、腹が腸鳴して脹満し、寒邪が盛んであれば腸鳴して消化できないために未消化便となる。熱邪が盛んであれば糜粥（かゆ）状の稀薄な便をする。邪気が腸胃に留まって散去しなければ、腸胃の外の募原の間〔五臓の間の臓器間膜〕に伝入し血脉中に留まる。脉中に留まれば、滞留した邪気は気血と結合し、成長して積を形成する。

或著孫絡、或著絡脉、或著經脉、或著兪脉、或著於伏衝之脉、或著於膂筋、或著於腸胃之募原、上連於緩筋、邪氣淫泆、不可勝論。其著孫絡之脉而成積、往來上下。擘音拍破盡也乎『素』作手、**孫絡之居也、浮而緩、不能拘積而止之、故往來移行腸胃之外、湊滲注灌、濯濯有音。有寒則腹䐜滿雷引、故時切痛。其著於陽明之經、則俠臍而居、飽則益大、饑則益小。而其著於緩筋也、似陽明之積、飽則痛、饑則安。其著於腸胃之募原也、痛而外連於緩筋也、飽則安、饑則痛。其著於伏衝之脉者、揣之、應手而動、發手則熱氣下於兩股、如湯沃之狀。其著於膂筋、在腸後者、饑則積見、飽則積不見、按之伏得。其著於兪脉者、閉塞不通、津液不下、而空竅乾。此邪氣之從入內、從上下者也。**

注・「或著絡脉」の原文は「或著脉絡」。

語訳

人体に侵入した邪気は、或いは孫絡に、或いは絡脈に、或いは経脈に、或いは伏衝の脈〔衝脈〕に、或いは脊柱起立筋〔膂筋《りょきん》〕に、或いは腹膜〔腸胃の募原〕に付着したり、或いは上がって緩筋に繋がり、邪気は侵入して伝わり変化するので、これを取り上げて完全な説明をすることはできない。邪気が孫絡の脉に留まってできた積は、上下に往来する。前腕は孫絡のある場所である。孫絡は浮いて緩んでいるので、積を拘約して止めておくことができず、往来移動する。腸胃の外で水が集まり滲みて灌注するようになると、タクタクと水の音がする。寒があれば腹が脹満し雷鳴のように腸鳴して引きつり、時に腹が切り裂かれるような痛みがある。邪気が陽明経に留まって積を形成すれば、臍の両傍部に積は形成され、満腹になれば積塊は大きくなり、空腹になれば縮小する。邪気が緩筋に留まって積を形成すれば、陽明経の積の症状と似ており、満腹になれば痛み、空腹になれば痛みがなくなり安定する。邪気が腸胃の間膜に留まって積を形成すれば、痛みは外側の緩筋と繋がり、満腹では痛まず、空腹になれば痛む。邪気が伏衝の脈に留まって積を形成すれば、その積を按圧したとき、手に応じて動き、手を離せば熱気が両股を下り、熱湯を注いだような感じとなる。邪気が脊柱起立筋に留まって積を形成すれば、脊柱起立筋は腸の後方にあるので、空腹時には積塊を見ることができ、満腹時には積塊を見ることも、触ることもできなくなる。邪気が兪脈に留まって積を形成すれば、背兪は閉塞して通じなくなるので、津液は下行できずに、便が乾燥して尿が減る。以上は邪気が外から内部に侵入し、上部から下部へと伝播しながら変化していく過程である。

注・積は血や津液が固まったもので、気が集まったものではない。気が集まったものは聚。伏した衝脈は、一般に

「伏衝の脉」と呼ぶ。空竅とは毛孔のことではない。目口鼻耳、そし大小便の穴を指す。

曰「積之始生、至其已成奈何？」曰「積之始也、得寒乃生、厥止乃成積。」曰「其成奈何？」曰「厥氣生足溢、『靈樞』作足悗。足溢生脛寒、脛寒則脉血凝泣、寒氣上入於腸胃、入於腸胃則䐜脹、外之汁沫迫聚不得散、日以成積。卒然盛食多飲則脉滿、起居不節、用力過度、則絡脉傷、陽絡傷則血外溢、溢則衄血、陰絡傷則血内溢、溢則便血。外之絡傷、則血溢於腸外、有寒汁沫與血相摶、則并合凝聚不得散、而成積矣。卒然中於寒、若内傷於憂怒、則氣上逆、氣上逆則穴俞不通、温氣不行、凝血縕裹而不散、津液凝濇、著而不去、而積皆成矣。」曰「其生於陰者奈何？」曰「憂思傷心。重寒傷肺。忿怒傷肝。醉飽入房、汗出當風則傷脾。用力過度、入房汗出浴水則傷腎。此内外三部之所生病也。察其所痛、以知其應、有餘不足、當補則補、當寫則寫、無逆天時、是謂至治。」

注・「若内傷於憂怒」の原文は「若内傷於憂恐」。

語訳

問う「積の発生から、それが形成に至るまではどうなっているのか？」

答える「積は始めに、寒邪に侵犯されて生じ、寒邪が上逆することにより積が形成される。」

問う「寒邪による積の形成とは、どのようなものか？」

答える「寒邪が厥逆すると足に血が滞って腫れ（『靈樞』では、足悗《そくばん》〔足が重く、動くことが不便なこと〕としている。）、足に血が滞って腫れれば脛が寒くなり、脛が寒くなれば血脈が凝滞して通じなくなり、寒気は上部に向かい腸胃を侵犯し、腸胃に寒気が入ると腹が脹満し、腸の外にある汁沫を凝集させて散ることなく、このように日一日と積塊を形作っていくのである。突然に暴飲暴食すれば血脈が充満して溢れ、生活が不摂生であったり、過度に体力を消耗させたりすれば、絡脈が損傷し、陽絡が損傷すれば血は損傷部位から外に溢れ、血が溢れれば鼻血となる。陰絡が損傷すれば血は損傷部位から内に溢れ、血が溢れれば血便となる。腸胃の外の絡脈が損傷すれば、血は腸の外に溢れ、このとき腸の外に寒があれば腸外の汁沫と腸外に溢れ出た血が混ざり合い、相方が結合し凝聚して消散できなくなり、積が形成される。突然に外の寒邪を感受し、内は憂怒などの感情により傷つけば、邪気は上逆し、邪気が上逆すれば六経の腧穴で気血の運行が阻害され、温める作用の陽気が運行しなくなり、血液が温められなければ凝結して内臓に蓄えられて散じず、津液は渋って滞り、邪気は留まったまま去らずに、積が形成されることとなる。」

問う「その病が内臓に発生するのはなぜか？」

答える「憂愁や思慮が過ぎれば心が傷つく。寒邪に侵犯され、加えて冷たいものを飲食すれば、この二つの寒が重なって肺が傷つく。憤怒が過ぎれば肝が傷つく。飽食や酒に酔って性交に及び、汗が出たところで風にあたれば脾が傷つく。体力を過度に消耗し、性交に及んで汗が出たところに水を浴びれば腎が傷つく。これは内外の上焦、中焦、下焦の三部に病が生じる原因である。その痛むところを診察して、病の所在を知り、その虚実により、虚証であれば補い、実証であれば瀉し、四季の変化の規則に逆らわない。これを治療という。」

曰「人之善病腸中積者、何以候之?」曰「皮薄而不澤、肉不堅而淖澤、如此則腸胃惡、惡則邪氣留止、積聚乃作。腸胃之積、寒温不次、邪氣乃一本作稍。止、其畜積止、太聚乃起。」

曰「病有身體腰股胻背皆腫、環臍而痛、是謂何病?」曰「名曰伏梁。此風根也、不可動、動之爲水、溺濇之病。病有少腹盛、左右上下皆有根者、名曰伏梁也。裹太膿血、居腸胃之外、不可治、治之毎切按之至死。此下則因陰、必下膿血、上則迫胃脘生鬲、俠一本作依。胃脘内癰、此久病也、難治。居臍上爲逆、居臍下爲順、勿動亟奪。其氣溢『素問』作泄。於大腸而著於肓、肓之原在臍下、故環臍而痛也。」

語訳

問う「腸中の積聚の病に罹りやすい人がいるが、それはどのように診察するのか?」

答える「皮膚が薄くて潤いがなく、肌肉は脆弱で滑らかでない、このような人は腸胃があまり丈夫ではなく、丈夫でなければ邪気が留止して積聚となる。胃腸の積塊は冷たい物や熱い物を注意せずに飲食すれば、邪気が至り(『一書』では、稍〔軽微〕としている。)、その邪気はさらに蓄積され、大きく集まって積となる。」

問う「病に身体、腰、股、下腿などすべてが腫れ、臍の周囲が痛む病があるが、これは何の病なのか？」

答える「病名は伏梁という。これは風寒の邪気を受けて起こる病で、攻下の法を用いてその邪気を動揺させてはならず、動揺させれば小便が渋って出にくくなる病になる。病になると下腹部が盛りあがり、その上下左右のすべてに根をもったもの、これは伏梁という。下腹内に大量の膿血を包んだ状態で、腸胃の外部に貯留していて、治すことは不可能で、按法を行なえば死に至る。この病が下に向かえば下腹部から二陰〔肛門や生殖器と尿道〕に及び、必ず膿血が出る。上に向かえば胃脘に迫り、横隔膜と胃脘の間（『一書』では、「依」としている。）に膿癰が形成される。この病は慢性化して治し難い。これが臍の上に生じれば危険で、臍の下に生じたものはいくらかよいが、決して攻下薬を用いて正気奪ってはならない。風寒の邪気が大腸に充満し溢れ（『素問』では、「泄」としている。）て腸間膜〔肓膜《こうまく》〕にくっつき、肓膜の原は臍下の気海にあり、したがって臍の周りが痛むのである。

注・「不可動」の動は、攻下することと解釈されている。二陰とは前陰と後陰だが、前陰は尿道を含む。侠は挟む意味。

『難經』曰「心之積名曰伏梁、起於臍上、上至心下、大如臂」、久久不愈、病煩心心痛、以秋庚辛日得之、腎病傳心、心當傳肺、肺以秋王不受邪、因留結爲積。

『難經』曰「肺之積名曰息賁、在右脇下、覆大如杯」、久久不愈、病洒洒惡寒、氣逆喘欬、發肺癰、以春甲乙日得之、心病傳肺、肺當傳肝、肝以春王不受邪、因留結爲積。

曰「病脇下滿、氣逆行、三二歳不已、是爲何病？」曰「病名息賁。此不妨於食、不可灸刺、積爲導引服藥、藥不能獨治也。」

『難經』曰「肝之積名曰肥氣、在左脇下、如覆杯」、有頭足、如龜鱉狀、久久不愈、發欬逆瘖瘧、連歳月不已、以季夏戊己日得之。肺病傳肝、肝當傳脾、脾以季夏王不受邪、因留結爲積。此與息賁畧同。

『難經』曰「脾之積名曰痞氣、在胃脘、覆大如盤」、久久不愈、病四肢不收、發黄疸、飲食不爲肌膚、以冬壬癸日得之、肝病傳脾、脾當傳腎、腎以冬王不受邪、因留結爲積。

『難經』曰「腎之積名曰賁豚、發於腹、上至心下、若豚狀、或上或下無時」、久不已、令人喘逆、骨痿少氣、以夏丙丁日得之、脾病傳腎、腎當傳心、心以夏旺不受邪、因留結爲積也。

注・「脾病傳腎」の原文は「肺病傳腎」。土剋水。

語訳

『難經』に言う「心の積名は伏梁といい、臍の上から起こり、上は心下に至り、大なること腕のごとし」で慢性化して治り難く、心が煩悶として心痛する。秋の庚辛の日に発病し、腎の病邪は心に伝播し、心の病邪は肺に伝播する。秋は肺気が旺盛な季節なので外邪の侵襲を受けないため、邪気は心に聚結して留まり積を形成する。

『難經』に言う「肺の積名は息賁といい、右の脇下にあり、大きな杯を伏せたような形状」慢性化して治り難く、病になればゾクゾクと悪寒し、気が上逆すれば喘いで咳嗽して、肺癰を発症する。春の甲乙の日に発病し、心の病邪は肺に伝播し、肺の病邪は肝に伝播する。だが春は肝気が旺盛な季節なので邪の侵襲を受けず、邪気は肺に聚結して留まり積を形成する。

問う「病で脇下部が脹満し、気が逆行して息苦しい症状が、二～三年も治らないが、これは何の病なのか？」

答える「病名は息賁という。この病は食欲を妨げず、治療には灸や鍼刺を用いてはならず、積気を導引して気血を調え、併せて薬を服用させる。薬物療法だけで病を治すことは困難とされている。」

『難經』に言う「肝の積名は肥気といい、左の脇下に大きな杯を伏せたような」足と頭があって、すっぽんのような形状をしており、慢性化して治り難く、咳嗽を発症し、気逆して瘧疾〔マラリア〕となり、長い年月をかけても治らない。夏季の戊己の日に発病し、肺の病邪は肝に伝播し、肝の病邪は脾に伝播する。脾気が旺盛な季節なので邪の侵襲を受けず、邪気は肝に聚結して留まり積を形成する。これと息賁とほぼ同じである。

『難經』に言う「脾の積名は痞気といい、胃脘部に大きな盆を伏せたような形状」慢性化して治り難く、この病は手足が弛緩して収縮せず、黄疸を発症して、飲食しても栄養が肌膚まで行きわたらず痩せる。冬の壬癸の日に発病し、肝の病邪は脾に伝播し、脾の病邪は腎に伝播するが、冬は腎気が旺盛な季節なので邪の侵襲を受けず、邪気は脾に聚結して留まり積を形成する。

『難經』に言う「腎の積名は賁豚〔奔豚〕といい、下腹から発し、衝き上がって心下に至る。その状態は豚が奔走するようで、上がったと思えばまた下がり、いつ起きるか判らない」慢性化して治り難く、喘いで上逆し、骨は萎縮して軟弱となり、微弱呼吸になる。夏の丙丁の日に発病し、脾の病邪は腎に伝播し、腎の病邪は心に伝播するが、夏は心気が旺盛な季節で邪の侵襲を受けることはなく、邪気は腎に聚結して留まり積を形成する。

注・臂とは前腕のことで肘ではない。肘関節は肘と書く。肺癰とは臭い黄緑色の痰を吐く肺病。息賁は病が脇下で、胃にないため飲食を妨げない。略は省略の意味ではなく、「ほぼ」、「だいたい」の意味。普通なら剋している臓に病を伝えるが、剋されている臓が旺盛な季節であれば、邪をはね返して剋している臓に返すので、返された邪によって積が出来ると解説している。

息賁時唾血、巨闕主之。腹中積、上下行、懸樞主之。疝積、胷中痛、不得窮屈、天容主之。暴心腹痛、疝橫發、上衝心、雲門主之。心下大堅、肓俞、期門及中脘主之。臍下疝、繞臍痛、衝胸不得息、中極主之。賁肫、上腹䐜堅、痛引陰中、不得小便、兩丸騫、陰交主之。臍下疝、繞臍痛、石門主之。

語訳

息賁で、しばしば唾に血が混じっていれば、任脈の巨闕穴を主治穴とする。

腹の中に積があり、上下に移動するようであれば、督脈の懸枢穴を主治穴とする。

腹が痛み〔疝〕、腹に積聚があり、胸中が痛み、呼吸しづらいものは、手の太陽経の天容穴を主治穴とする。

突然に心や腹が痛み、疝積の発作時に、気が心に衝き上がるものは、手の太陰経の雲門穴を主治穴とする。心下に大きく堅い積聚があるものは、足の少陰脉と衝脉の会穴である肓兪穴、肝の募穴である期門穴および胃の募穴である中脘穴を主治穴とする。

臍下の疝で臍の周囲が痛み、気が胸に衝き上がって呼吸し難いものは中極が主治する。奔豚気が上がって、上腹部が脹満して堅くなり、外生殖器中が引きつって痛み、小便が困難となり、両方の睾丸が縮み上がって腹に入るものは、任脉、衝脉、少陰経の会穴である陰交穴を主治穴とする。

臍下の疝により、臍の周囲が痛むものは、任脉の石門穴を主治穴とする。

奔肫氣上、腹䐜痛、強不能言、莖腫前引腰、後引小腹、腰髖堅痛、下引陰中、不得小便、兩丸騫、石門主之。奔肫、寒氣入小腹、時欲嘔、傷中溺血、小便數、背臍痛引陰、腹中窘急欲湊、後泄不止、關元主之。奔肫、上搶心、甚則不得息、忽忽少氣、尸厥、心煩痛、饑不能食、善寒中腹脹、引䐜而痛、小腹與脊相控暴痛、時窘之後、中極主之。

注・「小腹與脊」の原文は「小腹與腎」。

語訳

奔豚気が上衝し、腹が脹満して痛み、口が強ばり喋れず、陰茎が腫れて先ず腰が引きつり、後で下腹部が引きつり、腰と寛骨が堅くなって痛み、外生殖器が引っぱられるように痛み、小便が出づらく、両方の睾丸が縮み上がって腹に入るものは、任脈の石門穴を主治穴とする。

奔豚の病になり、寒気が下腹に入り、よく吐き気があり、邪気に侵犯されて血尿になり、頻尿となり、背中と臍が痛んで外生殖器にかけて引きつり、腹中が拘急して尿意が現れ、下痢して止まらないものは、足の三陰経と任脈の会穴である関元穴を主治穴とする。

奔豚の病で積気が心に衝き上がり、重症であれば呼吸し難くなり、呼吸が不足し心中が空虚となり、屍のような状態になり、心が煩悶して痛み、空腹だが飲食できず、よく寒邪に侵犯されて腹が脹満し、大腸が引きつって痛み、下腹と背中の相互間で引きつり強く痛み、よく大便で苦しむものは、任脈の中極穴を主治穴とする。

注・「欲湊」は「集まりたがる」の意味だが、湊を溲の誤りとして訳した。原文では「腹が引きつって、一つに集まるよう」。腫は直腸。

腹中積聚、時切痛、商曲主之。臍下積、疝瘕、胞中有血、四滿主之。臍疝、繞臍而痛、時上衝心、天樞主之。氣疝、噦嘔面腫、奔豚、天樞主之。奔豚、卵上入、痛引莖、歸來主之。奔豚上下、期門主之。疝瘕、髀中急痛、循脇上下搶心、腹痛積聚、府舍主之。奔豚、腹脹腫、章門

主之。少腹積聚、勞宮主之。環臍痛、陰騫、兩丸縮、堅痛不得臥、太衝主之。寒疝、下至腹腠膝腰、痛如清水、大腹一作小腹**。諸疝、按之至膝上、伏菟主之。寒疝痛、腹脹滿、痿厥少氣、陰市主之。大疝腹堅、丘墟主之。**

語訳

腹中の積聚になり、切られるようによく痛むものは、足の少陰経と衝脈の会穴である商曲穴を主治穴とする。

臍下の積になり、下腹が熱痛し尿道から白い粘液が出る病〔疝瘕〕になり、子宮に積血があるものは、衝脈と足の少陰経の会穴である四満穴を主治穴とする。

臍疝になり、臍周囲が痛み、よく疝気が心に衝き上がるものは、足の陽明経の天枢穴を主治穴とする。

氣疝になり、しゃっくりが出て嘔吐して顔面が腫れ、腎積の奔豚になるものは、足の陽明経の天枢穴を主治穴とする。

奔豚の病になり、睾丸が縮み上がって腹に入り、陰茎が引きつって痛むものは、足の陽明経の帰来穴を主治穴とする。

奔豚気が上下に移動するものは、足の厥陰経の期門穴を主治穴とする。

疝瘕の病になり、大腿部が拘急して痛み、脇を上下に移動して心に衝き上がり、腹が痛む積聚になれば、足の太陰経の府舎穴を主治穴とする。

奔豚の病になり、腹が脹満するものは、足の厥陰経の章門穴を主治穴とする。

下腹部に積聚があるものは、手の厥陰経の労宮穴を主治穴とする。

臍の周囲が痛み、両方の睾丸が縮み上がって入腹し、腹が堅くなって痛み横になって寝ることができないものは、足の厥陰経の原穴である太衝穴を主治穴とする。

寒疝になり、寒さが腹の肌・膝・腰と下へと至り、冷たい水のように痛み、上腹部（『一書』では、小腹。）が各種の疝の病となり、按じれば膝の上に痛みが至れば伏兎が主治する。

寒疝痛で、腹部が脹満し、足が萎えて力が入らず冷えて〔痿厥〕呼吸の気が少なくなるものは、足の陽明経の陰市穴を主治穴とする。

大疝になり、腹が堅いものは、足の少陽経の丘墟穴を主治穴とする。

注・臍疝とは、臍のヘルニア。新生児で臍が出るもの。

第三、五臟六腑脹の病

（五藏六府脹第三）

提要

本篇は、五臟六腑に生じる脹病の原因とメカニズム、症候、診斷、治療の原則および主治腧穴について論じているためこの名がある篇である。

黄帝問曰「脉之應於寸口、如何而脹？」岐伯對曰「其至大堅直以濇者、脹也。」曰「何以知其藏府之脹也？」曰「陰爲藏而陽爲府也。」曰「夫氣之令人脹也、在於血脉之中耶、抑藏府之内乎？」曰「二者皆在焉、然非脹之舍也。」曰「願聞脹舍。」曰「夫脹者、皆在於府藏之外、排藏府而廓胷脇、脹皮膚、故命曰脹。」

語訳

黄帝が問う「脈気の反応は寸口に脈象で現れるが、どのような脈象をみて脹病とするのか？」
岐伯が答える「それは大きくて堅くまっ直ぐで渋りがちな脈象になっているものは、脹病である。」
問う「なにをもって臟と腑の脹病に鑑別するのか？」
答える「病が陰脈にあれば五臟の病に属し、陽脈にあれば六腑の病に属する。」
問う「およそ気の運行により人は脹病になるが、その病むところは血脈の中にあるのか、それとも抑制された臟腑の内にあるのか？」
答える「脹病は血脈・臟腑の二者のいずれにもあるが、脹病が留まるところではない。」
問う「脹病が留まるところとは何か？」
答える「およそ脹病は、みな臟腑の外にあって、臟腑から胸脇に充満して、皮膚を膨張させるので、脹と呼ばれる。」

曰「藏府之在内也、若匣匱之藏禁器也、各有次舍、異名而同處、一域之中、其氣各異、願聞其故。」曰「夫胷腹者、藏府之城廓。膻中者、心主之中宮也。胃者、太倉也。咽喉小腹者、傳道也。胃之五竅者、閭里之門戸也。廉泉玉英者、津液之道路也。故五藏六府、各有畔界、其病各有形狀。營氣循脈、衛氣逆爲脈脹。衛氣並血脈、循分肉、爲膚脹。『靈樞』作營氣循脈、爲脈脹。衛氣並脈、循分肉、爲膚脹。取三里寫之。近者一下、一本作分。下同。遠者三下、無問虛實、工在疾寫也。」

語訳

問う「臓腑が体内にあるのは、ちょうど秘蔵の品が金庫に収められているのと同じで、それぞれに所定の位置があり、名称を異にする臓腑は同一区域内にはあるものの、機能がおのおの異なっているが、その理由について聞かせてほしい。」

答える「およそ胸腹は、臓腑の城郭のようなもの〔外郭〕である。膻中は君主である心の宮城である。胃は、水穀を収める倉庫〔太倉〕である。咽喉から下腹までは、飲食物を伝送する通路である。胃に属す咽《いん》門《もん》・噴門《ふんもん》・幽門《ゆうもん》・闌門《らんもん》・魄門《はくもん》の五つの孔は、連なって集まる村里の通路にある門戸〔閭《ろ》里《り》の門戸〕のような胃腸の門戸である。廉泉と玉英は、津液の流れる道路である。このように五臓六腑には、それぞれに境界があり、その病にもそれぞれ異なる症状がある。営気は脈中を循行しており、衛気が脈中を逆行すれば、脈中の内圧が亢進して膨張〔脈脹〕する。衛気が逆行して経脈に沿って分肉の間に流れ込めば、皮膚が膨張〔膚脹〕する。（『靈樞』には、営気は脈中を循行すれば、脈脹となる。衛気が経脈に並んで、分肉を循行すれば、膚脹となる。）これは足の三里穴を取って瀉す。病になって短いものは一回瀉し、（『一書』は、「分」とする。下も同じ。）病になって長いものは三回瀉し、虚証か実証かを問わずに、至急に瀉法を用いてその邪気を駆逐し除去することが肝要である。」

注・閭里之門戸とは、隣村との境。口と食道、食道と胃、胃と小腸、小腸と大腸、大腸と外界の間に門があるという意味。

曰「願聞脹形。」曰「心脹者、煩心短氣、臥不得安。肺脹者、虚滿而喘欬。肝脹者、脇下滿而痛引少腹。脾脹者、苦噦、四肢悶、體重不能衣。腎脹者、腹滿引背、怏怏然腰髀痛。胃脹者、腹滿胃脘痛、鼻聞焦臭、妨於食、大便難。大腸脹者、腸鳴而痛濯濯、冬日重感於寒則泄、食不化。小腸脹者、小腹䐜脹、引腰而痛。膀胱脹者、小腹滿而氣癃。三焦脹者、氣滿於皮膚中、殼殼然而不堅。膽脹者、脇下痛脹、口苦、好太息。凡此諸脹、其道在一。明知逆順、鍼數不失。寫虚補實、神去其室、致邪失正、眞不可定、粗工所敗、謂之夭命。補虚寫實、神歸其室、久塞其空、謂之良工。」

語訳

問う「脹病の症状について聴きたい。」

答える「心脹の症状は、心が煩わしく呼吸が短くなり、横になって安心して眠れない。

肺脹病の症状は、胸中の気が脹って虚満し、喘いで咳き込む。

肝脹病の症状は、脇下が脹満し、痛みが下腹部に伝わる。

脾脹病の症状は、しゃっくりが出て苦しみ、手足は悶えるようにけだるく、身体は重く衣服にも耐えられない。

腎脹病の症状は、腹が脹満して背中まで及んで不快で、腰と大腿部が痛む。

胃脹病は、腹が脹満して胃脘部が痛み、鼻に焦げる臭いがついて、食欲が妨げられ、便秘になる。

大腸脹病の症状は、腸がタクタクと鳴って痛み、冬にさらに寒邪を感受すれば下痢して、消化不良となる。

小腸脹病の症状は、下腹部が膨張し、腰にかけて痛む。

膀胱脹病の症状は、下腹部が脹満し、小便が出にくくなる。

三焦脹病の症状は、皮膚の間が充満し、テカテカして堅いようにみえるが、按じてみればぶよぶよとして堅くない。

胆脹病の症状は、腋下が脹満して痛み、口の中が苦く、よくため息をつく。

以上の各種の脹病は、その発病のメカニズムや道理は同じである。衛気の運行の逆順を充分に理解できさえすれば、何度鍼しても間違うことはない。虚証に対して瀉法を行い、実証に対して補法をすれば、神気を心臓から離散させ、邪気を内に引き入れて正気が散じ、真気は不安定になってしまう。もし未熟な医者が処置を誤れば、人の寿命を縮めてしまうことになる。いわゆる虚証に補法を用い、実証に瀉法を用いれば、神気を本来あるべき臓腑に帰すことができ、空虚になった神気を久しく充填することができ、良い医者といえるのである。


注・気満と言っても、皮下に空気があるわけではない。最後の文は、神が空室を久しく塞ぐ意味。

曰「脹者焉生？　何因而有名？」　曰「衛氣之在身也、常並脉循分肉、行有逆順、陰陽相隨、乃得天和、五藏皆治、四時皆敘、五穀乃化。然而厥氣在下、營衛留止、寒氣逆上、眞邪相攻、

兩氣相薄、乃舍爲脹。」曰「何以解惑？」曰「合之於眞、三合而得。」曰「無問虛實、工在疾寫、近者一下、遠者三下。今有三而不下、其過焉在？」曰「此言陥於肉肓而中氣穴者也。不中氣穴、而氣内閉藏。不陥肓則氣不行、上越中肉、則衛氣相亂、陰陽相逆。其於脹也、當寫而不寫、故氣不下。必更其道、氣下乃止。不下復起、可以萬全、惡有殆者乎。其於脹也、必審其診、當寫則寫、當補則補、如鼓之應桴、惡有不下者乎。」

注・「何以解惑」の原文は「何以解或」。

語訳

問う「脹病はどのように生じるのか？　何によってこの名があるのか？」

答える「衛気は身体にあって、常に脉に並んで分肉の間を循行している。循行には逆順があり、陰脉と陽脉に隨行しており、このようにして正常な調和を維持している。こうして五臓はみな治まり、四季に従って推移して、五穀を精微として変化させている。しかし気が下で厥逆し、営衛の気が留まって止まれば、寒気が上逆し、真気と邪気がせめぎ合い、両方の気は肉迫し、これにより相方の気が集結して脹病となる。」

問う「どのようにして疑問を解くのか？」

答える「真気と一緒に合わさって脹になる。血脉・臓・腑の三者で一緒に合わさって脹になる。」

問う「虚実を問わず、至急に瀉法を用いることが肝要であり、脹病になって短いものは一回、脹病になって長いものは三回刺す、ということであった。しかし今すでに三回瀉法を行ったのに脹病がまだひかないものがあるとすれば、それはなにが過っているのか？」

答える「ここでいう鍼治療は、腸間膜〔肓膜〕に入れ気穴に的中させなければならない。気穴に的中させることができなければ、病気は依然として体内に閉じこもったままで排除されない。鍼を腸間膜に刺入できなければ衛気は循環しない。刺入が浅すぎて肌肉までにしか到達していなければ衛気は乱れ、陰陽の気が逆になる。脹病の治療で、瀉すべきものを瀉さずに、病気が排泄されなかった。ならば必ずその刺法や施す穴位を変えて鍼刺し、病気が排泄されればそこで止める。それでも排泄されずに再び病が起きれば、さらに穴位と刺法を変えて三度治療すれば万全であり、ほとんどの脹病は除去できる。このように脹病は、必ずその詳細を審らかにし、瀉すべきを瀉し、補うべきものを補えば、ばちと太鼓が相応じるように、除去できるのである。」

注・分肉は3つの意味がある。筋溝。脂肪層と筋肉層の間。骨と筋層の間。陷は刺入の意味。

心脹者、心俞主之、亦取列缺。肺脹者、肺俞主之、亦取太淵。肝脹者、肝俞主之、亦取太衝。脾脹者、脾俞主之、亦取太白。腎脹者、腎俞主之、亦取太谿。胃脹者、中脘主之、亦取章門。大腸脹者、天樞主之。小腸脹者、中窌主之。膀胱脹者、曲骨主之。三焦脹者、石門主之。膽脹者、陽陵泉主之。五藏六府之脹、皆取三里、三里者、脹之要穴也。

注・「脹之要穴也」の原文は「股之要穴也」。

語訳

心脹病は、足の太陽経の心兪穴を主治穴とし、また手の太陰経の列缺穴を取る。

肺脹病は、足の太陽経の肺兪穴を主治穴とし、また手の太陰経の太淵穴を取る。

肝脹病は、足の太陽経の肝兪穴を主治穴とし、また足の厥陰経の太衝穴を取る。

脾脹病は、足の太陽経の脾兪穴を主治穴とし、また足の太陰経の太白穴を取る。

腎脹病は、足の太陽経の腎兪穴を主治穴とし、また足の少陰経の太渓穴を取る。

胃脹病は、任脈の中脘穴を主治穴とし、また足の厥陰経の章門穴を取る。

大腸脹病は、足の陽明経の天枢穴を主治穴とする。

小腸脹病は、足の太陽経の中髎穴を主治穴とする。

膀胱脹病は、任脈と足の厥陰経の会穴である曲骨穴を主治穴とする。

三焦脹病は、任脈の石門穴を主治穴とする。

胆〔膽〕脹病は、足の少陽経の陽陵泉穴を主治穴とする。

五臓六腑の脹病は、みな足の陽明経の足三里穴を取る。足三里穴は、脹病の治療において重要な穴である。

第四、水腫・膚脹・鼓脹・腸覃・石瘕の病

（水膚脹鼓脹腸覃石瘕第四）

提要

本篇は、主に、水腫《すいしゅ》、膚脹《ふちょう》、鼓脹《こちょう》、腸覃《ちょうたん》、石瘕《せっか》などの病の原因、症候、治療法および主治腧穴について論述するため名付けられた篇である。

黄帝問曰「水與膚脹、鼓脹、腸覃、石瘕、何以別之？」岐伯對曰「水之始起也、目窠上微腫、如新卧起之狀、頸脉動、時欬、陰股間寒、足脛腫、腹乃大、其水已成也。以手按其腹、隨手而起、如裹水之狀、此其候也。」

語訳

黄帝が問う「水脹、膚脹、鼓脹、腸覃、石瘕は何をもって識別するのか？」

岐伯が答える「水病の発生時には、上瞼がかすかに腫れ、ちょうど寝起きの時のような状態である。頚の動脈〔人迎脉〕がしっかりと拍動し、時に咳をし、股の内側が寒く、足の脛が腫れ、腹が腫れて大きくなれば、すでに水腫の病になっている。手でその腹を按じれば、手に応じて腹が隆起し、ちょうど水で充満した袋を押さえたような状態であれば、これが水腫の症候である。」

膚脹者、寒氣客於皮膚之間、鼕鼕然不堅、腹大、身盡腫、皮膚厚、按其腹、腹陷而不起、腹色不變、此其候也。

鼓脹者、腹身皆腫大、如膚脹等、其色蒼黄、腹筋一本作脉**起、此其候也。**

腸覃者、寒氣客於腸外、與衛氣相搏、正氣不得營、因有所繫、瘕而内著、惡氣乃起、息肉乃生、其始生也、大如雞卵、稍以益大、至其成也、如懷子狀、久者離歳月、按之則堅、推之則移、月事時下、此其候也。

石瘕者、生於胞中、寒氣客於子門、子門閉塞、氣不通、惡血當寫不寫、血衃乃留止、日以益大、狀如懷子、月事不以時下、皆生於女子、可導而下之。

注・「血衃乃留止」の原文は「血衂乃留止」。

語訳

膚脹病は、寒邪が侵入して皮膚の間に侵入することにより発生し、按じれば皮膚は堅そうにみえて堅くなく、腹が脹れて大きくなり、全身が腫脹し、皮膚が厚くなり、腹を押さえれば凹んで戻らず、皮膚の色は変わらない、これが膚脹の症候である。

鼓脹病は、腹と全身が腫脹し、膚脹病のようであるが、但し皮膚や顔色は青黄色く、腹に青筋が走る、これが鼓脹の症候である。

腸覃病は、寒邪が侵入して腸の外に留まり、衛気とぶつかり合って、衛気の正常な運行を妨げ、その結果邪気が留まり、瘕となって体内に付き、病邪は日に日に成長して、ポリープとなる。生じ始めは鶏の卵くらいの大きさで、それから段々に大きくなり、腸覃病になってしまえば妊娠したようになる。この病は長いものでは数年間にわたって患い、腹部を按じれば堅く、しかし推せば動かすことができ、月経は予定のどうりに起きる。これが腸覃の症候である。

石瘕病は、子宮内に生じるもので、寒邪が子宮頸部から侵入することにより、子宮頸部が閉塞し、気が流れなくなり、悪血《あくけつ》〔敗血〕が排泄されず、瘀血が内部に停滞し、日増しに大きくなって、形状が妊娠したようになり、月経が定期的に来なくなる。これはみな女性に生じる病で、治療は、血を活性化させ瘀血を導いて排泄させる。

曰「膚脹、鼓脹可刺耶?」曰「先刺其腹之血絡、後調其經、亦刺去其血脉。」

曰「有病心腹滿、旦食則不能暮食、此爲何病?」曰「此名爲鼓脹。治之以雞矢醴。一劑知、

二劑已。」曰「其時有復發者何也？」曰「此食飲不節、故時有病也。雖然其病且已、因當風、氣聚於腹也。」

語訳

問う「膺脹と鼓脹の病は、鍼で治療できるのか？」

答える「まず鍼で腹の留血した血絡を刺し、その後で経脈の虚実を調べ、滞っている血脈に刺して瘀血を除去する。」

問う「心腹部が脹満し、早朝は食べられるが夕方になると食べられない。これは何の病なのか？」

答える「これは鼓脹という病である。治療には鶏矢醴《けいしれい》〔鶏糞と熟穀から作られた、二便を通利し腹脹を消除させる薬〕を用いる。服用一回で効果が現れ、服用二回で病は治癒する。」

問う「この病はときに再発することがあるが、これはなぜか？」

答える「この病は飲食の不節制が原因なので、しょっちゅう発病する。そのために病気が一度治癒したとしても、風邪を感受することにより、邪気が腹に集まって再び発病する。」

注・中医では心窩部（胃）を心と呼ぶことが多い。

風水膚脹、爲五十九刺『靈樞』作五十七刺、取皮膚之血者、盡取之。徒水、先取環谷下三寸、以鈹排鍼刺之而藏之、引而内之、入而復出、以盡其水。必堅束之。束緩則煩悶、束急則安靜。間日一刺之、水盡乃止。飲則閉藥、方刺之時徒飲之、方飲無食、方食無飲。無食他食、百三十五日。

語訳

風水病〔水腫の病〕により皮膚が脹れているときは、水腫病治療の五十九穴（『靈樞』では、「五十七穴刺」とする）。の主要な腧穴を取り、皮下に鬱血があればこれを刺して、溜まった血を出し尽くす。単純な水腫病は、まず臍の下三寸〔関元穴〕を取り、鈹鍼を用いて刺し、溜まっている水を排出させ、体内の水を引いて鍼孔から放水させ〔中空の筒鍼を用いることもある〕、鍼を入れては水を出すといった手法を繰り返し、腫れて溜まった水が尽きるまで反復する。そのあと必ず腫れていた腹を布などで堅く結束する。結束が緩ければ患者は煩悶する。そのあときつく結束すれば患者は安静になる。この治療法を隔日に一回行い、水が出尽くしたら止める。鍼刺とともに利水効果のある薬を併用する。鍼刺にさきがけて服用させるが、服用後の飲食と飲食後の服用は避ける。水腫が消失した後の百三十五日間は、脾を傷め、水気を助長させるような食物の摂食は禁忌である。

注・「無食他食」は、他食は無食。つまり決められた他の食事は食べるなという意味。

水腫、人中盡滿、唇反者死、水溝主之。水腫、大臍平、灸臍中。無理不治。水腫、水氣行皮中、陰交主之。水腫腹大、水脹、水氣行皮中、石門主之。石水、痛引脇下脹、頭眩痛、身盡熱、關元主之。振寒、大腹石水、四滿主之。石水、刺氣衝。石水、章門及然谷主之。石水、天泉主之。腹中氣盛、腹脹逆、『千金』作水脹逆。不得卧、陰陵泉主之。水腫留飲、胷脇支滿、刺陷谷、出血立已。水腫脹、皮腫、三里主之。胞中有大疝瘕積聚、與陰相引而痛、苦涌泄上下出、補尺澤、太谿、手陽明寸口皆補之。

注・「水腫留飲」の原文は「水中留飲」。

語訳

水腫の病で、人中が満ちて腫れ、唇が反り返っているものは脾気が絶えている死の証候である。督脈と手の陽明経の会穴である水溝穴を主治穴とする。

水腫の病で、臍が大きく膨んで腹と平らであれば、臍の中に施灸する。腹の紋理がないものは不治の病である。

水腫の病で、水気が皮膚中にあって浮腫みとなり動いているものは、任脈の陰交穴を主治穴とする。

水腫の病で腹が大きくなって、水が皮膚に溢れて腫脹し〔水脹〕、水気が皮下にあって動いているものは、任脉の石門穴を主治穴とする。

石水〔少腹に水が溜まって石のように硬く腫れる水腫病〕の病で、脇の下が脹満して引きつり痛み、頭痛や眩暈し、全身が発熱するものは、任脉の関元穴を主治穴とする。

悪寒して震え、腹が脹満する石水の病には、足の少陰経の四満穴を主治穴とする。

石水の病には、足の陽明経の気衝穴に鍼刺する。

石水の病には、足の厥陰経の章門穴及び足の少陰経の然谷穴を主治穴とする。

石水の病には、手の厥陰経の天泉穴を主治穴とする。

腹中の邪気が盛んで、腹が膨張して水気が逆行し（『千金』では、「水脹逆」としている。）、横になって眠れないものは、足の太陰経の陰陵泉穴を主治穴とする。

水腫の病で留飲《りゅういん》〔痰飲病〕となり、胸や脇が支えて脹満するものは、足の陽明経の陥谷穴に鍼刺し、出血させればたちまち水腫は治る。

水気により腫脹する病で、皮膚が腫れるものは、足の陽明経の合穴である三里穴を主治穴とする。

子宮の中に水が溜まり、疝瘕の積聚〔子宮筋腫〕があり、生殖器〔前陰〕が引っ張られるように痛み、苦しんで上部では嘔吐で出し、下部では瀉泄して出るものは、尺沢穴と太渓穴で補い、、手の陽明経の偏歴と寸口部の太淵穴の全てを補う。

第五、腎が風に遭遇して発病する顔面が腫れる風水の病

（腎風發風水面胕腫第五）

提要

本篇は、腎が発汗後に風邪に遭遇して、顔面や下腿部が腫脹する風水病を罹患する、その病因、病機、症候などについて論述するため名付けられた篇である。その主要内容は、腎が水を主る道理や、腎風病の病因、病機、症候である。そして「邪之所湊、其氣必虚」〔邪気に侵犯されれば、その正気は必ず虚衰し〕の文の重要な論点と風水病の主治輸穴が挙げられている。

黄帝問曰「少陰何以主腎？　腎何以主水？」　岐伯對曰「腎者、至陰也。至陰者、盛水也。肺者、太陰也。少陰者、冬脉也。其本在腎、其末在肺、皆積水也。」曰「腎何以聚水而生病？」曰「腎者、胃之關也。關門不利、故聚水而從其類。上下溢於皮膚、故爲胕腫。胕腫者、聚水而生病也。」

曰「諸水皆主於腎乎？」　曰「腎者、牝藏也。地氣上者屬於腎、而生水液、故曰至陰。勇而

勞甚則腎汗出、腎汗出逢於風、内不得入於府藏、外不得越於皮膚、客於玄府、行於皮裏、傳爲胕腫、本之於腎、名曰風水。」

語訳

黄帝が問う「少陰はなぜ腎を主るのか？　腎はなぜ水を主るのか？」

岐伯が答える「腎は、陰中の陰で、最下位の位置にあるので至陰である。〔水は陰であり、腎も陰であり〕至陰は冷たくて濡れ、冬に盛んな水と性質が同じである。肺は、太陰である。少陰は冬脉である。その経脉は腎から上がって肺中に入るので、水腫の病は、根本は腎にあり、枝末は肺にあって、肺と腎はよく水を蓄積して病になる。」

問う「腎はなぜ水を集めて病を生じるのか？」

答える「腎は、胃の関門である。関門の機能が失調すれば、水が停留して病を生じる。水が上下して皮膚内に溢れれば浮腫む。浮腫は、水が集まって生じる病である。」

問う「各種の水の病はみな腎によって生じるのか？」

答える「腎は、陰の性質をもった臓器である。地気〔陰気〕で上昇するものは、みな腎に属し、気の化生によって水液を生じるので至陰と称するのである。元気があって労働が過ぎれば、過度な水分の放出により陰分の腎から汗が出て、腎から汗が出たときに風邪に遭えば、汗孔が閉まって汗は放出されず内へと向かうが臓腑に入ることができず、外に向かっては皮膚を通過して放出することもできずに、余った汗は汗孔内に留まり、皮膚中に流入して浮腫を形成する。この病の根源は腎であり、病名は風水と称する。」

注・地気は陰が極まり、陽に転化して水蒸気となって天に昇る。陰から陽に転化するから、陰が極まった至陰。

曰「有病腎風者、面胕痝然腫『素問』無腫字。壅害於言、可刺否?」曰「虛不當刺。不當刺而刺、後五日其氣必至。」曰「其至何如?」曰「至必少氣、時從胸背上至頭、汗出、手熱、口乾苦渴、小便黄、目下腫、腹中鳴、身重難行、月事不來、煩而不能食、食不能正偃、正偃則欬甚、病名曰風水。」

曰「願聞其說。」曰「邪之所湊、其氣必虛。陰虛者、陽必湊之、故少氣時熱而汗出、小便黄。小便黄者、少腹氣熱也。不能正偃者、胃中不和也。正偃則欬甚、上迫肺也。諸有水氣者、微腫見於目下。」曰「何以言之?」曰「水者、陰也、目下亦陰也。腹者、至陰之所居、故水在腹者、必使目下腫。眞氣上逆、故口苦舌乾。卧不得正偃、則欬出清水也。諸水病者、皆不得卧、卧則驚、驚則欬甚也。腹中鳴者、脾本於胃也。傳脾則煩不能食。食不下者、胃脘膈也。身重難以行者、胃脉在足也。月事不來者、胞脉閉也。胞脉者、屬心而絡於胞中。今氣上迫肺、心氣不得下通、故月事不來也。」

語訳

問う「腎風を患ったものは、顔面がパンパンに腫れて（『素問』には、腫の字は無い。）目の下が塞がり、喋りにくくなるが、このような場合は鍼刺すべきなのか？」

答える「虚していれば鍼刺してはならない。刺してはならないものに刺せば、後五日のうちに邪気が必ず来ることになる。」

問う「その邪気が来ればどうなるのか？」

答える「邪気が来れば必ず呼吸が弱くなって、熱が胸や背中から頭に上がり、汗が出て、手が熱くなり、口が乾いて苦くなって口渇し、小便が黄色くなり、目の下が腫れ、腹の中が鳴り、身体が重く歩行が困難となり、月経が来なくなり、胸が煩悶として食べられなくなり、食べて仰向きに寝られず、仰向きに寝ればひどい咳嗽が出るようになり、病名を風水と称する。」

問う「そのわけを聞きたい、説明してくれ。」

答える「病邪に侵犯されれば、その正気は必ず虚して弱くなる。腎陰が虚せば風邪は必ずその虚に乗じて侵入する、したがって微弱呼吸となって発熱し、発汗し、小便が黄色くなる。小便が黄色くなるものは、下腹部に邪気による熱があるからである。仰向けで寝ることができないのは、胃中の調和がとれていないためである。仰向けで寝れば咳嗽がひどくなってしまうのは、邪気が上がって肺に迫るためである。一般的な水気の病は、最初に目の下に軽微な浮腫が現れる。」

問う「どうしてなのか？」

答える「水は、陰であり、目の下もまた陰に属している。腹部は、至陰にあたる部位であり、水が腹にあれば、必ず目の下に浮腫みが現れてしまう。水気が心に迫れば真火の気が上逆し、口は苦くなって舌は乾く。

寝るのに仰向けになれず、仰向けに寝れば咳が出て清水を吐き出す。いわゆる水気の病は、仰向けになって寝ることができず、仰向けで寝れば水気が上逆して驚悸し、驚悸すれば咳がひどくなる。腹が鳴るものは、水気の流動によるもので胃が原因である。水邪が脾に伝われば心下部が煩悶として飲食ができなくなる。飲食物が通過しないものは、胃脘が隔塞して通じなくなっているのである。身体が重く歩行困難になっているものは、胃の経脈が足を循行しているからである。月経が来ないものは、水気があるために子宮の脈絡〔胞脈〕が閉塞して通じなくなっているからである。胞脈は、心に属し子宮〔胞中〕に連絡している。今、水気が上逆して肺に迫れば、心気が下に通じることができなくなり、月経が来なくなる。」

注・**痝**は厖の異体字で、疣ではない。膨大の意味。壅は塞ぐ。浮腫で塞がれるのは目だろうと推測。言は言葉ではなく喋り。

語訳

不曰「有病痝然如水氣狀、切其脉大緊、身無痛者、形不痩、不能食、食少、名爲何?」曰「病主『素問』作生。**在腎、名曰腎風。腎風而不能食、善驚不已、**『素』無不字。**心氣痿者死。」**

風水膝腫、巨虛上廉主之。面胕腫、上星主之。先取譩譆、後取天牖、風池主之。風水面胕腫、衝陽主之。腫、一作浮。**風水面胕腫、顔黑、解谿主之。**

問う「パンパンに腫れた水腫のような病があり、脉診すれば大きく緊の脉象で、身体は痛くなく、体形は痩せてはおらず、食べることができず、食が細い、これは何の病なのか?」

答える「病は主に（『素問』には、「生」としている。）腎によるもので、病名は腎風と称する。腎風になれば飲食できなくなり、よく驚いてこれが治らなければ、（『素問』には、「不」の字はない。）心気が萎えて死亡する。」

水腫病〔風水〕を患い膝が腫れれば、足の陽明経と太陽経の合穴である上巨虚穴（巨虚上廉）を主治穴とする。

顔面が腫れれば、督脉の上星穴を主治穴とする。先ず足の太陽経の譩譆穴を取り、後で足の少陽経の天牖穴を取り、風池穴を主治穴とする。

水腫病で顔面が腫れれば、足の陽明経の原穴である衝陽穴を主治穴とする。（腫は、『一書』では「浮」とする。）

水腫病で顔面部が浮腫み、顔色が黒ければ、足の陽明経の解渓穴を主治穴とする。

注・胕は浮。つまり胕腫とは浮腫である。

鍼灸甲乙經　巻之九

第一、大寒が骨髄を侵犯して迫り、陽邪が逆行して頭痛を発症する病

（大寒内薄骨髓陽逆發頭痛第一。頷項痛附）

提要

本篇は大寒の邪が骨髄に侵入し、陽邪が上逆して発症する頭痛について論じるため名付けられた篇である。その主要内容は、脳逆頭痛、陽逆頭痛、厥頭痛、真頭痛《しんずつう》、大痺頭痛、外傷瘀血性頭痛、項痛、頷（顎）痛などの各種頭痛病の症状と主治腧穴についてである。

語訳

黄帝問曰「病頭痛數歳不已、此何病也？」岐伯對曰「當有所犯大寒、内至骨髓。骨髓者、以腦爲主、腦逆、故令頭痛齒亦痛。」

黄帝が問う「頭痛を病んで数年経っても治らない。これは何の病なのか？」
岐伯が答える「非常に強い寒気にさらされたために、寒気が体内に侵入して骨髄に至ったのである。骨髄は脳を主としており、寒気が骨髄から上逆して脳を侵犯すれば、頭痛や歯痛を生じる。」

陽逆頭痛、胸満不得息、取人迎。厥頭痛、面若腫起而煩心、取足陽明、太陽一作陰。**厥頭痛、脉痛、心悲喜泣、視頭動脉反盛者乃刺之、盡去血、後調足厥陰。厥頭痛、噫、**『九墟』作意。**善忘、按之不得、取頭面左右動脉、後取足太陽**一作陰。**厥頭痛、員員而痛、**『靈樞』作貞貞頭重。**寫頭上五行行五。先取手少陰、後取足少陰。**

語訳

陽邪が陽経に上逆した頭痛で、胸が脹満して呼吸し難いものは、足の陽明経の人迎穴を取る。

厥気〔逆乱の気〕の上逆による頭痛で、顔面に浮腫みが出て、心中が煩悶とするものは、足の陽明経と太陰経の腧穴を取る。

厥気の上逆による頭痛で、脈の循行に従って頭が痛み、悲嘆し、よく泣けば、頭の動脈を観察して、経脈が跳動して盛満となり過ぎているものは刺し、そこから留血した血を出し尽す。その後に足の厥陰肝経の腧穴〔肝経の原穴である太衝穴〕を取って調節する。

厥気の上逆による頭痛で、げっぷ〔噫《あい》〕をし（『九墟』では、「意」としている。）、もの忘れがひどく、手で触れても痛むところを探り当てられないものは、頭の左右の動脈を取り、その後に足の太陰経の腧穴を取る。

厥気の上逆による頭痛で、眩暈して痛くなるものは、頭の上の督脈とその両側にある足の太陽経と足の少陽経の計五行の、各経脈上に各五個ある穴位合計二十五穴を刺して瀉す。先ず手の少陰経を取り、後で足の少陰経の腧穴を取る。

注・員員は圓圓、つまり目がまわること。二十五穴は七巻五十九刺の頭上二十五穴。

厥頭痛、項先痛、腰脊爲應、先取天柱、後取足太陽。厥頭痛、痛甚、耳前後脉骨一本作湧。**熱、先寫其血、後取足太陽、少陰**一本亦作陽。**厥頭痛、痛甚、耳前後脉湧、有熱、寫其血、後取足少陽。**

注・最初の「厥頭痛」の原文は「頭痛」。「有熱」の原文は「有血」。

語訳

厥気の上逆による頭痛で、まず項部が痛んで、これに応じて腰部や背中が痛むものは、先ず天柱穴を取り、後で足の太陽経の腧穴を取る。

厥気の上逆による頭痛で、痛みが激しく、耳の前後の脉絡と骨に熱があるものは、先ずその脉絡を刺して瀉血し、その後に足の太陽経と足の少陰経を取る。

厥気の上逆による頭痛で、頭痛が激しく、耳の前後の脉絡がドクドクして熱があるものは、その脉絡を刺して瀉血し、その後に足の少陽経を取る。

眞《しん》頭痛、痛甚、腦盡痛、手足寒至節、死不治。頭痛不可取於俞、有所擊墜、惡血在內。若內傷痛、痛未已、可即刺之、不可遠取。

語訳

邪気が脳に留まることで頭痛〔真頭痛〕を生じ、痛みが激しく、脳にまで痛みが波及し、寒気が手足の関節にまで及ぶものは、不治の病で死証である。

頭痛で決まった腧穴を取れないものは、打撲や転倒により鬱血したものである。あるいは内傷により痛み、痛みが止まらなければ、痛むところへ鍼を刺すのがよく、遠隔の穴位を取ってはならない。

頭痛不可刺者、大痺爲惡、風日作者、可令少愈、不可已。頭半寒痛、先取手少陽、陽明、後

取足少陽、陽明。頷痛、刺手陽明與頷之盛脉出血。頭項不可俛仰、刺足太陽、不可顧、刺手太陽。一云手陽明。頷痛、刺足陽明曲周《きょくしゅう》動脉、見血立已。不已、按經刺人迎立已。頭痛、目窗及天衝、風池主之。厥頭痛、孔最主之。厥頭痛、面腫起、商丘主之。

注・「頭半寒痛」の原文は「頭寒痛」。

語訳

頭痛で鍼刺してはならないものは、重い痺証の頭痛で、風が吹く日に発作を起こすものは、鍼刺で若干に痛みを軽減させることはできるが、根本治癒させることはできない。

頭の片側が寒く感じて痛むものは、先ず手の少陽三焦経と手の陽明大腸経の腧穴を取り、後で足の少陽胆経と足の陽明胃経の腧穴を取る。

顎の痛みは、手の陽明大腸経の腧穴と顎で盛満になった絡脈を刺して出血させる。

頭や項が痛くて俯いたり仰向いたりできないものは、足の太陰脾経を刺す。首で顧みるような回旋動作ができないものは、手の太陽小腸経を刺す。(『一書』は、手の陽明胃経としている。)

顎の痛みは、足の陽明胃経の額角の下方、耳前上方の髪際で彎曲した部分〔曲周《きょくしゅう》〕にある頬車穴の血脈に鍼刺し、血を出せば痛みはすぐに治まる。痛みが治まらなければ、経脈を按じて人迎穴を刺せばすぐに治る。

頭の痛みは、足の少陽胆経の目窓穴と天衝穴、風池穴を主治穴とする。

厥気の上逆による頭痛は、孔最穴を主治穴とする。

厥気の上逆による頭痛で、顔面が浮腫むものは、足の太陰脾経の商丘穴を主治穴とする。

注・大痺とは、寒湿が脳に入った悪性頭痛。「按経刺人迎」だが、経とは経脈、つまり頚の動脈なので、それを刺さないように按じて刺す。

第二、寒気が五臓六腑に邪客して生じる心痛・胸痺・心疝及び三蟲《さんちゅう》の病

（寒氣客於五藏六府發卒心痛胸痹心疝三蟲第二）

提要

本篇は寒の邪気が五臓六腑に邪客して引き起こす多種の心痛、胸痺、心疝及び三蟲病《さんちゅうびょう》などの症状の治療について論じるため名付けられた篇である。その主要内容は厥心痛、卒心痛、真心痛、心疝、胸痺、三蟲病による心腹痛などの症候と治療腧穴である。

厥心痛與背相引、善瘈、如從後觸其心、身傴僂者、腎心痛也。先取京骨、崑崙、發鍼立已、不已、取然谷。厥心痛、暴泄、腹脹滿、心痛尤甚者、胃心痛也。取太都、太白。厥心痛、如錐鍼刺其心、心痛甚者、脾心痛也。取然谷、太溪。厥心痛、色蒼蒼如死狀、終日不得太息者、肝心痛也。取行間、太衝。

注・「取然谷」の原文は「取後谷」。

語訳

厥気の上逆による心痛で、痛みが背部にまで響き、よく痙攣し、背後から心を触れられたように痛み、身体を曲げて伸ばせないものは、腎の邪気が厥逆して起こる心痛である。これにはまず膀胱経の京骨穴と崑崙穴を取り、鍼刺すればすぐに治まる。治まらなければ、腎経の然谷穴を取る。

厥気の上逆による心痛で、突然に下痢をし、腹が脹満し、みぞおちが心痛で激しく痛むものは、胃の邪気が厥逆して起こる心痛である。これには足の太陰脾経の大都穴と太白穴を取る。

厥気の上逆による心痛で、錐《きり》で心臓を刺すようで、心痛が激しいものは、脾の邪気が厥逆して起こる心痛である。これには足の少陰腎経の然谷穴と太渓穴を取る。

厥気の上逆による心痛で、顔面の色が蒼白で、まるで死人のような色をしており、常に溜息をつくものは、肝の邪気が厥逆して起こる心痛である。これには足の厥陰肝経の行間穴と太衝穴を取る。

注・厥心痛とは、五臓の気が心に影響して痛むもので、心自体の痛みではない。

厥心痛、臥若徒居、心痛乃間、動行痛益甚、色不變者、肺心痛也。取魚際、太淵。眞心痛、

手足青至節、心痛甚、旦發夕死、夕發旦死。心下一本作痛。不可刺者、中有盛聚、不可取於腧。腸中有蟲瘕、有蛕蛟、皆不可取以小鍼。心腹痛、發作腫聚、往來上下行、痛有休止、腹中熱渴、涎出者、是蛕蛟也。以手聚按而堅持之、無令得移、以大鍼刺之、久持之、蟲不動、乃出鍼。

注・「涎出者」の原文は「涎者」。

語訳

厥気の上逆による心痛で、横になったり休息していれば心の痛みは軽いが、動けば痛みが益々激しくなるが、顔色が変わらないものは、肺の邪気が厥逆して起こる心痛である。これには手の太陰肺経の魚際穴と太淵穴を取る。

邪気が心に留まることで心痛を生じる真心痛《しんしんつう》は、手足の冷えが肘や膝の関節にまで及び、心痛が激しい。朝に発症すれば夕方に死亡し、夕方に発症すれば翌朝には死亡する。

胃脘部（『靈樞』は、「痛」としている。）に鍼刺してはならないものは、内部に大きな積聚がある場合、腧穴を取って治療してはならない。寄生虫のために腹内に痞塊ができ〔癥瘕《ちょうか》〕、回虫が寄生する病には、いずれも毫鍼による治療は適さない。

心腹痛で、発作時に積聚が現れ、それが上下に往来して、痛みが止む時があり、腹中が熱くなって喉が渇き、よだれ（音は涎。）が出るものは、これは寄生虫によるものである。これには積聚で堅くなった部位を手で固定し、積聚を移動させないようにし、大鍼を用いて刺し、しばらく留め置く。腹の中の虫が動かなくなれば抜鍼する。

心痛引腰脊、欲嘔、刺足少陰。心痛、腹脹、濇濇然、大便不利、取足太陰。心痛引背不得息、刺足少陰、不已、取手少陰。心痛引少腹滿、上下無常處、溲便難、刺足厥陰。心痛、但短氣不足以息、刺手太陰。

語訳

心痛が腰や背中にまでひびいて痛み、気分が悪く吐き気をもよおせば、足の少陰腎経の腧穴に鍼刺する。

心痛して、腹が脹満し、しぶり腹で腸の中が詰まり、大便が出ないときは、足の太陰脾経の腧穴を取る。

心痛が背中までひびいて呼吸しづらいときは、足の少陰腎経の腧穴に鍼刺し、これで治らなければ、手の少陰心経の腧穴を取る。

心痛が下腹部までひびいて腹が脹り、痛みが固定せずに上下に移動し、大小便が困難になれば、足の厥陰肝経の腧穴に鍼刺する。

心痛して、呼吸が短く息切れするものは、手の太陰肺経の腧穴に鍼刺する。

心腹中卒痛而汗出、石門主之。心痛有三蟲、多涎、不得反側、上脘主之。心痛有寒、難以俛仰、心疝衝胃、死不知人、中脘主之。心痛上搶心、不欲食、支痛引鬲、建里主之。胸脇背相引痛、心下溷溷、嘔吐多唾、飲食不下、幽門主之。

語訳

心中や腹中が突然に痛んで汗が出るものは、三焦経の募穴である石門穴を主治穴とする。

心痛が三虫(長虫、赤虫、蟯虫《ぎょうちゅう》の三種の寄生虫)によるもので、よだれが多く、寝返りの動作ができないものは、任脈の上脘穴を主治穴とする。

心痛して身体が寒く、俯せや仰向け動作し難く、心の急性痛〔心疝〕で気が衝き上がり、死んだようになるものは、任脈の中脘穴を主治穴とする。

心痛が搶《つ》くように心に突き上がり、食欲がなく、支えた痛みが縦隔部《じゅうかく》にまでひびくものは、任脈の建里穴を主治穴とする。

胸・脇・背中が相互に引きつって痛み、胃脘部が混乱して痛み、嘔吐して唾が多く、飲食物が下りないものは、足の少陰腎経の幽門穴を主治穴とする。

脾逆氣寒厥急、煩心、善唾、噦噫、胸滿嗷呼、胃氣上逆、心痛、太淵主之『千金』作肺脹胃逆。**。心膨膨痛**『千金』云「煩悶亂」**、少氣不足以息、尺澤主之。心痛、俠白主之。卒心中痛、瘈瘲互相引肘内廉痛、心敖敖然、間使主之。心痛、衂、噦、嘔血、驚恐畏人、神氣不足、郄門主之。心痛、卒欬逆、曲澤主之、出血則已。卒心痛汗出、大敦主之、出血立已。**

注・「太淵」の原文は「太洲」。

語訳

胸痺で気が上逆し寒厥になって強ばり、心が煩悶とし、よく唾をし、しゃっくり〔噦《えつ》・吃逆《あいぎゃく》〕やげっぷ〔噫《あい》〕をし、胸が脹満して吼《ほ》えるような声になり、胃気が上逆し、心が痛むものは、手の太陰肺経の太淵穴を主治穴とする。（『千金』には、「肺脹胃逆」〔肺が脹り胃気が逆行〕としている。）

心の膨張による痛みは、（『千金』では、煩悶して乱れる）呼吸気が短く息切れするものは、手の太陰肺経の尺沢穴を主治穴とする。

心痛するものは、手の太陰肺経の侠白穴を主治穴とする。

突然に心中が痛み、筋脈が痙攣して拘縮し肘の内側縁にひびいて痛み、心が焦燥するものは、手の厥陰心包経の間使穴を主治穴とする。

心痛して、鼻血、しゃっくり、血を吐き、驚いて人を恐れ畏怖し、神気が不足するものは、手の少陰心経の郄門穴を主治穴とする。

心痛して、突然に咳嗽して気逆するものは、手の厥陰心包経の曲沢穴を主治穴とする。これは刺して出血させれば病は治る。

突然に心痛して汗が出るものは、足の厥陰肝経の大敦穴を主治穴とする。これは刺して出血させれば病は治る。

胸痺引背、時寒、間使主之。胸痺心痛、肩肉麻木、天井主之。胸痺心痛、不得息、痛無常處、臨泣主之『千金』云「不得反則」。**心疝暴痛、取足太陰、厥陰、盡刺之血絡。喉痺舌巻、口乾煩心、心痛、臂表痛**『靈樞』及『太素』倶作背内廉痛、**不可及頭、取關衝、在手小指次指爪甲、去端如韭葉許。**一云「左取右、右取左」。

語訳

胸痺により背中にひびいて痛み、時として寒くなるものは、手の厥陰心包経の間使穴を主治穴とする。

胸痺により心痛し、肩部の肌や筋肉が痺れるものは、手の少陽三焦経の天井穴を主治穴とする。

胸痺により心痛し、息ができず、痛むところが特定しないものは、足の少陰胆経の臨泣穴を主治穴とする。

（『千金』には、「反転できない」としている。）

心疝により突然に痛むものは、足の太陰経と足の厥陰経の二経の絡脈を取り、血絡を刺して血を出し尽くす。

喉痺により舌が巻縮し、口が乾き心は煩悶とし、心痛し、前腕部の背側が痛み、頭部まで上がらないものは、手の少陽三焦経の関衝穴を取る。関衝穴は薬指尺側爪甲根部の角を去ること一分にある。（『千金』には、左の症状は右に取り、右の症状は左に取るとしている。）

第三、邪が肺を侵犯して五臓六腑に伝播し、気が上逆して咳嗽を生じる病

（邪在肺五藏六府受病發欬逆上氣第三）

提要

本篇は邪気が肺を侵犯して五臓六腑が受病し、咳逆発作する病機と症候及び治療法を論じるため名付けられた篇である。その主要内容は、肺にある邪が人に咳嗽させる病機（因）と治療法、また五臓六腑の咳の症候とその伝播の関係、各種咳嗽の腧穴治療についてである。

邪在肺、則病皮膚痛、發寒熱、上氣喘、汗出、欬動肩背、取之膺中外俞、背三椎之傍、以手疾按之快然、乃刺之、取缺盆中以越之。

語訳

邪気が肺を侵犯すれば、病により皮膚が疼痛し、悪寒や発熱し、気が上逆して息苦しく、汗が出て、咳嗽

して肩や背中が動くものは、胸郭の外方にある腧穴の中府穴、雲門穴、背部の第三胸椎棘突起両側の肺兪穴を取り、鍼刺に際しては、手指で按じて患者が心地よく感じる部位を刺す。これと同時に缺盆穴を取り、邪気を引いて上げるようにして出す。

黄帝問曰「肺之令人欬何也?」岐伯對曰「五藏六府皆令人欬、非獨肺也。皮毛者、肺之合也。皮毛先受邪氣、邪氣以從其合。其寒飮食入胃、從肺脉上至於肺氣則肺寒、肺寒則内外合邪、因而客之則爲肺欬。」

五藏各以其時受病、非其時各傳以與之。人與天地參、故五藏各以治時感於寒則受病也。微則爲欬、甚則爲泄爲痛、乘秋則肺先受邪、乘春則肝先受之、乘夏則心先受之、乘至陰則脾先受之、乘冬則腎先受之。

語訳

黄帝が問う「人は肺の病になると咳嗽するが、これはなぜか?」

岐伯が答える「五臓六腑の病になればみな咳嗽が起こり、肺の病だけに起こるのではない。皮毛は、体表にあって肺に対応している。皮毛がまず邪気を受ければ、邪気は肺に影響を与える。寒冷の飲食物を取れば胃に入り、寒冷の気は肺脈を上行して肺に到達し肺寒となる。この肺寒は外邪の皮膚と内邪の胃から肺脈という二つの寒邪が結合し、邪が肺に留まって肺の咳嗽が生じたものである。」

五臓はみなそれぞれに対応する季節に邪気を感受して病になるが、それが対応する季節でなくても邪気を肺が感受したあと各臓に伝播されて病になる。人と天地である自然界は相応しており、五臓のそれぞれが対応する季節に寒邪を感受すれば発病する。その邪が軽微であれば咳嗽となり、重ければ寒気が体内に入って下痢や痛みとなる。秋には肺がまず邪に侵され、春には肝がまず邪に侵され、夏には心がまず邪に侵され、長夏には脾がまず邪に侵され、冬には腎がまず邪に侵される。

注・肺は邪を受けやすいので嬌臓《きょうぞう》（弱い臓）と呼ばれる。

肺欬之狀、欬而喘息有音、甚則唾血。心欬之狀、欬則心痛、喉中喝喝『素問』作吤吤。**如梗狀、甚則咽腫喉痹。肝欬之狀、欬則胠**『素問』作兩脇下。**痛、甚不可以轉、轉則兩脇**『素問』作胠。**下滿。脾欬之狀、欬則右胠**『素問』作脇。**下痛、陰陰引肩背、甚則欬涎不可以動、動則欬劇。腎欬之狀、欬則腰背相引而痛、甚則欬涎。**

語訳

肺咳の症状は、咳とともに呼吸が苦しくなって喘鳴し、重いものは喀血《かっけつ》する。

心咳の症状は、咳をすると心〔胸〕が痛み、喉の中になにか詰まったような感じがあり（『素問』では、

「吤吤」〔硬い妨げ〕としている。）、重いものは咽喉が腫れて喉痺〔扁桃炎〕る。

肝咳の症状は、咳をすれば腋下〔脇の上〕（『素問』には、「両脇下」としている。）が痛み、重いものは寝返りができなくなり、寝返りをすれば脇下部（『素問』には、「胠」としている。）が脹満する。

脾咳の症状は、咳をすれば右の脇の下が痛み（『素問』には、「脇」としている。）、深部が痛んで肩背部に放散し、重いものは咳して痰涎を吐き動くこともできず、動けば咳と痰涎が益々激しくなる。

腎咳の症状は、咳とともに腰や背中が相互に引きつって痛み、重いものは咳で涎沫を吐く。


五藏久欬、乃移於六府。脾欬不已、則胃受之。胃欬之狀、欬而嘔、嘔甚則長蟲出。肝欬不已、則膽受之。膽欬之狀、欬嘔膽汁。肺欬不已、則大腸受之。大腸欬之狀、欬而遺矢。心欬不已、則小腸受之。小腸欬之狀、欬而失氣、氣與欬俱失。腎欬不已、則膀胱受之。膀胱欬之狀、欬而遺尿。『素問』作溺。**久欬不已、則三焦受之。三焦欬之狀、欬而腹滿、不欲飲食。此皆聚於胃、關於肺、使人多涕唾而面浮腫氣逆。治藏者、治其俞。治府者、治其合。浮腫者、治其經。秋傷於濕、冬生欬嗽。**

注・「冬生欬嗽」の原文は「冬生欬咳」。

語訳

五臟の咳嗽が長くなれば六腑に転移する。

脾咳が治らなければ、胃に転移する。胃咳の症状は、咳嗽とともに嘔吐し、嘔吐が激しければ蛔虫《かいちゅう》を吐く。

肝咳が治らなければ、胆に転移する。胆咳の症状は、咳嗽とともに胆汁を嘔吐する

肺咳が治らなければ、大腸に転移する。大腸咳の症状は、咳嗽とともに大便を洩らす。

心咳が治らなければ、小腸に転移する。小腸咳の症状は、咳嗽とともに放屁《ほうひ》し、上と下から咳と屁《へ》が同時に出る。

腎咳が治らなければ、膀胱に転移する。膀胱咳の症状は、咳嗽をして尿を洩らす。（『素問』では、「溺」とする。）

咳嗽が長く治らなければ、三焦に転移する。三焦咳の症状は、咳嗽をして腹部が脹満し、飲食が欲しくなくなる。

これらの邪気はみな胃に集まり、中焦との連絡により肺に影響を及ぼし、涕《てい》〔鼻水〕や唾《つば》〔痰〕が多くなり、顔面が浮腫み、気逆〔咳〕を起こす。

五臟の咳嗽の治療は、その兪穴で治療する。六腑の咳嗽の治療は、その下合穴で治療する。浮腫のある場合は、その経穴で治療する。秋に湿邪を感受して傷つけば、冬に咳嗽を生じる。

注・気逆は各三つあるが、肺の気逆は咳や喘。

曰「『九巻』言、振埃刺外經、而去陽病。願卒聞之。」曰「陽氣大逆、上滿於胸中、憤䐜肩息、

大氣逆上、喘喝坐伏、病咽噎不得息、取之天容。其欬上氣、窮詘胸痛者、取之廉泉。取之天容者、探無一里里字疑誤。取廉泉者、血變乃止。

語訳

問う「『靈樞』で説かれている振埃《しんあい》について、外経〔体表を循行する経脈〕を刺し、陽病を治療するとしているが、これはどういうことかその道理について聞きたい。」

答える「陽気が盛大になって逆上し、胸腔に上がって充満すると、胸部が脹満して、肩を上下させて呼吸し、宗気が上逆して喘喝し、正座して俯伏す。咽喉がつかえて呼吸が困難であれば、手の太陽経の天容穴を取る。〔治療効果は、埃《ほこり》を振るい落とすことより速やかである。〕病人が咳嗽して気が上逆し、前かがみになり胸に痛みがあるものは、任脈の廉泉穴を取る。天容穴を取るときは、刺入の深さは一寸を超えてはならない。廉泉穴を取るときは、患者の顔の血色が変われば止める。

注・喘喝は、喘ぎ声を伴う呼吸困難。

欬逆上氣、魄戸及氣舍主之。欬逆上氣、譩譆主之。欬逆上氣、咽喉鳴喝喘息、扶突主之。欬逆上氣、唾沫、天容及行間主之。欬逆上氣、咽喉癰腫、呼吸短氣、喘息不通、水突主之。一本作天突。欬逆上氣、喘不能言、華蓋主之。欬逆上氣、唾喘短氣不得息、口不能言、膻中主之。

欬逆上氣、喘不得息、嘔吐胸滿不得飲食、俞府主之。

語訳

咳嗽で気が上逆すれば、魄戸穴と気舎穴を主治穴とする。

咳嗽で気が上逆すれば、譩譆穴を主治穴とする。

咳嗽で気が上逆し、咽喉が喘鳴する喘息には、手の陽明経の扶突穴を主治穴とする。

咳嗽で気が上逆し、涎沫を吐くものは、手の太陽経の天容穴と足の厥陰経の行間穴を主治穴とする。

咳嗽で気が上逆し、咽喉に腫瘍があり、呼吸で息切れし、喘いで息が通じないものは、足の陽明経の水突穴を主治穴とする。(『一書』では、「天突」とする。)

咳嗽で気が上逆し、喘いで喋れないものは、任脈の華蓋穴を主治穴とする。

咳嗽で気が上逆し、口に唾をして喘いで息切れして息ができず、喋ることもできないものは、任脈の膻中穴を主治穴とする。

咳嗽で気が上逆し、喘いで呼吸が困難で、胸が脹満して嘔吐し、飲食できないものは、足の少陰経の兪府穴を主治穴とする。

欬逆上氣、㳄出多唾、呼吸哮、坐臥不安、彧中主之。胸滿欬逆、喘不得息、嘔吐煩滿、不得飲食、神藏主之。胸脇榰滿、欬逆上氣、呼吸多喘濁沫膿血、庫房主之。咳喘不得坐、不得臥、呼吸氣素、咽不得、胸中熱、雲門主之。胸脇榰滿、不得俛仰、㿉癰、欬逆上氣、咽喉喝有聲、太渓主之。欬逆不止、三焦有水氣、不能食、維道主之。欬逆、煩悶不得臥、胸中滿、喘不得息、背痛、太淵主之。

語訳

咳嗽で気が上逆し、涎が出て唾が多く、呼吸すれば喘いでヒューヒュー鳴り、坐したり臥床で安静になれないものは、足の少陰経の彧中穴を主治穴とする。

胸中が脹満し、咳嗽して気が上逆し、喘いで呼吸が困難となり、嘔吐して胃や胸腹部が脹満して煩わしく、飲食できないものは、足の少陰経の神蔵穴を主治穴とする。

胸や脇が支えて脹満し、咳嗽して気が上逆し、呼吸過多となり膿血の混じる濁った唾沫が出るものは、足の陽明経の庫房穴を主治穴とする。

咳嗽で喘いで腰掛けれず、横たわることもできず、呼吸気が散じて弱くなり、呑《の》みくだすことができず、胸中に熱があるものは、手の太陰経の雲門穴を主治穴とする。

胸や脇が支えて脹満し、俯せや仰向けになれず、腫れもの〔癰《よう》〕が潰れ、咳嗽して気が上逆し、咽喉にヒューヒューと声があるものは、足の太陰経の太渓穴を主治穴とする。

咳嗽して気の上逆が止まらず、上中下の三焦領域のすべてに水気が停滞し、飲食できないものは、足の少陽経と帯脈の会穴である維道穴を主治穴とする。
咳嗽で気が上逆し、胸や腹が煩悶として臥床できず、胸中が脹満とし、喘いで呼吸が困難となり、背中が痛むものは、手の太陰経の原穴である太淵穴を主治穴とする。

欬逆上氣、舌乾脇痛、心煩肩寒、少氣不足以息、腹脹、喘、尺澤主之。欬、乾嘔滿、俠白主之。欬上氣、喘不得息、暴癉内逆、肝肺相薄、鼻口出血、身脹、逆息不得臥、天府主之。凄凄寒、嗽吐血、逆氣、驚、心痛、手少陰郄主之。欬而胸滿、前谷主之。欬、面赤熱、支溝主之。欬、喉中鳴、欬唾血、大鍾主之。

注・「暴癉内逆」の原文は「暴痺内逆」。「肝肺相薄」の原文は「肝肺相傳」。

語訳

咳嗽で気が上逆し、舌が乾いて脇が痛み、心が煩わしくて肩が寒く感じ、呼吸気が少なくて息苦しく、腹が脹満し、呼吸が急促になれば、手の太陽経の合穴である尺沢穴を主治穴とする。
咳をし、から吐《えず》き〔声だけあって物が出ない嘔吐〕して胃や胸腹が膨満して煩わしいものは、手の太陰経の侠白穴を主治穴とする。

咳嗽で気が上逆し、喘いで呼吸しづらく、いきなり熱邪が侵犯して体内へ逆行し、肝と肺の邪熱が相伝し、鼻や口から出血し、身体が脹満し、呼吸気が上逆して臥床できないものは、手の太陰経の天府穴を主治穴とする。

ゾクゾクと悪寒し、咳をして血を吐き、気が逆行し、心が動揺し、心が痛むものは、手の少陰経の郄穴である陰郄穴を主治穴とする。

咳して胸が膨満するものは、手の太陽経の滎穴である前谷穴を主治穴とする。

咳をし、顔面が赤く熱くなるものは、手の少陽経の支溝穴を主治穴とする。

咳をし、喉の中が鳴り、咳をして唾に血が混じるものは、足の少陰経の絡穴である大鍾を主治穴とする。

第四、肝が病邪に侵犯され、衛気が留まり積となり、胸や脇に脹満や痛みを発症する病

（肝受病及衛氣留積發胸脇滿痛第四）

提　要

本篇は、肝の邪客及び衛気の運行失調により邪が蓄積して胸脇が脹満し疼痛する症候とその主治穴について論述するため名付けられた篇である。

邪在肝、則病兩脇中痛。寒中、惡血在内、胻節時腫、善瘈。取行間、以引脇下、補三里以温胃中、取血脉以散惡血、取耳間青脉、以去其瘈。

語　訳

病邪が肝を侵犯すれば、両脇の中が痛む。寒気に侵犯されれば、瘀血が体内に留まり、脛の関節が時に腫

れ、引きつれて痛む。それには足の厥陰経の滎穴である行間穴を取り、脇下に留まった気を引いて下行させ、足の陽明経の合穴である三里穴を取って胃を温め、肝経で瘀血のある血絡を刺して悪血を散じさせ、耳の後ろの青脉上にある手の三焦経の瘈脉穴を取り、引きつりと痛みを除去する。

黄帝問曰「衛氣留於脉『太素』作腹中、稸積不行、苑蘊不得常所『靈樞』下有使人二字、楮脇中滿、喘呼逆息者、何以去之?」伯高對曰「其氣積於胷中者、上取之。積於腹中者、下取之。上下皆滿者、傍取之。積於上者、寫人迎、天突、喉中。積於下者、寫三里與氣街。上下皆滿者、上下皆下之、與季脇之下深一寸、重者雞足取之。診視其脉、大而強急及絶不至者、腹皮絞甚者、不可刺也。氣逆上、刺膺中陷者、與脇下動脉。」

語訳

黄帝が問う「衛気の運行が異常をきたし脈中に停留し、蓄積して正常な運行ができなくなり、鬱積して決まった場所になく(『靈樞』は、下に「使人」の二文字がある。)、脇が支え胸腔が脹満し、喘息して呼吸で気が急に上逆するものは、どのように治療するのか?」

伯高が答える「気が胸腔内に蓄積して発病したものは、身体の上部の腧穴を取って治療する。腹腔内に蓄積して発病したものは、身体の下部の腧穴を取って治療する。胸中も腹中も脹満したものは、上部と下部とその付近の腧穴を取って治療する。胸中に蓄積したものは、足の陽明経の人迎穴および任脈の天突穴と廉泉穴を取って瀉す。腹中に蓄積したものは、足の陽明経の三里穴と気衝穴を取って瀉す。胸中と腹中の双方に蓄積したものは、前述した上部と下部の腧穴五個と季脇の下一寸にある章門穴を取る。重症であれば、鶏足《けいそく》の鍼刺法〔鍼を一本直刺、その左右へ斜めに二本刺す〕を用いて治療する。診察において脈が大で強で急あるいは脈が絶えているもの、腹の皮膚がひどく強ばって張りつめているもの、これらの症状が現れているものは鍼刺治療をしてはならない。気の上逆には、胸の陥凹部の足の陽明経の膺窓穴と下胸部の動脈部にある中府穴を刺す。」

注・膺窓は屋翳とし、中府は膻中とする人もある。中府は下胸部になく、膻中は動脈がない。

胷滿、嘔無所出、口苦舌乾、飲食不下、膽俞主之。胷滿、呼吸喝、窮詘窘不得息、刺入人迎、入四分、不幸殺人。胷滿痛、璇璣主之。胷脇榰滿、痛引胷中、華蓋主之。胷脇榰滿、痺痛骨疼、飲食不下、嘔『千金』作咳。逆氣上、煩心、紫宮主之。

語訳

胸腔が脹満し、嘔吐するが出るものがない、口が苦くて舌が乾き、飲食物が下りないものは、足の太陽経の胆兪穴を主治穴とする。

胸が膨満し、呼吸が喘いでヒューヒュー音がし、身体を曲げて切羽詰まり呼吸が困難なものは、足の陽明経の人仰穴に四分刺入する。刺入が深過ぎれば死亡する。

胸や脇が脹満して痛ければ、任脈の璇璣穴を主治穴とする。

胸や脇が支えて脹満し、痛みが胸中にひびくものは、任脈の華蓋穴を主治穴とする。

胸や脇が支えて脹満し、痹痛で骨が疼き、飲食物が下りず、嘔吐し、気が逆上し、心が煩わしいものは、任脈の紫宮穴を主治穴とする。


胷中滿、不得息、脇痛骨疼、喘逆上氣、嘔吐煩心、玉堂主之。胷脇榰滿、鬲塞飲食不下、嘔吐、食復出、中庭主之。胷中榰滿、痛引膺不得息、悶亂煩滿、不得飲食、靈墟主之。胷脇榰滿、不得息、欬逆、乳癰、洒淅惡寒、神封主之。胷脇榰滿、鬲逆不通、呼吸少氣、喘息不得舉臂、步郎主之。胷脇榰滿、喘滿上氣、呼吸肩息、不知食味、氣戸主之。

語訳

胸が脹満し、呼吸しづらく、脇が痛んで骨が疼き、喘いで気が上逆し、嘔吐して心が煩わしいものは、任脈の玉堂穴を主治穴とする。

胸や脇が支えて脹満し、横隔膜が閉塞して飲食物が下がらず、嘔吐し、飲食すれば戻してしまうものは、任脈の中庭穴を主治穴とする。

胸中が支えて脹満し、痛みが前胸部にひびき呼吸が困難となり、悶え乱れ煩満し、飲食困難なものは、足の少陽経の霊墟穴を主治穴とする。

胸や脇が支えて脹満し、呼吸しづらく、咳をして気が上逆し、乳房に腫瘍ができ、ゾクゾクと悪寒するものは、足の少陰経の神封穴を主治穴とする。

胸や脇が支えて脹満し、胃や食道の気〔隔気《かくき》〕が上逆して横隔膜が通らず、呼吸する気が少なくなり、喘息となり腕が挙がらなくなるものは、足の少陰経の歩廊穴を主治穴とする。

胸や脇が支えて脹満し、喘いで胸が膨れて気が上逆し、肩で呼吸し、食物に味を感じないものは、足の陽明経の気戸穴を主治穴とする。

注・乳癰は乳腺炎。


喉痺、胷中暴逆、先取衝脉、後取三里、雲門、皆寫之。胷脇楮滿、却引背痛、臥不得轉側、胷鄉主之。傷憂悁思氣積、中脘主之。胷滿馬刀、臂不得舉、淵腋主之。大氣不得息、息即胷脇中痛、實則其身盡寒、虛則百節盡縱、大包主之。胷中暴滿、不得眠一云不得喘息、**輒筋主之。**

語訳

喉痺〔咽喉腫痛〕で、突然に胸中で気逆するものは、先ず気衝穴を取って衝脈の気を下降させ、次いで足の三里穴を取って胃気を下ろし、更に雲門穴を取って肺気の疎通をはかる。これはみな瀉法で行なう。

胸や脇が支えて脹満し、後ろに引きつって背中が痛み、臥床して寝返りの反転動作ができないものは、足の太陰経の胸郷穴を主治穴とする。

憂慮や怒り、思慮し過ぎて心脾の気が詰んで気が内部に積もれば、任脈の中脘穴を主治穴とする。

胸が脹満し、リンパ節腫瘍となり、腕を挙げることができないものは、足の少陽経の淵液穴を主治穴とする。

深呼吸をすることができず、呼吸すれば胸や脇が痛むもの。邪気が盛んなら全身が冷え、正気が虚していれば全身の関節が弛緩する。これには脾の太絡である大包穴を主治穴とする。

胸中が突然に膨満し、臥床できずに喘息になるものは、足の少陽経の輒筋穴を主治穴とする。

胷脇榰滿、瘈瘲、引臍腹痛、短氣煩滿、巨闕主之。腹中積氣結痛、梁門主之。傷食脇下滿、不能轉展反側、目青而嘔、期門主之。胷脇榰滿、勞宮主之。多臥善唾、胷滿腸鳴、三間主之。胷滿不得息、頭頷腫、陽谷主之。胷脇脹、腸鳴切痛一云胷脇支滿、腹中切痛。**太白主之。**

注・「腸鳴切痛」の原文は「腸鳴切病」。

語訳

胸や脇が支えて脹満し、筋脉が拘急して痙攣し、臍から腹にかけて引きつって痛み、息切れして胸が煩満して嘔吐するものは、任脉の巨闕穴を主治穴とする。

腹中に積気が集結して痛むものは、足の陽明経の梁門穴を主治穴とする。

飲食で傷ついて腋下が脹満し、寝返りなどの反転動作ができず、目が青くなって嘔吐するものは、足の厥陰肝経の募穴である期門穴を主治穴とする。

胸や脇が支えて脹満すれば、手の厥陰心包経の滎穴である労宮穴を主治穴とする。

頻繁に横になり唾をよく出し、胸が脹満して腸が鳴るものは、手の陽明経の兪穴である三間穴を主治穴とする。

胸が脹満して呼吸が困難となり、頚や顎が腫れるものは、手の太陽経の経穴である陽谷穴を主治穴とする。

胸や脇が脹満し、腸が鳴って切られるように痛むものは（『一書』には、「胸や脇が支えて脹満し、腹の中が切られるように痛む」としている。）、足の太陰経の太白穴を主治穴とする。


暴脹、胷脇榰滿、足寒、大便難、面脣白、時嘔血、太衝主之。胷脇榰滿、惡聞人聲與木音、巨虛上廉主之。胷脇榰滿、寒如風吹狀、俠谿主之。胷脇、善太息、胷中膨膨然、『千金』作胷脅急。**丘墟主之。胷脇榰滿、頭痛項內寒、外丘主之。脇下榰滿、嘔吐逆、陽陵泉主之。**

語訳

突然に膨張し、胸や脇が支えて脹満し、足が冷え、大便が困難になり、顔面と唇の色が白くなり、時々嘔吐に血が混じるものは、足の厥陰肝経の原穴である太衝穴を主治穴とする。

胸や脇が支えて脹満し、人の声や木音を聞くのを嫌がるものは、足の陽明経の上巨虚穴を主治穴とする。

胸や脇が支えて脹満し、風吹いたように寒がるものは、足の少陽経の俠渓穴を主治穴とする。

胸や脇が痛みよくため息をつき、胸が大きく膨満するものは（『千金』では、「胸や脊椎起立筋が強ばる」としている。）、足の少陽経の原穴である丘墟穴を主治穴とする。

胸や脇が支えて脹満し、頭痛して項や体内が冷えるものは、足の少陽経の郄穴である外丘穴を主治穴とする。

脇下が支えて脹満し、嘔吐するものは、足の少陽経の合穴である陽陵泉穴を主治穴とする
注・三つの気逆の一つは胃気の上逆で、嘔吐やしゃっくり、ゲップのこと。

第五、邪気が心・胆〔膽〕や諸臟腑を侵犯して、悲・恐・太息・口苦・不楽や驚を発症する病

（邪在心膽及諸藏府發悲恐太息口苦不樂及驚第五）

提要

本篇は邪気が心と胆に停留して発症する病の病機と弁証とその論治を述べている。臓腑により現れる悲恐、太息、口苦、不楽及び驚などの病変の症候と主治腧穴について論述したため名付けられた篇である。

黄帝問曰「有口苦取陽陵泉、口苦者、病名爲何？　何以得之？」　岐伯對曰「病名曰膽癉。夫膽者、中精之府『素問』無此句、**肝者中之將也。取決於膽、咽爲之使。此人者、數謀慮不決、膽氣上溢、**『素問』下有虛字。**而口爲之苦、治之以膽募兪、在『陰陽十二官相使』中。」**

注・「膽癉」の原文は「膽脾」。

語訳

黄帝が問う「口が苦くなる病は陽陵泉穴を刺すが、この口が苦いのは、何の病なのか？　どうして起きたのか？」

岐伯が答える「病名は胆癉《たんたん》という。胆は精汁を納めるので中精の府であり（『素問』には、この句はない。）、肝は体内の将である。決断は胆の役目（中正の官）で、咽喉は胆に使われている。これにより口苦の患者は、何度も思慮や決断ができずに、胆気は上逆して溢れ（『素問』は下に「虚」とある。）、口の中が苦くなる。治療は胆の募穴と背兪穴を用いる。」この治療法は古医書『陰陽十二官相使篇』に記載されている。

善怒而不欲食、言益少、刺足太陰。怒而多言、刺足少陰『太素』『問』作少陽。

短氣心痺、悲怒逆氣、怒、狂易、魚際主之。心痛善悲、厥逆、懸心如饑之狀、心譫譫而驚、大陵及間使主之。心澹澹而善驚恐、心悲、内關主之。『千金』作曲澤。**善驚悲、不樂、厥、脛足下熱、面盡熱、渴、行間主之。脾虛令人病寒不樂、好太息、商丘主之。色蒼蒼然太息、如將死狀、振寒、溲白便難、中封主之。**

注・「善怒而不欲食」の原文は「善怒而欲食」。「商丘主之」の原文は「商工主主」。

語訳

怒りやすく食欲が無く、言葉が益々少なくなるものは、足の太陰脾経を鍼刺する。怒りやすく言葉が多いものは、足の少陰胆経を鍼刺する。

息切れして心痺の病になり、悲しんだり怒ったりすると気逆し、怒って精神が異常になりやすいものは、手の太陰経の滎穴である魚際穴を主治穴とする。

心が痛んでよく悲しみ、四肢の末端から冷え、心窩部が空腹時のように空虚で、心臓がドキドキしてよく驚くものは、手の厥陰心包経の原穴である大陵穴と経穴である間使穴を主治穴とする。

心臓がドキドキしてよく恐れ驚き、心が悲しくなるものは、手の厥陰心包経の絡穴である内関穴を主治穴とする。（『千金』では、曲沢穴とする。）

よく驚いて悲しみ、楽しめず、気が途絶えて手足が冷たくなり、脛や足底部が熱く、顔面部が熱くなり過ぎて、咽喉が渇くものは、足の厥陰肝経の滎穴である行間穴を主治穴とする。

脾虚の病になり寒くて楽しめず、よくため息をつくものは、足の太陰経の商丘穴を主治穴とする。

顔面の色が青くなってため息をつき、死にそうな状態となり、悪寒して震え、小便が白濁して大便が困難になるものは、足の厥陰肝経の中封穴を主治穴とする。

注・心痺は、狭心症。

心如懸、哀而亂、善恐、嗌内腫、心惕惕恐如人將捕之、多涎出、喘、少氣吸吸不足以息、然谷主之。驚、善悲不樂、如墮墜、汗不出、面塵黑、病飲不欲食、照海主之。膽眩寒厥、手臂痛、善驚忘言、面赤泣出、腋門主之。大驚、乳痛、梁丘主之。

注・「梁丘」の原文は「梁IT」。

語訳

心がブラ下がっているように空虚で、悲哀して乱れ、よく恐れ、咽喉が腫れ、人に捕捉されるように心がドキドキして、多く涎を出し、喘ぎ、呼吸が弱く、呼吸気が息に満たないものは、足の少陰腎経の滎穴である然谷穴を主治穴とする。

驚き、よく悲しみ楽しめず、高所から墜落するような感覚があり、汗が出ず、顔面の色が汚れたように黒く、空腹だが食欲がないものは、足の少陰腎経の照海穴を主治穴とする。

胆病で眩暈し、手足が冷たくなり、手や前腕部が痛み、よく驚いてデタラメを言い、顔面が赤くなって涙を出すものは、足の少陽胆経の滎穴である液門穴を主治穴とする。

ひどく驚き、乳が痛むものは、足の陽明胃経の郄穴である梁丘穴を主治穴とする。

邪在心則病心痛、善悲、時眩仆、視有餘不足而調其俞。膽病者、善太息、口苦、嘔宿水『靈樞』作宿汁、心下澹澹善恐、如人將捕之。嗌中吤吤然、數欬唾、候在足少陽之本末、亦視其脉之陷下者、灸之。其寒熱者、取陽陵泉。邪在膽、逆在胃、膽液泄則口苦、胃氣逆則嘔苦汁、故

曰嘔膽。取三里以下、胃逆則刺足少陽血絡、以閉膽逆。調其虛實以去其邪。

語訳

病邪が心にあれば心が痛む病になり、よく悲しみ、時に眩暈して昏倒するものは、病変の虚実を見分けて少陰心経の腧穴で調節する。

胆の病になれば、よく溜息をつき、口が苦く、胃液を嘔吐し、心下がドキドキしてよく恐れ、人に補足されるように恐れ、喉の中に物が詰まっているような違和感があり、常に物を吐き出そうと咳をして唾を吐くものは、足の少陽経脈上の起点と終点までを観察し、その経脈が陥下しているようであれば施灸を行う。胆病で寒熱の症状が現れていれば、足の少陽胆経の合穴である陽陵泉穴を取って治療する。

病邪が胆にあって、胃気が上逆し、胆汁が排出されて口が苦くなり、胃気が上逆して苦汁を嘔吐するもの、これを嘔胆《おうたん》という。治療は足の三里穴を取って胃気の上逆を下降させ、足の少陽経の血絡を刺して、胆気の上逆を止める。そのあと虚実を調えて病邪を除去する。

注・嘔胆は、胆汁が胃に上がり、腸へ降りるべき胃気が口へ上逆するために口が苦くなるとする。

第六、脾が病邪に侵犯されて発症する、四肢が麻痺する病

（脾受病發四肢不用第六）

提要

本篇は脾病による四肢麻痺について論じるため名付けられた篇である。その主要内容は脾病による四肢麻痺の病機並びに脾が季節を主どらない理由、脾が胃の津液を運行させるメカニズム、及び身体が重だるくなったり骨萎そして知覚麻痺の主治腧穴について述べてある。

黄帝問曰「脾病而四肢不用、何也？」岐伯對曰「四肢者、皆稟氣於胃、而不得至經、必因脾乃得稟。今脾病不能爲胃行其津液、四肢不得稟水穀氣、氣日以衰、脉道不通、筋骨肌肉、皆無氣以生、故不用焉。」

曰「脾不主時何也？」曰「脾者土也、土者中央、常以四時長四藏、各十八日寄治、不獨主時、脾者土藏、常著胃土之精也。土者、生萬物而法天地、故上下至頭足不得主時。」

語訳

黄帝が問う「脾が病めば、四肢が機能しなくなるのはなぜか？」

岐伯が答える「四肢はすべて胃で作られた水穀の精微の気を稟受《きょうじゅ》しているが、栄養物が直接に四肢の経脈に達することはできず、必ず脾の運化機能によって四肢に運ばれなければならない。今、もしも脾が病になって胃の津液を運ぶことができなくなったとするならば、四肢は水穀の精気を受けることができず、日ごとに精気が衰え、経脈の運行はなくなり、筋肉や骨や肌肉は生気がなくなり、正常な機能を失うのである。」

問う「脾には主る季節がないが、これはなぜか？」

答える「脾は五行においては土に属し、中央に位置して常に四季に応じており、その他の四臓を生長させ、各季節の終わり十八日を治めている。したがって単独で一つの季節を主ることはない。また脾は土の性質を持った臓器で、常に胃土の精微を全身に運搬している。土は、天地自然界の規則に法《のっと》り万物を生じ養っている。したがって人体の上から下まで、頭から足の先に至るまですべてが脾土により滋養されるので、一つの季節だけを主るわけにはいかない。」

注・この長は、生長の意味。土は中央だから、東西南北どの方向にも一定の面積を占める。

曰「脾與胃以募相連、而能爲之行津液何也？」曰「足太陰者、三陰也。其脉貫胃、屬脾絡

嗌、故太陰爲之行氣於三陰。陽明者表也、五藏六府之海也、亦爲之行氣於三陽。藏府各因其經而受氣於陽明、故爲胃行津液。四肢不得稟水穀氣、氣日以衰、陰道不利、筋骨肌肉皆無氣以生、故不用焉。身重骨痩不相知、太白主之。」

語訳

問う「脾と胃は膜を挟み互いが連なっているだけなのに、脾が胃に代わって津液を運搬するのはどういう理由なのか?」

答える「足の太陰脾経は、三陰である。その経脈は胃を貫き、脾に属して咽喉に連絡している。だから太陰経脈は胃の水穀の精気を手足の三つの陰経に運ぶことができる。足の陽明胃経は、足の太陰脾経の表にあたり、五臓六腑の栄養の供給源である。陽経なので胃経は気血を手足の三つの陽経に送ることならできる。五臓六腑はいずれも脾経により陽明胃経の水穀気を受けているので、太陰脾経が胃に代わって津液を送っているといえる。四肢に水穀の精気が到達しなければ、日ごとに精気が衰え、経脈の運行はなくなり、筋肉や骨や肌肉は生気がなくなり、四肢は正常な機能を失う。身体が重く骨が萎えて感覚がなくなるものは、足の太陰脾経の太白穴を主治穴とする。」

第七、脾・胃・大腸が病邪に侵犯されて発症する、腹の脹満・腸鳴・息切れする病

（脾胃大腸受病發腹脹滿腸中鳴短氣第七）

提要

本篇は脾胃と大腸の受病により発症する腹満、腸鳴、息切れなど病について論述するため名付けられた篇である。その主要内容は、腹満、腸鳴、息切れする病の機序、症候、治療法及び主治腧穴についてである。

邪在脾胃、則病肌肉痛。陽氣有餘、陰氣不足、則熱中善饑。陽氣不足、陰氣有餘、則寒中腸鳴腹痛。陰陽俱有餘、若俱不足、則有寒有熱、皆調其三里。飲食不下、鬲塞不通、邪在胃脘。在上脘則抑而下之、在下脘則散而去之。胃病者、腹䐜脹、胃脘當心而痛、上榰兩脇、鬲咽不通、食飲不下、取三里。

語訳

邪気が脾胃を侵犯すれば、病により肌肉が痛む。陽気が有り余り、陰気が不足していれば、胃〔中焦〕が熱に犯されて飢えてやたら食べたくなる。陽気が不足し、陰気が有り余っていれば、胃〔中焦〕が寒に犯されて腸鳴して腹が痛む。陰陽ともに有り余った、陰陽ともに不足していれば、寒熱する病となる。このような病はみな足の陽明経の合穴である三里穴で調節する。

飲食物が停留して下がらず、食道が横隔膜の賁門部で塞がって通じなくなるのは、邪気が胃脘にあるためである。もし胃の噴門部〔上脘〕に邪気があれば、上脘穴を取って食気を押さえて下降させ、もし胃の幽門部〔下脘〕に邪気があれば、下脘穴を取って積滞した寒を消散させる。

胃の病では、腹が脹満し、胃〔胃脘〕が膨らんで心に当たって痛み、両脇が上に向かって支え、横隔膜や咽〔食道〕が塞がって通じなくなり、飲食物が停滞して下がらなくなるが、それには足の陽明経の三里穴を取る。

腹中雷一本作常。鳴、氣常衝胷、喘不能久立、邪在大腸也。刺肓之原、巨虛上廉、三里。腹中不便、取三里、盛則寫之、虛則補之。大腸病者、腸中切痛而鳴濯濯、冬日重感於寒、當臍而痛、不能久立、與胃同候、取巨虛上廉。

腹滿大便不利、腹大、上走胸嗌『靈樞』下有喘息二字、喝喝然、取足少陽。腹滿食不化、嚮嚮然不得大便、取足太陽。腹痛、刺臍左右動脉。已刺按之、立已。不已、刺氣街。按之、立已。

語訳

腹腔内が雷（『一書』には、「常」とする。）のように鳴り、気は胸に衝き上がり、喘いで長く立てなくなるものは、邪気が大腸にある。これには肓の原である気海穴や、下合穴である上巨虚と三里穴を鍼刺する。胃腸の機能が異常なものには、足の三里穴を取り、邪気が盛んなものには瀉し、正気が虚しているものは補う。

大腸の病で、腸の中が刃物で切られるように痛み、腸の中に水分が滞留していてこの水分が往来するたびにタクタクと音が鳴る。冬に寒邪を感受すれば臍の辺りが痛み、長く立てないものは、胃と同じ症状なので、上巨虚穴を取って治療する。

腹部が脹満して大便が通じず、腹が膨張し、これが上部の胸や咽喉にまで及び、ヒューヒューと音がして喘ぐものは、足の少陰腎経の腧穴を取る。

腹部が脹満して食物が消化せず、腹が鳴り、大便が通じないものは、足の太陰脾経の腧穴を取る。

腹の痛みは、臍の左右の動脈部の天枢穴を刺し、刺した後に按摩すれば、痛みはすぐに治まる。痛みが治まらなければ、気衝穴を刺す。刺した後に按摩すれば、痛みはすぐに治まる。

注・足少陽を取るが原文だが、咽喉の症状と合わず、『靈樞』に則り少陰と訳した。次の太陰も同じ。

腹暴痛滿、按之不下、取太陽經絡血者則已。又刺少陰一本作少陽。俞、去脊椎三寸傍五、用員利鍼刺已、如食頃久、立已。必視其經之過於陽者、數刺之。腹滿不能食、刺脊中。腹中氣脹引脊痛、食飲多而身羸瘦、名曰食㑊。先取脾俞、後取季脇。

注・原文では「兪」が小文字。

語訳

腹が急に痛んで脹満し、腹を触っても変化しないものは、太陽経の血絡を取って血を出せば痛みや腫れは治る。それで治らねば、また少陰腎（『一書』は少陽である。）の背兪穴、脊椎から互いに三寸離れた腎兪穴に員利鍼を用いて五回刺し、刺して食時に要するくらいの長い時間が経てば、たちどころに治る。必ずその経脈が陽部である表面を通っている部位を観察して、何度もその腧穴を刺す。

腹が脹満して飲食できないものは、督脈の脊中穴を刺す。

腹の中の気が膨脹して背中に及んで痛み、食欲は旺盛なのに身体が痩せて肥えないものは、病名を食㑊と称する。これには先ず脾兪穴を取り、後で季脇部の章門穴を取る。

注・腹が脹満するのは陽邪でなく寒邪である。

大腸轉氣、按之如覆杯、熱引胃痛、脾氣寒、四肢、不嗜食、脾俞主之。胃中寒脹、食多身體羸瘦、腹中滿而鳴、腹䐜風厥、胷脇榰滿、嘔吐、脊急痛、筋攣、食不下、胃俞主之。頭痛、食不下、腸鳴、臚脹、欲嘔、時泄、三焦俞主之。腹滿臚脹、大便泄、意舍主之。臚脹水腫、食飲不下、多寒、『千金』多惡寒。胃倉主之。

語訳

大腸内の気が動いて、腹を触れば杯を伏せたようで、大腸の熱が胃に及んで痛み、脾気が虚して、四肢が冷たく、食欲のないものは、足の太陽経の脾兪穴を主治穴とする。

胃の中が冷たくなって脹り、あるいは多く食べるのに身体が痩せ、腹の中が脹満して鳴り、腹が膨脹して風木が胃を犯して肝気が上逆し、胸や脇が支えて脹満し、嘔吐し、背中が強ばって痛み、筋肉が痙攣し、飲食物が支えて下がらないものは、足の太陽経の胃兪穴を主治穴とする。

頭痛して飲食物が支えて下がらず、腹が鳴り、皮膚が浮腫み、よく嘔吐し、しばしば水溶性の下痢〔水瀉《すいしゃ》〕をするものは、足の太陽経の三焦兪穴を主治穴とする。

腹が脹満し皮膚が腫れ、大便が下痢となるものは、足の太陽経の意舎穴を主治穴とする。

皮膚が腫れ水腫となり、飲食物が支えて下りず、よく寒がるものは（『千金』は、悪寒とする。）、足の太陽経の胃倉穴を主治穴とする。

注・最初の文は「大腸転気」で「大腸矢気」ではない。風厥は『素問』陰陽別論と評熱病論にあり、手足が震え、汗が出ても熱が下がらないもの。

寒中傷飽、食飲不化、五藏䐜滿脹、心腹胷脇榰滿脹、則生百病、上脘主之。腹脹不通、寒中傷飽、食飲不化、中脘主之。食飲不化、入腹還出、下脘主之。腸中常鳴、時上衝心、灸臍中。心滿氣逆、陰都主之。大腸寒中、『千金』作疝。**大便乾、腹中切痛、肓俞主之。**

語訳

寒邪を感受し、さらに食べ過ぎて内臓が傷つき、飲食物を消化できず、五臓が膨満して腹が脹り、心・腹・胸・脇が脹満して多くの病を生じるものは、任脈の上脘穴を主治穴とする。

腹が脹って通じず、寒邪を感受し、さらに食べ過ぎて内臓が傷つき、消化されないものは、任脈の中脘穴を主治穴とする。

飲食物を消化できず、飲食すれば戻してしまうものは、任脈の下脘穴を主治穴とする

腹が常に鳴り、時に心に気が衝き上がるものは、任脈の神闕穴〔臍中〕に灸をする。

心が脹満して気逆するものは、衝脈と足の少陰経の会穴である陰都穴を主治穴とする。

大腸が寒邪に侵犯され、大便が乾いて硬くなり、腹の中が切られたように痛むものは、足の少陰経の肓兪

穴を主治穴とする。

腹中盡痛、外陵主之。腸鳴相逐、不可傾側、承滿主之。腹脹善滿、積氣、關門主之。食飲不下、腹中雷鳴、大便不節、小便赤黄、陽綱主之。腹脹腸鳴、氣上衝胷、不能久立、腹中痛濯濯、冬日重感於寒則泄、當臍而痛、腸胃間遊氣切痛、食不化、不嗜食、身腫一本作重。俠臍急、天樞主之。

注・「不可傾側」の原文は「不可傾倒」。「大便不節」の原文は「大腸不節」。

語訳

腹の中が甚だ痛いものは、足の陽明経の外陵穴を主治穴とする。

腹の水が動き回って鳴り止まず、身体を傾けることができないものは、足の陽明経の承満穴を主治穴とする。

腹が脹ってよく膨満し、よくガスが溜るものは、足の陽明経の関門穴を主治穴とする。

飲食物が支えて下がらず、腹の中が雷のように鳴り、大便の統節ができなくなり、小便が黄赤色となるものは、足の太陽経の陽綱穴を主治穴とする。

腹が脹って腸鳴し、気が胸に衝き上がり、長く立てず、腹の中で水気が激しく動くような腸鳴して痛む。

すでに邪気に侵犯されている身体がさらに冬の日に寒邪を感受して下痢し、臍の辺りが痛み、腸胃の間をガスが遊走して腹の中が切られるように痛み、食物を消化できず、食欲がなく、身体が腫れ（『一書』では「重」としている。）臍の傍部が強ばるものは、足の陽明経の天枢穴を主治穴とする。

腹中有大熱不安、腹有大氣如相俠、暴腹脹滿、癃、淫濼、氣衝主之。腹滿痛、不得息、正臥、屈一膝、伸一股、並刺氣衝、鍼上入三寸、氣至寫之。寒氣腹滿、癃、淫濼、身熱、腹中積聚疼痛、衝門主之。

語訳

腹の中に大熱があって腹の様子が落ち着かず、腹が邪気に挟まれたようで、突然に腹が脹満し、小便が困難となり、全身のだる痛さにより力がなくなるものは、足の陽明経の気衝穴を主治穴とする。

腹が脹満して痛み、呼吸し難いものは、患者を仰向きで真っ直ぐに寝かせ、一側の膝関節を屈曲させ、対側の下肢を伸展させ、この状態で気衝穴を取り皮膚に沿って上向きに三寸鍼を刺し、邪気が鍼下に至れば瀉す。

寒気により腹が脹満し、小便が困難となり、全身のだる痛さにより力がなくなり、身体が発熱し、腹の中に積聚して疼痛するものは、足の太陰経と厥陰経の会穴である衝門穴を主治穴とする。

腹中腸鳴、盈盈然食不化、脇痛不得臥、煩、熱中不嗜食、胷脇榰滿、喘息而衝鬲、嘔、心痛及傷飽、身黄、疾骨羸痩、章門主之。腸鳴而痛、温留主之。腸腹時寒、腰痛不得臥、三里主之。

注・「三里主之」の原文は「手三里主之」。

語訳

腹の中を水が溢れるように鳴り、腹が脹満して食物を消化できず、脇が痛んで臥床できず、心が煩わしく、熱邪に侵犯されて食欲不振になり、胸や脇が支えて脹満し、喘息となり気が横隔膜に衝き上がり、嘔吐し、心痛と過食により傷つき、身体が黄色くなって痩せるものは、足の太陰経と厥陰経の会穴である章門穴を主治穴とする。

腹が鳴って痛むものは、手の陽明経の郄穴である温溜穴を主治穴とする。

腸や腹がしょっちゅう冷え、腰痛で臥床できないものは、足の陽明経の足三里穴を主治穴とする。

注・最後の原文は「手三里主之」だが、手三里の主治は腹ではないので足とした。

腹中有寒氣、隠白主之。腹滿嚮嚮然不便、心下有寒痛、商丘主之。腹中熱若寒、腹善鳴、强欠、時内痛、心悲氣逆、腹滿、漏谷主之。已刺外踝、上氣不止、腹脹而氣怏然引肋脇下、皆主之。腹中氣脹、嗑嗑不嗜食、脇下滿、陰陵泉主之。喘、少氣不足以息、腹滿、大便難、時上走胷中鳴、脹滿、口舌中吸吸、善驚、咽中痛、不可内食、善怒、恐不樂、大鍾主之。

注・「引肋脇下」の原文は「引肘脇下」。

語訳

腹の中に寒気があるものは、足の太陽経の隠白穴を主治穴とする。

腹が脹満して腹が鳴って大便が出なくなり、心下の胃脘部に寒気と痛みがあるものは、足の太陽経の商丘穴を主治穴とする。

腹の中に熱気あるいは寒気があり、腹がよく鳴り、大きなあくびをし、時に腹の中が痛み、心が悲哀して気が逆行し、腹が脹満するものは、足の太陰経の漏谷穴を主治穴とする。すでに外果を刺して、逆気が止まらず、腹が脹っていても、すぐに気を肋骨部や脇から引き下げるのは、すべてこの穴を主治穴とする。

腹中に気が脹満し、すするばかりで食事を摂らず、脇下が脹満するものは、足の太陰経の合穴である陰陵泉穴を主治穴とする。

呼吸が急促になり、呼吸量が少なく息が不足し、腹が脹満して大便が困難になり、時に気が上走して胸中が鳴り、胸が膨満して口や舌を動かし、驚きやすく、咽の中が痛み、飲食できず、怒りやすく、恐れて楽しめないものは、足の少陰経の大鍾穴を主治穴とする。

注・外踝とは解渓と思われる。嗑嗑は吸飲。

嗌乾腹瘈痛、坐臥目䀮䀮、善怒多言、復留主之。寒腹脹滿、厲兌主之。腹大不嗜食、衝陽主之。厥氣上楮、太溪主之。大腸有熱、腸鳴腹滿、俠臍痛、食不化、喘不能久立、巨虛上廉主之。腸中寒、脹滿善噫聞食臭、胃氣不足、腸鳴腹痛、泄食不化、心下脹、三里主之。腹滿、胃中有熱、不嗜食、懸鍾主之。

語訳

咽喉が乾いて腹が痙攣して痛み、寝て起き上がるときに物がはっきり見えず、よく怒りよく喋るものは、足の少陰経の経穴である復溜穴を主治穴とする。

寒く感じて腹が脹満するものは、足の陽明経の井穴である厲兌穴を主治穴とする。

腹が大きくなって食欲のないものは、足の陽明経の原穴である衝陽穴を主治穴とする。

気が逆乱して上部が支えるものは、足の少陰経の原穴である太渓穴を主治穴とする。

大腸に熱があり、腹が鳴って脹満し、臍の両傍部が痛み、食物を消化できず、呼吸が急促になり、長く立てないものは、足の陽明胃経で大腸に下合穴である上巨虚穴を主治穴とする。

腸の中が寒く感じ、腹が脹満して頻繁にゲップをし、食物の腐った臭いでゲップが臭く、胃の消化機能が弱く、腸鳴して腹が痛み、消化不良となって下痢し、心下部が脹満するものは、足の陽明胃経の合穴である三里穴を主治穴とする。

腹が脹満し、胃の中に熱があり、食欲のないものは、足の少陽胆経の懸鍾穴を主治穴とする。

注・「不嗜食」は嗜好の嗜で欲しくないこと。食べられないのは不能食や不得食。

大腸實則腰背痛、痺寒轉筋、頭眩痛。虛則鼻衄癲疾、腰痛濈濈然汗出、令人欲食而走、承筋主之。取脚下三折、橫視盛者出血。

語訳

大腸で邪気が旺盛になれば腰や背中が痛み、寒痺で筋がひきつり、眩暈して頭が痛む。正気が虚せば鼻血を出し癲疾の発作を生じ、腰痛で連綿と途切れることなく汗が出て、食欲が旺盛になって走り回るものは、足の太陽経の承筋穴を主治穴とする。脚の下を三等分し、盛んになった血絡を刺して出血させする。

注・最後の文は意味不明とされている。先に経穴名があって、後に取穴法があるので、これは承筋の取穴法と思われる。脚は、膝窩から足底まで十六寸。承筋は膝窩下五寸なので、ちょうど三つ折れに符合する。横は横暴の意味で、勢いが盛んなこと。

第八、腎や小腸が病邪に侵犯されて発症する、腹の脹満や腰痛によりひびいて背中・下腹部・睾丸に痛みを生じる病

（腎小腸受病發腹脹腰痛引背少腹控睾第八）

提要

本篇は邪気が腎と小腸にあって発症する腹脹、腰痛引背、少腹控睾丸の諸症状と治療法について論述するため名付けられた篇である。その主要内容とは、邪が腎にある場合と小腸にある場合の腰痛、腹脹、睾丸痛などの症状とその治療法について。異なる経脉により発生する腰痛の症状と治療法について。合併症の異なる腰痛の主治腧穴についてである。

邪在腎、則病骨痛陰痺。陰痺者、按之而不得、腹脹腰痛、大便難、肩背頸項強痛、時眩、取之湧泉、崑崙。視有血者、盡取之。少腹控睾引腰脊、上衝心肺、邪在小腸也。小腸者、連睾系屬於脊、貫肝肺、絡心系。氣盛則厥逆、上衝腸胃、燻肝肺、散於肓、結於臍、故取肓原以散之、刺太陰以予之、取厥陰以下之、取巨虛下廉以去之、按其所過之經以調之。

注・「散於肓」の原文は「散於胷」。

語訳

邪気が腎を侵犯すれば、骨が痛んで、陰痺となる。陰痺とは、身体を按じても所在が判らず、腹が脹って腰痛となり、大便困難となり、肩・背・頚・項がこわばって痛み、時に眩暈を生じる病で、湧泉穴と崑崙穴を取る。そして足少陰と足太陽に瘀血があれば、すべて瀉血する。

下腹部から睾丸にかけて引きつり、それが腰や脊椎にも波及し、心や肺に衝き上がるものは、病邪が小腸にある。小腸は睾丸に連なり、脊椎に属し、経脈は肺と肝を貫き、心系に連絡している。病邪が盛んであれば、経脈で逆乱した気が上逆し、腸胃に衝き上がり、肺肝を燻熱《くんねつ》し、胸に散布し、臍部に集結するので、肓の原である気海穴を取って集結した邪気を散らし、手の太陰経を刺して肺虚を補い、足の厥陰経を取って肝実を瀉し、下巨虚穴を取って小腸の邪気を除去させ、その症状の現れている経脈を按じ調節する。

注・小腸の経絡は手の太陽小腸経だが、経絡は小腸までしか下りておらず、睾丸に達していない。

小腸病者、少腹痛、腰脊控睾而痛、時窘之後、耳前熱、若寒甚、若獨肩上熱甚、及手小指次指間熱、若脉陷者、此其候也。

語訳

小腸の病は、下腹部が痛み、腰や脊椎が引きつり睾丸まで痛み、痛い時は排便したい時のように切羽つまり、耳の前が発熱し、或いは激しく寒冷し、或いは肩の上だけが凄まじく熱くなり、手に及んで小指と薬指の間が熱く、或いは経脈が陥むもの、これは小腸病の症状である。

黄帝問曰「有病厥者、診右脉沉堅、左脉浮遲、不知病生安在？」岐伯對曰「冬診之右脉固當沉堅、此應四時、左脉浮遲、此逆四時、左當主病、診左在腎、頗在肺、當腰痛。」曰「何以言之？」曰「少陰脉貫腎絡肺、今得肺脉、腎爲之病、故爲腰痛。」

注・「左脉浮遲」の原文は「左手浮遲」。

語訳

黄帝が問う「気逆による病人で、診察すれば右手の脉は沈で堅〔緊〕であり、左手の脉は浮で遅となっている場合、これはどこが病になっているのか？」

岐伯が答える「冬に右手の脉に沈で緊の脉象を診れば、これは四時と相応しており、しかし左手の脉が浮で遅となっていれば、これは四時に相応しておらず、このように左手に浮で遅の脉が現れるのは、腎臓に病があるからであり、また腎臓は肺臓と相関の関係にあり、したがって腰痛の症状が現れるのである。」
問う「どうしてそのように言えるのか？」
答える「少陰腎経の脉は腎を貫いて肺に連絡しており、今、冬に浮遅の肺脉を診たのであれば、腎気が不足して腎に病があるからで、したがって腎の病により腰が痛むのである。」

足太陽脉令人腰痛、引項脊尻背如腫狀、刺其郄中太陽正經去血、春無見血。

少陽令人腰痛、如以鍼刺其皮中、循循然不可俛仰、不可以左右顧、刺少陽盛骨之端出血。盛骨在膝外廉之骨獨起者、夏無見血。

陽明令人腰痛、不可以顧、顧如有見者、善悲、刺陽明於胻前三痏、上下和之出血、秋無見血。

語訳

足の太陽膀胱経脉により発症する腰痛は、痛みは経脉走行上の項部・脊椎部・臀部・背中にかけて重い荷物を背負っているように引きつって痛む。治療はその経脉の合穴である郄中《げきちゅう》〔委中〕穴を刺して、太陽膀胱経の悪血を瀉去するが、ただし春季には瀉血してはならない。

足の少陽胆経脉により発症する腰痛は、痛みは皮膚中に針を刺すようで、徐々に俯いたり仰向いたりできなくなり、左右を顧みる回旋動作もできなくなる。治療は少陽胆経の盛骨《せいこつ》〔腓骨〕の端にある陽陵泉穴を刺して出血させ、成骨とは膝関節外側の隆起した骨部〔腓骨の骨頭部〕にあり、夏季には出血させてはならない。

足の陽明胃経脉により発症する腰痛は、左右を顧みる腰の回旋動作ができなくなり、顧みれば幻覚が見えるようで、悲嘆して精神が乱れる。治療は陽明胃経の前脛骨筋の前にある足の三里穴を三回刺し、上巨虚と下巨虚穴を出血させるが、秋季には出血させてはならない。

足少陰令人腰痛、痛引脊内廉、刺足少陰於内踝上二痏、春無見血。若出血太多、虚不可復。厥陰之脉令人腰痛、腰中如張弓弩絃、刺厥陰之脉、在腨踵魚腹之外、循循累累然乃刺之。其病、令人善言默默然不慧、刺之三痏。

語訳

足の少陰経脉により発症する腰痛は、痛みが脊椎の内縁にひびく。治療は足の少陰腎経の内果の上方にある復溜穴を二回刺し、春季には出血させてはならない。もし出血が多過ぎれば、腎気は虚損して回復しにくくなる。

足の厥陰経脉により発症する腰痛は、腰部が弓に張った弦のように強ばって硬くなる。治療は足の厥陰経の、ふくらはぎと踵の間で、魚の腹のように腫れた腓腹筋外側、なでれば数珠を連ねたように触れるところ

〔齗溝穴〕を刺す。この病で、よく喋っていた病人が口を閉ざしてものを言わず〔黙々〕、精神がすっきりしないようであれば、鍼刺は三回行う。

解脉令人腰痛、痛引肩、目𥇖𥇖然、時遺溲、刺解脉、在膝筋分肉間、在郄外廉之横脉出血、血變而止。

同陰之脉、令人腰痛、腰如小錘居其中、怫然腫、刺同陰之脉、在外踝上絶骨之端、爲三痏。

解脉令人腰痛如裂、『素問』作引帶。**常如折腰之狀、善怒、刺解脉、在郄中結絡如黍米、刺之血射以黒、見赤血乃已。**全元起云「有兩解脉、病原各異」疑誤未詳。

陽維之脉令人腰痛、痛上怫然腫、刺陽維之脉、脉與太陽合腨下間、去地一尺所。

語訳

解脉《かいみゃく》〔足の太陽経支脉〕により発症する腰痛は、痛みは肩にひびき、目がぼんやりして物がはっきり見えず、時に小便を漏らす。解脉の鍼刺は、膝の後面の筋肉の境目の、郄中〔委中〕穴外側の怒張した血管〔委陽穴〕を刺して出血させ、血の色が〔暗紫色から鮮紅色に〕変わったら止める。

同陰の脉〔足の少陽経の支絡〕により発症する腰痛は、痛みは腰の中に小さな錘《すい》〔おもり〕が入っているようで、うっとおしく腫れぼったい。同陰の脉の鍼刺は、足の外果の上で絶骨の端〔陽輔穴〕を三回刺す。

解脈〔足の太陽経支脈〕による腰痛は裂けるような痛み（『素問』は、「帯を引き締めたような」としている。）で、常に腰が折れたように伸ばせず、怒りっぽくなる。解脈の鍼刺は、委中穴で血絡が黍粒くらいに膨らんだ結滞を刺して黒色の血液を噴射させ、血液の色が赤く変われば止める。（全元起は「二項も解脈があれば、病も初めからそれぞれに異なるはず」と言う。誤まりと疑がわれるが詳しくはわからない。）

陽維の脈により発症する腰痛は、痛むところがうっとおしく腫れぼったい。陽維の脈の鍼刺は、陽維の脈と足の太陽経が下腿の腓腹筋の筋間で、地面〔足底〕から上がること一尺のところ〔承山穴〕で会合している、ここを刺す。

注・ここにあるのは別脈ではない。『素問』刺腰痛篇にある支絡。別脈は『靈樞』経別にある。全元起は隋代の人。『甲乙経』は唐代とは言え、現在まで残っているので、さまざまな人が注釈を加えている。それで全元起が『素問』を編纂したときの文が加わっている。怫然《ふつねん》は「ふさいでもだえる」の意味。忽然ではない。

衡絡之脉、令人腰痛、得俛不得仰、仰則恐仆、得之舉重傷腰、衡絡絶傷、惡血歸之、刺之在郄陽、之筋間上郄數寸、衡居爲二痏出血。

會陰之脉、令人腰痛、痛上濈然汗出、汗乾令人欲飲、飲已欲走。刺直陽之脉上三痏。在蹻上郄下三所横居、視其盛者出血。『素問』、濈濈然作漯漯然、三所作五寸。

語訳

衡絡《こうらく》〔足太陽外側の支脈〕の脉により発症する腰痛は、俯くことはできるが反り返ることができず、反り返れば転倒を恐がる。これは重量物を持ち挙げたために腰を傷め、横絡の脉が傷ついて、瘀血がそこに滞留したものである。鍼刺は、郄陽《げきよう》〔委陽穴〕と、この筋間で郄中の上数寸にある殷門穴で、横に走る絡脈を取り、委陽穴と殷門穴の衡絡を二回刺して瘀血を放出させる。

会陰の脉〔任脉と督脉が交会する会陰穴により命名〕により発症する腰痛は、痛む場所にびっしょりと発汗し、汗が引けば水を飲みたがり、飲み終われば走りたくなる。鍼刺は、直陽の脉〔会陰の脉〕上を三回刺す。その部位は陽蹻脉〔申脉穴〕の上で、委中穴の下それぞれ三寸ぐらいにある血絡で、その部位の盛んで充満している血絡を見つけ、これを刺して出血させる。（『素問』は「濈濈然《しゅうしゅうねん》」は「漯漯然《るいるいねん》」としており、「三所」は「五寸」としている。）

注・衡は平衡の意味で、横棒。

飛陽之脉、令人腰痛、痛上怫然、甚則悲以恐、刺飛陽之脉、在内踝上二寸、『素問』作五寸。**少陰之前、與陰維之會。**

昌陽之脉、令人腰痛、痛引膺、目䀮䀮然、甚則反折、舌巻不能言、刺内筋爲二痏、在内踝上、大筋後、上踝一寸所『素問』大筋作太陰。

散脉、令人腰痛而熱、熱甚而煩、腰下如有横木居其中、甚則遺溲、刺散脉在膝前骨肉分間、

絡外廉束脉爲三痏。

肉里之脉、令人腰痛、不可以欬、欬則筋攣、刺肉里之脉爲二痏、在太陽之外、少陽絶骨之端。

語訳

飛陽《ひよう》の脉〔足の太陽の絡穴で少陰へ走る〕により発症する腰痛は、痛むところが鬱結し、重いものであれば悲哀したり、恐れたりする。飛陽の脉への鍼刺は、足の内果の上二寸（『素問』には、五寸としている。）、少陰腎経脉の前で、陰維脉と会合する部位を刺す。

昌陽《しょうよう》の脉〔足の少陰腎経の復溜穴の別名〕により発症する腰痛は、痛みが胸までひびき、目がぼんやりして物がはっきり見えず、重いものであれば腰や背骨が反り返り、舌が巻いて言葉を喋れなくなる。鍼刺は、腓腹筋〔大筋〕内側の復溜穴を二回刺す。その穴位は内果の上方の腓腹筋の前面で足の太陰脾経脉の後面、足の内果の上二寸にある。

散脉《さんみゃく》〔足の太陰脾経の絡脈〕による腰痛は発熱を伴い、熱が激しいと煩躁し、腰の下に横木があるようで、症状が重いものであれば小便を漏らす。散脉の鍼刺は、膝の前の骨と肉との間で、外側の束になった脉〔三里穴と陽陵泉穴の二穴〕に三回刺す。

肉里《にくり》の脉〔肉は分肉、里は肌肉の分理〕により発症する腰痛は、痛くて咳をすることもできず、咳をすれば筋脉が痙攣する。これには肉里の脉〔陽輔穴〕を二回刺す。この脉は太陽膀胱経脉の外側で、少陽胆経の絶骨の端にある陽輔穴である。

注・復溜の原文は一寸だが、二寸として訳した。三里と陽陵泉を地機とする人もある。

腰痛、俠脊而痛、至頭几几然、目䀮䀮欲僵仆、刺足太陽郄中出血。腰痛引少腹控䏚、不可以仰、刺腰尻交者、兩髁胂上、以月死生爲痏《い》數、發鍼立已。『素問』云「左取右右取左。」「**腰痛上寒、取足太陽陽明。痛上熱、取足厥陰。不可以俛仰、取足少陽。中熱而喘、取足少陰、郄中血絡。**

注・「兩髁胂上」の原文は「兩踝胂上」。

語訳

腰痛で、背骨を挟んで痛く、頭に至り項部が強ばり、目がぼんやりして物がはっきり見えず、倒れそうになるものは、足の太陽膀胱経の委中穴を刺して出血させる。

腰痛が下腹部や季肋下にまで及び、身体を反らせないものには、腰臀部で肝経・胆経・脾経・膀胱経が交会する下髎穴を刺す。この下髎穴は両側の寛骨下の筋肉上にあり、月の満ち欠けの月齢に基づいて鍼刺の数を決め、鍼刺すればたちどころに治る。(『素問』は「左の痛みには右を取り、右の痛みには左を取る」としている。)

腰痛で上部が寒いものは、足の太陽膀胱経と足の陽明胃経を取る。

腰痛で上部が熱いものは、足の厥陰肝経を取る。腰を曲げ伸ばしできないものは、足の少陽胆経を取る。

内熱があって息苦しく喘ぐものは、足の少陰腎経の腧穴か、郄中である委中穴の血絡を取る。

腰痛上寒、實則脊急强、長强主之。小腹痛、控睾引腰脊、疝痛、上衝心、腰脊强、溺黄赤、口乾、小腸俞主之。腰脊痛、强引背少腹、俛仰難、不得仰息、脚痿重、尻不舉、溺赤、腰以下至足清不仁、不可以坐起、膀胱俞主之。腰痛不可以俛仰、中膂内俞主之。腰足痛而清、善傴、睾跳拳、上窌主之。

語訳

腰痛で上部が寒く、邪気が盛んで脊椎が拘急して強ばるものは、督脈の長強穴を主治穴とする。

下腹部が痛み、痛みが睾丸から腰や背中にまで及び、突発的にさしこむように腹が痛み〔疝痛〕、その疝痛が心まで突き上がり〔心痛〕、腰や背中が強ばり、小便が黄赤色になり、口が乾くものは、足の太陽経の小腸兪穴を主治穴とする。

腰や脊椎が痛んで強ばり、それが背中や下腹部にまで及び、身体を前後に曲げられず、仰向いて呼吸できず、下肢が軟弱無力で重くなり、尻を上げることができず、小便が赤くなり、腰から下が足に至るまで寒冷して麻痺し、坐ったり起きたりできなければ、足の太陽膀胱経の膀胱兪穴を主治穴とする。

腰痛となって身体を前後に曲げられないものは、足の太陽経の中膂兪穴を主治穴とする。

腰や足が痛んで冷たく、横になりたがり、睾丸が上がって萎縮するものは、足の太陽経で少陽経の絡脈である上髎穴を主治穴とする。

腰痛怏怏不可以俛仰、腰以下至足不仁、入脊、腰背寒、次窌主之、先取缺盆、後取尾骶與八窌。腰痛大便難、飧泄、腰尻中寒、中窌主之。腰痛脊急、脇中滿、小腹堅急、志室主之。腰脊痛、惡風、少腹滿堅、癃閉下重、不得小便、胞肓主之。腰痛骶寒、俛仰急難、陰痛下重、不得小便、秩邊主之。

語訳

腰痛でスッキリせず、身体を前後に曲げられず、腰から足に至るまで麻痺し、邪気が背中に侵入し、腰や背中が悪寒するものは、足の太陽経の次髎穴を主治穴とする。先ず缺盆穴を取り、後に長強穴と八髎穴を取る。

腰痛で大便が困難となり、未消化で下痢し、腰や尻が寒く感じるものは、足の太陽経の中髎穴を主治穴とする。

腰痛で背中が強ばり、脇中が脹満し、下腹部が堅く強ばるものは、足の太陽経の志室穴を主治穴とする。

腰や背中が痛み、悪風し、下腹部が脹満して堅くなり、排尿困難で下腹が重く、小便がでないものは、胞肓穴を主治穴とする。

腰痛となり尾骶骨部に寒さを感じ、腰を前後に曲げることが強ばってし難い、陰部が痛んで下腹が重く、小便がでないものは、秩辺穴を主治穴とする。

注・悪風は、風が当たると寒けがするもの。下重は裏急後重だが、ここでは下痢症状が挙げられてない。

腰痛控睾少腹及股、卒俛不得仰、刺氣衝。腰痛不得轉側、章門主之。腰痛不可以久立俛仰、京門及行間主之。腰痛少腹痛、下窌主之。腎腰痛、不可俛仰、陰陵泉主之。腹痛少腹滿、小便不利如癃狀、羸瘦、意恐懼、氣不足、腹中怏怏、太衝主之。腰痛少腹痛、陰包主之。腰痛大便難、湧泉主之。

語訳

腰痛となり、痛みが睾丸や下腹部や大腿部にまで及び、身体が前かがみとなり反らせないものは、足の陽明経の気衝穴を刺す。

腰痛で寝返りなど反転する動作ができないものは、足の厥陰経の章門穴を主治穴とする。

腰痛で長く立てず、前後に腰を曲げられないものは、足の少陽胆経で腎の募穴である京門穴と足の厥陰肝経の滎穴である行間穴を主治穴とする。

腰痛で下腹部が痛むものは、足の大陽経の下髎穴を主治穴とする。

腎による腰痛で、腰を前後に曲げられないものは、足の太陰経の合穴である陰陵泉穴を主治穴とする。

腰痛で下腹部が脹満し、癃閉〔尿閉〕のように小便が出づらく、身体が消痩し、意識が恐れかしこまり〔恐懼《きょうく》〕、呼吸が不足し、腹の中が不快なものは、足の厥陰肝経の原穴である太衝穴を主治穴とする。

腰痛で下腹部が痛むものは、足の厥陰経から別れて太陰の絡脈に走る陰包穴を主治穴とする。

腰痛で大便困難となるものは、足の少陰経の井穴である湧泉穴を主治穴とする。


腰脊相引如解。實則閉癃、凄凄腰脊痛、宛轉、目循循嗜臥、口中熱。虚則腰痛、寒厥、煩心悶、大鍾主之。腰痛引脊内廉、復溜主之。春無見血、若太多、虚不可復。是前足少陰痛也。腰痛不能舉足、少坐、若下車躓地、脛中矯矯然、中脉主之。腰痛如小鍾居其中、怫然腫痛、不可以欬、欬則筋縮急、諸節痛、上下無常、寒熱、陽輔主之。

注・「春無見血」の原文は「脊無見血」。

語訳

腰と背中が引きつってほどけるようである。邪気が盛んなら小便困難になり、ゾクゾクと寒けがして腰や背中が痛み、身体をかがめて丸くなり、目がうつろになって横になりたがり、口の中が熱い。正気が虚せば腰痛となり、手足が冷え、心中が煩悶する。これには足の少陰経の絡穴である大鍾穴を主治穴とする。

腰痛により背中の内縁部が引きつるものは、足の少陰経の経穴である復溜穴を主治穴とする。春季には刺して出血させてはならず、もし多量に出血させれば、正気が虚して回復できなくなる。（これは前で述べた、「足の少陰経による痛み」である。）

腰痛により足を上げることができず、しばらくしたら坐り、下車する時に足がひっかかったように歩き、脛骨の中に熱感があるものは、陽蹻脉の申脉穴を主治穴とする。

腰痛で小さな重りが腰の中にあるように痛み、不快に腫れて痛み、咳もできず、咳をすれば筋が縮んで強ばり、各部の関節が痛み、痛みが上下に動いて定まらず、悪寒や発熱するものは、足の少陽経の経穴である陽輔穴を主治穴とする。

注・循循然はもともと段取りとか進みぐあいの意味。それから遅いとか利かない意味。

腰痛不可擧足、跟中踝後痛、脚痿、僕參主之。腰痛俠脊至頭几几然、目䀮䀮、委中主之。是前刺足太陽郄中出血者。**腰痛得俛不得仰、仰則恐仆、得之擧重、惡血歸之、殷門主之。**是前衡絡之脉腰痛者。**腰脊痛、尻脊股臀陰、寒太痛。虚則血動、實則并熱痛、痔痛、尻脽中腫、大便直出、承扶主之。**

注・「承扶」の原文は「扶承」。

語訳

腰痛で足が挙がらず、足跟中と外果の後ろが痛み、下肢が萎縮するものは、足の太陽経と陽蹻脉の会穴である僕参穴を主治穴とする。

腰痛により脊椎の両側から頭にかけて拘縮し強ばって緩まず、目がはっきりと見えないものは、足の太陽経の合穴である委中穴を主治穴とする。（これは前で述べた、「足の太陽膀胱経の委中穴を刺して出血させるもの」である。）

腰痛により前かがみにはなれるが身体を反らせず、反らせば転倒を恐れる。重物を持ち上げ、瘀血が体内に滞留したものは、足の太陽経の殷門穴を主治穴とする。（これは前で述べた、「衡絡の脉により発症する腰痛」である。）

腰背痛で、尻・背骨・股・臀部・生殖器が寒気を感受してひどく痛む。正気が虚せば血が妄行し、邪気が盛んになれば発熱して痛み、痔になって痛み、尻や臀部が腫れ、大便を下痢するものは、足の太陽経の承扶穴を主治穴とする。

第九、三焦と膀胱が病邪に侵犯されて発症する、下腹部の腫れや小便困難となる病

（三焦膀胱受病發少腹腫不得小便第九）

提要

本篇は三焦と膀胱の受病による膀胱失約、三焦決瀆の不調から発症する少腹脹満、小便不利などの病症について論述するため名付けられた篇である。その主要内容は少腹の腫脹や疼痛、或いは脹満や小便困難などの症候及び主治腧穴についてである。

少腹腫痛、不得小便、邪在三焦約、取之足太陽大絡、視其結絡脉與厥陰小結絡而血者、腫上及胃脘、取三里。

三焦病者、腹脹氣滿、少腹尤甚堅、不得小便、窘急、溢則爲水、留則爲脹、候在足太陽之外大絡。絡在太陽少陽之間、亦見於脉、取委陽。

注・「取委陽」の原文は「取委中」。

語訳

下腹部が腫れて痛み、小便が出ず、邪気が三焦にあって制約されているものは、足の太陽経の大絡である委陽穴を取り、足の太陽膀胱経の絡脈と足の厥陰肝経の小絡で瘀血が見えれば出血させる。もし下腹部の腫れが上がって胃脘部まで達していたら、足の陽明経の足三里穴を取る。

三焦の病は、腹が脹り気が充満し、下腹部はもっとも堅く充満し、小便が出ず、切迫感を生じ、水が皮下に溢れ、水が留って脹れる水腫の病となる。これには足の太陽膀胱経の外側にある大絡の変化を観察する。大絡は、太陽経脈と少陽経脈の間にある三焦の下合穴の委陽穴で、脈が赤くなっていれば、この委陽穴を取る。

膀胱病在、少腹、偏腫而痛、以手按之、則欲小便而不得、眉一本作肩。**上熱若脉陷、及足小指外側、及脛踝後皆熱者、取委中。**

病在少腹痛、不得大小便、病名曰疝。得寒則少腹脹、兩股間冷、刺腰髁間、刺而多之、盡炅病已。少腹滿大、上走胸至心、索索然身時寒熱、小便不利、取足厥陰。

注・「刺腰髁間」の原文は「刺腰踝間」。

語訳

膀胱の病は、下腹部が偏って腫れて痛み、手で下腹部を按じてみれば、尿意をもよおすが出ず、眉（『一書』では、「肩」とする。）の上が熱く絡脈がくぼみ、足の小指の外側、および下腿部から踝の後にかけて発熱しているものは、足の太陽膀胱経の合穴である委中穴を取る。

病が下腹部にあって痛み、大小便できなくなるものは、病名は疝と称する。寒気を受けたことにより下腹部が腫れ、両側の股部の間が冷えれば、腰と寛骨の間に刺し、多く刺鍼して、腹部の寒気を出し尽くして熱感が生じれば病は治る。

下腹部が脹満して膨大し、その膨張感が胸に上がって心に波及し、ゾクゾクと時に悪寒や発熱し、小便が出ないものは、足の厥陰肝経を取る。

胞轉不得溺、少腹滿、關元主之。小便難、水脹滿出少、胞轉不得溺、曲骨主之。少腹脹急、小便不利、厥氣上頭山顚、漏谷主之。溺難痛、白濁、卒疝、少腹腫、欬逆嘔吐、卒陰跳、腰痛不可以俛仰、面黑、熱、腹中䐜滿、身熱、厥痛、行間主之。少腹中滿、熱閉不得溺、足五里主之。

語訳

子宮が屈曲して小便が出ず、下腹部が脹満するものは、任脈の関元穴を主治穴とする。

小便が困難となり、水気がうっ滞して脹満し、小便の量が少なく、子宮の屈曲により小便が出ないものは、任脈で足の厥陰経との会穴である曲骨穴を主治穴とする。

下腹部が脹満して強ばり、小便が出にくく、気が逆乱して上がり頭頂にまで至るものは、足の太陰の絡脈である漏谷穴を主治穴とする。

小便が困難となって痛み、尿が白濁し、突然に腹が痛み、下腹部が腫れ、咳嗽により気逆して嘔吐し、突然に陰嚢が収縮し、腰が痛んで前後に曲げられず、顔面の色が黒く、発熱し、腹中が脹満し、身体が発熱し、気が逆乱して痛むものは、足の厥陰肝経の滎穴である行間穴を主治穴とする。

下腹部が脹満し、熱で小便が出なくなるものは、足の厥陰肝経の五里穴を主治穴とする。

少腹中滿一本作痛、**小便不利、湧泉主之。筋急身熱、少腹堅腫時滿、小便難、尻股寒、髀樞痛引季脇、內控八窌、委中主之。陰胞有寒、小便不利、承扶主之。**

注・「委中」の原文は「季中」、「承扶」の原文は「扶承」。

語訳

下腹部が脹満し（『一書』では、「痛」としている。）、小便が出にくいものは、足の少陰経の井穴である湧泉穴を主治穴とする。

筋脉が強ばり身体が発熱し、下腹部が堅く腫れて時に脹満し、小便困難となり、尻や股が寒冷し、股関節が痛んで季脇部が外方に引きつり、八髎《はちりょう》〔上髎・次髎・中髎・下髎〕が内方に引きつるものは、足の太陽経の合穴である委中穴を主治穴とする。

膀胱に寒気があり、小便しづらいものは、足の太陽経の承扶穴を主治穴とする。

第十、三焦機能が制約され閉塞して発症する、大小便が困難となる病

（三焦約内閉發不得大小便第十）

提要

本篇は三焦の水道功能の閉塞により大小便が困難になる症候及びその主治腧穴について論述したため名付けられた篇である。

内閉不得溲、刺足少陰、太陽與骶上以長鍼。氣逆、取其太陰、陽明。厥甚、取太陰、陽明動者之經。三焦約、大小便不通、水道主之。大便難、中注及太白主之。大便難、大鍾主之。

注・「中注及太白主之」の原文は「中渚及」で「太白主之」がない。

語訳

腎と膀胱の気化機能が失調して水気が内閉し、小便が出にくくなれば、足の少陰腎経〔の湧泉穴と築賓

穴〕、足の太陽膀胱経〔の委陽穴と飛揚穴、僕参、金門などの穴〕及び尾骶骨上〔の督脈の長強穴〕を取り、長鍼を用いて刺す。水気が上逆したものは、足の太陰脾経〔の隠白穴と公孫穴〕、足の陽明胃経〔の解渓穴と足の三里穴〕を取る。水気の上逆が甚だしいものは、足の少陰腎経〔の復溜穴〕、足の陽明胃経〔の解渓穴〕を取る。

三焦の気化機能の異常により大小便が出なくなったものは、足の陽明経の水道穴を主治穴とする。

大便が硬くて排便困難となったものは、足の少陰腎経の中注穴、足の太陰脾経の原穴である太白穴を主治穴とする。

大便が渋って排便困難となったものは、足の少陰腎経の絡穴である大鍾穴を主治穴とする。

第十一、足の厥陰脉の病で、喜怒の感情を調節できずに、癲疝《てんせん》、遺溺《いでき》〔陰縦《りゅう》〕、小便不利〔癃《りゅう》〕を発症する病

（足厥陰脉動喜怒不時發癲疝遺溺癃第十一）

提要

本篇は足の厥陰肝経脉の病で、あるいは喜怒の情志不節により癲疝、遺溺、癃閉などが起きた場合の症候と治療法について論述するため名付けられた篇である。その主要内容は水疝、気疝、陰疝、狐疝、癩疝などの疝病及び陰縦、小便癃閉などの病因と病の機転や症候及びその主治腧穴についてである。

黄帝問曰「刺節言去衣者、刺關節之支絡者、願聞其詳。」岐伯對曰「腰脊者、人之關節。股胻者、人之趨翔。莖睾者、身中之機、陰精之候、津液之道路也。故飲食不節、喜怒不時、津液內流而下溢於睾、水道不通、日大不休、俛仰不便、趨翔不能、滎然有水、不上不下、鈹石所取。形不可匿、裳不可蔽、名曰去衣。」

注・「日大不休」の原文は「炅不休」。

語訳

黄帝が問う「刺節中に説かれている去衣《きょい》〔去爪《きょそう》〕の鍼法について、関節と分支の絡脈を刺すとしているが、その詳細について余すところなく聞かせてほしい。」

岐伯が答え「腰と脊椎は、身体の関節である。股や脛は、人体が歩いたり走ったりする部分である。陰茎と睾丸は、身体の穴であり、精液はここより放出され、津液の道路である。したがって飲食に節度がなく、喜怒の感情が度を過ぎれば、津液の正常な流れが阻害され、溢れて下に流れ睾丸に溜まり、水の道が流れなくなって、陰嚢が日増しに大きく腫れあがり、身体を俯いたり仰向いたりできなくなり、歩いたり走ったりできなくなり、水が内に蓄積されて、上焦は通じなくなり、下焦は排泄できなくなる。これには鈹鍼《ひしん》〔排鍼《はいしん》〕を用いて水を放出させる。そうすれば水は隠れることができず、塞がれることもない。これを去衣と称する。

注・去衣は去爪の誤字、また去爪は去水の誤字だろうとされている。

曰「有癃者、一日數十溲、此不足也。身熱如炭、頸膺如格、人迎躁盛、喘息氣逆、此有餘也。『素問』下有陽氣太盛於外一句。**陰氣不足、則太陰脉細如髮者、此不足者也。其病安在?」曰「病**

在太陰、其盛在胃、頗在肺、病名曰厥、死不治。此得五有餘二不足。」

曰「何謂五有餘二不足者？」曰「所謂五有餘者、病之氣有餘也。二不足者、亦病氣之不足也。今外得五有餘也、内得二不足、此其不表不裏、亦死證明矣。」

語訳

問う「排尿障害〔癃〕を患うもので、一日に数十回も尿意を催すもの、これは腎気の不足によるものである。身体が炭火のように熱く、頸と胸の間がつまって通じていないような感覚があり、人迎脈は躁動して盛んで、呼吸が喘いで気が上逆するもの、これは有り余って現われる症状である。（『素問』は下に、「陽気が外で盛大」の一句がある。）陰気不足では太陰脈〔寸口脈〕が髪のように細くなるが、これは不足による現象である。この病はどこにある？」

答える「その病は太陰経にあり、熱邪が胃で盛んになり、かなり肺にもある病名は厥と称し、不治の死病である。これは五有余、二不足という病症である。」

問う「五有余、二不足とはどういうことだ？」

答える「いわゆる五有余とは、身熱や喘息など五種の病の邪気が有り余った病態のことである。二不足とは、一日に数十回の小便や脉が細いなど正気が不足して生じる症状のことである。今ここに、外に五種の有余の症状があり、内に二種の不足による症状があるとするならば、有余としてその表を攻めることはできず、また不足としてその裏を補うこともできない。したがってこれが死病となるのは明白である。」

注・五有余は、身熱、頚膺の格、人迎躁盛、喘息、気逆の五症状。

狐疝、驚悸少氣、巨闕主之。陰疝引睾、陰交主之。少腹痛、溺難、陰下縱、横骨主之。少腹疝、臥善驚、氣海主之。暴疝、少腹大熱、關元主之。陰疝、氣疝、天樞主之。㿉疝、大巨及地機、中郄主之。陰疝、痿、莖中痛、兩丸騫《けん》臥、不可仰臥、刺氣街主之。陰疝、衝門主之。男子陰疝、兩丸上下、小腹痛、五樞主之。

注・「巨闕」の原文は「臣缺」。

語訳

狐疝《こせん》になり、非常に驚いて心悸亢進して呼吸量が少ないものは、任脈の巨闕穴を主治穴とする。

陰疝になって睾丸が引きつるものは、任脈の陰交穴を主治穴とする。

下腹部が痛み、排尿が困難となり、生殖器が緩むものは、足の少陰経の横骨穴を主治穴とする。

下腹部が痛み、臥床してよく驚くものは、任脈の気海穴を主治穴とする。

突然に腹が痛くなり、下腹部に高熱があるものは、任脈の関元穴を主治穴とする。

陰疝や気疝の病は、足の陽明経の天枢穴を主治穴とする。

㿉疝《たいせん》〔陰嚢腫大〕の病は、足の陽明経の大巨穴、足の太陰経の地機穴、足の厥陰経の中都穴〔中郄穴〕を主治穴とする。

陰疝の病は、インポテンツになり、陰茎が疼痛し、両方の睾丸が縮み上がり、仰向けで寝れないものは、足の陽明経の気衝穴を主治穴とする。

陰疝には、足の太陰経と厥陰経の会穴である衝門穴を主治穴とする。

男子の陰疝で、両方の睾丸が上下し、下腹部が痛むものは、足の少陽経と帯脈の会穴である五枢穴を主治穴とする。

陰股内痛、氣癰、狐疝走上下、引少腹痛、不可俛仰上下、商丘主之。狐疝、太衝主之。陰跳、遺溺、小便難而痛、陰上下入腹中、寒疝、陰挺出、偏大腫、腹臍痛、腹中悒悒《ゆうゆう》不樂、大敦主之。腹痛上搶心、心下滿、癃、莖中痛、怒瞋不欲視、泣出、長太息、行間主之。

語訳

大腿内側が痛み、気が塞がって通じなくなり、狐疝により睾丸が上下し、下腹部が痛み、前屈みや反り返ったりできないものは、足の太陽経の経穴である商丘穴を主治穴とする。

狐疝には、足の厥陰経の原穴である太衝穴を主治穴とする。

睾丸が縮み上がり、小便を漏らし、小便が困難となって痛み、生殖器が腹の中に陥入し、寒さで腹が痛んだり子宮脱となり、睾丸が片側だけ大きくなって腫れ、腹や臍が痛み、腹の中が不快ならば、足の厥陰経の井穴である大敦穴を主治穴とする。

腹痛で気が心を搶《つ》くように上がり、みぞおちが脹満し、小便困難となり、陰茎が疼痛し、激怒により目を見開いて見ようとせず、泣が出て、長い溜息《ためいき》をつくものは、足の厥陰経の滎穴である行間穴を主治穴とする。

癩疝、陰暴痛、中封主之。『千金』云「癩疝、陰暴痛、痿厥、身體不仁。」**疝、癃、臍少腹引痛、腰中痛、中封主之。氣痛癃、小便黄、氣滿、虚則遺溺、身時寒熱、吐逆、溺難、腹滿、石門主之。氣癃、癩疝陰急、股樞腨内廉痛、交信主之。陰跳腰痛、實則挺長、寒熱、攣、陰暴痛、遺溺、偏大、虚則暴癢、氣逆、腫睾、卒疝、小便不利如癃狀、數噫、恐悸、氣不足、腹中悒悒、少腹痛、嗌中有熱、如有瘜肉《そくにく》狀、如著欲出、背攣不可俛仰、蠡溝主之。**

語訳

癩疝で、生殖器が突然に痛むものは、足の厥陰経の中封穴を主治穴とする。（『千金』は、「癩疝、生殖器が突然に痛み、手足が萎えて力が入らず冷え、身体の知覚が麻痺」と言う。）

腹が痛み、小便困難となり、臍から下腹部にかけ引きつって痛み、腰の中が痛むものは、足の厥陰経の中封穴を主治穴とする。

気痛があって小便困難となり〔気淋《きりん》〕、小便が黄色くなり、腹が脹満する。正気が虚せば小便を失禁し、身体が時に悪寒や発熱し、嘔吐し、小便困難となり、腹が脹満するものは、任脈の石門穴を主治穴とする。尿が出にくくなり、癩疝で生殖器が強ばり、股関節や下腿の内縁が痛むものは、足の少陰経で陰蹻脈の郄穴である交信穴を主治穴とする。

睾丸が縮み上がって腰痛となる。邪気が盛んなら生殖器が延びて長くなり、悪寒や発熱し、筋脉が痙攣し、生殖器が突然に痛み、小便を失禁し、睾丸の片側が腫れて大きくなる。正気が虚せば突然に気逆して痒くなり、睾丸が腫れ突然に腹が痛くなり、癃のように小便が出なくなり、頻繁にゲップして非常に恐がって心悸亢進し、息切れし、腹の中がもやもやとし、下腹部が痛み、咽喉の中に熱があり、腫瘤〔ポリプ〕状のものがあるように感じ、それを出そうとし、背中が痙攣して前かがみや身体が反れないものは、足の厥陰経の蠡溝穴を主治穴とする。

　丈夫癩疝、陰跳、痛引篡《さん》中、不得溺、腹中支、脇下榰滿、閉癃、陰痿、後時泄、四肢不收。實則身疼痛、汗不出、目䀮䀮然無所見、怒欲殺人、暴痛引髕《ひん》下節、時有熱氣、筋攣膝痛不可屈伸、狂如新發、衄《じく》、不食、喘呼、少腹痛引嗌、足厥痛、湧泉主之。癃疝、然谷主之。卒疝、少腹痛、照海主之。病在左取右、右取左、立已。疝、四肢淫濼、身悶至陰主之。遺溺、關門及神門、委中主之。

語訳

男子の㿉疝《たいせん》で、生殖器が縮み上がって痛み、生殖器と肛門の間〔会陰〕の中が引きつって小便できなくなり、腹がつかえて脇下が脹満し、小便が出なくなり、生殖器が萎え、時に下痢をし、四肢が弛緩して収めることができない。邪気が盛んにならば身体が疼痛し、汗が出ず、目がぼんやりとして物をはっきりと見ることができなくなり、怒りで人を殺したくなり、突然に痛みが膝蓋骨から下の関節にまで及び、時に熱気を生じ、筋が痙攣して膝が痛んで屈伸できなくなり、新たに発作するように精神が異常になり、鼻血となり、食べることができなくなり、喘いでヒューヒュー声を出し、下腹部が痛んで咽にまで及び、足が寒冷して痛むものは、足の少陰経の井穴である湧泉穴を主治穴とする。

小便が困難となり腹が痛むものは、足の少陰経の滎穴である然谷穴を主治穴とする。

突然に腹が痛み、下腹部が痛めば、照海へ刺す。病が左にあれば右を取り、病が右にあれば左を取れば、たちどころに治る。

疝痛で腹が痛み、四肢が痛んで力がなく、身が悶えるように苦しむものは、足の太陽経の井穴である至陰穴を主治穴とする。

小便を失禁するものは、足の陽明経の関門穴、手の少陰経の神門穴、足の太陽経の合穴である委中穴を主治穴とする。

胷滿膨膨然。實則癃閉、腋下腫。虚則遺溺、脚急兢兢然、筋急痛、不得大小便、腰痛引腹、不得俛仰、委陽主之。癃、中窌主之。氣癃溺黄、關元及陰陵泉主之。『千金』云「寒熱不節、腎病不可以俛仰。」

語訳

胸が大きく膨満する邪気が盛んになれば小便が塞がり、腋下が腫れる。正気が虚せば小便を失禁し、下肢が強ばって不安になり、筋肉が強ばって痛み、大小便が出なくなり、腰痛となり痛みが腹に及び前かがみや身体を反らせないものは、足の太陽経の委陽穴を主治穴とする。
男子で小便が困難〔不利〕になるものは、足の太陽経の中髎穴を主治穴とする。
小便困難となって小便が黄色くなるものは、任脈の関元穴、足の太陰経の合穴である陰陵泉穴を主治穴とする。（『千金』には、「寒熱の異常により、腎の病になれば、前かがみや身体を反らすことができない」としている。」

氣癃、小便黄、氣滿、虚則遺溺、石門主之。小便難、竅中熱。實則腹皮痛、虚則癢搔、會陰主之。小腸有熱、溺赤黄、中脘主之。溺黄、下廉主之。小便黄赤、完骨主之。小便黄、腸鳴相逐、上廉主之。勞癉、小便赤難、前谷主之。

注・「完骨」の原文は「脘骨」。

語訳

小便が少しずつしか出なくなり、小便が黄色く、腹が脹る。虚なら遺尿するものは、任脈の石門穴を主治穴とする。

小便し難く、尿道に熱感がある。邪気が盛んなら腹の皮膚が痛み、正気が虚せば掻痒《そうよう》〔かゆい〕するものは、任脈の会陰穴を主治穴とする。

小腸に熱があり、小便が赤黄色になるものは、任脈で腑会である中脘穴を主治穴とする。

小便が黄色になるものは、足の陽明胃経の下巨穴を主治穴とする。

小便が黄赤色となるものは、足の太陽経と少陽経の会合する完骨穴を主治穴とする。

小便が黄色くなり、腸に水気が上下するような音が鳴るものは、足の陽明胃経の上虚穴を主治穴とする。

疲労の蓄積や過度の性交による疲労により湿熱が内蘊して黄疸となり〔女労疸《じょろうたん》〕、小便が困難で赤色となるものは、足の太陽経の滎穴である前谷穴を主治穴とする。

注・ここでの上廉や下廉は、手陽明ではない。尿の疾患は主に大小腸の熱なので、腑を治療する下合穴の巨虚上廉や巨虚下廉である。

第十二、足の太陽脉の病で、身体下部に発症する、痔や脱肛を生じる病

（足太陽脉動發下部痔脱肛第十二）

提要

本篇は足の太陽経脈に邪気が侵入して発症する痔や脱肛の症候とその主治腧穴について論述するため名付けられた篇である。

痔痛、攢竹主之。痔、會陰主之。凡痔與陰相通者死。陰中諸病、前後相引痛、不得大小便、皆主之。痔、骨蝕、商丘主之。痔、簒痛《さんつう》、飛揚、委中及承扶主之。痔、簒痛、承筋主之。脱肛下、刺氣街主之。

注・「承扶」の原文は「扶承」。

語訳

痔の病で痛むものは、足の太陽経の攅竹穴を主治穴とする。

痔の病には、督脈と衝脈の会穴である任脈の別絡である会陰穴を主治穴とする。一般に痔が生殖器に及んで相方が通じれば死ぬ。生殖器中のすべての病で、前後が相互に引きつれて痛み、大小便が通じなくなるものは、すべて会陰穴を主治穴とする。

痔になり、骨が腐食するものは、足の太陰脾経の商丘穴を主治穴とする。

痔になり、生殖器と肛門の間〔会陰〕の中が痛むものは、足の太陽経の飛揚穴、委中穴、承扶穴の三穴を主治穴とする。

痔になり、生殖器と肛門の間の中が痛むものは、足の太陽経の承筋穴を主治穴とする。

肛門が脱出（『一書』には、「下」としている。）するものは、足の陽明経の気衝穴を主治穴とする。

注・最後の文を「脱肛、下利、気街主之。」として、刺は利の誤字と考える人もある。

鍼灸甲乙經　巻之十

第一上、陰分が病邪に犯されて発生する痺の病

（陰受病發痺第一上）

提要

本篇は陰分が邪気を感受して発生する各種の痺病の原因と病の仕組み、痺病の弁証と分類及び治療法について論述するため名付けられた篇である。上篇の主要内容は、周痺《しゅうひ》と衆痺《しゅうひ》の違いの弁証とそれぞれに対する刺法。三変刺〔営刺《えいし》・衛刺《えいし》・寒痺刺《かんひし》の三種の刺法〕の適応症。風・寒・湿の三邪気の侵犯による三痺《さんひ》〔行痺《こうひ》・痛痺《つうひ》・著痺《ちょひ》〕の原因。皮痺《ひひ》・肉痺《にくひ》・筋痺《きんひ》・脈痺《みゃくひ》・骨痺《こつひ》の病の仕組み及び五臓との応合性。痺病への鍼刺の大法。営衛の気と痺病の関係についてである。

黄帝問曰「周痺之在身者、上下移徙、隨其脉上下、左右相應、間不容空、願聞此痛、在血脉之中耶？ 將在分肉之間乎？ 何以致是？ 其痛之移也、間不及下鍼。其蓄痛之時、不及定治而痛已止矣、何道使然？」 岐伯對曰「此衆痺也、非周痺也。此各在其處、更發更止、更居更起、以左應右、以右應左、非能周也、更發更休。刺此者、痛雖已止、必刺其處、勿令復起。」

曰「周痺何如?」曰「周痺在於血脉之中、隨脉以上、循脉以下、不能左右、各當其所。其痛從上下者、先刺其下以通之通一作遏、後刺其上以脫之。其痛從下上者、先刺其上以通之、後刺其下以脫之。」

語訳

黄帝が問う「人が周痺を患えば、邪気は上下に移動し、それに随って痛みはその経脈を上下左右と相応に、休む間もなく移動する。このような痛みは、血脈の中にあるのか？ それとも分肉の間にあるのか？ どのようにして起きるのか？ その痛みの移動は、速すぎて鍼を刺すのも間に合わないことがある。また、その痛みが留まって集中しているとき、治療法が確定していないのに痛みが止まってしまう。これらはどのような道理によるものなのか？」

岐伯が答える「これは衆痺の病で、周痺病ではない。衆痺病の痛みは各々に定まった部位があり、発作と停止、停滞と再発を交互に繰り返し、左に起れば右が応じ、右に起れば左が応じて、全身にまで及ぶことはないが、発作と休止を繰り返す。この痺病への鍼刺は、痛が止まったとしても、必ず痛んでいた患部に鍼刺し、痛みを再発させないようにする。」

問う「周痺とはどのようなものか？」

答える「周痺の病邪は血脈中にあって、経脈に随って上がり、経脈を循環して下がり、衆痺のように左右が対応して発症することなく、定まった部位ではない。痛みが上から下に移動するものは、先ずその下部を刺して病邪の下降を阻止し、その後に上部を刺して病邪を除去する。痛みが下から上に移動するものは、先ずその上部を刺して病邪の下降を阻止し、その後に下部を刺して病邪を除去する。」

注・原文は「通」だが、これは過の誤字と思われる。

曰「此病安生、因何有名？」曰「風寒濕氣客於分肉之間、迫切而爲沫、沫得寒則聚、聚則排分肉而分裂、分裂則痛、痛則神歸之。神歸之則熱、熱則痛解、痛解則厥、厥則他痹發、發則如是。此內不在藏、而外未發於皮、獨居分肉之間、眞氣不能周、故名曰周痹。故刺痹者、必先循切其上下之大經、視其虛實、及大絡之血結而不通者、及虛而脉陷空者、而調之、熨而通之、其瘈緊者、轉引而行之。」

語訳

問う「この病はどのようにして発生し、どのような理由でこのような名が付けられたのか？」

答える「風・寒・湿の三邪気が分肉の間を侵襲し、津液が侵犯されて汁沫となり、汁沫は寒気に遭遇すれば凝集し、凝集した汁沫は分肉を押しのけ、押しのけられた分肉は裂け、分肉が裂ければ痛みを生じる。痛めば意識がそこに集中し、衛気が患部に注ぐ。衛気が注げば熱が生じ、痛みは熱に出会って緩解し、痛みが緩解すれば熱はなくなって冷え、四肢末端から冷え〔厥冷〕が生じて痺痛が発症するのである。この病は内部の臓にも存在せず、外部の皮膚にも存在せず、分肉の間にだけ留まって、経気を阻害して真気の運行を妨げるので、したがって周痺と呼ぶのである。このような痺病に鍼刺をするときは、必ず先に病がどの経脈の上下にあるのかを切診で確認し、その虚実を調べたり大絡に瘀血が凝固して血行を阻害していないか、あるいは虚弱によって脉が陥入して空虚になっていないか等を観察し、よく調べてから、熨法《うつほう》〔温罨法《おんあんぽう》〕を用いて経脈を疎通させる、また、その筋脈が引きつれて緊張しているようであれば、まず身体を牽引して筋脈の運行をはかる。」

曰「何以候人之善病痺者?」少俞對曰「粗理而肉不堅者善病痺、欲知其高下、視其三部。」曰「刺有三變何也?」曰「有刺榮者、有刺衛者、有刺寒痺之留經者。刺營者出血、刺衛者出氣、刺寒痺者内熱。」曰「營衛寒痺之爲病奈何?」曰「營之生病也、寒熱少氣、血上下行。衛之生病也、氣痛時來去、怫愾賁嚮、風寒客於腸胃之中。寒痺之爲病也、留而不去、時痛而皮不仁。」

注・「刺衛者出氣」の原文は「刺衛者出血」。「氣痛時來去」の原文は「氣血時來去」。

語訳

問う「どのように痺病に罹りやすい人を観察により判断するのか?」

少兪が答える「肌のきめが粗く肉が堅実でないものは痺病に罹りやすい。痺病の部位の高低を知るには、各々のその部位を観察しなければならない。」

問う「刺法にある三種の刺法〔三変《さんぺん》〕とはどのようなものか？」

答える「これには営分を刺すもの、衛分を刺すもの、寒痺を刺すもの等がある。営分を刺すものは出血させて邪気を除去し、衛分を刺すものは邪気を外に泄出させ、寒痺に刺すものは経脈内に熱を入れて温め経脈の疎通をはかる。」

問う「営分・衛分・寒痺の病とはどのようなものか？」

答える「営分が病になれば悪寒や発熱し、呼吸が浅く、邪は血とともに上下する。衛分が病になれば衛気の滞りにより発生した痛みが常に出たり消えたりし、胸中の気が内鬱して煩満とし、横隔膜が鳴る〔腸鳴〕。これは風寒の邪が腸胃の中に留まっているからである。寒痺の病は経脈中に寒邪が凝滞して去らないために、しょっちゅう痛み、皮膚が痺れて感覚が麻痺する。」

注・賁響は賁が横隔膜なので、腸鳴のこと。

曰「刺寒痺内熱奈何？」曰「刺布衣者、用火焠之。刺大人者、藥熨之。方用醇酒二十升、蜀椒一升、乾薑一升、桂一升。凡四物、各細㕮咀、著清酒中。綿絮一斤、細白布四丈二尺、竝内酒中、置酒馬矢煴中、善封塗、勿使氣泄。五日五夜、出布絮、暴乾、復漬之、以盡其汁。每漬必晬其日、乃出布、絮乾之、并用滓與絮布、長六七尺爲六巾。即用之生桑炭炙巾、以熨寒痺所乘之處、令熱入至於病所。寒復炙巾以熨之、三十遍而止。即汗出、炙巾以拭身、以三十遍而止。起步内中、無見風、毎刺必熨、如此已矣、此所謂内熱。」

注・「如此已矣」の原文は「如此已失」。

語訳

問う「寒痺の鍼刺では、どのようにして体内に熱を生じさせるのか？」

答える「患者で、肉体的にきつい労働をしている者は、火で赤く焼いた火鍼《かしん》を用いて治療にあたり、身体を使うことが少ない肉体的に楽な生活をしている者は、薬熨《やくい》を用いる。その用いる薬の処方は、醇酒《じゅんしゅ》二十升、蜀椒《なるはじかみ》一升、乾薑《かんきょう》一升、桂《かつら》一升。これらの四種の薬物を細かく裁断し、清酒に漬けこむ。さらに綿〔綿絮《めんか》〕一斤、細い白布《はくふ》四丈二尺も一緒に清酒に漬け込み、発酵させて発熱した馬糞の中に漬け込んだ酒器を置いて温めるが、酒器に蓋をして密封し、揮発しないように封をする。五昼夜置いたのち、綿と細い白布を取り出し晒して乾燥させ、乾けば酒に漬け込む。これを繰り返し、薬酒が尽きるまで行う。この工程を毎回一昼夜漬け込み、その後に晒して乾燥させ、薬酒が完全に綿絮と白布に浸透して乾燥すれば、薬の残渣《ざんさ》と綿を袋に入れて用い、四丈二尺の布を長さ七尺に切って袋を六個作る。用いるときは生桑で作った炭火の上に袋をかざして温め、寒痺に熨法《うつほう》で用いる。これを鍼刺するところにあてて温め熱気を患部に浸透させる。冷めれば袋を炙《あぶ》って温めて熨法を施し、この方法を三十回ほど繰り返して止める。すなわち汗が出て、炙った袋で身体の汗を拭き取ること、三十回行えば止める。患者に室内で歩行をさせ、その間は風に当たらないようにする。このように毎回の鍼刺のたびに必ず熨法を行えば、病は快方に向かう。これが内熱〔寒痺の病に熱を納める〕の方法である。」

曰「痺將安生？」曰「風寒濕三氣合至、雜而爲痺。其風氣勝者爲行痺、寒氣勝者爲痛痺、濕氣勝者爲著痺。」曰「其有五者、何也？」曰「以冬遇此者爲骨痺、以春遇此者爲筋痺、以夏遇此者爲脉痺、以至陰遇此者爲肌痺、以秋遇此者爲皮痺。」曰「内舍五藏六府、何氣使然？」曰「五藏皆有合、病久而不去者、内舍於合。故骨痺不已、復感於邪、内舍於腎。筋痺不已、復感於邪、内舍於肝。脉痺不已、復感於邪、内舍於心。肌痺不已、復感於邪、内舍於脾。皮痺不已、復感於邪、内舍於肺。所謂痺者、各於其時、感於風寒濕之氣也。諸痺不已、亦益内也。其風氣勝者、其人易已。」

語訳

問う「痺病とはどのように生じるのか？」

答える「風・寒・湿の三邪気が人体に侵入し、入り混じって痺病を形成する。その中で風気が強いものを行痺とよび、寒気が強いものを痛痺とよび、湿気が強いものを著痺とよぶ。」

問う「痺病には五種あるが、それはなぜか？」

答える「冬に三邪気に遭遇すれば骨痺となり、春に三邪気に遭遇すれば筋痺となり、夏に三邪気に遭遇すれば脉痺となり、長夏に三邪気に遭遇すれば肌痺となり、秋に三邪気に遭遇すれば皮痺となる。」

問う「痺病の病邪は五臓六腑に留まることがあるが、これは何の邪気なのか？」

答える「五臓と五体〔皮・肉・筋・骨・脉〕は内外で相応しており、病邪が長く体表に留まって去らなければ、病邪は相応する内臓に侵入して留まる。

したがって、

骨痺が治らず重ねて邪気を感受すれば、腎に宿る。

筋痺が治らず重ねて邪気を感受すれば、肝に宿る。

脉痺が治らず重ねて邪気を感受すれば、心に宿る。

肌痺が治らず重ねて邪気を感受すれば、脾に宿る。

皮痺が治らず重ねて邪気を感受すれば、肺に宿る。

このように各種の痺病は各々の季節に、風・寒・湿の三邪気を感受することにより形成される。各種の痺病が治癒せずに長引けば、外から内部へと侵入する。その痺病の中でも風気が勝ったものは比較的に治りやすい。」

曰「其時有死者、或疼久者、或易已者、何也？」曰「其入藏者死、其留連筋骨間者疼久、其留連皮膚間者易已。」曰「其客六府者、如何？」曰「此亦其飲食居處爲其病本也。六府各有

俞、風寒濕氣中其俞、而食飲應之、循俞而入、各舍其府也。」曰「以鍼治之奈何?」曰「五藏有俞、六府有合。循脉之分、各有所發。各治其過、則病瘳矣。」

語訳

問う「痺病の中には死亡するもの、疼痛が長びいて治らないもの、治りやすいものがあるが、これはなぜか?」

答える「痺病が五臓に伝入するものは死に至り、筋骨の間に滞っているものは痛みが長びいて治り難く、皮膚の間に滞っているものは比較的容易に治癒する。」

問う「その痺病が六腑に侵入する場合は、どうなのか?」

答える「これもまた飲食と生活習慣が発病の原因となる。六腑には背兪穴があり、風・寒・湿の三邪気が各背兪穴から侵襲し、内部では飲食不節により内臓が損傷すれば、内外が相応じて、病邪が衛気の虚に乗じて背兪穴から身体内に侵入して各腑に宿る。」

問う「鍼によってどのように治療するのか」

答える「五臓の治療には原穴があり、六腑の治療には下合穴がある。それぞれには所属する経脉があり、各々の脉気を発する部分である。各々の経脉に鍼刺すれば、病を治すことができる。」

曰「營衛之氣、亦令人痺乎？」曰「營者、水穀之精氣也、和調五藏、灑陳六府、乃能入於脉。故循脉上下、貫五藏、絡六府。衛者、水穀之悍氣也、其氣慓疾滑利、不能入於脉也。故循皮膚之中、分肉之間、熏於肓膜、聚『素問』作素於胸腹。逆其氣則病、順其氣則愈、不與風寒濕氣合、故不爲痺也。」

語訳

問う「営気と衛気も、また人を痺病にするのか？」

答える「営気は水穀からなる精気であり、五臓を和らげて調え、六腑に散布され、脉中に入る。いわゆる経脉を上下に循行し、五臓を貫通し、六腑に連絡している。衛気は水穀から化成する剽悍《ひょうかん》の気で、その気は非常に速くて滑らかなため、脉中に入ることができない。したがって皮膚の中や分肉の間を循行し、肓《こう》膜《まく》〔脂膜〕を温め、胸腹部に集まる。営衛の気が逆行すれば病になり、順行すれば病は治る。営衛の気は、風・寒・湿の三邪気と一緒にならないので痺病は発生しない。」

注・これは「営衛も痺病を起こすか？」という質問に対し、「不与風寒湿気合、故不爲痺也」と答えてるので、「風寒湿と一緒にならないので、ゆえに痺病は起きない」と言い切っている。「相合することがなければ」なら不与の前に若や如が入る。

第一下、陰分が病邪に犯されて発生する痺の病

（陰受病發痺第一下）

堤要

本篇は、痺病により痛んだり、あるいは痛まなかったり、あるいは麻痺したり、あるいは悪寒したり、あるいは発熱したり、一つの経脈に生じる複数の病の原因と仕組み。胃痺《いひ》と骭痺《かんひ》〔肝痺《かんひ》〕の病の原因と仕組み。痺病の鍼刺の方法と主治兪穴について論じている。

黄帝問曰「痺或痛、或不痛、或不仁、或寒、或熱、或燥、或濕者、其故何也？」岐伯對曰「痛者、其寒氣多、有寒故痛。其不痛不仁者、病久入深、營衛之行濇、經絡時疎、故不痛。皮膚不營、故不仁。其寒者、陽氣少、陰氣多、與病相益、故爲寒。其熱者、陽氣多、陰氣少、病氣勝、陽乘陰、故爲熱。其多寒汗出而濡者、此其逢濕勝也。其陽氣少、陰氣盛、兩氣相感、故寒汗出而濡也。夫痺在骨則重、在脉則凝而不流、在筋則屈而不伸、在肉則不仁、在皮則寒。故具此五者、則不痛。凡痺之類、逢寒則急、逢熱則縱。」

語訳

黄帝が問う「痺病には、痛んだり、痛まなかったり、皮膚が麻痺して感覚がなかったり、身体を寒く感じたり、身体を熱く感じたり、皮膚が干燥したり、皮膚が湿潤したりするが、これはどういうわけか？」

岐伯が答える「痛みは、寒気が多いからで、したがって寒さがあれば痛む。痛まないで麻痺しているものは、病が長引いて病邪が深く侵入し、営衛の運行が渋って滞り、これにより経脈が常に空虚になり、痛みを感じない。皮膚の栄養も失調するので、麻痺して感覚がなくなる。寒いものは、陽気が少なく、陰気が多いので、陰気と病邪が互いに合わされば冷えて益々寒くなる。熱いものは、陽気が多く、陰気が少ないので、邪気に侵犯されて病になれば病邪が勝り、陽が陰気より多くなるので、したがって熱くなる。寒気が多いのに汗が出て湿潤するものは、これは湿気に遭遇したためである。それは陽気が少なく、陰気が盛んで、湿気と陰気の両方の気を感受したためで、このために身体が寒いのに汗が出て湿潤するのである。

痺が骨にあれば身体が重く感じられ、痺が脈にあれば血流が渋って滞り流れにくくなり、痺が筋にあれば屈《かが》まって伸びなくなり、痺が肌肉にあれば麻痺して感覚がなくなり、痺が皮膚にあれば寒くなる。この五種の痺病は、痛みを感じない。およそ痺病の類は、寒気に逢えば強ばり、熱気に逢えば弛緩する。」

曰「或有一脉生數十病者、或痛、或癰、或熱、或癢、或痺、或不仁、變化無有窮時、其故

何也？」曰「此皆邪氣之所生也。」曰「人有精氣、有正氣、有邪氣、何謂也？」曰「眞氣者、所受於天、與水穀氣并而充身者也。正氣者、正風、從一方來、非虛風也。『太素』云非災風也。邪氣者、虛風也。虛風之賊傷人也、其中人也深、不得自去。正風之中人也、淺而自去、其氣柔弱、不能傷眞氣、故自去。虛邪之中人也、悽索動形、起毫毛而發腠理、而入深。内薄於骨、則爲骨痺。薄於筋、則爲筋攣。薄於脉中、則爲血閉而不通、則爲癰。薄於肉中、與衛氣相薄、陽勝則爲熱、陰勝則爲寒。寒則其氣去、去則虛、虛則寒。薄於皮膚、其氣外發腠理開、毫毛搖。氣一本則淫氣。往來、微行則爲癢。氣留而不去、故爲痺、衛氣不去、則爲不仁。」

注・「充身」の原文は「克身」。

語訳

問う「一つの経脈が邪気を受けて数十種類の病症を発生し、疼痛となったり、腫瘍となったり、発熱したり、悪寒したり、掻くなったり、痺れて痛んだり、感覚がなくなったり、このように変化に窮《きわ》まりがないが、これは何が原因なのか？」

答える「これはみな邪気に侵犯されて生じたものである。」

問う「人には真気、正気、邪気というものがあるが、これは何か？」

答える「真気は、生まれながらに授かった先天の原気であり、呼吸による空気と後天の穀気が合わさったもので、これらにより身体は養われ充たされている。正気は、正風ともいい、季節相応の方向から吹く風のことで、季節と不相応な方向から吹く虚風ではない（『太素』では、「災風ではない」としている）。邪気は、虚風〔虚邪賊風《きょじゃぞくふう》〕である。虚風は人を傷つけ、人体に深く侵入し、自然に消散はしない。正風は人体に浅く侵入し、自然に出てゆく。正風の気は柔軟で弱く、真気を傷つけることはなく、自ら消散してしまう。虚邪賊風が人を傷害すれば、身震いして寒さを恐れ、体毛が立ち腠理が開き、邪気が深く侵入する。深く侵入して骨を侵犯すれば、骨痺となる。筋を侵犯すれば、肢体の筋脈が縮み引き攣る。脈中を侵犯すれば、血脈が閉塞して通じなくなり、癰《よう》を生じる。肌肉を侵犯すれば、衛気と争い、陽邪が勝って偏れば熱証が現れ、陰邪が勝さって偏れば寒証が現れる。寒邪が盛んであれば真気を迫害して追い出し、追い出されれば真気は衰虚し、真気が衰虚すれば寒くなる。皮膚の間を侵犯すれば、邪気は外表にあって腠理が開き、体毛は動揺する。邪気（『靈樞』では、「淫気」である。）は皮膚の間をわずかに往来するので、皮膚が痒くなる。邪気が留まって去らなければ痺証になり、衛気が運行できなくなれば感覚が麻痺する。」

病在骨、骨重不可舉、骨髓痠痛、寒氣至、名曰骨痺。深者、刺無傷脉肉爲故。其道大小分、骨熱病已止。病在筋、筋攣節痛、不可以行、名曰筋痺。刺筋上爲故、刺分肉間、不可中骨、疾起筋熱病已止。病在肌膚、肌膚盡痛、名曰肌痺。傷於寒濕、刺大分小分、多發鍼而深之、以熱爲故。無傷筋骨。筋骨傷、癰發若變、諸分盡熱、病已止。

注・「癰發若變」の原文は「寒發若變」。

語訳

病が骨にあれば、骨を重く感じて身体を動かせなくなり、骨髄がだるく痛み、局所に寒冷感があるが、これを骨痺という。これへの鍼刺は深いが、脉や肌肉を傷つけないように行う。鍼を刺すところは大小の分肉の間〔肉の大きな会合部分である谷と、小さな会合部分である渓《けい》〕で、骨部に熱を感じれば、病が癒えたということなので鍼刺を止める。

病が筋にあれば、筋が痙攣して関節が痛み、動くことができなくなれば、病名を筋痺という。これへの鍼刺は痛みのある筋上で、分肉の間に刺し、骨まで当てないように行い、病が生じている筋に熱を感じれば、病が癒えたということなので鍼刺を止める。

病が肌膚にあり、肌と皮膚が痛むものは、病名を肌痺という。これは寒湿の邪に侵犯されて傷ついたものである。鍼は大小の分肉の間を刺し、多穴を取って鍼を深く刺し、局所に熱を感じれば鍼刺を止める。深すぎて筋骨を傷つけないようにする。もし筋骨が損傷すれば、その他の病変を生じてしまい癰腫《ようしゅ》となる。大小分肉の部分すべてに熱を感じれば、病が癒えたということなので鍼刺を止める。」

曰「人身非衣寒也、中非有寒氣也、寒從中生者何?」曰「是人多痺、陽氣少而陰氣多、故身寒如從水中出。」曰「人有身寒、湯火不能熱也、厚衣不能温也、然不爲凍慄、是爲何病?」曰「是人者、素腎氣勝、以水爲事。太陽氣衰、腎脂枯不長、一水不能勝兩火。腎者、水也、而

主骨、腎不生、則髓不能滿、故寒甚至骨。所以不能凍慄者。肝、一陽也。心、二陽也。腎、孤藏也、一水不能勝上二火、故不能凍慄。病名曰骨痺、是人當攣節。着痺不去、久寒不已、爲肝痺一作骭痺。」

注・「一水不能勝上二火」の原文は「一水不能勝上下火」。

語訳

問う「人の身体で衣服が薄いために寒いのではなく、寒の邪気に侵犯されて寒いのでもないのに、いつも寒さが中から生じるように感じるものがあるが、これはなぜか？」

答える「このような人の多くは痺病によるもので、陽気が少なく陰気が多いので、したがって水中から出たときのように身体が寒いのである。」

問う「身体が寒冷してしまい、スープを飲んでも火に当たっても熱くならず、厚着しても温かくならないが、悪寒や戦慄はないもの、これは何の病なのか？」

答える「この人は平素から腎気が勝っている体質で、過度の性生活や冷水にたずさわる仕事により太陽〔膀胱経〕の気が衰え、精〔腎脂《じんし》〕が枯渇して生み出されなくなったものである。一つの腎水だけでは肝と心の二陽の火に勝つことができない。腎は水の臓で、骨を主り骨髄を成長させる。腎の精が生じなければ、骨髄を充満させることができず、したがって寒冷が甚だしければ骨にまで達する。いわゆる寒冷はするが悪寒や戦慄しない症状が現れる。肝は、一陽である。心は、二陽である。腎は、孤独な陰臓で、一つの腎水だけでは肝と心の二陽の火に勝つことはできず、したがって身体が冷えていても悪寒や戦慄しない。それを骨痺といい、このような人は関節が拘縮痙攣する。

著痺が去らずに、寒が長く治らなければ、肝痺〔骭痺〕となる。」

注・肝木からは火が起きるので、これを相火と呼び、心の真火と相火で二火。著痺と着痺は同じ。

骨痺舉節不用而痛、汗注煩心、取三陰之經補之。厥痺者、厥氣上及腹、取陰陽之絡、視主病者、寫陽補陰經也。風痺注病『靈樞』作淫濼**不可已者、足如履氷、時如入湯中、肢脛淫濼、煩心、頭痛、時嘔、時悶、眩已汗出、久則目眩、悲以喜怒、短氣、不樂、不出三年死。足髀不可舉、側而取之、在樞闔中、以員利鍼、大鍼不可。膝中痛、取犢鼻、以員利鍼、鍼發而間之。鍼大如氂、刺膝無疑。**

注・「風痺注病」の原文は「風痺主病」。

語訳

骨痺《こつひ》の病は全身の関節が不自由になって痛み、流れるように汗が出て心中が煩悶する。治療は三陰経を取って補う。

厥痺《けつひ》の病は厥逆の気が下肢から腹部に突き上がる。治療は陰経と陽経の絡穴を取り、観察して主である病を見分け、陽経は瀉し、陰経は補う。

風痺《ふうひ》の病で邪気が侵害し、病が治らないものは、足は氷を踏んでいるように感じ、時には熱湯に入れているようで、脛《すね》が痛んで力がなくなり、心煩、頭痛し、よく嘔吐し、よく煩悶し、それが長びくと目眩《めまい》となり目眩して治まれば汗が出て、悲しんだり喜んだり怒ったりと情緒不安定になり、息切れし、悶々として楽しめなくなれば、三年以内に死亡する。

足の太腿を挙げられなくなれば、側臥位で股関節部〔樞闔《すうごう》〕の足の少陽胆経の環跳穴を取り、員利鍼を用いて刺す。大鍼を用いてはならない。

膝関節が痛むときは、足の陽明経の犢鼻穴を取り、員利鍼を用いて、二日に一回の割合で刺す。員利鍼はヤク牛の毛のような大きさの鍼で、この鍼を用いて膝を刺すのは疑いなく適切な方法である。

注・私見では文が前後している。原文は「眩已汗出、久則目眩」だが、「久則目眩、眩已汗出」とすべき。大鍼とは火鍼のこと。


足不仁、刺風府。腰已下至足清不仁、不可以起坐、尻不舉、腰俞主之。痺、會陰及太淵、消濼、照海主之。嗜臥、身體不能動搖、大温一本作濕。三陽絡主之。骨痺煩滿、商丘主之。足下熱、痛不能久坐、濕痺不能行、三陰交主之。膝内廉痛引髕、不可屈伸、連腹引咽喉痛、膝關主之。痺、脛重、足跗不收、跟痛、巨虚下廉主之。脛痛、足緩失履、濕痺、足下熱、不能久立、條口主之。脛苕苕一本作苦。痺、膝不能屈伸、不可以行、梁丘主之。膝寒痺不仁、不可屈伸、髀關主之。

語訳

足が麻痺して感覚がなくなったものは、督脈の風府穴を刺して治療する。

腰から足までが冷えて麻痺し感覚がなくなり、坐ったら起き上がれず、尻が上がらないものは、督脈の腰兪穴を主治穴とする。

痺病は、督脈の会陰穴と手の太陰経の太淵穴、手の三焦経の消濼穴、足の少陰経の照海穴を主治穴とする。

寝ること〔臥床〕を好み、身体の動作が不自由で、温邪を感受して生じる温病（『靈樞』は、「湿」とする。）は、三陽絡穴を主治穴とする。

骨痺で胃や胸腹部が膨満して煩わしいものは、足の太陽経の商丘穴を主治穴とする。

足底が熱く、脛が痛み、長く坐れず、湿痺により歩行できないものは、足の太陰経の三陰交穴を主治穴とする。

膝の内側部の痛みが膝蓋骨部まで及び、関節を屈伸できず、その影響が腹部まで及び、咽喉部にかけて引きつって痛むものは、足の厥陰経の膝関穴を主治穴とする。

痺病で、下腿部が重く、足背部の筋が無力となって関節を曲げて収めることができず、踵の骨が痛むものは、足の陽明経の下巨虚穴を主治穴とする。

下腿部が痛み、足が弛緩して歩けない状態になり、湿痺で、足底が熱くなり、長く立てないものは、足の陽明経の条口穴を主治穴とする。

下腿部に痺病を患って久しく（『靈樞』は、「苦」である。）、膝が屈伸不能で、歩行ができないものは、足の陽明経の梁丘穴を主治穴とする。

膝が寒痺で麻痺し、屈伸できないものは、足の陽明経の髀関穴を主治穴とする。

注・痺病の句は、症状からすると湿邪だが、原文通り温邪とした。


膚痛、痿痺、外丘主之。膝外廉痛、不可屈伸、脛痺不仁、陽關主之。髀痺引膝股外廉痛、不仁、筋急、陽陵泉主之。寒氣在分肉間、痛攻上下、痺不仁、中瀆主之。髀樞中痛、不可舉、以毫鍼。寒則留之。以月生死爲痏數、立已。長鍼亦可。腰脅相引痛急、髀筋瘈、脛痛不可屈伸、俾不仁、環跳主之。風寒從足小指起、脉痺上下帶胸脅、痛無常處、至陰主之。足大指搏傷、下車挃地、通背指端傷、爲筋痺、解谿主之。

語訳

皮膚が痛み、萎えて痺れれば、足の少陽経の外丘穴を主治穴とする。

膝の外側部が痛み、関節を屈伸できず、下腿部が麻痺して感覚がなくなったものは、足の少陽経の陽関穴を主治穴とする。

股関節の痺病が大腿から膝関節の外側部に及んで痛み、麻痺して感覚がなくなり、筋が強ばるものは、足の少陽経の陽陵泉穴を主治穴とする。

寒の邪気が分肉の間にあり、痛みが上下に移動し、痺れて感覚がないものは、足の少陽経の中瀆穴を主治穴とする。

大腿骨大転子の内部が痛み、下肢が動かないものは、毫鍼を用いる。寒であれば鍼刺して留置する。月齢の数で鍼刺すれば、病はすぐに治る。この治療には長鍼を使用することも可能である。腰と脇の相方が引きつり痛んで強ばり、大腿部の筋が痙攣して拘急し、下腿部が痛んで屈伸できず、痺れて感覚がないものは、足の少陽経の環跳穴を主治穴とする。

風寒の病邪が足の小趾部から侵襲し、脉痺となって胸脇部の上下を侵犯し、痛みが不定で部位が定まらないものは、足の太陽経の至陰穴を主治穴とする。

足の第一趾をぶつけて怪我し、あるいは降車するとき足先をぶつけ、全部の足背の指先を損傷して筋痺となったものは、足の陽明経の解渓が主治する。

第二上、陽分が病邪に犯されて発生する風の病

（陽受病發風第二上）

提要

本篇は陽分が邪気を感受して発病する風病の病因や症候及び治療法について論述するため名付けられた篇である。上篇の主要内容は、風邪が人を傷つけることにより起こる病は各々異なり、その異なる病名をもつ病の原因や仕組みについて、五臓風《ごぞうふう》と胃風《いふう》・首風《しゅふう》・漏風《ろうふう》・泄風《せつふう》などの原因や症候について。邪気が経脈にあるメカニズムや診断法。鍼刺での補瀉の方法や三部九候診法の臨床上における重要意義についてである。

黄帝問曰「風之傷人也、或爲寒熱、或爲熱中、或爲寒中、或爲厲風、或爲偏枯、其爲風也。其病各異、其名不同、或内至五藏六府。不知其解、願聞其説。」岐伯對曰「風氣藏於皮膚之間、内不得通、外不得泄。風氣者、善行而數變、腠理開則悽『素問』作洒然寒、閉則熱而悶。其寒也、則衰食飲。其熱也、則消肌肉、使人解㑊。『素問』作怢慄。悶而不能食、名曰寒熱。

注・「閉則熱而悶」の原文は「閉不熱而悶」。

語訳

黄帝が問う「風邪が人を傷つける場合、あるときは悪寒や発熱し、あるときは熱中となり、あるときは寒中となり、あるときは癘風《れいふう》となり、あるときは偏枯《へんこ》〔半身不随〕となる。それらは風によって生じ、その病はそれぞれに異なり、その病名も同じではなく、あるときは体内の五臓六腑にまで及ぶこともある。その解釈について知らないので、その説明をしてくれ。」

岐伯が答える「風の邪気が人体の皮膚の間に侵入すれば、内部に通じて入ることができず、外へ発散することもできない。風の邪気は、非常に速く動き、病変の種類も数多く、腠理が開けば侵入してぞくぞく（『素問』は、「洒《せい》」である。）と悪寒するようになり、腠理が閉じれば発熱して煩悶する。それが寒邪であれば、陽気が衰えて胃気も弱くなるので食欲不振となり、それが熱邪であれば、陰気が衰少して津液が消耗するので肌肉が消痩し、疲れたように怠くなり（『素問』は、「ぶるぶる戦慄し」としている。）、煩悶して飲食できない。それを寒熱という。

注・癘風とはライ病のこと。最初は痺れて感じなくなり、紅斑となって潰瘍となり、全身に広がる。

風氣與陽明入胃、循脉而上至目内眥。其人肥、則風氣不得外泄、則爲熱中而目黄。人痩、則外泄而寒、則爲寒中而泣出。風氣與太陽倶入、行諸脉俞、散分肉間。衛氣悍、邪時與衛氣相干、『素問』無衛氣悍邪時五字。其道不利、故使肌肉膹脹而有瘍。衛氣凝而有所不行、故其肉有不仁。厲者、有榮氣熱浮、其氣不清、故使鼻柱壊而色敗、皮膚瘍以潰、風寒客於脉而不去、名曰厲風、或曰寒熱。

注・榮気は營氣と同じ。滎は五腧穴の一つなので、榮とは異なる。

語訳

風邪が陽明経から胃に入れば、経脉を循って上行し目の内眥《ないし》〔内まなじり〕に達する。もしその人が肥えていれば、腠理が緻密なので風邪を外に排泄できずに、熱中となって目が黄色くなる。もしその人が痩せていれば、腠理は粗雑なので陽気は常に外へ逃げるので寒さを感じ、寒中となって涙が出て止まらなくなる。風邪が太陽経から侵入すれば、諸経脉の背兪穴に流れ入り、肌肉の間に散布する。衛気は強くて素早く滑利で、邪気はよく衛気と相争うので（『素問』は、「衛気悍邪時」〔衛気は強くて素早く滑利〕の文字はない。）、衛気の流通が阻害され、そのために肌肉は腫脹して腫瘍が形成される。衛気が滞って運行できなくなれば、その肌肉は麻痺して感覚がなくなる。

癘〔ライ病〕は、風邪が経脉に侵入し、営気が熱を持って腐り、気も汚濁させるが、鼻は呼吸するので鼻柱はくずれ色は悪くなり、皮膚は腫瘍が生じて潰れる。これは風寒の邪が経脉に留まって去らないために血脈が腐ったもので、病名を癘風といい、あるいは寒熱ともいう。

注・「有榮氣熱浮」だが、浮は腑の意味で、腐ること。

以春甲乙傷於風者爲肝風。以夏丙丁傷於風者爲心風。以季夏戊己傷於風者爲脾風。以秋庚辛傷於風者爲肺風。以冬壬癸傷於風者爲腎風。風氣中五藏六府之俞、亦爲藏府之風。各入其門戸、風之所中則爲偏風。風氣循風府而上、則爲腦風。入系頭則爲目風、眼寒。飮酒中風則爲漏風。入房汗出中風、則爲内風。新沐中風、則爲首風。久風入中、爲腸風飱泄。而外在腠理則爲泄風。故風者、百病之長也。至其變化乃爲他病、無常方、然故有風氣也。

語訳

春季の甲乙の日に風邪によって傷つけば肝風となる。夏季の丙丁の日に風邪によって傷つけば心風となる。夏〔長夏〕の戊己の日に風邪によって傷つけば脾風となる。秋季の庚辛の日に風邪によって傷つけば肺風となる。冬季の壬癸の日に風邪によって傷つけば腎風となる。

風邪が五臓六腑の兪穴を侵襲し、それより内部に侵入して臓腑の風となる。風邪は門戸である各臓腑の左か右の兪穴から侵入し、身体の右側か左側かを発病させるので偏風である。

風邪が風府穴から侵入し経脉を循って上がり、脳に伝入するものを脳風という。やはり風邪が風府穴から侵入し、頭部の目系に伝入するものを目風といい、これは眼に寒さを感じる。飲酒後に風邪が侵入するものを漏風という。房事で汗をかいた後に風邪が侵入するものを内風という。髪を洗って濡れているうちに風邪が侵入したものを首風という。風邪が長く体内に留まり、腸に伝入すれば食物が消化されずに泄瀉して痔出血〔腸風泄瀉《ちょうふうせつしゃ》〕となる。風邪が体表の腠理の間に留まっていて汗が常に出て止まらないものを泄風という。このように風邪は、多種の病を引き起こす原因となる。風邪は人体に侵入して様々に変化し、種々の病となるが、それには規律がないものの、その病を引き起こす原因はすべて風邪の侵入によるものである。


肺風之狀、多汗惡風、色皏音平然白、時欬短氣、晝日則差、暮則甚、診在眉上、其色白。

心風之狀、多汗惡風、焦絶善怒色赤、病甚則言不快、診在口、其色赤。

肝風之狀、多汗惡風、善悲、色微蒼、嗌乾善怒、時憎女子、診在目下、其色青。

脾風之狀、多汗惡風、身體怠墮、四肢不欲動、色薄微黄、不嗜食、診在鼻上、其色黄。

腎風之狀、多汗惡風、面痝然浮腫、腰脊痛、不能正立、色炲、隱曲不利、診在肌上、其色黑。


注・肝風の「診在目下」の原文は「胗在目下」。

語訳

肺風の症状は、汗が多くて風を嫌って恐れ、顔色はうす白く、時々咳をして息切れし、その症状は、昼間は軽く、夜になると悪化する。診察すれば、両眉の上が白い。

心風の症状は、汗が多くて風を嫌って恐れ、心が乱れ焦燥してよく怒って顔色は赤く、病状が重くなればゆっくりしゃべる。診察すれば、口唇の色が赤い。

肝風の症状は、汗が多くて風を嫌って恐れ、よく悲しみ、顔色は青味をおび、咽喉は乾燥し、怒りやすく、しょっちゅう女子〔異性〕を嫌う。診察すれば、目の下の色が青い。

脾風の症状は、汗が多くて風を嫌って恐れ、身体が疲れやすく、四肢を動かす意欲もなくなり、顔色はうす黄色くなり、食欲がない。診察においては、鼻の上の色が黄色い。

腎風の症状は、汗が多くて風を嫌って恐れ、顔が浮腫み、腰や背中が痛み、まっすぐ立てず、顔色は黒くすすけたようになり、生殖器の機能が衰える。診察すれば、肌の色が黒い。

胃風之狀、頸多汗惡風、食飲不下、鬲塞不通、腹善滿、失衣則䐜脹、食寒則泄、診形瘦而腹大。

首風之狀、頭痛面多汗惡風、先當風一日則病甚、頭痛不可以出内、至其風日、則病少愈。

漏風之狀、或多汗、常不可單衣、食則汗出、甚則身汗、喘息惡風、衣常濡、口乾善渴、不能勞事。

泄風之狀、多汗、汗出泄衣上、咽『素問』作口中。**乾、上漬其風、不能勞事、身體盡痛則寒。**

語訳

胃風の症状は、頚部に汗が多くて風を嫌って恐れ、飲食物がつかえて下がらず、横隔膜が塞がったように通じなくなり、腹がよく脹満し、薄衣すると腹が脹満し、冷たい物を食せば下痢する。診察すれば、外見は痩せているのに腹が大きい。

首風の症状は、頭痛して顔面に汗が多く風を嫌って恐れ、まず風が吹く前日は病状がひどく、頭痛して外に出られないが、風が吹く日は病状がいくらか軽減する。

漏風の症状は、患者によっては汗が多く、日頃より薄着でいられず、食事すればすぐに発汗し、ひどい場合には全身から発汗し、喘ぐように呼吸をして風を嫌って恐れ、衣服は常に汗で濡れていて、口が乾きよく水を飲みたがり、労働に耐えられない。

泄風の症状は、汗が多く、汗で衣服を濡らし、咽（『素問』は、「口中」である。）が乾き、上身体は水に漬かったようにずぶ濡れになる。この風病も労働に耐えられず、全身が痛んで寒がる。

注・咽乾と口渇は異なる。咽乾はノドのイガイガ、口渇は水を飲みたがること。

曰「邪之在經也、其病人何如？　取之奈何？」曰「天有宿度、地有經水、人有經脉。天地温和、則經水安静。天寒地凍、則經水凝泣。天暑地熱、則經水沸溢。卒風暴起、則經水波舉『素問』作湧而隴起。夫邪之入於脉也、寒則血凝泣、暑則氣淖澤。虚邪因而入客也、亦如經水之得風也、經之動脉、其至也、亦時隴起。於脉中循循然、其至寸口中手也、時大時小、大則邪至、小則平。其行無常處、在陰與陽不可爲度。循而察之、三部九候。卒然逢之、早遏其路。吸則内鍼、無令氣忤。静以久留、無令邪布。吸則轉鍼、以得氣爲故。候呼引鍼、呼盡乃去、大氣皆出、故名曰寫。」

語訳

問う「邪気が経脈中に侵入すれば、病人にはどのような症状が現れるのか？　また、それをどのように治療するのか？」

答える「天には宿度《しゅくど》〔二十八宿や周天三百六十五度〕というものがあり、地には経水〔大きな河川〕があり、人には経脈がある。天地が温和であれば大河の流れも穏やかだが、天が寒く地が凍れば大河の流れも凝滞《ぎょうたい》し、天が暑く地も熱ければ大河の水は熱くなって溢れ、突然に暴風が起きれば大河の水は波打って逆巻く。これと同様に邪気が経脈に侵入すると、寒邪であれば血は渋って滞り、暑邪であれば気は滑らかに流れ、虚邪や賊風が侵入すれば大河の水が暴風に煽《あお》られたように、経脈の脈血もドクドクと流れるようになり、また時に波立ち湧き上がる。同じ順序で脉中を循っているが、その拍動する寸口に手を当ててみれば、時に大きく時に小さくなっている。大きいときは邪気が来ており、小さいときは病が静まっていることを示す。邪気の運行は不定で一か所に留まっていないため、寸口の脉だけでは陰経にあるのか陽経にあるのかさえ測れないので、経脈に沿って診察し、三部九候で邪気の循行を確認する。そして邪気の所在を確認すれば速やかに治療し、急いで邪気の進路を絶つ。吸気のときに鍼を進め、刺入の際に邪気を深部へ押し込まないようにする。静かに鍼を留め、邪気が広がらないようにする。吸気で鍼を捻転し、鍼下に気が至るのを待つ。その後、呼気時にゆっくりと鍼を引き、呼気が尽きるときに鍼を抜く。このようにして鍼下に集まった邪気をすべて出し尽くすので、これを瀉という。」

注・宿とは中国の星座、三百六十五度は一年の天の角度。

曰「不足者補之奈何?」曰「必先捫而循之、切而散之、推而按之、彈而怒之、抓而下之。通而散之、外引其門、以閉其神。呼盡內鍼、靜以久留、以氣至爲故、如待所貴、不知日暮。其氣已至、適以自護、候吸引鍼、氣不得出。各在其處、推闔其門、令眞氣『素問』作神氣存、**大氣留止、故名曰補。」**

語訳

問う「不足した虚証に対し、どのように補法を用いるのか?」

答える「必ず先に鍼刺する経脈を循って撫でて気を巡らせ、指で穴位を押して経気を緩めて散じさせ、経脈を推して通りをよくし、穴位を弾いて血管を怒張させ、左手親指の爪で穴位を押さえて、爪に鍼尖を沿わせて刺入する。脈気の流れが通じて邪気が散れば鍼を取り出し、この後に鍼孔を按じて閉じ、真気が外に出ないようにする。患者の呼気が尽きるときに鍼を進め、静かに鍼を留め、鍼下に気が至るまで、貴い客を待つように、日が暮れるのも忘れるぐらいに鍼を留めて待つ。気が至れば、至った気が逃げないように守り、患者の吸気するときを待って鍼を引き上げれば、真気を外に出すことはない。鍼を出した後は、鍼刺した各穴位を再び按圧して鍼孔を閉じ、真気を体内に残し、集まった気を留める、これを補という。」

曰「候氣奈何？」曰「夫邪去絡入於經、舍於血脉之中、其寒熱未相得、如湧波之起也、時來時去、故不常在。故曰方其來也、必按而止之、止而取之。無迎『素問』作逢。其衝而寫之。眞氣者、經氣也。經氣太虛、故曰其氣『素問』作其來不可逢、此之謂也。故曰候邪不審、大氣已過、寫之則眞氣脱、脱則不復。邪氣益至而病益畜、故曰其往不可追、此之謂也。

不可掛以髮者、待邪之至時而發鍼寫焉。若先若後者、血氣已盡、其病不下。故曰知其可取如發機、不知其取如叩椎。故曰知機道者、不可掛以髮、不知機者、叩之不發、此之謂也。」

語訳

問う「邪気はどのように候うのか？」

答える「邪気が絡脉から去って経脉に入り、血脉中に留まった時は、まだ正気と邪気が遭遇していないので悪寒したり発熱したりせず、脉気は波のように動き、来たり去ったりを繰り返し、邪気は一か所に落ち着かない。したがって邪気が来れば、必ず按じて邪気の侵入を阻止し、阻止した邪気を鍼で除去する。しかし邪気が旺盛に進んでくるときは迎えて（『素問』では、「逢」としている。）瀉してはならない。真気とは、経脈の気のことである。邪気が勢いよく進んで来るときは経気が大きく衰虚しているので、このときに瀉法を用いれば衰虚した経気を更に傷つけることになるので、「邪気が旺盛に進んで来るときには鍼と逢ってはならない」とは、それを言うのである。邪を候いながらも審査せず、邪気がすでに去っているものを瀉せば真気が虚脱してしまい、虚脱すれば回復が不可能になる。そうなると邪気が再びやって来た時は病が更に重くなる。したがって邪気が去れば追ってはならないというのである。

邪気を阻止するのに間髪を入れずに瀉すとは、邪気の到来を見計らって、即座に鍼を刺し瀉す。鍼を刺すのが早すぎて邪気が到来する前だったり、遅すぎて邪気が去った後であれば、血気は損なわれ、病邪を除去することができない。だからそれを知る者は弓を射るように機会を逃さず刺し、それを理解していなければ木椎を叩くようになかなか刺さないという。だから時が分かっているものは間髪を入れずに鍼を刺すことができ、時が分からないものは叩いても鍼を刺さない。間髪を入れずに瀉すとはこうしたことをいうのである。」

注・機とは弩のこと。大型の弓。

曰「眞邪以合、波隴不起、候之奈何？」曰「審、捫、循、三部九候之盛虚而調之。不知三部者、陰陽不別、天地不分。地以候地、天以候天、人以候人、調之中府、以定三部。故曰刺不

知三部九候、病脉之處、雖有太過且至、工不得『素問』作能。禁也。誅罰無過、命曰大惑。反亂大經、眞不可復。用實爲虚、以邪爲正、『素問』作眞。用鍼無義、反爲氣賊、奪人正氣、以順爲逆、營衛散亂、眞氣已失、邪獨内著、絶人長命、予人夭殃。不知三部九候、故不能久長。固、『素問』作因。不知合之四時五行、因加相勝、釋邪攻正、絶人長命。邪之新客來也、未有定處、推之則前、引之則止、逢而寫之、其病立已。」

曰「人之善病風、灑灑汗出者、何以候之?」曰「肉不堅、腠理疎者、善病風。」曰「何以候肉之不堅也?」曰「膕肉不堅而無分理者肉不堅、膚粗而皮不緻者腠理疎也。」

語訳

問う「経脈中で真気と邪気が出会っているのに、脈気に波のような変動が起きないものは、どのように診察するのか?」

答える「審《しん》、捫《もん》、循《じゅん》により、三部九候脈の盛衰を診て調節する。三部九候脈を知らなければ、邪が陰経にあるか陽経にあるかも弁別できず、上半身にあるか下半身にあるか〔天地〕さえも分からない。身体下部の脈で下部を診察し、上部の脈で上部を診察し、人部は中部の病変をうかがい、中府である五臓の気と胃気を調べ、病の部位〔三部〕を確定することができる。したがって鍼刺するのに三部九候を知らなければ、病脈の部位も分からず、太過の邪気がやって来ようとしていても、医者は止める手立てすら持てない。過ちもないのに誅罰を与えれば〔病邪もないのに瀉せば〕、これを大いなる惑《まどい》〔大惑〕といい、臓腑経脈の正気が騒乱し、真気を回復できなくなる。実証を虚証と勘違いし、邪気を正気と誤った判断をしては、鍼の用い方にまったく道理というものがなく、かえって邪気を助け、正気を奪い、順証を逆証へと悪く変えてしまい、営衛の気は散乱し、真気は失われ、邪気だけが体内に留まるようにしてしまい、やがて人の寿命は絶たれ、病死させるような災禍を人に与えることになる。このように三部九候を理解していなければ、人の命を長く保ち長生きさせることはできない。もとより四時五行に配当し、五運の相勝を加えることの道理を知らなければ、邪気は解き放たれて正気は攻められ、人の生命を絶ってしまうことになる。邪気が新たに人体に侵入し、まだ留まる部位が定まっていないものは、推せば邪気は深部に行き、引けば邪気は留まる。だが迎えて瀉せば、病は立ちどころに治る。」

問う「風病に罹《かか》りやすく、罹れば漉《したた》るような大汗をかく人がいるが、これはどのように診察するのか？」

答える「肌肉が脆弱で腠理〔肌のきめ〕が粗いと、簡単に風邪に犯され病になる。」

問う「どのようにして肌肉が脆弱であることを判断するのか？」

答える「隆起している筋肉が堅実でなく筋溝がないものは肉が堅くなく、皮膚が粗く緻密でないものは腠理がスカスカである。」。

注・審は調べる。捫は押す。循は経に沿って撫でる。

第二下、陽分が病邪に犯されて発生する風の病

（陽受病發風第二下）

提要

本篇の主要内容は、解惑《かいわく》についての根本的な意味。偏枯《へんこ》についての病因と病の仕組み、症候及び治療の原則。痱《ひ》、大風《だいふう》、酒風《しゅふう》、体懈《たいかい》などの病の症候及び治療法。風病の主治腧穴についてである。

黄帝問曰「刺節言、解惑者、盡知調諸陰陽、補寫有餘不足、相傾移也。何以解之?」岐伯對曰「大風在身、血脉偏虛。虛者不足、實者有餘。輕重不得、傾側宛伏、不知東西南北。乍上乍下、反覆顚倒無常、甚於迷惑。補其不足、寫其有餘、陰陽平復。用鍼如此、疾於解惑。」

語訳

黄帝が問う「刺節《しせつ》篇中でいう解惑では、それぞれの陰陽の調節をすべて熟知し、不足は補い有余は瀉して

虚実の傾きを相互に移して陰陽を戻す。としているが、どのようにして惑いを解くのか？」
岐伯が答える「人が大風《だいふう》〔癘風《れいふう》・癩風《らいふう》・麻風《まふう》と同じで、癩病《らいびょう》や大麻風病《だいまふうびょう》のハンセン氏病のこと〕の病になれば、血脈が虚に偏よるところを生じる。虚とは正気の不足であり、実とは邪気が盛んで有り余ったことである。このように身体の軽重のバランスが崩れて、倒れたり、身体を傾けたり、身体を曲げたり伏せたりし、東西南北すら区別できなくなる。その症状は上がったり下がったり、何度もくり返し転倒し、ひどくなれば意識がなくなる。治療は、正気の不足を補って、邪気の有余を瀉し、陰陽の偏りを正常に戻す。このように鍼を用いれば、速やかに惑《まど》いが解ける。」

淫邪偏客於半身、而入深、内居營衞、營衞稍衰、則眞氣去、邪氣獨留、發爲偏枯。其邪氣淺者、脉偏痛。風逆暴四肢腫、身漯漯、唏然時寒、饑則煩、飽則善變、取手太陰表裏、足少陰、陽明之經。肉反清取滎、骨清取井經也。

注・「肉反清取滎」の原文は、「肉反清取營」。恐らく滎と榮を誤ったためと思われる。

語訳

邪気が半身に偏り、深くに浸み込んで、営気や衛気の分〔領域〕に留まれば、営気や衛気が衰弱し、真気が離散して、邪気だけが体内に留まり、半身不随を発病する。その邪気が浅いところに留まれば、血脈が調和せずに半身が痛む。外の風邪を受け、内で厥気が逆行する風逆病は、突然に四肢が腫れ、身体に水湿が溜まったようになり、しょっちゅう悪寒して泣くような声を出し、空腹になれば心煩し、満腹になれば変動して落ちつかない。その治療は手の太陰肺経とその表裏にあたる手の陽明大腸経、足の少陰腎経と足の陽明胃経を取る。肌肉が冷えるものは滎穴を取り、骨が冷えるものは井穴と経穴を取る。

偏枯、身偏不用而痛、言不變、智不亂、病在分腠之間、巨鍼取之、益其不足、損其有餘、乃可復也。痱之爲病也、身無痛者、四肢不收、智亂不甚、其言微知、可治。甚則不能言、不可治也。病先起於陽、後入於陰者、先取其陽、後取其陰、必審其氣之浮沉而取之。病大風、骨節重、鬚眉墜、名曰大風。刺肌肉爲故、汗出百日、刺骨髓、汗出百日、凡二百日、鬚眉生而止鍼。

語訳

偏枯は半身不随となって痛むが、言葉は普通で意識もはっきりしている。これは病邪が肌肉と腠理の間にあるためで、これには大鍼を用いて鍼刺し、足りなくなった正気を補い、有り余った邪気を瀉せば、正常に回復させることができる。

痱病の症状は、身体が痛まず、四肢が弛緩して動かず、意識は乱れるがそれほどひどくはない。言葉が微かながらでもはっきりしていれば、治療は可能である。病が重くて話すことができないものは、治療することはできない。
病が陽分から起こり、後に陰分に伝入するものは、まずその陽経を治療し、その後に陰経を治療する。必ずその邪気の浮沈の状況を審《つまび》らかにした上で治療する。
大風の病〔ハンセン氏病〕を患えば、全身の関節が重くなり、髭《ひげ》や眉毛が次第に脱落していく。病名は大風という。鍼刺は肌肉に施し、汗を出させながら百日連続して治療し、さらに深部の骨髄に鍼刺し、汗を出させながら鍼刺すること連続で百日、およそ合わせて二百日この刺法を続け、髭《ひげ》と眉毛が生えはじめれば鍼を止める。

曰「有病身熱懈墮、汗出如浴、惡風少氣、此爲何病？」曰「名酒風、治之以澤瀉、朮各十分、麋銜五分、合以三指撮爲後飯。身有所傷、出血多、及中風寒、若有所墜墮、四肢解㑊不收、名曰體解。取其少腹臍下三結交。三結交者、陽明太陰一本作陽、**臍下三寸關元也。」**

注・「合以三指撮爲後飯」の原文は「合以三指撮爲後飲」。

語訳

問う「病になり身体が発熱してだるく、水を浴びたように汗をかき、風に当たると寒気がして微弱呼吸、これは何の病なのか？」

答える「病名を酒風という。治療は澤瀉《たくしゃ》〔おもだか〕と白朮《びゃくじゅつ》を各々十分、麋銜《びかん》五分とを合わせ研いだ粉末の瀉薬《しゃやく》を、おおむね三指でつかむほどの分量を毎食後に服用させる。

身体に外傷を受け、出血が多く、これに風寒の邪気が侵犯すれば、高所から墜落して損傷したように、四肢がだるくて身体を動かせなくなる。その病名を体解《たいかい》〔麻痺症〕といい、下腹部臍下の三結交を取る。三結交とは足の陽明経脈と太陰経脈と任脈の三脈が交わる、臍下三寸にある関元穴のことである。」

風眩善嘔、煩滿、神庭主之。如顏青者、上星主之。取上星者、先取譩譆、後取天牖、風池。頭痛顏青者、顖會主之。風眩引頷痛、上星主之。取上星亦如上法。風眩目瞑、惡風寒、面赤腫、前頂主之。頂上痛、風頭重、目如脱、不可左右顧、百會主之。風眩目眩、顱上痛、後頂主之。頭重頂痛、目不明、風到腦中寒、重衣不熱、汗出、頭中惡風、刺腦戸主之。頭痛項急、不得傾倒、目眩、鼻不得喘息、舌急難言、刺風府主之。

語訳

風邪が脳に入り眩暈してよく嘔吐し、胃や胸腹部が膨満して煩わしいものは、神庭穴を主治穴とする。もし顔色も青いものは、上星穴を主治穴とする。上星穴を取るものは、先ず譩譆穴を取り、後に天牖穴と風池穴を取る。

頭痛して顔色が青いものは、顖会穴を主治穴とする。

風邪が脳に入り眩暈し頬に及んで痛むものは、上星穴を主治穴とする。上星穴を取るのは、また上述の方法のとおりである。

風邪が脳に入り眩暈し目を閉じず、風を嫌って寒がり、顔面が赤く腫れるものは、督脈の前頂穴を主治穴とする。

頭頂部が痛み、風が当たると頭が重く、眼球が脱出しそうに感じ、頭を左右に回し顧《かえり》みることができないものは、督脈の百会穴を主治穴とする。

風邪が脳に入り眩暈し目が眩み、頭の上部が痛むものは、督脈の後頂穴を主治穴とする。

頭が重く頭頂部が痛み、目がはっきり見えず、風が当たると脳が冷たく、服を重ね着しても暖かくならず、汗が出て、頭は風を嫌うものは、督脈の脳戸穴を主治穴とする。

頭痛して項が強ばり、体を傾けられず、目が眩み、喘いで鼻で呼吸できず、舌が強ばり言葉を出しづらいものは、督脈の風府穴を主治穴とする。

頭眩目痛、頭半寒『千金』下有痛字、**玉枕主之。腦風目瞑、頭痛、風眩目痛、腦空主之。頸頷榰滿、痛引牙齒、口噤不開、急痛不能言、曲鬢主之。頭痛引頸、竅陰主之。風頭耳後痛、煩心及足不收失履、口喎僻、頭項搖瘈、牙車急、完骨主之。眩、頭痛重、目如脱、項似拔、狂見鬼、**

目上反、項直不可以顧、暴攣、足不任身、痛欲折、天柱主之。腰脊強、不得俛仰、刺脊中。大風汗出、膈俞主之。又譩譆主之『素問・骨空』註云、大風汗出、灸譩譆。

注・「目上反」の原文は「目上皮」。

語訳

頭がクラクラして目が痛み、頭の半分が寒く（『千金』では、下に「痛」の字がある。）感じるものは、足の太陽経の玉枕穴を主治穴とする。

脳が風邪を感受して目〔視界〕が瞑《くら》い、頭痛、風邪が脳に入り眩暈し目が眩むものは、足の少陽経の脳空穴を主治穴とする。

頚と顎が支満し、痛みが歯牙に及び、口が閉じて開かず、強ばって痛み喋ることができないものは、足の少陽経の曲鬢穴を主治穴とする。

頭痛が頚部に波及して痛むものは、足の太陽経と少陽経が会合する頭竅陰穴を主治穴とする。

風邪風府から脳へ入り耳の後ろが痛み、心煩して、両足が弛緩して歩けず、口が歪み、頭項部が動揺して瘈攣し痛み、顎関節が強ばるものは、足の太陰経と少陽経が会合する完骨穴を主治穴とする。

目が眩み、頭が痛んで重く、目が飛び出しそうで、項を引き抜かれるようで、狂って鬼を見て、目も反り上がり、項が硬直して顧みる動作ができず、いきなり瘈攣し、足に身を任せ立つことができず、折れそうに痛むものは、足の太陽経の天柱穴を主治穴とする。

腰や背中が強ばり、俯けや仰向けになれないものは、督脈の脊中穴を刺す。

大風（ハンセン氏病を生じる癘風）を感受して汗が出るものは、足の太陽経の膈兪穴を主治穴とする。また譩譆穴も主治穴とする。（『素問』骨空論には、「大風を感受して汗が出るものは、譩譆穴に施灸する」としている。）

眩、頭痛、刺絲竹空主之。口僻、顴窌、及齗交、下關主之。面目惡風寒、䪼腫臃痛、招搖視瞻、瘈瘲口僻、巨窌主之。口不能水漿、喎僻、水溝主之。口僻噤、外關主之。瘈瘲、口沫出、上關主之。偏枯、四肢不用、善驚、大巨主之。大風逆氣、多寒善悲、大横主之。

注・「口僻噤」の原文は「口僻禁」。

語訳

目が眩み、頭痛するものは、手の少陽経の絲竹空穴を主治穴とする。

口が歪むものは、顴髎穴、齦交穴、下関穴の三穴を主治穴とする。

顔面と両目が風を嫌い寒く感じ、まぶたの下の頰部が腫れ痛み、身体が動揺して両目が上視あるいは前方を直視し、筋脈が痙攣して口が歪むものは、足の陽明経の巨髎穴を主治穴とする。

口が歪み水を飲むことができないものは、督脈と手足の陽明経の会穴である水溝穴を主治穴とする。

口が歪んで開かないものは、外関穴を主治穴とする。

身体が拘縮痙攣し、口から涎沫が出るものは、上関穴を主治穴とする。

半身不随〔偏枯〕となり、四肢が萎えて動かず、よく驚くものは、足の陽明経の大巨穴を主治穴とする。

大風〔ハンセン氏病を生じる癘風〕を感受して気逆し、多く寒がりよく悲しむものは、足の太陰経の大横穴を主治穴とする。


手臂不得上頭、尺澤主之。風汗出、身腫喘喝、多睡恍惚善忘、嗜臥不覺、天府主之。在腋下三寸臂内動脉之中。風熱善怒、中心善悲、思慕歔欷、善笑不休、勞宮主之。兩手攣不收伸及腋、偏枯不仁、手瘈偏小筋急、大陵主之。頭身風、善嘔怵、寒中少氣、掌中熱、肘急腋腫、間使主之。足不收、痛不可以行、天泉主之。

注・「中心善悲」の原文は「中心喜悲」。「肘急」の原文は「肘急」。

語訳

手を頭より上に上げられないものは、手の太陰経の合穴である尺沢穴を主治穴とする。

風邪を感受して発汗し、身体が腫れ、呼吸し難く喘いで声が出て、多く眠りぼんやりとし物事をよく忘れ、寝るのを好み目が覚めないものは、手の太陰経の天府穴を主治穴とする（天府穴は腋下三寸の、上腕内側の動脈拍動部にある）。

風熱の邪を感受して肝経にあればよく怒り、心が侵犯されて虚せばよく悲しみ、思慕の念をいだき嘆いてすすり泣く。心気が実すれば笑い止まないものは、手の心包経の滎穴である労宮穴を主治穴とする。

両手が痙攣により収縮せず伸展し、この痙攣が腋部に及び、半身不随となって感覚が麻痺し、手が拘急して背側だけ小さな筋が強ばるものは、手の厥陰経の兪穴である大陵穴を主治穴とする。

頭と身体が風邪で発熱し、よく嘔吐して精神が不安定で驚いて恐れやすくなり、寒邪に侵犯されて呼吸が弱くなり、掌中が熱くなり、肘が痙攣して腋が腫れるものは、手の厥陰経の間使穴を主治穴とする。

足が弛緩して動かず、痛みで歩けないものは、手の厥陰経の天泉穴を主治穴とする。

注・原文は「心は喜んだり悲しんだり」だが、後に「善笑不休」とあるので「中心善悲」とした。「小筋」は「大筋」に対する小筋。

足下緩失履、衝陽主之。手及臂攣、神門主之。痱痿、臂腕不用、脣吻不收、合谷主之。肘痛不能自帶衣、起頭眩、頷痛面黑、風肩背痛不可顧、關衝主之。嗌外腫、肘臂痛、五指瘈、不可屈伸、頭眩、頷額顱痛、中渚主之。馬刀腫瘻、目痛、肩不舉、心痛榰滿、逆氣汗出、口噤不可開、支溝主之。大風、默默不知所痛、嗜臥、善驚、瘈瘲、天井主之。『千金』云非悲傷不樂。

語訳

足底の筋が弛緩して正常に歩行できないものは、足の陽明経の衝陽穴を主治穴とする。

手から肘に及んで筋が痙攣するものは、手の少陰経の原穴である神門穴を主治穴とする。

半身不随で手足が萎え、腕が動かなくなり、唇が緩んで閉じられないものは、手の陽明経の合穴である合谷穴を主治穴とする。

肘が痛んで自分で衣を着られない、立ち上がると頭が眩み、顎が痛み顔色が黒く、風が吹くと、肩や背が痛み顧みる動作ができないものは、手の少陽経の井穴である関衝穴を主治穴とする。

咽喉の外が腫れ、肘や腕が痛み、五指が拘急して屈伸できない、頭が眩み、顎や額上部が痛むものは、手の少陽経の兪穴である中渚穴を主治穴とする。

頚部リンパ節結核で腫れ、目が痛み、肩が挙がらず、心痛で支満し、気が上逆して発汗し、口を閉じたまま開けられないものは、手の少陽経の経穴である支溝穴を主治穴とする。

大風〔ハンセン氏病を生じる癘風〕を感受して口を閉じてものを言わなくなり、痛いところが分からず、寝ることを好んでよく驚き、筋脉が痙攣するものは、手の少陽経の合穴である天井穴を主治穴とする。(『千金』でいう、「悲しみで傷つき楽しくない」ではない。)

注・臂は前腕で、肘ではない。「風肩背痛」の風は意味不明。

偏枯、臂腕發痛、肘屈不得伸手、又風頭痛、涕出、肩臂頸痛、項急煩滿、驚、五指掣不可屈伸、戰怵、腕骨主之。風眩驚、手腕痛、泄風汗出至腰、陽谷主之。『千金』手腕痛作手巻。**風逆、**

暴四肢腫、濕則唏然寒、饑則煩心、飽則眩、大都主之。風入腹中、侠臍急、胸痛脇榰滿、衄不止、五指端盡痛、足不踏地、湧泉主之。偏枯不能行、大風、默默不知所痛、視如見星、溺黄、小腹熱、乾咽、照海主之。寫左陰蹻、右少陰俞。先刺陰蹻、後刺少陰、在横骨中。風逆四肢腫、復溜主之。

注・「寫左陰蹻」の原文は「寫在陰蹻」。

語訳

半身不随となって痛む病〔偏枯〕となり、肘と腕に痛みを発し、肘関節が曲がるが伸ばせなくなり、また風邪により頭痛となり、鼻水が流れ、肩や腕や頚が痛み、項が強ばり胸中が煩満し、心が動揺してよく驚き、五指が痙攣して屈伸できなくなり、振顫するものは、手の太陽経の腕骨穴を主治穴とする。

風邪を感受して眩暈し心が動揺してよく驚き、手首が痛み、泄風となり、汗が出て腰まで至るものは、手の太陽経の陽谷穴を主治穴とする。（『千金』では、「手首が痛み」を「手が巻く」とする。）

風邪の外感により気が内逆する病〔風逆病〕となり、突然に四肢が腫れ、湿邪であれば身体が冷たくなり、空腹になれば心煩し、満腹になれば眩暈するものは、足の太陰脾経の滎穴である大都穴を主治穴とする。

風邪が腹の中に侵入し、臍の傍部が強ばり、胸が痛み脇は支えて脹満し、鼻血が出て止まらず、五趾の末端がひどく痛み、地に足を着けられないものは、足の少陰経の井穴である湧泉穴を主治穴とする。

半身不随となって痛む病〔偏枯〕で歩けず、大風〔ハンセン氏病を生じる癘風〕を感受して口を閉じてものを言わなくなり、痛みの部位が分からず、目の前に星が見えるように視野がかすみ〔角膜パンヌスなど〕、小便が黄色く、下腹部が熱く、咽喉が乾くものは、陰蹻脈の照海穴を主治穴とする。左の陰蹻脈、右足の少陰経を瀉す。先ず陰蹻脈を刺し、後に少陰経を刺すが、これは恥骨上方の横骨穴である。

風邪の外感により気が上逆する病〔風逆病〕で四肢に浮腫があるものは、足の少陰経の復溜穴を主治穴とする。

風從頭至足、面目赤、口痛嚙舌、解谿主之。大風、目外眥痛、身熱痱、缺盆中痛、臨泣主之。善自嚙頰、偏枯、腰髀樞痛、善搖頭、京骨主之。大風、頭多汗、腰尻腹痛、腨跟腫、上齒痛、脊背尻重不欲起、聞食臭、惡聞人音、泄風從頭至足、崑崙主之。痿厥、風頭重、頞痛、樞股腨外廉骨痛、瘈瘲、痺不仁、振寒、時有熱、四肢不舉、趹陽主之。腰痛、頸項痛、歷節汗出而不履、寒復不仁、腨中痛、飛揚主之。

語訳

風邪が頭から足に至り、顔面や目が赤くなり、口が痛んで舌を咬むものは、足の陽明胃経の経穴である解渓穴を主治穴とする。

大風〔ハンセン氏病を生じる癘風〕を感受し、目の外眥が痛み、身体が発熱してアセモとなり、缺盆部が痛むものは、足の少陽経の兪穴である臨泣穴を主治穴とする。

よく自ら頬の裏側を咬み、半身不随となって痛む病〔偏枯〕となり、腰や股関節が痛み、頭がよく揺れるものは、足の太陽経の原穴である京骨穴を主治穴とする。

大風〔ハンセン氏病を生じる癘風〕を感受し、頭から多くの汗をかき、腰や臀や腹が痛み、ふくらはぎや踵足根部が腫れ、上歯が痛み、脊椎や背中や尻が重く身体を起こそうとしない、食物の臭いが漂よい、人の声は嫌う、泄風が侵入し頭から足に及ぶものは、足の太陽経の崑崙穴を主治穴とする。

足が萎えて力が入らず冷える痿厥となり、風邪で頭が重く、鼻根部が痛み、股関節と大腿、ふくらはぎの外側の骨が疼痛し、筋脈が拘縮して痙攣し、痺れて感覚が麻痺し、悪寒して震え、常に熱があり、四肢が動かないものは、足の太陽経の跗陽穴を主治穴とする。

腰痛し、頚や項が痛み、痛風により汗が出て歩行ができず、冷えて感覚が麻痺し、ふくらはぎの筋が痛むものは、足の太陽経の別絡である飛揚穴を主治穴とする。

注・「身熱**痱**」だが、痱は身熱より痱瘡と解釈されており、半身不随ではない。偏枯は痛みを伴うとは限らない。

第三、八虚が病邪に侵されて発生する引き攣り〔拘攣《こうれん》〕の病

（八虚受病發拘攣第三）

提要

本篇は、邪気や悪血が両肘《りょうひじ》・両腋《りょうわき》・両股《りょうまた》・両膝窩部《りょうしっかぶ》に位置する八虚により、筋骨関節が屈伸できず、引き攣る病の原因や仕組みと症状及び主治腧穴について論述するため名付けられた篇である。

黄帝問曰「人以八虚、各以何候？」　岐伯對曰「肺心有邪、其氣留於兩肘。肝有邪、其氣留於兩腋。脾有邪、其氣留於兩髀。腎有邪、其氣留於兩膕。凡此八虚者、此機關之室、眞氣之所過、血絡之所由。是八邪氣惡血、因而得留、留則傷筋骨、機關不得屈伸、故拘攣。」

暴拘攣、癇眩、足不任身、取天柱主之。腋拘攣、暴脉急、引脇而痛、内引心肺、譩譆主之。從項至脊、自脊已下至十二椎應手、刺之立已。轉筋者、立而取之、可令遂已。痿厥者、張而引之、可令立快矣。

注・「肺心有邪、其氣留於兩肘」の原文は「肺心有邪、其氣留於兩腋」、「肝有邪、其氣留於兩腋」の原文は「肝有邪、

其氣留於兩肘」。

語訳

黄帝が問う「人体には八虚があるが、それぞれどのように診察するのか？」

岐伯が答える「肺と心に邪気があれば、その邪気は経脈〔手の太陰肺経と手の少陰心経〕流注に従って両肘に留まる。肝に邪気があれば経脈〔足の厥陰肝経〕流注に従って両腋に留まる。脾に邪気があれば経脈〔脾脉の足太陰経〕流注に従って両股部に留まる。腎に邪気があれば経脈〔足の少陰腎経〕流注に従って両膝窩部に留まる。およそこの邪気が留まる八虚〔両肘・両腋・両股・両膝窩部〕は、四肢の関節部で人の運動の要となる機関で、真気が通過するところで、血絡が経由する場所である。この八箇所は邪気や悪血が留まり、留まれば筋骨が損傷し、関節が屈伸できなくなり、引き攣り〔拘攣〕の症状が現れる。

突然に引き攣り、癲癇が起こり眩暈し、足が萎えて立てなくなるものは、足の太陽経の天柱穴を主治穴とする。

腋が引き攣り、突然に筋脈が拘急し、脇が引き攣って痛み、体内の心や肺にまで及ぶものは、足の太陽膀胱経の譩譆穴を主治穴とする。項部から背中を下がり、背骨から下十二椎で手に応じるところを刺せばすぐに治る。こむら返りは、立位で取穴し、治療すれば治る。手足が萎えて力が入らずに冷える病は、仰臥位で四肢を伸展させせて鍼刺すれば、たちまちのうちに快復する。

第四、熱が五臓を攻めて発生する痿の病（熱在五藏發痿第四）

提要

本篇は熱が五臓にあって生じる痿の発病の仕組みと症候や治療について論述するため名付けられた篇である。その主要内容は、五種の痿病の原因、病の仕組みや症候と治療。痿病の治療に単独に陽明経を取る道理。痿病の治療に用いる主治腧穴についてである。

黄帝問曰「五藏使人痿何也?」 岐伯對曰「肺主身之皮毛、心主身之血脉、肝主身之筋膜、脾主身之肌肉、腎主身之骨髓。故肺氣熱則葉焦、焦則皮毛虚弱急薄著、著則生痿躄矣。故心氣熱則下脉厥而上、上則下脉虚、虚則生脉痿、樞折瘈脛腫而不任地。『素問』瘈作挈、腫作瘲肝氣熱則膽泄口苦、筋膜乾、筋膜乾則筋急而攣、發爲筋痿。脾氣熱則胃乾而渴、肌肉不仁、發爲肉痿。腎氣熱則腰脊不舉、骨枯而髓減、發爲骨痿。」

語訳

黄帝が問う「五臓により人は痿病を生じるが、これはどのようになっているのか？」

岐伯が答える「肺は全身の皮毛を管理し、心は全身の血脉を管理し、肝は全身の筋膜を管理し、脾は全身の肌肉を管理し、腎は全身の骨髄を管理している。したがって肺気が熱くなれば肺葉は焦がれ、焦げれば皮毛は虚弱して薄くひきつって付着し、熱が付着すれば足が萎えてしまう。

心気が熱くなれば下部の経脉が逆行して上がり、上がれば下部の経脉は虚し、虚せば脉痿を発病する。関節は自由に動かなくなり、脛は腫れて立てなくなる。

肝気が熱くなれば胆汁が上に溢れて口が苦くなり、筋膜は栄養されず乾燥し、筋膜が乾燥すれば筋は強ばって痙攣し、筋痿を発病する。

脾気が熱くなれば胃内は乾燥して口が渇き、肌肉は麻痺して感覚がなくなり、肉痿を発病する。

腎気が熱くなれば腰部や脊椎は動かなくなり、骨が痩せ骨髄は減少し、骨痿を発病する。」

曰「何以得之？」曰「肺者、藏之長也、爲心之蓋。有所亡失、所求不得、則發爲肺鳴、鳴則肺熱葉焦、發爲痿躄。悲哀太甚則胞絡絶、胞絡絶則陽氣内動、發則心下崩、數溲血。故『本病』曰『大經空虛、發爲脉痺、傳爲脉痿。思想無窮、所願不得、意淫於外、入房太甚、宗筋弛縱、發爲筋痿及爲白淫。』故『下經』曰『筋痿生於肝、使内也。』

注・「有所亡失」の原文は「有所忘失」。「發爲脉痺」の原文は「發爲肌痺」。

語訳

問う「痿病はどのように起こるのか?」

答える「肺は、五臓の長であり、心の華蓋《かがい》である。失望したり、欲求がかなわなかったりすると、肺気がゼイゼイ鳴り、肺が鳴れば肺気が鬱して熱くなり肺葉を焦がし、足が萎えて歩けなくなる。ひどく悲哀すれば、心包絡の脉が阻害されて、陽気が内部で妄動し、発病すれば心気が損なわれ血液が妄行し、しばしば血尿が出るようになる。よって『本病』は『大きな経脉が空虚となれば脉痺を発生し、最後には脉痿になる』と伝えられている。

思想〔願望〕を貪欲にして極まりがない、また願いがかなわない、また外で淫らな思いめぐらせ、内では房事が過ぎれば、宗筋が弛緩して、筋痿や白淫病《はくいんびょう》〔男子は精液が漏れ、女子は白濁した帯下が出る〕となる。よって『下経』は、『筋痿は肝病により発生するが、房事過多による精気の消耗から生じる』と述べている。」

注・華蓋とは、皇帝が外出する時に家来が差す日傘のこと。肝腎同源なので精を使うと肝血が弱る。

有漸於濕、以水爲事、若有所留、居處傷濕、肌肉濡漬、痺而不仁、發爲肉痿。故『下經』曰

「肉痿者、得之濕地。」

有所遠行勞倦、逢大熱而渴、渴則陽氣内伐、内伐則熱合『素問』作舍。於腎。腎者水藏、今水不勝火、則骨枯而髓空、故足不任身、發爲骨痿。故『下經』曰「骨痿生於大熱。」

注・「肌肉濡漬」の原文は「肌肉濡潰」。

語訳

何度も湿気に侵されたり、水に関する仕事をすれば、水邪は体内に滞留し、湿地に居住していると、湿邪に傷つき、肌肉に湿邪が浸潤し、麻痺して感覚がなくなり、肉痿を発病する。よって『下経』は、「肉痿病は長く湿地に居住することによって生じる」と述べている。

遠くまで歩いて疲労し、またひどい熱さにあえば喉が渇く。喉が渇くのは陽気が内で盛んになって熱気が内攻し、内攻すれば熱気は腎臓に侵入（『素問』は、「舎〈宿〉」である。）する。腎臓は水の臓器であるが、今、水が火を鎮められないとするならば、骨は枯れて骨髄も空虚となり、ついに足は萎え身体を支えることができなくなり、骨痿を発病する。よって『下経』は、「骨痿病は大熱によって生じる」と述べている。

注・陽気が激しくて陰を攻めるが、陰の代表の水腎がやられる。

曰「何以別之？」曰「肺熱者、色白而毛敗。心熱者、色赤而絡脉溢。肝熱者、色蒼而爪枯。

脾熱者、色黃而肉蠕動。腎熱者、色黑而齒槁。」

曰「治痿者、獨取陽明何謂也？」曰「陽明者、五藏六府之海、主潤宗筋。宗筋者、主束骨而利機關。衝脉者、經脉之海、主滲灌谿谷、與陽明合於宗筋。陰陽揔宗筋之會、會於氣衝、而陽明爲之長、皆屬於帶脉、而絡於督脉。故陽明虚則宗筋縱、帶脉不引、故足痿不用。治之各補其滎、而通其俞、調其虚實、和其逆順、則筋脉骨肉、。」

注・「心熱者、色赤而絡脉溢」の原文は「心熱者、色青而絡脉溢」。「治之各補其滎」の原文は「治之各補其營」。「各以其時受月則病已矣」の原文は「各以其時受月則病矣」。

語訳

問う「五種の痿病はどのように鑑別するのか？」

答える「肺に熱があるものは、顔色が白く毛髪が傷んでいる。心に熱があるものは、顔色が赤く絡脈が充満している。肝に熱があるものは、顔色が青く爪が乾燥して潤いが消える。脾に熱があるものは、顔色が黄色く肌肉が蠕動する。腎に熱があるものは、顔色が黒く牙歯が枯槁する。」

問う「痿病の治療では、陽明経のみを取るのはなぜか？」

答える「陽明経は、水穀を受納し五臓六腑を栄養する源泉で、全身の筋肉を滋養して潤すことができる。宗筋は、骨を束ね〔引き締め〕関節を動かす。衝脈は十二経脈の源泉で、骨格の間隙に浸透して筋肉や皮膚を灌漑し、宗筋において陽明経と会合する。すべての陰経と陽経は宗筋で会合するが、その場所は気衝で会合し、陽明経は陰陽経脈を統率しており、それらの経脈は帯脈に連続し、督脈に連絡している。したがって陽明経が虚せば宗筋は弛緩し、帯脈は引っ張ることができなくなり、これにより足は萎えて歩くことができなくなる。治療はそれぞれの滎穴を補い、腧穴を通利させるような方法を用いて、虚実を調え、その順逆を調える。そうすれば筋・脈・骨・肉のいずれも、それぞれの属す五臓が盛んになる四季を選んで治療すれば病は治る。」

注・宗筋とは、全身の筋肉という意味と、陰茎の筋肉という意味がある。

痿厥各四末束悶、乃疾解之。日二。不仁者、十日而知、無休、病已止。口緩不收、不能言語、手足痿躄不能行、地倉主之。痿不相知、太白主之一云身重骨痿不相知。**痿厥、身體不仁、手足偏小、先取京骨、後取中封、絶骨、皆寫之。痿厥寒、足腕不收、躄、坐不能起、髀樞脚痛、丘墟主之。虚則痿躄、坐不能起。實則厥、脛熱、時痛、身體不仁、手足偏小、善齧頬、光明主之。**

注・「口緩不收」の原文は「足緩不收」。

語訳

痿厥病になり手足が萎えて力が入らず冷えれば、感覚が異常になった四肢末端を悶えるほどに緊束し、感覚に変化が生じれば素早く結束を解く。これを一日に二回行う。麻痺して感覚がないものは、十日間これを体まず繰り返せば知覚が戻るが、そこで止めてはならず、病が治ってから終える。。

口が緩んで閉まらず、言葉を話せなくなり、手足が萎えて力が入らなくなり歩けなくなったものは、足の陽明胃経の地倉穴を主治穴とする。

痿病で感覚がないものは、足の太陰脾経の太白穴（一書には、「身体が重く骨痿病で感覚がない」としている。）を主治穴とする。

痿厥になり、身体が麻痺して感覚がなくなり、手足が萎縮していれば、先に足の太陽経の京骨穴を取り、後に足の厥陰経の中封穴と足の少陽胆経の陽輔穴を取り、すべて瀉法を用いて治療する。

痿厥になって冷え、脚や腕が弛緩して動かず、歩けなくなり、座ったら起き上がれず、股関節や脚が痛むものは、足の少陽経の原穴である丘墟穴を主治穴とする。

正気が虚して肢体が萎えて動けなくなる痿躄《いへき》となり、座ったら起き上がれない。邪気が盛んになる厥熱では、脛が発熱してしょっちゅう痛み、身体が麻痺して感覚がなくなり、手足が萎縮し、よく頬を噛む。虚にせよ実にせよ、足の少陽経の絡穴である光明穴を主治穴とする。

注・ここでいう一書とは『外臺秘要』のこと。

第五、手の太陰・陽明・太陽・少陽の諸経脈に邪気が留まり、肩や背中に痛みを発生し、肩の前方や腕のすべてに及んで肩が抜けるように痛む病

（手太陰陽明太陽少陽脈動發肩背痛肩前臑皆痛肩似抜第五）

提要

本篇は手の太陰経・陽明経・太陽経・少陽経の諸経に邪客し、脉が動じて肩や背中・肩前方部から上腕部にかけて痛みが発生したり、肩が抜けるように痛むものの症状と、その主治腧穴について論述したため名付けられた篇である。

肩痛不可舉、天容及秉風主之。肩背痺痛、臂不舉、寒熱凄索、肩井主之。肩腫不得顧、氣舍主之。肩背痺不舉、血瘀肩中、不能動揺、巨骨主之。肩中熱、指臂痛、肩髃主之。肩重不舉、臂痛、肩窌主之。肩重、肘臂痛不可舉、天宗主之。肩胛中痛、而寒至肘、肩外俞主之。肩胛周痺、曲垣主之。

注・「肩背痺痛」の原文は「肩背髀痛」。「肩背痺」の原文は「肩背髀」。「肩胛中痛」の原文は「肩胛中痛」。「肩胛

周痺」の原文は「肩髀周痺」。

語訳

肩が痛みで挙がらないものは、手の小腸経の天容穴と太陽経の秉風穴を主治穴とする。

肩背部が痺れて痛み、前腕が挙がらず、悪寒や発熱ですさまじく震えるものは、足の少陽経の肩井穴を主治穴とする。

肩が腫れて、頭で顧みる動作ができないものは、足の陽明経の気舎穴を主治穴とする。

肩背部が痺れて痛み、上腕が挙がらず、肩に瘀血が溜り、肩を動かすことができないものは、手の陽明経の巨骨穴を主治穴とする。

肩が発熱し、手指や前腕が痛むものは、手の陽明経と蹻脈の会穴である肩髃穴を主治穴とする。

肩が重くて挙がらず、前腕が痛むものは、手の少陽経の肩髎穴を主治穴とする。

肩部が重く、肘や前腕が痛み挙がらないものは、手の太陽経の天宗穴を主治穴とする。

肩甲骨が痛んで、寒気が肘に及ぶものは、手の太陽経の肩外兪穴を主治穴とする。

肩甲骨の周囲が痺れるものは、曲垣穴を主治穴とする。

肩痛不可舉、引缺盆痛、雲門主之。肘痛、尺澤主之。臂瘈引口、中寒、䪼腫、肩腫引缺盆、

商陽主之。肩肘中痛、難屈伸、手不可舉、腕重急、曲池主之。肩肘節酸重、臂痛不可屈伸、肘窌主之。肩痛不能自舉、汗不出、頸痛、陽池主之。肘中濯濯、臂内廉痛、不可及頭、外關主之。肘痛引肩、不可屈伸、振寒熱、頸項肩背痛、臂痿痺不仁、天井主之。『千金』云「肩内麻木。」

語訳

肩が痛んで挙がらず、引きつって欠盆部〔前胸壁の上方に位置し、鎖骨上縁のくぼみ〕まで痛むものは、手の太陰経の雲門穴を主治穴とする。

肘が痛むものは、手の太陰経の尺沢穴を主治穴とする。

前腕が痙攣して口にまで及び、中寒となって目の下が腫れ、肩が腫れ欠盆部にまで及ぶものは、手の陽明経の井穴である商陽穴を主治穴とする。

肩と肘が痛み、屈伸し難く、手が挙がらず、手首が重く強ばるものは、手の陽明経の合穴である曲池穴を主治穴とする。

肩と肘の関節が重だるくて痛み、前腕が痛んで屈伸できないものは、手の陽明経の肘髎穴を主治穴とする。

肩が痛み自ら挙げることができず、汗が出ず、頚が痛むものは、手の少陽経の陽池穴を主治穴とする。

肘が腫れ上がって痛み、前腕の内縁部が痛み、頭に手が上がらないものは、手の少陽経の外関穴を主治穴とする。

肘の痛みが肩にまで及び、腕が屈伸ができず、震えて悪寒や発熱し、頚・項・肩・背部が痛み、前腕が萎え麻痺して感覚がなくなるものは、手の少陽経の天井穴を主治穴とする。（『千金』は「肩の内が麻木〔痛痒《つうよう》がなく生じる麻痺〕する」としている。）

注・中寒とは、一般に脳卒中。

肩不可舉、不能帶衣、清冷淵主之。肘臂腕中痛、頸腫不可以顧、頭項急痛、眩、淫濼、肩胛小指痛、前谷主之。肩痛、不可自帶衣、臂腕外側痛、不舉、陽谷主之。臂不可舉、頭項痛、咽腫不可咽、前谷主之。肩痛欲折、臑如拔、手不能自上下、養老主之。肩背頭痛、時眩、湧泉主之。

語訳

肩を挙げられず、帯や衣服を着られないものは、手の少陽経の清冷淵穴を主治穴とする。

肘や前腕部や手首が痛み、頚が腫れ顧みる動作ができず、頭部や項部が強ばって痛み、目が眩み、四肢がだるく痛んで、肩甲骨から小指が痛むものは、手の太陽経の滎穴である前谷穴を主治穴とする。

肩が痛み自分で帯や衣服を着られず、前腕から手首の外側部が痛み、手が挙がらないものは、手の太陽経の陽谷穴を主治穴とする。

前腕が挙がらず、頭や項部が痛み、咽が腫れ呑み込めないものは、手の太陽経の滎穴である前谷穴を主治

肩が折れそうに痛み、上腕が抜けるようで、手を自ら上下に動かせないものは、手の太陽経の郄穴である養老穴を主治穴とする。

肩・背中・頭部が痛み、時に眩暈するものは、足の少陰経の湧泉穴を主治穴とする。

第六、水漿《すいしょう》が輸化されずに発生する溢飲《いついん》の病

（水漿不消發飲第六）

提要

本篇は水漿〔飲み物〕が輸化されず体内に停留して発生する水気病〔溢飲〕の症候と、その主治腧穴について論述するため名付けられた篇である。

溢飲、脇下堅痛、中脘主之。腰清脊強、四肢懈惰、善怒、欬、少氣、鬱然不得息、厥逆、肩不可舉、馬刀瘻、身瞤、章門主之。溢飲、水道不通、溺黄、小腹痛、裏急、腫、洞泄、體痛引骨、京門主之。飲渇、身伏、多唾、隱白主之。腠理氣、臑會主之。

語訳

水液が体表や皮下組織に留まる溢飲病となり、腋の下が堅くなって痛むものは、任脈の中脘穴を主治穴と

する。

腰が冷えて背中が強ばり、四肢が無力となり、怒りやすく、咳嗽をし、微弱呼吸で、息苦しく気が塞いで呼吸しづらく、厥気が上逆し、肩を挙げられず、頚部の結核性リンパ節腫となり、肌肉が痙攣するものは、足の厥陰経で脾の募穴である章門穴を主治穴とする。

溢飲病で体内の水の経路が通じなくなり、黄色い小便が出て、下腹部が痛んで痙攣して腫れ、食べればすぐに未消化便を下痢し、身体の痛みが骨に及ぶものは、足の厥陰経で腎の募穴である京門穴を主治穴とする。

水を飲んでも咽喉が渇き、身体を前屈みにし、唾液が多いものは、足の太陰経の井穴である隠白穴を主治穴とする。

腠理〔皮膚の紋理〕に水気が侵入したものは、手の陽明経と少陽経の二絡が会合する臑会穴を主治穴とする。

鍼灸甲乙經　巻之十一

第一、胸郭内に寒気を覚え発生する代脉となる病

（胸中寒發脉代第一）

提要

本篇は胸郭内〔胸中〕に寒気があって脉象が代脉になる病の症状とその主治腧穴について論述するため名付けられた篇である。

脉代不至寸口、四逆、脉鼓不通、雲門主之。

胸中寒、脉代時至、上重下輕、足不能地、少腹脹、上搶心、胸槽滿、欬唾有血、然谷主之。

語訳

代脉で正常な脈が寸口に現れず、手足が冷え、脉の拍動がないものは、手の太陰経の雲門穴を主治穴とする。

胸郭内が寒く、脉象が代脉でよく休止し、頭が重く足は軽く感じ、足を地にしっかり着けることができず、下腹部が脹満し、気が上逆して心衝き上がり、胸が支満し、咳嗽をして唾に血が混じるものは、足の少陰腎経の然谷穴を主治穴とする。

第二、陽厥や大驚により発生する狂と癇の病

（陽厥大驚發狂癇第二）

提要

本篇は陽気の厥逆及び大驚《だいきょう》〔ひどく心が動揺〕や突然の恐怖により生じる癲《てん》・狂《きょう》・癇《かん》の病について論述するため名付けられた篇である。その主要内容は、人が生まれて癲疾となる病の仕組みについて。癲・狂病の証候や病の仕組みについて。これへの診察法や予後と治療法及び主治腧穴についてである。

黄帝問曰「人生而病癲疾者、安所得之？」岐伯對曰「此得之、在母腹中時、其母數有大驚、氣上而不下、精氣并居、故令子發爲癲病。」

語訳

黄帝が問う「人には生まれながらにして癲癇を患うものがいるが、どうしてこのような病になるのか？」

岐伯が答える「これは胎児が母親の腹の中にいる妊娠期間中に生じたもので、母親が非常に大きな精神的な衝撃を受け、気が上逆して下がらず、精も気と共に上がって下がらなくなり、精が下へ行かず胎児を栄養できずに癲癇病となった。」

疾在諸陽脉、且寒且熱、諸分且寒且熱、名曰狂。刺之虛脉、視分盡熱、病已止。病初發、歲一發。不治、月一發。不治、月四五發、名曰癲疾。刺諸分其脉尤寒者、以鍼補之。『素問』云「諸脉諸分、其無寒者、以鍼調之。病已止。」

語訳

手足の三陽経〔手と足の太陽・少陽・陽明の経脉〕に疾病があり、寒や熱の症状を生じ、各陽経の分肉間にも寒や熱の感覚があるものは、病名を狂病という。鍼刺は病邪が盛んな経脉を刺して瀉し、各分肉を観察して全て熱くなるようであれば、病は癒えているので鍼刺を止める。発病初期は、一年に一回の発作を起こすが、治療しなければ一月に一回発作を起こすようになり、更に治療しないでいると月に四〜五回発作を起こすようになってしまうものを癲疾という。この病には各分肉を刺すが、その経脉で最も冷える部位に鍼で補法する。

注・癲とは鬱型の統合失調症。

曰「有病狂怒者、此病安生？」曰「生於陽也。」曰「陽何以使人狂也？」曰「陽氣者、因暴折而難決、故善怒、病名曰陽厥。」曰「何以知之？」曰「陽明者常動、太陽少陽不動。不動而動大疾、此其候也。」曰「治之奈何？」曰「衰『素問』作奪其食即已。夫食入於陰、氣長於陽、故奪其食即已。使人服以生鐵落爲後飲。夫生鐵落者、下氣候也。『素問』作疾。」

語訳

問う「ひどく怒り狂う病があるが、この病はどうして生じるのか？」
答える「陽気により生じる病である。」
問う「陽気がどうして人を発狂させるのか？」
答える「陽気が、突然に挫折し、それが解決しないので、怒りっぽくなったもので、病名を陽厥という。」
問う「それはどのようにして陽に生じたと分かるのか？」
答える「足の陽明胃経の腧穴〔大迎・人迎・衝陽〕の動脈は拍動が明確で、足の太陽膀胱経の腧穴〔委中・昆崙〕と足の少陽胆経の腧穴〔聴会・懸鍾〕の動脈は拍動が弱くて明確ではない。本来は明確でない拍動が大きく速く拍動すれば、これが陽に起きている表れである。」
問う「治療はどのようにするのか？」
答える「飲食を減らせば治る（『素問』は食物を奪うとしている）。飲食物は胃に入り、消化吸収され、水穀の気となって陽気を助けている。したがって飲食を禁止すれば陽気の化生が衰えるので治る。更に生鉄落《しょうてつらく》

〔生鉄を熱して赤くし、外側が酸化したときたたき落とされた鉄屑《てつくず》〕を湯に煎じて食後に服用させる。生鉄落には気を下降させ、肝を鎮静させる効果がある。（『素問』には、「候」は「疾」としている。）」

癲疾、脉搏大滑、久自已。脉小堅急、死不治。一作脉沈小急實、死不治。小牢急、可治。**癲疾、脉虛可治、實則死。厥成爲癲疾。**

貫疽、『素問』作黄癉。**暴病厥、癲疾、狂、久逆之所生也。五藏不平、六府閉塞之所生也。**

語訳

癲疾で、脉の拍動が大で滑であれば、そのうち自然に治る。脉が小さく、堅・急であれば、不治で死証の病である（『一書』には、脉象が沈んで小さく、急疾で実脉であれば、不治で死証の病である。小さく、牢《ろう》〔堅い〕・急であれば、治すことができる。）。癲疾で、脉が虚なものは治すことができるが、実であれば死ぬ。気逆して治まらないものは癲疾になる。

貫疽《かんそ》（『素問』には黄疸《おうだん》）、急に気が上逆して生じる失神、癲疾、狂〔きちがい〕は、経脉の気が長く上逆したままで下がらないために発生するものである。五臓の気が調和せず、六腑が閉塞して気が通じなくなって発生する。

癲疾始生、先不樂、頭重痛、直視擧目赤。甚作極已而煩心、候之於顏、取手太陽、太陰、血變而止。癲疾始作而引口、啼呼喘悸者、候之手陽明、太陽、左强者攻其右、一本作左。右强者攻其左、一本作右。血變而止。

語訳

癲疾の初期は、まず病人は悶々と気が塞いで楽しくなく、頭は重く痛み、目は直視するか上を見て、両目が赤くなり、猛烈な発作が出たあとは心煩して落ち着かなくなる。診察においては顔を観察し、治療は手の太陽経〔の経穴である支正穴・合穴である小海穴〕及び、手の太陰経〔の原穴である太淵穴、絡穴である列缺穴〕の腧穴を取って鍼刺し、患者の顔色〔血色〕が正常にもどれば鍼を止める。

癲疾の発作が始まれば、口角が引き攣れて歪み、驚いて泣き叫ぶような声を出し、呼吸が急促になって、心悸が亢進するものは、手の陽明経と手の太陽経を診て、左に強い引き攣れがあればその右（『一書』には、左としている。）を刺し、右に強い引き攣れがあればその左（『一書』には、右としている。）を刺し、患者が正常にもどれば鍼を止める。

注・顔とは額のこと。

治癲疾者、常與之居、察其所當取之處。病至、視之有過者、即寫之、置其血於瓠壺之中。至其發時、血獨動矣。不動、灸窮骨三十壯。窮骨者、尾骶也。

語訳

癲疾の治療は、常に病人と寝食を共にし、その取るべき処置と穴位を観察する。発病すれば、病んでいる経脈を瀉法で出血させ、その血を瓠壺《ここ》〔ひょうたんの酒や水を入れる器〕の中に入れておく。発作が起これば、その血はひとりでに動く。もし動かなければ窮骨《きゅうこつ》に三十壮施灸する。窮骨とは、尾骶骨の長強穴である。

注・ひょうたんとしたが、夕顔のこと。

骨癲疾者、頷齒、諸俞分肉皆滿、而骨倨强直、汗出煩悶、嘔多涎沫、氣下泄、不治。脉癲疾者、暴僕、四肢之脉皆脹而縱。脉滿、盡刺之出血。不滿、灸之俠項太陽、又灸帶脉於腰相去三寸、諸分肉本俞。嘔多涎沫、氣下泄、不治。筋癲疾者、身卷攣急。脉大、刺項大經之大杼。嘔多涎沫、氣下泄、不治。

語訳

病が深く骨にまで達した骨癲疾《こつてんしつ》は、顎や歯の部分にある諸腧穴や分肉が脹満し、骨格が強直し、汗が出て煩悶し、多くの泡沫のよだれを嘔吐し、オナラするものは、病は治らない。

病が深く脉にまで達した脉癲疾《みゃくてんしつ》は、突然に卒倒し、四肢の経脉がみな膨脹して弛緩している。脉が脹満しているところを、鍼で刺して出血させる。脹満していなければ、項を挟む両側の足の太陽経の腧穴〔天柱穴〕と腰の左右で去ること三寸にある足少陽経の帯脉穴や諸経脉の分肉の間及び四肢の兪穴に施灸する。多くの泡沫のよだれを嘔吐し、オナラするものは、病は治らない。

病が深く筋にまで達した筋癲疾《きんてんしつ》は、身体が前屈みになってひきつる。脉が大きいものは、項部にある足の太陽経の大杼穴を刺す。多くの泡沫のよだれを嘔吐し、オナラするものは治らない。

狂之始生、先自悲也、善忘善怒善恐者。得之憂饑、治之、先取手太陰、陽明、血變而止、及取足太陰、陽明。狂始發、少臥不饑、自高賢也、自辨智也、自尊貴也、善罵詈、日夜不休、治之、取手陽明、太陽、太陰、舌下少陰、視脉之盛者、皆取之、不盛者釋之。

語訳

狂病〔精神異常〕の起こり始めには、まず悲哀の感情におそわれ、忘れっぽく、怒りやすく、恐れやすい。このような状態は愁《うれ》えたり、飢えたりしたためで、治療はまず手の太陰経〔の太淵穴と列缺穴〕と、手の陽明経〔の偏歴穴と温溜穴〕を取り、患者の血の色が正常にもどれば鍼を止める。これと足の太陰経〔の隠白穴と公孫穴〕や、足の陽明経〔の三里穴や解渓穴〕などの腧穴を取る。
狂病〔精神異常〕の発作が始まる時は、患者はあまり眠らず腹も空かず、自らを崇高で賢く、知恵があり聡明で、尊く高貴であると考え、よく他人を罵倒し、昼夜騒いで休まなくなる。治療は手の陽明経〔の偏歴穴と温溜穴〕と、手の太陰経〔の太淵穴と列缺穴〕や、手の太陽経〔の支正穴と小海穴〕と、舌下の任脈〔廉泉穴〕や足の少陰経〔神門穴と少衝穴〕を取る。こうした経脈で脈が盛んであれば、これをすべて取って刺す。盛んでなければ鍼刺をしない。

注・古代では、舌下の足少陰とは金津玉液だった。狂とは躁型の統合失調症。

狂、善驚善笑、好歌樂、妄行不休者、得之大恐。治之、取手陽明、太陰、太陽。狂、目妄見、耳妄聞、善呼者、少氣之所生也。治之、取手太陽、太陰、陽明、足太陽及頭兩頷。狂、多食、善見鬼神、善笑而不發於外者、得之、有所大喜。治之、取足太陰、陽明、太陽、後取手太陰、陽明、太陽。狂而新發、未應如此者、先取曲泉左右動脉、及盛者見血、立頃已。不已、以法取之、灸骶骨二十壯。骶骨者、尾屈也。

語訳

狂病〔精神異常〕になり、驚きやすく、よく笑い、よく歌いたがり、動き回って止まないものは、たいへん恐ろしい目にあったためである。治療は手の陽明経、手の太陰経、手の太陽経の腧穴を取る。

狂病になり、幻覚を見て、幻聴を聞き、よく叫び声をあげるものは、神気が衰退したせいである。治療は手の太陽経、手の太陰経、手の陽明経、足の太陽経及び頭部と両顎の腧穴を取る。

狂病になり、多く食べ、よく幻覚で鬼神をみるようになり、よく笑うが、人前ではそれを曝さない者は、喜びすぎて心を傷つけることにより生じた症状である。治療はまず足の太陰経、足の陽明経、足の太陽経の腧穴を取り、そのあと手の太陰、陽明、太陽を取る。

初めて起きた狂病で、まだ前述した症状が現れていないものは、まず両足の左右動脈部で足の厥陰肝経の曲泉穴を取り、さらに血脉が盛んなものは瀉血すれば、病は治る。治らなければ、上述の方法で治療し、尾骶骨に二十壮施灸する。尾骶とは、尾の屈するところ〔尾骨先端の長強穴〕である。

注・曲泉には動脈がないとされ、曲泉と左右の動脈かもしれない。

癲疾嘔沫、神庭及兌端、承漿主之。其不嘔沫、本神及百會、後頂、玉枕、天衝、大杼、曲骨、尺澤、陽谿、外丘、當上脘傍五分、通谷、金門、承筋、合陽主之。委中下二寸爲合陽。癲疾、上星主之、先取譩譆、後取天牖、風池。癲疾嘔沫、暫起僵僕、悪見風寒、面赤腫、顖會主之。癲疾狂走、瘈瘲搖頭、口喎、戻頸强、强間主之。癲疾瘈瘲、狂走、頸項痛、後頂主之。後頂、頂後一寸五分。癲疾、骨痠、眩、狂、瘈瘲、口噤、『千金』作喉噤。**羊鳴、刺腦戸。狂易、多言不休、及狂走欲自殺、及目妄見、刺風府。癲疾僵仆、目妄見、恍惚不樂、狂走瘈瘲、絡却主之。**

癲疾大痩、脳空主之。癲疾僵仆、狂易、完骨及風池主之。癲疾互引、天柱主之。

注・「委中下二寸爲合陽」の原文は「委中下二十爲合陽」。「後頂、項後一寸五分」の原文は「後頂、項後一寸五分」。「狂易」の原文は「狂瘧」。「完骨及風池主之」の原文は「脘骨及風池主之」。

語訳

癲疾で泡沫のよだれを嘔吐するものは、督脈の神庭穴と兌端穴と任脈の承漿穴を主治穴とする。

癲疾で発作時に泡沫のよだれを吐かないものは、足の少陽経の本神穴、督脈の百会穴、後頂穴、足の太陰経の玉枕穴、足の少陽経の天衝穴、足の太陽経の大杼穴、任脈の曲骨穴、手の太陰経の尺沢穴、手の陽明経の陽渓穴、足の少陽胆経の外丘穴、足の太陽経の通谷穴、金門穴、承筋穴、合陽穴（委中穴の下二寸は合陽穴である。）の諸穴を主治穴とする。

癲疾には督脈の上星穴を主治穴とする。先ず足の太陽膀胱経の譩譆穴を取り、後に手の少陽経の天牖穴と足の少陽胆経の風池穴を取る。

癲疾で泡沫のよだれを嘔吐し、しばらく立ち上がったかと思えば硬直して転倒し、風や寒さを嫌い、顔面が赤く腫れるものは、督脈の顖会穴を主治穴とする。

癲疾で狂って走り回り、筋脈が拘縮して痙攣し頭を揺らし、口が歪んで、頚が曲がって強ばるものは、督脈の強間穴を主治穴とする。

癲疾で筋脈が拘縮して痙攣し、狂って走り回り、頚や項が痛むものは、督脈の後頂穴を主治穴とする。後頂は、頭頂の後ろ一寸五分。

癲疾で、関節がだるくて痛み、目眩し、発狂し、筋脈が拘縮して痙攣し、顎が強ばって口を噛みしめ（『千金』では、「喉噤《こうきん》」としている。）、羊が鳴くような声を出すものは、督脈と足の太陽経の会穴である脳戸穴を主治穴とする。

発狂しやすく、よく喋って止まず、狂って走り回り、自殺願望を抱き、幻覚を見るものは、督脈と陽維脈の会穴である風府穴を刺す。

癲疾で身体強ばり突然に転倒し、幻覚を見て、精神が恍惚として楽しめず、狂って走り回り筋脈が拘縮して痙攣するものは、足の太陽経の絡却穴を主治穴とする。

癲疾で身体が極度に消痩するものは、足の少陽経と陽維脈の会穴である脳空穴を主治穴とする。

癲疾で身体が強ばり転倒し、発狂しやすいものは、足の少陽経の完骨穴と風池穴を主治穴とする。

癲疾で、発作時に肢体が相互に引き攣るものは、足の太陽経の天柱穴を主治穴とする。

注・口噤を撮口と思っている人もいるが、口噤は顎関節症のようなもの。撮口は嬰児の破傷風で、口をすぼめるもの。

癲疾、怒欲殺人、身柱主之。『千金』又云「瘈瘲身熱狂走、譫語見鬼。」**狂走癲疾、脊急強、目轉上插、筋縮主之。癲疾、發如狂走者、面赤厚敦敦、不治。虛則頭重、洞泄、淋癃、大小便難、腰尻重、難起居、長強主之。癲疾、憎風、時振寒、不得言、得寒益甚、身熱狂走、欲自殺、目反**

妄見、瘈瘲泣出、死不知人、肺俞主之。癲疾、膈俞及肝俞主之。癲疾互引、水溝及齗交主之。癲疾、狂、瘈瘲、眩仆。癲疾、瘖不能言、羊鳴沫出、聽宮主之。癲疾互引、口喎、喘悸者、大迎主之、及取陽明、太陰、候手足、變血而止。

注・「筋縮」の原文は「筋愈」。「得寒益甚」の原文は「則寒益甚」。

語訳

癲疾で、怒って人を殺したくなるものは、督脈の身柱穴を取り治療する。(『千金』では、「筋脈が拘縮して痙攣し、身体が発熱して狂って走り回り、幻覚で鬼を見たというようなたわごとを言い」としている。)

狂って走り回る癲疾で、脊椎が拘急して強ばり、目が反転して上を向いているものは、督脈の筋縮穴を取って治療する。

癲疾発作で発狂して走り回り、顔面の皮膚が肥厚していれば、〔邪が深部に侵入した重症な状態〕治らない。正気不足で頭が重く、下痢し、小便不利〔癃閉《りゅうへい》〕となり、大小便が困難となり、腰や尻が重だるく、寝起きが困難なものは、督脈の別絡である長強穴を主治穴とする。

癲疾で風を嫌い、常に震えて寒く、喋れず、寒さで益々病状がひどくなり、身体が発熱して狂って走り回り、自殺願望を抱き、白目を剥き幻覚を見て、筋脈が拘縮して痙攣して涙を流し、死人のような状態で失神するものは、足の太陽経の肺兪穴を主治穴とする。

癲疾は、足の太陽経の膈兪穴と肝兪穴を主治穴とする。

癲疾で身体が引きつるものは、督脈の水溝穴と齦交穴を主治穴とする。

癲疾で発狂し、筋脉が拘縮して瘈攣し、眩暈して転倒する。癲疾で啞《おし》にして話せず、羊が鳴くような声を出してよだれの泡沫を出すものは、手足の少陽経と手の太陽経の会穴である聴宮穴を主治穴とする。

癲疾で身体が引きつり、口が歪み、喘いで動悸するものは、足の陽明経の大迎穴及び足の陽明経の合穴である三里穴と解渓穴、足の太陰経の隠白穴と公孫穴を主治穴とし、診察で手足の血色が変化して正常になれば鍼を止める。

注・鬼は中国で幽霊のこと。癲にはテンカンの意味もある。


狂癲疾、吐舌、太乙及滑肉門主之。太息善悲、少腹有熱、欲走、日月主之。狂易、魚際及合谷、腕骨、支正、少海、崑崙主之。狂言、太淵主之。心懸如饑狀、善悲而驚狂、面赤目黄、間使主之。狂言笑、見鬼、取之陽谿及手足陽明、太陰。

語訳

発狂した癲疾で、舌が口外へ吐出したものは、足の陽明経の太乙穴と滑肉門穴を主治穴とする。

溜息《ためいき》をついて悲しみやすく、下腹部に熱が溜滞し、走りたがるものは、胆の募穴である日月穴を主治穴とする。

狂いやすいものは、手の太陰経の魚際、手の陽明経の合谷、手の太陽経の腕骨、支正、少海、足の太陽経の崑崙穴などを主治穴とする。

狂ったことを言うものは、手の太陰経の太淵穴を主治穴とする。

飢えたように心窩部が空虚で、悲しみやすく驚いて発狂し、顔面が赤く目が黄色いものは、手の厥陰経の経穴である間使穴を主治穴とする。

狂ったようなことを言って笑い、幽霊を見るものは、手の陽明経の経穴である陽渓穴、手足の陽明経の滎穴と兪穴及び足の太陰経を主治穴とする。

癲疾、多言、耳鳴、口僻、頬腫。實則聾、齲、喉痺不能言、齒痛、鼻鼽衄。虚則痺鬲、偏歴主之。癲疾、吐舌、鼓頷、狂言見鬼、温溜主之。在腕後五寸。目不明、腕急、身熱驚狂、躄痿痺、瘈瘲、曲池主之。癲疾、吐舌、曲池主之。狂疾、掖門主之。又俠谿、丘墟、光明主之。狂、互引、頭痛、耳鳴、目痺、中渚主之。熱病汗不出、互引、頸嗌外腫、肩臂痠重、脇腋急痛不舉、痂疥、項不可顧、支溝主之。癲疾、吐血沫出、羊鳴、戻頸、天井主之。在肘後。熱病汗不出、狂互引癲疾、前谷主之。狂互、癲疾數發、後谿主之。狂、癲疾、陽谷及築賓、通谷主之。

注・「喉痺不能言」の原文は「後痺不能言」。「虚則痺鬲」の原文は「虚則痺鬲兪」。

語訳

癲疾でよく喋り、耳鳴りし、口が歪んで頬が腫れる。邪気が盛んなら耳が聞こえず、虫歯で、咽喉が麻痺して喋られず、歯が痛み、鼻水が流れ鼻血が出る。正気の損虚では経脈が閉塞して便秘するものは、手の陽明経の別絡である偏歴穴を主治穴とする。

癲疾で舌を口外へ吐出し、歯をガチガチ鳴らし、狂ったことを言って幽霊を見るものは、手の陽明経の郄穴である温溜穴を主治穴とする。腕の後ろ五寸にある。

はっきり目が見えず、手首が強ばり、身体が発熱し、驚いて狂い、下肢が萎えて縮み痺れ、筋脈が拘縮して痙攣するものは、手の陽明経の合穴である曲池穴を主治穴とする。

癲疾で舌を口外へ吐出すものは、手の陽明経の曲池穴を主治穴とする。

狂病には、手の少陽経の滎穴である液門穴が主治する。また足の少陽経の滎穴である俠渓穴、原穴である丘墟穴、絡穴である光明穴も主治穴とする。

狂病で、身体が引きつり、頭が痛み、耳が鳴り、目が痛むものは、手の少陽経の兪穴である中渚穴を主治穴とする。

熱病であるのに汗が出ず、身体が引きつり、頚や咽喉が腫れ、肩や腕部が重だるく痛み、脇部や腋部が拘急して痛くて挙がらず、疥癬《かいせん》ができ、項部が強ばり顧みる動作ができなくなるものは、手の少陽経の経穴である支溝穴を主治穴とする。

癲疾で、血の混じったよだれが出て、羊が鳴くような声を出し、頚部が曲がるものは、手の少陽経の合穴である天井穴を主治穴とする。肘の後ろにある。

熱病であるのに汗が出ず、発狂して引きつるような癲疾であれば、手の太陽経の滎穴である前谷穴を主治穴とする。

狂病で、癲疾を頻繁に起こすものは、手の太陽経の兪穴である後渓穴を主治穴とする。

発狂や癲疾には、手の太陽経の陽谷穴と足の少陰経の築賓穴、足の太陽経の通谷穴を主治穴とする。

注・原文は「虚則痺、鬲兪」なので、「虚なら痺れる。膈兪」となる。


癲疾、狂、多善食、善笑、不發於外、煩心、渇、商丘主之。癲疾、短氣、嘔血、胸背痛、行間主之。痿厥、癲疾、洞泄、然谷主之。狂仆、温溜主之。狂癲、陰谷主之。癲疾、發寒熱、欠、煩滿、悲泣出、解谿主之。狂、妄走、善欠、巨虛上廉主之。狂易、見鬼與火、解谿主之。癲狂互引、僵仆、申脉主之。先取陰蹻、後取京骨、頭上五行。目反上視、若赤痛從内眥始、踝下半寸、各三痏、左取右、右取左。

注・「解谿主之」の原文は「解谷主之」。「踝下半寸」の原文は「腹下半寸」。

語訳

癲疾で、発狂し、多く食べ、笑いやすいが人前に出たがらず、胸膈内が煩わしく、喉が渇くものは、足の太陰経の原穴である商丘穴を主治穴とする。

癲疾で、呼吸が途切れ、血を嘔吐し、胸や背中が痛むものは、足の厥陰経の滎穴である行間穴を主治穴とする。

肢体が萎え麻痺して力が入らずに冷え〔痿厥《いけつ》〕、癲疾となり、食べれば不消化の便を下痢するものは、足の少陰経の滎穴である然谷穴を主治穴とする。

狂って転倒するものは、手の陽明経の温溜穴を主治穴とする。

発狂や癲疾は、足の少陰経の合穴である陰谷穴を主治穴とする。

癲疾で、悪寒や発熱し、あくびをし、胸や胃が煩わしく膨満し、悲哀して涙を出すものは、足の陽明経の経穴である解渓穴を主治穴とする。

狂病で、走り回って頻繁にあくびをするものは、足の陽明経の上巨虚穴を主治穴とする。

狂病で、幻覚で鬼や火を見るものは、足の陽明経の経穴である解渓穴を主治穴とする。

癲と狂病が互いに発作を起こし、身体が硬直して転倒するものは、陽蹻脈の申脈穴を主治穴とする。ただし先に陰蹻脈の照海穴を取り、後に足の太陽経の京骨穴及び頭上五行穴を取る。

両目が反り返って視線が上方を向き、もし目が赤く腫れ痛みが内眥より始まるものは、外果下半寸の申脈穴を各三回刺す。左目の病であれば右側を取り、右目の病であれば左側を取る。

注・最後の文は目痛で、癲病の治療ではない。

寒厥癲疾、噤吤、瘈瘲、驚狂、陽交主之。癲疾、狂、妄行、振寒、京骨主之。身痛、狂、善

行、癲疾、束骨主之。補諸陽。癲疾、僵仆、轉筋、僕參主之。癲疾、目𥇖𥇖、鼽衄、崑崙主之。癲狂疾、體痛、飛揚主之。癲疾反折、委中主之。凡好太息、不嗜食、多寒熱汗出、病至則善嘔、嘔已乃衰、即取公孫及井兪。實則腸中切痛、厥、頭面腫起、煩心、狂、多飲。虚則鼓脹、腹中氣大滿、熱痛不嗜食、霍亂、公孫主之。

注・「虚則鼓脹、腹中氣大滿、熱痛不嗜食」の原文は「霍則鼓濁、腹中氣大滞、熱痛不嗜臥」。

語訳

陽虚陰盛により寒象となってて癲疾となり、口を結び歯ぎしりをし、筋脈が拘縮して痙攣し、驚いて発狂するものは、陽維脈の郄穴である陽交穴を主治穴とする。

癲疾で、発狂し、でたらめに行動し、震えて悪寒するものは、足の太陽経の原穴である京骨穴を主治穴とする。

身体が痛み、発狂し、よく歩き、癲疾になるものは、足の太陽経の兪穴である束骨穴を主治穴とする。諸陽を補う。

癲疾の発作で転倒し、こむらがえりするものは、足の太陽経と陽蹻脈の会穴である僕参穴を主治穴とする。

癲疾で、はっきり両目が見えず、鼻水や鼻血が出るものは、足の太陽経の経穴である崑崙穴を主治穴とする。

癲狂疾《てんきょうしつ》〔精神錯乱〕で、身体が痛むものは、足の太陽経の別絡である飛揚穴を主治穴とする。

癲疾で背骨が後ろに強く反り返るものは、足の太陽経の合穴である委中穴を主治穴とする。

およそよく溜息《ためいき》をつき、食欲不振となり、よく寒熱して発汗し、発病すれば嘔吐しやすく、嘔吐すれば症状が軽減するものは、足の太陰経の別絡である公孫穴及び井穴である隠白穴を主治穴とする。

邪気が盛んなら腸内が切られるように痛み、手足が冷え、頭や顔面が腫れ、煩悶して胸が苦しく、発狂し、多飲する。正気が虚衰すれば腹が脹大し、腹中の気が大きく停滞し、熱による痛みで食欲不振となり、突然に嘔吐や下痢するものは、足の太陰脾経の公孫穴を主治穴とする。

注・「諸陽を補う」は、陽が余って発病した狂の病とそぐわない。

第三、陽脉の下墜や陰脉の上争により発生する尸厥《しけつ》の病

（陽脉下墜陰脉上争發尸厥第三）

提要

本篇は陽脉の下墜や陰脉の上逆により発生する尸厥の主治腧穴について説明するため名付けられた篇である。

尸厥、死不知人、脉動如故、隱白及大敦主之。恍惚尸厥、頭痛、中極及僕參主之。尸厥暴死、金門主之。

語訳

尸厥で、死人のように仮死状態となるが、脉の拍動は以前のままならば、足の太陰経の井穴である隠白穴及び足の厥陰経の井穴である大敦穴を主治穴とする。

意識がはっきりせずに〔恍惚《こうこつ》〕尸厥となり、頭が痛むものは、足の三陰脈と任脈の会穴である中極穴及び陽蹻脈の本である僕参穴を主治穴とする。

突然に死んだようになる尸厥は、足の太陽経の郄穴である金門穴を主治穴とする。

第四、胃腸の気が乱れ発生する嘔吐や下痢する霍乱の病

（氣亂於腸胃發霍亂吐下第四）

提　要

本篇は、胃腸の気が乱れて発生する霍乱の証候や主治腧穴及び転筋〔筋の痙攣や拘急〕への鍼刺方法について論述するため名付けられた篇である。

霍亂、刺俞傍五、足陽明及上傍三。

語　訳

霍乱は、胃兪穴の傍を五回鍼刺し、足の陽明経の胃倉穴及びその傍にある意舎穴を三回鍼刺する。

注・「刺兪傍五」だが、志室と王冰は言うが、背兪の傍が五穴という説もあり、統一されていない。胃兪という意見もある。だから訳も正確ではない。

嘔吐煩滿、魄戸主之。陽逆霍亂、刺人迎、刺入四分、不幸殺人。霍亂、泄出不自知、先取太谿、後取太倉之原。霍亂、巨闕、關衝、支溝、公孫、解谿主之。『千金』又取陰陵泉。霍亂泄注、期門主之。厥逆霍亂、府舍主之。胃逆霍亂、魚際主之。霍亂逆氣、魚際及太白主之。霍亂遺矢氣、三里主之。暴霍亂、僕參主之。霍亂轉筋、金門、僕參、承山、承筋主之。霍亂、脛痺不仁、承筋主之。『千金』云「主瘈瘲脚痠。」轉筋於陽、理其陽。轉筋於陰、理其陰。皆卒刺之。

注・「泄出不自知」の原文は「泄出不知知」。

語訳

嘔吐して胸が煩わしく膨満するものは、足の太陽経の魄戸穴を主治穴とする。

陽邪が上逆して霍乱するものは、足の陽明経の人迎穴を刺し、四分の深さで刺入する。動脈を避けなければ不幸にも出血多量で死亡させる。

霍乱で、自覚なく大便を泄出〔陽気の虚脱により固摂不能〕するものは、先ず足の少陰経の原穴である太渓穴を取り、後に太倉の原であり足の陽明経の原穴である衝陽穴を取る。

霍乱には、任脈の巨闕穴、手の少陽経の関衝穴、支溝穴、足の太陰経の別経である公孫穴、足の陽明経の経穴である解渓穴を主治穴とする（『千金』では、また陰陵泉穴も取る。）

霍乱で水溶性の下痢をするものは、肝の募穴である期門穴を主治穴とする。

四肢が末端から冷える霍乱は、足の太陰経の府舍穴を主治穴とする。

胃気が上逆する霍乱は、手の太陰経の滎穴である魚際穴を主治穴とする。

霍乱で濁気が上逆するものは、手の太陰経の滎穴である魚際穴及び足の太陰経の兪穴である太白穴を主治穴とする。

霍乱で排便や放屁《ほうひ》〔オナラ〕を調節できないものは、足の陽明経の合穴である三里穴を主治穴とする。

突然の霍乱は、足の太陽経の僕参穴を主治穴とする。

霍乱でこむらがえりするものは、足の太陽経の金門穴、僕参穴、承山穴、承筋穴を主治穴とする。

霍乱で、脛が痺れて感覚が麻痺するものは、足の太陽経の承筋穴を主治穴とする（『千金』は、「筋脈が拘縮して痙攣し脚がだるいものを主治する」という。）

四肢外側の筋肉が痙攣するときは、その三陽経脈で治療し、四肢内側の筋肉が痙攣するときは、その三陰経脈で治療し、いずれも火鍼〔卒刺《さいし》〕を用いる。

注・厥逆には、①四肢が冷える。②胸腹の激痛があって両足が冷える。③頭痛の三種がある。

第五、足の太陰脉気が上逆して発生する溏泄《とうせつ》や下痢となる病

（足太陰厥脉病發溏泄下痢第五）

提 要

本篇は足の太陰脉の気逆により発生する稀薄な大便や下痢となる病の原因や証と治療について論述するため名付けられた編である。その主要内容は、大便が稀薄となって下痢する病の原因、病の発展と変化、生死の弁証及び主治腧穴についてである。

春傷於風、夏生飧泄腸澼。久風爲飧泄。飧泄而脉小、手足寒者難已。飧泄而脉大、手足温者易已。

語 訳

春に風気の傷害を受ければ、夏に胃で水穀を消化できない下痢する病となる。風邪を感受して長く治らなければ、邪気は体内で肝気と併合して胃を攻め、胃は衰弱して水穀を消化できずに泄瀉《せつしゃ》する病となる。未消

化の水穀を泄瀉し、脉が小で、手足が寒冷するものは治り難い。泄瀉し脉が大で、手足が温かければ治りやすい。

注・他の書籍では「飧泄而脉大」が「飧泄而脉小」となっている。

黄帝問曰「腸澼便血何如？」岐伯對曰「身熱則死、寒則生。」曰「腸澼下白沫何如？」曰「脉沈則生、浮則死。」曰「腸澼下膿血何如？」曰「懸絶則死、滑大則生。」曰「腸澼之屬、身不熱、脉不懸絶何如？」曰「脉滑大皆生、懸濇皆死、以藏期之。」

語訳

黄帝が問う「下痢で血便〔血痢〕となっているものは、どうなるのか？」

岐伯が答える「身体が発熱していれば死ぬが、身体が寒ければ生きる。」

問う「下痢で白い泡沫が出るものはどうなるのか？」

答える「脉が沈であれば生きるが、脉が浮であれば死ぬ。」

問う「下痢で膿血が出るものはどうなるのか？」

答える「脉が懸で絶になっていれば死ぬが、脉が滑で大であれば生きる。」

問う「下痢に属するもののうちで、身体は発熱しておらず、脉も懸や絶でないものはどうなるのか？」

答える「脉が滑や大であれば生きられるが、脉が懸や渋であればみな死んでしまう。その臓が勝てない日に死ぬ。」

注・例えば脾による泄ならば、木である甲乙の日に死ぬ。

飧泄、補三陰交、上補陰陵泉、皆久留之、熱行乃止。病注下血、取曲泉、五里。腸中有寒熱、泄注、腸澼便血、會陽主之。腸鳴澼泄、下窌主之。腸澼泄、切痛、四滿主之。便膿血、寒中、食不化、腹中痛、腹哀主之。繞臍痛、搶心、膝寒、注利、腹哀主之。溏瘕、腹中痛、藏痺、地機主之。飧泄、太衝主之。溏、不化食、寒熱不節、陰陵泉主之。腸澼、中郄主之。飧泄、大腸痛、巨虚上廉主之。

語訳

脾気の虚弱により水穀を消化できなくて下痢するものは、足の太陰経の三陰交穴で補い、その上方にある陰陵泉穴を補い、それぞれをしばらく留め、鍼下が熱くなれば鍼を止める。

下痢で下血する病は、足の厥陰経の合穴である曲泉穴と五里穴を取る。

腸内に寒熱があって、水溶性の下痢や血便になるものは、足の太陽経の会陽穴を主治穴とする。

腸鳴する下痢になるものは、足の太陽経の下髎穴を主治穴とする。

下痢で、腸が切られるように痛むものは、足の少陰経の四満穴を主治穴とする。

膿血の大便をし、腹中に寒気を感受し、食物を消化できず、腹の中が痛むものは、足の太陰経の腹哀穴を主治穴とする。

臍の周囲が痛み、心下が突き上げられるように痛み、膝が寒く、大便を下痢するものは、足の太陰経の腹哀穴を主治穴とする。

大便が稀薄で腹の中に積塊《せきかい》を生じ、腹の中が痛み、臓気が閉塞して通じないものは、足の太陰経の郄穴である地機穴を主治穴とする。

下痢するものは、足の厥陰経の原穴である太衝穴を主治穴とする。

大便が稀薄となり、水穀を消化できないものは、冷たい物や熱い物を飲食したため起きている。足の太陰経の合穴である陰陵泉穴を主治穴とする。

下痢は、足の厥陰経の郄穴である中郄の中都穴を主治穴とする。

水穀を消化できずに下痢し、大腸が痛むものは、大腸の下合穴である上巨虚穴を主治穴とする。

注・腸澼だが、腸がピーピー鳴るものを言う。澼はピーと読む。瘕は假、つまり仮の意味で、腹中に積塊ができたり消えたりするもの。

第六、五穀気が溢れて生じる消渇《しょうかつ》や黄疸《おうだん》〔黄癉《おうたん》〕の病

（五氣溢發消渇黄癉第六）

提要

本篇は五穀の気が停留して上に溢れ、発生する消渇や黄癉の病について論述するため名付けられた篇である。その主要内容は、消癉と黄癉の外部からの診察法。脾癉《ひたん》・消癉《しょうたん》・口甘《こうかん》などの病の原因や病の仕組みと治療の原則、禁忌や主治腧穴についてである。

黄帝問曰「人之善病消癉者、何以候之？」岐伯對曰「五藏皆柔弱者、善病消癉。夫柔弱者必剛强、剛强多怒、柔者易傷也。此人薄皮膚而目堅固以深者、長衡直揚、其心剛、剛則多怒、怒則氣上逆、胸中畜積、血氣逆留『太素』作留積。**腹皮充脹、**『太素』作髖皮充肌。**血脉不行、轉而爲熱、熱則消渇、故爲消癉。此言其剛暴而肌肉弱者也。」**

語訳

黄帝が問う「消癉の病に罹りやすい人がいるが、どのように診察するのか？」

岐伯が答える「五臓がすべて脆弱な者は、消癉の病を患いやすい。五臓が脆弱な者は、決まってその気性は剛強だが、剛強であれば怒りっぽく、脆弱な五臓が損傷しやすい。このような人は皮膚が薄く、目がよくて遠くまで見え、眉は立ち上がり、その気性は荒く、荒いので怒りやすく、怒りやすいので気が上逆し、血は気に運ばれて胸中に蓄積し、気と血が逆上して留まり（『太素』では、「留り積もる」としている。）、腹の皮膚に充満し（『太素』では、「腰骨の皮膚と肌に充満」としている。）、血脈が流れなくなり、これにより鬱熱を生じ、熱を生じれば肌肉が消耗して消癉の病となる。これは気性が荒くて肌肉が脆弱な者のことを言っている。」

注・気が関止められれば、陽気の持つ熱エネルギーが溜まって発熱する。消癉とは糖尿病。

面色微黄、齒垢黄、爪甲上黄、黄癉也。安臥、小便黄赤、脈小而濇者、不嗜食。

注・「黄癉也」の原文は「黄癉者」。

語訳

顔面の色が微かに黄色く、歯垢《しこう》が黄色く、爪甲上が黄色であれば、黄癉〔黄疸〕である。ゆっくり横になって寝て、小便が黄赤色で、脈が小さく濇〔渋〕になっているものは、食物を食べたがらない。

曰「有病口甘者、病名曰何? 何以得之?」曰「此五氣之溢也、名曰脾癉。夫五味入口、藏於胃、脾爲之行其精氣。津液在脾、故令人口甘、此肥美之所發也。此人、必數食美、而多食甘肥、肥令人内熱、甘令人中滿、故其氣上溢、轉爲消癉『素問』作渴。治之以蘭、除陳氣也。」

注・「有病口甘者」の原文は「有病口耳者」。「藏於胃、脾爲之行其精氣」の原文は「發於脾、胃爲之行其津氣」。「故令人口甘」の原文は「故令人口耳」。「甘令人中滿」の原文は「并令人中滿」。

語訳

問う「口の中が甘くなる病があるが、これは何の病か? どのようにして起こるのか?」

答える「これは五味の精気が上に向かって溢れるからで、病名は脾癉という。飲食による五穀の気味は口から入り、胃に受納され、脾によって水穀の精微として運化される。だが津液が脾に留まれば、それが口へ上がり〔脾虚になれば水穀の精微や津液が運化されずに、上に向かって溢れ〕口の中に甘味を感じるようになる。これは甘美な食事を摂りすぎたために生じるものである。このような病になる人は必ず甘美で脂ぎった物を多く食しており、脂ぎった食味は体内に熱を生み、甘味は身体を膨満させ、このようにして脾の運化作用が失調し、五味の精気が上に溢れ、糖尿病（『素問』では、「渇」である。）となる。治療は辛味の蘭草《らんそう》〔フジバカマ〕を用いて以上に述べた気を除去する。

凡治消癉、治偏枯、厥氣逆滿、肥貴人、則膏粱之病也。鬲塞閉絶、上下不通、暴憂之病也。消癉、脉實大、病久可治。脉懸絶小堅、病久不可治也。

語訳

一般に糖尿病の治療や片麻痺の治療は、厥気の上逆により満ちたもので、肥ったり高貴な人が甘い物や脂ぎった物を食べ過ぎて生じる病である。隔塞《かくそく》し阻まれて上下が通じなくなれば、突然憂いとなる病になる。糖尿病の脉が実して大きければ、病を長く患っていても治すことはできる。脉が懸絶で小さく堅ければ、病を長く患うと治すことはできない。

曰「熱中消中、不可服膏粱、芳草、石藥。石藥發瘨、『素問』作癲、芳草發狂。夫熱中消中者、皆富貴人也。今禁膏粱、是不合其心、禁芳草石藥、是病不愈。願聞其說。」曰「夫芳草之氣美、石藥之氣悍、二者其氣急疾堅勁、故非緩心和人、不可以服此二者。夫熱氣慓悍、藥氣亦然、二者相遇、恐内傷脾。脾者、土也、而惡木。服此藥也、至甲乙日當愈甚。『素問』作當更論。」

癉成爲消中。

注・「『素問』作當更論」の原文は「『素問』作更當論」。

語訳

問う「糖尿病で熱中と消中《しょうちゅう》の病は、甘くて濃厚な味の肥えやすい食物を食してはならず、芳草《こうそう》や石薬《せきやく》を服用してはならない。石薬は〔効用が強烈で〕できもの（『素問』では黄疸としている。）を発症しやすく、芳草は発狂しやすい。しかし熱中や消中の病になる者は、みな富貴な人で、もしご馳走を禁じれば不満がつのるし、芳草や石薬を用いることを禁じれば、この病を治癒させることはできない。このような問題をどのように処理するのか？」

答える「芳草の気は香しく、石薬の気の性質は猛烈で素早い。この両者の性質はいずれも急疾で強堅な性質を持っているので、性質が柔和で心が緩んでいない人は、この二薬を服用してはならない。この病は熱気が強烈だが、二薬の性質もまた同じなので、両者が遭遇すればさらに熱気の性質が相乗して脾が損傷する。脾は土に属し、土は木に剋されるので木を嫌う。こうした薬を服用すれば、甲と乙の日に至れば肝木が強くなって悪化する。（『素問』では、更に論じている。）

黄疸は消中〔多く食べ、多尿〕になる。」

黄癉刺脊中『千金』云「腹重不動作」。黄癉善欠、脇下滿、欲吐、脾俞主之『千金』云「身重不動作」。消渇身熱、面『千金』作目赤黄、意舎主之。消渇嗜飲、承漿主之。黄癉目黄、勞宮主之。嗜臥、

四肢不欲動搖、身體黃、灸手五里、左取右、右取左。消渴、腕骨主之。黃癉、熱中善渴、太衝主之。身黃、時有微熱、不嗜食、膝内内踝前痛、少氣、身體重、中封主之。消癉、善喘、氣走喉咽而不能言、手足清、溺黃、大便難、嗌中腫痛、唾血、口中熱、唾如膠、太谿主之。消渴黃癉、足一寒一熱、舌縱煩滿、然谷主之。陰氣不足、熱中、消穀善饑、腹熱身煩、狂言、三里主之。

注・「氣走喉咽」の原文は「氣是喉咽」。

語訳

黄疸の病は督脉の脊中穴を刺す。(『千金』には、「腹が重くて動けない」と言う。)

黄疸の病でよくあくびをし、脇下が脹満して吐きそうになるものは、足の太陽経の脾兪穴を主治穴とする。

消渇《しょうかつ》〔消癉ともいい、多飲・多食・多尿の症状とする〕で身体が熱く、顔面や目が赤黄色いものは、足の太陽経の意舍穴を主治穴とする。

消渇で飲水が止まらないものは、任脉の承漿穴を主治穴とする。

黄疸で目が黄色いものは、手の厥陰経の滎穴である労宮穴を主治穴とする。

横になって寝ることを好み、四肢を動かそうとせず、身体が黄色いものは、手の陽明経の五里穴に施灸する。左の病は右側を取り、右の病は左側を取る。

糖尿は、手の太陽経の原穴である腕骨穴を主治穴とする。

黄疸で、熱が中焦にあり咽喉が渇くものは、足の厥陰経の原穴である太衝穴を主治穴とする。

身体が黄色く、しょっちゅう微熱があり、食べたくなく、膝の内縁や内果の前方が痛み、呼吸が弱々しく、身体を重く感じるものは、足の厥陰経の経穴である中封穴を主治穴とする。

糖尿で、よく呼吸が急促となり、気が喉咽に上昇して言葉を話せず、手足が冷たくなり、小便が黄色く、大便が困難となり、咽喉中が腫れて痛み、唾に血が混じり、口の中が熱く、唾がネバネバになるものは、足の少陰経の原穴である太渓穴を主治穴とする。

糖尿で黄疸になり、足が寒くなったり熱くなったりし、舌が弛緩して心が煩満するものは、足の少陰経の滎穴である然谷穴を主治穴とする。

陰気が不足し、胃中に熱があって腐熟が速く、よく飢え、よく食べ、腹が熱く身体が煩わしく、わけの解からないことを言うものは、足の陽明経の合穴である三里穴を主治穴とする。

第七、動作のほどあいを失い、身体の内外が損傷して発生する崩中・瘀血・嘔血・唾血の病

（動作失度内外傷發崩中瘀血嘔血唾血第七）

提要

本篇は不摂生や動作の程度を失い、身体の内外を傷損して生じる崩中《ほうちゅう》・瘀血《おけつ》・嘔血《おうけつ》・唾血《だけつ》などとなった病について論述するため名付けられた篇である。その主要内容は、養生の身体の健康に対する意義及び五労により損傷する病。血枯の病・労風の病・瘀血・嘔血・唾血などの病の機序や症候と治療法並びに主治腧穴についてである。

黄帝問曰「人年半百而動作皆衰者、人將失之耶？」岐伯對曰「今時之人、以酒爲漿、以妄爲常、醉以入房、以欲竭其精、以耗散其眞、不知持滿、不時御神、務快其心、逆於生樂、起居無節、故半百而衰矣。夫聖人之教也、形勞而不倦、神氣從以順、色欲不能勞其目、淫邪不能惑其心、智愚賢不肖、不懼於物、故合於道數。年度百歳而動作不衰者、以其德全不危故也。久視傷血、久卧傷氣、久坐傷肉、久立傷骨、久行傷筋。」

語訳

黄帝が問う「人は五十歳になるやならずくらいで動作がみな衰えてしまうが、これは人々が養生の道からはずれているからなのか？」

岐伯が答える「現代の人は、酒を節度なく水のように飲み、楽しみを常として生活し、酔っては性交を行い、性欲のおもむくままに交わっては精液を使い竭し、その真元を消耗し散失させてしまう。精気を保持して充満させることを知らず、精神を制御する時もない。一時の快楽をむさぼり、養生に逆らい、労働や生活に規律がないので五十歳になれば衰える。聖人の教えは、肉体を労働させても疲労せず、精神は治まり順調で、色欲でその目を動揺させることはなく、淫乱な誘惑もその心情を惑わすことはない。そうすれば聡明・愚鈍・賢・不肖《ふしょう》な人を問わず、一切の事物に恐れることはない。だから彼は養生の道理によく合致している。年齢が百歳にしても動作が衰退することがないのは、この養生の道理をすべて掌握しているからであり、その徳により疾病の危害が及ばないのである。

長くものを見すぎれば血を損ない、長く寝すぎれば気を損ない、長く座りすぎれば肉を損ない、長く立ちすぎれば骨を損ない、長く歩きすぎれば筋を損なう。」

曰「有病胸脇榰滿、妨於食、病至則先聞腥臊臭、出清涕、先唾血、四肢清、目眩、時時前

後血、何以得之？」曰「病名曰血枯、此得之少年時、有所大奪血、若醉以入房中、氣竭肝傷、故使月事衰少不來也。治之以烏賊魚骨、藘茹、二物并合、丸以雀卵、大如小豆、以五丸爲後飯、飲以鮑魚汁、以飲利腸中及傷肝也。」

注・「病至則先聞腥臊臭」の原文は「食至則先聞腥臊臭」。

語訳

問う「胸脇が支満し、飲食が妨げられる病は、発病すれば最初に生臭く匂い、鼻水が出て、まず唾をしてこれに血が混じり、手足が冷え、目が眩み、しばしば大小便に血が混じる、これは何が原因か？」

答える「この病は血枯《けっこ》といい、年少期に大出血する病を患ってその病根が残っており、あるいは酒に酔って性交を行い、精気を消耗して肝臓を傷め、これにより月経が衰少し、ひどい時には無月経になる。治療の方法は、烏賊骨《うぞっこつ》〔モンコウイカのフネ〕と藘茹《あかねそう》〔茜草《せんそう》〕の二薬を混ぜ合わせ粉末にして、雀の卵を入れてかき混ぜ小豆《あずき》大の丸薬を作り、この丸薬を毎食後に五粒をアワビの汁で服用させれば、腸内の通りをよくし傷ついた肝臓を回復させる。」

曰「勞風爲病何如？」曰「勞風法在肺下、其爲病也。使人強上而瞑視、唾出若涕、惡風而振寒、此爲勞風之病也。」曰「治之奈何？」曰「以救俛仰。太陽引精者三日、中若五日、不精者七日。『千金』云『候之三日五日、不精明者、是其症也。』欬出青黄涕、其狀如膿、大如彈丸、從口中若鼻空出。不出則傷肺、傷肺則死矣。」

注・「中若五日」の原文は「中年五日」。

語訳

問う「労風とはどのような病なのか?」

答える「労風の病とは肺の下部から邪を受けたもので、その病になると、頭や項が強ばり眩暈して物がはっきり見えず、鼻汁のような痰を吐き、風にあたれば寒くて戦慄するものが労風の病である。」

問う「どのように治療するのか?」

答える「まず身体を反らせたり、前屈みになれるようにする。精気が充分ならば三日で治癒し、中くらいなら五日で治癒し、精気が不足していれば七日で治癒する(『千金』には、観察を三日、五日して、精の不足が明らかなものは、病症である。)。咳して青黄色の鼻水のような痰が出る。それは膿のような痰で、弾丸くらいの大きさで、口や鼻腔から出る。もし痰が排出されなければ肺が傷ついており、肺が傷ついていれば死んでしまう。」

少氣、身漯漯也、言吸吸也、骨痠體重、懈惰不能動、補足少陰。短氣、息短不屬、動作氣索、

補足少陰、去血絡。

語訳

呼吸が弱々しく、身体が寒さで震え、言語は絶え絶えとなり、関節が痛くて身体が重く、身体がだるくて動かせないものは、足の少陰経を取って補う。

息切れし、呼吸が短く絶え絶えになり、動けば更に呼吸が不足するものは、足の少陰経を取って補い、血絡中の瘀血を除去する。

男子陰端寒、上衝心中佷佷、會陰主之。男子脊急目赤、支溝主之。脊内廉痛、溺難、陰痿不用、少腹急引陰、及脚内廉、陰谷主之。善厭夢者、商丘主之。丈夫失精、中極主之。男子精溢、陰上縮、大赫主之。男子精不足、太衝主之。崩中、腹上下痛、中郄主之。胸中瘀血、胸脇榰滿、鬲痛、不能久立、膝痿寒、三里主之。心下有鬲、嘔血、上脘主之。嘔血肩息、脇下痛、口乾、心痛與背相引、不可欬、欬則腎痛、不容主之。唾血、振寒、嗌乾、太淵主之。欬血、大陵及郄門主之。嘔血上氣、神門主之。内傷不足、三陽絡主之。内傷唾血不足、外無膏澤、刺地五會。凡唾血、寫魚際、補尺澤。

注・「嘔血肩息」の原文は「嘔血有息」。「嗌乾」の原文は「溢乾」。「三陽絡」の原文は「三陽陵」。「刺地五會」の原文は「刺第五會」。

語訳

男子の陰茎の先端部が寒く感じ、気が心中を突いてよじれるようになるものは、任脈の会陰穴を主治穴とする。

男子で脊椎が強ばって目が赤くなるものは、手の少陽経の経穴である支溝穴を主治穴とする。

脊椎の内縁部が痛み、小便が困難となり、生殖器が萎縮して性交ができなくなり、下腹部が拘急してこれが生殖器に及び、これにより下肢の内縁部が痛むものは、足の少陰経の合穴である陰谷穴を主治穴とする。

悪夢を見やすいものは、足の太陰経の経穴である商丘穴を主治穴とする。

男子の遺精は、任脉で足の三陰の会穴である中極穴を主治穴とする。

男子で精液が漏れ、生殖器が縮み上がるものは、足の少陰経で衝脈との会穴である大赫穴を主治穴とする。

男子の精液不足は、足の厥陰経の原穴である太衝穴を主治穴とする。

子宮出血し、腹の上下が痛むものは、足の厥陰経の郄穴である中郄穴、いわゆる中都穴を主治穴とする。

胸中に瘀血があり、胸脇が支満して、横隔膜が痛み胸に広がり、長く立っていられず、膝関節が萎えて寒く感じるものは、足の陽明経の合穴である三里穴を主治穴とする。

心下部が膈塞して通じなくなり、血を嘔吐するものは、任脈の上脘穴を主治穴とする。

血を嘔吐して肩を上下させて呼吸〔張口擡肩《ちょうこうたいけん》〕し、脇の下が痛み、口が乾き、心痛して背中が引きつり、咳嗽できず、咳嗽すれば引きつって腎が痛むものは、足の陽明経の不容穴を主治穴とする。

唾に血が混じり、寒くて震え、喉がガサガサ乾燥するものは、手の太陰経の原穴である太淵穴を主治穴とする。

咳すると血が出るものは、手の厥陰経の原穴である大陵穴と郄穴である郄門穴を主治穴とする。

嘔吐に伴って血が出て気が上逆するものは、手の少陰経の原穴である神門穴を主治穴とする。

内傷により気血が不足するものは、手の少陽経の三陽絡穴を主治穴とする。

内傷により唾して痰血を出し気血が不足し、皮膚に艶がないものは、足の少陽経の地五会穴を刺す。（一般に唾して痰血が出るものは、手の太陰経の魚際穴を瀉して、尺沢穴を補う。）

第八、邪気が胃の幽門部に聚結して発生する内癰《ないよう》の病

（邪氣聚於下脘發内癰第八）

提要

本篇は邪気が胃の幽門部に集結して臓腑や腹腔内に発生する癰腫の発生機序や症状や治療について論述するため名付けられた篇である。その主要内容は、下膈の病の機序や症候とその治療法について。胃脘部の癰腫の診断とその特徴。肺癰・肝癰・腎癰の主要な症候についてである。

黄帝問曰「氣爲上鬲、上鬲者、食入而還出、余已知之矣。蟲爲下鬲、下鬲者、食晬時乃出、未得其意、願卒聞之。」岐伯對曰「喜怒不適、食飲不節、寒温不時、則寒汁留於腸中、留則蟲寒、蟲寒則積聚守於下脘、守下脘則胃腸充郭、衛氣不營、邪氣居之。人食則蟲上食、蟲上食則下脘虛、下脘虛則邪氣勝、勝則積聚以留、留則癰成、癰成則下脘約。其癰在脘内者、則沈而痛深。其癰在脘外者、則癰外而痛浮、癰上皮熱。按其癰、視氣所行、先淺刺其傍、稍内益深、還而刺之、無過三行。察其浮沈、以爲淺深、已刺必熨、令熱入中。日使熱内、邪氣益衰、大癰乃潰。互以參禁、以除其内、恬澹無爲、乃能行氣、後服酸苦、化穀乃下鬲矣。」

注・「衛氣不營」の原文は「胃氣不營」。「邪氣益衰」の原文は「邪氣溢衰」。

語訳

黄帝が問う「気が噴門部に壅滞《ようたい》して生じる噎膈証《えつかくしょう》〔上膈《じょうかく》〕、この食べた後すぐに吐出する上膈については、すでに私は知っている。幽門部の虫積《ちゅうせき》を主因とする膈証〔下膈《げかく》〕、この下膈は、食後二十四時間が経過して食物を吐出するとされるが、まだその理由について理解していない、それについて詳しく説明を聞きたい。」

岐伯が答える「喜怒などの感情が抑制されて暢《の》びやかさがなくなり、飲食が不節制、寒温の気候に適応できなければ、脾胃の水穀の受納や運搬機能が異常をきたし寒湿が腸内に滞留する。寒湿が腸内に停滞すれば腸内の寄生虫が寒冷を感じ、寄生虫が腸内で寒冷を感じれば上へ登って下脘に集まり、下脘に集まれば腸胃が充満して塞がり衛気が流通できなくなり、邪気が留まって去らなくなる。そして人が飲食すれば虫は飲食の匂いを感じて飲食物を求めて上に向かい、虫が上に向かって集まれば下脘は空虚となり、下脘が空虚となればさらに邪気は旺盛になり、邪気が旺盛になれば積聚となって留まり、留まれば癰《よう》〔塞がり通じなくなって生じる腫れ〕が形成され、癰が形成されれば胃の幽門部が狭窄して通じなくなる。その癰が胃腔の内部にあるものは、沈んで深部が痛む。その癰が胃腔の外部にあるものは、癰の部位も浅く身体の外部が痛み、癰の上部の皮膚が発熱する。その癰を触り、癰の気の動向を観察し、まず癰の周辺部を浅く刺し、そのあと内方に向かって徐々に深く刺す。そのあと再び引き揚げて刺すが、三回を超えてはならない。その癰の深さの浮沈を診察して鍼刺の深浅を決定し、鍼刺の後は必ず温熨法を用いて熱気を中に浸透させる。毎日このように熱気を入れていれば、邪気は日々衰退し、内癰は潰れて消滅する。さらに適当な養生を指導して各種の禁忌を避け、病邪が再び臟腑を傷つけることのないように内傷を除去するように努め、心を清く欲を減らせば、正気をよく運行させることができ、その後に酸味と苦味の薬を服用すれば、胃を助け飲食物の消化や運化を促進させ、再び上逆して嘔吐するようなことはないであろう。」

曰「有病胃脘癰者、診當何如？」曰「診此者、當候胃脉。其脉當沈濇『素問』作細。**沈濇者氣逆、氣逆者則人迎甚盛、甚盛則熱。人迎者、胃脉也、逆而盛、則熱聚於胃口而不行、故胃脘爲癰。」**

語訳

問う「胃脘部〔胃腔〕に癰を患っているものは、どのように診察するのか？」

答える「この病を診断するには、胃脉を診察しなくてはならない。その脉は沈・濇（『素問』は「細」としている。）となっており、脉象が沈・濇なのは胃気が上逆しているためで、胃気が上逆すれば人迎脉はとても盛んになり、とても盛んになるのは熱があるからである。人迎は、胃経の脉で、気が上逆して人迎脉が盛んになるのは、熱気が胃口に集まり発散できないからで、これにより胃脘に癰腫が形成されるのである。」

肝滿腎滿肺滿皆實、則爲瘇。肺廱喘而兩胠『素問』作胠滿。肝廱兩胠『素問』作胠。下滿、臥則驚、不得小便。腎廱胠『素問』作脚。下至少腹滿、脛有大小、髀脛跛、易偏枯。

語訳

肝・腎・肺の経脈に邪気が滞りつまって脹満し、その経脈が実すれば、塞がり腫れてしまう。肺の経脈が塞がれば〔肺廱〕、喘息となって両側の腋下《えきか》が脹満する。肝の経脈が塞がれば〔肝廱〕、両側の脇の下（『素問』には「胠《きょ》」〔腋下〕としている。）が脹満し、横になり寝れば心が動揺し、小便が出なくなる。腎の経脈が塞がれば〔腎廱〕、腋下（『素問』では「脚」〔下腿〕としている。）から下腹部に至るまでが脹満し、脛の太さが大小不同になり、大腿と脛がびっこをひく〔跛行《はこう》〕ようになり、半身不随の病を起こしやすくなる。

第九上、寒気が経絡中に留まって発生する癰疽、風邪により形成され発生する厲風や浸淫瘡の病

（寒氣客於經絡之中發癰疽風成發厲浸淫第九上）

提要

本篇は、寒邪が人体を侵犯し経絡中に邪客して、経脈の流通が悪くなり発生する癰疽《ようそ》、風邪が侵入して発生する厲風《れいふう》や浸淫瘡《しんいんそう》などの病の機序と治療原則及び予後などについて論述するため名付けられた篇である。上篇の主要な内容は、人体の気血営衛の運行状況および癰疽の発生機序である。

黄帝問曰「腸胃受穀、上焦出氣、以温分肉、以養骨節、通腠理。中焦出氣如露、上注谿谷而滲孫脉、津液和調、變化赤而爲血。血和則孫絡先滿、乃注於絡脉、絡脉皆盈、乃注於經脉。陰陽乃張、因息而行、行有經紀、周有道理、與天合同、不得休止。切而調之、從虚去實、寫則不足、疾則氣減、留則先後。從實去虚、補則有餘、血氣已調、神氣乃持。余已知血氣之至與不至、未知癰疽之所從生、成敗之時、死生之期、或有遠近、何以度之？」

注・「中焦出氣如露」の原文は「中焦出氣如霧」。「從虛去實」の原文は「從去實」。

語訳

黄帝が問う「胃腸は水穀を受納して精微に化成し、精微は肺が吸入した空気と混ざり変化して上焦から衛気となって出て、分肉を温め、骨と関節を栄養し、皮膚の腠理を通じさせる。中焦からは営気となって露のように出て、上は筋肉の会合する渓谷に注いで孫脈に染み入り、津液と合流して調和し、変化して赤色の血液になる。血液が調和すれば、まず孫脈に充満し、孫脈が充満すれば溢れて絡脈に注ぎ、すべての絡脈が満ちれば、経脈に注ぎ入る。このようにして陰経と陽経の経脈が補給されると、呼吸によって運行するが、その通路は決まっており、その循環には一定の規則があって、天の移り変わりと同じで終わりなく反復して止まることがない。発病すれば触診によりその虚実を調べ、虚証から実を取り去るのに、瀉法を使えば不足する。快速に鍼刺すれば気を減退させ、鍼を留めるのに前後がある。実証から虚を取り去るには、補法は邪を盛んにするので、血気を調和させれば、神気が堅持され安定した状態になる。私はすでに気血の調和と不調和について知っているが、まだ癰疽の発生の仕組みに、良性か悪性か、生死の時期、その時期の遠近は知らない、これはどのように予測するのか?」

注・露が水滴となって渓谷に注ぎ、川となるようすを、中焦と経脈の関係に喩えている。「從虛去實」は、虚証から実を除くことだが、瀉せば正気まで不足し、疾ならば気が衰え、留めれば補となる。「留則先後」は脱文がありそう。恐らく「留則気益」と思われる。つまり虚実挟雑なら、先に実邪を除くが、瀉法だけでは正気が不足するので、後で留鍼して正気を補えという意味。後の文も同様。

曰「經脉流行不止、與天同度、與地合紀。故天宿失度、日月薄蝕、地經失紀、水道流溢、草蓂不成、五穀不植、徑路不通、民不往來、巷聚邑居、別離異處。血氣猶然、請言其故。夫血脉營衛、周流不休、上應天宿、下應經數。寒邪客經絡之中則血泣、血泣則不通、不通則衛氣歸之、不得復反、故癰腫也。寒氣化爲熱、熱勝則肉腐、肉腐則爲膿、膿不寫則筋爛、筋爛則骨傷、骨傷則髓消、不當骨空、不得泄寫、則筋骨枯空、枯空則筋骨肌肉不相親、經絡敗漏、熏於五藏、藏傷則死矣。」

注・「徑路不通」の原文は「經紀不通」。

語訳

答える「経脈の運行はその流れが止まることはなく、天の法則と同じく、地の綱紀と合致している。したがって天上の星座の運行が異常になれば、日食や月食が出現する。大地の河川の流れに異常が生じれば、水路は氾濫し水害をひき起こし、草木は生えず、五穀も植え付けることができず、道路も通行できなくなり、人の往来も途絶え、人は町に集まり、異なる土地へと移り住む。人の気血の運行もこれと同様なので、これについてお話しましょう。人の血脈や営衛の気は、循環して休むことなく、上方では天の二十八星宿の運行に対応し、下方では大地の十二河川に対応している。寒邪が経絡を侵襲して留まれば、血脈が凝滞して運行できなくなり、血脈が凝滞すれば衛気の運行が阻害されて留滞し、衛気が行き来できなくなって癰腫《ようしゅ》が発生する。寒邪は変化して熱になるが、熱が盛んになれば肌肉が腐蝕《ふしょく》し、肌肉が腐蝕すると膿が形成され、この膿が排出されなければ筋は腐爛《ふらん》し、筋が腐爛すれば骨が損傷し、骨が損傷すれば髄が消耗して、骨髄が骨腔を満たすことができなくなり、膿毒を排出できなければ筋骨が枯渇し、筋骨が枯渇すれば筋骨や肌肉が交わらなくなり、経絡も損傷して衰弱し、毒気が五臓に回れば、五臓が損傷して死亡する。」

第九下、寒気が経絡中に留まって発生する癰疽、風邪により形成され発生する癘風や浸淫瘡の病

（寒氣客於經絡之中發癰疽風成發厲浸淫第九下）

提要

本篇は上篇に引き続いている。その主要内容は、癰疽の病の原因と機序や治療原則、順証と逆証の鑑別及び各種癰疽の病位と予後及び主治腧穴について、瘤病《りゅうびょう》・厥逆《けつぎゃく》・癘風《れいふう》・浸淫瘡《しんいんそう》などの病の原因と治療について、癰と疽の区別及び疽の死の徴候について、九野に対応する身体の部位と天忌《てんき》日についてである。

黄帝問曰「病之生時、有喜怒不測、飲食不節、陰氣不足、陽氣有餘、營氣不行、乃發爲癰疽。陰陽氣不通、而熱相薄、乃化爲膿、小鍼能取之乎？」岐伯對曰「夫致使身被癰疽之疾、膿血之聚者、不亦離道遠乎？　癰疽之生、膿血之成也、積微之所生。故聖人自治於未形也、愚者遭其已成也。」

語訳

黄帝が問う「病の発生は、あるものは喜怒の感情の不測により、またあるものは飲食に節度がなくなることなどによって、陰気が不足し、陽気が有り余り、営気は運行しなくなり、癰疽が発生する。陰陽の気が通じなくなれば、体内の熱気と外邪の熱が互いに結合し、熱で血が腐って膿が形成されるが、このような病は毫鍼で治せるのか？」

岐伯が答える「身体がすでに癰疽の病を患うまでになり、膿血が溜まったものを、毫鍼で治療しようとするのは、あまりにも道理とかけ離れているのではないだろうか。癰疽が生じ、膿血が形成されるのは、血が少しずつ積って発生したものである。したがって聡明な人は未然に防いで癰疽が形成しないようにし、愚鈍な人は癰疽が形成されてから治療にあたる。」

曰「其已有形、膿已成、爲之奈何？」曰「膿已成、十死一生。」曰「其已成、有膿血、可以小鍼治乎？」曰「以小治小者其功小、以大治大者其功大。以小治大者多害大。故其已成膿血者、其惟砭石鈹鋒之所取也。」曰「多害者、其不可全乎？」曰「在逆順焉耳。」曰「願聞順逆。」曰「已爲傷者、其白睛青黒、眼小、是一逆也。内藥而嘔、是二逆也。腹痛渇甚、是三逆也。肩項中不便、是四逆也。音嘶色脱、是五逆也。除此五者爲順矣。」

注・「可以小鍼治乎」の原文は「可以少鍼治乎」。

語訳

問う「癰疽がすでに生じ、膿がすでに形成されたものは、どうすればいいのか？」
答える「膿がすでに形成されれば、十に一つしか助からない。」
問う「すでに癰疽となり、膿血があるものは、毫鍼で治療できるのか？」
答える「毫鍼を用いた治療の効用は小さく、大鍼を用いた治療の効用は大きい。毫鍼を用いて大きな膿血を治療すれば多くが大きな危害を受けることになる。したがってすでにできてしまった膿血は、砭石《へんせき》や鈹鍼《ひしん》、鋒鍼《ほうしん》を用いてその膿を排出させるのが好ましい。」
問う「悪化した癰疽は全くダメなのか？」
答える「それは病証の逆順による。」
問う「その順逆について聞きたいのだが。」
答える「すでに損傷しているもので、白眼が青黒く、黒眼が小さいもの、これは一つ目の逆証である。薬を服用すれば嘔吐するもの、これは二つ目の逆証である。腹が痛み咽喉の乾きがひどいもの、これは三つ目の逆証である。肩と項の動きが不自由なもの、これは四つ目の逆証である。声がかすれて顔色がないもの、これは五つ目の逆証である。この五種類の逆証を除いたものが順証で治る可能性がある。」

邪之入於身也深、其寒與熱相薄、久留而内著。寒勝其熱、則骨疼肉枯。熱勝其寒、則爛肉腐

肌爲膿、内傷骨爲骨蝕。有所疾前、筋屈不得伸、氣居其間而不反、發爲筋瘤也。有所結、氣歸之、衛氣留之不得復反、津液久留、合而爲腸一本作瘍。疽。留久者數歲乃成、以手按之柔。有所結、氣歸之、津液留之、邪氣中之、凝結日以益甚、連以聚居、爲昔瘤、以手按之堅。有所結、氣深中骨、氣因於骨、骨與氣并息、日以益大、則爲骨疽。有所結、氣中於肉、宗氣歸之、邪留而不去、有熱則化爲膿、無熱則爲肉疽。凡此數氣者、其發無常處而有常名。

注・「凝結日以益甚」の原文は「凝結日以易甚」。「無熱則爲肉疽」の原文は「無熱則爲疽」。

語訳

邪気が人体の深部に侵入すれば、寒と熱が互いに結合し、長く留まって去らずに内部に定着し、寒が熱に勝れば関節が疼痛して肌肉が枯れたように萎える。熱が寒に勝れば肌肉が腐爛《ふらん》して化膿し、それが内部に侵入して骨を傷害され、骨蝕《こつしょく》となる。

邪気が筋に集結すれば、筋が縮んで伸びなくなり、邪気が筋の間に長く留まって去らなければ、筋瘤《きんりゅう》が発生する。

邪気が内に集結し、衛気がそれに向かえば、衛気は留まって再び離れなくなり、津液も輸布されずに胃腸に長く留まり、邪気と結合して腸瘤《ちょうりゅう》（『靈樞』では、「瘍」とする。）となる。その成長は緩慢で数年をかけて形成され、触診すれば柔らかい手触りである。

邪気が集結して気が内部に向かい、津液が停留し、邪気を感受すれば、凝結して散じず日に日に重くなり、連なって邪気が集合し、昔瘤《せきりゅう》となり、触診すれば堅い手触りである。

邪気が集結して深部の骨に停留し、骨中に留まって去らず、骨と邪気が合併して日に日に増大し、骨疽《こつそ》となる。

邪気が集結して肌肉を侵犯すれば、宗気がそれに向かい、邪気が留まって去らなければ、熱があれば化膿し、熱がなければ肉疽《にくそ》となる。

およそこの数種の邪気による病は、発病する部位は一定ではないが、みな定まった病名がある。

注・「有所疾前」だが、他の文からすると「有所結」とすべき。

曰「病癰腫頸痛、胸滿腹脹、此爲何病?」曰「病名曰厥逆。灸之則瘖、石之則狂、須其氣并、乃可治也。陽氣重上一本作止。**有餘於上、灸之陽氣入陰、入則瘖。石之陽氣虛、虛則狂。須其氣并而治之使愈。」**
注・「病癰腫頸痛」の原文は「病癰腫脛痛」。

語訳

問う「頚部に癰腫があって痛み、胸が脹満して腹脹する病があるが、これは何の病か?」
答える「病名は厥逆という。灸をすれば声が出なくなり、砭石《へんせき》〔石鍼〕を用いれば発狂する。必ずその陰陽経脈の気が疎通するのを待ち、ようやく治療することができる。この病は陽気が上がって重なり（『靈樞』では、「止」とする。）、上部では陽気が有り余る状態なので、もしこれに灸を行えば、〔火を救うのに火をもってするようなもので〕灸の陽気は溢れて陰に入り、陰に入れば陰は傷つき陰液が上部を潤すことができなくなって声が出なくなる。砭石を用いれば刺したところから陽気が外へ漏れて虚衰し、陽気が虚衰すれば神気を守ることができなくなって発狂する。必ずその陰陽の気が和合してから治療を行うようにすれば治すことができる。」

曰「病頸癰者、或石治之、或以鍼灸治之、而皆已、其治何在?」曰「此同名而異等者也。夫癰氣之息者、宜以鍼開除去之。夫氣盛血聚者、宜石而寫之。此所謂同病而異治者也。」

語訳

問う「頸部の癰の病は、砭石を用いて治療しても、あるいは鍼灸を用いて治療しても、どちらも同じように治すことができるが、その理由はどこにあるのか?」

答える「これは病名が同じであっても証は異なる。もし気が停滞した癰であれば、鍼を用いてその気滞を除去すればよい。しかし邪気が盛んで塞がり血が集結した癰であれば、砭石を用いて膿血を破り瀉す。これがいわゆる病名は同じでも治療法が異なる同病異治である。」

曰「諸癰腫筋攣骨痛、此皆安生？」曰「此皆寒氣之腫也、八風之變也。」曰「治之奈何？」曰「此四時之病也、以其勝治其俞。」

注・「此皆安生」の原文は「此皆安在」。

語訳

問う「各種の癰腫・筋攣・骨痛は、どのようにして生じるのか？」

答える「これはみな寒気により腫れたものであり、四季の八方位の虚風に侵襲されて発生したものである。」

問う「どのように治療するのか？」

答える「これは四季の八方位の風邪によって発症するので、五行相剋の理論に基づいてその疾病相応の腧穴を取って治療する。」

暴癰筋濡一本作緛、隨分而痛、魄汗不盡、胞氣不足、治在其經俞。腋癰大熱、刺足少陽五、刺而熱不止、刺手心主三、刺手太陰經絡者、大骨之會各三。

語訳

急性に癰腫ができて筋脉が痙攣して縮み、病変部位の分肉が痛み、汗が出て止まらないものは、膀胱経の経気が不足しているためで、足の太陽経の腧穴を取って治療する。

腋部の癰腫で高熱を発するものは、足の少陽経の腧穴を五度刺し、鍼刺しても熱が退かないときは、手の厥陰心包経〔天池穴〕を三度、手の太陰経の絡穴〔列缺穴〕と大骨の会〔肩井穴〕をそれぞれ三度鍼刺する。

注・皮膚の肺の精神は魄なので、皮膚から出る汗を魄汗という。


癰疽不得頃回、癰不知所、按之不應手、乍來乍已、刺手太陰傍三與纓脉各二。

語訳

癰疽の治療には、膿毒が体内を巡らないようにする。癰疽の初期は病巣の部位が分からず、触診してもはっきりせず、痛みがあったり止まったりする。手の太陰経の近傍を三度と頸部の左右の纓脉《えいみゃく》を二度鍼刺する。

注・「手太陰傍」は中府、気戸、庫房。纓脉は水突、気舎。纓はあごひもの意味。

治癰腫者、刺癰上、視癰大小深淺刺之。刺大者多而深之、必端内鍼爲故止也。『素問』云「刺大者多血、小者深之、必端内鍼爲故止。」

語訳

癰腫の治療は、癰腫の部位に鍼刺する。癰腫の大小深浅を観察し、大きい癰腫には多く深く刺し、必ず鍼をまっすぐ持って一定の深度に達したら止める。(『素問』には、『大きなものは血を多く出し、小さなものは深く刺し、必ず鍼をまっすぐ持って刺したら止める。』としている。)

項腫不可俛仰、頬腫引耳、完骨主之。咽腫難言、天柱主之。䪼腫脣癰、顴窌主之。頬腫痛、天窗主之。頭項癰腫不能言、天容主之。身腫、關門主之。胸下滿痛、膺腫、乳根主之。馬刀腫瘻、淵腋、章門、支溝主之。面腫目癰、刺陷谷、出血立已。犢鼻腫可刺、其上堅勿攻、攻之者死。癰疽、竅陰主之。

注・「完骨」の原文は「脘骨」。

語訳

項部が腫れて俯きや仰向きになれず、頬が腫れて耳にまで及ぶものは、足の太陽経と少陽経の会穴である完骨穴を主治穴とする。

咽が腫れ話し難いものは、足の太陽経の天柱穴を主治穴とする。

眼の下の頬が腫れ唇に癰腫ができたものは、手の太陽経の顴髎穴を主治穴とする。

頬が腫れて痛むものは、手の太陽経の天窓穴を主治穴とする。

頭部や項部に癰腫ができて喋れなくなるものは、手の太陽経の天容穴を主治穴とする。

身体が腫れるものは、足の陽明経の関門穴を主治穴とする。

胸の下が脹満して痛み、大胸筋が腫れるものは、足の陽明経の乳根穴を主治穴とする。

腋下リンパ節結核で腫れるものは、足の少陽経の淵腋穴、足の厥陰経の章門穴、手の少陽経の経穴である支溝穴を主治穴とする。

顔面が腫れて目が癰腫になるものは、足の陽明経の兪穴である陥谷穴を刺して出血させればたちどころに治る。

膝前面の関節周囲組織〔犢鼻《とくび》〕の腫れは、鍼刺は可能であるが、ただし堅く腫れた上は刺してはならない。もし刺せば毒気が体内に入って死んでしまう。

癰疽は、足の少陽経の頭の竅陰穴をする。

厲風者、索刺其腫上。已刺、以吮其處、按出其惡血、腫盡乃止。常食方食、無食他食。脉風成爲厲、管疽發厲、竅陰主之。頭大浸淫、間使主之。管疽、商丘主之。瘃蛘欲嘔、大陵主之。痂疥、陽谿主之。

語訳

厲風《れいふう》〔癘病《らいびょう》〕は、その腫れの上を刺して病邪を消散させ、鍼刺した後に、刺したところを吸引し、手で按じてその悪血を排泄させ、腫れがなくなれば止める。常に処方された食事を摂り、それ以外の食事は摂ってはならない。

経脈が風邪に侵犯されれば厲風となり、鼻の穴が潰れて壊疽する厲風〔癘鼻《らいび》〕は、足の少陽経の頭竅陰穴を主治穴とする。

頭が腫れて大きくなる浸淫瘡は、手の厥陰経の間使穴を主治穴とする。

鼻管が潰れ損壊するものは、足の太陰経の商丘穴を主治穴とする。

搔痒《そうよう》性の腫れで嘔気のあるものは、手の厥陰経の大陵穴を主治穴とする。

乾結して痒みのあるかさぶた〔痂疥《かかい》〕は、手の陽明経の陽渓穴を主治穴とする。

注・方食とは、医師が処方した食事。

黄帝問曰「願盡聞、癰疽之形、與忌日名。」岐伯對曰「癰發於嗌中、名曰猛疽、不急治、化爲膿。膿不寫、塞咽、半日死。其化爲膿者、膿寫已、則合豕膏、冷食三日已。」

語訳

黄帝が問う「癰疽の形状と禁忌・予後・名称について尽くお聞きしたい。」

岐伯が答える「咽喉部に発生する癰疽を猛疽《もうそ》といい、直ちに治療しなければ化膿し、膿を排出できなければ咽喉が塞がって半日で死ぬ。その化膿したものは、膿を排出し、豚の膏〔猪油《ちょゆ》〕を含ませる。冷やして服用させれば三日で治癒する。」

注・「則合豕膏」は、後の時代に「則含豕膏」と改められている。

發於頸者、名曰夭疽。其狀大而赤黑。不急治、則熱氣下入淵掖、前傷任脉、内薫肝肺、薫則十餘日死矣。

陽氣大發、消腦溜項、名曰腦爍。其色不樂、腦項痛如刺以鍼。煩心者、死不治。

語訳

頚部に発生するものを夭疽《ようそ》といい、その形状は大きくて赤黒く、直ちに治療しなければ熱のある毒気が下がって腋脇部に入り、身体前方の任脈が熱毒で損傷し、肝臓や肺臓が熾火で焼損し、十日余りで死に至る。陽邪がひじょうに強くなり、脳髄が消爍し邪毒が項部に溜るものを脳爍《のうしゃく》という。その顔色は異常で、脳と項部が鍼で刺されたように痛む。煩悶して胸が苦しいものは、不治の病で死ぬ。

發於肩及臑、名曰疵疽。其狀赤黑。急治之、此令人汗出至足、不害五藏、癰發四五日逆焫之。
發於掖下、赤堅者、名曰米疽。治之以砭石、欲細而長、疎砭之、塗以豕膏、六日已。勿裹之。
其癰堅而不潰者、爲馬刀挾癭、以急治之。

語訳

癰疽が肩や上腕部に発生するものを疵疽《しそ》〔疵癰《しよう》〕という。その色は赤黒く、直ちに治療しなければならない。この疽の治療は足に至るまで汗を出させれば、五臓は損傷しない。病が発生して四、五日のうちなら瀉法で施灸する。

腋の下に赤く堅く発生するものを米疽《べいそ》という。細くて長い砭石で治療するが、点々とまばらに皮膚を刺し、密刺してはならない。刺した後は膏薬〔猪油〕を塗ると六日で治癒するが、包帯をしてはならない。その癰が堅くてまだ潰れていないものは、馬刀侠癭《ばとうきょうえい》（頚部リンパ節結核）なので、緊急に治療する必要がある。

注・豕膏とは豚肉を煮て浮いた脂。

發於胸、名曰井疽。其狀如大豆、三四日起。不早治、下入腹。不治、七日死。

發於膺、名曰甘疽。色青、其狀如穀實瓜蔞、常苦寒熱。急治之、去其寒熱。不急治、十歳死、死後出膿。

癰發於脇、名曰敗疵。此言女子之病也。久之、其狀大癰膿。其中乃有生肉、大如赤小豆、治之以䔖翹草根及赤松子根、各一升、以水一斗六升煮之、令竭得三升、即强飲、厚衣坐於釜上、令汗至足、已。

注・「久之」の原文は「灸之」。

語訳

胸部に発症するものを井疽《せいそ》という。その形状は大豆のようで、発生から三、四日の内に、素早く治療しなければ、邪毒が下りて腹に入る。それでも治療しなければ七日で死亡する。

大胸筋に発生するものを甘疽《かんそ》という。色が青く、その形状はカジノキの実やカラス瓜に似る。常に悪寒発熱して苦しむものは、直ちに治療して、その寒熱を除去する。直ちに治療しなければ、十年後には死亡し、死後に〔癰疽が破れ〕膿が出てくる。

癰疽が脇部に発生するものを敗疵《はいし》という。これは女性の病と言われ、長びけば大きな膿癰を形成し、その中に赤小豆ほどの肉芽を生じている。治療には連翹《れんぎょう》の根及び赤松の根を各一升取り、水一斗六升を加えて、これが三升になるまで煮詰めた薬湯を、強いて熱いうちに飲ませ、厚着で身体を覆って熱い釜の上に座らせ、足に達するまで汗が出れば治癒する。

注・蔆翹は現在の連翹。

發於股脛一作胻。**名曰股脛疽。其狀不甚變色、癰膿内薄於骨、急治之。不急治、四十日死。**

發於尻、名曰鋭疽。其狀赤堅大。急治之。不治、三十日死。

發於股陰、名曰赤弛。不治、六十日死。在兩股之内、不治、十日死。

發於膝、名曰疵疽。其狀大、癰色不變、寒熱而堅者、勿石、石之者即死。須其色異、柔乃石之者生。

語訳

股部や脛部（『一書』では、「胻《こう》」とする。）に発生するものを股脛疽《こけいそ》という。その病状は外見上大きな変化はないが、癰の膿が骨部まで迫り、直ちに治療しなければならない。直ちに治療しなければ四十日で死亡する。

臀部に発生するものを鋭疽《えいそ》という。その形状は赤色で堅くて大きく、直ちに治療しなければならない。直ちに治療しなければ三十日で死亡する。

大腿内側部に発生するものを赤施《せきし》という。治療しなければ六十日で死亡する。両股の内側部にあるものは、治療しなければ十日で死亡する。

膝部に発生するものを疵疽《しそ》という。その形状は大きいが、患部の皮膚の色は変化しない。寒熱して堅いものは砭石を用いてはならず、砭石を用いれば直ちに死ぬ。必ず患部の色が変化し、柔くなってから砭石を用いれば生きる。

諸癰之發於節而相應者、不可治。發於陽者百日死、發於陰者四十日死。發於脛、名曰兔齧。其狀如赤豆至骨。急治之、不急治殺人。發於内踝、名曰走緩。其狀癰色不變、數石其俞而止其寒熱、不死。

語訳

関節に発生する各種の癰疽で、左右や上下が対象であれば治療不可能である。陽の外側に発生するものは百日で死亡し、陰の内側に発生するものは四十日で死亡する。

足の脛に発生するものを兔齧《とげつ》という。その形状はアズキのようで骨にまで至る。直ちに治療しなければならず、直ちに治療しなければ生命に危険が及ぶ。

足の踝に発生するものを走緩《そうかん》という。その形状は癰のようであるが皮膚の色に変化はない。何度も砭石で腫れた部位を刺して寒熱を除去すれば、死ぬことはない。


發於足上下、名曰四淫。其狀大癰、不急治之、百日死。

發於足傍、名曰厲癰。其狀不大、初從小指發。急治去之。其狀黑者、不可消輒益、不治、百日死。

發於足指、名曰脱疽。其狀赤黑者、死不治。不赤黑者、不死。治之不衰、急斬去之。不去則死矣。

語訳

足底や足背に発生するものを四淫《しいん》という。その形状は大癰に似ており、直ちに治療しなければ百日で死亡する。

足の傍に発生するものを厲癰《れいよう》という。その形状は大きくなく、足の小指から発生し、その時に直ちに治療する。それが黒くなって、色が消えなければ、徐々に悪化して治らなくなり、百日で死亡する。

足趾に発生するものを脱疽《だっそ》という。その状態が赤黒いものは、不治で死ぬ。赤黒くないものは、死なない。

治療して病勢が衰退しないものは即座に切断する。切断しなければ死亡する。
注・癰は蜂巣炎、疽は糖尿病などで足先から黒くなるものと考えればよい。

黄帝問曰「何爲癰?」岐伯對曰「營氣積留於經絡之中、則血泣而不行、不行則衛氣歸之、歸而不通、擁遏而不得行、故曰熱。大熱不止、熱勝則肉腐、肉腐則爲膿、然不能陷肌膚於骨髓、骨髓不爲焦枯、五藏不爲傷、故名曰癰。」

注・「血泣」の泣は、渋の異体字。涙を流すことではない。

語訳

黄帝が問う「なにを癰というのか?」

岐伯が答える「営気が経絡中に滞留すれば、血液が凝滞して循環できず、循環できなければ衛気がそこに溜まり、衛気が溜まれば通じなくなり、衛気は陽気なので塞がれて行けなければ熱が溜って発熱する。高熱が続けば、熱毒が盛んになって肌肉が腐爛し、肌肉が腐爛すれば膿となる。しかし膿毒は内部の骨髄には陥入せず、骨髄が焦がれ枯れることはなく、五臓も傷害されない、このようなものを癰と名づける。」

曰「何謂疽？」曰「熱氣純盛、下陷肌膚筋髓骨肉、内連五藏、血氣竭絶、當其癰下筋骨良肉皆無餘、故名曰疽。疽者、其上皮夭以堅、狀如牛領之皮。癰者、其皮上薄以澤。此其候也。」曰「有疽死者奈何？」曰「身五部。伏菟一、腨『靈樞』作腓。二、背三、五藏之俞四、項五。此五部有疽死也。」

語訳

問う「なにを疽というのか？」

答える「熱気がはなはだ盛んで、熱気が肌膚・筋・髄・骨・肉に陥入し、内は五臓にまで及び、血気が損傷して枯渇し、その癰の下の健全な筋骨・肌肉がすべて破壊〔潰れ腐爛〕し尽くされ、良肉が余ってないものを疽と名づける。疽は、患部の皮膚は黒くて光沢がなくて堅く、牛の頚の皮のようである。癰は、患部の皮膚は薄く光沢がある。これが癰と疽を鑑別する症候である。」

問う「疽で死ぬものとは、どのようなものか？」

答える「身体には重要な五部位がある。伏菟《ふくと》〔大腿前面の肌肉が最も隆起した部分〕がその一つ、腨《ぜん》〔ふくらはぎ〕（『靈樞』では「腓」とする。）がその二つ、背部がその三つ、五臓の兪穴がその四つ、項部がその五つである。この五部位に疽が生じれば死に至る。」

注・牛は昔は鼻輪でなく、首に縄を巻かれていたので、首の皮が擦れて硬い。

曰「身形應九野奈何？」曰「請言身形之應九野也。左手一作足應立春、其日戊寅己丑。左胸一作脅。應春分、其日乙卯。左足應立夏、其日戊辰己巳。膺喉頭首應夏至、其日丙午。右手應立秋、其日戊申己未。右胸一作脅。應秋分、其日辛酉。右手應立冬、其日戊戌己亥。腰尻下竅應冬至、其日壬子。六腑及鬲下三藏應中州、其日大禁、太乙所在之日及諸戊己。凡此九者、善候八正所在之處、主左右上下身體有癰腫者、欲治之、無以其所直之日潰治之、是謂天忌日也。」

五子夜半、五丑鷄鳴、五寅平旦、五卯日出、五辰食時、五巳隅中、五午日中、五未日昳、五申晡時、五酉日入、五戌黄昏、五亥人定。

以上此時得疾者、皆不起。

注・「膺喉頭首應夏至」の原文は「應喉頭首應夏至」。「鬲下三藏」の原文は「鬲下五藏」。「天忌日也」の原文は「天地日也」。

語訳

問う「身体は九野とどのように対応しているのか？」

答える「身体と九野の対応について説明するならば、左手（一作は足）は艮宮《ごんきゅう》〔東北方〕で立春に対応し、時辰《じしん》は戊寅《ぼいん》・己丑《きちゅう》である。左胸（『一書』では、「脇」とする。）は震宮《しんきゅう》〔東方〕で春分に対応し、時辰は乙《おつ》卯《ぼう》である。左足〔手〕は巽宮《そんきゅう》で立夏に対応し、時辰は戊辰《ぼしん》・己巳《きみ》である。胸・喉・頭・首は離宮《りきゅう》〔南方〕で夏至に対応し、時辰は丙午《へいご》である。右手は坤宮《こんきゅう》〔西南方〕で立秋に対応し、時辰は戊申《ぼしん》・己未《きみ》である。右胸（『一書』では、「脇」とする。）は兌宮《だきゅう》〔西方〕で秋分に対応し、時辰は辛酉《しんゆう》である。右手〔足〕は乾宮《けんきゅう》〔西北方〕で立冬に対応し、時辰は戊戌《ぼじゅつ》・己亥《きがい》である。腰・尻・尿道と肛門〔下竅の前後の二陰〕は坎宮《かんきゅう》〔北方〕で冬至に対応し、時辰は壬子《じんし》である。六腑及び横隔膜の下方の肝、脾、腎の三臓は中宮《ちゅうぐう》〔中央〕に対応し、時辰は大禁《だいきん》で、それは八節の太乙が所在する日と諸々の戊の日と己の日である。

一般にこの九つの部位と方位は、八方位及び中央に対応する節季の所在や、身体の左右上下各部位との相応関係であり、癰腫の所在により、その癰腫の部位が禁忌日に当たっていれば癰腫切開して治療してはならず、鍼を刺してはならぬ日を天の忌日というのである。

五子の日の夜半《やはん》〔子の刻〕、五丑の日の鶏鳴《けいめい》〔丑の刻〕、五寅の日の平旦《へいたん》〔寅の刻〕、五卯の日の日出《にっしゅつ》〔卯の刻〕、五辰の日の食時《しょくじ》〔辰の刻〕、五巳の日の隅中〔巳の刻〕、五午の日の日中《にっちゅう》〔午の刻〕、五未の日の日昳《にってつ》〔未の刻〕、五申の日の晡時《ほじ》〔申の刻〕、五酉の日の日入《にちにゅう》〔酉の刻〕、五戌の日の黄昏《こうこん》〔戌の刻〕、五亥の日の人定《にんじょう》〔亥の刻〕。以上のような時に発生した癰疽は治癒しない。」

鍼灸甲乙經　巻之十二

第一、欠《けつ》・噦《えつ》・唏《き》・振寒《しんかん》・噫《あい》・嚏《てい》・嚲・泣出《きゅうしゅつ》・太息《たいそく》・涎《せん》下《か》・耳鳴《じめい》・嚙舌《けつぜつ》・善忘《ぜんぼう》・善饑《ぜんき》を生じる病

（欠噦唏振寒噫嚏嚲泣出太息羨下耳鳴嚙舌善忘善饑第一）

提要

本篇は邪気が空竅〔目・耳・鼻・口〕に侵入して発生した、あくび〔欠〕・しゃっくり〔噦〕・すすり泣く〔唏〕・悪寒して震える〔振寒〕・おくび・げっぷ〔噫〕・くしゃみ〔嚏〕・手足に力が入らない〔嚲〕・鼻水と涙がともに出る〔泣出〕・ため息〔太息〕・涎《よだれ》を流す〔羨下《せんか》〕・耳鳴り〔耳鳴〕・舌を噛む〔嚙舌〕・健忘〔善忘〕・よく腹がすき、食後でも飢えを覚える〔善饑〕の十四種の病症の原因や機序及び鍼刺治療の方法について論述するため名付けられた篇である。

黄帝問曰「人之欠者、何氣使然？」　岐伯對曰「衛氣晝行於陽、夜行於陰。陰主夜、夜主臥、陽主上、陰主下、故陰氣積於下、陽氣未盡、陽氣引而上、陰行而下、陰陽相引、故數欠。陽氣盡、陰氣盛、則目瞑。陰氣盡、陽氣盛、則寤。腎主欠、故寫足少陰、補足太陽。」

注・「腎主欠」の原文は「腎主吹」。

語訳

黄帝が問う「人のあくび〔呵欠《かけん》〕は何が原因なのか？」

岐伯が答える「衛気は、日中は陽分を運行し、夜間は陰分を運行する。陰は夜を主り、夜は睡眠を主る。陽は上昇を主り、陰は下降を主る。そのため陰気は下に集まり、陽気が陰分に入りはじめれば、陽は陰気を引き上げようとし、陰は陽気を下に引いて降ろそうとする。このように陰陽の気が上下で引き合うので、続けざまにあくびが出る。陽気がみな陰分に入り、陰気が盛んになれば、目を閉じて熟睡する。陰気が衰退して尽き、陽気が盛んになれば、人は目を覚ます。腎はあくびを主管するので、あくびを頻発する病は、足の少陰腎経〔照海穴〕を瀉し、足の太陽膀胱経〔申脉穴〕を補う。」

曰「人之噦者何？」曰「穀入胃、胃氣上注於肺。今有故寒氣、與新穀氣、倶還入於胃。新故相亂、眞邪相攻相逆、復出於胃、故爲噦。肺主噦、故補手太陰、寫足太陰。亦可以草刺其鼻、嚏而已。無息而疾引之、立已。大驚之、亦可已。」

語訳

問う「人のしゃっくりは何が原因なのか？」

答える「穀物は胃に入り、腐熟されて水穀の精微となり、胃にある水穀の精微は脾の運化作用により上がって肺に注ぐ。今、胃が寒邪を受けていれば、そこへ新たに飲食物が入ると、もともとあった寒邪と新しく入った水穀が胃中で混ざり合い、水穀の気と寒邪が相争って鬩《せめ》ぎ合いながら胃気が上逆し、再び胃の中から出てくるので、しゃっくりが出る。肺はしゃっくりを主管するので手の太陰経を補い、足の太陰脾経を瀉す。さらに鼻の穴を草の葉で刺し、くしゃみが出ればしゃっくりは治る。あるいは鼻と口を閉じてしばらく呼吸をせず、しゃっくりが出そうになれば、急に大きく息を吸い上逆してくる気を胃中に下行させるようにすれば、即座にしゃっくりは止まる。あるいは不意に大きく驚かせても、しゃっくりは止まる。」

注・胃気は腸へ降りるのが正常で、肺へは上がらない。胃気が上がるものを胃気上逆という。しゃっくりは胃気上逆。嘔吐も同じ。寒気は胃にあるが、肺は気を主管するので、「肺主噦」という。

曰「人之唏者何？」曰「此陰氣盛而陽氣虚、陰氣疾而陽氣徐、陰氣盛而陽氣絶、故爲唏。唏者、陰盛陽絶、故補足太陽、寫足少陰。」

語訳

問う「人がすすり泣くのは何が原因なのか？」

答える「これは陰気が盛んで陽気が虚衰し、陰気の運行が速くなって陽気の運行は緩慢となるからだ。陰気が旺盛になれば陽気は絶えて通じなくなり、しゃくりあげるようになる。しゃくりあげるのは、陰気が旺盛で陽気が阻絶されているので、治療は足の太陽経を補い、足の少陰経を瀉す。」

注・哀しみ嘆くのは感情の問題で、すすり泣くのは呼吸の問題。

曰「人之振寒者何？」曰「寒氣客於皮膚、陰氣盛、陽氣虚、故爲振寒、寒慄。補諸陽。」

語訳

問う「人が悪寒して戦慄するのは、何が原因なのか？」

答える「寒邪が皮膚を侵襲すれば、体表で陰である寒邪だけが盛んになり、これにより陽気は衰弱してしまい、このようにして寒気して震える症状が現れる。治療は諸陽経を補う。」

曰「人之噫者何？」曰「寒氣客於胃、厥逆從下上散、復出於胃、故爲噫。補足太陰、陽明。

一云補眉本。」

語訳

問う「人がゲップするのは何が原因なのか？」

答える「寒邪が胃に侵入すれば、〔胃中の陽気は寒の陰気を感受して弱り、胃気は下降できずに〕厥逆の気が下から上へ拡散し、再び胃中から放出されてゲップとなる。治療は足の太陰脾経と足の陽明胃経を補う。（『靈樞』では、「眉の本を補う」という。）」

曰「人之嚏者何？」曰「陽氣和利、滿於心、出於鼻、故爲嚏。補足太陽滎、眉本一云眉上。」

語訳

問う「人がくしゃみするのは何が原因なのか？」

答える「陽気の調和がとれて穏やかに疎通し、陽気が心に満ち、肺に送られ鼻から出てくしゃみとなる。治療は足の太陽膀胱経の滎穴である通谷穴と眉の本である攢竹穴を補う。（『靈樞』では、「眉上」という。）」

曰「人之𦢊者何？」曰「胃不實則諸脉虛、諸脉虛則筋脉懈惰、筋脉懈惰則行陰用力、氣不能復、故爲𦢊。因其所在、補分肉間。」

語訳

問う「人が手足に力が入らなくなるのは、何が原因なのか？」

答える「胃の気が虚せば諸経脈もみな虚し、諸経脈が虚せば筋脈が栄養されずに無力となり、筋脈が衰えたままで性交にはげめば力が必要で気を強く消耗し、元気を回復することができなくなり、手足に力が入らなくなる症状が現れるのである。治療は病変部位の分肉の間に補法を施す。」

曰「人之哀而泣涕出者何？」曰「心者、五藏六府之主也。目者、宗脉之所聚也、上液之道也。口鼻者、氣之門戸也。故悲哀愁憂則心動、心動則五藏六府皆搖、搖則宗脉感、宗脉感則液道開、液道開故涕泣出焉。液者、所以灌精濡空竅者也。故上液之道開則泣、泣不止則液竭、液竭則精不灌、精不灌則目無所見矣、故名曰奪精。補天柱、經侠頸。侠頸者、頭中分也。」

語訳

問う「人が哀しめば涙と鼻汁がともに出るが、これは何が原因なのか？」

答える「心は五臟六腑の主である。目は宗脉が集まるところで上部津液の通り道である。口鼻は、呼吸で気が出入りする門戸である。人は悲哀や憂愁《ゆうしゅう》の感情で心が動揺するが、心が動揺すれば五臟六腑もみな動揺し、五臟六腑が動揺すれば宗脉もこれに感応し、宗脉が感応すれば目や鼻及び口の津液の通路が開き、通路が開けば涙して鼻水が出る。津液は、空竅〔ここでは顔面部にある目・鼻・口・耳の七竅〕に注いで潤す作用がある。したがって上部の津液の通路が開けば涙が流れ、涙が止まらなければ津液は枯渇し、津液が枯渇すれば目に精気が注ぐことができずに目が見えなくなる。これを奪精《だっせい》という。治療は頚を挟む足の太陽膀胱経の天柱穴を補う。頚を挟むとは、頭部の正中を挟む筋の分かれ目である。」

注・宗脉とは、全身の経脉のこと。

曰「有哭泣而涙不出者、若出而少涕、不知水所從生、涕所從出也？」曰「夫心者、五藏之專精也。目者其竅、華色其榮。是以人有德、則氣和於目、有亡憂知於色、是以悲哀則泣下、泣下水所由生也。衆精者、積水也。『素問』作水宗。積水者、至陰也。至陰者、腎之精也。宗精之水、所以不出者、是精持之也、輔之裹之、故水不行也。夫氣之傳也、水之精爲志、火之精爲神、水火相感、神志俱悲、是以目之水生也。故諺言曰『心悲又名曰志悲。』志與心精共湊於目也、是以俱悲則神氣傳於心、精上下傳於志、而志獨悲、故泣出也。泣涕者、腦也。腦者、陽也『素問』作陰。髓者、骨之充也。故腦滲爲涕。志者、骨之主也。是以水流涕從之者、其類也。夫涕之與泣者、譬如人之兄弟、危則倶死、生則倶生『太素』作出則倶亡。其志以早悲、是以涕泣倶出而相從者、所屬之類也。」

曰「人哭泣而泣不出者、若出而少、涕不從之、何也？」曰「夫泣不出者、哭不悲也。不泣者、神不慈也。神不慈則志不悲、陰陽相持、泣安能獨來？　夫志悲者惋、惋則冲陰、冲陰則志去目、志去則神不守精、精神去目、涕泣出也。」

注・「衆精者」の原文は「重精者」。「危則倶死」の原文は「急則倶死」。「志去則神不守精」の原文は「志安則神不守精」。

語訳

問う「悲哀で声を出して泣くのに涙が出ないもの、あるいは涙は出るが鼻水が少ないものがあるが、その水はどのように生じ、鼻水はどのように出てくるのか？」

答える「心は五臓六腑の主で、五臓の精気を支配している。眼は心の孔であり、顔色や艶は心の状態が外的に現れ〔栄華〕たものである。これにより人は気に入ったことがあれば神気が柔和になって目に現れ、憂鬱になれば顔色に現れて分かる。このようにして悲哀すれば涙が流れるが、この涙は水より生じたものである。全ての精気は、水液が貯えられて化生したものである（『素問』には「水宗」〔水の起源〕としている。）。水液は、至陰に貯えられる。至陰とは、腎臓の精気である。水液から化した様々な清気が、ふだん外に溢れ出ないのは、腎臓の精気が水液を保持し、助け、包んでいるので、水が勝手に流れることはない。その精気の転化だが、水の精気は志で、火の精気は神であり、この水と火が感応し合うと、志と神はともに感応し合い悲しんで、目に涙が生じる。したがって諺にも『心が悲しむのを志悲《しひ》という。』とある。志と心の精気はともに目に集まるので、この心と腎がともに悲しめば、神気は悲しみを心に伝え、精気はそれに伴って上下して腎精〔志〕に伝わるので、腎志は独り悲しみ、これにより精が水液を保持できなくなって涙が出てくる。泣くと鼻水が出てくるのは脳が関係している。脳は陽（『素問』では陰とする。）であり、髄は骨腔を充たしている。だから脳髄が滲みて鼻汁となる。志は、骨の主である腎が管理しているので、涙が外に流れれば鼻水もこれに伴って外に出るが、鼻水と涙は同類の関係にあるからだ。そもそも涙と鼻水は、人に喩えるならば兄弟のようなもので、危なければ共に死に、生まれる時は共に生まれる（『太素』には、「出ればともに亡くなる」とする。）。それは腎志がまず悲しめば鼻水が涙に伴って出るが、これは両者が同じ類に属しているためである。」

問う「人によって泣いても涙が出ず、あるいは出ても少なく、鼻汁も出ないのは、なぜなのか？」

答える「泣いても涙が出ないのは、声を出して泣いていても悲しくないからだ。涙が出ないのは、心の神が慈《いつく》しまないからである。神が慈しまなければ腎精の志も悲しまず、陰である腎志と陽である心神がそのままなので、どうして涙など流れようか。そもそも腎志が嘆き悲しめば、嘆けば陰脳にあたり、陰脳にあたれば腎志は目から離れ、腎志が目から離れれば心神が精を保持できずに、精と神はともに目から離れてしまって、涙と鼻水が出てくるのである。」

注・「是以目之水生也」は『太素』の二十九巻では「是以目之水不生」だが、涙の出るケースを説明しているので間違い。「脳者陽也」は、後の「冲陰」からすると「脳者陰也」が正しい。

夫經言乎、厥則目光無所見。自涕之與泣者已下至目光無所見原本漏、今以『素問』、『靈樞』補之。夫人厥則陽氣并於上、陰氣并於下。陽并於上、則火獨充也。陰并於下、則足寒、足寒則脹。夫一水不能勝五火、故目盲。是以氣衝風泣下而不止。夫風之中目也。陽氣内守於精、是火氣燔目、故見風則泣下也。有以比之、夫『素問』下有火字疾風生、乃能雨、此之類也『九巻』言其形、『素問』言其情、亦互相發明也。

注・「則火獨充也」の原文は「則火獨光也」。

語訳

医経によれば、厥になると目はなにも見えなくなるとある。（泣いて鼻涕するところから目の光がなくなるところまでが原本では漏れており、今回『素問』、『靈樞』を根拠に補う）。そもそも人が厥になれば陽気は一緒になって上がり、陰気は一緒になって下がる。陽気が上に集合すれば上部は火熱が盛んになり、陰気が下に集合すれば足が寒くなる。足が寒くなれば気が運化できずに脹満する。そもそも腎の一水だけでは五臓の火に勝てないので目が見えなくなる。このようにして風に遭えば涙が出て止まらなくなる。これは風邪が目を侵襲したためである。陽気が内で精を守っているので、風が煽《あお》れば火気で目が焼かれ、風に遭えば涙が流れる。これを喩えるならば（『素問』には、夫の下に火の字がある）、風が生じれば雨が降るようなものである。(『九巻』は、その形をいい、『素問』は、その情をいうが、相方とも同じことを明らかにしている。)

注・「五火」を『太素』水論では「兩火」としている。君火と相火だろう。

曰「人之太息者何?」曰「憂思則心系急、心系急則氣道約、約則不利、故太息以伸出之。補手少陰、心主、足少陽留之。」

語訳

問う「人がため息をつくのは何が原因なのか?」

答える「憂愁や思慮すれば心系〔心臓と直接関係する血管系〕がひきつり、心系がひきつれば気道が拘約《こうやく》され、気道が拘約されれば呼吸が不自由となる。そのためため息をついて胸中に溜まった気を伸びやかにする。治療は手の少陰心経、手の厥陰心包経、足の少陽胆経に補法して置鍼する。」

曰「人之涎下者何?」曰「飲食皆入於胃、胃中有熱、熱則蟲動、蟲動則胃緩、胃緩則廉泉

開、故涎下。補足少陰。」

語訳

問う「人が涎《よだれ》を流すのは何が原因なのか？」

答える「飲食物は胃に入るが、もし胃の中に熱があれば腹中の虫が動き、虫が動けば胃が弛緩し、胃が弛緩すれば涎の通る孔〔廉泉《れんせん》〕が開いて涎が流れる。治療は足の少陰腎経を補う。」

注・昔は腹に虫がいると思われていた。腹中の気ではない。

曰「人之耳中鳴者何？」曰「耳者、宗脈之所聚也。故胃中空、空則宗脈虚、虚則下、溜脈有所竭者、故耳鳴。補客主人、手大指甲上與肉交者。」

注・宗脈は、①多くの経脈が集まる場所②肺に集中する経脈、の意味がある。

語訳

問う「人の耳鳴りは何が原因なのか？」

答える「耳は宗脈が集まるところである。したがって胃の中が空になれば、水穀の精微が供給不足になって宗脈が虚してしまい、宗脈が虚せば脈気は下に流れて上昇できず、耳に注ぐ上部の経脈の気血が枯渇するところができて耳鳴が発生する。治療は足の少陽胆経の客主人穴、手の親指の爪甲の角にある手の太陰肺経の少商穴を補う。」

曰「人之自囓舌者何？」曰「此厥逆走上、脉氣皆至也。少陰氣至則自囓舌、少陽氣至則囓頰、陽明氣至則囓脣矣。視主病者、補之。」

語訳

問う「人が無意識に自分の舌を咬むのは何が原因なのか？」

答える「これは厥気が上逆し、各々の脈気も影響を受けて上逆するために起きる症状である。少陰経の脈気が上逆すれば舌を咬み、少陽経の脈気が上逆すれば頰を咬み、陽明経の脈気が上逆すれば唇を咬む。治療は視診で病の経脈を明らかにし、当該経脈の穴を取って補う。」

曰「人之善忘者何？」曰「上氣不足、下氣有餘、腸胃實而心肺虛、虛則營衛留於下、久不以時上、故善忘也。」

曰「人之善饑不嗜食者何也？」曰「精氣并於脾、則熱留於胃、胃熱則消穀、消穀故善饑、胃氣逆上、故胃脘塞、胃脘塞故不嗜食。善忘及善饑、先視其府藏、誅其小過、後調其氣、盛則寫之、虚則補之。」

語訳

問う「人の健忘症は何が原因なのか？」

答える「上部の気が足りず、下部の気が有り余る。つまり胃腸の気が実し、心肺の気は虚す。心肺の気が虚せば営衛の気が胃腸に長く留まり、それが長い時間におよんで時間通りに上行できなくなり、健忘症となる。」

問う「よく腹がすくのに食べたがらない人がいるが、これは何が原因なのか？」

答える「水穀の精気が脾に集まれば、胃の陰液が不足して熱が留まる。すると胃熱により水穀が腐熱しやすくなり、水穀が腐熟して腸へ送られるので胃が空になって空腹を感じる。だが胃熱により胃気が上逆すると、胃脘が塞がり、胃脘が塞がると物を食べたいと思わなくなる。健忘症やよく腹がすくものは、まず疾病がどの臓腑に属すのかを明らかにし、軽微な邪気を除去し、その後に臓腑の気を調節して、邪気が盛んであれば瀉去し、正気が不足していれば補法する。」

注・胃は腸だから、胃熱があると乾燥し、胃陰が不足して食欲不振となる。

凡此十四邪者、皆奇邪走空竅者也。邪之所在、皆爲不足。故上氣不足、腦爲之不滿、耳爲之善鳴、頭爲之傾、目爲之瞑。中氣不足、溲便爲之變、腸爲之善鳴。補之足外踝下留之。下氣不足、則乃爲痿厥心悶、急刺足大指上二寸留之。一曰補足外踝下留之。」

語訳

一般に上述した十四種の病邪は、みな奇邪が空竅に侵入して発生する病変である。邪気の侵入したところは、みな正気が不足した部位である。およそ上部で気が不足すれば、脳髄が充たされず、耳鳴り、頭が傾く、目がはっきり見えない。中部で気が不足すれば、大小便が異常となり、腹の中が鳴る。それには足の外果の下にある足の太陽膀胱経の崑崙穴に補法して置鍼する。下部で気が不足すれば、両足は萎縮して無力となって手足の先から冷え、胸が煩悶とする。それには急いで足の親指の上二寸にある足の厥陰経の太衝穴に鍼刺して留める。一説には、足の外果の下にある崑崙穴に鍼刺して補法し、置鍼する。」

注・上気不足は「上焦の気不足」ではない。上焦は肺と心だから、耳鳴りや目、頭の症状が肺心と合わない。中気も一般には中焦だが、大小便は下焦の症状だから合わない。下気も下焦とすると、痿厥が腎膀胱の症状と合わない。

第二、寒気が会厭《ええん》に侵入し留まって発生する話せなくなる瘖《おし》の病

（寒氣客於厭發瘖不能言第二）

提要

本篇は寒気が会厭〔気管の上竅の蓋〕に侵入して留まったため発音できなくなった音唖の病の機序や治療法について論述するためこの名のある篇である。その主要内容は、喉嚨《こうろう》・会厭・唇・舌・懸癰垂《けんようすい》・頏《こう》顙《そう》・横骨などの器官の人体の発音に対する作用、会厭の大小や厚薄が発音に与える影響。寒邪が会厭に侵犯することにより突然声が出なくなる病の仕組みや症候及び主治腧穴についてである。

黄帝問曰「人之卒然憂恚而言無音者、何氣不行?」少師對曰「咽喉者、水穀之道路也。喉嚨者、氣之所以上下者也。會厭者、音聲之戶也。脣口者、音聲之扇也。舌者、音聲之機也。懸癰垂者、音聲之關也。頏顙者、分氣之所泄也。横骨者、神氣之所使、主發舌者也。故人之鼻洞洟出不收者、頏顙不閉、分氣失也。其厭小而薄、則發氣疾、其開闔利、其出氣易。其厭大而厚、

則開闔難、其出氣遲、故重言也。所謂吃者、其言逆、故重之。卒然無音者、寒氣客於厭、則厭不能發、發不能下至其機扇、機扇開闔不利故無音。足少陰之脉上繫於舌本、絡於横骨、終於會厭、兩寫血脉、濁氣乃辟。會厭之脉、上絡任脉、復取之天突、其厭乃發也。」

語訳

黄帝が問う「人が突然に憂慮や憤怒で声が出なくなるが、これは何の気が運行しないのか?」

少師が答える「咽喉は胃に通じており水穀の通路である。喉嚨《こうろう》は肺に通じており呼吸の気が上下する通路である。会厭《ええん》は咽喉の間にあり、開閉して音声の門戸に相当する。口唇は、音声の扉門《ひもん》に相当する。舌は、音声の発声を助ける器官である。懸癰垂は喉の前部にあって音声を発するときの要衝で、発音や成音の関所である。頏顙《こうそう》〔上顎の奥にある鼻道〕は、呼吸した気が口鼻に分かれるところで、鼻涕と唾液はここを通って分泌される。横骨〔喉の上の軟骨で下方では心肺に通じ、上方で舌根に付く〕は、神気の支配を受け、舌の運動を制御する。したがって鼻腔中に鼻水が流れて止まらないものは、上顎の奥にある喉頭蓋が閉まらず、呼吸した気を分けることができなくなっている。およそ会厭が小さくて薄ければ、呼気が速く、開閉は滑らかであり、気は容易に出て、流暢に喋る。会厭が大きく厚ければ、開閉がしにくく、出気も緩慢となり、したがってどもる〔口吃〕。いわゆるどもりとは、言語を発する際に気逆により滑らかに言葉が出ず、言葉が反復するものである。突然に音声を失うものは、寒邪が会厭を侵犯して、会厭が開閉できなくなり、開閉できない異常が声門〔舌・口唇〕に至り、声門も開閉できずに発声できなくなったものである。足の少陰腎経脉は足から上行して舌根に繋がり、舌根部の横骨に絡み、喉の会厭に終わっている。だから治療は足の少陰腎経の血脉を二度瀉せば、濁気は排除される。足の少陰腎経にある会厭の脉は、上で任脉にも連絡しているので、さらに任脉の天突穴を刺せば、会厭の開閉機能は回復し、発声できるようになる。」

注・咽喉は食道、喉嚨は気管、会厭は声帯、懸癰垂は口蓋垂、頏顙は喉頭部、横骨は舌骨。

暴瘖氣哽、刺扶突與舌本出血。瘖不能言、刺腦戶。暴瘖不能言、喉嗌痛、刺風府。舌緩、瘖不能言、刺瘖門。喉痛、瘖不能言、天突主之。暴瘖氣哽、喉痺咽痛不得息、飲食不下、天鼎主之。食飲善嘔、不能言、通谷主之。瘖不能言、期門主之。暴瘖不能言、支溝主之。瘖不能言、合谷及湧泉、陽交主之。

注・「暴瘖氣哽」の原文は「暴瘖氣硬」。

語訳

突然声が出なくなって気が詰まるものは、手の陽明経の扶突穴と舌根部にある任脉の廉泉穴を刺して出血させる。

声が出なくなって話せないものは、督脉の脳戸穴を刺す。

突然声が出なくなって話せず、喉が痛むものは、督脉と陽維脉の会穴である風府穴を刺す。

舌が弛緩し、声が出なくなって話せないものは、督脈の瘂門穴を刺す。

喉が痛み、声が出なくなって話せないものは、任脈の天突穴を主治穴とする。

突然声が出なくなって気が詰まり、咽喉が痺れて痛み、呼吸しづらく、飲食物が痞えて下がらないものは、手の陽明経の天鼎穴を主治穴とする。

飲食でよく嘔吐し、話せなくなるものは、衝脈と足の少陰経の会穴である腹通谷穴を主治穴とする。

声が出なくなって話せないものは、肝の募穴である期門穴を主治穴とする。

突然声が出なくなって話せなくなるものは、手の少陽経の支溝穴を主治穴とする。

突然声が出なくなって話せなくなるものは、手の陽明経の合谷穴と、足の少陰経の井穴である湧泉穴、足の少陽経の陽交穴を主治穴とする。

第三、目を閉じて眠れず・目が閉じて開かずに物を視れない・多眠・睡眠不安・横になって寝れない、肌肉の感覚がなくなり体が動かない〔肉苛《にくか》〕、呼吸に音を生じる及び呼吸が急促になる症状を発生する病

（目不得眠不得視及多臥臥不安不得偃臥肉苛諸息有音及喘第三）

提要

本篇は目を閉じて眠れず、多眠、睡眠不安などの病症の機序と治療法について論じるためこの名がある篇である。その主要内容は、不眠・目が見えない・多眠・睡眠不安、横になれないなどの病症の機序と治療法。肌肉が麻痺して無力となり四肢が挙動しない病の機序と予後。喘息の様々な病の機序および肺・胃・腎の三臟との関係。これら諸病に対する主治腧穴についてである。

黄帝問曰「夫邪氣之客於人也、或令人目不得眠者何也？」伯高對曰「五穀入於胃也、其糟

粕、津液、宗氣、分爲三隧、故宗氣積於胸中、出於喉嚨、以貫心肺而行呼吸焉。營氣者、泌其津液、注之於脉、化而爲血、以營四末、内注五藏六府、以應刻數焉。衛氣者、出其悍氣之慓疾、而先行於四末分肉皮膚之間、而不休息也。晝行於陽、夜行於陰。其入於陰也。常從足少陰之分間、行於五藏六府。今邪氣客於五藏、則衛氣獨營其外、行於陽不得入於陰、行於陽則陽氣盛、陽氣盛則陽蹻滿、不得入於陰、陰氣虚、故目不得眠。治之補其不足、寫其有餘、調其虚實、以通其道而去其邪、飲以半夏湯一劑、陰陽已通、其臥立至、此所以決瀆壅塞、經絡大通、陰陽得和者也。其湯方以流水千里以外者八升、揚之萬遍、取其清五升、煑之、炊以葦薪火、沸煑秫米一升、治半夏五合、徐炊令竭爲一升半、去其柤、飲汁一小盃、日三、稍益、以知爲度。故其病新發者、覆杯則臥、汗出則已矣。久者、三飲而已。」

注・「分爲三隧」の原文は「分爲三隊」。

語訳

黄帝が問う「邪気が人を侵犯すると、目を閉じて眠れなくなることがあるが、何がそうさせるのか？」

伯高が答える「飲食物が胃に入って消化され、それより糟粕《そうはく》・津液・宗気は分かれて上焦・中焦・下焦から出る三つの隧道《すいどう》を通る。つまり宗気は胸中に集積し、喉嚨から出て、心肺を貫通して呼吸する。営気は、津液を分泌し、脉中に注ぎ、化生して血液となり、四肢末端にまで流れてこれを栄養し、内部では五臓六腑に注ぎ、昼夜百刻の時間に従って運行する。衛気は猛烈で迅速であり、まず四肢の分肉と皮膚の間を循行し、運行して休まない。昼間は陽分を循行して、夜間は陰分を循行する。それが陰分に入る時は必ず足の少陰腎経から入り、五臓六腑を循行する。今、邪気が五臓を侵犯したならば、衛気はただ外部のみを栄養し、陽分を循行することはできても陰分に入ることができなくなる。衛気が陽分のみを循行するので陽気のみ盛んになり、陽気が盛んになれば陽蹻脉《ようきょう》が満ち、衛気が陰分に入れずに陰虚となり、目を閉じて眠りに入れなくなる。治療はその陰分の不足を補い、陽分の有余を瀉して虚実を調え、陰陽の道を疏通させて邪気を除去する。その上で半夏《はんげ》湯を一剤服用させれば陰陽の気が通じ、眠れるようになる。これは塞がった水道を通すように経絡を疎通させ、陰陽を調和させる。その半夏湯の処方は、源泉から千里を流れてきた水を八升、これをよく攪拌《かくはん》し、上澄みの清水五升を取り、葦《あし》を燃料にして沸かし、沸騰したところに秫米《じゅつべい》〔コーリャン〕一升と炮《あぶ》った半夏を五合入れ、とろ火でゆっくり煎じて一升半になればカスを取り除き、この薬汁を小さい盃で一杯、一日三回服用する。適宜に量を増やしていくが、効果が現れるまでを限度とする。もし発病してすぐであれば、薬を服用してすぐに安眠させ、汗が出れば病は治癒する。発病から時が経過しているものも、三回服用すれば治癒する。」

注・治療は、陰蹻脉の照海を補い、陽蹻脉の申脉を瀉す。

曰「目閉不得視者何也?」曰「衛氣行於陰、不得入於陽。行於陰則陰氣盛、陰氣盛則陰蹻滿。不得入於陽則、陽氣虛、故目閉焉。『九巻』行作留、入作行。」

語訳

問う「目が閉じて視ることができないものは何が原因なのか？」

答える「衛気が陰分のみを運行して、陽分に入ることができないのである。衛気が陰分のみを運行すれば陰気が盛んになり、陰気が盛んになれば陰蹻脈が充満する。陰気が陽分に入ることができなければ、陽経の衛気は虚し、そのため目が閉じて開かない。(『九巻』では、「行」は「留」とし、「入」は「行」である)。」

注・衛気は朝になると睛明から陽経を巡るので目が覚め、夜は労宮と湧泉から陰経に入るから眠る。

曰「人之多臥者何也？」曰「此人腸胃大而皮膚澀『九巻』作濕、下同、**澀則分肉不解焉。腸胃大則衛氣行留久、則皮膚澀、分肉不解、則行遲。夫衛氣者、晝常行於陽、夜常行於陰、故陽氣盡則臥、陰氣盡則寤。故腸胃大、衛氣行留久、皮膚澀、分肉不解、則行遲。留於陰也久、其氣不精、**一作清。**則欲瞑、故多臥矣。其腸胃小、皮膚滑以緩、分肉解利、衛氣之留於陽也久、故少臥焉。」**

注・「腸胃大則衛氣行留久」の原文は「腸胃大則胃氣行留久」。

語訳

問う「いつも眠くて睡眠を多くとる人がいるが、これは何が原因なのか?」

答える「この人は胃腸が大きくて皮膚がザラザラしており（『九巻』では、皮膚が湿っているであり、下も同じである。）、ザラザラしていれば分肉も滑らかではない。胃腸が大きければ衛気は胃腸に長く停留し、皮膚が渋っており、肌肉は滑らかでないので、衛気の運行は遅くなる。衛気は、日中は陽分を運行し、夜間は陰分を運行するので、陽分で衛気が尽きれば眠くなり、陰分で衛気が尽きれば目が醒める。したがって胃腸が大きければ、衛気が陰分に留まる時間も長くなり、皮膚は滞り、肌肉は滑らかでないため衛気の運行は遅くなる。衛気が陰分に留まる時間が長くなれば、その陽気は精（『靈樞』は、「清」である。）が出ず、目を閉じたくなって睡眠を多くとる。胃腸が小さい人は、皮膚は滑らかで弛緩しており、分肉も滑らかで通りやすく、衛気が陽分に留まる時間が長いので、睡眠時間が短いのである。」

曰「其非常經也、卒然多臥者何也。」曰「邪氣留於上焦、上焦閉而不通、已食若飲湯、衛氣久留於陰而不行、故卒然多臥。」曰「治此諸邪奈何?」曰「先視其府藏、誅其小過、後調其氣。盛者寫之、虛者補之、必先明知其形氣之苦樂、定乃取之。」

語訳

問う「通常は多眠ではないのに、突然に多眠になるものは、何が原因なのか?」

答える「邪気が上焦に留まると、上焦が閉塞して通じなくなり、食事をしたり湯を飲めば、衛気が陰分に長く留まって、陽分へ運行しなくなるので、突然に睡眠を多くとるようになる。」

問う「この種の病変はどのように治療するのか？」

答える「まず疾病がどの臟腑にあるのかその所在を診察し、軽微な邪気を取り除き、その後に営衛の気を調節する。実証は瀉し、虚証は補うが、必ずその身体と精気の苦楽を明らかにし、治療に臨む。」

曰「人有臥而有所不安者何也？」曰「藏有所傷、及情有所倚、則臥不安、『素問』作精有所倚則安、『太素』作精有所倚則不安。**故人不能懸其病也。」曰「人之不得偃臥者何也？」曰「肺者、藏之蓋也。肺氣盛則脉大、脉大則不得偃臥。」**

語訳

問う「床に入っても熟睡できない人がいるが、これは何が原因なのか？」

答える「五臟の損傷や感情の片寄りにより、安眠できない（『素問』は、「精に片寄りがあれば安眠できる」とし、『太素』は、「精に片寄りがあれば安眠できない」とする。）。したがって人は、その病を棚上げにして眠ることはできない。」

問う「仰向けに眠れない人がいるが、これは何が原因なのか？」

答える「肺臓は、五臓六腑の華蓋《かがい》である。肺臓の邪気が盛んになれば脈は大きくなり、脈が大きくなれば仰向けで眠れなくなる。」

注・不安は、安定して眠れないこと。華蓋は蓋ではなく、日傘。

曰「人之有肉苛者何也？ 是爲何病？」曰「營氣虚衛氣實也。營氣虚則不仁、衛氣虚則不用。營衛倶虚、則不仁且不用、肉加苛也。人身與志不相有也、三十日死。」

語訳

問う「人の筋肉が麻痺〔苛《か》〕するのはどうしてなのか？ またそれは何の病なのか？」

答える「営気が虚して衛気が実しているのである。営気が虚せば知覚が麻痺し、衛気が虚せば肢体が動かなくなる。営衛の気が共に虚せば知覚が麻痺して肢体が動かなくなり、肉に苛が加わる。身体が意志どおりに動かなければ、三十日で死亡する。」

注・肉苛は、「不仁且不用」とあるので、感覚だけ麻痺するのではなく、不用は運動麻痺。

曰「人有逆氣不得臥而息有音者、有不得臥而息無音者、有起居如故而息有音者、有得臥行而

喘者、有不得臥不能行而喘者、有不得臥、臥而喘者、此何藏使然？」曰「不得臥而息有音者、是陽明之逆也。足三陽者下行、今逆而上行、故息有音也。陽明者、胃脉也。胃者、六府之海也、其氣亦下行、陽明逆、不得從其道、故不得臥。『下經』曰『胃不和則臥不安』此之謂也。夫起居如故而息有音者、此肺之絡脉逆、不得隨經上行下、故留經而不行、絡脉之病人也微、故起居如故而息有音也。夫不得臥、臥則喘者、水氣客也。夫水氣循津液而留『素問』作流。者也、腎者水藏、主津液、主臥與喘也。」

語訳

問う「人には逆気する病で、仰向けになって眠れず息をすれば音がするもの、仰向けで寝ることができないが息をしても音がしないもの、起居は平常通りなのに息をすれば音がするもの、仰向けで寝ることはできても動けば呼吸が急促になって喘ぐもの、仰向けで眠れず動くこともできずに呼吸が急促になって喘ぐもの、仰向けで眠れず、仰向けで寝れば呼吸が急促になって喘ぐものがあるが、これらはどの臓腑による病なのか？」

答える「仰向けで眠れず、息をすれば音がするのは、陽明経の脉気が上逆したからである。足の三陽経の脉気は、頭から足に向かって下行するが、今、逆に上行しているので音が生じるのである。陽明は胃の経脉であり、胃は六腑の海であって、胃気は下行する。しかし陽明の気が上逆すれば、通常に腸を降りれなくなるので、仰向けになって眠れなくなるのである。『下經』には、「胃が不和になれば安眠できない」という。

これはそのことを言うのである。

生活は平常通りにできるが息をすれば音がするもの、これは肺の絡脈の気が逆行しており、絡脈の気が経脈の気に従って上下に往来できなくなり、したがって留まって絡脈を運行できなくなっている。絡脈の病人は比較的軽いので、そのため生活は平常通りにできるが息をすれば音がする。

仰向けで眠れず、仰向けで寝れば呼吸が急促になって喘ぐのは、水気が肺を侵犯しているからである。水気は津液の通路を流れて留まる（『素問』では、「流れる」とする。）。腎臓は水臓であり、津液を主っている。そのため水気の上逆により仰向けで寝れば呼吸が急促するのである。」

注・一つは降りるべき胃気が上がって音がする。二つめは肺絡の逆。三つめが腎の水泛という。


驚不得眠、善齘、水氣上下、五藏遊氣也。三陰交主之。不得臥、浮郄主之。身腫、皮膚不可近衣、淫濼苛獲、久則不仁、屏翳主之。

注・「善齘」の原文は「善斷」。

語訳

心が動揺して安眠できず、よく歯ぎしりし、腹の中を水気が上下に動き、五臓の気が散行せずに脹満するものは、脾脈、肝脈、腎脈の交会穴である三陰交穴を主治穴とする。

安眠できないものは、足の太陽経の浮郄穴を主治穴とする。

身体が腫れ、皮膚が痛んで着衣できず、手足が重だるい痛みで無力となり、長びいて麻痺したものは、任の会陰穴を主治穴とする。

第四、足の太陽経・足の陽明経・手の少陽経脈の変動により発生する目の病

（足太陽陽明手少陽脈動發目病第四）

提要

本篇は、足の太陽経と足の陽明経と手の少陽経脈の変動により発生する、目の病の証と治療法について論述するためこの名がある篇である。その主要内容は、五臓六腑、精神である魂魄と目の関係。突然に惑うような病の原因とその機序。足の陽明経、足の太陽経及び陰陽二蹻脈と目の関係。目の病に対する主治輸穴についてである。

黄帝問曰「余嘗上青霄之臺、中陛而惑、獨冥視之、安心定氣、久而不解、被髪長跪、俛而復視之、久不已、卒然自止、何氣使然?」岐伯對曰「五藏六府之精氣、上注於目而爲之精、精之裹『靈樞』作窠、下同。者爲眼。骨之精者爲瞳子、筋之精爲黑睛、『靈樞』作黑眼。血之精爲其絡、氣之精爲白睛、『靈樞』亦作白眼。肌肉之精爲約束。裹契一作擷。筋骨血氣之精而與脉竝『靈樞』作并。爲系、上屬於腦、後出於項中。故邪中於頭目、逢身之虚、其入深、則隨眼系以入於腦、入則

腦轉、腦轉則引目系急、目系急則目眩以轉矣。邪中之精、則其精所中者不相比、不相比則精散、精散則視岐、故見兩物也。目者、五藏六府之精也、營衛魂魄之所常營也、神氣之所生也、故神勞則魂魄散、志意亂。是故瞳子黒眼法於陰、白睛赤脉法於陽、故陰陽合揣、『靈樞』作傳。而精明也。目者、心之使也。心者、神之所舍也、故神分精亂而不揣、一作轉。卒然見非常之處、精氣魂魄散不相得、故曰惑。」曰「余疑何其然也？余每之東苑、未嘗不惑、去之則復、余惟獨爲東苑勞神乎？何其異也？」曰「不然、夫心有所喜、神有所惡、卒然相感、則精氣亂、視誤故惑、神移乃復、是故間者爲迷、甚者爲惑。」

語訳

黄帝が問う「私が高い展望台に登ったときのことである、台のちょうど中程にさしかかったころ、目がクラクラした。そこで眼を閉じて、気を落ち着け静めようとしたが、しばらく経っても治らない。やむなく髪を解き、その場にしゃがみ、俯いて下を見ていたが、その状態は長く続きいっこうに治らなかった。しかし突然に治まった。これは何が原因でそうなったのか？」

岐伯が答える「五臓六腑の精気は、上がって目に注いで眼の精となる。これら内臓の精気が集まった〔裏《か》〕（『靈樞』では、窠《か》〔穴ぐら〕としており、下文も同じ。）ものが眼である。骨〔腎〕の精気は上がって瞳孔となり、筋〔肝〕の精気は上がって虹彩（『靈樞』では、黒眼とする。）となり、血〔心〕の精気は上がって眼球内外側の血絡となり、気〔肺〕の精気は上がって強膜（『靈樞』では、白眼とする。）となり、肌肉〔脾〕の精気は上がって瞼《まぶた》となる。それは筋・骨・血・気の精気を包み、脉と一緒になって（『靈樞』では、合併とする。）目系を形成し、目系は上がって脳に属し、後方の項中に出る。これにより邪気が項部を侵襲したときに、身体が虚弱になっていれば、邪気は深くに入り、目系を伝わって脳にまで侵入し、邪気が脳に侵入すれば脳がクラクラし、脳がクラクラすれば目系が強ばり、目系が強ばれば目が眩んで景色が回るようになる。邪気が眼精を傷害すれば、眼精の障害された所が左右対称になり、不対称になれば眼精は散じ、眼精が散じれば複視となり、一つの物が二つに見える。

眼は五臓六腑の精気が集まり、営衛や魂魄が常に運行しているところで、神気の生じるところである。したがって精神が疲労すれば魂魄は散乱し、志・意は乱れる。この瞳孔と虹彩は陰に属し、白眼や赤脉は陽に属しており、この陰陽が協調する（『靈樞』では、傳〔伝〕とする。）ことで眼の視覚機能が生じる。眼は、心に支配されている。心は、意識や思考を主る神気の宿るところであり、神気が分散して精気が乱れれば陰陽が協調せず（『靈樞』では、轉〔転〕である。）、突然に異常な場所を見て、精気や魂魄が散乱して協調できず、視覚がクラクラするので、それで惑〔精神の乱れ〕という。」

問う「私になぜこのような症状が現れたのだろうか。私はいつも東苑に行くが、必ず目眩を起こし、東苑を離れれば回復したが、まさか私は東苑に行った時だけ精神が疲労するというわけでもあるまい。どうしてこのようなことが現れたのだろうか？」

答える「そうではなく、心では喜びを感じているが、精神的には異常な風景を嫌っており、突然の相反する感情の結合により精気が乱れ、視るものを誤って惑となったが、意識が変わったので正常に戻ったのである。このような現象の軽いものは迷であり、重いものは惑である。」

注・邪気が内臓を犯して複視になるのではない。それなら内臓症状が現れ、眼も内臓対応部分にだけ影響する。また複視は一つが二つに見えるもので、二つ以上、例えば三つに見えることはない。「目者心之使」は、目の機能が心でダメになるのではなく、目は心の窓という意味。「未嘗不惑」は「嘗惑」の意味。二重否定で協調。「惑にならないことを味わわない」だから、「必ず惑になる」。

目眥外決一作次、**於面者爲兌眥、在内近鼻者、上爲外眥、下爲内眥。目色赤者、病在心。白色者、病在肺。青色者、病在肝。黄色者、病在脾。黒色者、病在腎。黄色不可名者、病在胸中。診目痛、赤脈從上下者、太陽病。從下上者、陽明病。從外走内者、少陽病。**

語訳

目の眥《まなじり》が外に向かって切れている顔の部分は目の鋭眥《えいし》である。鼻に近いところは、上まぶたが外眥《がいし》、下まぶたは内眥《ないし》である。目に赤色が現れると病は心にあり、白色が現れると病は肺にあり、青が現れると病は肝にあり、黄色が現れると病は脾にあり、黒色が現れると病は腎にある。黄色に他の色が混じり、区別できないような色が現れると病は胸中にある。

眼痛を診察し、赤脈が上から下に向かうものは太陽経の病である。下から上に向かうものは陽明経の病である。外から内に向かうものは少陽経の病である。

夫膽移熱於腦、則辛頞鼻淵一作洞。鼻淵者、濁涕下不止。傳爲鼽瞢『素問』作衄衊。瞑目、故得之氣厥。

語訳

胆の熱が脳に移れば、鼻の奥が辛くなって鼻淵《びえん》〔副鼻腔炎・蓄膿症〕となる。鼻淵は、濁膿が流れて止まらない。長びけば伝達して鼻閉塞が起こり（『素問』では、「鼻血を出す」としている。）、目が見えなくなるが、これは肝胆の気が厥逆して起こる病変である。

足陽明有俠鼻入於面者、名曰懸顱。屬口、對入系目本。頭痛引頷取之、視有過者取之、損有餘、補不足、反者益甚。足太陽有通項入於腦者、正屬目本、名曰眼系。頭目苦痛、取之在項中兩筋間。入腦乃別陰蹻陽蹻、陰陽相交、陽入陰出、陰陽交於兌眥、陽氣絶乃瞑目、陰氣絶則眠。

注・「足陽明有俠鼻入於面者」の原文は「足陽明又俠鼻入於面者」。

語訳

足の陽明胃経脈に鼻を挟むように顔面を走行するものがあり、穴名を懸顱という。口に属し、対になって目の深部に入って目系に繋がる。頭痛の痛みが顎に及ぶものは懸顱穴を取り、診察して経脈上に病変があるものも懸顱穴を取り、実証であれば瀉し、虚証であれば補う。これに反すれば病状は悪化する。

足の太陽膀胱経脈に項部を通過して脳に走り入る一支があり、直接に目の深部に属すので、眼系という。頭痛や目痛があれば、項中の両筋間にある玉枕穴を取る。この脈は項部から脳の後ろに入り、それぞれ陰蹻脈と陽蹻脈に分かれる。陰陽が交わり、陽は内に入り、陰は外に出て、陰蹻脈と陽蹻脈は目の内眥で交わる。陽気が絶えれば目は閉じ、陰気が絶えれば眠る。

注・玉枕穴の脈は足太陽膀胱経ではなく、足太陽膀胱経から別れた脈。原文は「陰陽交於兌眥」だが、足太陽は睛明から始まるので内眥として訳した。

目中赤痛、從内眥始、取之陰蹻。目中痛不能視、上星主之。先取譩譆、後取天牖、風池。青盲、遠視不明、承光主之。目瞑、遠視䀮䀮、目窗主之。目䀮䀮、赤痛、天柱主之。目眩無所見、偏頭痛、引外眥而急、頷厭主之。目不明、惡風、目涙出、憎寒、目痛、目眩、内眥赤痛、目䀮䀮無所見、眥癢痛、淫膚白翳、睛明主之。青盲無所見、遠視䀮䀮、目中淫膚、白膜覆瞳子、目窗主之。目不明、涙出、目眩瞢、瞳子癢、遠視䀮䀮、昏夜無見、目瞤動、與項口參相引、喎僻口不能言、刺承泣。目痛口僻戾一作涙出、目不明、四白主之。目赤黃、顴窌主之。眴目、水溝主之。目痛不明、齗交主之。目瞑、身汗出、承漿主之。青盲䁾目、悪風寒、上關主之。青盲、商陽主之。䁾目、目䀮䀮、偏歴主之。眼痛、下廉主之。䁾目、目䀮䀮、少氣、灸五里、左取右、右取左。目中白翳、目痛泣出、甚者如脱、前谷主之。白膜覆珠、瞳子無所見、。

注・「遠視䀮䀮、目窗主之」の原文は「還視䀮䀮、目光主之」。「悪風目涙出」の原文は「悪風日涙出」。「左取右、右取左」の原文は「左取者、右取左」。「解谿主之」の原文は「鮮谿主之」。

語訳

目の中が赤くなって内眥から痛みが始まるものは、陰蹻脉の生じる照海穴を取る。

眼の中が痛んで見ることができないものは、上星穴を主治穴とする。先ず譩譆穴を取り、その後に天牖穴と風池穴を取る

緑内障〔青盲〕により遠くをはっきり見ることができないものは、足の太陽経の承光穴を主治穴とする。

目を閉じ、遠くを見るとはっきりしないものは、足の少陽経の目窓穴を主治穴とする。

目がはっきりと見えず、目が赤く腫れて痛むものは、足の太陽経の天柱穴を主治穴とする。

目が眩んで見えなくなり、偏頭が痛み、この痛みが外眥に及んで強ばるものは、足の少陽経の頷厭穴を主治穴とする。

目が見えず、風にあたれば目から涙が流れて止まず、悪寒し、目が痛み、目が眩み、内眥が赤くなって痛み、目がぼんやりとして見えなくなり、眥が痒くて痛み、黒目に白い皮膚が覆うものは、足の太陽経の睛明

穴を主治穴とする。

緑内障で物が見えず、遠くをはっきり見ることができず、眼を皮膚が侵蝕し、白い膜に瞳孔が覆われる眼病〔白内障〕は、足の少陽経の目窓穴を主治穴とする。

目が見えず、涙が出て、目が眩んで心胸が悶乱して視野が暗くなり、瞳が痒く、遠くをはっきり見ることができず、夕刻や夜は目が見えづらく、目が痙攣したように動き、これが項部や口にまで及んで跳動し、口や顔が歪曲して言葉が話せないものは、足の陽明経の承泣穴を主治穴とする。

目が痛み、口が歪曲して涙が出、目が見えないものは、足の陽明経の四白穴を主治穴とする。

目が赤黄色になるものは、手の太陽経の顴髎穴を主治穴とする。

まばたきには、督脈の水溝穴を主治穴とする。

目が痛んで見えないものは、督脈の齦交穴を主治穴とする。

目が見えず、身体に汗が出ているものは、任脈の承漿穴を主治穴とする。

緑内障で眼病となり、風寒を嫌うものは、足の少陽経の上関穴を主治穴とする。

緑内障には、手の陽明経の商陽穴を主治穴とする。

眼病で、目がぼんやりとするものは、手の陽明経の偏歴穴を主治穴とする。

眼の痛みは、手の陽明経の下廉穴を主治穴とする。

眼病で、目がぼんやりとして、呼吸が弱く短いものは、手の陽明経の五里穴に施灸する。左の病であれば右に取り、右の病であれば左に取る。

目に白翳《はくえい》〔黒眼が病気により透明性を失う〕を発症し、目が痛んで涙が出て、重症であれば眼球が脱出するような感覚になるものは、手の陽経の前谷穴を主治穴とする。

白膜が眼球を覆い、瞳孔が見えなくなるものは、足の陽明経の解渓穴を主治穴とする。

注・青盲とは、視野経萎縮など、目の外観は異常がないのに見えないもの。白翳は、白内障とは限らない。

矇目は目病のこと。

第五、手の太陽経・手の少陽経の変動により発生する耳の病

（手太陽少陽脉動發耳病第五）

提要

本篇は、手の太陽経と手の少陽経の変動により発生する耳の病の証と治療について論述するためこの名がある篇である。その主要内容は、突然の気逆による耳が聞こえない病〔耳聾《じろう》〕の機序。発蒙に対する鍼刺手法。耳病の主治腧穴についてである。

暴厥而聾、耳偏塞閉不通、内氣暴薄也。不從内外中風之病、故留瘦著者。頭痛耳鳴、九竅不利、腸胃之所生也。

注・「内氣暴薄也」の原文は「内氣暴簿也」。

語訳

突然の気の上逆により耳が聴こえなくなり、耳の片側が閉塞して通じなくなるのは、体内の気が攻撃して協調できなくなるからである。こうした病は体内から生じた風によるものではなく、また外邪による風が侵入したものでもないため、肌肉が消耗して痩せ、筋骨が露《あら》わになる。頭痛や耳鳴りするものは、九竅〔目・耳・鼻・口・二陰の孔竅〕が通じなくなるが、これは胃腸がつかえ塞がり、三陽の経気が降りられず上逆して発生する。

注・「不從内外中風之病」は内外に不従がかかるので、内外の風に中った病ではない。

黄帝問曰「刺節言發蒙者、刺府兪以去府病、何兪使然?」岐伯對曰「刺此者、必於白日中、刺其耳聽一作聽宮**、中其眸子、聲聞於外、此其兪也。」曰「何謂聲聞於外?」曰「已刺、以手堅按其兩鼻竅、令疾偃、其聲必應其中。」**

耳鳴、取耳前動脉。耳痛不可刺者、耳中有膿、若有乾擿抵一本作耵聹。**耳無聞也。耳聾、取手足少指**『太素』云少指次指、**爪甲上與肉交者、先取手、後取足。耳鳴、取手中指爪甲上、左取右、右取左、先取手、後取足。聾而不痛、取足少陽、聾而痛、取手陽明。**

注・「一本作耵聹」の原文は「一本作耵嚀」。「取手足少指」の原文は「取手少指」。

語訳

黄帝が問う「刺節篇で説かれている発蒙《はつもう》の方法〔耳目に対する治療法〕は、六腑の兪穴を刺して六腑の病を除去するとされるが、どのような兪穴を使うのか？」

岐伯が答える「この刺法は、必ず昼間に聴宮穴へ刺し、鍼刺の感応が瞳に達するように響かせれば、外で声を聞く。これが聴宮を刺す方法である。」

問う「外で声を聞くとは？」

答える「鍼を穴位に刺入した後、手で両鼻孔を強く押さえ、素早く呼吸を止めれば、その声は必ず鍼刺と同時に響く。

耳鳴りには、耳前の動脈部にある手の少陽経の耳門穴を取る。

耳の中が痛んで、鍼刺できないものは、耳の中に膿が溜っていたり、あるいは乾いた耳垢《じこう》〔みみあか〕（『靈樞』には、「耵聹《ていでい》」〔耳アカ〕としている。）で耳が塞がって音が聞こえなくなったものである。

耳が聴こえなくなったものは、手の第五指（『太素』には、「少指次指」〔第四指〕とする。）の爪甲根部で、爪甲と指肉の交わるところを取る。まず手の太陽経の井穴である少海穴を取り、後に足の太陽経の井穴である至陰穴を取る。

耳鳴りは、手の中指の爪甲根部の角の中衝穴を取る。左の耳鳴りには右の穴を取り、右の耳鳴りには左の穴を取る。先ず手の厥陰心包経の井穴である中衝穴を取り、後に足の厥陰肝経の井穴である大敦穴を取る。

耳が聴こえず痛みがないものは足の少陽経の腧穴を取り、耳が聴こえず痛むものは手の陽明経の腧穴を取る。

注・「外で声を聞く」とは、耳抜きのことのようだ。原文は「手足少指」だが、太陽は耳へ行かないので、手足少指次指で、関衝穴と足竅陰穴が妥当。次指が落ちたと考えられる。耳鳴りだが、手厥陰と足厥陰を取るのは変。手少陽と足少陽とすべき。

耳鳴、百會及頷厭、顱息、天窻、大陵、偏歷、前谷、後谿皆主之。耳痛聾鳴、上關主之、刺不可深。耳聾鳴、下關及陽谿、關衝、掖門、陽谷主之。耳聾鳴、頭頷痛、耳門主之。頭重、頷痛引耳中、憹憹嘈嘈、和窌主之。聾、耳中癲溲、癲溲者若風、聽會主之。耳聾塡塡如無聞、憹嘈嘈若蟬鳴、鴳鴂鳴、聽宮主之。下頰取之。譬如破聲、刺此。即『九巻』所謂發蒙者。**聾、翳風及會宗、下關主之。耳聾無聞、天窗主之。耳聾、嘈嘈無所聞、天容主之。耳鳴無聞、肩貞及完骨主之。耳中生風、耳鳴耳聾、時不聞、商陽主之。聾、耳中不通、合谷主之。耳聾、兩顳顬痛、中渚主之。耳焞焞渾渾、無所聞、外關主之。卒氣聾、四瀆主之。**

注・「鴳鴂」の原文は「鴳頰」。「下關」の原文は「下空」。「天窗」の原文は「天空」。「肩貞」の原文は「肩眞」。「時不聞」の原文は「時那陽」。「中渚主之」の原文は「中者主之」。「外關主之」の原文は「外聞主之」。

語訳

耳鳴りは、百会及び頷厭、顱息、天窓、大陵、偏歴、前谷、後渓穴を主治穴とする。

耳が痛み、耳が聴こえなかったり耳鳴りするものは、手の少陽経と足の陽明経の会穴である上関穴を主治穴とする。ただし鍼を深く刺してはならない。

耳が聴こえなかったり耳鳴りするものは、下関及び陽渓、関衝、液門、陽谷穴を主治穴とする。

耳が聴こえなかったり耳鳴りし、頭痛や顎の痛みは、手の少陽経の耳門穴を主治穴とする。

頭が重く、顎が痛み、この痛みが耳の中にまで及んで耳鳴りするものは、手足の少陽経と手の太陽経の会穴である和髎穴を主治穴とする。

耳が聴こえず、耳の中に風が吹くような音がするものは、手の少陽経の聴会穴を主治穴とする。

耳が聴こえず、耳の中に雷鳴のような音がして聞こえなくなり、蝉や鳥が鳴くような耳鳴りがするものは、手の太陽経の聴宮穴を主治穴とする。下頬に取る。声が破れるようなものも、これを刺す（すなわち『九巻』では、「発蒙するもの」という。）

耳が聴こえないものは、手足の少陽経の会穴である翳風穴及び手の少陽経の郄穴である会宗穴と足の陽明と少陽経の会穴である下関穴を主治穴とする。

耳が聴こえず、音を聞くことができないものは、手の太陽経の天窓穴を主治穴とする。

耳が聴こえず、耳鳴りが騒々しくて音が聞こえないものは、手の太陽経の天容穴を主治穴とする。

耳が聴こえず、音を聞くことができないものは、手の太陽経の肩貞穴と足の少陽経の完骨穴を主治穴とする。

耳の中に風のような音が生じ、耳鳴りして耳が聴こえないものは、手の陽明経の井穴である商陽穴を主治穴とする。

耳が聴こえず、耳の中が閉塞して通じないものは、手の陽明経の原穴である合谷穴を主治穴とする。

耳が聴こえず、両側の側頭部が痛むものは、手の少陽経の兪穴である中渚穴を主治穴とする。

聴覚がはっきりせず、耳が聴こえないものは、手の少陽経の絡穴である外関穴を主治穴とする。

突然に逆気して耳が聴こえなくなるものは、手の少陽経の四瀆穴を主治穴とする。

第六、手足の陽明経脈の変動により発生する口歯の病

（手足陽明脉動發口齒病第六）

提要

本篇は、手足の陽明経脈が病邪を感受することにより口や歯に発生する疾病の弁証と治療について論述するためこの名がある篇である。その主要内容は、さまざまな歯の痛み、口や舌の病の所見と症状、治療原則及び主治腧穴についてである。

診齲痛、按其陽明之來、有過者獨熱。在左者左熱、在右右熱、在上上熱、在下下熱。

語訳

むし歯で痛むものの診察は、陽明経脈を触れ、その拍動が過激であれば熱邪である。病邪が左にあれば左が熱く、病邪が右にあれば右が熱く、病邪が上にあれば上部が熱く、病邪が下にあれば下部が熱くなる。

臂之陽明、有入鼽齒者、名曰大迎。下齒齲、取之臂。惡寒補之一作取之、不惡寒寫之『靈樞』名曰禾窌、或曰大迎、詳大迎乃是陽明脉所發、則當云禾窌是也、然而下齒齲、又當取足陽明禾窌大迎、當試可知耳。

注・「名曰大迎」の原文は「名曰大陰」。「不惡寒」の原文は「不惡」。

語訳

手の陽明大腸経脈には、頬骨から歯槽《しそう》〔歯ぐき〕に入る支脈があり、それを大迎という。下歯がむし歯で痛めば、手の陽明大腸経の腧穴を取る。悪寒すれば補い（『靈樞』では、「取る」である。）、悪寒がなければ瀉す。（『靈樞』では、名を禾髎、あるいは大迎という。詳しくは、大迎穴は足の陽明脈が発するところで、すなわち禾髎穴がこれに当たる。しかるに下歯がむし歯なら足の陽明経の禾髎穴と大迎穴を取る。試せば分かる。）

注・大迎は足陽明。つまり下歯の痛みは大迎を取れと言っている。

手太陽有入頄偏齒者、名曰角孫。上齲齒取之在鼻與鼽一作頄。前。方病之時、其脉盛。脉盛則寫之、虛補之。一曰取之出眉外、方病之時、盛寫虛補。

語訳

手の太陽小腸経脈にも頬へ入り歯槽に広がる支脈があり、それを角孫という。上歯のむし歯には鼻部と頬骨（『霊樞』では、「頄《きゅう》」〔頬骨〕とする。）の前を取る。病むとき、その脉気が盛んになり、脉が盛んであれば瀉し、虚していれば補う。一説によれば、眉の外側の糸竹空穴を取り、病むとき、脉が盛んであれば瀉し、虚していれば補う。

注・角孫は手少陽。つまり上歯の痛みは角孫を取れと言っている。

齒動痛、不惡清飲、取足陽明。惡清飲、取手陽明。舌縱涎下、煩悶、取足少陰。重舌、刺舌柱以鈹鍼。

注・「煩悶」の原文は「頫悶」。

語訳

歯が動いて痛み、冷たいものを飲んでも何ともないものは、足の陽明胃経の腧穴を取る。冷たいものを飲めないものは、手の陽明大腸経の腧穴を取る。

舌が緩んで涎が流れ、心中が煩悶するものは、足の少陰腎経の腧穴を取る。重舌であれば、舌下小帯を鈹鍼で刺す。

上齒齲腫、目窗主之。上齒齲痛、惡風寒、正營主之。齒牙齲痛、浮白及完骨主之。齒痛、顴窌及二間主之。上齒齲、兌端及耳門主之。齒間出血者、有傷酸、齒牀落痛、口不可開、引鼻中、齗交主之。頰腫、口急、頰車痛、不可以嚼、頰車主之。

語訳

上歯がむし歯で腫れるものは、足の少陽経と陽維脈の会穴である目窓穴を主治穴とする。

上歯がむし歯で痛み、悪風や悪寒するものは、足の少陽経と陽維脈の会穴である正営穴を主治穴とする。

歯牙がむし歯で痛むものは、足の太陽経と少陽経の会穴である浮白穴及び完骨穴を主治穴とする。

歯の痛みは、手の太陽経と少陽経の会穴である顴髎穴及び手の陽明経の滎穴である二間穴を主治穴とする。

上歯のむし歯は、督脈の兌端穴及び手の少陽経の耳門穴を主治穴とする。

歯間から出血するもので、酸味のものを食べると歯根部が痛み、口を開けられず、痛みが鼻まで及ぶものは、督脈の齦交穴を主治穴とする。

頬が腫れ、口が強ばり、顎関節が痛み、咀嚼できないものは、足の陽明経の頬車穴を主治穴とする。

上齒齲痛、惡寒者、上關主之。厥、口僻、失欠、下牙痛、頰腫、惡寒、口不收食、不能言、不得嚼、大迎主之。失欠、下齒齲、下牙痛、䪼腫、下關主之。齒牙不可嚼、齗腫、角孫主之。口僻不正、失欠、口噤不開、翳風主之。舌下腫、難言、舌縱、喎戾不端、通谷主之。舌下腫、難以言、舌縱、涎出、廉泉主之。

注・「廉泉主之」の原文は「廣泉主之」。

語訳

上歯がむし歯で痛み、悪寒するものは、足の少陽経と陽明経の会穴である上関穴を主治穴とする。

気が上逆して四肢が寒冷し、口唇が歪み、口が閉じたまま開かなくなり、下の歯牙が痛み、頬が腫れ、悪寒し、口が食べても閉じず、喋れない、食物を咀嚼できないものは、手足の陽明経が大会する大迎穴を主治穴とする。

口が閉じたまま開かなくなり、下歯がむし歯で痛み、頬が腫れるものは、足の少陽経と陽明経の会穴である下関穴を主治穴とする。

歯牙で咀嚼できず、歯槽が腫れるものは、手足の太陽経と手足の少陽経の会穴である角孫穴を主治穴とする。

口が歪み、口が閉じたまま開かなくなり、歯を食いしばって口が開かないものは、手足の少陽経の会穴である翳風穴を主治穴とする。

舌下が腫れ、発話が困難となり、舌が緩み、口が歪んで真っ直ぐでないものは、衝脉と足の少陰経の会穴である足の通谷穴を主治穴とする。

舌下が腫れ、発話が困難となり、舌が緩み、涎が流れるものは、舌根下部の陰維脉と任脉の会穴である廉泉穴を主治穴とする。

注・戾は曲がるという意味で、中国語には戻るという意味はない。


口僻、刺太淵、引而下之。口中腫臭、勞宮主之。口中下齒痛、惡寒、䪼腫、商陽主之。齒齲痛、惡淸、三間主之。口僻、偏歷主之。口齒痛、溫溜主之。下齒齲、則上齒痛、掖門主之。齒痛、四瀆主之。上牙齲痛、陽谷主之。一作陽絡。**齒齲痛、合谷主之。又云少海主之。舌縱、涎下、煩悶、陰交主之。**

語訳

口の歪みは、手の太陰経の原穴である太淵穴を刺し、陽邪を引き下ろして瀉す。

口の中が腫れて臭いものは、手の心包経の滎穴である労宮穴を主治穴とする。

口の中で下歯が痛み、悪寒し、頬が腫れるものは、手の陽明経の井穴である商陽穴を主治穴とする。

むし歯で痛み、冷たい飲料を嫌うものは、手の陽明経の兪穴である三間穴を主治穴とする。

口が歪むものは、手の陽明経の絡穴である偏歴穴を主治穴とする。

口や歯が痛むものは、手の陽明経の郄穴である温溜穴を主治穴とする。

下歯のむし歯により上歯まで痛むものは、手の少陽経の滎穴である液門穴を主治穴とする。

歯痛は、手の少陽経の四瀆穴を主治穴とする。

上の歯牙のむし歯による痛みは、手の太陽経の経穴である陽谷穴（『靈樞』では、「陽絡」とする。）を主治穴とする。

むし歯による痛みは、手の陽明経の合穴である合谷穴を主治穴とする。また少海穴が主治するともいう。

舌が緩んで涎《よだれ》が流れ、心中が煩悶するものは、任脈の陰交穴を主治穴とする。

注・最後の陰交は、『外台秘要』には陰谷とあり、三陰交としている書もある。

第七、血が溢れ発生する鼻中の出血する病付、鼻水と鼻茸
（血溢發衂第七　鼻鼽息肉著附）

提要

本篇は、血が口や鼻から溢れ出血する証候及び鼻出血、鼻水などの主治腧穴について論述するためこの名が付けられた篇である。

暴癉内逆、肝肺相薄、血溢鼻口、取天府。此爲胃之大腧五部也五部、按『靈樞』云「陽逆頭痛、胸滿不得息、取人迎。暴瘖氣鞕刺扶突與舌本出血。暴聾氣蒙、耳目不明、取天牖。暴拘攣癇痓、足不任身者、取天柱。暴癉内逆、肝肺相薄、血溢鼻口、取天府。此爲胃之五大俞、五部也。今士安散作五穴於篇中、此特五部之一耳。

注・「暴癉内逆」の原文は「暴痺内逆」。「氣鞕」の原文は「氣鞭」。

語訳

突然に熱邪が体内で集まったため気が逆行し、肝肺の気が迫り、血が鼻や口から溢れるものは、手の太陰経の天府穴を取る。これは胃の五部の腧穴の一つである（五部について、『靈樞』は「陽気の上逆による頭痛、胸が脹満して呼吸しづらいものは、人迎穴を取る。暴かに声が出なくなり咽喉が詰まるものは扶突穴を刺し、舌本から出血させる。暴かに耳が聴こえなくなって耳が塞ぎ、耳と目が不明瞭となれば、天牖穴を取る。暴かにひきつって痙攣し、立っていられないものは、足の太陽膀胱経の天柱穴を取る。暴《にわ》かに熱邪が体内で集まったため気が逆行し、肝と肺の気が迫り、鼻や口から出血するものは、天府穴を取る。これが胃の五つの大兪である。」とする。昨今の皇甫謐の篇中の五穴は、これは特別な五部のうちの一つとされている。）。

衂而不止、衃血流、取足太陽。大衂衃血、取手太陽。不已、刺腕骨下。不已、刺膕中出血。

注・「刺腕骨下」の原文は「刺脘骨下」。

語訳

鼻血〔鼻衄〕が出て止まらず、赤黒い敗血が流れ出るものは、足の太陽経の腧穴を取る。敗血が大量に流れ出るものは、手の太陽経の腧穴を刺して治療するが、それで血が止まらなければ腕骨穴の下を刺し、これでも止まらなければ委中穴を刺して出血させる。

鼻鼽衄、上星主之。先取譩譆、後取天牖、風池。鼻管疽、發爲癘、腦空主之。鼻鼽不利、窒洞氣塞、喎僻多洟、鼽衄有癰、迎香主之。鼽衄洟出、中有懸癰、宿肉、窒洞不通、不知香臭、素窌主之。鼻窒、口僻、清洟出不可止、鼽衄有癰、禾窌主之。鼻中息肉不利、鼻頭額頞中痛、鼻中有蝕瘡、齗交主之。鼻鼽不得息、不收洟、不知香臭、及衄不止、水溝止之。衄血不止、承漿及委中主之。鼻不利、前谷主之。衄、腕骨主之。

注・「發爲癘」の原文は「発爲厲」。

語訳

鼻水や鼻血が出るものは、督脈の上星穴を主治穴とする。先ず足太陽経の譩譆穴を取り、後に手少陽経の天牖穴と足少陽経の風池穴を取る。

鼻管の瘡瘍《そうよう》〔疽《そ》〕となり、ライ病〔ハンセン氏病〕を発症したものは、足の少陽経の脳空穴を主治穴とする。

鼻水が流れて鼻が利かず、鼻閉塞となり、口が歪み、鼻水や鼻血が出て腫瘍ができるものは、手の陽明経の迎香穴を主治穴とする。

鼻水や鼻血が流れ出て、軟口蓋のポリープや鼻茸が生じ、鼻腔が通じなくなり、嗅覚が分からないものは、督脈の素髎穴を主治穴とする。

鼻が詰まり、口が歪み、無色透明な鼻水が出て止まらず、鼻水や鼻血が出て鼻に腫瘍ができるものは、手の陽明経の禾髎穴を主治穴とする。

鼻腔にポリープがあって呼吸がしづらく、鼻先・額・鼻根が痛み、鼻の中に虫が食ったようなオデキのあるものは、督脈の齦交穴を主治穴とする。

鼻水で呼吸できず、鼻水が流れて収まらず、香りが分からず、鼻血が出て止まらないものは、督脈の水溝穴を主治穴とする。

鼻血が出て止まらないものは、任脈の承漿穴及び足の太陽経の委中穴を主治穴とする。

鼻が通らないものは、手の太陽経の前谷穴を主治穴とする。

鼻血が出るものは、手の太陽経の原穴である腕骨穴を主治穴とする。

注・鼻鼽を鼻水としたが、鼻詰まりとする考えもある。

第八、手足の陽明経や手足の少陽経脈の変動により発生する喉痺や咽痛の病

（手足陽明少陽脈動發喉痺咽痛第八）

提要

本篇は、手足の陽明経や手足の少陽脈の変動により発生する喉痺〔咽喉が腫れ痛む病〕、咽痛などの症候とその主治腧穴を主要内容とするため名付けられた篇である。

喉痺不能言、取足陽明。能言、取手陽明。

語訳

偏桃腺炎になり、話すことができないものは足の陽明経の腧穴を取る。話すことができるものは手の陽明経の腧穴を取る。

喉痺、完骨及天容、氣舍、天鼎、尺澤、合谷、商陽、陽谿、中渚、前谷、商丘、然谷、陽交悉主之。喉痺咽腫、水漿不下、璇璣主之。喉痺食不下、鳩尾主之。喉痺、咽如梗、三間主之。喉痺不能言、温溜及曲池主之。喉痺氣逆、口喎、喉咽如扼狀、行間主之。『千金』作間使。**咽中痛、不可内食、湧泉主之。**

注・「口喎」の原文は「日喎」。「如扼狀」の原文は「如梔狀」。

語訳

喉頭炎は、完骨及び天容、気舎、天鼎、尺沢、合谷、商陽、陽渓、中渚、前谷、商丘、然谷、陽交穴がことごとく主治する。

喉頭炎で咽が腫れ、水液が下りないものは、任脈の璇璣穴を主治穴とする。

喉頭炎で飲食物が下がらないものは、任脈の鳩尾穴を主治穴とする。

喉頭炎で、食道に異物感のあるものは、手の陽明経の兪穴である三間穴を主治穴とする。

喉頭炎になって話すことができないものは、手の陽明経の温溜穴と曲池穴を主治穴とする。

喉頭炎になって気逆し、口が歪み、咽喉を手で押さえられたような違和感があるものは、足の厥陰経の滎穴である行間穴を主治穴とする。（『千金』は、「間使穴」である。）

咽の中が痛み、食事できないものは、足の少陰経の井穴である湧泉穴を主治穴とする。

第九、気結により発生する瘤癭《りゅうえい》の病（氣有所結發瘤癭第九）

提要

本篇は、憂いや怒りにより気結して生じる腫瘤（瘤癭）の主治腧穴について論述するため名付けられた篇である。

癭、天窗一本作天容、『千金』作天府。**及臑會主之。瘤癭、氣舍主之。**

語訳

甲状腺肥大は、手の太陽経の天窓穴（『靈樞』では天容穴とし、『千金』では天府穴とする。）と手の陽明経の臑会穴を主治穴とする。

コブや甲状腺腫は、足の陽明経の気舍穴を主治穴とする。

第十、婦人の雑病
（婦人雑病第十）

提要

本篇は、婦人のさまざまな病を弁証し治療について論じるため名付けられた篇である。その主要内容は、婦人の妊娠九カ月にして声が出なくなる病の機序および治療における禁忌。懐妊の脉象。産後に発症した熱病の予後と診断。婦人の各種雑病への主治腧穴についてである。

黄帝問曰「人有重身、九月而瘖、此爲何病？」岐伯對曰「胞之絡脉絶也。胞絡者、繫其腎、少陰之脉、貫腎繫舌本、故不能言。無治也、當十月復。『治法』曰『無損不足、益有餘、以成其辜『素問』作「疹」。』所謂不足者、身羸瘦、無用鑱石也。無益其有餘者、腹中有形而泄之、泄之則精出而病獨擅中、故曰成辜。」

注・「益有餘」の原文は「溢有餘」。「身羸瘦」の原文は「身嬴瘦」。

語訳

黄帝が問う「婦人が妊娠九カ月で声が出なくなることがあるが、これは何の病なのか?」

岐伯が答える「子宮に分布する絡脈が、胎児により圧迫され、気血の流れが阻害されて生じる症状である。子宮の絡脈は、腎臓と繋がる少陰腎経の脈で、この脈は腎臓を貫いて上がり舌根に繋がっており、よって声が出なくなるのである。これへの治療は必要なく、十月経って分娩すれば、自然に子宮の絡脈は通じて回復する。『治法』では「不足したものを瀉してはならず、有余を補ってはならない。これを誤って疾病(『素問』では、「疹」〔はしか〕とする。)にしてはならない。」と戒めている。いわゆる不足とは、身体が衰弱し痩せているものに、鍼〔砭石〕を用いてはならないということである。有余を補ってはならないとは、妊娠しているものに鍼を用いて瀉せば、瀉したことで精気が出てしまい、胎児が死んで病のみが子宮で欲しいままにする。これを誤った治療をすれば疾病を生じさせるという。」

曰「何以知懐子且生也?」曰「身有病而無邪脉也。診女子手少陰脉動甚者、姙子也。乳子而病熱、脉懸小、手足温則生、寒則死。乳子中風、病熱喘喝『素問』作鳴、肩息、脉實大。緩則生、急則死。」

注・「病熱喘喝」の原文は「病熱喘渇」。「脉實大」の原文は「脉急大」。

語訳

問う「どのようにして妊娠と生育を知ることができるのか？」

答える「身体に症候〔無月経や悪阻《おそ》、腹が大きくなるなど〕があって病があるように見えるが、脈状に異常はないので分かる。女性の手の少陰心経脈の拍動が甚だしいものは、妊娠の兆候である。

出産して熱病となり、脈が小さく無力なもので、手足が温かければ〔元陽が絶えていないので〕生命に危険はないが、手足が冷えていれば〔邪気が旺盛で元陽が衰えているので〕死亡する。

出産して風邪に侵犯され、発熱して喘ぎ（『素問』は、「鳴」とする。）、肩を上下させて息をし、脈は実して大きくなる。その脈が緩ければ胃気があるので生きられるが、速ければ胃気が敗絶しているので死亡する。」

注・「乳子」を授乳期間とする訳本もあるが、授乳中は危険がない。乳は生む意味があり、出産直後。後世で乳飲み子の意味になった。

乳子下赤白、腰俞主之。女子絶子、陰挺出、不禁白瀝、上窌主之。女子赤白瀝、心下積脹、次窌主之。腰痛不可俛仰、先取缺盆、後取尾骶。女子赤淫時白、氣癃、月事少、中窌主之。女子下蒼汁、不禁赤瀝、陰中癢痛、少腹控胗、不可俛仰、下窌主之。刺腰尻交者、兩胂上、以月

死生爲痏數、發鍼立已。腸鳴泄注、下窌主之。

注・「兩胂上」の原文は「兩伸上」。

語訳

出産して赤白の帯下〔おりもの〕があるものは、督脉の腰兪穴を主治穴とする。

女性の不妊症、子宮脱、白い帯下が漏れて止まらないものは、足の太陽経の上髎穴を主治穴とする。

女性で赤白の帯下が漏れて止まらず、心下部が積聚して脹れるものは、足の太陽経の次髎穴を主治穴とする（『千金』は、「腰痛で仰向けや俯きになれない」という。）。治療は先に缺盆穴を取り、後で尾骶部を取る。

女性で赤色、時に白色の帯下が流出し、膀胱の気虚で小便が癃閉《りゅうへい》する、月経が過少なものは、足の太陽経の中髎穴を主治穴とする。

女性で青色の分泌物が流出し、あるいは赤色の帯下が漏れて止まらず、外生殖器が痒くて痛み、下腹部が脇腹を引っぱり、身体を前後に曲げられないものは、足の太陽経の下髎穴を主治穴とする。鍼刺は腰と仙骨の交わるところで、両側の起立筋上。月齢を鍼刺回数にすれば、疾病はたちどころに治る。（『千金』は、「腸鳴して水様性の下痢になるものは、下髎穴を主治穴とする」という。）

注・赤白の帯下だが、赤は血、白は膿や白血球。

婦人乳餘疾、肓門主之。乳癰寒熱短氣、臥不安、膺窗主之。乳癰、凄索寒熱、不可按、乳根主之。絶子、灸臍中、令有子。女子手脚拘攣、腹滿、疝、月水不通、乳餘疾、絶子、陰癢、陰交主之。腹滿疝積、乳餘疾、絶子、陰癢、刺石門。『千金』云「奔豚、上腹堅痛、下引陰中、不得小便、刺陰交、入八分。」女子絶子、衃血在内不下、關元主之。『千金』云「胞轉不得尿、少腹滿、石水痛、刺關元。亦宜灸。」女子陰中癢、腹熱痛、乳餘疾、絶子内不足、子門不端、少腹苦寒、陰癢及痛、經閉不通、中極主之。婦人下赤白沃後、陰中乾痛、惡合陰陽、少腹䐜堅、小便閉、曲骨主之。『千金』作「屈骨。」女子血不通、會陰主之。

注・「乳癰寒熱短氣」の原文は「寒熱短氣」。「亦宜灸」の原文は「亦宜矣」。「絶子内不足」の原文は「絶不足」。

語訳

婦人の産後の疾病は、足の太陽経の肓門穴を主治穴とする。

乳部の腫瘍で悪寒や発熱して息切れし、熟睡できないものは、足の陽明経の膺窓穴を主治穴とする。

乳部の腫瘍ですさまじく悪寒や発熱し、触らせない〔拒按〕ものは、足の陽明経の乳根穴を主治穴とする。

不妊症は、任脈の神闕穴に灸をすれば妊娠できる。

女性で手足の筋が拘縮して痙攣し、腹が膨満し、下腹部が痛み、無月経、産後の疾病、不妊症、女性の外陰部に掻痒感があるものは、任脈の陰交穴を主治穴とする。

腹が膨満する積聚、産後の病、不妊症、外陰部の掻痒感は、任脈の石門穴に鍼刺する。（『千金』には、

「腎積の奔豚気で、上腹部が堅くなって痛み、下方の生殖器内に及び、排尿困難となるものは、陰交穴を取って刺入八分」という。）

女性の不妊症で、子宮内の瘀血が排出しないものは、任脉の関元穴を主治穴とする。（『千金』には、「尿が出なくなり、下腹部が膨満し、石水〔水腫病〕となって痛むものは、関元穴を刺す。灸もまたよい」という。）

女性で外生殖器が痒い、腹が発熱して痛む、産後の疾病、不妊娠で虚弱、膣口の異常、下腹部が冷える、外陰部に掻痒感があって痛む、無月経には、任脉の中極穴を主治穴とする。

婦人で赤白の帯下が下る、膣部が乾いて痛む、性交を嫌う、下腹部が脹満して堅い、小便が出ないものは、任脉の曲骨穴を主治穴とする。（『千金』では、「屈骨」としている。）

女性の無月経は、任脉の別絡と督脉、衝脉の会穴である会陰穴を主治穴とする。

注・乳廱とは乳腺炎のこと。疝は、①鼠径ヘルニア②生殖器の疾患③下腹部疾患④腹痛を指す。胞転とは脬転のことで、胞や脬は膀胱を表し、尿が出ないもの。


婦人子藏中有惡血、逆滿痛、石關主之。月水不通、奔肫泄氣上下引腰脊痛、氣穴主之。女子赤淫、大赫主之。女子胞中痛、月水不以時休止、天樞主之。『千金』云「腹脹腸鳴、氣上衝胸、刺天樞。」**小腹脹滿、痛引陰中、月水至則腰脊痛、胞中瘕、子門有寒、引髕髀、水道主之。**『千金』云「大小便不通、刺水道。」**女子陰中寒、歸來主之。女子月水不利、或暴閉塞、腹脹滿癃、淫濼身熱、**

腹中絞痛、㿗疝陰腫、及乳難、子搶心、若胞衣不出、衆氣盡亂、腹滿不得反復、正偃臥、屈一膝、伸一膝、竝氣衝、鍼上入三寸、氣至寫之。婦人無子、及少腹痛、刺氣衝主之。婦人産餘疾、食飲不下、胸脇榰滿、眩目、足寒、心切痛、善噫、聞酸臭、脹痺腹滿、少腹尤大、期門主之。婦人少腹堅痛、月水不通、帶脉主之。婦人下赤白、裏急、瘈瘲、五樞主之。

注・「暴閉塞」の原文は「暴塞閉」。「少腹尤大」の原文は「少服尤大」。

語訳

婦人の子宮中に瘀血が溜まり、下腹が脹満して痛むものは、衝脈と足少陰脈の会穴である石関穴を主治穴とする。

無月経、腎積の奔豚気が上下して腰や脊椎に及んで痛むものは、衝脈と足の少陰経の会穴である気穴穴を主治穴とする。

女性で赤色帯下のあるものは、衝脈と足の少陰経の会穴である大赫穴を主治穴とする。

女性の子宮内の疼痛、不正出血は、足の陽明経の天枢穴を主治穴とする（『千金』には、「腹が膨張して腸鳴し、気が胸に衝き上がるものは、天枢穴を刺す」とする。）

下腹部が脹満し、痛みが生殖器中に及び、月経になれば腰や背中が痛み、子宮内に血が凝滞して積塊を生じ、膣口が冷え、これが大腿部から膝部に及ぶものは、足の陽明経の水道穴を主治穴とする（『千金』は、「大小便困難になれば、水道穴を刺す」という。）

女性で生殖器中に寒さを感じるものは、足の陽明経の帰来穴を主治穴とする。

女性の月経不順、あるいは突然の無月経、腹が脹満して小便不利となる。身体がだるくて発熱する、腹中が絞ぼられるように痛む、膣口が脱出して陰部が腫れる、及び難産、胎児が心臓に向かって突き上がる〔つわりや悪阻〕、出産で胎盤が留まって出ない、諸経脉の気が逆乱、腹が膨満して身体がひねれないものは、真っ直ぐ仰向きで寝て、一側の膝を曲げ、一側の膝は伸ばして、足の陽明経の気衝穴を取って刺す。鍼刺は鍼尖を皮膚に沿って上向きに三寸刺入し、鍼下に得気すれば瀉す。

婦人の不妊症や少腹が痛むものは、足の陽明経の気衝穴を主治穴とする。

婦人の出産後の疾病で、飲食物が下がらず、胸脇部が痞えて脹満し、目が眩み、足に寒さを感じ、心臓が切られるように痛み、よくゲップし、ゲップすると酸臭がして、腫れぼったく痛んで腹は膨満し、下腹部が最も大きく脹れるものは、肝経の募穴である期門穴を主治穴とする。

婦人の下腹部が堅くて痛む、無月経には、足の少陽経と帯脉の会穴である帯脉穴を主治穴とする。

婦人で赤白の帯下が下り、腹の中がひきつり痙攣するものは、足の少陽経と帯脉の会穴である五枢穴を主治穴とする。

注・月水不通は生理不順ではなく、月経不通。不以時休止は、休止する時に止まらない。「乳難」は難産の意味だが、後世では乳汁不足。子搶心だが、昔は胎児が母の心臓を摑むため起こる症状とされていた。

妬乳、大淵主之『千金』云「膺胸痛」。絶子、商丘主之。穴在内踝前宛宛中。女子疝瘕、按之如

以湯沃其股、内至膝、飧泄、灸刺曲泉。婦人陰中痛、少腹堅急痛、陰陵泉主之。婦人漏下、若血閉不通、逆氣脹、血海主之。

語訳

乳腺炎（『千金』には、「前胸痛」とする。）は、手の太陰経の原穴である大淵穴を主治穴とする。

不妊症は、足の太陰経の経穴である商丘穴を主治穴とする。穴は内果の前方の陥凹中にある。

女性が疝瘕《せんか》の病となり、それを圧すると大腿部から膝の内側部にかけて熱湯を注いだように熱く感じ、水穀を消化できずに未消化便になったものは、足の厥陰肝経の合穴である曲泉穴に鍼灸治療をする。

婦人の膣が痛み、下腹部が堅く強ばって痛むものは、足の太陰経の合穴である陰陵泉穴を主治穴とする。

婦人で漏れるように不正出血し、あるいは無月経、気逆して腹が脹れるものは、足の太陰経の血海穴を主治穴とする。

注・疝瘕とは、下腹が発熱して痛み、痛む時はシコリがあるが、痛くないとシコリが消え、膣から帯下が出るもの。


月事不利、見血而有身反敗、陰寒、行間主之。乳癰、太衝及復溜主之。女子疝、及少腹腫、溏泄、癃、遺溺、陰痛、面塵黒、目下眥痛、太衝主之。女子少腹大、乳難、嗌乾、嗜飲、中封主之。女子漏血、太衝主之。女子俠臍疝、中封主之。大疝絶子、築賓主之。女子疝、小腹腫、赤白淫、時多時少、蠡溝主之。女子疝瘕、按之如以湯沃兩股中、少腹腫、陰挺出痛、經水來下、陰中腫、或癢、漉青汁若葵羹、血閉無子、不嗜食、曲泉主之。婦人絶產、若未曾生產、陰廉主之。刺入八分、羊矢下一寸是也。

注・「若未曾生產」の原文は「若不曾生產」。

語訳

月経不順、あるいは妊娠するが下血して流産し、生殖器に寒冷感があるものは、足の厥陰経の滎穴である行間穴を主治穴とする。

乳腺炎には、足の厥陰経の兪穴である太衝穴と足の少陰経の経穴である復溜穴を主治穴とする。

女性が下腹の痛む病、および下腹部が腫れる、泥状の大便、排尿が困難、遺尿、生殖器が痛む、顔面がすすけたように黒くなり、下瞼が痛むものは、足の厥陰経の兪穴である太衝穴を主治穴とする。

女性で下腹部が大きくなる、難産、咽喉の乾燥、水を異常に飲みたがるものは、足の厥陰肝経の経穴である中封穴を主治穴とする。

女性の子宮出血が止まらないものは、足の厥陰経の兪穴である太衝穴を主治穴とする。

女性で臍を挟む腹痛には、足の厥陰経の経穴である中封穴を主治穴とする。

重症の疝病で腹が痛んで妊娠できないものは、足の少陰経で陰維の郄穴である築賓穴を主治穴とする。

女性が腹の痛む病、下腹部が腫れるもの、赤白の帯下が下り、時に多く時に少ないものは、足の厥陰経の絡穴である蠡溝穴を主治穴とする。

女性が疝瘕の病となり、それを圧すると大腿部が熱湯を注いだように熱く感じ、下腹部が腫れ、子宮が脱出して痛み、月経になれば生殖器が腫れ、あるいは痒くなり、青色の野菜の搾り汁のような水液が生殖器から流れ出て、月経が止まってても妊娠しているわけでもなく、食欲不振になるものは、足の厥陰経の合穴である曲泉穴を主治穴とする。

婦人が病により一生妊娠しなくなり、もしくは未だ出産したことのないものは、足の厥陰経の陰廉穴を主治穴とする。刺入は八分で、鼠径リンパ節の下一寸である。

注・疝は種々の疾患の総称。

婦人無子、湧泉主之。女子不字、陰暴出、經水漏、然谷主之。女子不下月水、照海主之『千金』云「痺、驚善悲不樂、如墜墮、汗不出、刺照海。」**婦人陰挺出、四肢淫濼、身悶、照海主之。月水不來而多閉、心下痛、目䀮䀮不可遠視、水泉主之。婦人漏血、腹脹滿、不得息、小便黄、陰谷主之**『千金』云「漏血、小腹脹滿如阻、體寒熱、腹偏腫、刺陰谷」。**乳癰有熱、三里主之。乳癰、驚、痺、脛重、足跗不收、跟痛、巨虚下廉主之。月水不利、見血而有身則敗、及乳腫、臨泣主之。女子字難、若胞不出、崑崙主之。**

注・「如墜墮」の原文は「如隊墮」。

語訳

婦人の不妊症には、足の少陰経の井穴である湧泉穴を主治穴とする。

女性の不妊症、突然の子宮脱、経血が漏れるものは、足の少陰経の滎穴である然谷穴を主治穴とする。

女性で月経が来なくなったものは、足の少陰経の照海穴を主治穴とする（『千金』は、「痺れ、驚いたり悲しんで楽しむことができない、墜墮したような、汗が出ないものは、照海穴を刺す」としている。）

婦人で子宮が脱出し、四肢がだるくて力が入らない、心中煩悶は、陰蹻脉の照海穴を主治穴とする。

月経が来ず無月経が多く、心下部が痛み、目がぼんやりして遠くを見ることができないものは、足の少陰経の郄穴である水泉穴を主治穴とする。

婦人で経血が漏れる、腹が脹満する、呼吸がしづらい、小便が黄色いものは、足の少陰経の合穴である陰谷穴を主治穴とする。（『千金』には、「経血が漏れ、下腹部が脹満して悪阻《おそ》〔つわり〕のようになり、身体が悪寒や発熱し、腹の片側が腫れれば、陰谷穴を刺す」としている。）

乳の腫瘍〔癰〕で熱があるものは、足の陽明経の合穴である足の三里穴を主治穴とする。

乳が腫瘍となり、物事に驚きやすく、痺れ、脛が重い、足背が弛緩〔尖足《せんそく》〕し、踵骨が痛むものは、足の陽明経で小腸の下合穴である下巨虚穴を主治穴とする。

月経不順、妊娠するが下血して流産する、乳房の腫瘍には、足の少陽経の兪穴である臨泣穴を主治穴とする。

女性の難産、あるいは胎盤が排出されないものは、足の太陽経の経穴である崑崙穴を主治穴とする。

第十一、小児の雑病　（小兒雑病第十一）

堤要

本篇は小児のひきつけや下痢など雑病の病状と治療法について論述するため名付けられた篇である。その主要内容は、小児の驚癇《きょうかん》〔急驚風《きゅうきょうふう》の発作〕、臍風《さいふう》〔新生児の破傷風〕などの病の弁証や予後及び主治腧穴についてである。

嬰兒病、在頭毛皆逆上者死。嬰兒耳間青脉起者、瘈、腹痛。大便青瓣、飧泄、脉大、手足寒、難已。飧泄、脉小、手足温、易已。

注・「青瓣」の原文は「青辧」。

語訳

嬰児の病で、頭髪がみな逆立っているものは死亡する。

嬰児の耳間の皮下静脈〔青脈〕が青くなっているものは、ひきつけ、腹痛がある。大便が青色でその中に花びらのような乳瓣《にゅうべん》〔小児が吐出した乳の細かなかたまり〕が混じり、消化不良で泥状の下痢をし、脈象は大きく、手足が冷たいものは、治癒が困難である。消化不良で泥状の下痢をし、脈象は小さいが、手足が温かいものは治癒しやすい。

驚癇、脉五。鍼手足太陰各五、刺經太陽者五、刺手足少陰經絡傍者一、足陽明一、上踝五寸刺三鍼。

注・「脉五」の原文は「脉耳」。

語訳

小児のひきつけは、次の五脈を取る。鍼を手足の太陰経脈に各五回、太陽経に五回刺し、手足の少陰経の傍らの絡脈を各一回刺し、足の陽明経を一回、踝《くるぶし》の上五寸の三穴〔外果の上五寸の足の少陽胆経の光明穴・内果の上五寸の足の厥陰肝経の蠡溝穴・足の少陰腎経の築賓穴〕を刺す。

小兒驚癇、本神及前頂、顖會、天柱主之。如反視、臨泣主之。小兒驚癇加瘈瘲、脊急強、目轉上插、筋縮主之。小兒驚癇、瘈瘲脊強、互相引、長強主之。小兒食晦、頭痛、譩譆主之。小兒癇發、目上插、攢竹主之。小兒臍風、目上插、刺絲竹空主之。小兒癇痓、嘔吐泄注、驚恐、失精、瞻視不明、眵矇、瘈脉及長強主之。小兒驚癇、不得息、顱息主之。

注・「筋縮主之」の原文は「縮筋主之」。「顱息」の原文は「顱顖」。

語訳

小児のひきつけは、足の少陽経の本神穴及び督脈の前頂穴と顖会穴、足の太陽経の天柱穴を主治穴とする。さらに眼球が上を向くものは、足の少陽経の頭の臨泣穴を主治穴とする。

小児のひきつけに加え、手足が痙攣し、背中が強ばり、白眼を剥くものは、督脈の筋縮穴を主治穴とする。

小児のひきつけで、痙攣して脊椎が強ばり、手足も一緒に引きつるものは、督脈の長強穴を主治穴とする。

小児が多く食べても痩せてしまい、頭痛するものは、足の太陽経の譩譆穴を主治穴とする。

小児がテンカン発作を起こし、眼球が上を向くものは、足の太陽経の攢竹穴を主治穴とする。

新生児破傷風で、眼が上を向くものは、足の少陽経の絲竹空穴を主治穴とする。

小児がテンカンとなって痙攣し、嘔吐や下痢して、ひきつけて視線が定まらず、目が見えなくなり、黄色い目ヤニを生じるものは、手の少陽経の瘈脉穴と督脈の長強穴を主治穴とする。

小児がひきつけて、息苦しいものは、手の少陽経の顱息穴を主治穴とする。

注・新生児破傷風とは、臍帯を不潔なハサミで切ったため破傷風となったもの。

小兒驚癇、如有見者、列缺主之、并取陽明絡。小兒口中腥臭、胸脇榰滿、勞宮主之。小兒欬而泄、不欲食者、商丘主之。小兒癇瘈、手足擾、目昏、口噤、溺黄、商丘主之。小兒癇瘈、遺清溺、虚則病諸癇癲、實則閉癃、小腹中熱、善寐、大敦主之。小兒臍風、口不開、善驚、然谷主之。小兒腹滿、不能食飲、懸鍾主之。小兒馬癇、僕參及金門主之。風從頭至足、癇瘈、口閉不能開、每大便腹暴滿、按之不下、噫、悲、喘、崑崙主之。

注・「遺清溺」の原文は「遺精溺」。

語訳

小児のひきつけで、発作時に幻覚を見るものは、手の太陰経の絡穴である列缺穴を主治穴とし、併せて手の陽明経の絡穴である偏歴穴も取る。

小児で口の中が生臭く、胸や脇が痞えて脹満するものは、手の厥陰心包経の滎穴である労宮穴を主治穴とする。

小児が咳嗽して下痢し、食事を欲しがらないものは、足の太陰経の経穴である商丘穴を主治穴とする。

小児のテンカンで筋肉が痙攣して収縮し、手足をバタつかせ、はっきりと目が見えなくなり、口を強く噛み締め、尿が黄色ければ、足の太陰経の経穴である商丘穴を主治穴とする。

小児のテンカンで筋肉が痙攣して収縮し、小便を漏らす。正気が虚せば様々な癲癇となり、邪気が旺盛ならば小便が出ない。そして下腹部が発熱し、寝りたがるものは、足の厥陰経の井穴である大敦穴を主治穴とする。

新生児破傷風で、口を噛み締めて開けず、痙攣しやすいものは、足の少陰経の滎穴である然谷穴を主治穴とする。

小児で腹が膨満し、飲食ができないものは、足の少陽経の懸鍾穴を主治穴とする。

小児の馬癇《ばかん》〔気道が狭窄し、風痰が心竅に阻がり馬の叫び声のような声を出す心に属する癇〕は、足の太陽経と陽蹻脈の会穴である僕参穴と足の太陽経の郄穴である金門穴を主治穴とする。

風邪が頭から足に至り、テンカンとなって痙攣し、口が閉じて開かず、大便ごとに腹がいきなり膨満し、これを按じても下りず、くしゃみ、泣き、喘ぐものは、足の太陽経の経穴である崑崙穴を主治穴とする。

注・癲癇は、振るえることから風邪が原因とされているが、痰も五官を塞ぐ。テンカン発作を起こす前に五畜の鳴き声のような叫び声を上げるとされ、古代では五種類に分けて治療した。馬癇は馬のいななきのような叫び声を上げて発作を起こすもの。後世では五種に分けるのは無意味とされ、意味をなさなくなった。

〔附録〕皇甫謐傳（引自《晋書》巻五十一）

皇甫謐《こうほひつ》、字は士安、幼名は静といい、西晋の安定郡朝那（甘粛省霊台県朝那鎮）の人で漢代に太尉であった皇嵩の曽甫孫です。出生後は新安の叔父のところで育ちます。年が二十になっても学問を好まず愚かに遊びほうけていました。そんな姿を見かねてある時、叔母である任氏が諭しました。

任氏が言うには「『孝經《こうきょう》』に先祖に供える三種の家畜（牛、羊、豚）を養えるほどに裕福に生活がおくれるようになったとしてもなお不幸なのです。あなたは今年で二十歳余りになるというのに教えに目もくれようとせず心に決めた道もないのでは、私を慰めようという心はないのですか。」といい、さらに嘆きながら「昔、孟子《もうし》の母は子に仁の心をそなえさせるために三度引っ越したという、あなたの祖父は教育のために財である家畜まで手放したというのに、ああ、私のところの環境ではだめなのであろうか、教育に欠けているのであろうか、どうしてあなたはこうも歯がゆいのであろうか！身を修め学問にうちこむようになるには、私はどうすればよいのであろうか！」と涙ながらに訴えた。

謐はこれに感激して、それより改心して村の仕事に就き常に書物を携えて仕事と学問に勤め怠らなくなった。貧困であったために体を削るように精を出して働き、農事をしながらでも経典を覚え、遂に諸学派の著書である典籍百家を読みつくして覚えたのである。このように内気で静かな欲のない人柄な人であったが、高尚な志に芽生え自らで玄晏《げんあん》先生を呼び名にして著述に務めたのです。その著書は『禮樂《らいらく》』、『聖真論』なのです。後に風痺の病になったが、それでも手を休めようとはしなかったのです

修めた証として名を広めるように「聖人のように優れた才能を出さぬ手はない、田舎の里の中で瞬く間に過ぎ行く人生を楽しんでいないで、世間に出れば必ず世のためになるであろう、事官に推挙されれば、しかる後に名声となる」と勧められる。

これへの答えとして『玄守論《げんしゅろん》』によれば：諡が言うには「富貴な人には欲があり、貧賤な人には悪があり、極みは不変であり極まりのない委ねる形のものがどうして期待されるでしょうか？且つ道の貴さとは、世の道理によるものなのです。人にとって美しく尊いものとは、時間なのです。先生が年を重ねて歯が弱くなったとき、餓えて寒いのに食べることができず死の淵にあったとしても、それを誰が気付いてくれるのでしょうか？」また「人が惜しむべきものは、命なのです。道のすべてに必要なものは形なのです。形の性質は犯してはならず、犯せば疾病となるのです。もし性質が損傷すればすべての道においても憂慮されることであり、貧賤のものが欲を持ったことを裁いてその欲を捨て去らせることができるのでしょうか？私が聞いたところでは人は禄を食むほどに人が胸に抱くのは憂であり、形が強そうであってもそうではなく、この状況からすれば私は病によわいのではないのでしょうか！且つ貧しさは志すものの常であり、貧賤すれば常に道の充実するところを求めるのです。歯がなくなれば憂うることもなく、富貴で精神を擾乱させるだろうか！また人は生きているときに気付かないことも、死んで人に惜しまれるのではないだろうか！目が見えない人や耳が聞こえない人にこそ世の中の道理があるのではないのでしょうか。一人の死を天下に叫ぶのは損であり、一人の生を世間が喜ぶことは益なのです。この叫びや喜びとはすなわち益であれば死なず損じれば生じない

のです。これは損じなければ道に至り、益をなさなければ徳に至らないのです。どういうことですか?体と足なのです。損生による禍は天下を風評のようになって廻り、四海の心が運ばれるということであるが、どのようにして道徳を極めるのであろうか!ただ損じないことが堅実なのである。ただ益でないことが厚くなることである。堅実とは終わり損じておらず、厚とは終わり薄くないのである。いやしくも能力や体が堅厚であれば実であり真は薄くはなく、外は損益により確立し骨格の表に遊ぶのが形であり、これが私の道の全てである。」として遂に仕えなかった。

その後も寝食を忘れて典籍を読みふけって学習するので、世間では「書淫」と呼ばれ時の話題の人であった。あるいは過ぎて戒めで精神が損耗とも言われた。

これに謐は「朝に道を聞かれたとして、夕に死んでもかまわない、命が短く修了したとしても天の定めであり寿命なのだ!」と言った。

叔父の子はすでに成人しており、謐は年四十で生後の母を亡くしたことにより、ついに本宗に還った。

城陽の太守である梁柳は、謐の従姑子で官に当たるよう勧めた。

謐はこれに答えて「私には時がたち過ぎてしまい、私はあなたの送迎のために門にすら出ることができない、食は過ぎずに青野菜で貧しいので酒肉は取れない。今この村から送りましょう。あなたは城陽の太守か賤しい梁柳か、どうか古くさい人や道にこだわらずに、是非わたしを安心させてください。」と言って断る。

魏郡で召し上げようと孝廉に推挙される。景元初年に魏の大臣である辟に招かれたがこれも断って行かない。その後に郷里の親が勧め責め立てたが、謐は責めを解くために『釋勸論《しゃっかんろん》』を作って志を通した。

その断りの内容とは「魏の大臣で晋国の王である辟のほか三十七人の士官の命令を受けた家臣の方と同じく

私も皇帝陛下から直々に家臣になるようにと宝のような勅命を賜わりました。しかし私は疾病で困難しており家にこもった状態で出ることすらできません。一族の父兄やわたしの同僚などは天下の大慶のため、万民や百姓の頼りになるようにといいますが、しかし私は寝たきりで立ち上がることすらできないのです。私が古今東西にまで知れ渡った王に対して何もできません。断る理由もございませんがこのような体の私に何ができましょう！」と言い更に謐が床に伏せたままで嘆いて言う「進んで士官すれば、身は栄えますが、退ぞけば、命を長らえることができるのです。私は病であるが、身の丈は高く元気そうな容姿をしています。どうしたものであろうか！瞬く間に過ぎ行く人の世に、士官のようなありがたい話ではありますが、このような状態なのでお断りいたしました。その願いに咎めがあるのであればお受けいたします。忠義や孝行の心や仁道があっても、寛明な君主や親が怪しくなったときに何ができるのでしょうか！」と言って断った。

客が言う「そもそも聞いたところでは天は、天体に懸かり明るさをもたらし、地は、あまねく通じるものを含んで霊気を吐いているといわれています。かく十二律の黄鍾《おうしき》は順次に季節をめぐらし、六律《ろくりつ》と六呂《ろくりょ》は陰陽に分けて形づくります。この秩序に従って自然の風物が季節に応じて現れるのです。春は花が開き、夏は繁って充実し、秋風は暑さを追い払い、冬は氷が結ぶのです。人の道も同じできっかけに応じて現れます。天と地と人が相応に働くのは割符を合わせるように明らかなのです。」などと言う。

謐は笑みをたたえながら客の見識の狭さを嘆いて言う「ああ！御客人のような意見は、いうならば外観の輝かしさにくらみ、奥深い人のおぼろな姿が見ることができないのでは、俗人の寛容でないところを見て聖なる皇帝を崇拝している心が分からないようなことであり、四角や丸を定規に合わせるばかりで大いなるものには形に果てがないことを知らないようなものですよ。故曰「天玄而清、地静而寧、含羅萬類、旁薄羣生、寄身聖世、託道之靈。春は陽気によって伸びて広がり、冬は陰気によって凝集し、大いなる液は光を含み、根源である気はすべてを一つにしてあらゆるものが変化して規則に基づいて特性が誕生するのです。因って進む者は天からの禄を受け止まる者は丘に安らぐのです。このように寒さと暑さは交替し四つの星はかわるがわるに天心となって陰陽は固定されずに、めぐる変化はきわまりなく自然に分かれ定まってともに中間を区切って相対し相応するのです。二つは共に霊妙であり、これを大同といい、相方に怨みがないことを至通といいます。大いなる自然の中では相反する二つのものがともにすばらしく安らいでいることを大同とも至通とも呼ばれる至福の境地なのです。

たとえば衰退した周の末期には、ずるさやごまかしが尊ばれ誠が卑しめられて、権力に癒着した利益での栄達が認められました。だから樂秦が出現すると六国が同盟して張儀が宮廷に入って東西同盟が完成し、廉頗がいる間の趙は重んじられ、楽毅が去った燕は軽んじられました。これは崇拝して使える主がなければ通常の籍もなく家臣として定まっていないということで大儀や誠もない損得勘定なので栄えても衰退するのです。ああ道化の本分はどうなっているのだ!

たとえば聖帝の創業と教化は、徳を二皇の世に並べ、風を虞夏の世のようにすることなのです。穏やかで伸びやかであろうとするが、てきぱきと明らかにしようとはしません。滾々とした流れであろうとはしますが、積極的に湧き出るように名前を現そうとはしません。さらさらと紐がほどけるようにあろうとしますが、しっかりと縄で結ぼうとはしません。茫々と果てしなくあろうとしますが、きっちりと区分けしようとはしません。暗闇を明らかにしようとはしますが、ことさらに氷や雪のように明白に示そうとはしません。諄々と徳に任せようとはしますが、しっかりと法で取り締まろうとはしないのです。因って兆候を読める者は働いて成就することができますが、遠慮を好む者は士官を迫られることはないのです。故に明と暗の道があり、弛と張は礼にかなう方法であり、浮かぶのも沈むのも現実となる真実なのです。」と言って断る。

その後も、晋の武帝《ぶてい》はたびたび命令を出して任官させようとしたが、謐は断ります。

そのときに上奏して断った内容とは「重い病を長く患っています。体は半身不随で左足は小さいままで十九年になります。これを治そうと寒食散を飲みましたが、用法を誤り苦しみは七年も続いています。自暴自棄になって自殺も考えましたが祖母に諫められてやめたのです。」などと言って断った。

曽操《そうそう》の子である曹丕《そうひ》によって創立された魏王朝は、家来であった司馬昭《しばしょう》によって滅ぼされて昭の子である司馬炎《しばえん》が帝位に即位したのです。武帝は即位から十年後の咸寧元年（二百七十五年）に皇甫謐を皇太子に仕える官職である中庶子にと招いたが、謐は持病を理由にして断った。その後も武帝は議郎の官職にと招き、さらには著作郎の官職にと命じたりもしたが、謐はそれをすべて辞退した。また司隷校尉の官職に会った劉毅も功曹にしたいと招いたがこれも断り生涯士官することはなかったといわれています。その皇甫謐は太康三年（二百八十二年）に六十八歳でその生涯を終えました。

心に感じたことをそのまま読んだ叙情詩や心中にとまった記憶を言葉にした叙事詩である詩や賦（詩の六《りく》義《ぎ》である風《ふう》・雅《が》・頌《しょう》・比《ひ》・賦《ふ》・興《きょう》）の形式の文章で、死者や先祖をたたえる誄の形式の文体や功績や人柄などをたたえる頌の形式の文体で論じているたいへんすばらしいが難しいものが多く、その著書としては『帝王世紀』、『年暦』、『高士《こうし》』、『逸士《いつし》』、『列女《れつじょ》』などが伝わっており、『玄晏春秋《げんあんしゅんじゅう》』などが世で重んじられた。謐の門人には摯虞、張軌、牛綜、席純などがいて、みな晋の名家臣であったといわれています。

あとがき

運命のような本との出会い

私は治療の終了後にスタッフに対し、若干の時間をもうけて問答形式で治療についてのミーティングやミニ勉強会を行っていた。その勉強会とは黄帝内經、難經、奇經、現代中医学などを読み説き、日常診ている患者と対比させて治療に役立てるというものであったが、スタッフにはどうもこれが理解しづらかったようである。実は、私自身も説明をしながらしっくりとこないものを感じていた。私は日本の鍼灸書や古典書物を読むにつれ、本の多くに理論や各論に偏重があり、中には核としたものや内容となる原点が見えてこないもの、あるいは論理的道理に乏しく専門性に欠けているものがあることに疑問を感じ、中国の書店や出版社から中国の古典の書物を買い付け読みふけっていた。そこで大綱をつかめるように原点を紐解きながら説明してみようと、古典の各論ともいえる『甲乙經』（中国の人民軍医出版社）を翻訳しながら大学ノートに書きつけたところ、これが分かりやすく興味を持ったのかスタッフからの質問しきりであった。これだと思った。しっかりした臨床の専門書を、臨床に則して専門的かつ論理的に大綱から詳細へと順を追って説明していけば、聞く人のレベルや経験に差があっても、それぞれ持ち合わせた臨床経験に対応させることができ、頭の中で整理して理解しやすいのだと気づいた。それから甲乙經を大学ノートに翻訳しては、手渡してそれぞれのレベルでの質問に応じる日々がしばらく続いた。そんなある日のことである、「先生、ノートがすごい量になってきました。パソコンで打ったほうが早いですよ。」といってきた。それではと経験はなかったが私もパソコンにチャレンジしてみようと、『鍼灸甲乙經校注』（人民衛生出版社）などを参考文献として翻訳してみることになったのである。これが本書との出会いである。その後は治療が終わってから自宅で夜中まで翻訳の日々が続き、没頭すること一〇年ぐらいで今回の出版にこぎつけたのである。

すばらしい人との出会い

翻訳が半分以上できた二〇〇八年くらいのことである。スタッフと昼食後に話していると「先生、これが本になれば臨床に役立つと思いますよ。本にしてはいかがですか?」といわれた。それまで私は本にすることなど考えてもみなかったが、そういわれてみれば確かにその通りである。こんな本が学生の時にあれば、もっと早く古典に出会っていたかもしれないと思った。そこで駄目もとで挑戦してみようと、幾つかの出版社に原稿の一部をＦＡＸした。その数日後のことである。ある出版社から「先生、やってみましょう。」との嬉しい連絡を受けたのである。その電話の相手こそが、今回お世話になることになった三和書籍の高橋考社長である。このすばらしい出会いが、その後の出会いの始まりとなった。

本書の校正も四回目くらいにかかった、二〇一四年頃のある日のことである、「先生、翻訳の専門家の先生に、原稿に目を通してもらいませんか?」と高橋社長からの電話である。

この専門家というのが、鈴鹿医療科学大学で学科長をされている医学博士の西村甲先生であった。先生は多忙にもかかわらず快く引き受けてくださった。また原稿に目を通していただいて的確な指導を頂戴した。単独での作業で頭や心までが疲れていた私には、これがとてもありがたい力添えとなった。これにより改めて修正をかけることができた。

その後二〇一五年一月くらいのことである、「先生、中医学の翻訳では有名な浅野周先生にも目を通していただき、監修していただきましょう。」と高橋社長から再度の電話があった。

浅野先生は数多くの書籍を翻訳出版されている先生である。私は出版されたいずれの本も読ませていただいていた。そのたびに、「新たな発見やその表現方法に、目からうろこが落ちるような感じを覚え」、「読みながら共感と感動で身体が勝手に動き」、待ち切れない思いで出版される本はすべて買って読んだ。したがって、この話は願ってもない話である。そして先生からは幾つかの指摘とヒントを頂いた。それは基本的でかつ根本的なことで、頭を叩かれ気づかされたようであった。まるで初心に帰り、イロハを教えていただいているようで、これにより元気をいただき集中力を上げて精力的に原稿をチェックすることができた。

このように、この本を出版することに欠かせないすばらしい人達との出会いは、偶然なのか、運命なのか、まことにありがたくて筆舌尽くしがたく、ただ感謝の言葉に尽きるのである。

本書の特徴

　本書は、今から一七〇〇年位前の著書で、中国に現存する最古の鍼灸医学書とされ、黄帝内經（素問）、鍼經（靈樞）、明堂孔穴鍼灸治要を基に皇甫謐により編纂された。内容は、陰陽五行、天地人の哲学に基づいて「人とは」、「病とは」、「気とは」などの問題について論理的に説かれ詳細に解釈されている書物である。腧穴や経絡については、さすがにWHOの会議において今日の鍼灸界の世界的な基準になっているだけあり、その意味の深さや表現の明確さにはただ脱帽するばかりである。

　記載の臨床例と治療については、現代の医療の抱える悩みの一つである診断について考えさせられるところが多々あり、その診断に至るプロセスと道理を、四診（望診・聞診・問診・切診）や症状により、患者を正常と異常に鑑別して病態の把握へと導いている。また病態把握をするとともに、健康な人を基準にして正常か否か比較することで病・未病・正常の分別をも可能にしており、現代医学で主流となっている、病を悪としてとらえ駆逐や撃退する敵対的対処方法ばかりではなく、悪であっても客のように扱い、悪さをさせることなく、そのまま出口からお引き取りを願うような、ある種の接待法的な見地も存在している。これにより東洋医学の未病に対する観念とその理論を根本的にうかがい知ることができ、予防という観念が生まれたことを理解できるのである。また大局的に病を、人の異常とし、それが身体に現れているか、精神や性格に現れているかの違いがある場合でも、根源が同じであれば同類としている。東洋医学の特徴は、病を、病名をつけてとらえるのではなく、病証（証）をもって病をとらえる。そのために表面的な主訴や症状だけにとらわれず、根本となる原因や症状を把握することが、証を決定する上で最も大切で、これが診断の要となる。それには能力の研鑽と経験を積むことが必要である。これが東洋医学の哲学の起始であり、本書は読むほどにその真髄を理解することができ、益々興味が深まるすばらしい本である。

しかし時代の変化のためか、この本の表現には、今の時代に相応しくないところが若干ある。例えば、聾（つんぼ）、瘻（せむし）などの言葉や「……で死ぬ。」などの表現である。これらは古代では一般的に単なる医学用語として使われていて、特にそれ以外の意味は持たないのである。したがって著者である皇甫謐や修復して編纂した中国政府を尊重し、古典の医学用語としてそのまま訳した。

本書の役割と思うこと

日本の医療はどうなっているのだ。これでいいのか？　と声を大にしていいたい。鍼灸を取り囲む世界の情勢は日々進歩している。中国、韓国はＩＳＯを巡り国家戦略を展開し、中医、韓医として鍼灸での世界的地位を作り上げてきている。その背景には鍼灸の規格や基準と治療法の特許化と教育がある。この潮流の中で、「いったい日本の鍼灸とは何か」が自他共に問われる時が来たと感じている。今の日本の鍼灸業界は一部の諸先生方を除けば怠慢であるように思うが、いかがであろうか？　現状として個人レベルでの勉強会や研修会は多々開催されているようである。しかし、肝心要の情報の集積、文献や経典の整理、翻訳は大変に問題があり、これはこれからの重要な業界の課題で将来が危惧される問題ではないかと考えられる。中国における鍼灸学校の教育は、五年制で古典、薬学、方剤学、腧穴学、経絡学、診断学まで必須で行う。その内容も充実しており、その上、医療人としての志の教育も徹底してなされているようである。一方日本は、三年制で、それも学ぶのは、古典や薬学などはなく、腧穴学だけで経絡学すらない。養成学校は、「国試、国試」と繰り返すばかりでまるでできの悪い予備校のようであり、理論もなければ原点である古典の書物を読むことさえもできない状態のままで卒業させてしまい、その上、卒業するや否や臨床経験もないままに開業してしまうのが現状である。このようなありさまで中国や韓国と肩を並べるというのは認識が甘く次元が違い過ぎて、「職業は?」と聞かれて「鍼灸師です」と答えるのに気恥ずかしささえ覚えてしまう。後世のため、このままでよいのであろうか? 昨今、世界的に「代替医療や伝統医学」が見直されて注目を浴びてきている。ここで衰退でなく進歩を求めるのであれば、プロフェショナルとしての行動が必要だということは、鍼灸師であればみな感じていることだろう。このままでは中国と韓国に差を開けられ置いてきぼりにされ、将来は中国系、韓国系日本鍼灸と呼ばざるを得ない日が来るように思える。今まさに業界内外の各派融合をはかり、諸先生方の持てる力と智力を結集させ強固な礎を築くことが、日本の鍼灸師の一人ひとりに課せられた問題ではないだろうか。

明るい将来のためには、今が大切であり、今の努力を華開かせるためには、先達の歩んできた道と残してくれた宝である過去に学ぶべきである。鍼灸において過去に学ぶとは、先人の残した経典や書物に学ぶことで、まずはそれを理解して自分のものにすることである。これからを考えるのであれば、いわゆる先ず原点回帰することが、今必要なのではないだろうか。

また、これからの日本の医学や鍼灸業界のためには、更なる東西医学の相互理解と融合が必須と考えられる。西洋医学は、病を数理や科学で分析し証明する性質の医学である。これに対し東洋医学は、臨床上での経験の集積の上に理論を言語で解釈し展開するといった性質の医学である。そこには数字と文字の違いや差といったような、相入れないような壁があるように思えるが、人を診ることにおいては同じで、十分に理解しあえば融合可能だと考えられる。しかし現在の日本の東洋医学は、残念ながら哲学や道理についての勉強が不充分で、かつ術の真髄を理解させられるような経典や書物、基礎資料が乏しいように思われる。これでは医者や他団体を納得させ、中国や韓国の鍼灸と肩を並べて、世界に発信するには難しいのが現状ではないだろうか。また融合には双方の力に差があってはならず、双方にメリットがあってＷｉｎ—Ｗｉｎの関係でなければ実現不可能であると思う。東洋医学と西洋医学は、人についての自然科学なので、充分に理解し合えば、学問的な面では融合可能だと信じている。東洋医学は約四〇〇〇年以上の昔から臨床の場において集積された生きた統計学である。例えば、この膨大な情報を単語や文章から開放して数字に置き換えれば、数理展開して解釈し応用することも可能である。飛躍して言うならば、西洋医学での「病名」を東洋医学での「証」に置き換えるのである。その証を数字に変換すれば、方程式や因数分解を解くように治療方針を導き出すことができるのではないか。また逆も同じで東洋医学の診断法や処置理論を西洋医学に反映させることも容易にできる。そのことが両洋医学の理解と利益につながり、これにより日本独自の医学が展開していくのではないかと考えるのである。そのためには先ず長年にわたり集積された資料や古典書物の知恵を開放することから始めなければならない。そのためにも古典書籍の翻訳や整理が必要で、これを学習し身につけ臨床に反映させることが、両洋理解と融合のために我々が携えるべきアイテムなのではないのか。

例えば、「夜更かしで朝起きたら右手が上がらない」、「夜暑くて汗ばかり出る。水分を取り過ぎたかな」といって老人が来院したとしよう。問診すれば「数日前からで寝起きに腕も使っていないのにズキズキと痛み、その前に悪寒や若干の頭痛があり、昨日は食後に下痢をした。」という。四診によれば、寸口脉は浮脉が弱く中脉が無力で数脉であり、面色は精気がなく、腹部は右肋下部に微熱を伴って堅く、下腹部は熱が漂っているが力のない状態であった。便は初めに水様性の赤っぽい下痢であったが、若干落ち着いて黄色い粥状便となり発熱してきた。

単純な処置法の例を、

A医者、鎮痛剤を処方して帰した。

B医者、鎮痛剤と風邪薬（解熱と腹薬）を処方して帰した。

C鍼灸院、肩痛に対する標治、下痢の標治を施し帰した。

とする。この証は、「ズキズキとした脉行性の肩痛、脉数、右肋下部に微熱、便は初めに水様性の赤っぽい下痢であったが若干落ち着いて黄色い粥状便、後に発熱」は、内の熱症であり、しかも「急に発症して下痢した後に症状と脉象が変化」していることにより、邪気が侵入して生じている病である可能性が高い。かつ「患者は老人で精が少なく、暑さで夜更かしをして飲水」をしているので、おそらく漏風か頚風の類であり、「悪寒して下痢」となっているので、暑湿の性質の邪が大腸に下注したものと推察される。「便は初めに水様性の赤っぽい下痢であったが若干落ち着いて黄色い粥状便」とあるので、大腸に下注した邪により熱痢となったのであり、「黄色い粥状便となったが発熱と寸口の浮脉が弱く中脉が無力で数」であることから、下痢により陽気が不足して浮脉が弱くなり、邪客しているので中脉が無力で数となったと推察される。そして

「黄色い粥状便、中脉が無力で数、食後に下痢、右肋下部に微熱」により、邪気が大腸から胃に上がって邪客していると推察されるのである。証は暑邪の侵犯であり、いわゆる漏風で大腸に下注して下痢になり、飲食によって大腸の邪気が胃に上逆し邪客しているのである。

処置としては、Aでは治らないばかりか油断して悪化させる可能性が大きいので誤りである。

Bは、一端症状は消失したようにみえるが、邪客の存在に気づいていないので体力が弱った時に更に悪化して再発する。なぜなら薬で肝を衰弱させるので、胃にある邪気が肝を侮辱して伝播し肝実となり肝火上炎する。その上、患者は老人で精が弱く下痢で水穀気が補われていないので抵抗力（衛気）が落ちており、下手すれば邪が侵入して気血が逆乱する邪襲内動のような症状を引き起こすことにもなってしまう。

Cは、同じく邪客の存在を気づいていないのであればBと同様であるが、薬を使用していないので肝は弱っておらず、したがって気血が逆乱して、めまい・痙れん・突然の意識障害・顔面神経麻痺など風動の症状が生じる肝風内動は起こりにくい。この証に対しては数通りの治療方法が考えられるが、まず患者は老人であり、罹患して下痢で体力を消耗しており、その症状と脉象及び面色の不一致がうかがえる。したがってまず精を補って体力を回復させることが賢明である。次いで補うことと同時に体力に応じて邪気を除去させ正気を補う。この場合は確実な補瀉を行い、滋養の薬で補えば賢明である。その後に臓腑の損傷を回復させる手法を用いる。その上で腹の具合や体力に応じて飲食をさせ、水穀気を補えば発熱や症状を消滅させて体力を回復させることができる。これは症例も治療法も一例であり、その治療法は人の病歴や季節などによっても異なる。

このように病状を把握して、治療に導くプロセスと道理を、文で理解し治療として応用するのは大変に難しい。しかし情報を文字から数字に置き換える作業を行って、それを集積さえすれば容易なことで、更に的確に、また臨機応変に論理的な弁証と治療が可能であり、そして言語の壁はなくなり東西共通のカルテができあがるのである。このように東西医学の融合は、確立した基礎から発展していくものと私は確信している。また医は仁術ではなくなっている昨今、患者の求めているものは何か、どうしたら人々は活力を取り戻せるかなどを真剣に考え、それを実行することが、いま私たちに求められている責務であるように思う。

本書は、勉強する人が辞書を持つように、また神父がバイブルを持つように、生き物が水を必要とするように、医学に携わる人が一度は読んで臨床の参考とし、東西医学の融合による堅固で新しい礎になれば幸いであると。また雨が大海に注いで再び雨になる水の循環ように、臨床家に広く長く愛読され、臨床の場において若干なりともお役に立てればと心から願うばかりである。

最後に、翻訳にあたり、私の考えを理解し、多大なお力をお貸しくださった三和書籍の高橋考社長、そして翻訳出版する上で、ご指導やお力添えをいただいた浅野周先生と西村甲先生に感謝するとともに心からお礼申し上げたいと思います。

また私が書生時代に鍼灸の手ほどきやご指導をしてくださり、また今回の出版に際し推薦文まで頂いた、森ノ宮医療学園前理事長の森俊豪先生に深くお礼申し上げます。

そして出版を心待ちにして応援してくれている当院の関係者ありがとう。

この本に、皇甫謐の考えがしっかりと表現できているか不安である。また個人での翻訳なので、気づかない点や錯覚や錯誤などがないかと心配であるが、渾身の力をふりしぼって仕上げた。購読された方で、お気づきの点がありましたら、ご教示いただければありがたいと思っています。

翻訳　年吉　康雄

二〇一六年六月十七日

【著者略歴】

皇甫　謐（こうほ・ひつ）

皇甫謐（215 ～ 282）は、安定郡朝那県人で、曾祖父は漢代末期に活躍した皇甫嵩。20 歳まで放蕩の限りを尽くしたが、叔母に諭され学問の道に目覚め、百家の思想に通じた。その著作は『帝王世紀』や『玄晏春秋』など数多く、文学や歴史学に大きな影響を与えた。後に風病を患ったことをきっかけに医学の道に目覚めたという。『鍼灸甲乙經』は、256 年頃、『黄帝内經』の『素問』、『鍼經（霊樞）』、『明堂孔穴鍼灸治要』を加えた三部書を元に、文献・理論を皇甫謐が整理したものである。現存する最古の鍼灸古典といわれ、後の鍼灸理論に大きな影響を与えた。現在の鍼灸治療の根幹をなす重要な文献である。

【訳者略歴】

年吉康雄（としよし・やすお）

年吉鍼灸院・整骨院院長。昭和 32 年 9 月、宮崎県生まれ。昭和 62 年、行岡保健衛生学園柔道整復科入学。昭和 64 年行岡保健衛生学園柔道整復科卒業。この間、大阪の中村三郎先生、堺の竹中良富先生、高橋務先生に師事する。昭和６４年、堺市に雇われ院長として東湊鍼灸整骨院を開院。平成 5 年、森ノ宮医療学園専門学校鍼灸科卒業。平成 7 年泉大津市に年吉鍼灸院・整骨院を開院。これまでに延べ 20 万人以上の患者を診てきた実践家。がん治療を得意としている。一念発起して『鍼灸甲乙経』の翻訳に人生を賭けて取り組む。

完訳　鍼灸甲乙経（上・下巻）

2016 年 7 月 27 日　第 1 版第 1 刷発行

著　者　皇　甫　　謐
訳　者　年　吉　康　雄

発行者　高　橋　　考
発　行　三　和　書　籍
〒 112-0013　東京都文京区音羽 2-2-2
電話 03-5395-4630　FAX 03-5395-4632
郵便振替 00180-3-38459
info@sanwa-co.com
http://www.sanwa-co.com/
印刷／製本　モリモト印刷株式会社

ISBN978-4-86251-199-7　C3047

三和書籍の好評図書

Sanwa co.,Ltd.

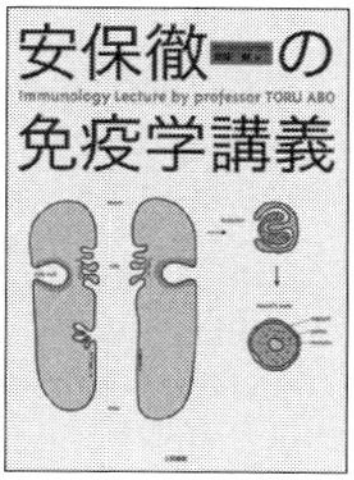

安保徹の免疫学講義

安保　徹 著　B5 判　並製本　245 頁　定価：6,500 円＋税

●多くの病気はストレスを受けて免疫抑制状態になって発症するが、ストレスをもっとも早く感知するのは免疫系である。末梢血のリンパ球比率やリンパ球総数は敏感にストレスに反応している。しかし、ストレスとリンパ球数の相関を教育現場で学ぶことは少ない。本書は、リンパ球数／顆粒球数が多くの病気の発症メカニズムに関わっていることを詳細に説明するとともに、消炎鎮痛剤の害やそのほかの薬剤の副作用についても解説している。特に自己免疫疾患の治療においては、本書の知識が大いに役立つはずである。

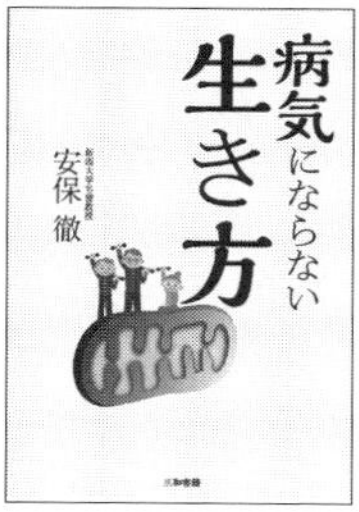

病気にならない生き方

安保　徹 著　四六判　並製本　214 頁　定価：1,350 円＋税

●無理を重ねてストレスにさらされると、体の内部環境は低体温、低酸素、高血糖にさらされる。この悪化した内部環境が続くとミトコンドリア系エネルギーの生成が不利になり、疲れやすく、やつれてくる。これが癌をはじめとする多くの病気の発症のはじまり。このほか、夜更かしによる体調不良、自己免疫疾患など、ミトコンドリアは体のさまざまなできごとに関わっている。雪国に冬期のうつ病が多いのはミトコンドリアが活性化しないから。運動中の突然死の原因は急な活性化に対処するミトコンドリアのアポトーシス……。　ミトコンドリアなどによるエネルギー生成系の全体像をとらえると、体にひそむ謎は次々と解けてくる。

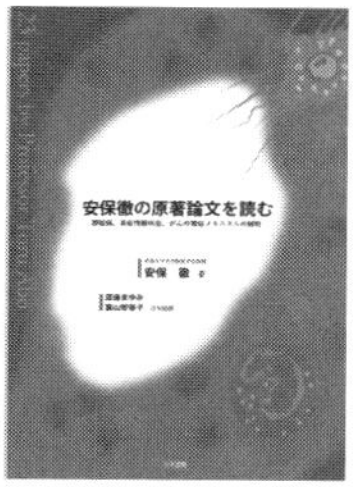

安保徹の原著論文を読む

膠原病、炎症性腸疾患、がんの発症メカニズムの解明

安保　徹 著　渡邉まゆみ・富山智香子 訳　B5 判　並製本
470 頁　定価：6,500 円＋税

●現実に起こっている現象の実体や内容を理解することの大切さは、私達の「新生児の顆粒球増多」の研究でもわかる。肺呼吸開始のストレスが交感神経緊張を引き起こし顆粒球増多を誘発していた。「白血球の自律神経支配」の法則との組み合わせで理解できる。こういうストレスによって、交感神経支配下にある顆粒球増多の現象がわかると、炎症性腸疾患のメカニズムも解明できる。ストレス→交感神経刺激→顆粒球増多→粘膜破壊の連鎖である。このようにして、歯周病、胃炎、胃潰瘍、クローン病、潰瘍性大腸炎、突発性難聴などの発症メカニズムが次々と明らかになる。

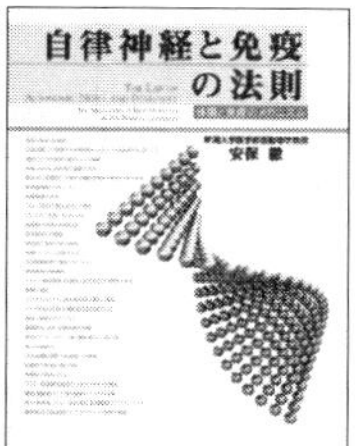

自律神経と免疫の法則

体調と免疫のメカニズム

安保　徹 著　B5 判　上製本　250 頁　定価：6,500 円＋税

●免疫学に興味のある方、もしくはガンの治療やアトピーの治療法について関心のある方は、一度は著者の本を手にされたことであろう。本書がこれまでの著書と大きく違っている点は、著者初の専門書であるということである。専門書とはいっても、中身は難しい言葉使いや専門用語の羅列ではない。一つ一つのトピックがやさしい言い回しで簡潔に説明しており、一般の人にも十分理解していただける。